2025 Referenzhandbuch Impf- und Reisemedizin

W0328676

Redaktion:

Dr. med. Burkhard Rieke DTM&H (Liv.)
Internist, Tropenmedizin, Infektiologie
Düsseldorf
Fachleiter Referenzhandbuch
Impf- und Reisemedizin

Univ.-Prof. Dr. Herwig Kollaritsch
Facharzt für Spezifische Prophylaxe
und Tropenmedizin
Facharzt für Hygiene und Mikrobiologie
Leitender Arzt Zentrum für Reisemedizin, Wien

Wir bedanken uns für die Mitwirkung von:

Prof. Dr. med. Gerd Burchard
Ehemaliger Leiter Sektion Tropenmedizin und Infektiologie, Universitätsklinikum Hamburg-Eppendorf

Dr. med. Ulf Gieseler
Internist, Kardiologe - Angiologe
Intensiv-, Sport- u. Reisemedizin
Alpin- u. Expeditionsarzt (UIAA), Speyer

Prof. Dr. med. Claus-Martin Muth
Leiter der Sektion Notfallmedizin der Klinik für Anästhesiologie und Intensivmedizin, Universitätsklinikum Ulm
Leitender Notarzt der Stadt Ulm und des Alb-Donau-Kreis
Founding Dean Faculty of Medicine
Leiter der Sektion Notfallmedizin der Klinik für Anästhesiologie und Intensivmedizin, Universitätsklinikum Ulm
Leitender Notarzt der Stadt Ulm und des Alb-Donau-Kreis
Founding Dean Faculty of Medicine
GUC - German University in Cairo

Susanne Reuter
Referentin Bereichskommunikation
ADAC Ambulanz-Service, München

Dr. med. Jörg Siedenburg
Internist, Flugmedizin,
Notfall- und Betriebsmedizin

Prof. Dr. med. Thomas Weinke
Facharzt für Innere Medizin, Gastroenterologie, Infektiologie, Tropenmedizin, Berlin

Dr. med. Wolfgang Weiß
Arzt für Allgemein- und Arbeitsmedizin,
Sportmedizin, Umweltmedizin

www.handbuch-reisemedizin.de
www.krankenkassen-experten.de
www.reisemed-experten.de
www.impf-experten.de

Herausgeber:
MedPrä GmbH
Medizinische Prävention und Marketing
Geschäftsführer: Harald Beez
Jägerei 2 | 40593 Düsseldorf
Telefon: 0211-93899-115
Telefax: 0211-93899-117
E-mail: info@medprae.de
www.handbuch-reisemedizin.de

Grafik:
BERGMANN KOMMUNIKATION
Krefeld

Druckerei:
ALBERSDRUCK GmbH & Co. KG
Düsseldorf

Reisemedizinischer Informationsdienst

Referenzhandbuch Impf- und Reisemedizin (Jährlich neu im Januar)

Das Referenzhandbuch Impf- und Reisemedizin ist auch als e-book erhältlich.
Weitere Informationen unter: **www.handbuch-reisemedizin.de**

Fotos:
Fotolia, iStock und Autoren

Redaktionsschluss: Dezember 2024

Zum Umgang mit diesem Buch

Die Beratung von Reisenden ist eine anspruchsvolle fachliche Leistung. So sehr uns die Ausbildung auch auf die Anforderungen des Alltags vorbereitet haben mag, so wenig kommen doch oft die gesundheitlichen Verhältnisse in anderen Ländern zur Sprache. Wir meinen doch manchmal nur die Industriestaaten und ihre Gesundheitsprobleme, wenn wir von "der Welt" sprechen. Wer sich – präventiv wie kurativ – um Reisende kümmert, wird diese Perspektive aufgeben müssen: abweichende Krankheitsspektren und Versorgungsbedingungen werden wichtig, übrigens nicht nur bei Reisen in andere, oft ärmere und nicht-industriell geprägte Länder, sondern auch dann, wenn wir von dort stammenden Personen hier gerecht werden wollen.

Doch die Fülle der Angaben und Daten zu zahlreichen Ländern, die sich dann auch noch im Zeitverlauf ändernden Verbreitungsgebiete und Empfehlungen lassen viele vor der Reisemedizin zurückschrecken. Für die Beratungspraxis ist es oft vorteilhaft, Gelerntes noch einmal schnell nachschlagen und das eine oder andere auch dem Reisenden zeigen zu können. Das versucht dieses Buch zu leisten. Es soll einige Fakten und Empfehlungen in dichter Form rekapitulieren. Damit ist auch gesagt, dass der Umgang mit diesem Werk auf verschiedenen Voraussetzungen aufbaut, die für die verantwortliche Arbeit damit unerläßlich sind:

- Der Anspruch des Buches ist nicht der einer Gesamtdarstellung der Reisemedizin. Dazu gibt es umfassendere Werke, die auf Hintergründe und Verständnisgrundlagen eingehen.
- Wer das Rüstzeug für eine gute und als hilfreich empfundene Beratung von Reisenden erwerben will, kommt nicht ohne einen Basiskurs aus, wie er in der von der Bundesärztekammer normierten Form über 32 Stunden oder in ähnlicher Weise für Apothekenpersonal von verschiedenen Anbietern veranstaltet wird. Nur dies bietet die Möglichkeit, im Frage- und Antwortspiel zu lernen.
- Jedes Buch veraltet ab seinem Redaktionsschluß. Daher muß jeder Nutzer in den Intervallen bis zur Neuauflage dieses Werkes aktiv nach neuen Entwicklungen suchen, die die Analyse der Gesundheitsgefahren unterwegs und die Möglichkeiten der Prävention beeinflussen.
- Insofern muß der Nutzer eine Bereitschaft und Fähigkeit zum kritischen Umgang mit den Angaben und deren fortbestehender Aktualität mitbringen.

Manche der Funktionen dieses Buches mag ein EDV-Programm besser erfüllen. Dennoch bietet die "traditionelle" Darstellung auch Vorteile, wenn es um ein zielloses Stöbern nach Neuigkeiten oder um eine Beratung geht, die eben mal nicht an einem EDV-Arbeitsplatz mit Internet-Zugang stattfindet. **Das Datenmaterial ist aber nicht schon Beratung an sich. Keinesfalls wäre es ausreichend, dem zu Beratenden ein paar Seiten zu kopieren, auf dass er sich selbst ein Bild machen könne. Vielmehr soll das Buch Gedächtnisstütze und Anschauungsmaterial sein in einem Gespräch, das einem Reisenden Hilfe zur Bewertung von Gesundheitsgefahren unterwegs und Entscheidungsgrundlage für sinnvolle Präventionsmaßnahmen ist.**

Dieses Buch verwendet zur Verbesserung der Lesbarkeit das generische Maskulinum.

Inhaltsverzeichnis

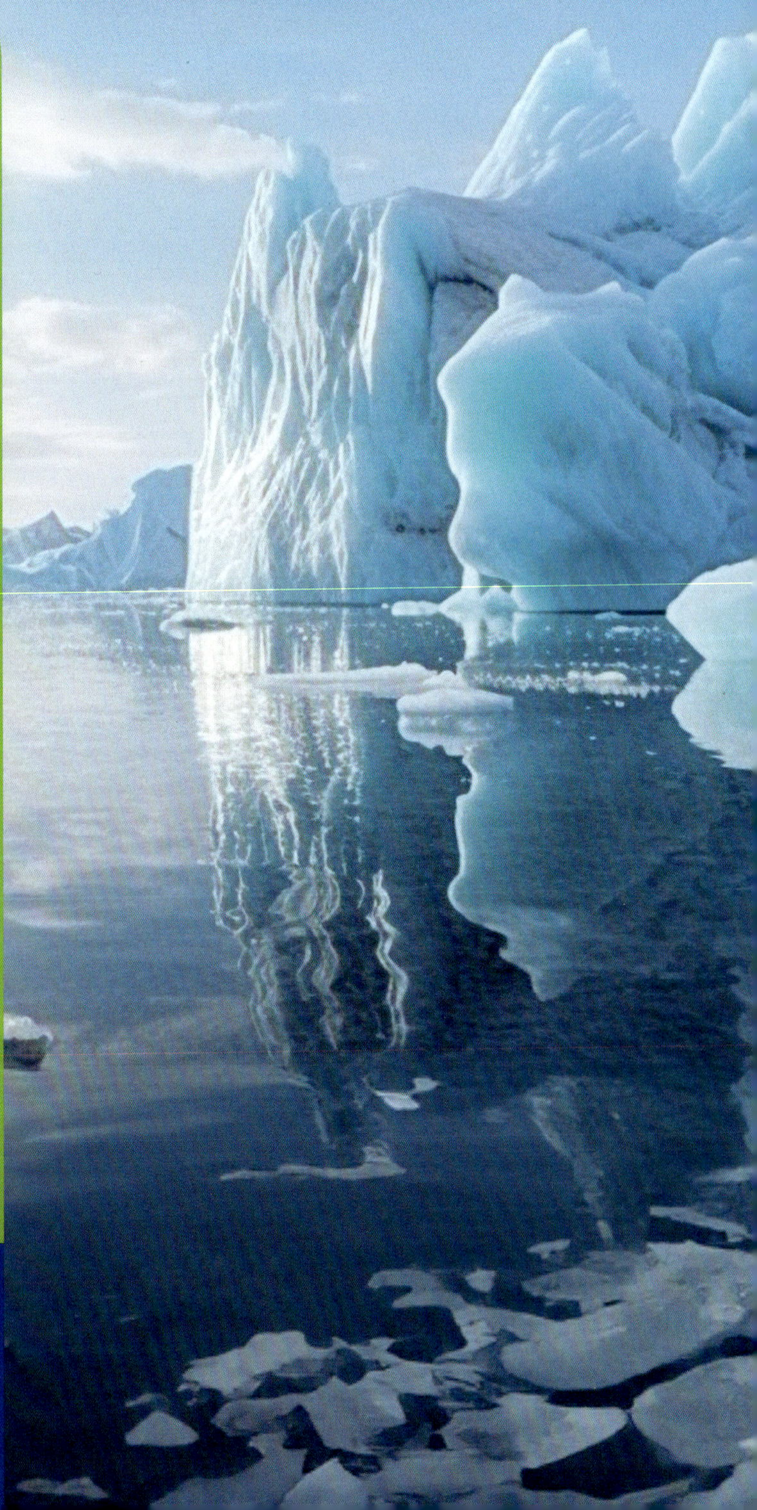

Impfungen

Impfungen sind bekanntlich die medizinischen Interventionen mit dem besten Kosten-Nutzen-Verhältnis. Doch ist dies eigentlich keine besondere Eigenschaft von Impfstoffen. Vielmehr ist es der phänomenalen Fähigkeit des Immunsystems zu verdanken, Erfahrungen im Umgang mit Erregern über lange Zeit zu speichern, um sie dann bei Bedarf sehr rasch wieder aktivieren zu können. Diese Fähigkeit aber läßt sich durch ähnliche, durch attenuierte oder durch abgetötete Erreger, durch charakteristische Oberflächenmerkmale oder leicht abgewandelte Toxine ebenfalls aktivieren. Dann kommt es ohne das Durchlaufen der Infektionskrankheit selbst zu solchen Langzeit-Lerneffekten des Immunsystems.

Einige der Impfstoffe gehen einen neuen Weg: Durch Injektion von m-RNA wird die Produktion des eigentlichen Antigens vom Impfling übernommen. Dies bietet verschiedene, vor allem logistische Vorteile, ist aber hinsichtlich der Langzeitwirksamkeit und möglicher Folgen beim Menschen bislang noch Neuland.

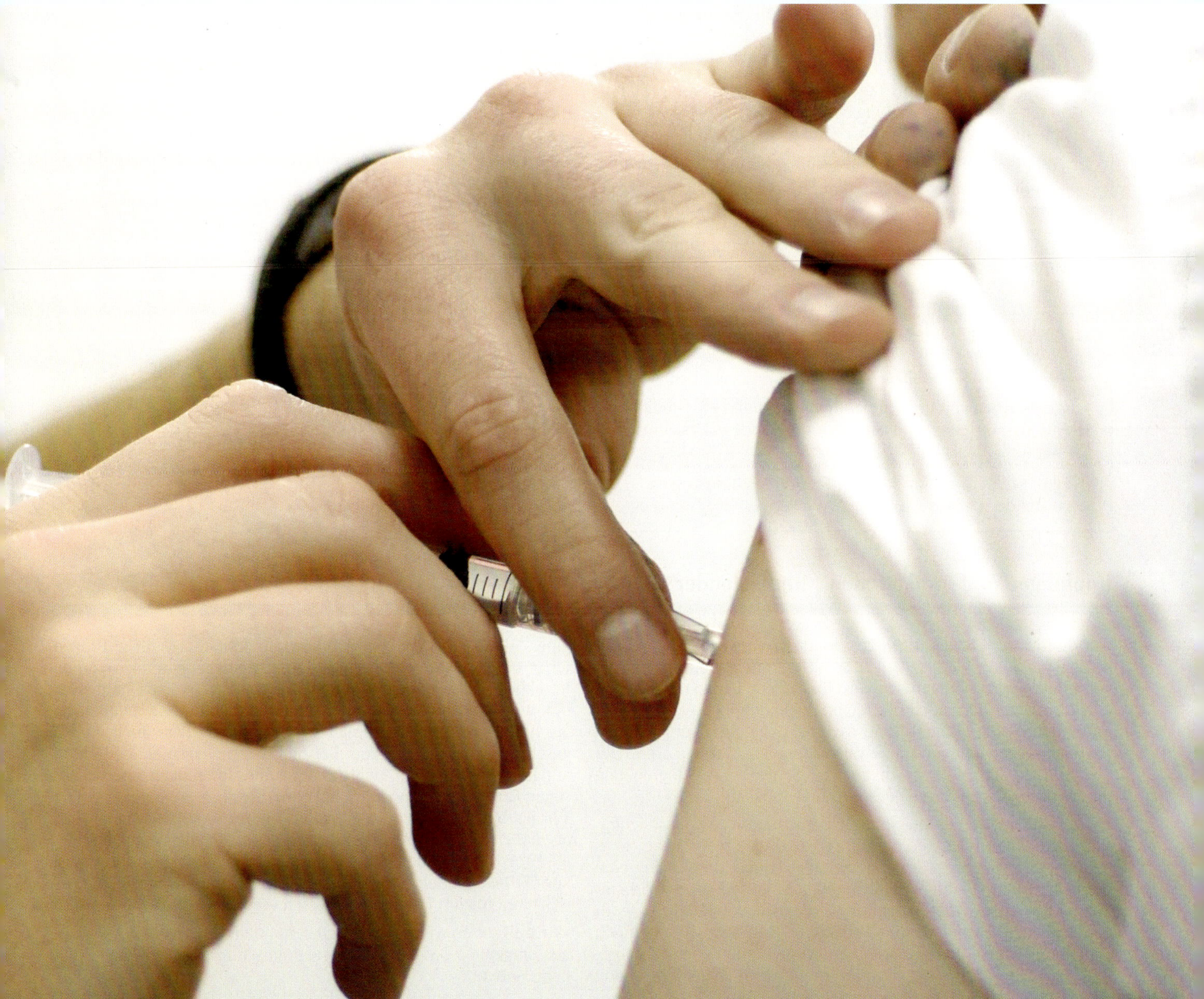

Das Risiko, das man dafür eingeht, ist durchaus begrenzt: Natürlich kann es an der Einstichstelle zu Rötung, Schwellung und muskelkaterähnlichen Beschwerden kommen. Natürlich kann der Infekt, der auf eine Lebendimpfung folgt, spürbar werden mit Temperaturerhöhung, Erkältungsgefühl, Gelenkschmerzen und ähnlichem. Doch sind wirklich schwere Reaktionen, Allergien, Nervenschmerzen, Einblutungen und ähnliches sehr selten, wie ich aus 30jähriger, intensiver reisemedizinischer Erfahrung sagen kann. Für Impfnebenwirkungen, die jenseits der Bagatelle liegen, gibt es im übrigen eine Meldepflicht, sowohl nach §6 Infektionsschutzgesetz (IfSG) als auch über die Arzneimittelkommission der Deutschen Ärzteschaft. Die Fundstelle für Meldeformulare ist unten angegeben.

Impfungen schützen den Geimpften. Sie haben je nach den Gegebenheiten der betreffenden Infektion aber auch einen weiteren Effekt: Sie machen bei entsprechend hoher Impfbeteiligung der Bevölkerung einer Infektion auch das Fortkommen schwer, weil die Zahl der Empfänglichen sinkt. Zudem sind die wenigen, die aus konkreten medizinischen Gründen von der betreffenden Impfung auszunehmen waren, unter günstigen Umständen von Geimpften umgeben und daher für den krankmachenden Keim nicht erreichbar. Dieser über das Individuum auf die Gesellschaft wirkende Schutz ist von großer Bedeutung bei der Bekämpfung mancher Krankheiten. Insofern dient die Impfung nicht nur dem eigenen, sondern auch dem kollektiven Schutz. Das bedeutet aber auch, dass die Gesellschaft zum Schutz ihrer schwachen Mitglieder von den Gesunden durchaus verlangen kann, zu diesem Kollektivschutz beizutragen, auch wenn ein geringfügiges Restrisiko durch die Impfung bleibt. Reicht die Überzeugungskraft der Fakten nicht aus, so muß das Instrument der Pflichtimpfung wieder aktiviert werden, wie wir es ja bei der Einführung der Masern-Impfpflicht für bestimmte Tätigkeiten erlebt haben. Ob das den Impfungen in der öffentlichen Meinung guttut, steht auf einem anderen Blatt.

Im Umgang mit Impfstoffen sind die Fachinformationen der Hersteller eine wichtige, in vielen Zweifelsfällen sogar entscheidende Informationsquelle. Wir haben in diesem Buch eine Kurzcharakteristik von Impfstoffen, geordnet nach Antigenen, abgedruckt. Dies soll sozusagen als Gedächtnisstütze dienen, um wesentliche Eckdaten schnell verfügbar zu haben. Die Lektüre der Fachliteratur soll dies natürlich nicht ersetzen.

Definition des Verdachts einer über das übliche Ausmaß einer Impfreaktion hinausgehenden gesundheitlichen Schädigung (§6 Abs. 1, Nr. 3 IfSG):

Eine namentliche Meldepflicht an das Gesundheitsamt besteht nach §6 Abs. 1, Nr. 3 IfSG dann, wenn nach einer Impfung auftretende Krankheitserscheinungen in einem ursächlichen Zusammenhang mit der Impfung stehen könnten und über die nachfolgenden Impfreaktionen hinausgehen.

Nicht meldepflichtig sind das übliche Ausmaß nicht überschreitende, kurzzeitig vorübergehende Lokal- und Allgemeinreaktionen, die als Ausdruck der Auseinandersetzung des Organismus mit dem Impfstoff anzusehen sind, z.B.:

- für die Dauer von 1-3 Tagen (gelegentlich länger) anhaltende Rötung, Schwellung oder Schmerzhaftigkeit an der Injektionsstelle
- Fieber unter 39.5°C (bei rektaler Messung), Kopf- und Gliederschmerzen, Mattigkeit, Unwohlsein, Übelkeit, Unruhe, Schwellung der regionären Lymphknoten
- oder im gleichen Sinne zu deutende Symptome einer ‚Impfkrankheit' (1-3 Wochen nach der Impfung), z.B. leichte Parotisschwellung oder ein masern- bzw. varizellenähnliches Exanthem oder kurzzeitige Arthralgien nach der Verabreichung von auf der Basis abgeschwächter Lebendviren hergestellten Impfstoffen gegen Mumps, Masern, Röteln oder Varizellen.

Ausgenommen von der Meldepflicht sind auch Krankheitserscheinungen, denen offensichtlich eine andere Ursache als die Impfung zugrunde liegt.

Quelle: Meldeformular des Paul-Ehrlich-Institutes, **www.pei.de**, Details s.u.

Fundstellen im Internet:

- Infektionsschutzgesetz **http://www.gesetze-im-internet.de/ifsg/index.html**
- Die Meldeformulare gegenüber dem Gesundheitsamt sind vom Bundesland abhängig.
- Meldung von Verdachtsfällen unerwünschter Arzneimittelwirkungen bei Impfstoffen: **http://www.pei.de/SharedDocs/Downloads/vigilanz/pharmakovigilanz/ifsg-meldebogen-verdacht-impfkomplikation.pdf?_blob=publicationFile&v=1**
- RKI: Faktenblätter zum Impfen: **https://www.rki.de/DE/Content/Infekt/Impfen/Materialien/Faktenblaetter/Faktenblaetter_inhalt.html**
- **www.fachinfo.de**

STIKO-App:
https://www.rki.de/DE/Content/Kommissionen/STIKO/App/STIKO-App_node.html

Download über die bekannten App-Stores.
Darin auch Zugriff auf die Fachinfos der jeweiligen Impfstoffe und unter Informationsmaterialien auf Faktencheck-Dateien zu einigen Impfungen.

Impfungen und Indikationen / Impfkalender Deutschland

Seit es Edward JENNER 1796 gelang, durch Inokulation von Kuhpocken vor den echten Pocken zu schützen, ist ein weites Spektrum verschiedener Impfungen entwickelt worden. Diese richten sich gegen weltweit oder auch nur regional vorkommende Erreger und präsentieren dem Immunsystem Toxoide, abgetötete Keime, Oberflächenantigene solcher Keime oder attenuierte Lebendviren. Der Einsatz dieser Impfstoffe macht zum Teil Strategien zur Eingrenzung des Keims und sogar zu seiner Ausrottung möglich.

Dazu sind genaue Kenntnisse der Übertragungswege, der wichtigsten betroffenen Bevölkerungsgruppen und eine realistische Beurteilung des Impfeffektes nötig. Dann aber können Impfungen eine doppelte Funktion erfüllen: individuellen Schutz gegen eine Erkrankung zu bieten und die Zirkulation der auslösenden Keime zu reduzieren – bis eben hin zu deren Ausrottung. Es zeigt sich nämlich vielfach, dass eine Infektion, die nur zwischen Menschen weitergegeben wird, zum Erliegen kommt, wenn sich nicht in der Umgebung eines Erkrankten genügend Ungeimpfte befinden. Wieviel Prozent Ungeschützter man sich leisten kann, hängt von der Infektiosität der Krankheit ab, bei den Masern zum Beispiel sind es 5%. Damit erhält die persönliche Entscheidung zur Impfung eine zweite Dimension. Sie hilft, den Anteil Geimpfter so zu erhöhen, dass auch die 5% geschützt sind, die man zum Beispiel wegen verschiedener Erkrankungen oder Allergien nicht impfen kann. Impfungen sind in günstigen Fällen also Individualschutz und Beitrag zum Kollektivschutz. Wir beobachten aber eine Neigung von Bevölkerungsanteilen, sich als die 5% zu definieren, die von anderen zu schützen sind, zum Teil aus (übertriebenem) Individualismus, zum Teil aus Oppositionsgeist, zum Teil wegen fehlender Kenntnis der Erkrankung und ihrer Komplikationen, zum Teil auch aus falsch verstandenem Naturalismus.

Wie also sollen wir als Gesellschaft mit dem Instrument der Impfungen umgehen? Darauf gibt es eine politische und eine wissenschaftliche Antwort.

Die politische besteht gegenwärtig weit überwiegend darin, die Teilnahme an Impfungen der individuellen Entscheidung zu überlassen und auch den Besuch von Gemeinschaftseinrichtungen nicht konsequent an die Bedingung zu knüpfen, zum eigenen Schutz wie zum Schutz anderer altersentsprechend geimpft zu sein, auch wenn hier ein Umdenken eingesetzt hat. Dies sehen andere Länder zum Teil deutlich anders und verpflichten den ei zelnen auf seinen Beitrag zum gesellschaftlichen Schutzschirm.

In den USA fordern Gemeinschaftseinrichtungen, also insbesondere auch High Schools und Universitäten, einen den Empfehlungen getreuen Impfschutz, im übrigen auch deswegen, um nicht mit einem Ausbruch etwa von Meningokokken negative Schlagzeilen hervorzurufen.

Die wissenschaftliche Antwort wird alljährlich neu formuliert von der Ständigen Impfkommission am Robert-Koch-Institut. Ihre Empfehlung ist so etwas wie eine Leitlinie, jedenfalls der wissenschaftliche Standard, wie dies auch der Bundesgerichtshof in einem Urteil feststellte. Die STIKO-Empfehlungen haben somit eine dreifache Funktion:

- Sie sind Leitlinie für die Indikationsstellung von Impfungen,
- Sie sind Vorlage für den Gemeinsamen Bundesausschuß Ärzte und Krankenkassen, der die STIKO-Empfehlungen mit mehr oder weniger Änderungen als kassenärztliches Leistungsspektrum (Schutzimpfungsrichtlinie, SIR) festlegt.
- Sie sind Empfehlung an die Länder, die die STIKO-Empfehlungen prüfen und daraus eine öffentliche Impfempfehlung machen. Dadurch können Geimpfte, die durch die Impfung zu dauerhaftem Schaden kommen, eine Rentenzahlung aus Landesmitteln erhalten. Dies war zu Zeiten der Pockenimpfung von besonderer Bedeutung, in den Jahren vor der Covid-19-Pandemie betraf es im Durchschnitt 30 Personen pro Jahr.

Die Empfehlungen der STIKO werden zu Beginn eines jeden Jahres im Epidemiologischen Bulletin veröffentlicht. Darin werden die Impfungen aufgelistet, die in Abhängigkeit vom Lebensalter als indiziert gelten, ohne dass es einer in der Person des Geimpften liegenden Begründung bedarf, etwa das Vorliegen einer Krankheit oder Exposition (Standard-Impfungen).

Impfkalender (Standardimpfungen) für Säuglinge und Kleinkinder bis 2 Jahre

Impfung	Alter in Wochen	Alter in Monaten								
	6	2	3	4	5-10	11*	12	13-14	15	16-23
		U4			U5	U6				U7
Rotaviren	G1[a]		G2	(G3)						
Tetanus[b]		G1		G2		G3[d]				
Diphtherie[b]		G1		G2		G3[d]				
Keuchhusten[b] (Pertussis)		G1		G2		G3[d]				
Haemophilus influenzae Typ b, Hib[b]		G1		G2		G3[d]				
Kinderlähmung[b] (Poliomyelitis)		G1		G2		G3[d]				
Hepatitis B[b]		G1		G2		G3[d]				
Pneumokokken[b]		G1		G2		G3[d]				
Meningokokken B[c]		G1		G2			G3[d]			
Meningokokken C							G1			
Masern						G1			G2	
Mumps, Röteln						G1			G2	
Windpocken (Varizellen)						G1			G2	
HPV Humane Papillomviren										
Herpes zoster										
Influenza										

adaptiert nach den Empfehlungen der STIKO

Stand: 25. Januar 2024

Empfohlener Impfzeitpunkt

Nachholimpfzeitraum für Grund- bzw. Erstimmunisierung aller noch nicht Geimpften bzw. für Komplettierung einer unvollständigen Impfserie.

G Grundimmunisierung (in bis zu 3 Teilimpfungen G1 – G3)

a Erste Impfstoffdosis bereits ab dem Alter von 6 Wochen, je nach verwendetem Impfstoff 2 bzw. 3 Impfstoffdosen im Abstand von mind. 4 Wochen.

b Frühgeborene: zusätzliche Impfstoffdosis im Alter von 3 Monaten, d. h. insgesamt 4 Impfstoffdosen; Säuglinge (inkl. Frühgeborene) werden mit PCV_{13} oder PCV_{15} geimpft.

c Gemäß Fachinformation besteht die Impfserie im Alter von 2 – 23 Monaten aus 3 Impfstoffdosen, ab dem Alter von 24 Monaten aus 2 Impfstoffdosen.

d Mindestabstand zur vorangegangenen Impfstoffdosis: 6 Monate.

* Impfungen können auf mehrere Impftermine verteilt werden. MMR und V können am selben Termin oder in 4-wöchigem Abstand gegeben werden

Impfkalender (Standardimpfungen) für Kinder ab 2 Jahren, Jugendliche und Erwachsene

Impfung	Alter in Jahren								
	2-4	5-6	7-8	9-14	15-16	17	ab 18	ab 60	ab 75
	U7a/U8	U9	U10	U11/J1		J2			
Rotaviren									
Tetanus		A1		A2			A[f]		
Diphtherie		A1		A2			A[f]		
Keuchhusten (Pertussis)		A1		A2			A3[f]		
Haemophilus influenzae Typ b, Hib									
Kinderlähmung (Poliomyelitis)				A1					
Pneumokokken								S[i]	
Masern							S[g]		
HPV Humane Papillomviren				G1[e] G2[e]					
Herpes zoster								G1[j] G2[j]	
Influenza								S (jährlich)[k]	
COVID 19							G1[h] G2[h] G3[h]	S (jährlich)[k]	
RSV									S

adaptiert nach den Empfehlungen der STIKO

25. Januar 2024

- Empfohlener Impfzeitpunkt
- Nachholimpfzeitraum für Grund- bzw. Erstimmunisierung aller noch nicht Geimpften bzw. für Komplettierung einer unvollständigen Impfserie.

G Grundimmunisierung (in bis zu 3 Teilimpfungen G1 – G3)
A Auffrischimpfung
S Standardimpfung
e Zwei Impfstoffdosen im Abstand von mind. 5 Monaten, bei Nachholimpfung beginnend im Alter ≥ 15 Jahre oder bei einem Impfabstand von < 5 Monaten zwischen 1. und 2. Impfstoffdosis ist eine 3. Impfstoffdosis erforderlich
f Td-Auffrischimpfung alle 10 Jahre. Nächste fällige Td-Impfung 1-malig als Tdap- bzw. bei entsprechender Indikation als Tdap-IPV-Kombinationsimpfung
g Eine Impfstoffdosis eines MMR-Impfstoffs für alle nach 1970 geborenen Personen ≥ 18 Jahre mit unklarem Impfstatus, ohne Impfung oder mit nur einer Impfung in der Kindheit.
h Impfung bis die Anzahl der für die Basisimmunität erforderlichen ≥ 3 SARS-CoV-2-Antigenkontakte (davon mindestens 1 Impfung) erreicht ist. Mindestimpfabstand zwischen G1 und G2 ≥ 4 bis vorzugsweise 12 Wochen, und zwischen G2 und G3 ≥ 6 Monate
i Impfung mit PCV20
j Zwei Impfstoffdosen des adjuvantierten Herpes-Zoster-Totimpfstoffs im Abstand von mindestens 2 bis maximal 6 Monaten
k Jährliche Impfung im Herbst

Damit ist bereits gesagt, dass es auch andere Indikationen für Impfungen gibt als die oben genannten Standard- oder Auffrischimpfungen. Impfungen können indiziert sein, wenn sich eine Person frisch infiziert haben könnte und der Ausbruch der Erkrankung durch Impfung verhindert werden soll. Dies ist dann eine Postexpositionsbehandlung, wie sie beim Tetanus nach einem Unfall, bei Meningokokken in der Umgebung Erkrankter oder bei Tollwut nach dem Biß eines krankheitsverdächtigen Tieres nötig werden kann. Von beruflichen Expositionen ist oben bereits die Rede gewesen. Aber es kann sich auch aus individuellem Risiko eine Impfindikation ergeben, etwa hinsichtlich der Hepatitis B bei häufig wechselnden Sexualpartnern – oder bei einem chronischen Leberleiden, bei dem man den additiven Schaden durch eine Hepatitis A oder B verhindern sollte, auch wenn das Infektionsrisiko für diesen Leberpatienten nicht höher sein mag als für die Allgemeinbevölkerung.

Wohlgemerkt: Das Stichwort Reise ist bislang nicht gefallen. Bei allen diesen Indikationen geht es um Personen, die sich im Inland aufhalten. Natürlich kommen dann diejenigen Indikationen hinzu, die auf vielen Seiten dieses Buches im Vordergrund stehen werden – die sich durch Reise ergebenden und durch Impfungen verringerbaren Gefährdungen.

Impfplan Österreich

Stand 2024

In Österreich erscheint ebenfalls jährlich ein Impfplan, der altersabhängig die Impfungen des Gratisimpfprogrammes und weitere Impfungen auflistet, letztere mit abgestufter Empfehlung. Aus dieser Abstufung ergibt sich dann auch die vollständige oder teilweise Kostenübernahme. Ebenso können auch Nachholimpfungen eine Kostenbeteiligung des Impflings erfordern.

Die Nachfolgenden Tabellen geben einen Überblick über die Nachhol-Empfehlungen in den einzelnen Altersgruppen.

Den kompletten Impfplan 2024/25 können Sie kostenfrei herunterladen auf der Website des Bundesministerium für Soziales, Gesundheit, Pflege und Konsumentenschutz.

https://www.sozialministerium.at/Themen/Gesundheit/Impfen.html

Auf der Seite gibt es auch weitere wichtige Informationen zum Impfen.

Impfungen für Personen ohne Impfdokumentation

Bei der Impfung von Kindern und Erwachsenen ohne Impfdokumentation wird oft ein von der Fachinformation abweichendes Vorgehen notwendig sein, das für den Einzelfall in Abhängigkeit von den jeweiligen Angaben und Gegebenheiten modifiziert werden muss.

Eine Impfung kann man **nur dann als gegeben** ansehen, wenn **eine schriftliche Dokumentation** vorliegt.

Die angeführten Nachhol-Empfehlungen gelten für gesunde Personen ohne spezielle Risikofaktoren in den jeweils angeführten Altersgruppen.
Prinzipiell sollte jede empfohlene Impfung bei Versäumnis ehestmöglich nachgeholt werden.

Nachhol-Empfehlungen ab vollendetem 1. bis vollendetem 5. Lebensjahr

Diphtherie (DIP) **Tetanus (TET)** **Pertussis (aP)** **Poliomyelitis (IPV)** **Hepatitis B (HBV)** **Haemophilus infl.B (HiB)**	3 Dosen	6-fach-Impfstoff 2. Dosis nach 1-2 Monaten, 3. Dosis 6-12 Monate nach der 2. Dosis (mangels Alternativen Empfehlung obwohl teils off label)
Masern **Mumps** **Röteln (MMR)**	2 Dosen	Abstand mindestens 4 Wochen
Pneumokokken	1-2 Dosen	Empfohlen bis zum vollendeten 5. Lebensjahr
Meningokokken B	3 Dosen	Siehe Kapitel Meningokokken im Impfplan Österreich
Meningokokken ACWY	1 Dosis	Einmalig
FSME	3 Dosen	Siehe Kapitel Frühsommer-Meningoenzephalitis (FSME) im Impfplan Österreich
Varizellen	2 Dosen	Vor Eintritt in Gemeinschaftseinrichtungen
Influenza	2 Dosen	Bei Erstimpfung 2 Dosen, danach jährliche Impfung, siehe Kapitel Influenza (Echte Grippe) im Impfplan Österreich.

Mit Stand **September 2024** besteht eine gesetzliche Verpflichtung, alle verabreichten Impfungen gegen Mpox (Affenpocken), COVID-19, **HPV** und Influenza im eImpfpass (zentrales Impfregister) zu dokumentieren (§ 4 Abs. 1 eHealthVO).
Die Speicherung aller anderen Impfungen **im eImpfpass** darf ebenfalls durchgeführt werden und ist sinnvoll.

Nachhol-Empfehlungen ab vollendetem 5. bis vollendetem 18. Lebensjahr

In Abhängigkeit von den jeweiligen Angaben über bisher erhaltene Impfungen kann/muss individuell auch anders vorgegangen werden. Wenn nicht explizit angeführt, gilt das Schema laut Fachinformation des jeweiligen Impfstoffes bzw. finden sich Details im jeweiligen Kapitel des Impfplans.

COVID-19	1 Dosis	Ab dem vollendeten 12. Lebensjahr, siehe Kapitel COVID-19 im Impfplan Österreich
Diphtherie (dip) **Tetanus (TET)** **Pertussis (aP)** **Poliomyelitis (IPV)**	3 Dosen	Boostrix Polio bzw. Repevax (trotz fehlender Zulassung auch für Grundimmunisierung): 2. Dosis nach 1-2 Monaten 3. Dosis 6-12 Monate nach der 2. Dosis Wenn Boostrix Polio/Repevax nicht verfügbar auch Boostrix und IPV extra.
Masern **Mumps** **Röteln (MMR)**	2 Dosen	Abstand mindestens 4 Wochen
Hepatitis B	3 Dosen	Siehe Kapitel Hepatitis B im Impfplan Österreich
Meningokokken B	2 Dosen	Siehe Kapitel Meningokokken im Impfplan Österreich
Meningokokken A, C, W135, Y	1-2 Dosen	Siehe Kapitel Meningokokken im Impfplan Österreich
Varizellen	2 Dosen	Abstand mindestens 4 Wochen
FSME	3 Dosen	Siehe Kapitel Frühsommer-Meningoenzephalitis (FSME) im Impfplan Österreich
Influenza	1-2 Dosen	Bei Erstimpfung bis zum vollendeten 9. Lebensjahr 2 Dosen, danach jährliche Impfung, siehe Kapitel Influenza (Echte Grippe) im Impfplan Österreich.
HPV	2 Dosen	Ab dem vollendeten 9. Lebensjahr

Nachholempfehlungen ab vollendetem 18. Lebensjahr

In Abhängigkeit von den jeweiligen Angaben über bisher erhaltene Impfungen kann/muss individuell auch anders vorgegangen werden. Wenn nicht explizit angeführt gilt das Schema laut Fachinformation des jeweiligen Impfstoffes bzw. Details im jeweiligen Kapitel des Impfplans.

COVID-19		Siehe Kapitel COVID-19, jährliche/saisonale Impfung im Impfplan Österreich
Diphtherie (dip) **Tetanus (TET)** **Pertussis (aP)** **Poliomyelitis (IPV)**	3 Dosen	Boostrix Polio bzw. Repevax (Grundimmunisierung off label): 2. Dosis nach 1-2 Monaten 3. Dosis 6-12 Monate nach der 2. Dosis Wenn Boostrix Polio/Repevax nicht verfügbar auch Boostrix und IPV extra
Masern **Mumps** **Röteln (MMR)**	2 Dosen	Wenn keine dokumentierte 2-malige Lebendimpfung und kein Nachweis ausreichend schützender Antikörper, keine zurückliegende, laborbestätigte Maserninfektion: Abstand mindestens 4 Wochen
Varizellen	2 Dosen	Bei fehlender Immunität bis zum vollendeten 60. Lebensjahr, Abstand mindestens 4 Wochen
Hepatitis B	3 Dosen	Bis zum vollendeten 65. Lebensjahr
HPV	2-3 Dosen	Bis zum vollendeten 30. Lebensjahr, siehe Kapitel HPV – Humane Papillomaviren im Impfplan Österreich.
FSME	3 Dosen	Siehe Kapitel Frühsommer-Meningoenzephalitis (FSME) im Impfplan Österreich.
Meningokokken B	2 Dosen	Bis zum vollendeten 25. Lebensjahr
Meningokokken ACWY	1 Dosis	Bis zum vollendeten 25. Lebensjahr
Pneumokokken	2 x 1 Dosis	ab dem vollendeten 60. Lebensjahr PNC gefolgt von PPV23 nach 1 Jahr. Risikopersonen: spezielle Impfschemata! Siehe Kapitel Pneumokokken im Impfplan Österreich.
Influenza	1 Dosis	Jährlich, Risikogruppen: spezielle Impfschemata siehe Kapitel Influenza (Echte Grippe) im Impfplan Österreich.
Herpes Zoster (HZV)	2 Dosen	Ab dem vollendeten 60. Lebensjahr, bei erhöhtem Risiko für Herpes Zoster ab einem Alter von 18 Jahren.
Respiratorisches Synzytial-Virus RSV	1 Dosis	Ab dem vollendeten 60. Lebensjahr, siehe Kapitel RSV im Impfplan Österreich.

Tabellen Impfplan Österreich, adaptiert nach dem Impfplan des Ministeriums für Frauen und Gesundheit Österreich.

Schweizerischer Impfplan

Die Eidgenössische Kommission für Impffragen (EKIF) veröffentlicht jährlich den Schweizerischen Impfplan. Das letzte Dokument vor Redaktionsschluß war das vom März 2024, das wir hier wiedergeben. Die jeweiligen Empfehlungen werden im Dokument ausführlich begründet, wobei man sich neben epidemiologischen und Wirksamkeitsdaten auch auf Akzeptanzbefragungen stützt. Die Überlegungen münden in eine Kategorisierung der Impfungen:

1. **Empfohlene Basisimpfungen**, die unerlässlich für die individuelle und öffentliche Gesundheit sind und einen für das Wohlbefinden der Bevölkerung unerlässlichen Schutz bieten. Diese sind von der Ärzteschaft ihren Patientinnen und Patienten gemäss den Vorgaben des Schweizerischen Impfplans zu empfehlen.

2. **Empfohlene ergänzende Impfungen**, die einen optimalen individuellen Schutz bieten und für Personen bestimmt sind, die sich gegen klar definierte Risiken schützen wollen. Die Ärzteschaft hat ihre Patientinnen und Patienten über deren Existenz gemäss den Vorgaben des Schweizerischen Impfplans zu informieren.

3. **Empfohlene Impfungen für Risikogruppen**, für die die Impfung als nutzbringend eingestuft wird und die notwendigenAnstrengungen von Seiten der Ärztin oder des Arztes gerechtfertigt sind, um die Risikopersonen zu erreichen und ihnen diese Impfungen gemäss dem Schweizerischen Impfplan zu empfehlen.

4. **Impfungen ohne Empfehlungen**, weil noch keine formelle Evaluation durchgeführt wurde oder weil der in der Evaluation nachgewiesene Nutzen nicht für eine Empfehlung ausreicht.

Wir übernehmen hier die Tabellen zu den Basis- und den ergänzenden Impfungen ebenso wie die vorstehende Kategorisierung aus dem Originaldokument, das unter **http://www.bag.admin.ch,** dann **Impfungen** abgerufen werden kann.

Empfohlene Basisimpfungen 2024

Alter*	Diphtherie (D/d) Tetanus (T) Pertussis (P$_a$/p$_a$)	Haemophilus influenzae Typ b (Hib)	Masern (M) Mumps (M) Röteln (R)	Varizellen	Hepatitis B (HBV)	Pneumokokken	Rotavieren	Men. B	Men. ACWY	Humane Papillomaviren (HPV)	Herpes Zoster	Influenza
Geburt					[1]							
2 Monate	DTP$_a$	Hib			HBV	PCV	RV [2]					
3 Monate**								B				
4 Monate	DTP$_a$	Hib			HBV	PCV	RV [2]					
5 Monate**								B				
9 Monate			MMR [3]	VZV								
12 Monate***	DTP$_a$	Hib	MMR [3]	VZV	HBV	PCV						
12-18 Monate		x [4]	x [6]	x [7]		x [4]		B [5]	ACWY [5]			
4–7 Jahre	DTPa/ dTpa [1]		x [6]	x [7]								
11–14 /15 Jahre	dTp$_a$		x [6]	x [7]	HBV [9]			B [5]	ACWY [5]	HPV [10]		
25 Jahre	dTp$_a$ [11] [12]		x [6]	x [7]	[13]					HPV [10]		
45 Jahre	dT [11] [12]		x [6]	x [7]	[13]							
≥ 65 Jahre	dT [11] [12]				[13]	PCV [14]					HZ [15]	jährlich

x Impfstatus kontrollieren und ggf. nachimpfen.
Aktuell in der Schweiz verfugbare Impfstoffe: siehe www.infovac.ch

Stand: Januar 2024, adaptiert nach den Empfehlungen der Eidgenössischen Kommission für Impffragen des Bundesamtes für Gesundheit (Schweiz)

Für altersbasierte Impfempfehlungen werden folgende Empfehlungskategorien je nach Impfziel differenziert: Basisimpfung: Impfziele sind individueller Schutz und Schutz der öffentlichen Gesundheit Ergänzende Impfung: als Impfziel steht der individuelle Schutz im Vordergrund.

* Zur Präzisierung des Alters: Alter 12 Monate bedeutet ab 1. Geburtstag bis einen Tag vor dem Alter von 13. Monaten. 4–7 Jahre bedeutet vom 4. Geburtstag bis zum Tag vor dem 8. Geburtstag.

** Die Impfzeitpunkte im Alter 3 und 5 Monate für die Meningokokken B-Impfung wurden v. a. gewählt, um die Fieberhäufigkeit nach Impfung zu reduzieren. Eine gleichzeitige Verabreichung mit den anderen Säuglingsimpfungen im Alter von 2 und 4 Monaten ist nach entsprechender Information an die Eltern und ggf. prophylaktischer Paracetamol-Gabe möglich.

*** Die im Alter von 12 Monaten empfohlenen drei Injektionen (je 1 Dosis eines DTPa-IPV-Hib-HBV-, PCV- und MMRV-Impfstoffs) können gleichzeitig oder in beliebigen, kurzen Abständen zueinander geimpft werden. Die Impfung gegen DTPa-IPV-Hib-HBV und Pneumokokken soll vor dem Alter von 13 Monaten abgeschlossen sein. Die Impfung gegen DTPa-IPV-Hib-HBV kann vor dem Alter von 12 Monaten, aber nicht vor dem Mindestalter von 11 Monaten verabreicht werden. Je nach Einschätzung des individuellen Masern-Expositionsrisikos ist die Gabe der zweiten MMRV-Dosis im Alter von 12(–15) Monaten möglich.

1) Die HBV-Impfung ist unerlässlich für Neugeborene von HBsAg-positiven Müttern. Sie erfolgt in 4 Dosen im Alter von 0 (gleichzeitig mit HBIG), 1, 2 und 12 Monaten. Bei Geburt und mit 1 Monat erfolgt die Impfung mit einem Einzelimpfstoff, mit 2 und 12 Monaten mit einem hexavalenten Kombinationsimpfstoff. Eine Überprüfung des Impferfolgs durch eine serologische Kontrolle (anti- HBs und HBsAg) ist 4 Wochen nach der letzten Dosis durchzuführen.

2) Die erste Rotavirus-Impfdosis ist ab einem Alter von 6 Wochen möglich (Höchstalter 15 Wochen und 6 Tagen), der Mindestabstand zwischen den beiden Dosen beträgt 4 Wochen. Die zweite Dosis sollte spätestens bis zum Alter von 23 Wochen und 6 Tagen gegeben werden. Nach der vollendeten 24. Lebenswoche ist die Impfung kontraindiziert. Sie wird oral verabreicht und kann gleichzeitig mit den anderen zum selben Zeitpunkt empfohlenen Säuglingsimpfungen verabreicht werden.

3) Bei einem Masern-Ausbruch in der Umgebung oder bei Kontakt mit einem Masern-Fall ggf. zusätzliche Impfdosis ab dem Alter von 6 Monaten, siehe Kapitel 1.1. Je nach Einschätzung des individuellen Masern-Expositionsrisikos ist die Gabe der 2. MMRV-Dosis im Alter von 12(–15) Monaten möglich.

4) Nachholimpfungen von Kindern gegen Hib und Pneumokokken sind bis zum 5. Geburtstag (< 60 Monate) empfohlen. Die Zahl der Dosen hängt vom Alter bei Beginn der Impfung ab (siehe Kapitel 2 im Impfplan Schweiz).Nur für die Pneumokokken-Impfung gelten separate Empfehlungen für Risikopersonen, siehe Kapitel 3.1. im Impflan Schweiz.

5) Die Impfdosen gegen Meningokokken ACWY und B für Kleinkinder (12–18 Monate) und Jugendliche können gleichzeitig verabreicht werden. Die Gabe mit anderen Impfungen, welche ebenfallsmit 12 Monaten oder im Jugendlichenalter empfohlen werden, ist ebenfalls möglich. Meningokokken-Nachholimpfung (gegen B und ACWY) bei Kleinkindern bis zum 5. Geburtstag und bei Jugendlichen bis zum 20. Geburtstag empfohlen. Impfschemata, siehe Kapitel 1.1 oder Tabelle 2.

6) Alle unvollständig oder ungeimpften Kinder, Jugendlichen sowie nach 1963 geborenen Erwachsenen (u.a. Frauen im gebährfähigen Alter/Wöchnerinnen und Personen, die beruflich Kontakt zu Schwangeren haben) benötigen insgesamt 2 Dosen, minimales Intervall 1 Monat.

7) Für Personen bis zum Alter < 40 Jahren, welche die Varizellen anamnestisch nicht durchgemacht haben und die bisher keine oder nur 1 Impfdosis erhalten haben (insgesamt 2 Dosen, minimales Intervall 1 Monat). Bei unvollständigem Impfschutz gegen Masern, Mumps und Röteln kann die Impfung auch mit einem kombinierten, quadrivalenten MMRV-Impfstoff und mit anderen gleic zeitig empfohlenen Impfungen erfolgen.

8) Vollständige Polio-Impfung im Kindesalter: Total 4 Dosen, 2 davon ausserhalb des ersten Lebensjahres. Wurden 3 Dosen innerhalb des ersten Lebensjahrs verabreicht («3+1»-Impfschema), sind total 5 Impfdosen im Kindesalter nötig.

9) Wenn nicht im Säuglingsalter geimpft, soll die HBV-Impfung möglichst im Alter 11–15 Jahre erfolgen, sie ist in diesem Altersfenster mit einem 2-Dosen-Schema («Erwachsenen-Impfstoff») möglich. Sie kann gleichzeitig mit der HPV-Impfung oder anderen notwendigen Impfungen verabreicht werden.

10) Im Alter von 11–14 Jahren gilt ein 2-Dosen-Schema (Zeitpunkte 0, 6 Monate) und mit 15–26 Jahren (vor dem 27. Geburtstag) ein 3-Dosen-Schema (Zeitpunkte 0, 2, 6 Monate). Die HPV-Impfungen können gleichzeitig mit allen anderen, gegebenenfalls notwendigen Impfungen verabreicht werden. Die HPV-Impfung von noch ungeimpften Personen im Alter von 15–19 Jahren wird als Nachholimpfung und im Alter von 20–26 Jahren als ergänzende Impfung empfohlen.

11) Zwischen 25–64 Jahren werden dT-Auffrischimpfungen im Intervall von 20 Jahren empfohlen, ab 65 Jahren im Intervall von 10 Jahren. Dabei bestimmt das Alter bei Verabreichung einer Auffrischimpfung das Intervall zur nächsten Auffrischimpfung. Für Patienten mit einer Immundefizienz sind dT-Auffrischimpfungen weiterhin alle 10 Jahre empfohlen. Kürzere Intervalle als 20 Jahre (oder 10 Jahre) können je nach Risikosituation indiziert sein (z. B. Exposition mit einem Diphtherie-Fall, Reise in hochendemische Diphtheriegebiete oder bei begrenztem Zugang zu medizinischer Versorgung). Ein dT-Impfstoff ist derzeit nicht verfügbar: dTpa oder dT-IPV Impfstoff gemäss Ersatzempfehlung verwenden (siehe www.bag.admin.ch/impfstoffversorgung).

12) Pertussis-Auffrisch- oder Nachholimpfung mit 1 Dosis (-pa): für alle Personen im Alter von 25 Jahren sowie unabhängig vom Alter bei regelmässigem Kontakt mit Säuglingen < 6 Monate (z. B. werdende Väter, Betreuungspersonen), falls letzte Dosis ≥ 10 Jahre zurückliegt und für schwangere Frauen in jeder Schwangerschaft (unabhängig vom Impfstatus, siehe Kapitel 3.1. Impfplan Schweiz).

13) HBV-Nachholimpfungen bei Erwachsenen jeden Alters (ab 16 Jahren, 3-Dosen-Impfschema), ausser es besteht kein Expositionsrisiko.

14) Einmalige Impfdosis mit einem Pneumokokken-Konjugatimpfstoff für alle Personen im Alter von ≥ 65 Jahren, welche noch keine PCV-Impfung im Erwachsenenalter erhalten haben.

15) 2 Dosen (Zeitpunkte 0 und 2 Monate) mit dem adjuvantierten Subunit-Impfstoff.

16) Ab dem Alter von 65 Jahren gibt es gute Gründe alternativ zum Standardimpfstoff den Hochdosisimpfstoff zu verwenden. Details zur Kostenübernahme, siehe Kapitel 3.1. im Impfplan Schweiz.

Wissenswertes über Impfstoffe

Daten aus den jeweiligen (deutschen) Fachinformationen bzw. der STIKO-Empfehlung 2024, Epidemiologisches Bulletin 04/2024. Genannt sind vor allem Impfstoffe mit Bedeutung für die Reisemedizin und solche für Erwachsene. Die Aufstellung gibt einen Überblick, kann und will aber die Lektüre der jeweiligen Fachinformationen nicht ersetzen.

Cholera/ETEC

Relativ leicht verhinderbare schwerste Durchfallerkrankung als Folge der Bildung von Choleratoxin, das ähnlich auch E. coli bilden können (ETEC-Diarrhoe). Choleragefährdung vor allem für medizinisches Hilfspersonal, Entwicklungshelfer.

Impfprinzip:	Totimpfstoff aus Ganzkeimen und B-Untereinheit des Toxins, oral
Impfstoff:	**Dukoral®**
Mindestalter:	2 Jahre
Kinderdosis:	3 Dosen im Abstand von je 1 - 6 Wochen
Kinderdosis bis zum Alter von:	6 Jahren
Erwachsenendosis:	2 Dosen im Abstand von 1 - 6 Wochen
Schutz nach:	7 Tagen
Schutzdauer:	Cholera: 2 Jahre, bei Kindern 6 Monate. ETEC: unbekannt
Schutzquote:	Cholera: 76%, nach 2 Jahren 60%. ETEC (lt. WHO): 60% für 3 Monate
Anwendung in der Schwangerschaft:	möglich, wenn klar indiziert
Anmerkungen:	Kein Schutz gegen Stamm O139. Der Schutz gegen ETEC-Diarrhoe ist formal ein off-label-use, da das zugelassene Anwendungsgebiet laut Fachinfo nur der Cholera-Schutz ist. Nahrungskarenz je 1 h vor und nach Impfung. Kaum Erfahrungen in der Anwendung bei >65jährigen.

Impfprinzip:	Lebendimpfstoff mit genetisch modifiziertem Cholerastamm CVD 103-HgR, oral
Impfstoff:	**Vaxchora®**
Mindestalter:	2 Jahre
Kinderdosis:	1 Dosis
Kinderdosis bis zum Alter von:	./.
Erwachsenendosis:	1 Dosis
Schutz nach:	10 Tagen
Schutzdauer:	unbekannt
Schutzquote:	in challenge-Versuchen 10 Tage nach Impfung 90,3%, nach 3 Monaten 79,6%
Anwendung in der Schwangerschaft:	kritische Nutzen-Risiko-Abwägung erforderlich
Anmerkungen:	je 1 h vor und nach der Impfung sollte nicht gegessen oder getrunken werden. Kein Schutz gegen Stamm O139. Keine Daten zur Anwendung bei Personen >64 Jahren. Kontraindiziert bei akuten gastrointestinalen Erkrankungen und bei Immundefizienz. Keine Daten zu Patienten mit chronischen gastrointestinalen Erkrankungen. Der Stuhl kann positiv für V. cholerae werden, was bei Stuhltests und als Infektionsmöglichkeit für Haushaltskontakte berücksichtigt werden muß.

Coronavirus, pandemisches, SARS-CoV-2

Durch Tröpfchen und Aerosole, geringer auch über Oberflächen, sehr leicht übertragbares Virus, das zu schweren Pneumonien, Endothel-Entzündungen, Thrombosen, Schäden an Myokard, Hirn und Nieren führen kann.

Die Zulassung und die nachfolgenden Ausweitungen und Einschränkungen der Impfstoffe gegen SARS-CoV-2 sind ein so dynamisches Feld, dass ein Buch dieser nicht gerecht werden kann. Einen Überblick gibt das RKI-Faktenblatt unter https://www.rki.de/DE/Content/Infekt/Impfen/Materialien/Faktenblaetter/COVID-19.pdf?__blob=publicationFile , Details stehen jeweils in den STIKO-Empfehlungen und ihren wissenschaftlichen Begründungen, zum Zeitpunkt der Drucklegung ist dies die Empfehlung zu Booster-Impfungen von 09/2023 im Epidemiologischen Bulletin: Epid Bull 2023;21:7-48 | DOI 10.25646/11461

Dengue-Fieber

Impfprinzip:	4-valenter attenuierter Lebendimpfstoff auf der Basis des DEN2-Virus
Impfstoff:	Qdenga®
Mindestalter:	4 Jahre
Kinderdosis:	wie Erwachsene
Kinderdosis bis zum Alter von:	./.
Erwachsenendosis:	2 Dosen im Abstand 0 und 3 Monate ausschließlich subcutan
Schutz nach:	Schutzwirkung zwischen den beiden Injektionen bereits 81,1%
Schutzquote Erwachsene:	alle klinischen und Effektivitätsdaten wurden an Kindern und Jugendlichen von 4 - 17 Jahren gewonnen
Schutzquote Kinder:	zahlreiche Wirksamkeitsparameter in der Fachinformation. Schutz gegen bestätigtes Dengue-Fieber 61,2%, gegen Hospitalisierung wegen Dengue 84,1%, über 54 Monate gegen hämorrhag. Dengue-Fieber 85,9% für 18 Monate
Anwendung in der Schwangerschaft:	Kontraindikation in Schwangerschaft und Stillzeit wegen unzureichender Erfahrungen. Der Eintritt einer Schwangerschaft sollte in den vier Wochen nach einer Impfstoffdosis verhindert werden.
Anmerkungen:	Eine obere Altersgrenze gibt es nicht. Qdenga induziert einen Teilschutz: Die Schutzwirkung gegen Dengue-Typ 2 ist deutlich besser als die gegen Typ 1 oder 3. Für Seronegative ist ein Schutz gegen Typ 4 nicht nachweisbar, gegen Typ 3 nur für 18 Monate. Früherer Dengue-Infekt ist nicht Kontraindikation, sondern Indikation! Vorherige Serologie ist nicht erforderlich. Die Impfung ist mit der Gelbfieberimpfung kombinierbar.

Diphtherie

Rachen- und Wundinfektion, die heftige lokale Entzündungsreaktionen bis zum Ersticken hervorruft und durch Toxinwirkung kardiale und neurologische Komplikationen induziert. Die weltweiten Erkrankungszahlen sind infolge der Impfung deutlich zurückgegangen, doch verhindert die Impfung nur die Erkrankung, nicht aber die Verbreitung des Keims, der sich in der Flora des Rachenraums findet. Daher gibt es zur Aufrechterhaltung des Impfschutzes keine Alternative.

Ein Diphtherie-Monoimpfstoff wird ggw. nicht mehr angeboten.
Kombinationsimpfstoffe mit Tetanus, Polio und Pertussis finden Sie unter T

DTaP (Diphtherie, Pertussis (Keuchhusten), Tetanus)

Impfprinzip:	Totimpfstoffkombination, zur Injektion
Impfstoff:	**Infanrix**
Mindestalter:	2 Monate
Kinderdosis:	3 Dosen im Alter von 2 und 4 und 11 - 14 Monaten. Frühgeborene: zusätzliche Dosis im Alter von 3 Monaten (STIKO)
Kinderdosis bis zum Alter von:	6 Jahren
Erwachsenendosis:	./.
Schutz nach:	keine Angaben
Schutzdauer:	keine Angaben
Schutzquote:	Keuchhusten: 90%, Tetanus und Diphtherie: "praktisch alle"
Anwendung in der Schwangerschaft:	./.
Anmerkungen:	./.

DTaP + IPV + HiB (Diphtherie, Pertussis (Keuchhusten), Tetanus, Poliomyelitis, Haemophilus-Typ-B-Impfstoff)

Impfprinzip:	Totimpfstoffkombination, zur Injektion
Impfstoff:	**Infanrix-IPV + Hib**
Mindestalter:	2 Monate
Kinderdosis:	3 Dosen im Alter von 2 und 4 und 11 - 14 Monaten. Frühgeborene: zusätzliche Dosis im Alter von 3 Monaten (STIKO)
Kinderdosis bis zum Alter von:	3 Jahren
Erwachsenendosis:	./.
Schutz nach:	keine Angaben
Schutzdauer:	4,5 Jahre, für die Hib-Komponente 7 Jahre.
Schutzquote:	je nach Antigen nach 3. Impfung 98 - 100%, nach Auffrischungsimpfung 99,5% und höher
Anwendung in der Schwangerschaft:	./.
Anmerkungen:	./.

Impfprinzip:	Totimpfstoffkombination, zur Injektion
Impfstoff:	**Pentavac**
Mindestalter:	2 Monate
Kinderdosis:	3 Dosen im Alter von 2 und 4 und 11 - 14 Monaten. Frühgeborene: zusätzliche Dosis im Alter von 3 Monaten (STIKO)
Kinderdosis bis zum Alter von:	5 Jahren
Erwachsenendosis:	./.
Schutz nach:	keine Angaben
Schutzdauer:	keine Angaben
Schutzquote:	je nach Antigen 88 (Keuchhusten) - 100%
Anwendung in der Schwangerschaft:	./.
Anmerkungen:	./.

DTaP + IPV + HiB + Hep B (Diphtherie, Pertussis (Keuchhusten), Tetanus, Poliomyelitis, Haemophilus-Typ-B- und Hepatitis-B-Impfstoff)

Impfprinzip:	Totimpfstoffkombination, zur Injektion
Impfstoff:	**Infanrix hexa®**
Mindestalter:	keine Angabe
Kinderdosis:	3 Dosen im Alter von 2 und 4 und 11 - 14 Monaten. Frühgeborene: zusätzliche Dosis im Alter von 3 Monaten (STIKO)
Kinderdosis bis zum Alter von:	3 Jahren
Erwachsenendosis:	./.
Schutz nach:	keine Angaben
Schutzdauer:	7 - 8 Jahre, jedoch für Pertussis 4 - 5 Jahre, für Hepatitis B Immungedächtnis bis zum Alter von 15 Jahren nachgewiesen.
Schutzquote:	je nach Antigen nach 3. Impfung 98 - 100%, nach Auffrischungsimpfung 99,5% und höher
Anwendung in der Schwangerschaft:	./.
Anmerkungen:	verstärkte lokale Reaktogenität. Erhöhte NW-Rate bei gleichzeitiger MMRV- oder Pneumokokken-Konjugatvakzine.

Impfprinzip:	Totimpfstoffkombination, zur Injektion
Impfstoff:	**Hexyon®**
Mindestalter:	6 Wochen
Kinderdosis:	3 Dosen im Alter von 2 und 4 und 11 - 14 Monaten. Frühgeborene: zusätzliche Dosis im Alter von 3 Monaten (STIKO)
Kinderdosis bis zum Alter von:	24 Monaten
Erwachsenendosis:	./.
Schutz nach:	4 Wochen nach 3. Dosis
Schutzdauer:	4,5 Jahre. Für Hepatitis B: 9 Jahre.
Schutzquote:	je nach Antigen 95 - 100%
Anwendung in der Schwangerschaft:	./.
Anmerkungen:	./.

Impfprinzip:	Totimpfstoffkombination, zur Injektion
Impfstoff:	**Vaxelis®**
Mindestalter:	6 Wochen
Kinderdosis:	3 Dosen im Alter von 2 und 4 und 11 - 14 Monaten. Frühgeborene: zusätzliche Dosis im Alter von 3 Monaten (STIKO)
Kinderdosis bis zum Alter von:	15 Monaten
Erwachsenendosis:	./.
Schutz nach:	4 Wochen nach Grundimmunisierung
Schutzdauer:	4-5 Jahre für Pertussis, 8 Jahre für Hepatitis B. Zu den anderen Antigenen keine Angaben.
Schutzquote:	87 - 100%, je nach Antigen
Anwendung in der Schwangerschaft:	./.
Anmerkungen:	./.

FSME

Frühsommer-Meningoencephalitis (FSME)
Zecken in den betroffenen Gebieten (**siehe Kartenteil**) Süddeutschlands, SO- und O-Europas, Skandinaviens und Rußlands können mit der Blutmahlzeit das Virus übertragen, das zu Meningoencephalitis und Myelitis führen kann. Ebenso Infektionen durch Rohmilch infizierter Weidetiere. Verbreitung unter Wildtieren ist ggw. nicht zu eliminieren, daher Impfung auch bei sinkenden Fallzahlen (Österreich) aufrechtzuerhalten.

Impfprinzip:	Totimpfstoff, zur Injektion
Impfstoff:	**Encepur® Erwachsene bzw. Encepur® Kinder**
Mindestalter:	**Encepur® Erwachsene: 12 Jahre; Encepur® Kinder: 1 Jahr**
Kinderdosis:	3 Dosen: 0 und 2 - 12 Wochen und 9 - 12 Monate. Schnellimpfschema: 4 Dosen: 0 und 7 und 21 Tg. und 12 bis 18 Mo.
Kinderdosis bis zum Alter von:	einschl. 11 Jahre
Erwachsenendosis:	3 Dosen: 0 und 2 - 12 Wochen und 9 - 12 Monate. Schnellimpfschema: 4 Dosen: 0 und 7 und 21 Tg. und 12 bis 18 Mo.
Schutz nach:	14 Tage nach 2. Impfung
Schutzdauer Erwachsene::	Booster 12-49 J.: einmalig nach 3 J., dann alle 5 J., >49 J.: alle 3 J. Nach Schnellimpfschema erster Abstand 12 - 18 Monate.
Schutzdauer Kinder:	Booster nach 3 J., dann alle 5 J., nach Schnellimpfschema erster Abstand 12 - 18 Monate.
Schutzquote Erwachsene:	100% nach 3. Impfung, nach Schnellschema 97%
Schutzquote Kinder:	3 Wochen nach 3. Dosis 100%, bei Schnellimpfschema 99%.
Anwendung in der Schwangerschaft:	möglich, wenn klar indiziert
Anmerkungen:	KI bei klinisch relevanter Hühnereiweißallergie. Serologische Kontrolle bei Immundefizienz nach 2. Dosis des Standard- bzw. 3. Dosis des Schnellschemas empfohlen, ggf. Zusatzdosis geben.

Impfprinzip:	Totimpfstoff, zur Injektion
Impfstoff:	**FSME-Immun® Erwachsene bzw. FSME-Immun® junior**
Mindestalter:	**FSME-Immun® Erwachsene: 16 Jahre; FSME-Immun® junior: 1 Jahr**
Kinderdosis:	3 Dosen: 0 und 1 - 3 und nach weiteren 5 - 12 Monaten, Schnellschema: 3 Dosen: 0 und 14 Tg. und 5 - 12 Mo.
Kinderdosis bis zum Alter von:	Kinderdosis bis zum Alter von: 16 Jahren
Erwachsenendosis:	3 Dosen: 0 und 1 - 3 und nach weiteren 5 - 12 Monaten, Schnellschema: 3 Dosen: 0 und 14 Tg. und 5 - 12 Mo.
Schutz nach:	2 Wochen nach 2. Teilimpfung
Schutzdauer Erwachsene:	Booster 16 - 60 J.: einmalig nach 3 J., dann alle 5 J., >60 J.: alle 3 J.
Schutzdauer Kinder:	Booster einmalig nach 3 J., dann alle 5 J.
Schutzdauer Erwachsene:	nach 2. Impfung 87%, nach 3. 98%. Bei Pers. über 50 J.: 72% bzw. 96%.
Schutzquote Kinder:	3 Wochen nach 2. Impfung 99% Serokonversion
Anwendung in der Schwangerschaft:	möglich, wenn klar indiziert
Anmerkungen:	KI bei Latex- und klinisch relevanter Hühnereiweißallergie. Bei Immunsupprimierten serologische Kontrolle 4 Wochen nach 3. Dosis und ggf. zusätzliche Dosis empfohlen.

Gelbfieber

Im tropischen Afrika und nördlichen Südamerika **(siehe Kartenteil)** verbreitetes Hämorrhagisches Fieber, das zwischen Mücken und Affen zirkuliert. Infizierte Menschen können das Gelbfieber jederzeit in Städte tragen, was gefürchtete Ausbrüche zur Folge haben kann. Hohe Letalität, keine spezifische Therapie. Länder, in denen eine städtische Ausbreitung möglich ist, verlangen vom Einreisenden oft einen Impfnachweis, entweder nur bei Einreise aus Gelbfiebergebieten oder pauschal für alle. Lebendimpfung, Abstände zu anderen Lebendimpfungen beachten.

Impfprinzip:	Lebendimpfstoff zur s.c.-Injektion
Impfstoff:	**Stamaril®**
Mindestalter:	9 Monate, (bei Epidemien: Mindestalter 6 Monate)
Kinderdosis:	1 Dosis
Kinderdosis bis zum Alter von:	./.
Kinder- und Erwachsenendosis:	1 Dosis
Schutz nach:	10 Tagen
Schutzdauer:	mind. 10 Jahre. Impfzertifikat laut WHO lebenslang gültig
Schutzquote:	WHO: nahe 100%. In Studien jedoch geringere Serokonversionsraten bei Impfung Schwangerer, HIV-Infizierter, zusammen mit MMR, oder bei unter 2-Jährigen. Daher seit 8/2022 STIKO-Empfehlung einer einmaligen Boosterdosis nach 10 (Kinder: 5) Jahren; nach Impfung in der Schwangerschaft Nachimpfung, sobald Schwangerschaft und ggf. Stillzeit beendet sind.
Anwendung in der Schwangerschaft:	möglich, wenn klar indiziert, ab zweitem Trimenon. Kontraindikation in der Stillzeit!
Anmerkungen:	KI bei Hühnereiweißallergie, HIV-Infektion mit meßbarer Abweichung von Immunparametern, Immunsuppression anderer Genese, Thymuserkrankungen. Relative Kontraindikation über 60 Jahren, hier nur bei eindeutiger Gefährdung anzuwenden. Beschaffung i.a. nur durch Gelbfieberimpfstellen möglich. Die WHO geht von einem lebenslangen Schutz aus. Sie veröffentlicht abweichende Interpretationen einzelner Staaten nicht mehr.

Hepatitis A

Fäko-orale Infektion durch ein sehr stabiles Virus, in den Nicht-Industriestaaten zumeist "Kinderkrankheit". Verläuft bei Kindern meist unbemerkt, bei Erwachsenen schwere, nie aber chronische Verläufe. Impfung für Reisen auch schon nach SO-Europa sinnvoll.

Impfprinzip:	Totimpfstoff, zur Injektion
Impfstoff:	**Avaxim®**
Mindestalter:	16 Jahre
Kinderdosis:	./.
Kinderdosis bis zum Alter von:	./.
Erwachsenendosis:	2 Dosen: 0 und 6 - 18 Monate
Schutz nach:	14 Tagen
Schutzdauer:	mindestens 10 Jahre
Schutzquote:	99% 36 Monate nach erster Dosis. Nach zweiter Dosis: keine Angaben.
Anwendung in der Schwangerschaft:	möglich, wenn klar indiziert
Anmerkungen:	vor 1950 oder in Nicht-Industriestaaten Geborene sind oft schon immun gegen Hepatitis A

Impfprinzip:	Totimpfstoff, zur Injektion
Impfstoff:	**Havrix® 1440 (Erwachsene), Havrix® 720 Kinder**
Mindestalter:	**Havrix® 1440: 15 Jahre; Havrix® 720 Kinder: 1 Jahr**
Kinderdosis:	2 Dosen: 0 und 6 - 12 Monate
Kinderdosis bis zum Alter von:	15 Jahren
Erwachsenendosis:	2 Dosen: 0 und 6 - 12 Monate
Schutz nach:	2 - 4 Wochen
Schutzdauer:	30 Jahre, evtl. länger
Schutzquote:	99% 30 Tage nach erster Dosis
Anwendung in der Schwangerschaft:	möglich, wenn klar indiziert
Anmerkungen:	vor 1950 oder in Nicht-Industriestaaten Geborene sind oft schon immun gegen Hepatitis A

Impfprinzip:	Totimpfstoff, zur Injektion
Impfstoff:	**Vaqta® (Erwachsene), Vaqta® Kinder**
Mindestalter:	**Vaqta® (Erwachsene): 18 Jahre; Vaqta® Kinder: 1 Jahr**
Kinderdosis:	2 Dosen: 0 und 6 - 18 Monate
Kinderdosis bis zum Alter von:	18 Jahren
Erwachsenendosis:	2 Dosen: 0 und 6 - 18 Monate
Schutz nach:	2 - 4 Wochen
Schutzdauer:	25 Jahre, evtl. länger
Schutzquote:	Vaqta®: 95% nach 4 Wochen, Schutz evtl. länger nach erster Dosis. Vaqta® Kinder: nach 4 Wochen altersabhängig 96 - 99%
Anwendung in der Schwangerschaft:	möglich, wenn klar indiziert
Anmerkungen:	vor 1950 oder in Nicht-Industriestaaten Geborene sind oft schon immun gegen Hepatitis A

Hepatitis B

Im Kontakt mit (chronisch) Infizierten und ihren Sekreten (also sexuell, im medizinischen Umfeld, durch ungetestete Blutprodukte, in Erste-Hilfe-Situationen etc.) übertragene, häufige Infektion. In D mindestens 300.000 chronische Virusträger. Wir bezeichnen daher als Reiseimpfung, was eigentlich eine Standardimpfung nicht nur für Kinder sein sollte. Heilung eines chronischen Infektes bislang nicht möglich.

Impfprinzip:	Totimpfstoff, zur Injektion
Impfstoff:	**Engerix®-B Erwachsene, Engerix®-B Kinder**
Mindestalter:	**Engerix®-B Erwachsene: 16 Jahre; Engerix®-B Kinder: Neugeborene**
Kinderdosis:	3 Dosen: 0 - 1 - 6 Monate, Schnellimmunisierung 3 Dosen: 0 - 1 - 2 Monate. Im Alter von 11 - 16 Jahren Grundimmunisierung mit Erwachsenen-Impfstoff nach dem Schema 0 und 6 Monate möglich.
Kinderdosis bis zum Alter von:	16 Jahren
Erwachsenendosis:	3 Dosen: 0 - 1 - 6 Monate oder 4 Dosen: 0 - 1 - 2 - 12 Monate oder 4 Dosen 0 - 7 - 21 Tage - 12 Monate
Schutz nach:	3 - 6 Monaten
Schutzdauer:	Auffrischung nach Ansprechen nicht erforderlich
Schutzquote Erwachsene:	gesunde Erwachsene: je nach Impfschema 95,8% bis 98,6%. Zugrundegelegt wird dabei das Erreichen eines anti-Hbs-Titers von 10 IU/l, was nicht der Anforderung der STIKO (100 IU/l) entspricht.
Schutzquote Kinder:	95 - 98%, jeweils 1 Monat nach Abschluß der Grundimmunisierung
Anwendung in der Schwangerschaft:	möglich, wenn klar indiziert
Anmerkungen:	Bei Immungesunden sind laut STIKO Auffrischimpfungen nicht erforderlich, wenn der Antikörpertiter 4-6 Wochen nach kompletter Grundimmunisierung über 100 IU/l liegt.

Impfprinzip:	Totimpfstoff zur Injektion
Impfstoff:	**Fendrix®**
Mindestalter:	15 Jahre
Kinderdosis:	./.
Kinderdosis bis zum Alter von:	./.
Erwachsenendosis:	4 Dosen: 0 - 1 - 2 - 6 Monate
Schutz nach:	3 Monaten*
Schutzdauer:	80% Seropositivität nach 3 Jahren*
Schutzquote:	Nach 3 Monaten 74%, nach 7 Monaten 90% Seropositivität*
Anwendung in der Schwangerschaft:	möglich, wenn klar indiziert
Anmerkungen:	Hepatitis-B-Impfstoff mit Adjuvans für Prädialyse- und Dialysepatienten.

* Angaben bezogen auf die Zielgruppe, also Dialyse- und Prädialysepatienten.

Impfprinzip:	Totimpfstoff, zur Injektion
Impfstoff:	**HBVaxPro 5 µg®**
Mindestalter:	Neugeborene
Kinderdosis:	3 Dosen: 0 - 1 - 6 Monate, Schnellimmunisierung 4 Dosen: 0 - 1 - 2 - 12 Monate
Kinderdosis bis zum Alter von:	15 Jahren
Schutz nach:	keine Angaben
Schutzdauer:	mind. 5 - 9 Jahre. Notwendigkeit einer Auffrischungsimpfung nicht geklärt.
Schutzquote:	96%
Anwendung in der Schwangerschaft:	möglich, wenn klar indiziert
Anmerkung:	Bei non-response werden durch eine Zusatzdosis weitere 15-25% serokonvertieren, durch drei Zusatzdosen 30-50%.

Hepatitis B Fortsetzung

Impfprinzip:	Totimpfstoff, zur Injektion
Impfstoff:	**HBVaxPro 10 µg®**
Mindestalter:	16 Jahre
Kinderdosis:	./.
Kinderdosis bis zum Alter von:	./.
Erwachsenendosis:	3 Dosen: 0 - 1 - 6 Monate, Schnellimmunisierung 4 Dosen: 0 - 1 - 2 - 12 Monate
Schutz nach:	keine Angaben
Schutzdauer:	Auffrischung nach Ansprechen nicht erforderlich
Schutzquote:	95-97%
Anwendung in der Schwangerschaft:	möglich, wenn klar indiziert
Anmerkungen:	Bei Immungesunden sind laut STIKO Auffrischimpfungen nicht erforderlich, wenn der Antikörpertiter 4-6 Wochen nach kompletter Grundimmunisierung über 100 IU/l liegt. Bei non-response werden durch eine Zusatzdosis weitere 15-25% serokonvertieren, durch drei Zusatzdosen 30-50%.

Impfprinzip:	Totimpfstoff zur Injektion
Impfstoff:	**HBVaxPro 40 µg®**
Mindestalter:	18 Jahre
Kinderdosis:	./.
Kinderdosis bis zum Alter von:	./.
Erwachsenendosis:	3 Dosen: 0 - 1 - 6 Monate
Schutz nach:	keine Angaben
Schutzdauer:	bis Antikörpertiter auf unter 10 IU/l abgesunken ist
Schutzquote:	keine Angaben für die Zielgruppe
Anwendung in der Schwangerschaft:	möglich, wenn klar indiziert
Anmerkungen:	hochdosierter Hepatitis-B-Impfstoff für Prädialyse- und Dialysepatienten.

Impfprinzip:	Totimpfstoff zur Injektion
Impfstoff:	**Heplisav B®**
Mindestalter:	18 Jahre
Kinderdosis:	./.
Kinderdosis bis zum Alter von:	./.
Erwachsenendosis:	2 Dosen im Abstand von 1 Monat Bei Niereninsuffizienz mit GFR <30 ml/min und Dialysebehandlung: je 1 Dosis zum Zeitpunkt 0 - 1 - 2 - 4 Monate
Schutz nach:	1 Monat nach 2. Injektion
Schutzdauer:	Die Notwendigkeit einer Booster-Impfung ist nicht gesichert.
Schutzquote:	in Woche 24: 95,7%, jedoch Zielwert nach US-Standard 10 IU/l (STIKO-Ziel: 100 IU/l)
Anwendung in der Schwangerschaft:	kaum Daten. Tierexperimentell kein Hinweis auf Komplikationen.
Anmerkungen:	Die verstärkte Wirkung im Vergleich mit gängigen Impfstoffen resultiert aus der Verwendung eines neuen Adjuvans. Die Überlegenheit im Vergleich mit einem Standard-Impfstoff gegen Hepatitis B gilt auch für Männer, Raucher, Pers. >60 J., Pers. mit BMI >30 kg/m² und Diabetiker.

Hepatitis A und B

Impfprinzip:	Totimpfstoff, zur Injektion
Impfstoff:	**Twinrix® Erwachsene, Twinrix® Kinder**
Mindestalter:	**Twinrix® Erwachsene: 16 Jahre, Twinrix® Kinder: 1 Jahr**
Kinderdosis:	3 Dosen, 0 und 1 und 6 Monate
Kinderdosis bis zum Alter von:	16 Jahren
Erwachsenendosis:	3 Dosen: 0 - 1 - 6 Monate. Schnellimpfschema: 4 Dosen: 0 - 7 - 21 Tage - 12 Monate
Schutz nach:	2 - 4 Wochen
Schutzdauer Erwachsene und Kinder:	Hep. A: >10 J, Auffr. nicht etabliert. Hep. B: Auffr. nicht etabliert . Bei Untersuchung von Geimpften zwischen 17 und 43 Jahren waren nach 20 Jahren 99-100% anti-HAV-seropositiv und 92-94 anti-Hbs-seropositiv.
Schutzquote Erwachsene:	einen Monat nach erster Injektion: Antikörper gegen Hep A: 94%, gegen Hep.B: 70% einen Monat nach der dritten 100 bzw. 99%. Schlechter bei Personen >40 J.
Schutzquote Kinder:	einen Monat nach erster Injektion: Antikörper gegen Hep A: 89%, gegen Hep.B: 67% seropositiv, einen Monat nach der dritten jeweils 100%. 15 Jahre nach Impfung von Kindern zwischen 12 und 15 Jahren waren 100% anti-HAV-seropositiv und 82% anti-Hbs-seropositiv.
Anwendung in der Schwangerschaft:	möglich, wenn klar indiziert
Anmerkungen Erwachsene:	Auffrischung mit monovalenten Impfstoffen möglich. Vor 1950 Geborene sind gegen Hepatitis A oft schon immun. Bei Immungesunden sind laut STIKO Auffrischimpfungen gegen Hepatitis B nicht erforderlich, wenn der Antikörpertiter 4-6 Wochen nach kompletter Grundimmunisierung über 100 IU/l liegt.
Anmerkungen Kinder:	Auffrischung mit monovalenten Impfstoffen möglich. Bei Immungesunden sind laut STIKO Auffrischimpfungen gegen Hepatitis B nicht erforderlich, wenn der Antikörpertiter 4 - 6 Wochen nach kompletter Grundimmunisierung über 100 IU/l liegt.

Humanes Papillomvirus (HPV)

HPV-16 und -18 gelten als für rund 70% der Cervixkarzinome und rund 80% der Adenokarzinome in situ (AIS) verantwortlich. Die Impfwirkung verhindert nur die Neuinfektion, daher Gabe möglichst vor Beginn der sexuellen Aktivität sinnvoll. Die Maßnahmen der „konventionellen" Krebsvorsorge mittels Abstrich und Zytologie bleiben erforderlich. Immer mehr Evidenz für die Beteiligung onkogener HPV auch bei Anal-, Penis- und Mundboden-Carcinomen.

Impfprinzip:	Virus-ähnliche Partikel (Kapsid ohne DNA) der HPV-Typen 16 und 18
Impfstoff:	**Cervarix®**
Mindestalter:	9 Jahre
Kinderdosis:	Bei Beginn der Impfserie im Alter von 9 - 14 J.: 2 Dosen: 0 und 5 - 13 Monate. Danach: 3 Dosen: 0 – 1 – 6 Monate
Kinderdosis bis zum Alter von:	./.
Erwachsenendosis:	Bei Beginn der Impfserie im Alter von 15 J. oder danach: 3 Dosen: 0 und 1 und 6 Monate
Schutz nach:	offen, Serokonversion nach 1 Monat über 99%
Schutzdauer:	offen, Booster nicht etabliert
Schutzquote:	HPV-16- oder -18-assoziierte CIN 2+: 94,9% 40 Monate nach 3. Dosis HPV-16- oder -18-assoziierte CIN 3+: 91,7% 40 Monate nach 3. Dosis jeweils bei initial HPV-16/18-neg. Frauen
Anwendung in der Schwangerschaft:	nicht empfohlen, jedoch in knapp 5.400 beobachteten Fällen keine Zeichen eines ungünstigen Verlaufes
Anmerkungen:	Die Zulassung ist nicht auf Frauen und Mädchen begrenzt. Ein Höchstalter für die Impfung wird nicht angegeben.

Impfprinzip:	Virus-ähnliche Partikel (Kapsid ohne DNA) der HPV-Typen 6, 11, 16, 18, 31, 33, 45, 52 und 58
Impfstoff:	**Gardasil 9®**
Mindestalter:	9 Jahre
Kinderdosis:	Bei Beginn im Alter von 9 - 14 Jahren: 2 Dosen: 0 und 6 - 12 Monate Bei Beginn im Alter von 15 Jahren oder später: 3 Dosen: 0 und 2 und 6 Monate
Kinderdosis bis zum Alter von:	./.
Erwachsenendosis:	3 Dosen: 0 und 2 und 6 Monate
Schutz nach:	offen, Serokonversion nach 1 Monat über 99%
Schutzdauer:	mindestens 11 - 12 J. in klinischen Studien. Booster nicht etabliert
Schutzquote:	HPV 31, 33, 45, 52 oder 58- assoziierte CIN 2/3 oder AIS: 97,1% Zahlreiche weitere Wirksamkeitsparameter zwischen 87 und 98%, im Alter von 27 - 45 Jahren geringer, bei Jungen oft mit breitem Konfidenzintervall.
Anwendung in der Schwangerschaft:	nicht empfohlen, jedoch in Schwangerschaftsregistern geimpfter Frauen keine Zeichen eines ungünstigen Verlaufes
Anmerkungen:	Die Zulassung ist nicht auf Frauen und Mädchen begrenzt, die frühere Altersobergrenze ist entfallen.

Influenza

Epidemisch, in längeren Abständen auch pandemisch umlaufendes Virus, das primär die Atemwege befällt, dann aber auch Lungenentzündung, Myokarditis und Encephalitis verursachen kann. Sehr infektiös über Tröpfchennebel und Hände/Flächen. Typ A sehr variantenreich durch Austausch von Genabschnitten mit kozirkulierenden anderen Influenzaviren, auch primär tierpathogenen. Die saisonale Influenza kostet jeden Winter in D 8.000 bis 12.000 Personen das Leben, meist Ältere, Multimorbide.

Impfprinzip:	Totimpfstoff, zur Injektion
Impfstoff:	**zahlreiche Hersteller**
Mindestalter:	3 Monate, 6 Monate oder 5 Jahre, je nach Impfstoff
Kinderdosis:	1/2 Dosis, jeweils vor Saisonbeginn, jeweilige Fachinfo beachten
Kinderdosis bis zum Alter von:	3 Jahren
Erwachsenendosis:	1 Dosis, jeweils vor Saisonbeginn, Fachinfo beachten
Schutz nach:	2 - 3 Wochen
Schutzdauer:	etwa 6 bis 12 Monate
Schutzquote:	keine Angaben
Anwendung in der Schwangerschaft:	vorzugsweise ab 2. Trimenon, bei Indikation jederzeit
Anmerkungen:	KI: Hühnereiweißallergie. Es sollten nur noch quadrivalente Impfstoffe zur Anwendung kommen, also solche, die zwei Influenza-A-Stämme und zwei Influenza-B-Stämme enthalten.

Das dargestellte Grundmuster variieren einzelne Impfstoffe:
Herstellung auf Zellkulturen statt in Hühnereiern: Flucelvax® Tetra, ab 9 Jahren.
Höhere Immunogenität: Efluelda® (entspricht FluZone® in den USA), ab 60 Jahren.

Impfprinzip:	attenuierter Lebendimpfstoff, intranasale Gabe
Impfstoff:	**Fluenz® Nasenspray**
Mindestalter:	2 Jahre
Kinderdosis:	0,1 ml in jedes Nasenloch, bei erstmaliger Impfung gegen saisonale Influenza Gabe einer zweiten Dosis nach mind. 4 Wochen
Kinderdosis bis zum Alter von:	18 J.
Erwachsenendosis:	./., keine Zulassung
Schutz nach:	keine Angaben
Schutzdauer:	keine Angaben, saisonal wechselnde Zusammensetzung
Schutzquote:	73 - 100%, je nach Influenza-Stamm und Jahr
Anwendung in der Schwangerschaft:	nicht empfohlen
Anmerkungen:	KI bei Asthma und verschiedenen immunsupprimierenden Erkrankungen und Therapien. KI auch bei Salicylat-Therapie und Hühnereiweißallergie. Der Impfstoff kann Folgeinfekte in der Umgebung des Geimpften auslösen. Kontakt zu Immundefizienten vermeiden!

Japanische Encephalitis

Mosquitoübertragene, in SO-Asien **(siehe Kartenteil)** im Umfeld von Reisfeldern häufige Infektion, die in einem altersabhängigen Prozentsatz schwere, oft tödliche Encephalitiden hervorruft. Die Überlebenden sind oft von schweren neurologischen Defekten gezeichnet. Die frühere Problematik eines schlecht verträglichen Importimpfstoffes ist entfallen. Bei allen längeren oder wiederholten Reisen in ländliche Gebiete des Verbreitungsgebietes sinnvoll.

Impfprinzip:	Totimpfstoff, zur Injektion
Impfstoff:	**Ixiaro®**
Mindestalter:	2 Monate
Kinderdosis:	von 2 Mo. bis <3 J.: je 0,25 ml (1/2 Dosis) an Tagen 0 und 28. von 3 - <18 J.: je 0,5 ml (1 Dosis) an Tagen 0 und 28. Bei Langzeitexposition über 1 Jahr Nachimpfung mit einer altersentsprechenden Dosis zum Zeitpunkt 12 - 24 Monate.
Kinderdosis bis zum Alter von:	3 Monaten – 18 Jahren
Erwachsenendosis:	3 Dosen: Tag 0 und 28 und nach 12 - 24 Monaten, bei Erwachsenen von 18 bis 65 J. Schnellimpfschema möglich: 0 und 7 Tage und 12 - 24 Monate
Schutz nach:	7 Tage nach 2. Impfung
Schutzdauer:	10 Jahre, bei Exposition danach Nachimpfung mit 1 Dosis
Schutzquote:	96% Serokonversion an Tag 56
Anwendung in der Schwangerschaft:	nein
Anmerkungen:	Ossifikationsstörungen bei trächtigen Versuchstieren. Bedeutung unklar. Die Kinderdosis wird durch Verwerfen der Hälfte des Spritzeninhaltes hergestellt.

Meningokokkenerkrankungen

Unter Kleinkindern und Jugendlichen/jungen Erwachsenen verbreiteter Keim des Nasenrachenraumes, der invasiv werden und dann ein sehr rasch verlaufendes, häufig (10%, in Epidemien bis 50%) tödliches Krankheitsbild mit Meningitis und Sepsis hervorrufen kann. Geographisch verteilt unterschiedliche Serotypen, in Deutschland vor allem B und C. C-Konjugatimpfung ist für Kinder Standardimpfung. Wird die Impfung wegen einer Reise durchgeführt, so ist ein breites Spektrum von Serotypen wünschenswert und bei Hajj- oder Umra-Pilgern von saudischer Seite sogar vorgeschrieben. Das Risiko für Meningokokken des Serotyps B steigt dagegen nur in wenigen Fällen durch Reise an, auch wenn dies oft anders dargestellt wird.

Meningokokken C

Impfprinzip:	Konjugat-Monoimpfstoff zur Injektion
Impfstoff:	**Menjugate®**
Mindestalter:	2 Monate
Kinderdosis:	0 und 2 Monate
Kinderdosis bis zum Alter von:	12 Monaten, danach 1 Dosis
Erwachsenendosis:	1 Dosis
Schutz nach:	max. 1 Monat
Schutzdauer:	Langzeitschutz
Schutzquote:	78-90% Serokonversion, je nach Altersgruppe
Anwendung in der Schwangerschaft:	möglich, wenn klar indiziert
Anmerkungen:	Bei Anwendung der Kinderdosis ist ein Booster zu einem nicht angegebenen späteren Zeitpunkt empfohlen. Kkeine Erfahrungen in der Anwendung bei >65jährigen

Impfprinzip:	Konjugat-Monoimpfstoff zur Injektion
Impfstoff:	**NeisVac®-C**
Mindestalter:	2 Monate
Kinderdosis:	0 und 2 Monate
Kinderdosis bis zum Alter von:	4 Monaten
Erwachsenendosis:	1 Dosis
Schutz nach:	max. 1 Monat
Schutzdauer:	Langzeitschutz. Bei Impfung von Kindern unter einem Jahr sollte im 2. Lebensjahr, frühestens 6 Monate später, eine weitere Dosis gegeben werden.
Schutzquote:	99% Serokonversion einen Monat nach Grundimmunisierung.
Anwendung in der Schwangerschaft:	möglich, wenn klar indiziert
Anmerkungen:	Boosterintervall offen, keine Erfahrungen in der Anwendung bei >65jährigen

Meningokokken ACWY

Impfprinzip:	quadrivalenter Konjugat-Totimpfstoff zur Injektion
Impfstoff:	**Menveo®**
Mindestalter:	2 Jahre
Kinderdosis:	./.
Kinderdosis bis zum Alter von:	./.
Erwachsenendosis:	1 Dosis
Schutz nach:	max. 1 Monat
Schutzdauer:	Langzeitschutz für 5 Jahre nach Impfung erwiesen
Schutzquote:	77 - 91% Serokonversion 1 Monat nach Immunisierung. 35 - 65% nach 5 Jahren, boosterfähig.
Anwendung in der Schwangerschaft:	möglich, wenn klar indiziert
Anmerkungen:	Boosterintervall offen, keine Erfahrungen in der Anwendung bei >65jährigen Menveo kommt als Flüssigkeit und Pulver. Beides sind Impfstoffe, beide Chargen müssen dokumentiert werden.

Impfprinzip:	quadrivalenter Konjugat-Totimpfstoff zur Injektion
Impfstoff:	**MenQuadfi®**
Mindestalter:	12 Monate
Kinderdosis:	1 Dosis zur i.m.-Injektion
Kinderdosis bis zum Alter von:	./.
Erwachsenendosis:	1 Dosis zur i.m.-Injektion
Schutz nach:	30 Tagen
Schutzdauer:	langfristige Persistenz der Antikörper nachgewiesen , keine Anhaltspunkte für Notwendigkeit und Zeitpunkt einer Auffrischungsimpfung
Schutzquote:	Serologisches Ansprechen je nach Antigen und Methode bei 90 - 99%
Anwendung in der Schwangerschaft:	möglich, wenn klar indiziert
Anmerkungen:	geringere Antwort auf MenA bei Vorimmunisierung mit MenC-CRM-Impfstoff und bei gleichzeitiger Gabe von PCV13, 9vHPV und anderen Impfstoffen

Meningokokken ACWY Fortsetzung

Impfprinzip:	quadrivalenter Konjugat-Totimpfstoff zur Injektion
Impfstoff:	**Nimenrix®**
Mindestalter:	6 Wochen
Kinderdosis:	Kinderdosis: 2 Dosen (je 0,5 ml) 0 und 2 Monate
Kinderdosis bis zum Alter von:	6 Monaten
Erwachsenendosis:	1 Dosis (0,5 ml)
Schutz nach:	max. 1 Monat
Schutzdauer:	Langzeitschutz. Bei Impfung von Kindern unter einem Jahr sollte im 2. Lebensjahr, frühestens 6 Monate später, eine weitere Dosis gegeben werden.
Schutzquote:	89-97% je nach Serotyp und Alter des Impflings
Anwendung in der Schwangerschaft:	möglich, wenn klar indiziert
Anmerkungen:	Boosterintervall offen. Keine Erfahrung in der Anwendung bei >55jährigen

Meningokokken B

Impfprinzip:	Injektionsimpfstoff gegen Meningokokken der Serogruppe B, Totimpfstoff
Impfstoff:	**Bexsero®**
Mindestalter:	2 Monate
Kinderdosis:	altersabhängige Dosierungen 2 - 5 Monate: 3 Dosen: 0 - 1 - 2 Monate oder 2 Dosen: 0 und 2 Monate. Dann jeweils: Auffrischimpfung: 1 Dosis im Alter von 12 bis 15 Monaten 6 - 11 Monate: 2 Dosen: 0 und 2 Monate, Auffrischung: Eine Dosis im zweiten Lebensjahr, mit Mindestabstand von 2 Monaten zwischen Grundimmunisierung und Auffrischimpfung 12 - 23 Monate: 0 und 2 Monate, Auffrischung: Eine Dosis mit Abstand von 12 bis 23 Monaten zwischen Grundimmunisierung und Auffrischimpfung. 2 - 10 Jahre: je 1 Dosis an Tag 0 und 30
Kinderdosis bis zum Alter von:	2 Jahren, danach wie Erwachsene
Erwachsenendosis:	je eine Dosis an Tag 0 und 30
Schutz nach:	1 Monat nach Abschluß der Grundimmunisierung
Schutzdauer:	noch offen , bei persistierender Gefährdung Auffrischung zu erwägen
Schutzquote:	37 - 100% Serokonversion, je nach Antigen und Impfalter. Erwachsene: 97 - 100% der Geimpften entwickeln für schützend erachtete Antikörpertiter. In Großbritannien nach Einführung der Impfung 75%ige Reduktion der Inzidenz für Men B.
Anwendung in der Schwangerschaft:	möglich, wenn klar indiziert
Anmerkungen:	Boosterintervall offen. Keine Erfahrungen in der Anwendung bei Personen über 50 Jahren. Die 4 Impfantigene wurden so zusammengestellt, dass eine möglichst hohe Übereinstimmung mit den in Europa zirkulierenden Stämmen besteht (74-87%). Immunogenität bei Säuglingen eher gering. Herdenschutz und Auswirkungen auf das Keimträgertum nicht nachweisbar. Inzwischen Standardimpfempfehlung für Säuglinge durch die STIKO. Bei Impfung von Kindern unter 2 J. wird die prophylaktische Gabe eines Antipyretikums empfohlen.
Impfprinzip:	Immunisierung gegen Faktor-H-bindendes Protein, mit dem Meningokokken der Serogruppe B Abwehrmechanismen umgehen, und das 96% der europäischen Stämme bzw. 91% der Isolate aus Europa, den USA und Kanada ausbilden.
Impfstoff:	**Trumenba®**
Mindestalter:	10 Jahre
Kinderdosis:	3 Dosen: 0 und 1 und 6 Monate oder 2 Dosen: 0 und 6 Monate
Kinderdosis bis zum Alter von:	./.
Erwachsenendosis:	3 Dosen: 0 und 1 und 6 Monate oder 2 Dosen: 0 und 6 Monate
Schutz nach:	1 Monat nach der jeweils zweiten Impfung
Schutzdauer:	nachlassende Titer nach rund 4 Jahren. Auffrischung sollte in Betracht gezogen werden, Zeitpunkt jedoch nicht angegeben.
Schutzquote:	Serokonversion 84 - 99%, über 4 Jahre abfallend auf rund 40%
Anwendung in der Schwangerschaft:	Serokonversion. Nur anwenden, wenn klar indiziert. Dann vermutlich problemlos.
Anmerkungen:	Sicherheit bei Personen über 65 J. nicht untersucht.

Mumps, Masern, Röteln

Mumps
Viruserkrankung, die neben der klassischen Parotitis auch Pankreatitiden, Orchitiden und weitere Komplikationen hervorrufen kann. Lebendimpfung, Abstände zu anderen Lebendimpfungen beachten.

Masern
Unterschätzte Viruserkrankung, die verschiedene, oft tödlich verlaufende Encephalitisformen und eine anhaltende Immunsuppression zur Folge haben kann. In tropischen Ländern oft Wegbereiter für Tuberkulose und Xerophthalmie, eine Erblindungsursache. Ausrottung ist erklärtes Ziel internationaler Gesundheitspolitik. Vor 1970 Geborene sind in Deutschland normalerweise immun. Lebendimpfung, Abstände zu anderen Lebendimpfungen beachten.

Röteln
Exanthematische Viruserkrankung, die ihre Bedeutung durch die Folgen einer Infektion von Schwangeren erhält, der Röteln-Embryopathie. Deren Bekämpfung erfordert das Angebot einer Impfung für alle Mädchen, da es aber stets Ungeimpfte geben wird, muß zusätzlich die Viruszirkulation durch Impfung auch der Jungen eingegrenzt werden. Frauen im gebärfähigen Alter sollten insgesamt zwei Röteln-Impfungen erhalten haben. Zweite Impfungen können mit MMR-Impfstoff gegeben werden. Lebendimpfung, Abstände zu anderen Lebendimpfungen beachten.

Impfprinzip:	Lebendimpfstoff, zur Injektion
Impfstoff:	**M-M-Rvax PRO®**
Mindestalter:	1 Jahr, Ausnahmefälle im Alter von 9 - 11 Monaten
Kinderdosis:	2 Dosen: 0 und mind. 1 Monat später
Kinderdosis bis zum Alter von:	18 Jahren (STIKO)
Erwachsenendosis:	1 Dosis. Bei beruflicher Impfindikation: 2 Dosen: 0 und mind. 1 Monat später
Schutz nach:	nicht angegeben
Schutzdauer:	auf Dauer
Schutzquote:	90 - 97% Seropositivität nach einer Dosis, 99% und mehr nach zweiter Dosis
Anwendung in der Schwangerschaft:	Kontraindikation! Schwangerschaftseintritt nach Impfung für 1 Monat vermeiden.
Anmerkungen:	KI: Hühnereiweißallergie und andere. Nach Immunglobulingabe 3 Monate nicht impfen. Impfschutzüberprüfung nur bei nach 1970 Geb. (STIKO)

Impfprinzip:	Lebendimpfstoff, zur Injektion
Impfstoff:	**Priorix®, (MMR-Priorix®)**
Mindestalter:	1 Jahr, Ausnahmefälle im Alter von 9 - 11 Monaten
Kinderdosis:	2 Dosen: 0 und mind. 1 Monat später
Kinderdosis bis zum Alter von:	18 Jahren (STIKO)
Erwachsenendosis:	1 Dosis. Bei beruflicher Impfindikation: 2 Dosen: 0 und mind. 1 Monat später (STIKO)
Schutz nach:	nicht angegeben
Schutzdauer:	auf Dauer
Schutzquote:	93 - 100% Serokonversion nach einer Dosis, 99 - 100% nach der zweiten
Anwendung in der Schwangerschaft:	Kontraindikation! Schwangerschaftseintritt nach Impfung für 1 Monat vermeiden.
Anmerkungen:	KI: Hühnereiweißallergie und andere. Nach Immunglobulingabe 3 Monate nicht impfen. Impfschutzüberprüfung nur bei nach 1970 Geb. (STIKO)

Mumps, Masern, Röteln, Varizellen

Impfprinzip:	Lebendimpfstoff, zur Injektion
Impfstoff:	**Priorix-Tetra®**
Mindestalter:	11 Monate
Kinderdosis:	2 Dosen: 0 und mind. 1 Monat, besser 6 - 12 Wochen später
Kinderdosis bis zum Alter von:	./.
Erwachsenendosis:	2 Dosen: 0 und mind. 1 Monat, besser 6 - 12 Wochen später
Schutz nach:	nicht angegeben
Schutzdauer:	auf Dauer
Schutzquote:	91 - 99% Serokonversion nach einer Dosis, 99 - 100% nach zweiter Dosis
Anwendung in der Schwangerschaft:	Kontraindikation! Schwangerschaftseintritt nach Impfung für 1 Monat vermeiden.
Anmerkungen:	KI: Hühnereiweißallergie und andere. Nach Immunglobulingabe 3 Monate nicht impfen. Impfschutzüberprüfung nur bei nach 1970 Geborenen (STIKO)

Impfprinzip:	Lebendimpfstoff, zur Injektion
Impfstoff:	**ProQuad®**
Mindestalter:	9 Monate
Kinderdosis:	2 Dosen: 0 und mind. 1 Monat, besser 6-12 Wochen später
Kinderdosis bis zum Alter von:	./.
Erwachsenendosis:	2 Dosen: 0 und mind. 1 Monat, besser 6-12 Wochen später
Schutz nach:	nicht angegeben
Schutzdauer:	auf Dauer
Schutzquote:	91 - 99% Serokonversion nach einer Dosis, 99 - 100% nach der zweiten
Anwendung in der Schwangerschaft:	Kontraindikation! Schwangerschaftseintritt nach Impfung für 1 Monat vermeiden.
Anmerkungen:	KI: Hühnereiweißallergie und andere. Nach Immunglobulingabe 3 Monate nicht impfen. Impfschutzüberprüfung nur bei nach 1970 Geb. (STIKO)

Pneumokokken

Bakterium des Nasen-Rachenraumes, das lokal oder in der Lunge schwere, zu Empyem und Abszeß neigende Infektionen hervorruft. Zunehmende Antibiotikaresistenzen. Pneumonien etwa machen aus Bettlägerigkeit oder Grundkrankheit wie Diabetes mellitus eine bedrohliche Situation, zudem ist auch Sepsis und Meningitis durch Pneumokokken möglich.

Impfprinzip:	polyvalenter Polysaccharid-Totimpfstoff, zur Injektion
Impfstoff:	**Pneumovax 23®**
Mindestalter:	2 Jahre
Kinderdosis:	1 Dosis
Kinderdosis bis zum Alter von:	./.
Erwachsenendosis:	1 Dosis
Schutz nach:	2 Wochen
Schutzdauer:	3 - 5 Jahre, Auffrischung jedoch nur bei Indikation (z.B. Immundefiziez), dann in Abständen von 6 Jahren (STIKO).
Schutzquote:	85-95% Serokonversion
Anwendung in der Schwangerschaft:	möglich, wenn klar indiziert
Anmerkungen:	Laut aktualisierter STIKO-Empfehlungen von 10/2023 gibt es praktisch keine Indikation für die Verwendung des 23-valenten Polysaccharidimpfstoffes mehr.

Impfprinzip:	13-valenter Konjugatimpfstoff, Totimpfstoff zur Injektion
Impfstoff:	**Prevenar 13®**
Mindestalter:	6 Wochen
Kinderdosis:	Beginn im Alter von 6 Wochen bis 6 Monaten: 3 oder 4 Dosen im Abstand von 0 – 1 – 2 – 12 Monaten (STIKO-Standardimpfung für Frühgeborene <37. SSW) oder 0 – 2 – 12 Monate (STIKO-Standardimpfung) Beginn im Alter von 7 bis 11 Monaten: 3 Dosen: 0 – 1 – 12 Monate Beginn im Alter von 12 bis 23 Monaten: 2 Dosen: 0 und 2 Monate Beginn im Alter ab 2 Jahren: 1 Dosis
Kinderdosis bis zum Alter von:	siehe Liste
Erwachsenendosis:	1 Dosis
Schutz nach:	1 Monat
Schutzdauer:	Booster nicht etabliert
Schutzquote:	Serokonversion bei Säuglingen 78 - 89%, klinische Effektivität 85 – 100% (Säuglinge), 76% (über 65jährige), zahlreiche weitere Indikatoren in der Fachinformation.
Anwendung in der Schwangerschaft:	keine Erfahrungen, Impfung vermeiden
Anmerkungen:	Laut STIKO-Empfehlungen wird ein Konjugatimpfstoff gegen Pneumokokken für die Standardimpfung bei Säuglingen und im Rahmen der sequentiellen Impfung genutzt.

Impfprinzip:	20-valenter Pneumokokken-Konjugatimpfstoff, Totimpfstoff zur Injektion
Impfstoff:	**Prevenar 20® (früher: Apexxnar®)**
Mindestalter:	6 Wochen
Kinderdosis:	je eine Dosis im Alter von 2, 3, 4 und 12 Monaten. Bei Beginn im Alter von 7 - 11 Monaten: 3 Dosen zum Zeitpunkt 0 und 1 Monat und im 2. Lebensjahr. Bei Beginn im Alter von 12 - 23 Monaten: 2 Dosen zum Zeitpunkt 0 und 2 Monaten. Bei Beginn im Alter von 2 J. und älter: 1 Dosis.
Erwachsenendosis:	1 Dosis
Schutz nach:	1 Monat
Schutzdauer:	Die Notwendigkeit einer Auffrischungsimpfung ist bei Immungesunden nach der Grundimmunisierung bislang nicht etabliert.
Schutzquote:	keine klinischen Studien vorliegend. Im Vergleich mit Prevenar® 13 wurden Titerhöhen gegen die in beiden Impfstoffen enthaltenen Serotypen erzielt, die bei 65-100% der nach Prevenar® 13 erreichten lagen.
Anwendung in der Schwangerschaft:	Keine Daten. Tierexperimentell keine Hinweise auf gesundheitsschädliche Wirkungen.
Anmerkungen:	./.

Pneumokokken Fortsetzung

Impfprinzip:	10-valenter Konjugatimpfstoff, Totimpfstoff, zur Injektion.
Impfstoff:	**Synflorix®**
Mindestalter:	6 Wochen
Kinderdosis:	Beginn im Alter von 6 Wochen bis 6 Monaten: 3 oder 4 Dosen im Abstand von 0 – 1 – 2 – 8 Monaten (STIKO-Standardimpfung für Frühgeborene <37. SSW) oder 0 – 2 – 8 Monate (STIKO-Standardimpfung) Beginn im Alter von 7 bis 11 Monaten: 3 Dosen: 0 – 1 – 12 Monate Beginn im Alter von 1 bis 5 Jahren: 2 Dosen: 0 und 2 Monate
Kinderdosis bis zum Alter von:	5 Jahren
Erwachsenendosis:	./.
Schutz nach:	1 Monat
Schutzdauer:	Booster nicht etabliert
Schutzquote:	Serokonversion je nach Serotyp 96 - 100%
Anwendung in der Schwangerschaft:	keine Erfahrungen
Anmerkungen:	Laut STIKO-Empfehlungen wird ein Konjugatimpfstoff gegen Pneumokokken für die Standardimpfung bei Säuglingen und im Rahmen der sequentiellen Impfung genutzt. Zulassung hier jedoch nur bis zum Alter von 5 Jahren.

Impfprinzip:	15valenter Pneumokokken-Konjugatimpfstoff, Totimpfstoff, zur Injektion
Impfstoff:	**Vaxneuvance®**
Mindestalter:	6 Wochen
Kinderdosis:	im Alter von 6 Wochen bis <2Jahren: entweder 3-Dosen-Schema 0 und 2 und 12 Monate oder 4-Dosen-Schema 0 und 1 und 2 und 12 Monate bei Frühgeborenen (<37. SSW) 4-Dosen Schema anwenden Im Alter von 2 - 18 Jahren: 1 Dosis
Kinderdosis bis zum Alter von:	2 Jahren, danach 1 Dosis
Erwachsenendosis:	1 Dosis
Schutz nach:	30 Tagen
Schutzquote Erwachsene:	bei den gemeinsam enthaltenen Typen Titer vergleichbar mit 13valentem Konjugatimpfstoff
Schutzquote Kinder:	Ansprechen in 91 - 99% 30 Tage nach Abschluß der Impfserie. Titer geringfügig niedriger als beim 13valenten Vergleichsimpfstoff
Anwendung in der Schwangerschaft:	kaum Daten. Tierexperimentell kein Hinweis auf Komplikationen
Anmerkungen:	./.

Poliomyelitis/Kinderlähmung

Extrem infektiöser und umweltresistenter Enteritiserreger, der zwar nur unter 1% der Infizierten lähmt, aber so viele infiziert, dass Lähmungen früher millionenfach auftraten. Da in vielen Ländern auch heute noch der in den Industriestaaten abgeschaffte Schluckimpfstoff genutzt wird, ist die Konfrontation mit der "verwilderten" zirkulierenden Variante dieses Keims, cVDPV genannt, durchaus möglich. Aufrischung aus Anlaß einer Reise ist Schutz vor Reimport des Keimes und daher Indikations- und nicht Reiseimpfung (STIKO, Epidemiologisches Bulletin 30, 2002, S. 253). Bei AUSREISE (!) aus einem Land mit Wildvirus- oder cVDPV1- oder -3-Zirkulation kann das Vorliegen eines Polio-Impfschutzes verlangt werden, wenn der Aufenthalt 4 Wochen lang oder länger war (Pflichtimpfung).

Impfprinzip:	Totimpfstoff, trivalent, zur Injektion
Impfstoff:	**IPV Mérieux®**
Mindestalter:	2 Monate
Kinderdosis:	3 Dosen: 0 und 1 und 2 Monate. Bei Verwendung der üblichen Impfstoffkombinationen jedoch: 3 Dosen im Alter von 2 und 4 und 11 - 15 Monaten.
Kinderdosis bis zum Alter von:	./.
Erwachsenendosis:	3 Dosen: 0 und 1 und 2 Monate.
Schutz nach:	2 Monaten
Schutzdauer:	10 Jahre
Schutzquote:	fast 100% nach 3 Dosen
Anwendung in der Schwangerschaft:	möglich, wenn klar indiziert
Anmerkungen:	Lt. STIKO Auffrischung nur bei Exposition Eine IPV-Injektion verhindert für etwa ein Jahr die enterale Virusausscheidung und gilt für diesen Zeitraum als Nachweis einer Polio-Pflichtimpfung für die Ausreise (vgl. Einleitungstext oben).

Kombinationsimpfstoffe mit Tetanus, Polio und Pertussis werden nach dem Eintrag "Tetanus" behandelt.

Respiratorisches Syncytial-Virus (RSV)

Infektionen mit RSV sind respiratorisch übertragen und manifestieren sich in einem weiten Spektrum vom Erkältungsinfekt bis zur schweren Bronchitis, Bronchiolitis und (sekundärer) Pneumonie. Betroffen sind vor allem Kinder im ersten Lebensjahr, vor allem dann, wenn sie kardiale oder pulmonale Grunderkrankungen haben. Hier kommt es dann auch zu Todesfällen.

Impfprinzip:	RSV-Glykoprotein F in Präfusionskonformation, rekombinant hergestellt. Totimpfstoff
Impfstoff:	**Arexvy**
Mindestalter:	60 Jahre
Kinderdosis:	./.
Kinderdosis bis zum Alter von:	./.
Erwachsenendosis:	1 Dosis, nur i.m. zu verabreichen
Schutz nach:	15 Tagen
Schutzdauer:	ca. über 2 RSV-Saisons
Schutzquote Erwachsene:	83 - 93% Schutz gegen RSV-Pneumonie bei 6,7 Monaten medianer Nachbeobachtungsdauer
Schutzquote Kinder:	./.
Anwendung in der Schwangerschaft:	./.
Anmerkungen:	STIKO-Empfehlung beachten, die eine RSV-Impfung erst ab dem Alter von 75 J. oder ab 60 J. nur beim Vorliegen ausgeprägter Grundkrankheiten empfiehlt.
Anmerkungen Kinder:	./.

Impfprinzip:	RSV-Glykoprotein F in Präfusionskonformation, rekombinant hergestellt. Totimpfstoff
Impfstoff:	**Abrysvo**
Mindestalter:	18 Jahre - Zielgruppe sind Schwangere und Erwachsene über 60 J.
Kinderdosis:	./.
Kinderdosis bis zum Alter von:	./.
Erwachsenendosis:	Einzeldosis, nur i.m. zu verabreichen
Schutz nach:	
Schutzdauer:	Säuglinge geimpfter Schwangerer wurden 6 Monate, Erwachsene >60 J. bis zu 36 Monate nachbeobachtet
Schutzquote:	Säuglinge: abnehmend 57 => 52%, um 75% gegen schwere Infekte Erwachsene >60 J.: 65%, 89% gegen schwere Infekte
Anwendung in der Schwangerschaft:	Impfziel ist der Schutz Neugeborener durch Impfung in der 24. - 36. Schwangerschaftswoche
Anmerkungen:	STIKO-Empfehlung beachten, die eine RSV-Impfung erst ab dem Alter von 75 J. oder ab 60 J. nur beim Vorliegen ausgeprägter Grundkrankheiten empfiehlt

mRESVIA®

Impfprinzip:	mRNA-Impfstoff, der für das Glykoprotein F des RSV-Virus der Untergruppe A in Präfusionskonformation kodiert
Impfstoff:	**mRESVIA®**
Mindestalter:	60 Jahre
Kinderdosis:	./.
Kinderdosis bis zum Alter von:	./.
Erwachsenendosis:	Einmaldosis von 0,5 ml mit 50 µg Impfstoff, nur i.m. zu verabreichen
Schutz nach:	ca. 2 Wochen
Schutzdauer:	1 Jahr (Studiendauer)
Schutzquote Ersachsene:	63,3% gegen RSV-bedingte Pneumonien
Schutzquote Kinder:	./.
Anwendung in der Schwangerschaft:	nicht indiziert
Anmerkungen:	bislang nur EMA-Zulassung. STIKO-Empfehlung beachten, die eine RSV-Impfung erst ab dem Alter von 75 J. oder ab 60 J. nur beim Vorliegen ausgeprägter Grundkrankheiten empfiehlt
Anmerkungen Kinder:	./.

Rotaviren

Rotaviren-Gastroenteritiden gehören zu den wichtigsten Infektionserkrankungen des Kindesalters. Von den verschiedenen Genotypen sind G1, G2, G3, G4 und G9 am bedeutsamsten. Von den jährlich rund 40.000 Fällen in Deutschland betreffen rund 50% Kinder unter 5 Jahren, von denen rund die Hälfte stationär behandelt werden muß. In Ländern mit schlechteren Hygienestandards ist die Rotaviren-Infektion noch wesentlich häufiger, so hatten in einer mexikanischen Studie 76% der Zweijährigen mindestens eine und 22% schon vier Infektionen gehabt. Der Schutz durch Impfung besteht in der weitgehenden Vermeidung der Infektion und der fast kompletten Verhinderung schwerer, stationär behandlungsbedürftiger Verläufe. Seit 2013 STIKO-Standardimpfung.

Impfprinzip:	monovalenter Lebendimpfstoff zur oralen Anwendung
Impfstoff:	**Rotarix®**
Mindestalter:	6 Wochen
Kinderdosis:	2 Dosen: im Abstand von mind. 4 Wochen.
Kinderdosis bis zum Alter von:	Impfung strikt nur im Alterskorridor von 6 bis 24 Wochen
Erwachsenendosis:	./.
Schutz nach:	2 Wochen nach 2. Dosis
Schutzdauer:	4-5 Jahre (Dauer der Nachbeobachtungsstudien)
Schutzquote:	gegen zirkulierende Rotavirus-Stämme 92% (1. LJ) bzw. 76% (2. LJ.), gegen stationär zu behandelnde Rotavirus-Erkrankungen 100% (1. LJ) bzw. 92% (2. LJ.)
Anwendung in der Schwangerschaft:	./.
Anmerkungen:	Kontraindikation: SCID, Prädisposition für Invagination. Auch wenn der Impfstoff in einer Spritze geliefert wird, ist er nicht zur Injektion!

Impfprinzip:	pentavalenter Lebendimpfstoff zur oralen Anwendung
Impfstoff:	**RotaTeq®**
Mindestalter:	6 Wochen
Kinderdosis:	3 Dosen im Abstand von jeweils mind. 4 Wochen: 0 – 4 – 8 Wochen
Kinderdosis bis zum Alter von:	Impfung strikt nur im Alterskorridor von 6 bis 22 Wochen, notfalls bis 32 Wochen.
Erwachsenendosis:	./.
Schutz nach:	erste Wirkung 14 Tage nach 1. Dosis
Schutzdauer:	3 Jahre (Dauer der Nachbeobachtungsstudie)
Schutzquote:	Schutz vor Infektion 74%, vor schwerer Infektion 98%
Anwendung in der Schwangerschaft:	./.
Anmerkungen:	Kontraindikation bei Immunsuppression und Z. n. Invagination

Td aP, Tetanus, Diphtherie, Pertussis/Keuchhusten

Pertussis: Kinderkrankheit, von der man früher annahm, sie hinterlasse eine lebenslange Immunität. Bei ausreichenden Impfraten unter Kindern zeigt sich jetzt, dass Erwachsene früher durch regelmäßigen Umgang mit erkrankten Kindern immun gehalten wurden. Da das nun wegfällt, sollen Erwachsene jetzt einmal nachgeimpft werden. Impfstoff ist nur als Kombination mit anderen erhältlich. Die Verwendung von Kombinationsimpfstoffen als Teil einer (z.B. nicht mehr nachweisbaren) Grundimmunisierung ist strenggenommen ein off-label-use, erscheint aber laut STIKO (Empfehlungen 2013), auch unter Verweis auf die Empfehlungen anderer Länder, immunologisch plausibel und möglich. Seit 2020 empfiehlt die STIKO die Gabe einer Dosis von pertussishaltigem Impfstoff im dritten (bei drohender Frühgeburt: zweiten) Trimenon einer jeden Schwangerschaft.

Impfprinzip:	Totimpfstoff, zur Injektion
Impfstoff:	**Boostrix®**
Mindestalter:	4 Jahre
Kinderdosis:	1 Dosis zur Auffrischung
Kinderdosis bis zum Alter von:	./.
Erwachsenendosis:	1 Dosis zur Auffrischung
Schutz nach:	1 Monat
Schutzdauer:	10 Jahre
Schutzquote:	97-100%. Schlechter bei Erw. >40 J., die seit >20 J. nicht nachgeimpft wurden. Nach Impfung im 3. Trimenon der Schwangerschaft Abnahme der Pertussisfälle beim Neugeborenen um 69 - 90% für 3 Monate
Anwendung in der Schwangerschaft:	Impfung mit pertussishaltigem Impfstoff gem. STIKO: im 3. Trimenon jeder Schwangerschaft zum passiven Schutz des Neugeborenen empfohlen.
Anmerkungen:	Impfstoff zur Verwendung als Auffrischung. Nutzung im Rahmen einer Impfserie gegen Tetanus und Diphtherie jedoch möglich.

Impfprinzip:	Totimpfstoff zur Injektion
Impfstoff:	**Covaxis®**
Mindestalter:	4 Jahre
Kinderdosis:	1 Dosis zur Auffrischung
Kinderdosis bis zum Alter von:	./.
Erwachsenendosis:	./.
Schutz nach:	1 Monat
Schutzdauer:	10 Jahre
Schutzquote:	86-100%
Anwendung in der Schwangerschaft:	Impfung mit pertussishaltigem Impfstoff gem. STIKO in jeder Schwangerschaft zum passiven Schutz des Neugeborenen empfohlen.
Anmerkungen:	Impfstoff zur Verwendung als Auffrischung.

Td IPV, Tetanus, Diphtherie, Poliomyelitis

Impfprinzip:	Totimpfstoff, zur Injektion
Impfstoff:	**Revaxis®**
Mindestalter:	6 Jahre
Kinderdosis:	1 Dosis zur Auffrischung
Kinderdosis bis zum Alter von:	./.
Erwachsenendosis:	1 Dosis zur Auffrischung
Schutz nach:	4 Wochen
Schutzdauer:	10 Jahre
Schutzquote:	>99%
Anwendung in der Schwangerschaft:	möglich, wenn klar indiziert
Anmerkungen:	Die Zulassung ist auf Auffrischungsimpfungen begrenzt

TdaP + IPV, Tetanus, Diphtherie, Pertussis (Keuchhusten), Poliomyelitis

Impfprinzip:	Totimpfstoff, zur Injektion
Impfstoff:	**Boostrix® Polio**
Mindestalter:	3 Jahre
Kinderdosis:	1 Dosis zur Auffrischung
Kinderdosis bis zum Alter von:	./.
Erwachsenendosis:	1 Dosis zur Auffrischung
Schutz nach:	1 Monat
Schutzdauer:	nicht angegeben
Schutzquote:	nach einem Monat zwischen 81 und 100 %, je nach Antigen und Personengruppe.
Anwendung in der Schwangerschaft:	Impfung mit pertussishaltigem Impfstoff gem. STIKO in jeder Schwangerschaft zum passiven Schutz des Neugeborenen empfohlen.
Anmerkungen:	Die Zulassung ist auf Auffrischungsimpfungen begrenzt

Impfprinzip:	Totimpfstoff, zur Injektion
Impfstoff:	**Repevax®**
Mindestalter:	3 Jahre
Kinderdosis:	1 Dosis zur Auffrischung
Kinderdosis bis zum Alter von:	./.
Erwachsenendosis:	1 Dosis zur Auffrischung
Schutz nach:	1 Monat
Schutzdauer:	nicht angegeben
Schutzquote:	nach 1 Monat 93 - 100% Schlechter bei Erw. >40 J., die seit >20 J. nicht nachgeimpft wurden.
Anwendung in der Schwangerschaft:	Impfung mit pertussishaltigem Impfstoff gem. STIKO in jeder Schwangerschaft zum passiven Schutz des Neugeborenen empfohlen.
Anmerkungen:	Impfstoff zur Verwendung als Auffrischung. Nutzung im Rahmen einer Impfserie gegen Tetanus und Diphtherie jedoch möglich.

Td, Tetanus + Diphtherie

Impfprinzip:	Toxoid-Totimpfstoff, zur Injektion
Impfstoff:	**Td-pur®**
Mindestalter:	5 Jahre
Kinderdosis:	3 Dosen: 0 und 4 - 6 Wo. und 6 - 12 Mo.
Kinderdosis bis zum Alter von:	./.
Erwachsenendosis:	3 Dosen: 0 und 4 - 6 Wo. und 6 - 12 Mo.
Schutz nach:	nicht angegeben
Schutzdauer:	10 Jahre
Schutzquote:	Auffrischung: "nahezu alle"
Anwendung in der Schwangerschaft:	vorzugsweise im 2. oder 3.Trimenon
Anmerkungen:	./.

Tollwut

Fast weltweit verbreitete (nicht aber in Japan und Neuseeland, s. Kartenteil), bei Ausbruch der Erkrankung praktisch immer tödliche Viruserkrankung, übertragen durch den Biß infizierter Warmblüter (Hunde, Füchse, Waschbären, Fledermäuse u.a.). Nicht die Erkrankung ist unter Reisenden häufig, sondern Bisse mit Tollwutrisiko. Wegen der Prognose ist bei Ungeimpften nach Biß eine sehr eilige, sehr teure und riskante aktiv-/passive Impfung nötig, oft sogar die Ausreise. Dies Verfahren vereinfacht sich nach vorangegangener Impfung dramatisch. Zudem steht im Ausland gelegentlich noch nur der sehr nebenwirkungsträchtige Hirngewebsimpfstoff zur Verfügung, und auch die Sicherheit des Hyperimmunglobulins aus gepooltem Spenderserum macht Sorgen.

Die WHO hat im April 2018 die wiss. fundierte Empfehlung veröffentlicht, präexpositionell nur noch zweimal zu impfen, und zwar an den Tagen 0 und 7. Eine Auffrischung erfolgt nicht mehr planmäßig, sondern nur noch nach einem Biß mit Tollwutrisiko. Die Fachinformationen bewegen sich auf die WHO-Position zu, einzelne WHO-Empfehlungen sind jedoch in D bislang ein off-label-use, deren Anwendung man sich vom Impfling bestätigen lassen sollte.

Impfschema bei Tollwutexposition für Ungeimpfte und zuvor Geimpfte

Art der Exposition	Ungeimpfte	vor Exposition Geimpfte
Grad I (Berühren/Füttern von Tieren, Belecken der intakten Haut)	keine Impfung	keine Nachimpfung
Grad II (Knabbern an der unbedeckten Haut, kleinere, nicht blutende Kratzer durch ein Tier)	**HDC- oder PCEC-Vakzine** an Tagen 0, 3, 7, 14 und 28. Wenn nicht erhältlich: **Hirngewebs-Vakzine** (je zumeist 5 ml) an Tagen 0 bis 15. Übergang auf HDC- oder PCEC-Vakzine sobald möglich	**Nachimpfung** an Tagen 0 und 3, Kein Ausweichen auf Hirngewebsimpfstoff
Grad III jegliche Bissverletzung oder Kratzwunden, Kontamination von Schleimhäuten mit Speichel (z.B. durch Lecken, Spritzer) einzelne oder multiple transdermale Biss-verletzungen oder Kratzwunden Belecken der nicht-intakten Haut, Kontamination von Schleimhäuten mit Speichel (z. B. Lecken) Nach Exposition durch Fledermäuse	**HDC- oder PCEC-Vakzine** an Tagen 0, 3, 7, 14 und 28. Wenn nicht erhältlich: **Hirngewebs-Vakzine** (je zumeist 5 ml) an Tagen 0 bis 15. Übergang auf HDC- oder PCEC-Vakzine, sobald möglich zusätzlich **Tollwut-Hyperimmunglobulin** einmalig 20 IE/kg KG. Wundränder infiltrieren, Rest i.m. Bei verzögertem Eintreffen von Tollwut-Hyperimmunglobulin: Aktive Impfung beginnen, maximal bis 7 Tage nach deren Beginn Hyperimmunglobulin nachgeben	**Nachimpfung** an Tagen 0 und 3, Kein Ausweichen auf Hirngewebsimpfstoff Kein Tollwut-Hyperimmunglobulin

Impfprinzip:	Totimpfstoff, zur Injektion
Impfstoff:	**Rabipur®**
Mindestalter:	./.
Kinderdosis:	wie Erwachsene
Kinderdosis bis zum Alter von:	./.
Erwachsenendosis:	siehe Tabelle nächste Seite
Schutz nach:	ca. 14 Tagen
Schutzdauer:	2-5 Jahre. Titerbestimmung bei Immundefizienten empfohlen
Schutzquote:	nach 14 - 30 Tagen "fast alle"
Anwendung in der Schwangerschaft:	möglich, wenn klar indiziert. Bei postexpositioneller Impfung ohnehin keine Kontraindikationen!
Anmerkungen:	In der Fachinformation zahlreiche weitere Hinweise, so auch zum Abbruch der postexpositionellen Impfung, wenn der Biß durch Hund oder Katze erfolgte und das Tier auch 10 Tage später noch lebendig war.

Impfschemata Rabipur® laut Fachinfo 10/2024 und WHO

Bezeichnung	Für wen?	Impfdosen an den Tagen	Inj.-weg	Voraussetzung	Booster
präexpositionell					
Standard	**alle**	**0 - 7 - 21/28**	**i.m.**		**i.a. alle 2 - 5 J.**
Schnellschema	18 - 65 J.	0 - 3 - 7	i.m.	Immunkompetenz	i.a. alle 2 - 5 J.
1-Wo.-Schema	alle	0 - 7	i.m.	Immunkompetenz	Nicht festgelegt
Standard	Immundefiziente	0 - 7 - 21/28	i.m.	Serologie nach 2-4 Wochen	ggf. 4. Dosis
WHO	*alle*	*0 - 7 (-28)*	*i.m., i.c.*	*Einverständnis*	*Sonderfälle*
Postexpositionell (ab Grad III: Hyperimmunglobulin 20 IE/kg KG)					
Essen	**alle**	**0 - 3 - 7 - 14 - 28**	**i.m.**		**./.**
Essen, verkürzt	alle	0 - 3 - 7 - 14	i.m.	Immunkompetenz	./.
Zagreb	alle	0 (2 Dosen) - 7- 21	i.m.	Immunkompetenz	./.
alternat. Essen	Immundefiziente	0 (2 Dosen) - 3 - 7 - 14 - 28	i.m.		./.

Impfprinzip:	Totimpfstoff, zur Injektion
Impfstoff:	**Verorab®**
Mindestalter:	./.
Kinderdosis:	wie Erwachsene
Kinderdosis bis zum Alter von:	./.
Erwachsenendosis:	siehe nachfolgende Tabelle
Anwendung in der Schwangerschaft:	möglich, wenn klar indiziert. Bei postexpositioneller Impfung ohnehin keine Kontraindikationen!

Impfschemata Verorab® laut Fachinfo 4/2024 und WHO

Bezeichnung	Für wen?	Impfdosen an den Tagen	Inj.-weg	Voraussetzung	Booster
präexpositionell					
Standard	**alle**	**0 - 7 - 21/28**	**i.m.**	./.	**Je nach Situation und Serologie**
1-Wo.-Schema	alle	0 - 7	i.m.	Immunkompetenz	Je nach Situation und Serologie
1-Wo.-Schema i.d.	alle	0 (2 Dosen) - 7 (2 Dosen)	i.d.	Immunkompetenz	Je nach Situation und Serologie
Standard	Immundefiziente	0 - 7 - 21/28	i.m.	Serologie nach 2-4 Wochen	ggf. 4. Dosis
WHO	*alle*	*0 - 7*	*i.m., i.c.*	*Einverständnis*	*Sonderfälle*
Postexpositionell (ab Grad III: Hyperimmunglobulin 20 IE/kg KG)					
Essen	**alle**	**0 - 3 - 7 - 14 - 28**	**i.m.**		**./.**
Zagreb	alle	0 (2 Dosen) - 7 - 21	i.m.		./.
New Thailand Red Cross	alle	Je 2 Dosen i.d. Tag 0 - 3 - 7 - 21	i.d.		./.
4 Dosen-1-Wo.-Schema	alle	je 4 Dosen i.d. Tag 0 - 3 - 7	i.d.		./.

Typhus

Salmonellensepsis mit untypischer, vielgestaltiger Symptomatik, sekundär dann Darmblutungen und -perforation. Impfindikation bei Reise in die Hauptverbreitungsgebiete (S- und SO-Asien, tropisches Afrika (**siehe Kartenteil**)), zumal bei längerer Reise und engem Kontakt zur örtlichen Bevölkerung. Teilschutz beachten. Schluckimpfung störempfindlich bei Antibiotikaeinnahme und kürzer wirksam, dafür ohne Injektion.

Impfprinzip:	Totimpfstoff, zur Injektion
Impfstoff:	**Typhim Vi®**
Mindestalter:	2 Jahre
Kinderdosis:	1 Dosis
Kinderdosis bis zum Alter von:	./.
Erwachsenendosis:	1 Dosis
Schutz nach:	14 Tagen
Schutzdauer:	3 Jahre
Schutzquote:	70%, Serokonversion 62 - 100%, klinischer Schutz in Studien 55 - 74% für 3 Jahre, in Endemiegebieten länger, bis 10 Jahre.
Anwendung in der Schwangerschaft:	möglich, wenn klar indiziert
Anmerkungen:	./.

Impfprinzip:	Lebendimpfstoff, oral
Impfstoff:	**Typhoral® L (entspricht Vivotif®)**
Mindestalter:	5 Jahre
Kinderdosis:	3 Dosen: Tag 0 und 2 und 4
Kinderdosis bis zum Alter von:	./.
Erwachsenendosis:	3 Dosen: Tag 0 und 2 und 4
Schutz nach:	10 Tagen
Schutzdauer:	1 Jahr, bei kontinuierlichem Auslandsaufenthalt 3 J.
Schutzquote:	62%
Anwendung in der Schwangerschaft:	möglich, wenn klar indiziert
Anmerkungen:	Nicht bei Immunsuppression geben. 3 Tage vor bis 3 Tage nach Impfung Malariaprophylaxe pausieren.

Varizellen

Impfprinzip:	attenuierter Lebendimpfstoff zur Injektion
Impfstoff:	**Varilrix®**
Mindestalter:	9 Monate
Kinderdosis:	2 Dosen: 0 und 4 bis 6 Wochen, bei Erstimpfung im Alter von 9-11 Monaten: 0 und 12 Wochen
Kinderdosis bis zum Alter von:	./.
Erwachsenendosis:	2 Dosen: 0 und 4 bis 6 Wochen
Schutz nach:	spätestens 6 Wochen
Schutzdauer:	viele Jahre
Schutzquote:	97-100% Serokonversion
Anwendung in der Schwangerschaft:	Kontraindikation
Anmerkungen:	KI auch bei krankheits- oder therapiebedingter Immunsuppression

Impfprinzip:	attenuierter Lebendimpfstoff zur Injektion
Impfstoff:	**Varivax®**
Mindestalter:	12 Monate
Kinderdosis:	2 Dosen: Mindestabstand 4 Wochen / ab 13 Jahre: 2 Dosen: Mindestabstand 4-8 Wochen
Kinderdosis bis zum Alter von:	./.
Erwachsenendosis:	2 Dosen: Mindestabstand 4 Wochen
Schutz nach:	spätestens 6 Wochen
Schutzdauer:	mindestens 9 Jahre
Schutzquote:	97 - 100% Serokonversion
Anwendung in der Schwangerschaft:	Kontraindikation
Anmerkungen:	KI auch bei krankheits- oder therapiebedingter Immunsuppression

Zoster (Gürtelrose)

Zweiterkrankung nach früherer Varizelleninfektion und Viruspersistenz. Unter Immunsuppression durch Krankheit oder Therapie, aber auch allein mit dem Alter, kommt es zur erneuten, auf das Dermatom eines Nerven begrenzten typischen Hautausschlägen. Folge sind oft schwere Post-Zoster-Neuralgien (PZN), die eine intensive Schmerztherapie erfordern.

Impfprinzip:	rekombinant hergestelltes Varizella-Glykoprotein E mit potentem Adjuvans
Impfstoff:	**Shingrix®**
Mindestalter:	18 Jahre
Kinderdosis:	./.
Kinderdosis bis zum Alter von:	./.
Erwachsenendosis:	zwei Dosen: 0 und 2 - 6 Monate
Schutz nach:	4 Wochen
Schutzdauer:	4 Jahre und mehr, Nachbeobachtung läuft
Schutzquote:	97% gegen Zoster, 100% gegen PZN, im Alter über 70 J. geringer
Anwendung in der Schwangerschaft:	nicht empfohlen wegen unzureichender Daten
Anmerkungen:	Bester Impfzeitpunkt vermutlich im Alter von 60 J. Dieser Impfstoff entspricht den Anforderungen der STIKO für die Durchführung der Standardimpfung gegen Zoster ab 60 Jahren und der Indikationsimpfung ab 50 Jahren beim Vorliegen von Grundkrankheiten.

Übersicht von Impfstoffen, die in Impfausweisen gelistet sein können, aktuell aber nicht im Handel sind.

Impfstoffname	Indikation	Hersteller/Zulassungsinhaber
Ambirix	Hepatitis A / B	GlaxoSmithKline
Acel-Imune	DTPa	Lederle
Acel-P Lederle	Pertussis (acellulär)	Lederle
Act-HIB	HiB	Sanofi Pasteur MSD
APV-LPB	Azellullärer Pertussis Adsorbatimpfstoff	Lederle
APV-Praxis	Azellullärer Pertussis Adsorbatimpfstoff	Lederle
AVAXIM	Hepatitis A	Sanofi Pasteur MSD
BCG-S-medac	Tuberkulose-Lebendimpfstoff	Medac GmbH
BCG-Vaccine Behring	Tuberkulose-Lebendimpfstoff	Novartis Behring
Cholera-Impfstoff Behring	Cholera, Totimpfstoff	Novartis Behring
COMVAX	HiB + Hepatitis B	Novartis Behring
Diftavax	Diphtherie-Tetanus Vaccine, adsorbiert	Pasteur Merieux
Diphtherie-Adsorbat-Impfstoff Behring für Erw.	Diphtherie (d)	Novartis Behring
Diphtherie-Adsorbat-Impfstoff Behring für Kinder	Diphtherie (D)	Novartis Behring
DPT-Impfstoff Behring	Diphtherie-Pertussis-Tetanus Vaccine, adsorbiert	Chiron Behring GmbH
DPT-Merieux	DTPw	Sanofi Pasteur MSD
DTP-Vaccinol	Diphtherie-Pertussis-Tetanus Vaccine, adsorbiert	Procter & Gamble
DT-Impfstoff Behring für Kinder	DT	Novartis Behring
DT-Medevax	Diphtherie-Tetanus Vaccine, adsorbiert	Ribosepharm
DTP-Impfstoff Behring	DTPw	Novartis Behring
DTP-Rix	DTPw	GlaxoSmithKline
DTP-SSW	DTPw	SSW
DTP-Vaccinol	DTPw	Procter & Gamble
DT-Vaccinol	DT	Procter & Gamble
EASY FOUR	DTPw-Hib	Panacea company
Eolarix	Masern-Röteln-Lebendimpfstoff	GlaxoSmithKline
Epaxal	Hepatitis A	NIDDApharm GmbH & Co
Ervevax	Röteln-Lebendimpfstoff	GlaxoSmithKline
Fractivac	Masern	Behring
FSME VAX	FSME	Novartis Behring
Gardasil	HPV	MSD Sharp & Dohme GmbH
Gelbfieber-Lebendimpfstoff RKI	Gelbfieber-Lebendimpfstoff	Robert Koch-Institut
Gen H-B-Vax	Hepatits B	Sanofi Pasteur MSD GmbH
Gen H-B-Vax D	Hepatitis B bei Dialysepatienten	Sanofi Pasteur MSD GmbH
Gen H-B-Vax K pro infantibus	Hepatitis B für Kinder	Sanofi Pasteur MSD GmbH
Gen-Hepasorbat SSW	Hepatitis B	Sächsisches Serumwerk
GenHevac B	Hepatitis B	Sanofi Pasteur MSD GmbH
Havsorbat SSW	Hepatitis A	Sächsisches Serumwerk
H-B-VAX	Hepatitis B, Plasmaimpfstoff	Novartis Behring
HAVPUR	Hepatitis A	GlaxoSmithKline
Hepacare	Hepatitis B	Medeva Pharma Ltd.
Hepatyrix	Hepatitis A/Typhus	GlaxoSmithKline

Abkürzungen für Indikationen: D/d: Diphtherie T: Tetanus HiB: Haemophilus influenzae B IPV: Poliomyelitis (inaktiviert) OPV: orale Poliovakzine Pa: Pertussis (acellulär) Pw: Pertussis (Ganzkeim)

Angaben ohne Gewähr. Irrtümer und Änderungen vorbehalten.

Übersicht von Impfstoffen, die in Impfausweisen gelistet sein können, aktuell aber nicht im Handel sind. Fortsetzung

Impfstoffname	Indikation	Hersteller/Zulassungsinhaber
HEVAC B Pasteur	Hepatitis B	Sanofi Pasteur MSD GmbH
Hexavac	DTPa IPV HIB + Hepatitis B	Aventis Pasteur MSD, Lyon
HIB Merieux	HiB	Sanofi Pasteur MSD GmbH
HIB-DT Merieux	DT HiB	Sanofi Pasteur MSD GmbH
HIB-DTP Merieux	HiB-DTP	Sanofi Pasteur MSD GmbH
HibDTP-Vaccinol	HiB-DTP	Procter & Gamble
Hiberix	HiB	GlaxoSmithKline
HibTITER	HiB	Lederle
HIB-Vaccinol	HiB	Procter & Gamble
Infanrix + Hib	DTPa HiB	GlaxoSmithKline
Infanrix Penta	DTPa IPV Hep. B	GlaxoSmithKline
Infanrix-Cinquerix	DTPa IPV HiB	GlaxoSmithKline
Infanrix-IPV	DTPa IPV	GlaxoSmithKline
Infanrix-Quinta	DTPa IPV HiB	GlaxoSmithKline
Kinrix	DTaP-IPV	GlaxoSmithKline
Lyseen	Rezidivierende unspezifische bakterielle Scheidenentzündung und Trichomoniasis	Strathmann GmbH & Co.KG
Masern-Vaccinol	Masern-Lebendimpfstoff	Procter & Gamble
Masern-Virus-Impfstoff	Masern-Lebendimpfstoff	Novartis Behring
MENCEVAX ACWY	Meningokokken ACWY	Eurim-Pharm Arzneimittel
Menhibrix	Meningokokken C, Y und Hib, Konjugatimpfstoff	GlaxoSmithKline
Meningitec	Meningokokken C	Nuron Biotech B.V.
Menitorix	Hib-MenC; Konjugatimpfstoff	GlaxoSmithKline
Menomune	Mengikokokken A, C, W135 und Y, Polysaccharidimpfstoff	Sanofi Pasteur MSD GmbH
MM Diplovax	Masern-Mumps-Lebendimpfstoff	Sanofi Pasteur MSD GmbH
M-M Vax	Masern-Mumps-Lebendimpfstoff	Chiron Behring GmbH
MMR Triplovax	Masern-Mumps-Röteln-Lebendimpfstoff	Sanofi Pasteur MSD GmbH
M-M-R Vax	Masern-Mumps-Röteln-Lebendimpfstoff	Merck Sharp & Dohme
Mumpsvax	Mumps-Lebendimpfstoff	Novartis Behring
Oral Virelon	OPV	Novartis Behring
Oral-Polio SSW	OPV	Sächsisches Serumwerk
Orochol Berna	Cholera-Lebendimpfstoff	Berna
Pac-Merieux	Pertussis (acellulär)	Sanofi Pasteur MSD GmbH
Pariorix	Mumps-Lebendimpfstoff	GlaxoSmithKline
Pentacoq	DTPw IPV+HiB	Sanofi Pasteur MSD GmbH
Pentaxim	DTPa IPV HiB	Sanofi Pasteur MSD GmbH
Perison	Therapie und Prophylaxe rezidivierender Harnwegsinfekte bakterieller Herkunft	Strathmann GmbH & Co.KG
Pertuvac	Pertussis (Ganzkeim)	Novartis Behring
Pluserix	Mumps-Masern-Röteln	GlaxoSmithKline
Pneumopur	Pneumokokken, Polysaccharidimpfstoff	Novartis Behring
Pneumorix	Pneumokokken, Polysaccharidimpfstoff	GlaxoSmithKline
Polio Sabin	OPV	GlaxoSmithKline
Polio-Oral-SSW	OPV	Sächsisches Serumwerk
Polio-Sabin RIT Multi	OPV	GlaxoSmithKline
Polio-Sabin S	OPV	GlaxoSmithKline
Polio-Vaccinol	OPV	Procter & Gamble
Procomvax	HBV - HIB	Sanofi Pasteur MSD GmbH

Angaben ohne Gewähr. Irrtümer und Änderungen vorbehalten.

Übersicht von Impfstoffen, die in Impfausweisen gelistet sein können, aktuell aber nicht im Handel sind. Fortsetzung

Impfstoffname	Indikation	Hersteller/Zulassungsinhaber
Quadro-Virelon	DTPa IPV	Novartis Behring
Quintanrix	DTPw Hep B HIB	GlaxoSmithKline
Quinto-Virelon	DTP-IPV-Masern-tot	Behring
Rabivac	Tollwut	Novartis Behring
Recombivax	Hepatitis B Impfstoff	Pasteur Merieux
Rimevax	Masernimpfstoff	GlaxoSmithKline
Rimparix	Masern-Mumps-Lebendimpfstoff	GlaxoSmithKline
RotaShield	Rotaviren Lebendimpfstoff	Wyeth-Lederle Vaccines S.A.
Röteln-Vaccinol	Röteln-Impfstoff	Procter & Gamble
Röt-Wellcovax	Röteln-Lebendimpfstoff	GlaxoSmithKline
Rubellovac	Röteln-Lebendimpfstoff	Novartis Behring
Td-Immun	Td	Pfizer Pharma
Td-Impfstoff Behring	Td	Novartis Behring
Td-Rix	Td	GlaxoSmithKline
Td-Vaccinol	Td	Procter & Gamble
TdaP-Immun	TdaP	Pfizer Pharma
Td-Virelon	Td IPV	Novartis Behring
Tetamun SSW	Tetanus, nur zur Auffrischung	GlaxoSmithKline
Tetanobulin S/D 250 I.E.	Tetanus	
Tetanol	Tetanus	EURIM-PHARM Arzneim. GmbH
Tetanol	Tetanus	Novartis Behring
Tetanol pur	Tetanus	GlaxoSmithKline
Tetanus-Impfstoff	Tetanus	Sanofi Pasteur MSD GmbH
Tetanus-Impfstoff Behring	Tetanus	Novartis Behring
Tetanus-Impfstoff Merieux	Tetanus	Sanofi-Aventis Deutschland GmbH
Tetasorbat SSW	Tetanus	GlaxoSmithKline
Tetavax	Tetanus Vaccine, adsorbiert	Pasteur Merieux
Tetracoq	DTPw IPV	Sanofi Pasteur MSD GmbH
Tetravac	DTPa IPV	Sanofi Pasteur MSD GmbH
Tetraxim	DTPa IPV	vermutlich Sanofi für Korea
Td-Impfstoff Mérieux	Td	Sanofi Pasteur MSD GmbH
TicoVac	FSME	Baxter Deutschland GmbH
T-Immun Immuno	Tetanus	Baxter Deutschland GmbH
T-Medevax	Tetanus Vaccine, adsorbiert	Ribosepharm
Tollwutimpfstoff HDC	Tollwut	Sanofi Pasteur MSD GmbH
Triacelluvax	DTPa	Novartis Behring
Tritanrix	DTPw	GlaxoSmithKline
Tritanrix Hep B	DTPw Hepatitis B	GlaxoSmithKline
Triviraten	Mumps-Masern-Röteln-Lebendimpfstoff	Berna
Trivirelon	DT IPV	Novartis Behring
T-Vaccinol	Tetanus	Procter & Gamble
T-Wellcovax	Tetanus	GlaxoSmithKline
Typherix	Typhus	GlaxoSmithKline
Typhoral L	Typhus	GlaxoSmithKline
Varicella-RIT	Varizellen Lebendimpfstoff	GlaxoSmithKline
Viatim	Hepatitis A & Typhus	Sanofi Pasteur MSD GmbH
Virelon C	IPV	Novartis Behring
Vivotif Berna	Typhus, oraler Lebendimpfstoff	Niddapharm GmbH
Zostavax	Herpes zoster	MSD Sharp & Dome

Abkürzungen für Indikationen: D/d: Diphtherie; T: Tetanus; HiB: Haemophilus influenzae B; IPV: Poliomyelitis (inaktiviert); OPV: orale Poliovakzine; Pa: Pertussis (acellulär); Pw: Pertussis (Ganzkeim)

Angaben ohne Gewähr. Irrtümer und Änderungen vorbehalten

BA. BergApotheke
Innovation | Service | Vertrauen

Veröffentlichung mit freundlicher Genehmigung der BergApotheke, Ibbenbühren

Abrechnung und Dokumentation von Impfungen in Deutschland

Die jeweiligen Impfindikationen müssen nach ihrer Begründung klassifiziert werden, da dies Einfluß auf die Kostenverpflichtung und die Impfstoffbeschaffung hat. Dazu hat die STIKO Kennzeichnungen entwickelt, die zu dementsprechenden Kostenträgern und deren Regelungen führen. Sofern die Gesetzliche Krankenversicherung der Kostenträger ist, sind die Regelungen der Schutzimpfungsrichtlinie (SIR) zu beachten, die in einzelnen Punkten von der STIKO-Empfehlung abweichen können.

Tabelle 1. **Abrechnung und Dokumentation**

STIKO-Kürzel	STIKO-Legende	Impfling gesetzlich krankenversichert		Impfling privat krankenversichert	
		ärztliche Leistung	Impfstoff-Beschaffung	ärztliche Leistung	Impfstoff-Beschaffung
S	**Standard**impfungen mit allgemeiner Anwendung = Regelimpfungen (s. a. Impfkalender)	Indikation SIR-konform? Wenn ja, GKV-Abrechnung, Nummern gemäß SIR und ICD-Diagnose. Wenn nein, IGeL-Leistung, GOÄ	Wenn GKV-Leistung, dann aus GKV-Sprechstundenbedarf. Wenn IGeL-Leistung: wie privat Krankenversicherte	Abrechnung an Impfling nach GOÄ*	Privat-Rezept oder PKV-Praxisbedarf und Kosten-Ansatz*
A	**Auffrisch**impfungen	Richtet sich nach der Einordnung der Grundimmunisierung. War diese S, I, B, R, P? Siehe dann entsprechende Zeile.			
I	**Indikations**impfungen für Risikogruppen bei individuell (nicht beruflich) erhöhtem Expositions-, Erkrankungs- oder Komplikationsrisiko sowie auch zum Schutz Dritter	Nummern gemäß SIR, "sonstige Indikationen". Oft liegt auch ein Behandlungsfall vor.	Wie S	Abrechnung an Impfling gemäß GOÄ*	Privat-Rezept oder PKV-Praxisbedarf und Kosten-Ansatz*
B	Impfungen auf Grund eines erhöhten **beruflichen** Risikos, z.B. nach Gefährdungsbeurteilung gemäß Arbeitsschutzgesetz/ Biostoffverordnung/ Verordnung zur arbeitsmedizinischen Vorsorge (ArbMedVV) und aus hygienischer Indikation	Abrechnung der ärztlichen Leistung nach GOÄ ggü. dem Arbeitgeber, sofern nicht eine anderweitige Rahmenvereinbarung zur arbeits-/ betriebsmedizinischen Betreuung existiert. Impfstoffbeschaffung mit Privatrezept als Praxisbedarf, Kostenansatz gegenüber dem Arbeitgeber. Zahlreiche weitere Gestaltungsformen. Bei Selbständigen: Impfkosten sind Betriebskosten. Zu Lasten der GKV können auch Reiseimpfungen aus beruflicher Indikation gegeben werden. Auch Studierende, deren Studium einen Auslandsaufenthalt verpflichtend vorsieht, können Reiseimpfungen gemäß Schutzimpfungsrichtlinie zu Lasten der GKV erhalten. Das Vorliegen der Voraussetzungen muß schriftlich nachgewiesen werden. Für diese beruflichen Reiseindikationen ist bei der Leistungsziffer der Zusatzbuchstabe X, Y oder W zu dokumentieren. Impfstoffe für solche Indikationen sind über Sprechstundenbedarf zu beschaffen. KV-rechtliche Besonderheiten sind zu beachten. So führt die Gabe einer beruflich begründeten Impfung in mehreren KVen zu einem Zusatzhonorar.			
R	Impfungen aufgrund von **Reisen**	IGeL-Leistung, Abrechnung nach GOÄ. Daneben Sondervereinbarungen zwischen einzelnen Krankenkassen und KVen*	Privat-Rezept oder PKV-Praxisbedarf und Kosten-Ansatz. Bei Sondervereinbarung auch individuelles GKV-Rezept mit Markierung 8 für Impfstoffe*	Abrechnung an Impfling gemäß GOÄ*	Privat-Rezept oder PKV-Praxisbedarf und Kosten-Ansatz*
P	**Postexpositionelle** Prophylaxe/ Riegelungsimpfungen bzw. andere Maßnahmen der spezifischen Prophylaxe (Immunglobulingabe oder Chemoprophylaxe) bei Kontaktpersonen in Familie und Gemeinschaft	Teil der Behandlung der Gefährdungssituation. Voraussetzung somit: Behandlungsfall. Kein Ansatz von Nummern gemäß SIR (vgl. I, §2, Abs. 2), sondern EBM. Daher mit Grundpauschale abgegolten. Für Impfungen keine Abrechnungsmöglichkeit	Wie S	Abrechnung an Impfling gemäß GOÄ	Privat-Rezept oder PKV-Praxisbedarf und Kosten-Ansatz

Quelle: Spalten 1 und 2: Ständige Impfkommission am RKI: Empfehlungen der Ständigen Impfkommission (STIKO) am Robert Koch-Institut/ Stand: Januar 2024, Epidemiologisches Bulletin 4/2024 vom 25.01.2024; Gemeinsamer Bundesausschuß der Ärzte und Krankenkassen: Richtlinie des Gemeinsamen Bundesausschusses über Schutzimpfungen nach § 20d Abs. 1 SGB V (Schutzimpfungs-Richtlinie/SI-RL vom 03.09.2024); Verband der Privaten Krankenversicherung e.V.: Allgemeine Versicherungsbedingungen 2009 für den Standardtarif; Kassenärztliche Bundesvereinigung: Einheitlicher Bewertungsmaßstab (EBM), Stand 4.Quartal 2010.

Wegen der Komplexität des Themas und der Notwendigkeit zur Vereinfachung um der Übersicht willen können nicht alle Sonderfälle berücksichtigt werden. Eine Haftung kann daher nicht übernommen werden. In den Fällen, **die mit * markiert sind**, lohnt sich eine Überprüfung der Regelungen, die die Krankenversicherung vorsieht, besonders. Dies ist möglich unter **www.impf-experten.de**.

Die jeweilige Impfleistung umfaßt dabei neben der Impfstoffgabe verschiedene Teilleistungen, die nicht separat in Ansatz gebracht werden können. Dies sind im einzelnen:

- Informationen über den Nutzen der Impfung und die zu verhütende Krankheit,
- Hinweise auf mögliche unerwünschte Arzneimittelwirkungen und Komplikationen,
- Erheben der Anamnese und der Impfanamnese einschließlich der Befragung über das Vorliegen möglicher Kontraindikationen,
- Feststellen der aktuellen Befindlichkeit zum Ausschluss akuter Erkrankungen,
- Empfehlungen über Verhaltensmaßnahmen im Anschluss an die Impfung,
- Aufklärung über Beginn und Dauer der Schutzwirkung,
- Hinweise zu Auffrischimpfungen,
- Dokumentation der Impfung im Impfausweis bzw. Ausstellen einer Impfbescheinigung.

Quelle: Ständige Impfkommission am RKI: Empfehlungen der Ständigen Impfkommission (STIKO) am Robert Koch-Institut/Stand: Januar 2024, Epidemiologisches Bulletin vom 25.01.2024, unter www.rki.de

Die für privatrechtliche Impfungen anzusetzenden Gebührenordnungsnummern sind laut GOÄ

Tabelle 2. **Abrechnung und Dokumentation.**

Nummer	Leistung	Punktzahl	Gebühr in Euro bei Steigerungssatz von 2,3
375	Schutzimpfung (intramuskulär, subkutan) – gegebenenfalls einschließlich Eintragung in den Impfpaß –	**80**	**10,72**
376	Schutzimpfung (oral) – einschließlich beratendem Gespräch –	**80**	**10,72**
377	Zusatzinjektion bei Parallelimpfung	**50**	**6,70**
378	Simultanimpfung (gleichzeitige passive und aktive Impfung gegen Wundstarrkrampf)	**120**	**16,09**

Quelle: Gebührenordnung für Ärzte i.d.F. vom 09. 02.1996, zuletzt geändert 01.01.2002

Beim GKV-Versicherten sind – mit den oben genannten Einschränkungen – die Abrechnungsnummern der Schutzimpfungsrichtlinie (SIR) zu verwenden. Diese codieren gleichzeitig noch das Impfantigen, die Indikation und die Rolle der Impfung als Grundimmunisierung bzw. Auffrischungsimpfung mit, was die Sache stark verkompliziert. Ergibt die Überprüfung des Impfausweises, dass keine Impfungen erforderlich sind, so führt das bei manchen Kassenärztlichen Vereinigungen zu einem Honorar für die Überprüfung des Impfschutzes, die oft aber aus unklaren Gründen wieder wegfällt, wenn sie nicht die einzige Leistung des Quartals ist.

Dokumentationsschlüssel für Impfungen (laut Schutzimpfungsrichtlinie vom 20.07.2023)

Anlage 2 zur Richtlinie des Gemeinsamen Bundesausschusses über Schutzimpfungen nach § 20d Abs. 1 SGB V (Schutzimpfungs-Richtlinie/SI-RL).

Impfungen	Dokumentationsnummer*		
	erste Dosen eines Impfzyklus, bzw. unvollständige Impfserie	letzte Dosis eines Impfzyklus nach Fachinformation oder abgeschlossene Impfung	Auffrischungsimpfung
1	2	3	4
Monoimpfstoffe			
Affenpocken/Mpox - Indikationsimpfung - Indikation durch berufliche oder Reiseindikation	 89135 A 89135 V	 89135 B 89135 W	
Cholera - Indikation durch berufliche oder Reiseindikation	89130 V	89130 W	89130 X[2]
COVID 19 mit Impfstoff **Comirnaty JN.1** **Spikevax XBB.1.5** **Nuvaxovid XBB.1.5** **Comirnaty JN.1** - Indikation durch berufliche oder Reiseindikation **Spikevax XBB.1.5** - Indikation durch berufliche oder Reiseindikation **Nuvaxovid XBB.1.5** - Indikation durch berufliche oder Reiseindikation	 88345 A 88343 A 88344 A 88345 V 88343 V 88344 V	 88345 B 88343 B 88344 B 88345 W 88343 W 88344 W	 88345 R[2] 88343 R[2] 88344 R[2] 88345 X 88343 X 88344 X
Dengue	89136 V	89136 W	
Diphtherie (Standardimpfung) - Kinder und Jugendliche bis 17 Jahre **Diphtherie** - Indikatinonsimpfung	89100 A 89101 A	89100 B 89101 B	89100 R 89101 R
Frühsommermeningo-Enzephalitis (FSME) - Indikationsimpfung - Indikation durch berufliche oder Reiseindikation	 89102 A 89102 V	 89102 B 89102 W	 89102 R 89102 X
Gelbfieber - Indikation durch berufliche oder Reiseindikation	89131 Y		89131 X[2]
Haemophilus influenzae Typ b (Standardimpfung) - Säuglinge und Kleinkinder bis zum Alter von 4 Jahren **Haemophilus influenzae Typ b** - Indikationsimpfung	89103 A 89104 A	89103 B 89104 B	

Impfungen	**Dokumentationsnummer***		
	erste Dosen eines Impfzyklus, bzw. unvollständige Impfserie	**letzte Dosis eines Impfzyklus nach Fachinformation oder abgeschlossene Impfung**	**Auffrischungsimpfung**
1	**2**	**3**	**4**
Hepatitis A - Indikationsimpfung	89105 A	89105 B	89105 R
Hepatitis A - Indikation durch berufliche oder Reiseindikation	89105 V	89105 W	89105 X
Hepatitis B (Standardimpfung) - Säuglinge, Kinder und Jugendliche bis 17 Jahre	89106 A	89106 B	
Hepatitis B - Indikationsimpfung	89107 A	89107 B	89107 R
Hepatitis B - Indikation durch berufliche oder Reiseindikation	89107 V	89107 W	89107 X
Hepatitis B Dialysepatienten	89108 A	89108 B	89108 R
Herpes Zoster ab dem Alter von 50 Jahren - Indikationsimpfung bei Personen ab dem Alter von 50 Jahren	89129 A	89129 B	
Herpes Zoster ab dem Alter von 60 Jahren (Standardimpfung)	89128 A	89128 B	
Humane Papillomviren (HPV)	89110 A	89110 B	
Influenza (Standardimpfung) - Personen ab 60 Jahre	89111		
Influenza - Indikationsimpfung	89112		
Influenza - Indikation durch berufliche oder Reiseindikation	89112 Y		
Japanische Enzephalitis - Indikation durch berufliche oder Reiseindikation	89134 V	89134 W	89134 X[2]
Masern (Erwachsene)*	89113		
Masern (Kinder ab dem Alter von 11 Monaten)*	89113 A	89113 B	
Masern* - Indikation durch berufliche oder Reiseindikation	89113 V	89113 W	
Meningokokken B (Standardimpfung) - Kinder	89116 A	89116 B	
Meningokokken C (Standardimpfung) - Kinder	89114		
Meningokokken - Indikationsimpfung	89115 A	89115 B	89115 R[2]
Meningokokken - Indikation durch berufliche oder Reiseindikation	89115 V	89115 W	89115 X[2]
Pneumokokken Konjugatimpfstoff (Standardimpfung) - Kinder bis 24 Monate	89118 A	89118 B	
Pneumokokken (Standardimpfung) - Personen über 60 Jahre	89119[4]		
Pneumokokken - Indikationsimpfung	89120[4]		89120 R[5]
Pneumokokken - Indikation durch berufliche oder Reiseindikation	89120 V		
Poliomyelitis (Standardimpfung) - Säuglinge, Kinder und Jugendliche bis 17 Jahre	89121 A	89121 B	89121 R
Poliomyelitis - Indikationsimpfung	89122 A	89122 B	89122 R[2]
Poliomyelitis - Indikation durch berufliche oder Reiseindikation	89122 V	89122 W	89122 X
Respiratorische Synzytial-Viren (Standardimpfung) - Personen ab dem Alter von 75 Jahren	89137		
Respiratorische Synzytial-Viren - Indikationsimpfung bei Personen ab dem Alter von 60 Jahren	89138		
Rotavirus (RV)	89127 A	89127 B	

Impfungen	**Dokumentationsnummer***		
	erste Dosen eines Impfzyklus, bzw. unvollständige Impfserie	**letzte Dosis eines Impfzyklus nach Fachinformation oder abgeschlossene Impfung**	**Auffrischungsimpfung**
1	**2**	**3**	**4**
Tetanus	89124 A	89124 B	89124 R
Tollwut - Indikation durch berufliche oder Reiseindikation	89132 V	89132 W	89132 X
Typhus Inj. - Indikation durch berufliche oder Reiseindikation **Typhus oral** - Indikation durch berufliche oder Reiseindikation	89133 Y 89133 V	89133 W	
Varizellen (Standardimpfung) - Säuglinge, Kinder und Jugendliche bis 17 Jahre **Varizellen** - Indikationsimpfung **Varizellen** - Indikation durch berufliche oder Reiseindikation	89125 A 89126 A 89126 V	89125 B 89126 B 89126 W	
Zweifachimpfstoffe			
Diphtherie, Tetanus (Td)	89201 A	89201 B	89201 R
Hepatitis A und Hepatitis B (HA-HB) - <u>nur</u> bei Vorliegen der Indikationen für eine Hepatitis A <u>und</u> eine Hepatitis B Impfung **Hepatitis A und Hepatitis B (HA-HB)** - Indikation bei berufliche oder Reiseindikation	89202 A 89202 V	89202 B 89202 W	89202 R 89202 X
Dreifachimpfstoffe			
Diphtherie, Pertussis, Tetanus (DTaP)	89300 A	89300 B	
Diphtherie, Tetanus, Poliomyelitis (TdIPV)	89302		89302 R[2]
Diphtherie, Pertussis, Tetanus (Tdap) **Diphtherie, Pertussis, Tetanus (Tdap)** - Indikation bei berufliche oder Reiseindikation	89303 89303 Y		89303 R[3]
Masern, Mumps, Röteln (MMR) - Indikation durch berufliche oder Reiseindikation	89301 A 89301 V	89301 B 89301 W	
Vierfachimpfstoffe			
Diphtherie, Pertussis, Tetanus, Poliomyelitis (TdapIPV)	89400		89400 R[3]
Masern, Mumps, Röteln (MMR), Varizellen (MMRV) **Masern, Mumps, Röteln (MMR), Varizellen (MMRV)** - Indikation durch berufliche oder Reiseindikation	89401 A 89401 V	89401 B 89401 W	
Mehrfachimpfstoffe			
Diphtherie, Pertussis, Tetanus, Poliomyelitis, Haemophilus influenzae Typ b (DTaP-IPV-Hib)	89500 A	89500 B	
Diphtherie, Pertussis, Tetanus, Poliomyelitis, Haemophilus influenzae Typ b, Hepatitis B (DTaP-IPV-Hib-HB)	89600 A	89600 B	

Quelle: Gemeinsamer Bundesausschß der Ärzte und Krankenkassen (GBA): Richtlinie des Gemeinsamen Bundesausschusses über Schutzimpfungen nach § 20i Abs. 1 SGB V (Schutzimpfungs-Richtlinie/SI-RL vom 27.09.2024, über www.g-ba.de

1 Bei der Dokumentation der Einzelimpfstoffe hat die Nummer der Standardimpfung Vorrang, wenn gleichzeitig weitere Indikationen in Betracht kommen (Bsp.: Influenza-Impfung eines 60-jährigen Patienten mit Diabetes gilt als Standardimpfung [89111]; Influenza-Impfung eines 50-jährigen Patienten mit Diabetes als Indikationsimpfung [89112]). Bei der erstmaligen Influenza-Impfung von Kindern ist entsprechend Fachinformation je nach Alter ggf. die Nummer 89112 zweimal zu dokumentieren. Dies gilt nicht, wenn sich die Impfschemata von Standard- und Indikationsimpfung hinsichtlich der Impfstoffe und/oder der Anzahl der Impfstoffdosen unterscheiden.

2 keine routinemäßige Auffrischung

3 Anmerkungen zur Pertussis-Impfung in der Anlage 1 SI-RL beachten. Bei der Anwendung von Kombinationsimpfstoffen sind ausschließlich die Dokumentationsnummern der entsprechenden Kombinationen zu verwenden.

4 Die Nummer 89119 bzw. 89120 ist jeweils sowohl für die Impfung mit PCV20 (auch nach bereits erfolgter Impfung mit PPSV23) als auch im Rahmen der sequentiellen Impfung mit PCV13 oder PCV15 und PPSV23 zu verwenden.

5 Nach Abschluss der sequentiellen Impfung ist die Nummer 89120 R für die Wiederholungsimpfung mit PPSV23 zu verwenden.

*zur Zeit kein Impfstoff verfügbar

Wenn die kassenrechtliche Konsultation ausschließlich wegen Impfungen stattfand, so muß auf dem "Schein" eine Diagnose vermerkt sein, da sonst Prüfprogramme streiken und die Abrechnung insgesamt verweigert werden kann. Obwohl also die Abrechnungsnummer bereits eine Codierung des verwendeten Antigens enthält, muß der Kontaktanlaß "Bedarf an Impfungen" nach ICD-10 als Diagnose codiert werden. Dazu dient das Kapitel Z der ICD-10 (International Classification of Diseases).

Diagnosekürzel (ICD) für Kassenimpfungen

Z23.0	**Notwendigkeit der Impfung gegen Cholera, nicht kombiniert**
Z23.1	**Notwendigkeit der Impfung gegen Typhus-Paratyphus [TAB], nicht kombiniert**
Z23.5	**Notwendigkeit der Impfung gegen Tetanus, nicht kombiniert**
Z23.6	**Notwendigkeit der Impfung gegen Diphtherie, nicht kombiniert**
Z23.7	**Notwendigkeit der Impfung gegen Keuchhusten [Pertussis], nicht kombiniert**
Z23.8	**Notwendigkeit der Impfung gegen sonstige einzelne bakterielle Krankheiten**
Z24.0	**Notwendigkeit der Impfung gegen Poliomyelitis**
Z24.1	**Notwendigkeit der Impfung gegen Virusenzephalitis, durch Arthropoden übertragen**
Z24.2	**Notwendigkeit der Impfung gegen Tollwut**
Z24.3	**Notwendigkeit der Impfung gegen Gelbfieber**
Z24.4	**Notwendigkeit der Impfung gegen Masern, nicht kombiniert**
Z24.5	**Notwendigkeit der Impfung gegen Röteln, nicht kombiniert**
Z24.6	**Notwendigkeit der Impfung gegen Virushepatitis**
Z25.0	**Notwendigkeit der Impfung gegen Mumps, nicht kombiniert**
Z25.1	**Notwendigkeit der Impfung gegen Grippe [Influenza]**
Z25.8	**Notwendigkeit der Impfung gegen sonstige näher bezeichnete einzelne Viruskrankheiten**
Z26.8	**Notwendigkeit der Impfung gegen sonstige näher bezeichnete einzelne Infektionskrankheiten**
Z27.1	**Notwendigkeit der Impfung gegen Diphtherie-Pertussis-Tetanus [DPT]**
Z27.3	**Notwendigkeit der Impfung gegen Diphtherie-Pertussis-Tetanus mit Poliomyelitis [DPT+Polio]**
Z27.4	**Notwendigkeit der Impfung gegen Masern-Mumps-Röteln [MMR]**
Z27.8	**Notwendigkeit der Impfung gegen sonstige Kombinationen von Infektionskrankheiten**
Z28	**Nicht durchgeführte Impfung [Immunisierung]** **Inkl.: Impfung nicht durchgeführt wegen: – Glaubensgründen** **– Gruppendruck** **– Kontraindikation** **– vom Patienten unabhängige Gründe**

Verschiedene Gesetzliche Krankenversicherungen übernehmen die Kosten für Reiseschutzimpfungen im Rahmen von freiwilligen Satzungsleistungen. Dies bedeutet, dass der Reisende die Möglichkeit erhält, sich die vom beratenden Arzt durchgeführten Impfungen und die dafür verordneten Impfstoffe von seiner Gesetzlichen Krankenkasse zurückerstatten zu lassen. Impfungen für berufliche Reisen sind von der Erstattung ausgeschlossen. Zudem haben einige Krankenkassen mit den regionalen Kassenärztlichen Vereinigungen (KV) vereinbart, dass solche freiwilligen Leistungen unter Verwendung weiterer Impf-Ziffern mit der Kassenabrechnung abgegeben und damit gegenüber der Krankenkasse abgerechnet werden. Da sich diese Verhältnisse, die Notwendigkeit von Zuzahlungen, der Ausschluß bestimmter Impfungen und der Einschluß auch der Malariaprophylaxe im Quartalstakt ändern, kann man an dieser Stelle nur darauf verweisen, dass der jeweilige Kassenarzt diese Regelungen von seiner KV abruft und im Alltag umsetzt.

Wenn man bedenkt, dass das eingegangene Risiko eines Regresses das Arzthonorar für die Impfung um das Zehnfache übersteigen kann, werden die strukturellen Probleme klar, guten Impfschutz in Deutschland zu realisieren. Im Bereich der privaten Krankenversicherung hemmen unklare Kriterien für die Kostenübernahme und das unverständliche Kombinationsverbot für die Abrechnung von Impfung und (ausführlicher) Beratung, auch wenn Dokumentation und Abrechnung vergleichbar einfach sind. Im Kassenrecht wird durch zahllose statistische Zusatzfunktionen der Abrechnungsnummern, deren Nutzen für Impfling und Arzt unklar bleiben, der Ablauf so sehr erschwert, dass Impfmüdigkeit auch beim Arzt aufkommen kann und man sich normalerweise "auf sicherem Terrain" bewegt, um nicht in exotischeren Fällen einen Regress zu riskieren.

Länder

Wer in ein anderes Land reist, in dem die westeuropäischen Maßstäbe nicht mehr ohne weiteres Gültigkeit haben, wüßte vorab gerne mehr über die Qualität der Versorgung, das Klima, lokal vorkommende Erkrankungen und mehr. Daher folgen hier jetzt in alphabetischer Reihenfolge die Länder der Welt, jeweils nach diesen Kriterien dargestellt.

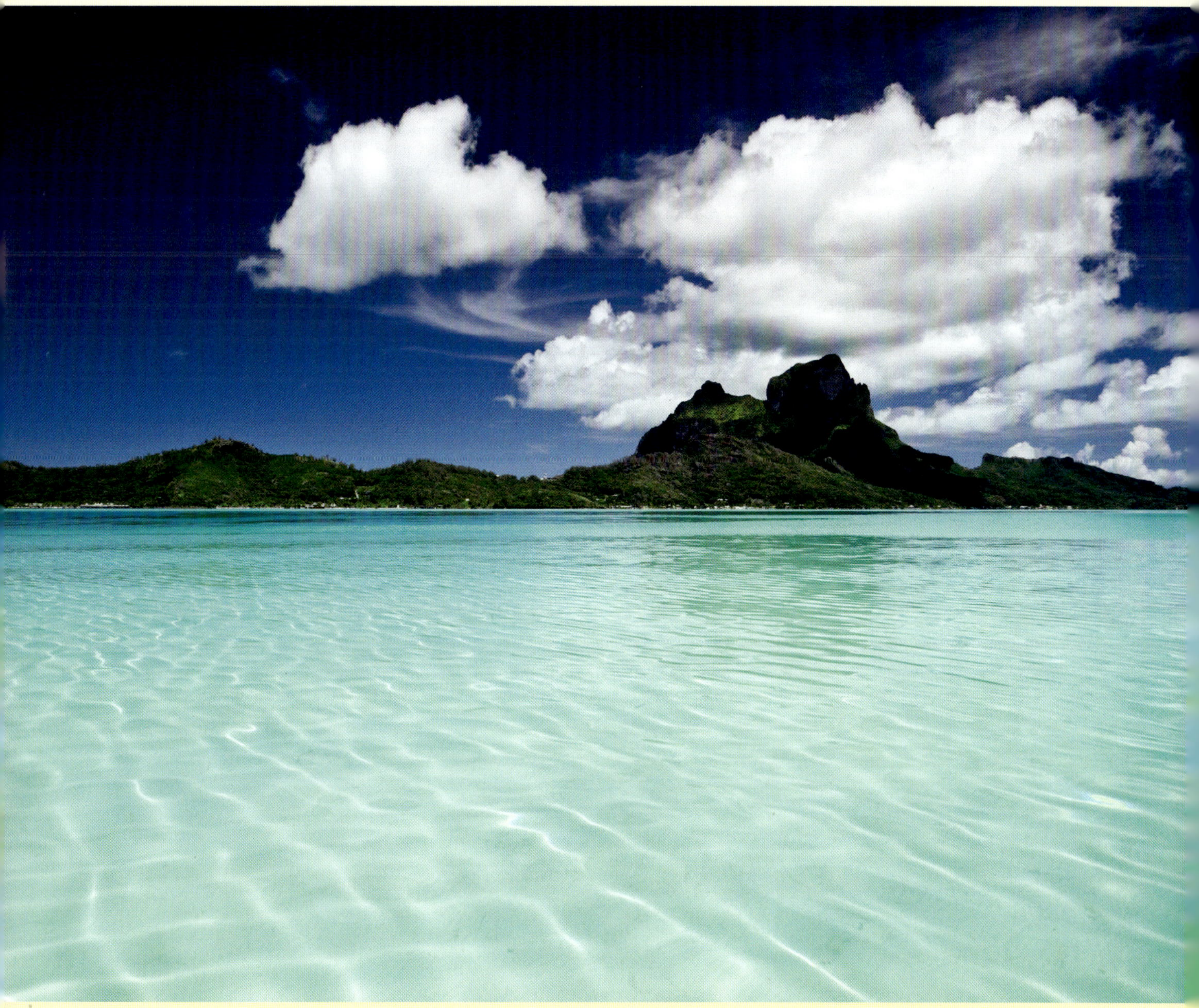

Ägypten (EG)

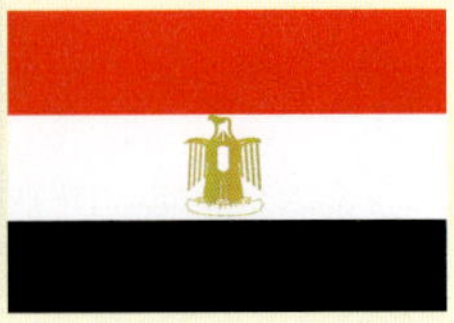

Kontinent: Afrika
Beliebte Reiseziele: Niltal, Rotes Meer, Sinai
Einwohnerzahl: 102.334 (in Tausend)
Lebenserwartung: 72 Jahre
Kindersterblichkeit: 19 pro Tausend
Amtssprache: Arabisch
Zeitverschiebung: 1 Std.
Sommerzeit: 25.04.2025 - 30.10.2025
Med. Notrufnummer: 123

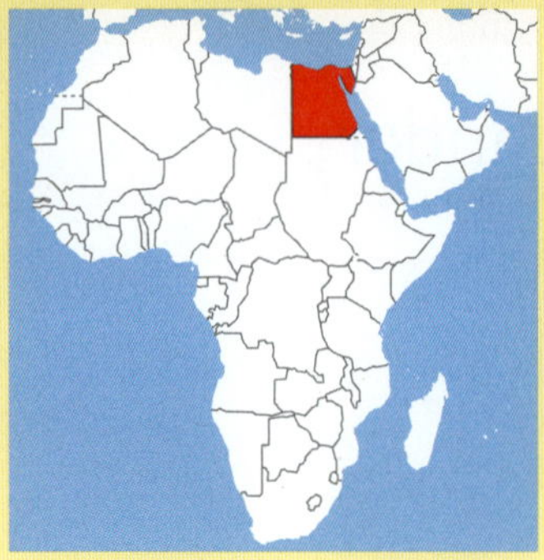

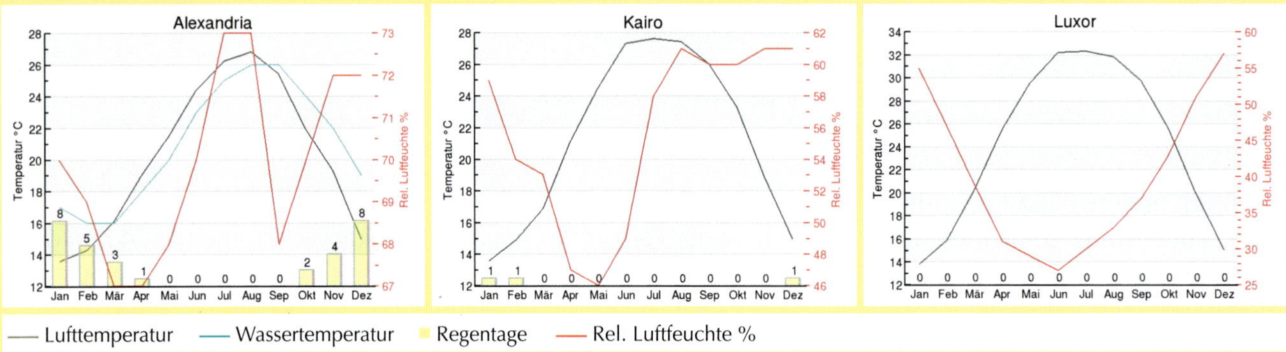

Impfpräventable Risiken

Einreisevorschriften

Gelbfieber

Keine Impfvorschriften für Reisende, die aus Europa direkt einreisen (Direktflug). Wer aus einem von Gelbfieber betroffenen Land einreist (Endemiegebiet), muss eine Gelbfieberimpfung nachweisen (Gelbfieber-Impfbescheinigung). Das gilt auch für Reisende die vorher mehr als 12 Stunden auf einem Transitflughafen in einem Endemiegebiet gewesen sind. Kinder bis zum Alter von 9 Monaten, benötigen keine Gelbfieber-Impfung.

Eine Impfbescheinigung wird derzeit benötigt bei der Einreise aus: Äquatorialguinea, Äthiopien, Angola, Argentinien, Benin, Bolivien, Brasilien, Burkina Faso, Burundi, Ecuador, Elfenbeinküste, Französisch-Guyana, Gabun, Gambia, Ghana, Guinea, Guinea-Bissau, Guyana, Kamerun, Kenia, Kolumbien, Kongo, Kongo, Demokratische Republik, Liberia, Mali, Mauretanien, Niger, Nigeria, Panama, Paraguay, Peru, Senegal, Sierra Leone, Sudan, Südsudan, Suriname, Togo, Trinidad und Tobago, Tschad, Uganda, Venezuela, Zentralafrikanische Republik.

Polio (Kinderlähmung / Poliomyelitis)

Eine Polioimpfung ist unabhängig von Alter und Impfstatus erforderlich. Nachweis über den Erhalt einer Dosis von oraler Kinderlähmung Impfstoff (OPV) oder inaktivierter Poliovirus-Impfstoff (IPV) in Form eines internationalen Impfpasses, der innerhalb der letzten 12 Monate und mindestens 4 Wochen vor Abflug ausgestellt wurde, wird für Reisende benötigt, die aus Afghanistan, Indonesien, Myanmar, Nigeria, Pakistan, Papua-Neuguinea und Somalia anreisen und ein Einreisevisum beantragen.

Ein Impfnachweis über eine Dosis bivalenter Oraler Polio-Vakzine (OPV) oder Inaktivierter Polio-Vakzine (IPV) in Form eines internationalen Impfbescheinigung gemäß Anhang 6 der IHR, ausgestellt maximal 12 Monate und minimal 4 Wochen vor Abreise wird von allen Reisenden verlangt, die aus Äthiopien, Angola, Benin, China, Ghana, Kamerun, Kenia, Kongo, Demokratische Republik, Mosambik, Niger, Philippinen und Zentralafrikanische Republik ankommen.

Empfohlene Impfungen

Reisende sollten über den für Deutschland empfohlenen Standardimpfschutz (STIKO) verfügen, insbesondere über eine aktuelle Impfung gegen Tetanus (Wundstarrkrampf), Diphtherie, Pertussis (Keuchhusten), Masern und eine Grundimmunisierung gegen Poliomyelitis/Kinderlähmung. Je nach Alter und Gesundheitszustand kommen weitere Empfehlungen hinzu. **Der STIKO-Impfkalender ist in Teil A des Handbuchs abgebildet.**

Welche Impfungen darüber hinaus für eine Reise empfehlenswert sind, hängt von der Art der Reise ab.

Zusätzlich sollte für viele Reiseländer ein ausreichender Schutz gegen Hepatitis A (Gelbsucht) vorhanden sein. Wer engeren Kontakt zu der einheimischen Bevölkerung hat, sollte sich zusätzlich noch gegen Hepatitis B impfen lassen. Hepatitis B kann z.B. durch Blut, Speichel und beim Sexualkontakt übertragen werden.

Impfungen

Krankheiten	Pflicht	Empfehlung	Pauschal	einf. Reisestil
Diphtherie		•	•	•
Masern		•	•	•
Pertussis (Keuchhusten)		•	•	•
Tetanus (Wundstarrkrampf)		•	•	•
Cholera				
Dengue-Fieber		seropos. oder LZ		
FSME (Frühsommer-Meningoenzephalitis)				
Gelbfieber	bedingt			
Hepatitis A		•	•	•
Hepatitis B		•	•	•
Japanische Enzephalitis				
Meningokokken-Meningitis				•
Polio (Kinderlähmung / Poliomyelitis)	bedingt			•
Tollwut				•
Typhus				•

Erläuterungen

Pflicht siehe Einreisevorschriften

Empfehlung siehe Empfohlene Impfungen

Pauschalreisen
Bei Reisen nach westlichem Standard, überwiegend in Touristikzentren, Großstädten, Essen in gehobenen Lokale oder im Hotel.

Achtung: Bei Reisenden kommt es häufig vor, dass spontan Tagesausflüge ins Landesinnere unternommen werden. Dann könnte ein zusätzlicher Impfschutz, wie beim einfachen Reisestil, sehr wichtig sein!

Einfacher Reisestil
Zusätzlich sollte für viele Reiseländer ein ausreichender Schutz gegen Hepatitis A (Gelbsucht) vorhanden sein. Innerhalb der westlichen Industriestaaten ist die chronische Hepatitis B überwiegend auf Risikogruppen beschränkt, außerhalb jedoch steigt ihre Häufigkeit deutlich an. Sie kann dann z.B. durch Blut, Speichel und beim Sexualkontakt übertragen werden, aber auch durch unsterile (zahn-)medizinische Behandlung. Für solche Ziele ist eine Hepatitis B-Impfung zu empfehlen.

LZ: Langzeit

Weitere Gesundheitsgefahren

Infektionsrisiken

Anthrax (Milzbrand), **Blasenbilharziose durch S, haematobium,** Brucellose, **Darmbilharziose,** Filariose, lymphatische, Tropische Pulmonale Eosinophilie, Krim-Kongo Fieber, hämorrhagisches, Rift-Valley-Fieber

Botschaften

2, Sharia Berlin (Ecke Sharia Hassan Sabri) 11211 Kairo-Zamalek, Tel.: 0020-227 28 20 00, eMail: info@kairo.diplo.de

3 Abu El Feda Straße, 15. Stock, Zamalek, 11211 Kairo, Tel.: 0020-2-3570 29 75, eMail: kairo-ob@bmeia.gv.at

10, Abdel Khalek Sarwat Street, 11511 Cairo, Tel.: 00202 2575 82 84, eMail: cairo@eda.admin.ch

Äquatorialguinea (GQ)

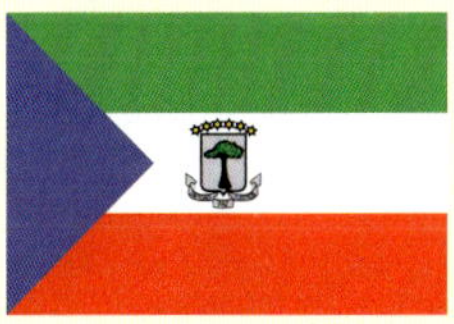

Kontinent: Afrika
Einwohnerzahl: 1.403 (in Tausend)
Lebenserwartung: 62 Jahre
Kindersterblichkeit: 78 pro Tausend
Amtssprache: Französisch, Spanisch
Zeitverschiebung: 0 Std.
Sommerzeit: keine
Med. Notrufnummer: keine

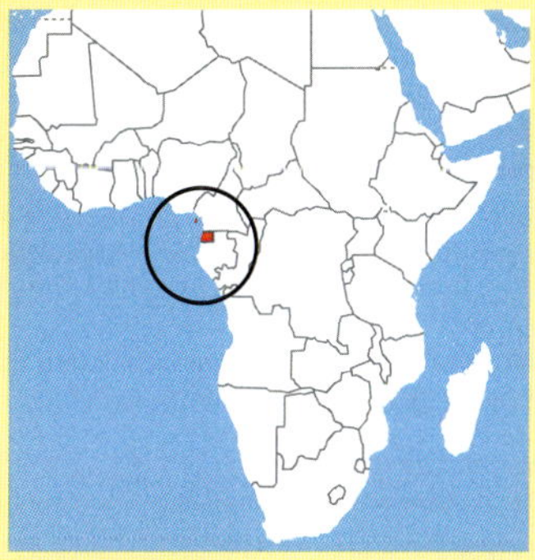

Impfpräventable Risiken

Einreisevorschriften

Gelbfieber

Keine Impfvorschriften für Reisende, die aus Europa direkt einreisen (Direktflug). Wer aus einem von Gelbfieber betroffenen Land einreist (Endemiegebiet), muss eine Gelbfieberimpfung nachweisen (Gelbfieber-Impfbescheinigung). Kinder bis zum Alter von 9 Monaten, benötigen keine Gelbfieber-Impfung.

Eine Impfbescheinigung wird derzeit benötigt bei der Einreise aus: Äthiopien, Angola, Argentinien, Benin, Bolivien, Brasilien, Burkina Faso, Burundi, Ecuador, Elfenbeinküste, Französisch-Guyana, Gabun, Gambia, Ghana, Guinea, Guinea-Bissau, Guyana, Kamerun, Kenia, Kolumbien, Kongo, Kongo, Demokratische Republik, Liberia, Mali, Mauretanien, Niger, Nigeria, Panama, Paraguay, Peru, Senegal, Sierra Leone, Sudan, Südsudan, Suriname, Togo, Trinidad und Tobago, Tschad, Uganda, Venezuela, Zentralafrikanische Republik.

Empfohlene Impfungen

Reisende sollten über den für Deutschland empfohlenen Standardimpfschutz (STIKO) verfügen, insbesondere über eine aktuelle Impfung gegen Tetanus (Wundstarrkrampf), Diphtherie, Pertussis (Keuchhusten), Masern und eine Grundimmunisierung gegen Poliomyelitis/Kinderlähmung. Je nach Alter und Gesundheitszustand kommen weitere Empfehlungen hinzu. **Der STIKO-Impfkalender ist in Teil A des Handbuchs abgebildet.**

Welche Impfungen darüber hinaus für eine Reise empfehlenswert sind, hängt von der Art der Reise ab.

Zusätzlich sollte für viele Reiseländer ein ausreichender Schutz gegen Hepatitis A (Gelbsucht) vorhanden sein. Wer engeren Kontakt zu der einheimischen Bevölkerung hat, sollte sich zusätzlich noch gegen Hepatitis B impfen lassen. Hepatitis B kann z.B. durch Blut, Speichel und beim Sexualkontakt übertragen werden.

Impfungen

Krankheiten	Pflicht	Empfehlung	Pauschal	einf. Reisestil
Diphtherie		●	●	●
Masern		●	●	●
Pertussis (Keuchhusten)		●	●	●
Tetanus (Wundstarrkrampf)		●	●	●
Cholera				
Dengue-Fieber				
FSME (Frühsommer-Meningoenzephalitis)				
Gelbfieber	bedingt	●	●	●
Hepatitis A		●	●	●
Hepatitis B		●	●	●
Japanische Enzephalitis				
Meningokokken-Meningitis				
Polio (Kinderlähmung / Poliomyelitis)				●
Tollwut				●
Typhus				●

Erläuterungen

Pflicht siehe Einreisevorschriften

Empfehlung siehe Empfohlene Impfungen

Pauschalreisen
Bei Reisen nach westlichem Standard, überwiegend in Touristikzentren, Großstädten, Essen in gehobenen Lokalen oder im Hotel.

Achtung: Bei Reisenden kommt es häufig vor, dass spontan Tagesausflüge ins Landesinnere unternommen werden. Dann könnte ein zusätzlicher Impfschutz, wie beim einfachen Reisestil, sehr wichtig sein!

Einfacher Reisestil
Zusätzlich sollte für viele Reiseländer ein ausreichender Schutz gegen Hepatitis A (Gelbsucht) vorhanden sein. Innerhalb der westlichen Industriestaaten ist die chronische Hepatitis B überwiegend auf Risikogruppen beschränkt, außerhalb jedoch steigt ihre Häufigkeit deutlich an. Sie kann dann z.B. durch Blut, Speichel und beim Sexualkontakt übertragen werden, aber auch durch unsterile (zahn-)medizinische Behandlung. Für solche Ziele ist eine Hepatitis B-Impfung zu empfehlen.

LZ: Langzeit

Malariavorkommen

Hohes Risiko: Ganzjährig - Im ganzen Land.

Unter üblichen Rahmenbedingungen (Reisedauer bis ca. 4 Wochen, Hotelunterbringung mit Klimaanlage, informierter und umsichtiger Reisender) wird eine medikamentöse Malariaprophylaxe **ganzjährig empfohlen**.

Malariaerreger: P. falciparum > 99%

Medikamentenauswahl

Dazu stehen die im allgemeinen Teil näher beschriebenen Substanzen **Atovaquone/Proguanil**, **Doxycyclin** (in Deutschland ein off-label use) und in begründeten Einzelfällen **Mefloquin** zur Verfügung.

Abweichungen von dieser Empfehlung sind bei besonders hohem/niedrigem Risiko oder bei besonderen Personengruppen erforderlich. Falls unterwegs beim Auftreten fieberhafter, malariaverdächtiger Episoden (Näheres siehe allgemeiner Teil) eine adäquate Diagnostik und/oder Therapie nicht zur Verfügung steht, ist die Mitnahme einer Notfall-Selbstbehandlung sinnvoll, die zur Resistenzsituation und ggf. zur medikamentösen Prophylaxe paßt. Dazu sollte **Atovaquone/Proguanil** oder **Artemether/Lumefantrin** eingesetzt werden, **Dihydroartemisinin/Piperaquin** wegen des Risikoprofils nur in unvorhersehbaren Notfällen.

Bitte den Beitrag Malaria beachten. Eine Tabelle mit den Medikamenten und Dosierung zur Malariaprophylaxe und der Standby-Behandlung der Malaria finden Sie ab der Seite C-36.

Weitere Gesundheitsgefahren

Infektionsrisiken
Anthrax (Milzbrand), Brucellose, **Chikungunya,** Filariose, lymphatische, Tropische Pulmonale Eosinophilie, Loa loa-Befall, Loiasis, Onchozerkose, Flußblindheit, Trypanosomiasis, afrikanische, Schlafkrankheit

Botschaften

Nouvelle Route Bastos, Bastos-Usine, Jaunde, Tel.: 00237-22 21 00 56, eMail: info@malabo.diplo.de

Botschaft siehe Nigeria

Botschaft siehe Kamerun / Consulat général de Suisse, Calle Argelia 40, Malabo, Guinée Équatoriale, 00240-222 73 00 87, eMail: malabo@honrep.ch

Äthiopien (ET)

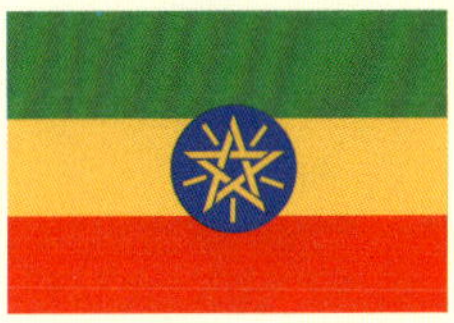

Kontinent: Afrika
Beliebte Reiseziele: Lalibela
Einwohnerzahl: 114.964 (in Tausend)
Lebenserwartung: 69 Jahre
Kindersterblichkeit: 49 pro Tausend
Amtssprache: Amharisch
Zeitverschiebung: 2 Std.
Sommerzeit: keine
Med. Notrufnummer: keine

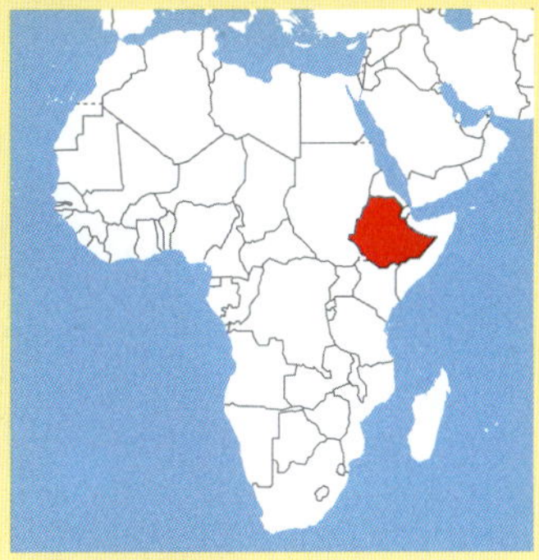

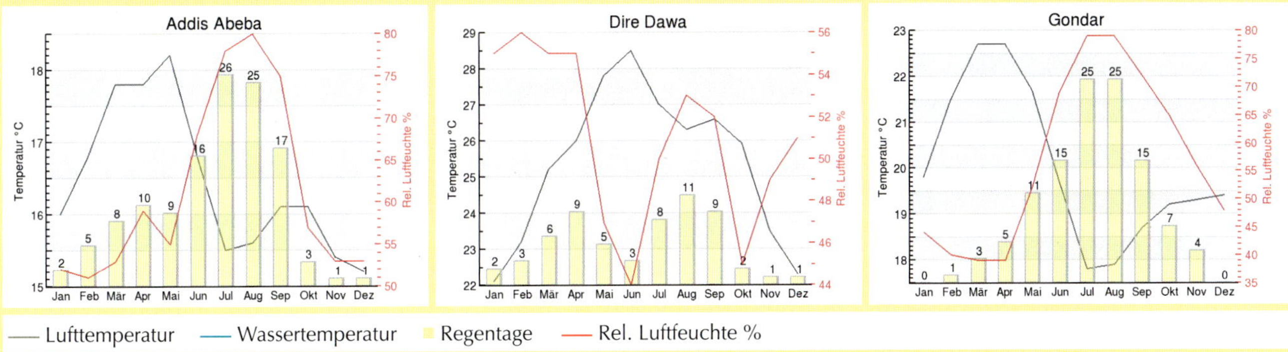

Impfpräventable Risiken

Einreisevorschriften

Gelbfieber

Keine Impfvorschriften für Reisende, die aus Europa direkt einreisen (Direktflug). Wer aus einem von Gelbfieber betroffenen Land einreist (Endemiegebiet), muss eine Gelbfieberimpfung nachweisen (Gelbfieber-Impfbescheinigung). Das gilt auch für Reisende die vorher mehr als 12 Stunden auf einem Transitflughafen in einem Endemiegebiet gewesen sind. Kinder bis zum Alter von 9 Monaten, benötigen keine Gelbfieber-Impfung.

Eine Impfbescheinigung wird derzeit benötigt bei der Einreise aus: Äquatorialguinea, Angola, Argentinien, Benin, Bolivien, Brasilien, Burkina Faso, Burundi, Ecuador, Elfenbeinküste, Französisch-Guyana, Gabun, Gambia, Ghana, Guinea, Guinea-Bissau, Guyana, Kamerun, Kenia, Kolumbien, Kongo, Kongo, Demokratische Republik, Liberia, Mali, Mauretanien, Niger, Nigeria, Panama, Paraguay, Peru, Senegal, Sierra Leone, Sudan, Südsudan, Suriname, Togo, Trinidad und Tobago, Tschad, Uganda, Venezuela, Zentralafrikanische Republik.

Empfohlene Impfungen

Reisende sollten über den für Deutschland empfohlenen Standardimpfschutz (STIKO) verfügen, insbesondere über eine aktuelle Impfung gegen Tetanus (Wundstarrkrampf), Diphtherie, Pertussis (Keuchhusten), Masern und eine Grundimmunisierung gegen Poliomyelitis/Kinderlähmung. Je nach Alter und Gesundheitszustand kommen weitere Empfehlungen hinzu. **Der STIKO-Impfkalender ist in Teil A des Handbuchs abgebildet.**

Welche Impfungen darüber hinaus für eine Reise empfehlenswert sind, hängt von der Art der Reise ab.

Zusätzlich sollte für viele Reiseländer ein ausreichender Schutz gegen Hepatitis A (Gelbsucht) vorhanden sein. Wer engeren Kontakt zu der einheimischen Bevölkerung hat, sollte sich zusätzlich noch gegen Hepatitis B impfen lassen. Hepatitis B kann z.B. durch Blut, Speichel und beim Sexualkontakt übertragen werden.

Impfungen

Krankheiten	Pflicht	Empfehlung	Pauschal	einf. Reisestil
Diphtherie		•	•	•
Masern		•	•	•
Pertussis (Keuchhusten)		•	•	•
Tetanus (Wundstarrkrampf)		•	•	•
Cholera				
Dengue-Fieber		seropos. oder LZ		
FSME (Frühsommer-Meningoenzephalitis)				
Gelbfieber	bedingt	•	•	•
Hepatitis A		•	•	•
Hepatitis B		•	•	•
Japanische Enzephalitis				
Meningokokken-Meningitis				•
Polio (Kinderlähmung / Poliomyelitis)		•	•	•
Tollwut				•
Typhus			•	•

Erläuterungen

Pflicht siehe Einreisevorschriften

Empfehlung siehe Empfohlene Impfungen

Pauschalreisen
Bei Reisen nach westlichem Standard, überwiegend in Touristikzentren, Großstädten, Essen in gehobenen Lokalen oder im Hotel.

Achtung: Bei Reisenden kommt es häufig vor, dass spontan Tagesausflüge ins Landesinnere unternommen werden. Dann könnte ein zusätzlicher Impfschutz, wie beim einfachen Reisestil, sehr wichtig sein!

Einfacher Reisestil
Zusätzlich sollte für viele Reiseländer ein ausreichender Schutz gegen Hepatitis A (Gelbsucht) vorhanden sein. Innerhalb der westlichen Industriestaaten ist die chronische Hepatitis B überwiegend auf Risikogruppen beschränkt, außerhalb jedoch steigt ihre Häufigkeit deutlich an. Sie kann dann z.B. durch Blut, Speichel und beim Sexualkontakt übertragen werden, aber auch durch unsterile (zahn-)medizinische Behandlung. Für solche Ziele ist eine Hepatitis B-Impfung zu empfehlen.

LZ: Langzeit

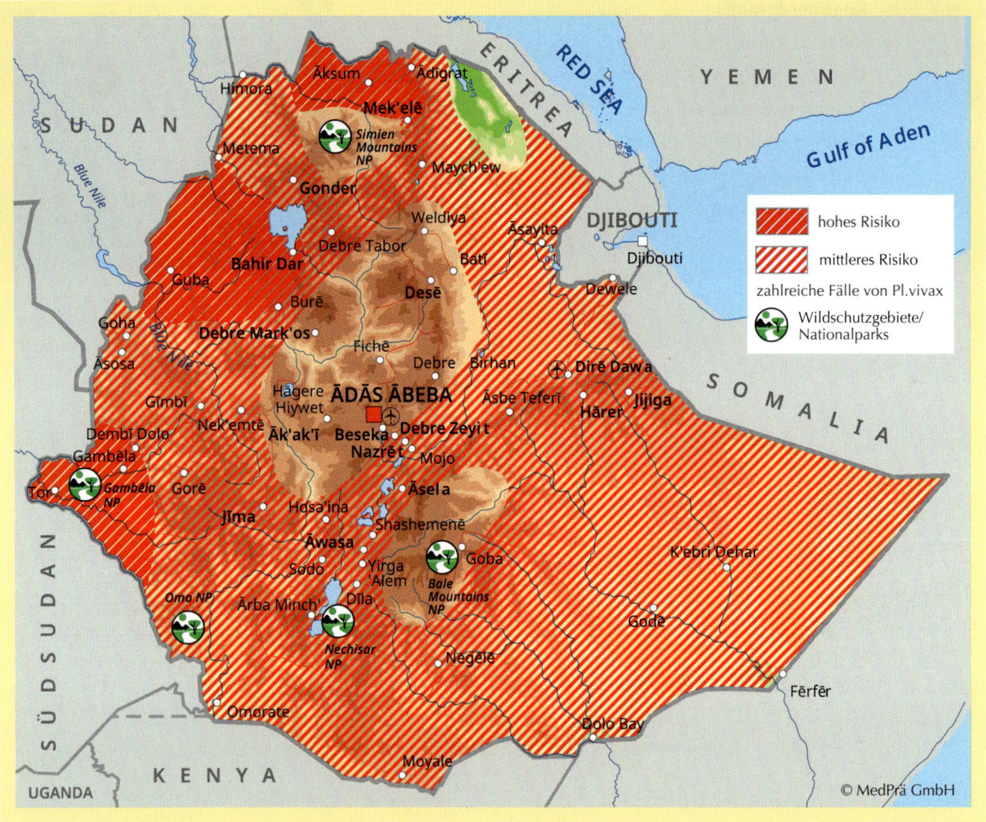

Malariavorkommen

Hohes Risiko: Ganzjährig - Niedrig gelegene Grenzgebiete zum Sudan, Südsudan und zu Kenia, Rift Valley unter 2000 m Höhe.

Mittleres Risiko: Ganzjährig - Im ganzen Land zwischen 2000 und 2500 m Höhe.

Geringes Risiko: Hochland >2500 m Höhe

Malariafrei: Addis Abeba, Danakil-Senke

Unter üblichen Rahmenbedingungen (Reisedauer bis ca. 4 Wochen, Hotelunterbringung mit Klimaanlage, informierter und umsichtiger Reisender) wird eine medikamentöse Malariaprophylaxe nur für Reisen in Regionen und Zeiträumen mit hoher Malariaübertragung **nicht empfohlen.**

In Äthiopien ist auch eine neuartige, tagsüber stechende Mosquitoart (Anopheles stephensi) nachgewiesen worden.
Daher Mosquitoschutz auch tagsüber.

Malariaerreger: P. falciparum 76%, P. vivax 22%, andere 2%

Medikamentenauswahl

Dazu stehen die im allgemeinen Teil näher beschriebenen Substanzen **Atovaquone/Proguanil**, **Doxycyclin** (in Deutschland ein off-label use) und in begründeten Einzelfällen **Mefloquin** zur Verfügung.

Abweichungen von dieser Empfehlung sind bei besonders hohem/niedrigem Risiko oder bei besonderen Personengruppen erforderlich. Falls unterwegs beim Auftreten fieberhafter, malariaverdächtiger Episoden (Näheres siehe allgemeiner Teil) eine adäquate Diagnostik und/oder Therapie nicht zur Verfügung steht, ist die Mitnahme einer Notfall-Selbstbehandlung sinnvoll, die zur Resistenzsituation und ggf. zur medikamentösen Prophylaxe paßt. Dazu sollte **Atovaquone/Proguanil** oder **Artemether/Lumefantrin** eingesetzt werden, **Dihydroartemisinin/Piperaquin** wegen des Risikoprofils nur in unvorhersehbaren Notfällen.

Bitte den Beitrag Malaria beachten. Eine Tabelle mit den Medikamenten und Dosierung zur Malariaprophylaxe und der Standby-Behandlung der Malaria finden Sie ab der Seite C-36.

Weitere Gesundheitsgefahren

Infektionsrisiken
Anthrax (Milzbrand), Brucellose, **Chikungunya,** Cholera, **Darmbilharziose, Denguefieber und schweres Denguefieber (früher: hämorrhagisches D.),** Dracunculose (Medinawurmbefall), Filariose, lymphatische, Tropische Pulmonale Eosinophilie, Krim-Kongo Fieber, hämorrhagisches, Leishmaniose der Haut, Leishmaniose, viscerale, Onchozerkose, Flußblindheit, Trypanosomiasis, afrikanische, Schlafkrankheit, Zika-Virus

Botschaften

Yeka Kifle Ketema (Khebena), Woreda 03, Addis Abeba, Tel.: (00251) 11 123 51 39, eMail: info@addis-abeba.diplo.de

N. Silk Lafto Kifle Ketema Kebele 04 H.No. 535, Addis Abeba, Tel.: 00251-11-371 25 80, eMail: addis-abeba-ob@bmeia.gv.a

Kolfe Keranio Sub- City Woreda 9, House No. 255 Addis Abeba, Tel.: 0041-58 4 62 19 51, eMail: addisababa@eda.admin.ch

Afghanistan (AF)

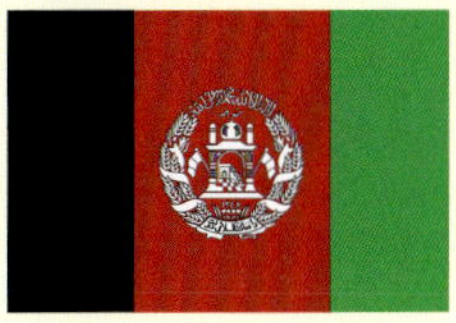

Kontinent: Asien
Einwohnerzahl: 38.928 (in Tausend)
Lebenserwartung: 63 Jahre
Kindersterblichkeit: 58 pro Tausend
Amtssprache: Paschtu, Persisch
Zeitverschiebung: 3,5 Std.
Sommerzeit: keine
Med. Notrufnummer: keine

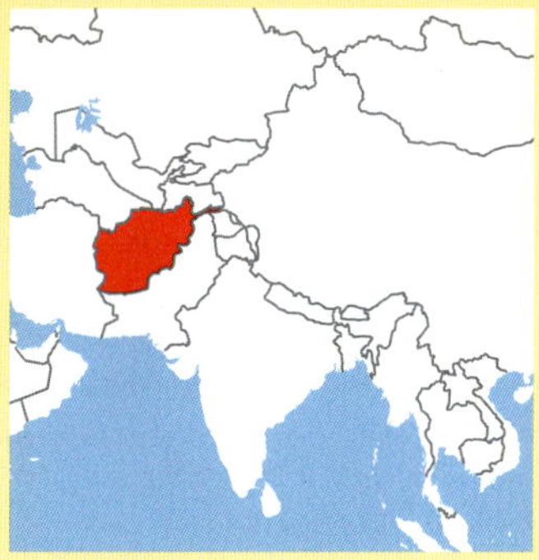

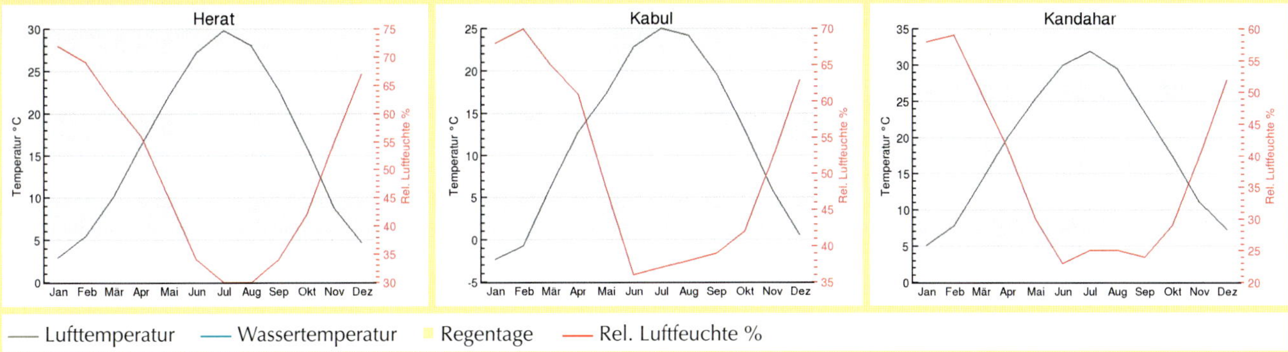

Impfpräventable Risiken

Einreisevorschriften

Bei Einreise aus Polio-endemischen Ländern muß die Polioimpfbescheinigung vorgelegt werden. Für Reisende, die länger als 4 Wochen in Afghanistan bleiben, ist ein Nachweis einer Polioimpfung beim Abflug aus Afghanistan erforderlich. Die Polio Impfung muss zwischen 4 Wochen und 12 Monaten vor dem Abreisedatum liegen.

Polio (Kinderlähmung / Poliomyelitis)

Bei Einreise aus Polio-endemischen Ländern muß die Polioimpfbescheinigung vorgelegt werden. Für Reisende, die länger als 4 Wochen in Afghanistan bleiben, ist ein Nachweis einer Polioimpfung beim Abflug aus Afghanistan erforderlich. Die Polio Impfung muss zwischen 4 Wochen und 12 Monaten vor dem Abreisedatum liegen.

Empfohlene Impfungen

Reisende sollten über den für Deutschland empfohlenen Standardimpfschutz (STIKO) verfügen, insbesondere über eine aktuelle Impfung gegen Tetanus (Wundstarrkrampf), Diphtherie, Pertussis (Keuchhusten), Masern und eine Grundimmunisierung gegen Poliomyelitis/Kinderlähmung.
Je nach Alter und Gesundheitszustand kommen weitere Empfehlungen hinzu. **Der STIKO-Impfkalender ist in Teil A des Handbuchs abgebildet.**

Welche Impfungen darüber hinaus für eine Reise empfehlenswert sind, hängt von der Art der Reise ab.

Zusätzlich sollte für viele Reiseländer ein ausreichender Schutz gegen Hepatitis A (Gelbsucht) vorhanden sein. Wer engeren Kontakt zu der einheimischen Bevölkerung hat, sollte sich zusätzlich noch gegen Hepatitis B impfen lassen. Hepatitis B kann z.B. durch Blut, Speichel und beim Sexualkontakt übertragen werden.

Impfungen

Krankheiten	Pflicht	Empfehlung	Pauschal	einf. Reisestil
Diphtherie		●	●	●
Masern		●	●	●
Pertussis (Keuchhusten)		●	●	●
Tetanus (Wundstarrkrampf)		●	●	●
Cholera				
Dengue-Fieber				
FSME (Frühsommer-Meningoenzephalitis)				●
Gelbfieber				
Hepatitis A		●	●	●
Hepatitis B		●	●	●
Japanische Enzephalitis				
Meningokokken-Meningitis				●
Polio (Kinderlähmung / Poliomyelitis)	bedingt	●	●	●
Tollwut				●
Typhus			●	●

Erläuterungen

Pflicht siehe Einreisevorschriften

Empfehlung siehe Empfohlene Impfungen

Pauschalreisen
Bei Reisen nach westlichem Standard, überwiegend in Touristikzentren, Großstädten, Essen in gehobenen Lokalen oder im Hotel.

Achtung: Bei Reisenden kommt es häufig vor, dass spontan Tagesausflüge ins Landesinnere unternommen werden. Dann könnte ein zusätzlicher Impfschutz, wie beim einfachen Reisestil, sehr wichtig sein!

Einfacher Reisestil
Zusätzlich sollte für viele Reiseländer ein ausreichender Schutz gegen Hepatitis A (Gelbsucht) vorhanden sein. Innerhalb der westlichen Industriestaaten ist die chronische Hepatitis B überwiegend auf Risikogruppen beschränkt, außerhalb jedoch steigt ihre Häufigkeit deutlich an. Sie kann dann z.B. durch Blut, Speichel und beim Sexualkontakt übertragen werden, aber auch durch unsterile (zahn-)medizinische Behandlung. Für solche Ziele ist eine Hepatitis B-Impfung zu empfehlen.

LZ: Langzeit

Malariavorkommen

Hohes Risiko: Mai bis Nov. < 2500 m Höhe in den an Pakistan grenzenden Provinzen.

Geringeres Risiko: Dez. - Apr. - oben genannte Provinzen und weitere Landesanteile <2500 m ganzjährig

Unter üblichen Rahmenbedingungen (Reisedauer bis ca. 4 Wochen, Hotelunterbringung mit Klimaanlage, informierter und umsichtiger Reisender) wird eine medikamentöse Malariaprophylaxe saisonal in den Regionen hohen Risikos **empfohlen.** Dazu stehen die im allgemeinen Teil näher beschriebenen Substanzen **Atovaquone/Proguanil, Doxycyclin** (in D ein off-label-use) und Mefloquin zur Verfügung.

Falls unterwegs beim Auftreten fieberhafter, malariaverdächtiger Episoden (Näheres siehe allgemeiner Teil) eine adäquate Diagnostik und/oder Therapie nicht zur Verfügung steht, ist die Mitnahme einer Notfall-Selbstbehandlung sinnvoll, die zur Resistenzsituation und ggf. zur medikamentösen Prophylaxe paßt. Dazu sollte **Atovaquone/Proguanil** oder **Artemether/Lumefantrin** eingesetzt werden, **Dihydroartemisinin/ Piperaquin** wegen des Risikoprofils nur in unvorhersehbaren Notfällen.

Malariaerreger: P. falciparum und Mischinfektionen 4%, P. vivax 96%

Medikamentenauswahl

Abweichungen von dieser Empfehlung sind bei besonders hohem/niedrigem Risiko oder bei besonderen Personengruppen erforderlich. Falls unterwegs beim Auftreten fieberhafter, malariaverdächtiger Episoden (Näheres siehe allgemeiner Teil) eine adäquate Diagnostik und/oder Therapie nicht zur Verfügung steht, ist die Mitnahme einer Notfall-Selbstbehandlung sinnvoll, die zur Resistenzsituation und ggf. zur medikamentösen Prophylaxe paßt. Dazu sollte **Atovaquone/Proguanil** oder **Artemether/Lumefantrin** eingesetzt werden, **Dihydroartemisinin/Piperaquin** wegen des Risikoprofils nur in unvorhersehbaren Notfällen.

Bitte den Beitrag Malaria beachten. Eine Tabelle mit den Medikamenten und Dosierung zur Malariaprophylaxe und der Standby-Behandlung der Malaria finden Sie ab der Seite C-36.

Weitere Gesundheitsgefahren

Infektionsrisiken
Anthrax (Milzbrand), Brucellose, Cholera, **Denguefieber und schweres Denguefieber (früher: hämorrhagisches D.),** Krim-Kongo Fieber, hämorrhagisches, Leishmaniose der Haut.

Botschaften

Der Dienstbetrieb in Kabul ist derzeit eingestellt; Amtsgeschäfte werden von Berlin aus wahrgenommen.

Haus 7A, Straße 21, F 8/2 Islamabad (Pakistan), Tel.: 0092-51-877 07 00, eMail: islamabad-ob@bmeia.gv.at

Botschaft siehe Pakistan

Albanien (AL)

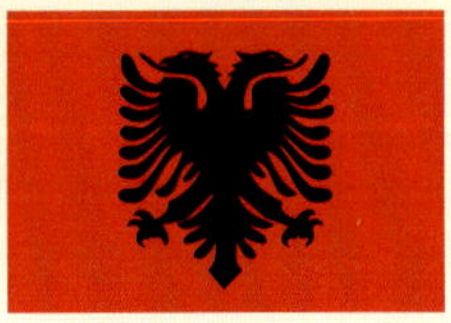

Kontinent: Europa
Einwohnerzahl: 2.878 (in Tausend)
Lebenserwartung: 78 Jahre
Kindersterblichkeit: 10 pro Tausend
Amtssprache: Albanisch
Zeitverschiebung: 0 Std.
Sommerzeit: 30.03.2025 - 26.10.2025
Med. Notrufnummer: 2253364

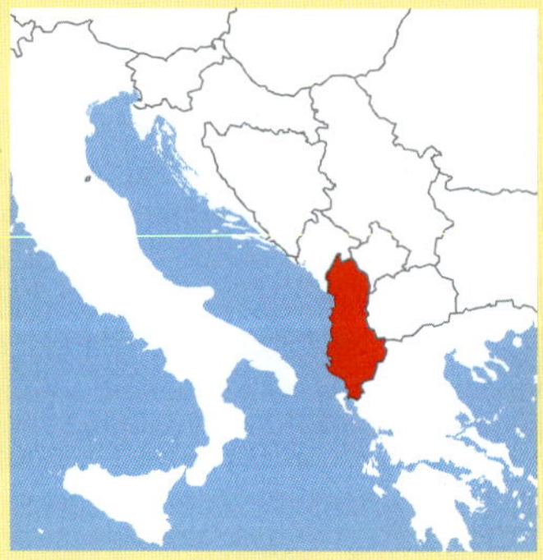

Impfpräventable Risiken

Einreisevorschriften

Gelbfieber

Keine Impfvorschriften für Reisende, die aus Europa direkt einreisen (Direktflug). Wer aus einem von Gelbfieber betroffenen Land einreist (Endemiegebiet), muss eine Gelbfieberimpfung nachweisen (Gelbfieberimpfbescheinigung). Kinder bis zum Alter von 1 Jahr, benötigen keine Gelbfieberimpfung.

Eine Impfbescheinigung wird derzeit benötigt bei der Einreise aus: Äquatorialguinea, Äthiopien, Angola, Argentinien, Benin, Bolivien, Brasilien, Burkina Faso, Burundi, Ecuador, Elfenbeinküste, Französisch-Guyana, Gabun, Gambia, Ghana, Guinea, Guinea-Bissau, Guyana, Kamerun, Kenia, Kolumbien, Kongo, Kongo, Demokratische Republik, Liberia, Mali, Mauretanien, Niger, Nigeria, Panama, Paraguay, Peru, Senegal, Sierra Leone, Sudan, Südsudan, Suriname, Togo, Trinidad und Tobago, Tschad, Uganda, Venezuela, Zentralafrikanische Republik.

Empfohlene Impfungen

Reisende sollten über den für Deutschland empfohlenen Standardimpfschutz (STIKO) verfügen, insbesondere über eine aktuelle Impfung gegen Tetanus (Wundstarrkrampf), Diphtherie, Pertussis (Keuchhusten), Masern und eine Grundimmunisierung gegen Poliomyelitis/Kinderlähmung. Je nach Alter und Gesundheitszustand kommen weitere Empfehlungen hinzu. **Der STIKO-Impfkalender ist in Teil A des Handbuchs abgebildet.**

Welche Impfungen darüber hinaus für eine Reise empfehlenswert sind, hängt von der Art der Reise ab.

Zusätzlich sollte für viele Reiseländer ein ausreichender Schutz gegen Hepatitis A (Gelbsucht) vorhanden sein. Wer engeren Kontakt zu der einheimischen Bevölkerung hat, sollte sich zusätzlich noch gegen Hepatitis B impfen lassen. Hepatitis B kann z.B. durch Blut, Speichel und beim Sexualkontakt übertragen werden.

Impfungen

Krankheiten	Pflicht	Empfehlung	Pauschal	einf. Reisestil
Diphtherie		●	●	●
Masern		●	●	●
Pertussis (Keuchhusten)		●	●	●
Tetanus (Wundstarrkrampf)		●	●	●
Cholera				
Dengue-Fieber				
FSME (Frühsommer-Meningoenzephalitis)			●	●
Gelbfieber	bedingt			
Hepatitis A				●
Hepatitis B		●	●	●
Japanische Enzephalitis				
Meningokokken-Meningitis				
Polio (Kinderlähmung / Poliomyelitis)				
Tollwut				●
Typhus				

Erläuterungen

Pflicht siehe Einreisevorschriften

Empfehlung siehe Empfohlene Impfungen

Pauschalreisen
Bei Reisen nach westlichem Standard, überwiegend in Touristikzentren, Großstädten, Essen in gehobenen Lokalen oder im Hotel.

Achtung: Bei Reisenden kommt es häufig vor, dass spontan Tagesausflüge ins Landesinnere unternommen werden. Dann könnte ein zusätzlicher Impfschutz, wie beim einfachen Reisestil, sehr wichtig sein!

Einfacher Reisestil
Zusätzlich sollte für viele Reiseländer ein ausreichender Schutz gegen Hepatitis A (Gelbsucht) vorhanden sein. Innerhalb der westlichen Industriestaaten ist die chronische Hepatitis B überwiegend auf Risikogruppen beschränkt, außerhalb jedoch steigt ihre Häufigkeit deutlich an. Sie kann dann z.B. durch Blut, Speichel und beim Sexualkontakt übertragen werden, aber auch durch unsterile (zahn-)medizinische Behandlung. Für solche Ziele ist eine Hepatitis B-Impfung zu empfehlen.

LZ: Langzeit

Weitere Gesundheitsgefahren

Infektionsrisiken
Anthrax (Milzbrand), Brucellose, Krim-Kongo Fieber, hämorrhagisches

Botschaften

- 🇩🇪 Rruga Skenderbej Nr. 8, Tirana, Tel.: 00355-42 27 45 05, eMail: info@tirana.diplo.de
- 🇦🇹 Rruga Xibrakeve 4,Tirana, Tel.: 00355-4-22 74 855, eMail: tirana-ob@bmeia.gv.at
- 🇨🇭 Rruga Ibrahim Rugova 3/1, 1019 Tirana, Tel.: 00355-4 224 01 02, eMail: tirana@eda.admin.ch

Algerien (DZ)

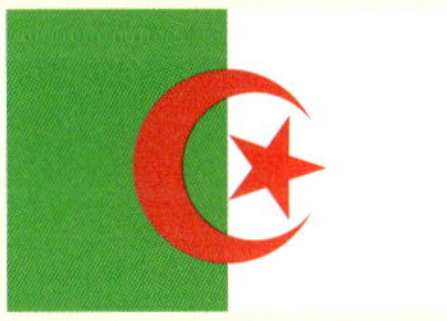

Kontinent: Afrika
Einwohnerzahl: 43.851 (in Tausend)
Lebenserwartung: 77 Jahre
Kindersterblichkeit: 23 pro Tausend
Amtssprache: Arabisch
Zeitverschiebung: 0 Std.
Sommerzeit: keine
Med. Notrufnummer: keine

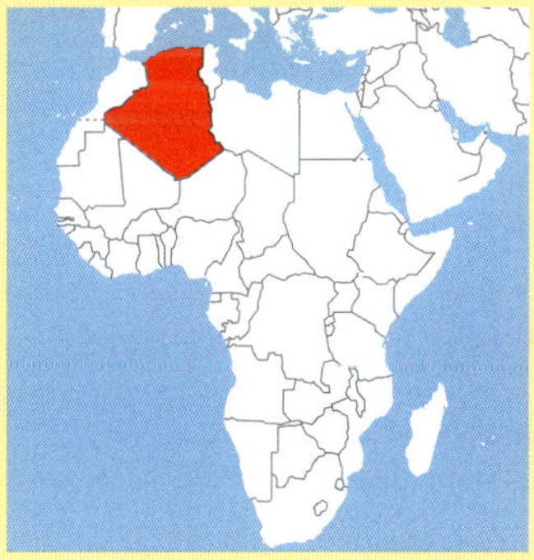

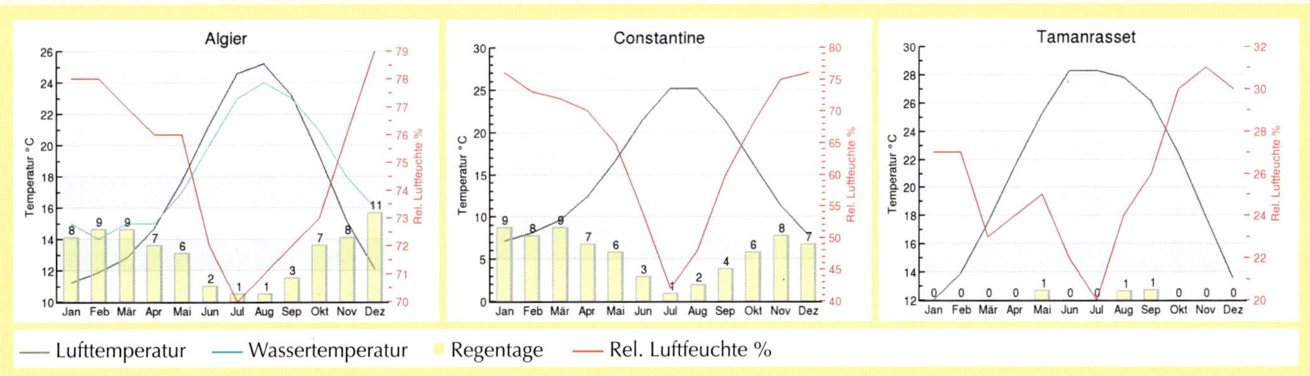

Impfpräventable Risiken

Einreisevorschriften

Gelbfieber

Keine Impfvorschriften für Reisende, die aus Europa direkt einreisen (Direktflug). Wer aus einem von Gelbfieber betroffenen Land einreist (Endemiegebiet), muss eine Gelbfieberimpfung nachweisen (Gelbfieber-Impfbescheinigung). Das gilt auch für Reisende die vorher mehr als 12 Stunden auf einem Transitflughafen in einem Endemiegebiet gewesen sind. Kinder bis zum Alter von 1 Jahr, benötigen keine Gelbfieber-Impfung.

Eine Impfbescheinigung wird derzeit benötigt bei der Einreise aus: Äquatorialguinea, Äthiopien, Angola, Argentinien, Benin, Bolivien, Brasilien, Burkina Faso, Burundi, Ecuador, Elfenbeinküste, Französisch-Guyana, Gabun, Gambia, Ghana, Guinea, Guinea-Bissau, Guyana, Kamerun, Kenia, Kolumbien, Kongo, Kongo, Demokratische Republik, Liberia, Mali, Mauretanien, Niger, Nigeria, Panama, Paraguay, Peru, Senegal, Sierra Leone, Sudan, Südsudan, Suriname, Togo, Trinidad und Tobago, Tschad, Uganda, Venezuela, Zentralafrikanische Republik.

Empfohlene Impfungen

Reisende sollten über den für Deutschland empfohlenen Standardimpfschutz (STIKO) verfügen, insbesondere über eine aktuelle Impfung gegen Tetanus (Wundstarrkrampf), Diphtherie, Pertussis (Keuchhusten), Masern und eine Grundimmunisierung gegen Poliomyelitis/Kinderlähmung.
Je nach Alter und Gesundheitszustand kommen weitere Empfehlungen hinzu. **Der STIKO-Impfkalender ist in Teil A des Handbuchs abgebildet.**

Welche Impfungen darüber hinaus für eine Reise empfehlenswert sind, hängt von der Art der Reise ab.

Zusätzlich sollte für viele Reiseländer ein ausreichender Schutz gegen Hepatitis A (Gelbsucht) vorhanden sein. Wer engeren Kontakt zu der einheimischen Bevölkerung hat, sollte sich zusätzlich noch gegen Hepatitis B impfen lassen. Hepatitis B kann z.B. durch Blut, Speichel und beim Sexualkontakt übertragen werden.

Impfungen

Krankheiten	Pflicht	Empfehlung	Pauschal	einf. Reisestil
Diphtherie		●	●	●
Masern		●	●	●
Pertussis (Keuchhusten)		●	●	●
Tetanus (Wundstarrkrampf)		●	●	●
Cholera				
Dengue-Fieber				
FSME (Frühsommer-Meningoenzephalitis)				
Gelbfieber	bedingt			
Hepatitis A		●	●	●
Hepatitis B		●	●	●
Japanische Enzephalitis				
Meningokokken-Meningitis				●
Polio (Kinderlähmung / Poliomyelitis)				●
Tollwut				●
Typhus				●

Erläuterungen

Pflicht siehe Einreisevorschriften

Empfehlung siehe Empfohlene Impfungen

Pauschalreisen
Bei Reisen nach westlichem Standard, überwiegend in Touristikzentren, Großstädten, Essen in gehobenen Lokalen oder im Hotel.

Achtung: Bei Reisenden kommt es häufig vor, dass spontan Tagesausflüge ins Landesinnere unternommen werden. Dann könnte ein zusätzlicher Impfschutz, wie beim einfachen Reisestil, sehr wichtig sein!

Einfacher Reisestil
Zusätzlich sollte für viele Reiseländer ein ausreichender Schutz gegen Hepatitis A (Gelbsucht) vorhanden sein. Innerhalb der westlichen Industriestaaten ist die chronische Hepatitis B überwiegend auf Risikogruppen beschränkt, außerhalb jedoch steigt ihre Häufigkeit deutlich an. Sie kann dann z.B. durch Blut, Speichel und beim Sexualkontakt übertragen werden, aber auch durch unsterile (zahn-)medizinische Behandlung. Für solche Ziele ist eine Hepatitis B-Impfung zu empfehlen.

LZ: Langzeit

Weitere Gesundheitsgefahren

Infektionsrisiken

Anthrax (Milzbrand), Brucellose, Leishmaniose der Haut, Leishmaniose, viscerale, Pest

Botschaften

- 165, chemin Sfindja (ex Laperlier), Algier, Tel.: 00213-21 74 19 41, eMail: info@algier.diplo.de
- 17, Chemin Abdelkader Gadouche, 16035 Hydra, Tel.: 00213-23-47 28 15, eMail: algier-ob@bmeia.gv.at
- 9-11, rue Slimane Amirat (ex. Chemin Dr. Lucien Raynaud), 16070 El Mouradia – Alger Algérie, Tel.: 00213-23-47 28 15, eMail: alger@eda.admin.ch

Amerikanisch-Samoa
(AS)

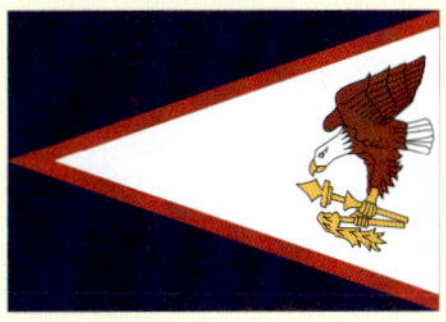

Kontinent: Ozeanien
Einwohnerzahl: unter 1.000
Amtssprache: Englisch, Samoanisch
Zeitverschiebung: -12 Std.
Sommerzeit: keine
Med. Notrufnummer: keine

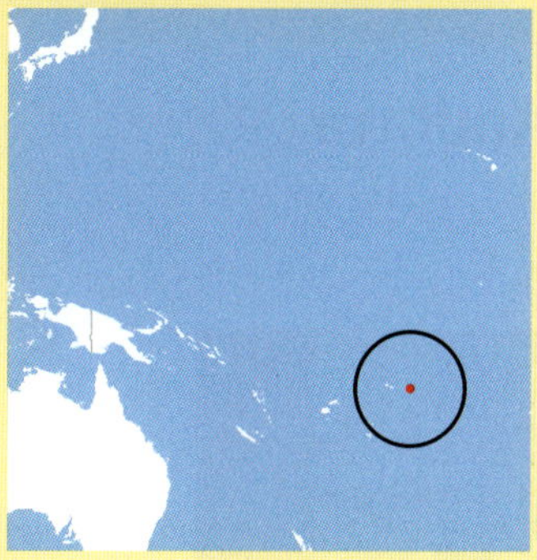

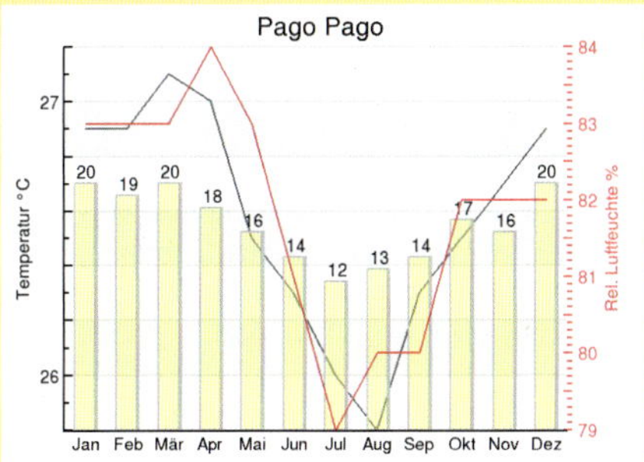

— Lufttemperatur — Wassertemperatur Regentage — Rel. Luftfeuchte %

Impfpräventable Risiken

Empfohlene Impfungen

Reisende sollten über den für Deutschland empfohlenen Standardimpfschutz (STIKO) verfügen, insbesondere über eine aktuelle Impfung gegen Tetanus (Wundstarrkrampf), Diphtherie, Pertussis (Keuchhusten), Masern und eine Grundimmunisierung gegen Poliomyelitis/Kinderlähmung. Je nach Alter und Gesundheitszustand kommen weitere Empfehlungen hinzu. **Der STIKO-Impfkalender ist in Teil A des Handbuchs abgebildet.**

Welche Impfungen darüber hinaus für eine Reise empfehlenswert sind, hängt von der Art der Reise ab.

Zusätzlich sollte für viele Reiseländer ein ausreichender Schutz gegen Hepatitis A (Gelbsucht) vorhanden sein. Wer engeren Kontakt zu der einheimischen Bevölkerung hat, sollte sich zusätzlich noch gegen Hepatitis B impfen lassen. Hepatitis B kann z.B. durch Blut, Speichel und beim Sexualkontakt übertragen werden.

Impfungen

Krankheiten	Pflicht	Empfehlung	Pauschal	einf. Reisestil
Diphtherie		●	●	●
Masern		●	●	●
Pertussis (Keuchhusten)		●	●	●
Tetanus (Wundstarrkrampf)		●	●	●
Cholera				
Dengue-Fieber		seropos. oder LZ		
FSME (Frühsommer-Meningoenzephalitis)				
Gelbfieber				
Hepatitis A		●	●	●
Hepatitis B		●	●	●
Japanische Enzephalitis				
Meningokokken-Meningitis				
Polio (Kinderlähmung / Poliomyelitis)				
Tollwut				
Typhus				●

Erläuterungen

Pflicht siehe Einreisevorschriften

Empfehlung siehe Empfohlene Impfungen

Pauschalreisen
Bei Reisen nach westlichem Standard, überwiegend in Touristikzentren, Großstädten, Essen in gehobenen Lokalen oder im Hotel.

Achtung: Bei Reisenden kommt es häufig vor, dass spontan Tagesausflüge ins Landesinnere unternommen werden. Dann könnte ein zusätzlicher Impfschutz, wie beim einfachen Reisestil, sehr wichtig sein!

Einfacher Reisestil
Zusätzlich sollte für viele Reiseländer ein ausreichender Schutz gegen Hepatitis A (Gelbsucht) vorhanden sein. Innerhalb der westlichen Industriestaaten ist die chronische Hepatitis B überwiegend auf Risikogruppen beschränkt, außerhalb jedoch steigt ihre Häufigkeit deutlich an. Sie kann dann z.B. durch Blut, Speichel und beim Sexualkontakt übertragen werden, aber auch durch unsterile (zahn-)medizinische Behandlung. Für solche Ziele ist eine Hepatitis B-Impfung zu empfehlen.

LZ: Langzeit

Weitere Gesundheitsgefahren

Infektionsrisiken
Zika-Virus

Botschaften

🇩🇪 Botschaft siehe Vereinigte Statten von Amerika

🇦🇹 Botschaft siehe Australien

🇨🇭 Zuständige Vertretung: USA, Washington

Andorra (AD)

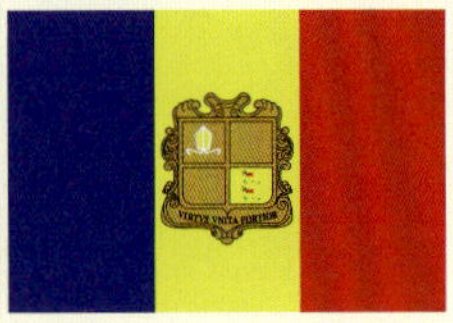

Kontinent: Europa
Einwohnerzahl: 77 (in Tausend)
Lebenserwartung: 83 Jahre
Kindersterblichkeit: 3 pro Tausend
Amtssprache: Katalanisch
Zeitverschiebung: 0 Std.
Sommerzeit: 30.03.2025 - 26.10.2025
Med. Notrufnummer: keine

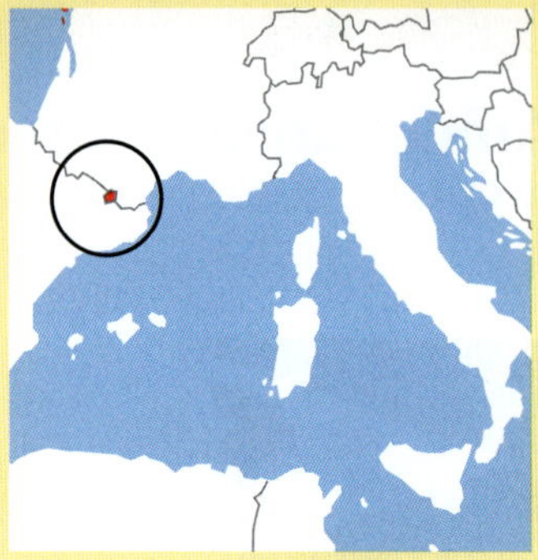

Impfpräventable Risiken

Empfohlene Impfungen

Reisende sollten über den für Deutschland empfohlenen Standardimpfschutz (STIKO) verfügen, insbesondere über eine aktuelle Impfung gegen Tetanus (Wundstarrkrampf), Diphtherie, Pertussis (Keuchhusten), Masern und eine Grundimmunisierung gegen Poliomyelitis/Kinderlähmung.
Je nach Alter und Gesundheitszustand kommen weitere Empfehlungen hinzu. **Der STIKO-Impfkalender ist in Teil A des Handbuchs abgebildet.**

Welche Impfungen darüber hinaus für eine Reise empfehlenswert sind, hängt von der Art der Reise ab.

Zusätzlich sollte für viele Reiseländer ein ausreichender Schutz gegen Hepatitis A (Gelbsucht) vorhanden sein. Wer engeren Kontakt zu der einheimischen Bevölkerung hat, sollte sich zusätzlich noch gegen Hepatitis B impfen lassen. Hepatitis B kann z.B. durch Blut, Speichel und beim Sexualkontakt übertragen werden.

Impfungen

Krankheiten	Pflicht	Empfehlung	Pauschal	einf. Reisestil
Diphtherie		●	●	●
Masern		●	●	●
Pertussis (Keuchhusten)		●	●	●
Tetanus (Wundstarrkrampf)		●	●	●
Cholera				
Dengue-Fieber				
FSME (Frühsommer-Meningoenzephalitis)				
Gelbfieber				
Hepatitis A				
Hepatitis B				
Japanische Enzephalitis				
Meningokokken-Meningitis				
Polio (Kinderlähmung / Poliomyelitis)				
Tollwut				
Typhus				

Erläuterungen

Pflicht siehe Einreisevorschriften

Empfehlung siehe Empfohlene Impfungen

Pauschalreisen
Bei Reisen nach westlichem Standard, überwiegend in Touristikzentren, Großstädten, Essen in gehobenen Lokalen oder im Hotel.

Achtung: Bei Reisenden kommt es häufig vor, dass spontan Tagesausflüge ins Landesinnere unternommen werden. Dann könnte ein zusätzlicher Impfschutz, wie beim einfachen Reisestil, sehr wichtig sein!

Einfacher Reisestil
Zusätzlich sollte für viele Reiseländer ein ausreichender Schutz gegen Hepatitis A (Gelbsucht) vorhanden sein. Innerhalb der westlichen Industriestaaten ist die chronische Hepatitis B überwiegend auf Risikogruppen beschränkt, außerhalb jedoch steigt ihre Häufigkeit deutlich an. Sie kann dann z.B. durch Blut, Speichel und beim Sexualkontakt übertragen werden, aber auch durch unsterile (zahn-)medizinische Behandlung. Für solche Ziele ist eine Hepatitis B-Impfung zu empfehlen.
LZ: Langzeit

Botschaften

Botschaft siehe Spanien | Honorarkonsulat: Avinguda Meritxell, n° 75 - Edifici Quars, 4a planta, AD500 Andorra la Vella
Tel.: 00376-87 49 00, eMail: andorra-la-vella@hk-diplo.de

Botschaft siehe Spanien

Botschaft siehe Spanien/Honorarkonsulat: Avinguda Meritxell, n° 75 - Edifici Quars, 4a planta, AD500 Andorra la Vella
Tel.: 00376-87 49 00, eMail: andorra-la-vella@hk-diplo.de

Angola (AO)

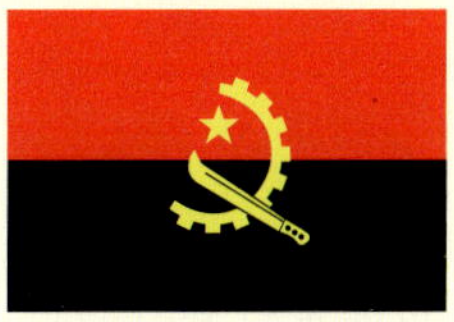

Kontinent: Afrika
Einwohnerzahl: 32.866 (in Tausend)
Lebenserwartung: 63 Jahre
Kindersterblichkeit: 71 pro Tausend
Amtssprache: Portugiesisch
Zeitverschiebung: 0 Std.
Sommerzeit: keine
Med. Notrufnummer: keine

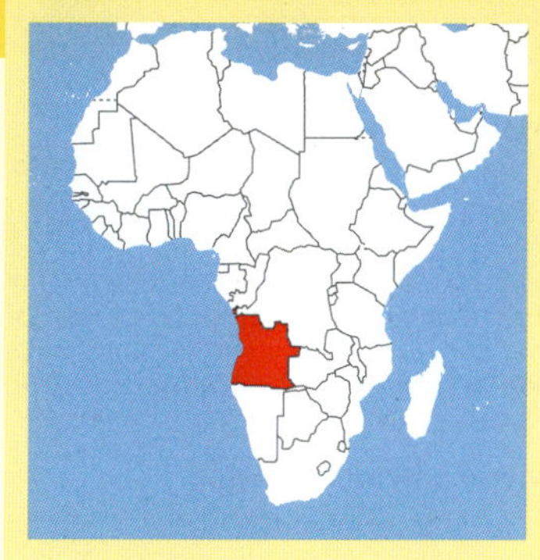

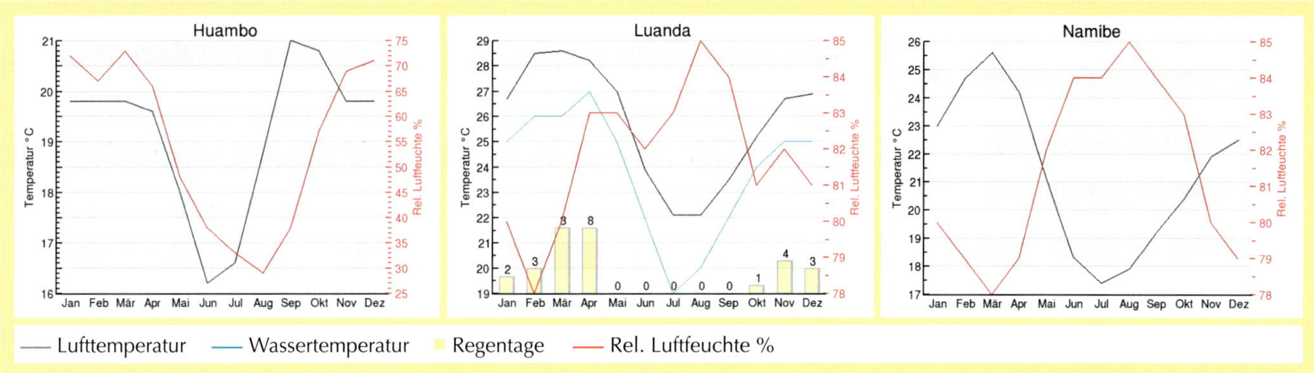

Impfpräventable Risiken

Einreisevorschriften

Gelbfieber

Einreise nur mit Nachweis über die Gelbfieberimpfung. Ausnahme: Kinder bis zum Alter von 9 Monaten, benötigen keine Gelbfieberimpfung.

Empfohlene Impfungen

Reisende sollten über den für Deutschland empfohlenen Standardimpfschutz (STIKO) verfügen, insbesondere über eine aktuelle Impfung gegen Tetanus (Wundstarrkrampf), Diphtherie, Pertussis (Keuchhusten), Masern und eine Grundimmunisierung gegen Poliomyelitis/Kinderlähmung. Je nach Alter und Gesundheitszustand kommen weitere Empfehlungen hinzu. **Der STIKO-Impfkalender ist in Teil A des Handbuchs abgebildet.**

Welche Impfungen darüber hinaus für eine Reise empfehlenswert sind, hängt von der Art der Reise ab.

Zusätzlich sollte für viele Reiseländer ein ausreichender Schutz gegen Hepatitis A (Gelbsucht) vorhanden sein. Wer engeren Kontakt zu der einheimischen Bevölkerung hat, sollte sich zusätzlich noch gegen Hepatitis B impfen lassen. Hepatitis B kann z.B. durch Blut, Speichel und beim Sexualkontakt übertragen werden.

Impfungen

Krankheiten	Pflicht	Empfehlung	Pauschal	einf. Reisestil
Diphtherie		●	●	●
Masern		●	●	●
Pertussis (Keuchhusten)		●	●	●
Tetanus (Wundstarrkrampf)		●	●	●
Cholera				
Dengue-Fieber		seropos. oder LZ		
FSME (Frühsommer-Meningoenzephalitis)				
Gelbfieber	●	●	●	●
Hepatitis A		●	●	●
Hepatitis B		●	●	●
Japanische Enzephalitis				
Meningokokken-Meningitis				●
Polio (Kinderlähmung / Poliomyelitis)		●	●	●
Tollwut				●
Typhus				●

Erläuterungen

Pflicht siehe Einreisevorschriften

Empfehlung siehe Empfohlene Impfungen

Pauschalreisen
Bei Reisen nach westlichem Standard, überwiegend in Touristikzentren, Großstädten, Essen in gehobenen Lokalen oder im Hotel.

Achtung: Bei Reisenden kommt es häufig vor, dass spontan Tagesausflüge ins Landesinnere unternommen werden. Dann könnte ein zusätzlicher Impfschutz, wie beim einfachen Reisestil, sehr wichtig sein!

Einfacher Reisestil
Zusätzlich sollte für viele Reiseländer ein ausreichender Schutz gegen Hepatitis A (Gelbsucht) vorhanden sein. Innerhalb der westlichen Industriestaaten ist die chronische Hepatitis B überwiegend auf Risikogruppen beschränkt, außerhalb jedoch steigt ihre Häufigkeit deutlich an. Sie kann dann z.B. durch Blut, Speichel und beim Sexualkontakt übertragen werden, aber auch durch unsterile (zahn-)medizinische Behandlung. Für solche Ziele ist eine Hepatitis B-Impfung zu empfehlen.

LZ: Langzeit

Malariavorkommen

Hohes Risiko: Ganzjährig - Im ganzen Land inklusive der Städte.

Unter üblichen Rahmenbedingungen (Reisedauer bis ca. 4 Wochen, Hotelunterbringung mit Klimaanlage, informierter und umsichtiger Reisender) wird eine medikamentöse Malariaprophylaxe **ganzjährig empfohlen**.

Malariaerreger: P. falciparum > 99%

Medikamentenauswahl

Dazu stehen die im allgemeinen Teil näher beschriebenen Substanzen **Atovaquone/Proguanil**, **Doxycyclin** (in Deutschland ein off-label use) und in begründeten Einzelfällen **Mefloquin** zur Verfügung.

Abweichungen von dieser Empfehlung sind bei besonders hohem/niedrigem Risiko oder bei besonderen Personengruppen erforderlich. Falls unterwegs beim Auftreten fieberhafter, malariaverdächtiger Episoden (Näheres siehe allgemeiner Teil) eine adäquate Diagnostik und/oder Therapie nicht zur Verfügung steht, ist die Mitnahme einer Notfall-Selbstbehandlung sinnvoll, die zur Resistenzsituation und ggf. zur medikamentösen Prophylaxe paßt. Dazu sollte **Atovaquone/Proguanil** oder **Artemether/Lumefantrin** eingesetzt werden, **Dihydroartemisinin/Piperaquin** wegen des Risikoprofils nur in unvorhersehbaren Notfällen.

Bitte den Beitrag Malaria beachten. Eine Tabelle mit den Medikamenten und Dosierung zur Malariaprophylaxe und der Standby-Behandlung der Malaria finden Sie ab der Seite C-36.

Weitere Gesundheitsgefahren

Infektionsrisiken
Anthrax (Milzbrand), Brucellose, Cholera, **Denguefieber und schweres Denguefieber (früher: hämorrhagisches D.),** Filariose, lymphatische, Tropische Pulmonale Eosinophilie, Marburg-Fieber, hämorrhagisches, Onchozerkose, Flußblindheit, Trypanosomiasis, afrikanische, Schlafkrankheit, Zika-Virus

Botschaften

Rua de Benguela 17, Cruzeiro, Luanda, 0244-22 430 404, eMail: info@luanda.diplo.de

Botschaft siehe Südafrika / HONORARKONSULAT Luanda: Edificio Corib, Rua de Karipande, 51-53 Piso 5, Maianga, Tel.: 00244-937 59 25 24, eMail: austrian.consulator@hotmail.com

Embaixada da Suíça na República de Angola Rua Garcia Neto 9, Bairro de Miramar, Luanda Tel.: 00244-222-339 394, eMail: luanda@eda.admin.ch

Anguilla (AI)

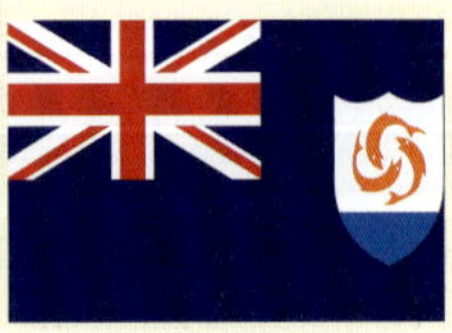

Kontinent: Nordamerika
Einwohnerzahl: unter 1.000
Amtssprache: Englisch
Zeitverschiebung: -5 Std.
Sommerzeit: keine
Med. Notrufnummer: keine

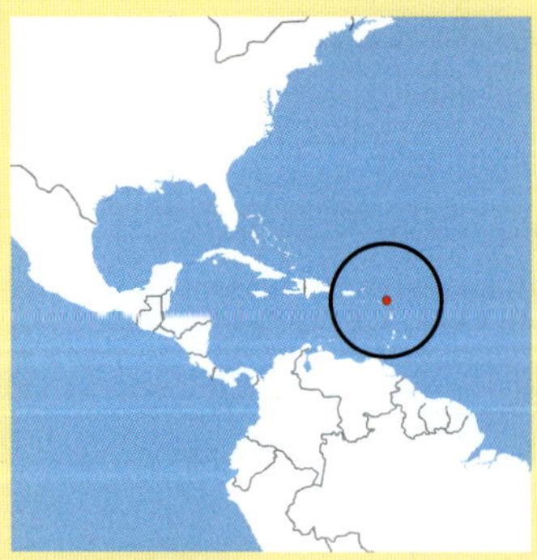

Impfpräventable Risiken

Empfohlene Impfungen

Reisende sollten über den für Deutschland empfohlenen Standardimpfschutz (STIKO) verfügen, insbesondere über eine aktuelle Impfung gegen Tetanus (Wundstarrkrampf), Diphtherie, Pertussis (Keuchhusten), Masern und eine Grundimmunisierung gegen Poliomyelitis/Kinderlähmung. Je nach Alter und Gesundheitszustand kommen weitere Empfehlungen hinzu. **Der STIKO-Impfkalender ist in Teil A des Handbuchs abgebildet.**

Welche Impfungen darüber hinaus für eine Reise empfehlenswert sind, hängt von der Art der Reise ab.

Zusätzlich sollte für viele Reiseländer ein ausreichender Schutz gegen Hepatitis A (Gelbsucht) vorhanden sein. Wer engeren Kontakt zu der einheimischen Bevölkerung hat, sollte sich zusätzlich noch gegen Hepatitis B impfen lassen. Hepatitis B kann z.B. durch Blut, Speichel und beim Sexualkontakt übertragen werden.

Impfungen

Krankheiten	Pflicht	Empfehlung	Pauschal	einf. Reisestil
Diphtherie		•	•	•
Masern		•	•	•
Pertussis (Keuchhusten)		•	•	•
Tetanus (Wundstarrkrampf)		•	•	•
Cholera				
Dengue-Fieber		seropos. oder LZ		
FSME (Frühsommer-Meningoenzephalitis)				
Gelbfieber				
Hepatitis A		•	•	•
Hepatitis B		•	•	•
Japanische Enzephalitis				
Meningokokken-Meningitis				
Polio (Kinderlähmung / Poliomyelitis)				
Tollwut				
Typhus				•

Erläuterungen

Pflicht siehe Einreisevorschriften

Empfehlung siehe Empfohlene Impfungen

Pauschalreisen
Bei Reisen nach westlichem Standard, überwiegend in Touristikzentren, Großstädten, Essen in gehobenen Lokalen oder im Hotel.

Achtung: Bei Reisenden kommt es häufig vor, dass spontan Tagesausflüge ins Landesinnere unternommen werden. Dann könnte ein zusätzlicher Impfschutz, wie beim einfachen Reisestil, sehr wichtig sein!

Einfacher Reisestil
Zusätzlich sollte für viele Reiseländer ein ausreichender Schutz gegen Hepatitis A (Gelbsucht) vorhanden sein. Innerhalb der westlichen Industriestaaten ist die chronische Hepatitis B überwiegend auf Risikogruppen beschränkt, außerhalb jedoch steigt ihre Häufigkeit deutlich an. Sie kann dann z.B. durch Blut, Speichel und beim Sexualkontakt übertragen werden, aber auch durch unsterile (zahn-)medizinische Behandlung. Für solche Ziele ist eine Hepatitis B-Impfung zu empfehlen.

LZ: Langzeit

Weitere Gesundheitsgefahren

Infektionsrisiken
Zika-Virus

Botschaften

19 St. Clair Avenue, St. Clair, Port of Spain, Trinidad u. Tobago, Tel.: 001-868 628 16 30, eMail: info@ports.diplo.de

Keine Vertretung: Für allgemeine konsularische Anfragen: 0043-1-90115-3775

Keine Vertretung: Konsularische Fragen, Helpline EDA 0041-800-24-7-365

Antigua und Barbuda
(AG)

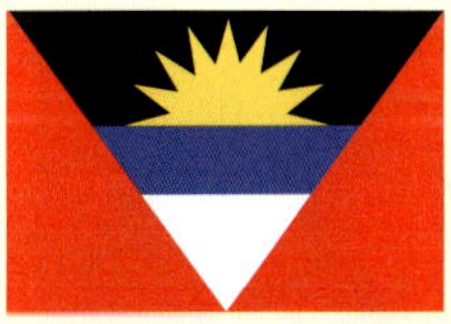

Kontinent: Nordamerika
Einwohnerzahl: 98 (in Tausend)
Lebenserwartung: 76 Jahre
Kindersterblichkeit: 3 pro Tausend
Amtssprache: Englisch
Zeitverschiebung: -5 Std.
Sommerzeit: keine
Med. Notrufnummer: keine

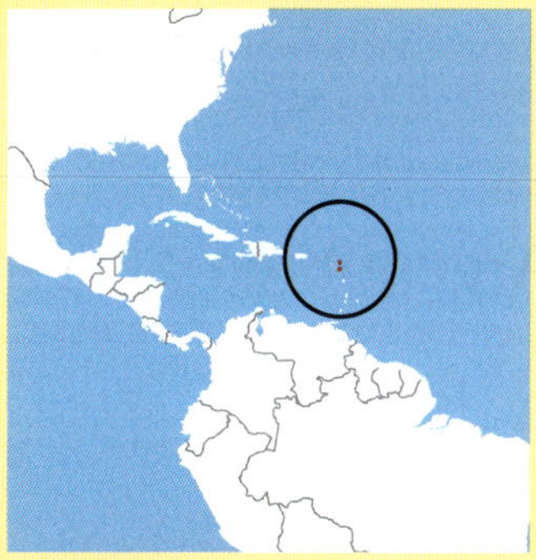

Impfpräventable Risiken

Einreisevorschriften

Gelbfieber

Keine Impfvorschriften für Reisende, die aus Europa direkt einreisen (Direktflug). Wer aus einem von Gelbfieber betroffenen Land einreist (Endemiegebiet), muss eine Gelbfieberimpfung nachweisen (Gelbfieberimpfbescheinigung). Kinder bis zum Alter von 1 Jahr, benötigen keine Gelbfieberimpfung.

Eine Impfbescheinigung wird derzeit benötigt bei der Einreise aus: Äquatorialguinea, Äthiopien, Angola, Argentinien, Benin, Bolivien, Brasilien, Burkina Faso, Burundi, Ecuador, Elfenbeinküste, Französisch-Guyana, Gabun, Gambia, Ghana, Guinea, Guinea-Bissau, Guyana, Kamerun, Kenia, Kolumbien, Kongo, Kongo, Demokratische Republik, Liberia, Mali, Mauretanien, Niger, Nigeria, Panama, Paraguay, Peru, Senegal, Sierra Leone, Sudan, Südsudan, Suriname, Togo, Trinidad und Tobago, Tschad, Uganda, Venezuela, Zentralafrikanische Republik.

Empfohlene Impfungen

Reisende sollten über den für Deutschland empfohlenen Standardimpfschutz (STIKO) verfügen, insbesondere über eine aktuelle Impfung gegen Tetanus (Wundstarrkrampf), Diphtherie, Pertussis (Keuchhusten), Masern und eine Grundimmunisierung gegen Poliomyelitis/Kinderlähmung.
Je nach Alter und Gesundheitszustand kommen weitere Empfehlungen hinzu. **Der STIKO-Impfkalender ist in Teil A des Handbuchs abgebildet.**

Welche Impfungen darüber hinaus für eine Reise empfehlenswert sind, hängt von der Art der Reise ab.

Zusätzlich sollte für viele Reiseländer ein ausreichender Schutz gegen Hepatitis A (Gelbsucht) vorhanden sein. Wer engeren Kontakt zu der einheimischen Bevölkerung hat, sollte sich zusätzlich noch gegen Hepatitis B impfen lassen. Hepatitis B kann z.B. durch Blut, Speichel und beim Sexualkontakt übertragen werden.

Impfungen

Krankheiten	Pflicht	Empfehlung	Pauschal	einf. Reisestil
Diphtherie		●	●	●
Masern		●	●	●
Pertussis (Keuchhusten)		●	●	●
Tetanus (Wundstarrkrampf)		●	●	●
Cholera				
Dengue-Fieber		seropos. oder LZ		
FSME (Frühsommer-Meningoenzephalitis)				
Gelbfieber	bedingt			
Hepatitis A		●	●	●
Hepatitis B		●	●	●
Japanische Enzephalitis				
Meningokokken-Meningitis				
Polio (Kinderlähmung / Poliomyelitis)				
Tollwut				
Typhus				●

Erläuterungen

Pflicht siehe Einreisevorschriften

Empfehlung siehe Empfohlene Impfungen

Pauschalreisen
Bei Reisen nach westlichem Standard, überwiegend in Touristikzentren, Großstädten, Essen in gehobenen Lokalen oder im Hotel.

Achtung: Bei Reisenden kommt es häufig vor, dass spontan Tagesausflüge ins Landesinnere unternommen werden. Dann könnte ein zusätzlicher Impfschutz, wie beim einfachen Reisestil, sehr wichtig sein!

Einfacher Reisestil
Zusätzlich sollte für viele Reiseländer ein ausreichender Schutz gegen Hepatitis A (Gelbsucht) vorhanden sein. Innerhalb der westlichen Industriestaaten ist die chronische Hepatitis B überwiegend auf Risikogruppen beschränkt, außerhalb jedoch steigt ihre Häufigkeit deutlich an. Sie kann dann z.B. durch Blut, Speichel und beim Sexualkontakt übertragen werden, aber auch durch unsterile (zahn-)medizinische Behandlung. Für solche Ziele ist eine Hepatitis B-Impfung zu empfehlen.

LZ: Langzeit

Weitere Gesundheitsgefahren

Infektionsrisiken
Zika-Virus

Botschaften

Botschaft siehe Trinidad und Tobago / Honorarkonsul Monks Hill 13, St. Paul's, 00001 English Harbour, St. Paul's, Tel.: 001-268 72 05 452, eMail: st_pauls@hk-diplo.de

Botschaft siehe Kuba / HONORARKONSULAT St. John's c/o Yepton Estate Cottages, Five Islands, Antigua, Tel.: 001-268-727 32 39, eMail: reservations@yepton.com

Botschaft siehe Dominikanische Republik

Argentinien (AR)

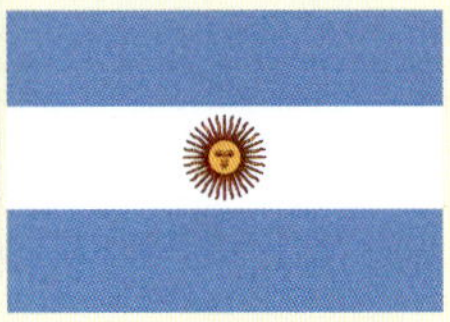

Kontinent: Südamerika
Beliebte Reiseziele:
Anden, Buenos Aires, Iguacu-Wasserfälle, Misiones
Einwohnerzahl: 45.196 (in Tausend)
Lebenserwartung: 76 Jahre
Kindersterblichkeit: 9 pro Tausend
Amtssprache: Spanisch
Zeitverschiebung: -4 Std.
Sommerzeit: keine
Med. Notrufnummer: keine

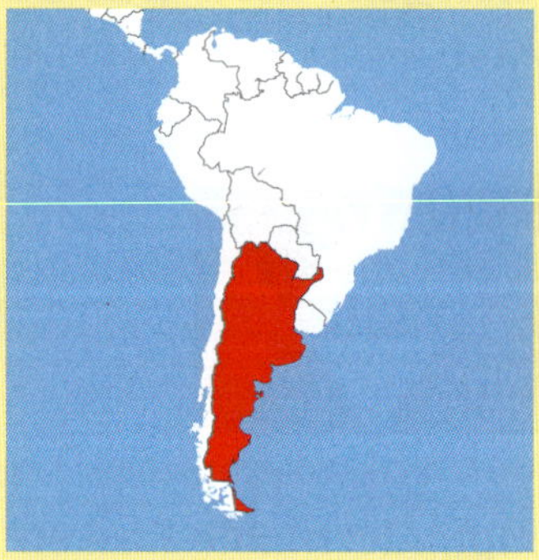

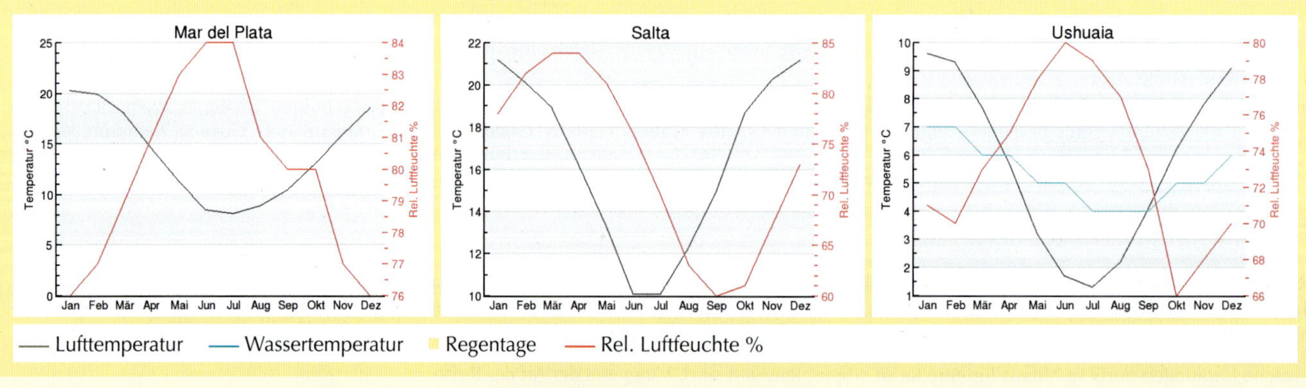

Impfpräventable Risiken

Einreisevorschriften

Gelbfieber

Gelbfieberimpfung ist nicht Pflicht, aber dringend empfohlen für den Norden und Nordosten des Landes, insbesondere auch für die Provinz Misiones (grenzt an die Iguacu-Fälle) und Corrientes.

Empfohlene Impfungen

Reisende sollten über den für Deutschland empfohlenen Standardimpfschutz (STIKO) verfügen, insbesondere über eine aktuelle Impfung gegen Tetanus (Wundstarrkrampf), Diphtherie, Pertussis (Keuchhusten), Masern und eine Grundimmunisierung gegen Poliomyelitis/Kinderlähmung. Je nach Alter und Gesundheitszustand kommen weitere Empfehlungen hinzu. **Der STIKO-Impfkalender ist in Teil A des Handbuchs abgebildet.**

Welche Impfungen darüber hinaus für eine Reise empfehlenswert sind, hängt von der Art der Reise ab.

Zusätzlich sollte für viele Reiseländer ein ausreichender Schutz gegen Hepatitis A (Gelbsucht) vorhanden sein. Wer engeren Kontakt zu der einheimischen Bevölkerung hat, sollte sich zusätzlich noch gegen Hepatitis B impfen lassen. Hepatitis B kann z.B. durch Blut, Speichel und beim Sexualkontakt übertragen werden.

Impfungen

Krankheiten	Pflicht	Empfehlung	Pauschal	einf. Reisestil
Diphtherie		●	●	●
Masern		●	●	●
Pertussis (Keuchhusten)		●	●	●
Tetanus (Wundstarrkrampf)		●	●	●
Cholera				
Dengue-Fieber		seropos. oder LZ		
FSME (Frühsommer-Meningoenzephalitis)				
Gelbfieber		●	●	●
Hepatitis A		●	●	●
Hepatitis B		●	●	●
Japanische Enzephalitis				
Meningokokken-Meningitis				
Polio (Kinderlähmung / Poliomyelitis)				
Tollwut				●
Typhus				●

Erläuterungen

Pflicht siehe Einreisevorschriften

Empfehlung siehe Empfohlene Impfungen

Pauschalreisen
Bei Reisen nach westlichem Standard, überwiegend in Touristikzentren, Großstädten, Essen in gehobenen Lokalen oder im Hotel.

Achtung: Bei Reisenden kommt es häufig vor, dass spontan Tagesausflüge ins Landesinnere unternommen werden. Dann könnte ein zusätzlicher Impfschutz, wie beim einfachen Reisestil, sehr wichtig sein!

Einfacher Reisestil
Zusätzlich sollte für viele Reiseländer ein ausreichender Schutz gegen Hepatitis A (Gelbsucht) vorhanden sein. Innerhalb der westlichen Industriestaaten ist die chronische Hepatitis B überwiegend auf Risikogruppen beschränkt, außerhalb jedoch steigt ihre Häufigkeit deutlich an. Sie kann dann z.B. durch Blut, Speichel und beim Sexualkontakt übertragen werden, aber auch durch unsterile (zahn-)medizinische Behandlung. Für solche Ziele ist eine Hepatitis B-Impfung zu empfehlen.

LZ: Langzeit

Malariavorkommen

Malariafrei: Von der WHO 2019 als malariafrei zertifiziert.

Weitere Gesundheitsgefahren

Infektionsrisiken
Anthrax (Milzbrand), Brucellose, **Denguefieber und schweres Denguefieber (früher: hämorrhagisches D.),** Virale Hämorrhagische Fieber, südamerikanische, Hantavirus, pulmonales Syndrom, Trypanosomiasis, (amerikanische, Chagas-Krankheit), Zika-Virus

Botschaften

Calle Villanueva 1055, C1426BMC Buenos Aires, Tel.: 0054-11 47 78 25 00, eMail: info@buenos-aires.diplo.de

Calle French 3671, 1425 Buenos Aires, Tel.: 0054-11-4809 5800, eMail: buenos-aires-ob@bmeia.gv.at

Embajada de Suiza Avenida, Santa Fe 846, 12° piso, 1059 Buenos Aires Argentina, Tel.: 0054-11 4311 6491, eMail: buenosaires@eda.admin.ch

Armenien (AM)

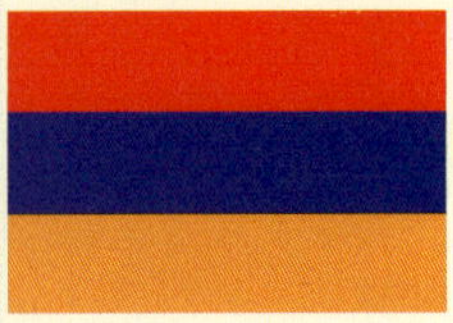

Kontinent: Asien
Einwohnerzahl: 2.963 (in Tausend)
Lebenserwartung: 76 Jahre
Kindersterblichkeit: 11 pro Tausend
Amtssprache: Armenisch
Zeitverschiebung: 3 Std.
Sommerzeit: keine
Med. Notrufnummer: 103

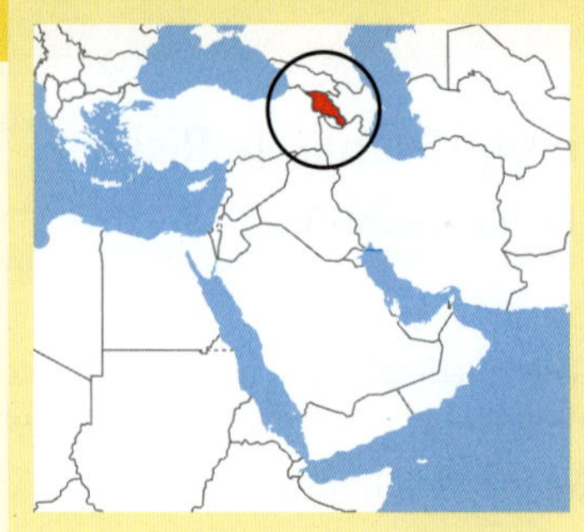

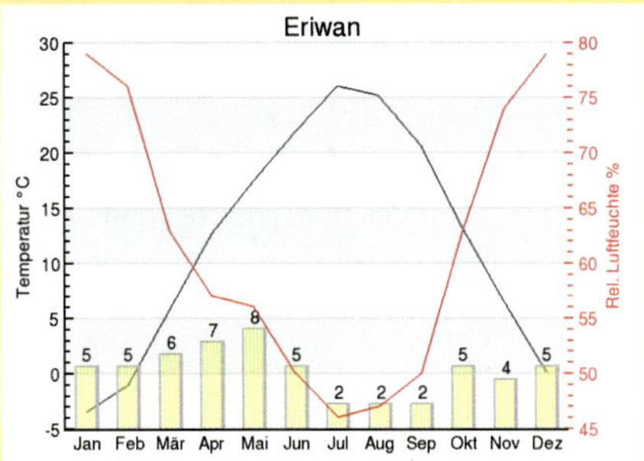

— Lufttemperatur — Wassertemperatur Regentage — Rel. Luftfeuchte %

Impfpräventable Risiken

Empfohlene Impfungen

Reisende sollten über den für Deutschland empfohlenen Standardimpfschutz (STIKO) verfügen, insbesondere über eine aktuelle Impfung gegen Tetanus (Wundstarrkrampf), Diphtherie, Pertussis (Keuchhusten), Masern und eine Grundimmunisierung gegen Poliomyelitis/Kinderlähmung. Je nach Alter und Gesundheitszustand kommen weitere Empfehlungen hinzu. **Der STIKO-Impfkalender ist in Teil A des Handbuchs abgebildet.**

Welche Impfungen darüber hinaus für eine Reise empfehlenswert sind, hängt von der Art der Reise ab.

Zusätzlich sollte für viele Reiseländer ein ausreichender Schutz gegen Hepatitis A (Gelbsucht) vorhanden sein. Wer engeren Kontakt zu der einheimischen Bevölkerung hat, sollte sich zusätzlich noch gegen Hepatitis B impfen lassen. Hepatitis B kann z.B. durch Blut, Speichel und beim Sexualkontakt übertragen werden.

Impfungen

Krankheiten	Pflicht	Empfehlung	Pauschal	einf. Reisestil
Diphtherie		●	●	●
Masern		●	●	●
Pertussis (Keuchhusten)		●	●	●
Tetanus (Wundstarrkrampf)		●	●	●
Cholera				
Dengue-Fieber				
FSME (Frühsommer-Meningoenzephalitis)				
Gelbfieber				
Hepatitis A		●	●	●
Hepatitis B		●	●	●
Japanische Enzephalitis				
Meningokokken-Meningitis				
Polio (Kinderlähmung / Poliomyelitis)				
Tollwut				●
Typhus				●

Erläuterungen

Pflicht siehe Einreisevorschriften

Empfehlung siehe Empfohlene Impfungen

Pauschalreisen
Bei Reisen nach westlichem Standard, überwiegend in Touristikzentren, Großstädten, Essen in gehobenen Lokalen oder im Hotel.

Achtung: Bei Reisenden kommt es häufig vor, dass spontan Tagesausflüge ins Landesinnere unternommen werden. Dann könnte ein zusätzlicher Impfschutz, wie beim einfachen Reisestil, sehr wichtig sein!

Einfacher Reisestil
Zusätzlich sollte für viele Reiseländer ein ausreichender Schutz gegen Hepatitis A (Gelbsucht) vorhanden sein. Innerhalb der westlichen Industriestaaten ist die chronische Hepatitis B überwiegend auf Risikogruppen beschränkt, außerhalb jedoch steigt ihre Häufigkeit deutlich an. Sie kann dann z.B. durch Blut, Speichel und beim Sexualkontakt übertragen werden, aber auch durch unsterile (zahn-)medizinische Behandlung. Für solche Ziele ist eine Hepatitis B-Impfung zu empfehlen.

LZ: Langzeit

Weitere Gesundheitsgefahren

Infektionsrisiken
Anthrax (Milzbrand), Brucellose, Krim-Kongo Fieber, hämorrhagisches

Botschaften

Charentsstr. 29, 0025 Eriwan, Tel.: 00374-10 52 32 79, eMail: info@eriwan.diplo.de

Botschaft siehe Georgien

Melik-Adamyan Street 2/1, 0010 Yerevan, Tel.: 00374-10 52 98 60, eMail: yerevan@eda.admin.ch

Aserbaidschan (AZ)

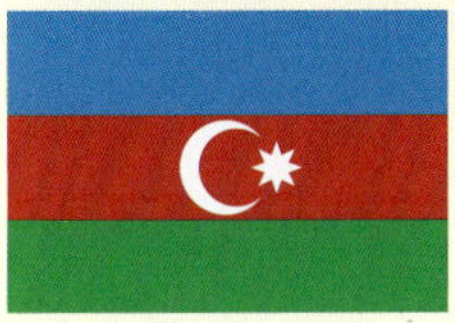

Kontinent: Asien
Einwohnerzahl: 10.139 (in Tausend)
Lebenserwartung: 71 Jahre
Kindersterblichkeit: 19 pro Tausend
Amtssprache: Aserbaidschanisch
Zeitverschiebung: 3 Std.
Sommerzeit: keine
Med. Notrufnummer: 103

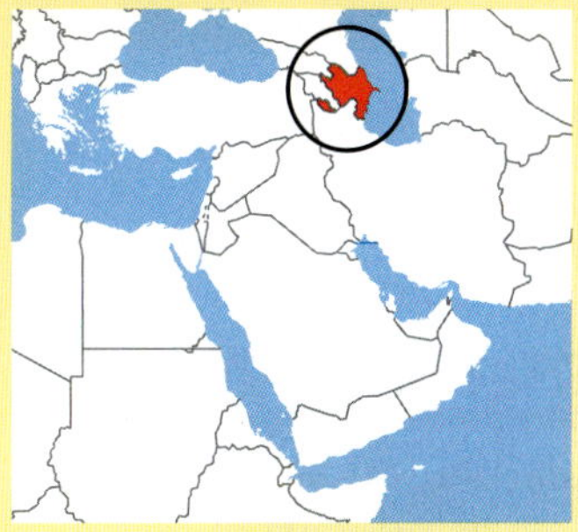

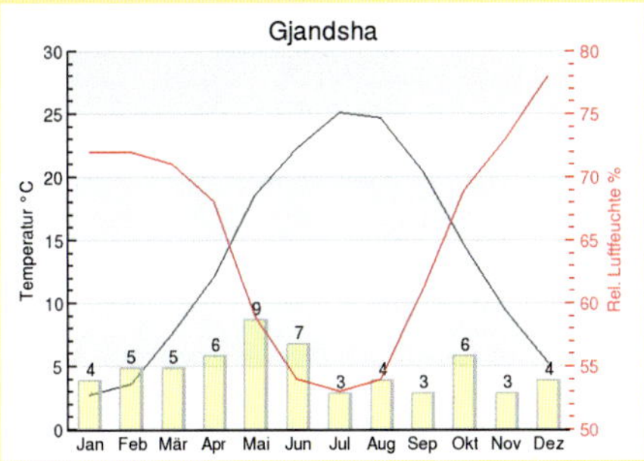

Impfpräventable Risiken

Empfohlene Impfungen

Reisende sollten über den für Deutschland empfohlenen Standardimpfschutz (STIKO) verfügen, insbesondere über eine aktuelle Impfung gegen Tetanus (Wundstarrkrampf), Diphtherie, Pertussis (Keuchhusten), Masern und eine Grundimmunisierung gegen Poliomyelitis/Kinderlähmung. Je nach Alter und Gesundheitszustand kommen weitere Empfehlungen hinzu. **Der STIKO-Impfkalender ist in Teil A des Handbuchs abgebildet.**

Welche Impfungen darüber hinaus für eine Reise empfehlenswert sind, hängt von der Art der Reise ab.

Zusätzlich sollte für viele Reiseländer ein ausreichender Schutz gegen Hepatitis A (Gelbsucht) vorhanden sein. Wer engeren Kontakt zu der einheimischen Bevölkerung hat, sollte sich zusätzlich noch gegen Hepatitis B impfen lassen. Hepatitis B kann z.B. durch Blut, Speichel und beim Sexualkontakt übertragen werden.

Impfungen

Krankheiten	Pflicht	Empfehlung	Pauschal	einf. Reisestil
Diphtherie		●	●	●
Masern		●	●	●
Pertussis (Keuchhusten)		●	●	●
Tetanus (Wundstarrkrampf)		●	●	●
Cholera				
Dengue-Fieber				
FSME (Frühsommer-Meningoenzephalitis)		●	●	●
Gelbfieber				
Hepatitis A		●	●	●
Hepatitis B		●	●	●
Japanische Enzephalitis				
Meningokokken-Meningitis				
Polio (Kinderlähmung / Poliomyelitis)				
Tollwut				●
Typhus				●

Erläuterungen

Pflicht siehe Einreisevorschriften

Empfehlung siehe Empfohlene Impfungen

Pauschalreisen
Bei Reisen nach westlichem Standard, überwiegend in Touristikzentren, Großstädten, Essen in gehobenen Lokalen oder im Hotel.

Achtung: Bei Reisenden kommt es häufig vor, dass spontan Tagesausflüge ins Landesinnere unternommen werden. Dann könnte ein zusätzlicher Impfschutz, wie beim einfachen Reisestil, sehr wichtig sein!

Einfacher Reisestil
Zusätzlich sollte für viele Reiseländer ein ausreichender Schutz gegen Hepatitis A (Gelbsucht) vorhanden sein. Innerhalb der westlichen Industriestaaten ist die chronische Hepatitis B überwiegend auf Risikogruppen beschränkt, außerhalb jedoch steigt ihre Häufigkeit deutlich an. Sie kann dann z.B. durch Blut, Speichel und beim Sexualkontakt übertragen werden, aber auch durch unsterile (zahn-)medizinische Behandlung. Für solche Ziele ist eine Hepatitis B-Impfung zu empfehlen.

LZ: Langzeit

Weitere Gesundheitsgefahren

Infektionsrisiken
Anthrax (Milzbrand), Brucellose, Krim-Kongo Fieber, hämorrhagisches

Botschaften

- ISR Plaza, Nizami Str. 69, AZ 1000 Baku, Tel.: 00994-12 465 41 00, info@baku.diplo.de
- Landmark III, 7. Stock, Nizami Str. 90A, AZ-1010 Baku, Tel.: 00994-12 465 99 33, eMail: baku-ob@bmeia.gv.at
- Nizami Street 96E (Landmark I building), AZ1010 Baku, Tel.: 00994-12 437 38 50, eMail: baku@eda.admin.ch

Australien (AU)

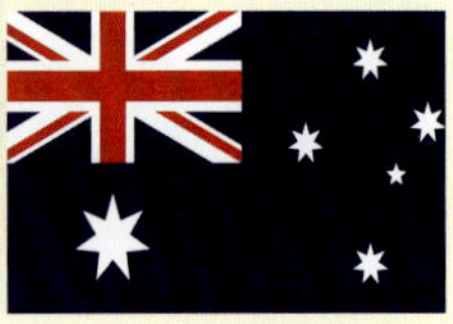

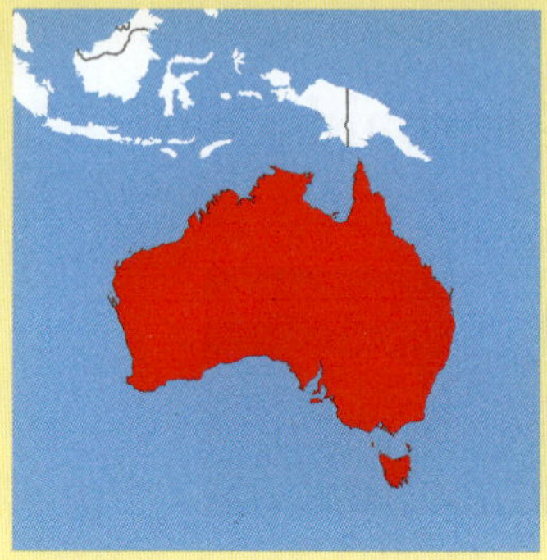

Kontinent: Ozeanien
Beliebte Reiseziele:
Great Barrier Riff, Queensland, Sydney
Einwohnerzahl: 25.500 (in Tausend)
Lebenserwartung: 83 Jahre
Kindersterblichkeit: 2 pro Tausend
Amtssprache: Englisch
Zeitverschiebung:
7Std. 7,75Std. 8,5Std. 9Std. 9,5Std. 10Std.
Sommerzeit: 06.10.2024 - 06.04.2025
05.10.2025 - 05.04.2026
Med. Notrufnummer: 000

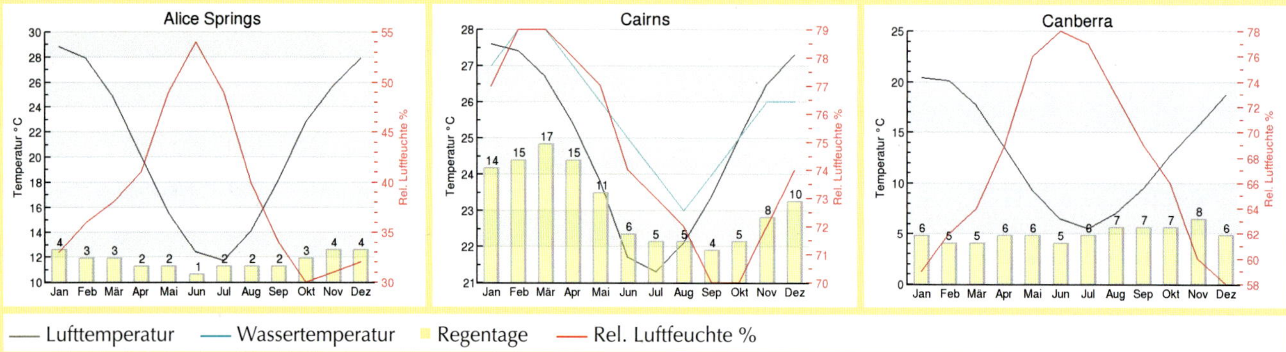

Impfpräventable Risiken

Einreisevorschriften

Gelbfieber

Keine Impfvorschriften für Reisende, die aus Europa direkt einreisen (Direktflug). Wer aus einem von Gelbfieber betroffenen Land einreist (Endemiegebiet), muss eine Gelbfieberimpfung nachweisen (Gelbfieber-Impfbescheinigung). Das gilt auch für Reisende die vorher mehr als 12 Stunden auf einem Transitflughafen in einem Endemiegebiet gewesen sind (ausgenommen davon sind die Galapagos Inseln in Ecuador). Kinder bis zum Alter von 1 Jahr benötigen keine Gelbfieber-Impfung.

Eine Impfbescheinigung wird derzeit benötigt bei der Einreise aus: Äquatorialguinea, Äthiopien, Angola, Argentinien, Benin, Bolivien, Brasilien, Burkina Faso, Burundi, Ecuador, Elfenbeinküste, Französisch-Guyana, Gabun, Gambia, Ghana, Guinea, Guinea-Bissau, Guyana, Kamerun, Kenia, Kolumbien, Kongo, Kongo, Demokratische Republik, Liberia, Mali, Mauretanien, Niger, Nigeria, Panama, Paraguay, Peru, Senegal, Sierra Leone, Sudan, Südsudan, Suriname, Togo, Trinidad und Tobago, Tschad, Uganda, Venezuela, Zentralafrikanische Republik.

Empfohlene Impfungen

Reisende sollten über den für Deutschland empfohlenen Standardimpfschutz (STIKO) verfügen, insbesondere über eine aktuelle Impfung gegen Tetanus (Wundstarrkrampf), Diphtherie, Pertussis (Keuchhusten), Masern und eine Grundimmunisierung gegen Poliomyelitis/Kinderlähmung.
Je nach Alter und Gesundheitszustand kommen weitere Empfehlungen hinzu. **Der STIKO-Impfkalender ist in Teil A des Handbuchs abgebildet.**

Welche Impfungen darüber hinaus für eine Reise empfehlenswert sind, hängt von der Art der Reise ab.

Zusätzlich sollte für viele Reiseländer ein ausreichender Schutz gegen Hepatitis A (Gelbsucht) vorhanden sein. Wer engeren Kontakt zu der einheimischen Bevölkerung hat, sollte sich zusätzlich noch gegen Hepatitis B impfen lassen. Hepatitis B kann z.B. durch Blut, Speichel und beim Sexualkontakt übertragen werden.

Impfungen

Krankheiten	Pflicht	Empfehlung	Pauschal	einf. Reisestil
Diphtherie		•	•	•
Masern		•	•	•
Pertussis (Keuchhusten)		•	•	•
Tetanus (Wundstarrkrampf)		•	•	•
Cholera				
Dengue-Fieber				
FSME (Frühsommer-Meningoenzephalitis)				
Gelbfieber	bedingt			
Hepatitis A				•
Hepatitis B				•
Japanische Enzephalitis				•
Meningokokken-Meningitis				
Polio (Kinderlähmung / Poliomyelitis)				
Tollwut				•
Typhus				

Erläuterungen

Pflicht siehe Einreisevorschriften

Empfehlung siehe Empfohlene Impfungen

Pauschalreisen
Bei Reisen nach westlichem Standard, überwiegend in Touristikzentren, Großstädten, Essen in gehobenen Lokalen oder im Hotel.

Achtung: Bei Reisenden kommt es häufig vor, dass spontan Tagesausflüge ins Landesinnere unternommen werden. Dann könnte ein zusätzlicher Impfschutz, wie beim einfachen Reisestil, sehr wichtig sein!

Einfacher Reisestil
Zusätzlich sollte für viele Reiseländer ein ausreichender Schutz gegen Hepatitis A (Gelbsucht) vorhanden sein. Innerhalb der westlichen Industriestaaten ist die chronische Hepatitis B überwiegend auf Risikogruppen beschränkt, außerhalb jedoch steigt ihre Häufigkeit deutlich an. Sie kann dann z.B. durch Blut, Speichel und beim Sexualkontakt übertragen werden, aber auch durch unsterile (zahn-)medizinische Behandlung. Für solche Ziele ist eine Hepatitis B-Impfung zu empfehlen.

LZ: Langzeit

Weitere Gesundheitsgefahren

Infektionsrisiken
Anthrax (Milzbrand), Brucellose, **Denguefieber und schweres Denguefieber (früher: hämorrhagisches D.),** Histoplasmose, amerikanische, Melioidose

Botschaften

- (Deutschland) 119 Empire Circuit, Yarralumla, ACT 2600, Tel.: 0061-2 62 70 19 11, eMail: info@canberra.diplo.de
- (Österreich) 12 Talbot Street, Forrest, ACT 2603, Tel.: 0061-2-6295 1533, eMail: canberra-ob@bmeia.gv.at
- (Schweiz) 7, Melbourne Avenue Forrest, ACT 2603, Australia, Tel.: 0061-2 6162 8400, eMail: canberra@eda.admin.ch

Bahamas (BS)

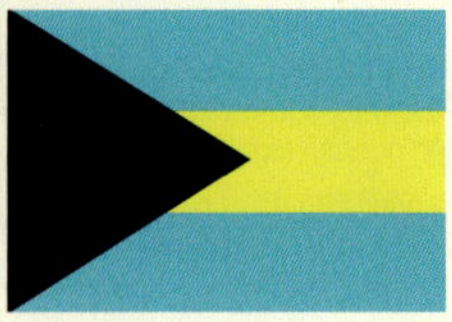

Kontinent: Nordamerika
Einwohnerzahl: 393 (in Tausend)
Lebenserwartung: 73 Jahre
Kindersterblichkeit: 12 pro Tausend
Amtssprache: Englisch
Zeitverschiebung: -6 Std.
Sommerzeit: 09.03.2025 - 02.11.2025
Med. Notrufnummer: keine

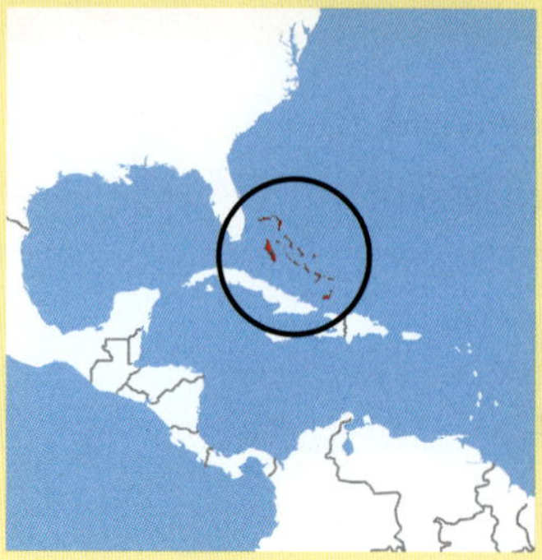

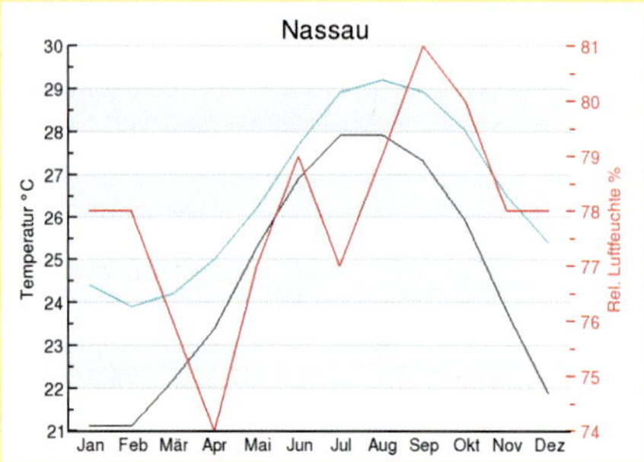

— Lufttemperatur — Wassertemperatur Regentage — Rel. Luftfeuchte %

Impfpräventable Risiken

Einreisevorschriften

Gelbfieber

Keine Impfvorschriften für Reisende, die aus Europa direkt einreisen (Direktflug). Wer aus einem von Gelbfieber betroffenen Land einreist (Endemiegebiet), muss eine Gelbfieberimpfung nachweisen (Gelbfieber-Impfbescheinigung). Das gilt auch für Reisende die vorher mehr als 12 Stunden auf einem Transitflughafen in einem Endemiegebiet gewesen sind. Kinder bis zum Alter von 1 Jahr, benötigen keine Gelbfieber-Impfung.

Eine Impfbescheinigung wird derzeit benötigt bei der Einreise aus: Äquatorialguinea, Äthiopien, Angola, Argentinien, Benin, Bolivien, Brasilien, Burkina Faso, Burundi, Ecuador, Elfenbeinküste, Französisch-Guyana, Gabun, Gambia, Ghana, Guinea, Guinea-Bissau, Guyana, Kamerun, Kenia, Kolumbien, Kongo, Kongo, Demokratische Republik, Liberia, Mali, Mauretanien, Niger, Nigeria, Panama, Paraguay, Peru, Senegal, Sierra Leone, Sudan, Südsudan, Suriname, Togo, Trinidad und Tobago, Tschad, Uganda, Venezuela, Zentralafrikanische Republik.

Empfohlene Impfungen

Reisende sollten über den für Deutschland empfohlenen Standardimpfschutz (STIKO) verfügen, insbesondere über eine aktuelle Impfung gegen Tetanus (Wundstarrkrampf), Diphtherie, Pertussis (Keuchhusten), Masern und eine Grundimmunisierung gegen Poliomyelitis/Kinderlähmung.
Je nach Alter und Gesundheitszustand kommen weitere Empfehlungen hinzu. **Der STIKO-Impfkalender ist in Teil A des Handbuchs abgebildet.**

Welche Impfungen darüber hinaus für eine Reise empfehlenswert sind, hängt von der Art der Reise ab.

Zusätzlich sollte für viele Reiseländer ein ausreichender Schutz gegen Hepatitis A (Gelbsucht) vorhanden sein. Wer engeren Kontakt zu der einheimischen Bevölkerung hat, sollte sich zusätzlich noch gegen Hepatitis B impfen lassen. Hepatitis B kann z.B. durch Blut, Speichel und beim Sexualkontakt übertragen werden.

Impfungen

Krankheiten	Pflicht	Empfehlung	Pauschal	einf. Reisestil
Diphtherie		●	●	●
Masern		●	●	●
Pertussis (Keuchhusten)		●	●	●
Tetanus (Wundstarrkrampf)		●	●	●
Cholera				
Dengue-Fieber		seropos. oder LZ		
FSME (Frühsommer-Meningoenzephalitis)				
Gelbfieber	bedingt			
Hepatitis A		●	●	●
Hepatitis B		●	●	●
Japanische Enzephalitis				
Meningokokken-Meningitis				
Polio (Kinderlähmung / Poliomyelitis)				
Tollwut				
Typhus				

Erläuterungen

Pflicht siehe Einreisevorschriften

Empfehlung siehe Empfohlene Impfungen

Pauschalreisen
Bei Reisen nach westlichem Standard, überwiegend in Touristikzentren, Großstädten, Essen in gehobenen Lokalen oder im Hotel.

Achtung: Bei Reisenden kommt es häufig vor, dass spontan Tagesausflüge ins Landesinnere unternommen werden. Dann könnte ein zusätzlicher Impfschutz, wie beim einfachen Reisestil, sehr wichtig sein!

Einfacher Reisestil
Zusätzlich sollte für viele Reiseländer ein ausreichender Schutz gegen Hepatitis A (Gelbsucht) vorhanden sein. Innerhalb der westlichen Industriestaaten ist die chronische Hepatitis B überwiegend auf Risikogruppen beschränkt, außerhalb jedoch steigt ihre Häufigkeit deutlich an. Sie kann dann z.B. durch Blut, Speichel und beim Sexualkontakt übertragen werden, aber auch durch unsterile (zahn-)medizinische Behandlung. Für solche Ziele ist eine Hepatitis B-Impfung zu empfehlen.
LZ: Langzeit

Weitere Gesundheitsgefahren

Chikungunya, Denguefieber und schweres Denguefieber (früher: hämorrhagisches D.), Zika-Virus

Botschaften

- 10 Waterloo Road, Kingston 10, Jamaika, Tel.: 0018-76 926 67 28, eMail: info@kingston.diplo.de
- Botschaft siehe Vereinigte Staaten / HONORARKONSULAT, Western Business Centre, Building 4, Upper Floor, PO Box N-7532, Western Road, Mount Pleasant, Nassau, Tel.: 001-242-327 82 78, eMail: reichenberger@austriaconsulnassau.com
- Botschaft siehe Kanada / Consulate of Switzerland, Lyford Cay, Resolute Road, Nassau, Bahamas Tel.: 001-242 362 5539, eMail: nassau@honrep.ch

Bahrain (BH)

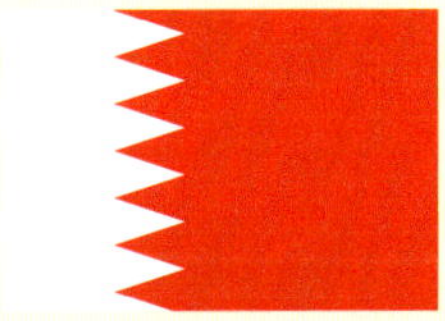

Kontinent: Asien
Einwohnerzahl: 1.702 (in Tausend)
Lebenserwartung: 76 Jahre
Kindersterblichkeit: 7 pro Tausend
Amtssprache: Arabisch
Zeitverschiebung: 2 Std.
Sommerzeit: keine
Med. Notrufnummer: 999

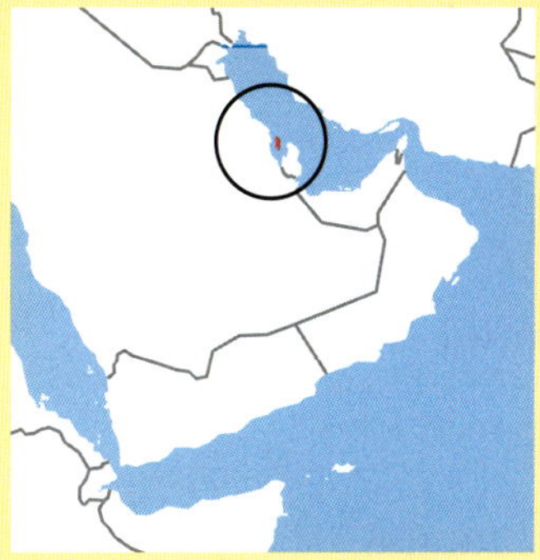

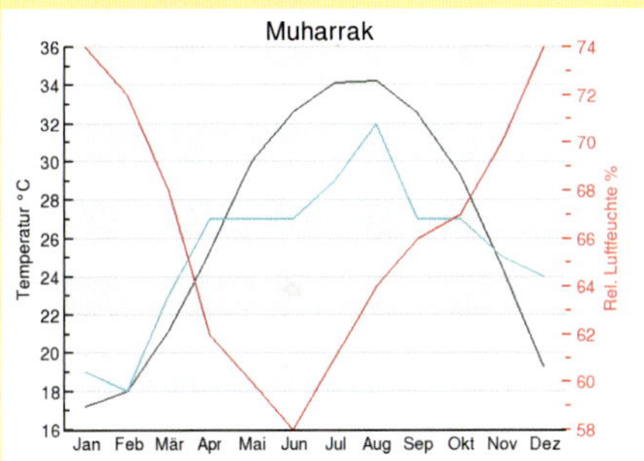

— Lufttemperatur — Wassertemperatur Regentage — Rel. Luftfeuchte %

Impfpräventable Risiken

Einreisevorschriften

Gelbfieber

Keine Impfvorschriften für Reisende, die aus Europa direkt einreisen (Direktflug). Wer aus einem von Gelbfieber betroffenen Land einreist (Endemiegebiet), muss eine Gelbfieberimpfung nachweisen (Gelbfieber-Impfbescheinigung). Das gilt auch für Reisende die vorher mehr als 12 Stunden auf einem Transitflughafen in einem Endemiegebiet gewesen sind. Kinder bis zum Alter von 9 Monaten, benötigen keine Gelbfieber-Impfung.

Eine Impfbescheinigung wird derzeit benötigt bei der Einreise aus: Äquatorialguinea, Äthiopien, Angola, Argentinien, Benin, Bolivien, Brasilien, Burkina Faso, Burundi, Ecuador, Elfenbeinküste, Französisch-Guyana, Gabun, Gambia, Ghana, Guinea, Guinea-Bissau, Guyana, Kamerun, Kenia, Kolumbien, Kongo, Kongo, Demokratische Republik, Liberia, Mali, Mauretanien, Niger, Nigeria, Panama, Paraguay, Peru, Senegal, Sierra Leone, Sudan, Südsudan, Suriname, Togo, Trinidad und Tobago, Tschad, Uganda, Venezuela, Zentralafrikanische Republik.

Empfohlene Impfungen

Reisende sollten über den für Deutschland empfohlenen Standardimpfschutz (STIKO) verfügen, insbesondere über eine aktuelle Impfung gegen Tetanus (Wundstarrkrampf), Diphtherie, Pertussis (Keuchhusten), Masern und eine Grundimmunisierung gegen Poliomyelitis/Kinderlähmung. Je nach Alter und Gesundheitszustand kommen weitere Empfehlungen hinzu. **Der STIKO-Impfkalender ist in Teil A des Handbuchs abgebildet.**

Welche Impfungen darüber hinaus für eine Reise empfehlenswert sind, hängt von der Art der Reise ab.

Zusätzlich sollte für viele Reiseländer ein ausreichender Schutz gegen Hepatitis A (Gelbsucht) vorhanden sein. Wer engeren Kontakt zu der einheimischen Bevölkerung hat, sollte sich zusätzlich noch gegen Hepatitis B impfen lassen. Hepatitis B kann z.B. durch Blut, Speichel und beim Sexualkontakt übertragen werden.

Impfungen

Krankheiten	Pflicht	Empfehlung	Pauschal	einf. Reisestil
Diphtherie		●	●	●
Masern		●	●	●
Pertussis (Keuchhusten)		●	●	●
Tetanus (Wundstarrkrampf)		●	●	●
Cholera				
Dengue-Fieber				
FSME (Frühsommer-Meningoenzephalitis)				
Gelbfieber	bedingt			
Hepatitis A		●	●	●
Hepatitis B		●	●	●
Japanische Enzephalitis				
Meningokokken-Meningitis				
Polio (Kinderlähmung / Poliomyelitis)				
Tollwut				
Typhus				●

Erläuterungen

Pflicht siehe Einreisevorschriften

Empfehlung siehe Empfohlene Impfungen

Pauschalreisen
Bei Reisen nach westlichem Standard, überwiegend in Touristikzentren, Großstädten, Essen in gehobenen Lokalen oder im Hotel.

Achtung: Bei Reisenden kommt es häufig vor, dass spontan Tagesausflüge ins Landesinnere unternommen werden. Dann könnte ein zusätzlicher Impfschutz, wie beim einfachen Reisestil, sehr wichtig sein!

Einfacher Reisestil
Zusätzlich sollte für viele Reiseländer ein ausreichender Schutz gegen Hepatitis A (Gelbsucht) vorhanden sein. Innerhalb der westlichen Industriestaaten ist die chronische Hepatitis B überwiegend auf Risikogruppen beschränkt, außerhalb jedoch steigt ihre Häufigkeit deutlich an. Sie kann dann z.B. durch Blut, Speichel und beim Sexualkontakt übertragen werden, aber auch durch unsterile (zahn-)medizinische Behandlung. Für solche Ziele ist eine Hepatitis B-Impfung zu empfehlen.

LZ: Langzeit

Weitere Gesundheitsgefahren

Infektionsrisiken
Anthrax (Milzbrand), Brucellose, **Chikungunya,** Krim-Kongo Fieber, hämorrhagisches

Botschaften

Salmaniya Avenue, Block 327, Road no. 322, Building 39, Manama, Tel.: 00973-17 74 52 77, eMail: info@manama.diplo.de

Botschaft siehe Kuwait

Botschaft siehe Vereinigte Arabische Emirate

Bangladesch (BD)

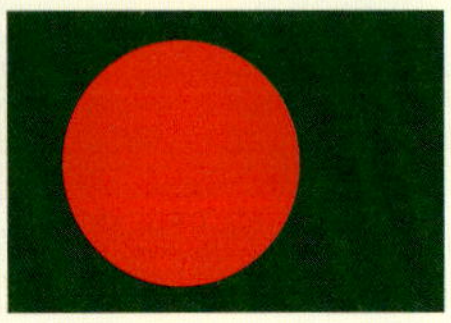

Kontinent: Asien
Beliebte Reiseziele:
Bangla Desh, Ostbengalen
Einwohnerzahl: 164.689 (in Tausend)
Lebenserwartung: 74 Jahre
Kindersterblichkeit: 29 pro Tausend
Amtssprache: Bengalisch
Zeitverschiebung: 5 Std.
Sommerzeit: keine
Med. Notrufnummer: keine

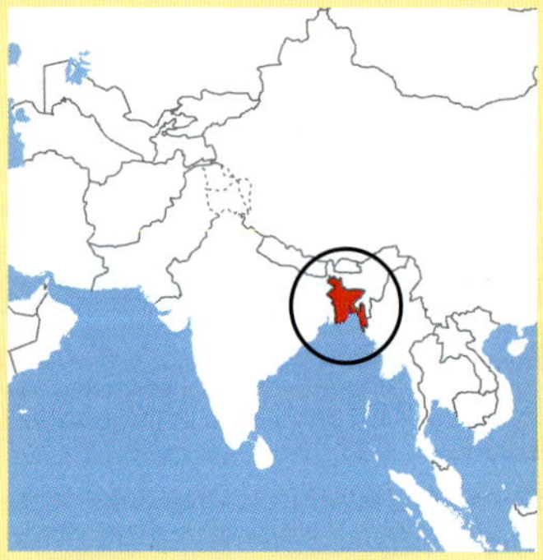

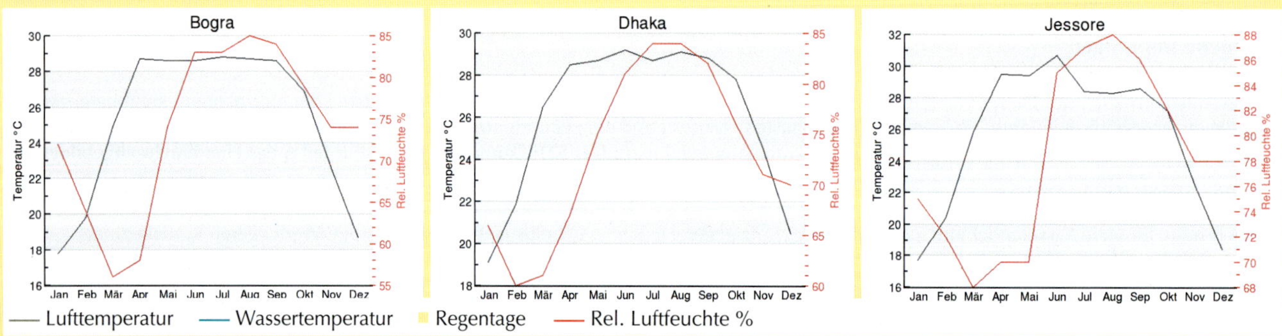

Impfpräventable Risiken

Einreisevorschriften

Gelbfieber

Keine Impfvorschriften für Reisende, die aus Europa direkt einreisen (Direktflug). Wer aus einem von Gelbfieber betroffenen Land einreist (Endemiegebiet), muss eine Gelbfieberimpfung nachweisen (Gelbfieberimpfbescheinigung). Das gilt auch für Reisende die vorher auf einem Transitflughafen in einem Endemiegebiet gewesen sind. Kinder bis zum Alter von 1 Jahr, benötigen keine Gelbfieberimpfung.

Eine Impfbescheinigung wird derzeit benötigt bei der Einreise aus: Äquatorialguinea, Äthiopien, Angola, Argentinien, Benin, Bolivien, Brasilien, Burkina Faso, Burundi, Ecuador, Elfenbeinküste, Französisch-Guyana, Gabun, Gambia, Ghana, Guinea, Guinea-Bissau, Guyana, Kamerun, Kenia, Kolumbien, Kongo, Kongo, Demokratische Republik, Liberia, Mali, Mauretanien, Niger, Nigeria, Panama, Paraguay, Peru, Senegal, Sierra Leone, Sudan, Südsudan, Suriname, Togo, Trinidad und Tobago, Tschad, Uganda, Venezuela, Zentralafrikanische Republik.

Meningokokken-Meningitis

Eine Meningokokken-Meningitis Impfung und die Grippeimpfung für Hadsch-Pilger ist Pflicht.

Polio (Kinderlähmung / Poliomyelitis)

Eine Polioimpfung für Kinder bis 5 Jahre und Erwaschsene und die Grippeimpfung für Hadsch-Pilger ist Pflicht.

Empfohlene Impfungen

Reisende sollten über den für Deutschland empfohlenen Standardimpfschutz (STIKO) verfügen, insbesondere über eine aktuelle Impfung gegen Tetanus (Wundstarrkrampf), Diphtherie, Pertussis (Keuchhusten), Masern und eine Grundimmunisierung gegen Poliomyelitis/Kinderlähmung. Je nach Alter und Gesundheitszustand kommen weitere Empfehlungen hinzu. **Der STIKO-Impfkalender ist in Teil A des Handbuchs abgebildet.**

Welche Impfungen darüber hinaus für eine Reise empfehlenswert sind, hängt von der Art der Reise ab.

Zusätzlich sollte für viele Reiseländer ein ausreichender Schutz gegen Hepatitis A (Gelbsucht) vorhanden sein. Wer engeren Kontakt zu der einheimischen Bevölkerung hat, sollte sich zusätzlich noch gegen Hepatitis B impfen lassen. Hepatitis B kann z.B. durch Blut, Speichel und beim Sexualkontakt übertragen werden.

Impfungen

Krankheiten	Pflicht	Empfehlung	Pauschal	einf. Reisestil
Diphtherie		●	●	●
Masern		●	●	●
Pertussis (Keuchhusten)		●	●	●
Tetanus (Wundstarrkrampf)		●	●	●
Cholera				●
Dengue-Fieber		seropos. oder LZ		
FSME (Frühsommer-Meningoenzephalitis)				
Gelbfieber	bedingt			
Hepatitis A		●	●	●
Hepatitis B		●	●	●
Japanische Enzephalitis				●
Meningokokken-Meningitis	bedingt			
Polio (Kinderlähmung / Poliomyelitis)	bedingt	●	●	●
Tollwut		●	●	●
Typhus			●	●

Erläuterungen

Pflicht siehe Einreisevorschriften

Empfehlung siehe Empfohlene Impfungen

Pauschalreisen
Bei Reisen nach westlichem Standard, überwiegend in Touristikzentren, Großstädten, Essen in gehobenen Lokalen oder im Hotel.

Achtung: Bei Reisenden kommt es häufig vor, dass spontan Tagesausflüge ins Landesinnere unternommen werden. Dann könnte ein zusätzlicher Impfschutz, wie beim einfachen Reisestil, sehr wichtig sein!

Einfacher Reisestil
Zusätzlich sollte für viele Reiseländer ein ausreichender Schutz gegen Hepatitis A (Gelbsucht) vorhanden sein. Innerhalb der westlichen Industriestaaten ist die chronische Hepatitis B überwiegend auf Risikogruppen beschränkt, außerhalb jedoch steigt ihre Häufigkeit deutlich an. Sie kann dann z.B. durch Blut, Speichel und beim Sexualkontakt übertragen werden, aber auch durch unsterile (zahn-)medizinische Behandlung. Für solche Ziele ist eine Hepatitis B-Impfung zu empfehlen.

LZ: Langzeit

Malariavorkommen

Hohes Risiko: Im Südosten, insbesondere in der südöstlichen Hälfte der Provinz Chittagong.

Geringes Risiko: Insbesondere im Südosten in Gebieten, die an die Provinz Chittagong angrenzen sowie im Norden an der Grenze zu Indien.

Minimales Risiko: Im Rest des Landes.

Malariafrei: Dhaka-City

Unter üblichen Rahmenbedingungen (Reisedauer bis ca. 4 Wochen, Hotelunterbringung mit Klimaanlage, informierter und umsichtiger Reisender) wird eine medikamentöse Malariaprophylaxe nur für Reisen in Regionen und Zeiträumen mit hoher Malariaübertragung **empfohlen**.

Malariaerreger: P. falciparum und Mischinfektionen 66%, P. vivax 32%, andere 2%

Medikamentenauswahl

Dazu stehen die im allgemeinen Teil näher beschriebenen Substanzen **Atovaquone/Proguanil, Doxycyclin** (in Deutschland ein off-label use) und in begründeten Einzelfällen **Mefloquin** zur Verfügung.

Abweichungen von dieser Empfehlung sind bei besonders hohem/niedrigem Risiko oder bei besonderen Personengruppen erforderlich. Falls unterwegs beim Auftreten fieberhafter, malariaverdächtiger Episoden (Näheres siehe allgemeiner Teil) eine adäquate Diagnostik und/oder Therapie nicht zur Verfügung steht, ist die Mitnahme einer Notfall-Selbstbehandlung sinnvoll, die zur Resistenzsituation und ggf. zur medikamentösen Prophylaxe paßt. Dazu sollte **Atovaquone/Proguanil** oder **Artemether/Lumefantrin** eingesetzt werden, **Dihydroartemisinin/Piperaquin** wegen des Risikoprofils nur in unvorhersehbaren Notfällen. **Eine Tabelle mit den Medikamenten und Dosierung zur Malariaprophylaxe und der Standby-Behandlung der Malaria finden Sie ab der Seite C-36.**

Weitere Gesundheitsgefahren

Infektionsrisiken

Anthrax (Milzbrand), Brucellose, **Chikungunya,** Cholera, **Denguefieber und schweres Denguefieber (früher: hämorrhagisches D.)** Filariose, lymphatische, Tropische Pulmonale Eosinophilie, Krim-Kongo Fieber, hämorrhagisches, Zika-Virus

Botschaften

11 Madani Avenue, Baridhara Diplomatic Enclave, Dhaka 1212, Tel.: 00880-2 5566 8650, eMail: info@dhaka.diplo.de

Botschaft siehe Indien / HONORARKONSULAT Dhaka: Icon Centre, Plot no-57/4, Progoti Sarani North, Baridhara, Dhaka-1212
eMail: austriancon@quasemgroup.com

Bay's Edgewater 8th Floor, Plot 12 North Avenue, Gulshan 2 Dhaka 1212, Tel.: 00880-255 051 601, eMail: dhaka@eda.admin.ch

Barbados (BB)

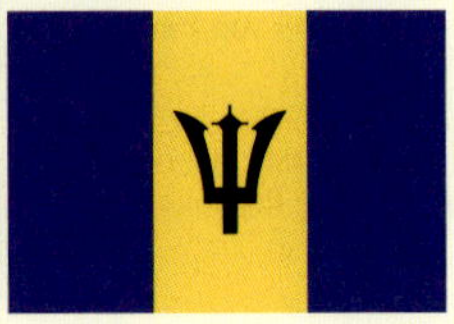

Kontinent: Nordamerika
Einwohnerzahl: 287 (in Tausend)
Lebenserwartung: 76 Jahre
Kindersterblichkeit: 12 pro Tausend
Amtssprache: Englisch
Zeitverschiebung: -5 Std.
Sommerzeit: keine
Med. Notrufnummer: 511

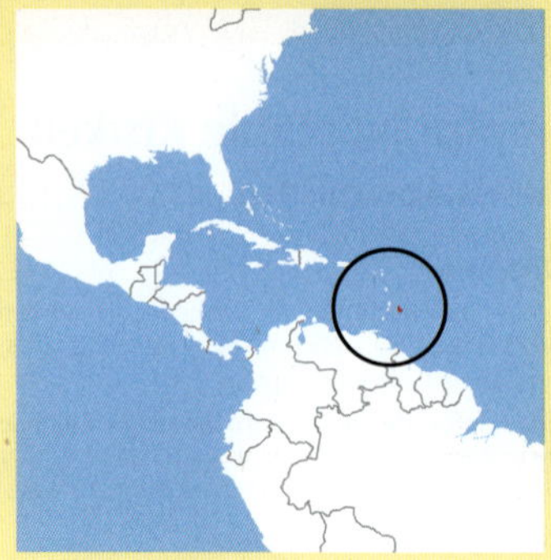

Impfpräventable Risiken

Einreisevorschriften

Gelbfieber

Keine Impfvorschriften für Reisende, die aus Europa direkt einreisen (Direktflug). Wer aus einem von Gelbfieber betroffenen Land einreist (Endemiegebiet), muss eine Gelbfieberimpfung nachweisen (Gelbfieberimpfbescheinigung) mit Ausnahme von Guyana und der Insel Trinidad, es sei denn, es liegt ein Ausbruch vor. Kinder bis zum Alter von 1 Jahr, benötigen keine Gelbfieberimpfung.

Eine Impfbescheinigung wird derzeit benötigt bei der Einreise aus: Äquatorialguinea, Äthiopien, Angola, Argentinien, Benin, Bolivien, Brasilien, Burkina Faso, Burundi, Ecuador, Elfenbeinküste, Französisch-Guyana, Gabun, Gambia, Ghana, Guinea, Guinea-Bissau, Kamerun, Kenia, Kolumbien, Kongo, Kongo, Demokratische Republik, Liberia, Mali, Mauretanien, Niger, Nigeria, Panama, Paraguay, Peru, Senegal, Sierra Leone, Sudan, Südsudan, Suriname, Togo, Tschad, Uganda, Venezuela, Zentralafrikanische Republik.

Empfohlene Impfungen

Reisende sollten über den für Deutschland empfohlenen Standardimpfschutz (STIKO) verfügen, insbesondere über eine aktuelle Impfung gegen Tetanus (Wundstarrkrampf), Diphtherie, Pertussis (Keuchhusten), Masern und eine Grundimmunisierung gegen Poliomyelitis/Kinderlähmung. Je nach Alter und Gesundheitszustand kommen weitere Empfehlungen hinzu. **Der STIKO-Impfkalender ist in Teil A des Handbuchs abgebildet.**

Welche Impfungen darüber hinaus für eine Reise empfehlenswert sind, hängt von der Art der Reise ab.

Zusätzlich sollte für viele Reiseländer ein ausreichender Schutz gegen Hepatitis A (Gelbsucht) vorhanden sein. Wer engeren Kontakt zu der einheimischen Bevölkerung hat, sollte sich zusätzlich noch gegen Hepatitis B impfen lassen. Hepatitis B kann z.B. durch Blut, Speichel und beim Sexualkontakt übertragen werden.

Impfungen

Krankheiten	Pflicht	Empfehlung	Pauschal	einf. Reisestil
Diphtherie		●	●	●
Masern		●	●	●
Pertussis (Keuchhusten)		●	●	●
Tetanus (Wundstarrkrampf)		●	●	●
Cholera				
Dengue-Fieber		seropos. oder LZ		
FSME (Frühsommer-Meningoenzephalitis)				
Gelbfieber	bedingt			
Hepatitis A			●	●
Hepatitis B		●	●	●
Japanische Enzephalitis				
Meningokokken-Meningitis				
Polio (Kinderlähmung / Poliomyelitis)				
Tollwut				
Typhus				

Erläuterungen

Pflicht siehe Einreisevorschriften

Empfehlung siehe Empfohlene Impfungen

Pauschalreisen
Bei Reisen nach westlichem Standard, überwiegend in Touristikzentren, Großstädten, Essen in gehobenen Lokalen oder im Hotel.

Achtung: Bei Reisenden kommt es häufig vor, dass spontan Tagesausflüge ins Landesinnere unternommen werden. Dann könnte ein zusätzlicher Impfschutz, wie beim einfachen Reisestil, sehr wichtig sein!

Einfacher Reisestil
Zusätzlich sollte für viele Reiseländer ein ausreichender Schutz gegen Hepatitis A (Gelbsucht) vorhanden sein. Innerhalb der westlichen Industriestaaten ist die chronische Hepatitis B überwiegend auf Risikogruppen beschränkt, außerhalb jedoch steigt ihre Häufigkeit deutlich an. Sie kann dann z.B. durch Blut, Speichel und beim Sexualkontakt übertragen werden, aber auch durch unsterile (zahn-)medizinische Behandlung. Für solche Ziele ist eine Hepatitis B-Impfung zu empfehlen.

LZ: Langzeit

Weitere Gesundheitsgefahren

Chikungunya, Denguefieber und schweres Denguefieber (früher: hämorrhagisches D.)

Botschaften

Botschaft siehe Trinidad u. Tobago / Honorarkonsulat Pasea Financial Centre, Suite 1, Corner Harts Gap and Dayrells Road, Christ Church BB14030, Barbados, W.I., Tel.: 001-246 427 18 76, eMail: bridgetown@hk-diplo.de

Botschaft siehe Kolumbien / HONORARKONSULAT Bridgetown: Knowlton, Exeter Road, Navy Gardens Gap, Christ Church, Barbados, W.I., Tel.: 001-246-427 3131, eMail: mschwaiger@caribsurf.com

Consulate general of Switzerland, The Goddard Building, Haggatt Hall, St. Michael, Barbados, BB-11059
Tel.: 001-246 227 30 45, eMail: barbados@honrep.ch

Belgien (BE)

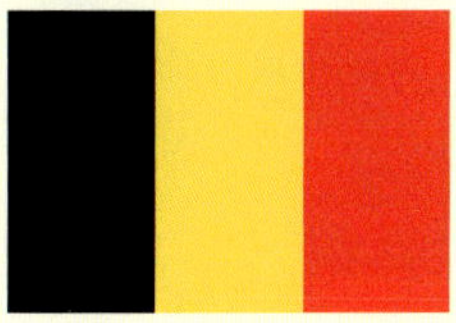

Kontinent: Europa
Einwohnerzahl: 11.590 (in Tausend)
Lebenserwartung: 81 Jahre
Kindersterblichkeit: 4 pro Tausend
Amtssprache: Deutsch, Französisch, Niederländisch
Zeitverschiebung: 0 Std.
Sommerzeit: 30.03.2025 - 26.10.2025
Med. Notrufnummer: 100

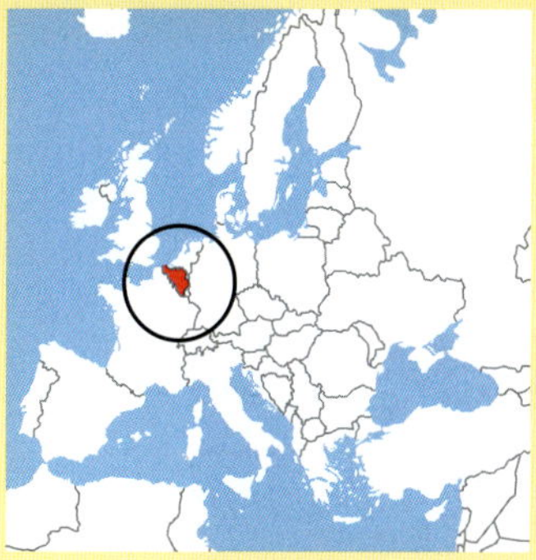

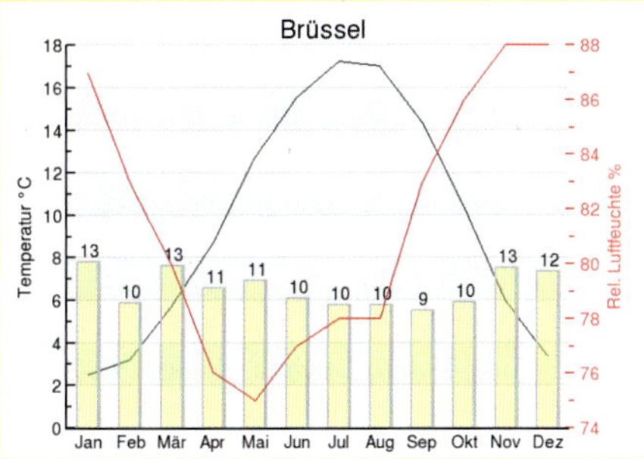

— Lufttemperatur — Wassertemperatur Regentage — Rel. Luftfeuchte %

Impfpräventable Risiken

Empfohlene Impfungen

Reisende sollten über den für Deutschland empfohlenen Standardimpfschutz (STIKO) verfügen, insbesondere über eine aktuelle Impfung gegen Tetanus (Wundstarrkrampf), Diphtherie, Pertussis (Keuchhusten), Masern und eine Grundimmunisierung gegen Poliomyelitis/Kinderlähmung. Je nach Alter und Gesundheitszustand kommen weitere Empfehlungen hinzu. **Der STIKO-Impfkalender ist in Teil A des Handbuchs abgebildet.**

Welche Impfungen darüber hinaus für eine Reise empfehlenswert sind, hängt von der Art der Reise ab.

Zusätzlich sollte für viele Reiseländer ein ausreichender Schutz gegen Hepatitis A (Gelbsucht) vorhanden sein. Wer engeren Kontakt zu der einheimischen Bevölkerung hat, sollte sich zusätzlich noch gegen Hepatitis B impfen lassen. Hepatitis B kann z.B. durch Blut, Speichel und beim Sexualkontakt übertragen werden.

Impfungen

Krankheiten	Pflicht	Empfehlung	Pauschal	Abenteuer
Diphtherie		•	•	•
Masern		•	•	•
Pertussis (Keuchhusten)		•	•	•
Tetanus (Wundstarrkrampf)		•	•	•
Cholera				
Dengue-Fieber				
FSME (Frühsommer-Meningoenzephalitis)				•
Gelbfieber				
Hepatitis A				
Hepatitis B				•
Japanische Enzephalitis				
Meningokokken-Meningitis				
Polio (Kinderlähmung / Poliomyelitis)				
Tollwut				
Typhus				

Erläuterungen

Empfehlung siehe Empfohlene Impfungen

Pauschalreisen
Bei Reisen nach westlichem Standard, überwiegend in Touristikzentren, Großstädten, Essen in gehobenen Lokalen oder im Hotel.

Achtung: Bei Reisenden kommt es häufig vor, dass spontan Tagesausflüge ins Landesinnere unternommen werden. Dann könnte ein zusätzlicher Impfschutz, wie beim einfachem Reisestil, sehr wichtig sein!

Einfacher Reisestil
Zusätzlich sollte für viele Reiseländer ein ausreichender Schutz gegen Hepatitis A (Gelbsucht) vorhanden sein. Innerhalb der westlichen Industriestaaten ist die chronische Hepatitis B überwiegend auf Risikogruppen beschränkt, außerhalb jedoch steigt ihre Häufigkeit deutlich an. Sie kann dann z.B. durch Blut, Speichel und beim Sexualkontakt übertragen werden, aber auch durch unsterile (zahn-)medizinische Behandlung. Für solche Ziele ist eine Hepatitis B-Impfung zu empfehlen.

LZ: Langzeit

Botschaften

- 8-14, rue Jacques de Lalaingstraat, 1040 Brüssel, Tel.: 0032-2787 18 00, eMail: info@bruessel.diplo.de
- Avenue de Cortenbergh 52, B-1000 Brüssel, Tel.: 0032-2-2890-700, eMail: bruessel-ob@bmeia.gv.at,
- Place du Luxembourg 1, Luxembourg 1 1050 Bruxelles, Tel.: 0032-2 285 43 50, eMail: bruxelles@eda.admin.ch

Belize (BZ)

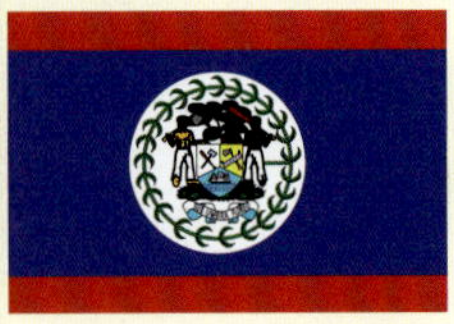

Kontinent: Nordamerika
Einwohnerzahl: 398 (in Tausend)
Lebenserwartung: 74 Jahre
Kindersterblichkeit: 12 pro Tausend
Amtssprache: Englisch
Zeitverschiebung: -7 Std.
Sommerzeit: keine
Med. Notrufnummer: 911

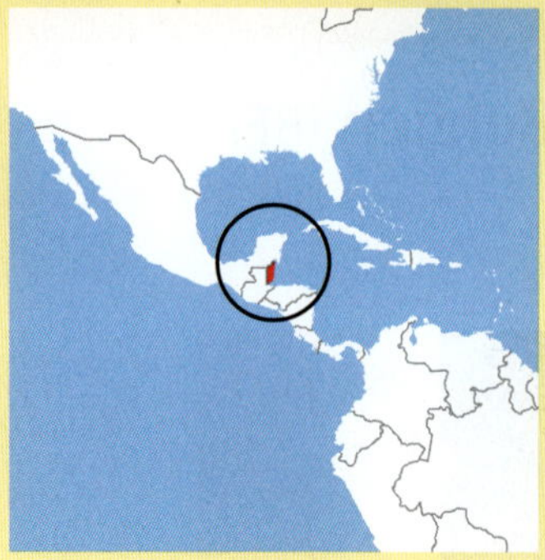

Impfpräventable Risiken

Einreisevorschriften

Gelbfieber

Keine Impfvorschriften für Reisende, die aus Europa direkt einreisen (Direktflug). Wer aus einem von Gelbfieber betroffenen Land einreist (Endemiegebiet), muss eine Gelbfieberimpfung nachweisen (Gelbfieber-Impfbescheinigung). Das gilt auch für Reisende die vorher auf einem Transitflughafen in einem Endemiegebiet gewesen sind. Kinder bis zum Alter von 1 Jahr, benötigen keine Gelbfieber-Impfung.

Eine Impfbescheinigung wird derzeit benötigt bei der Einreise aus: Äquatorialguinea, Äthiopien, Angola, Argentinien, Benin, Bolivien, Brasilien, Burkina Faso, Burundi, Ecuador, Elfenbeinküste, Französisch-Guyana, Gabun, Gambia, Ghana, Guinea, Guinea-Bissau, Guyana, Kamerun, Kenia, Kolumbien, Kongo, Kongo, Demokratische Republik, Liberia, Mali, Mauretanien, Niger, Nigeria, Panama, Paraguay, Peru, Senegal, Sierra Leone, Sudan, Südsudan, Suriname, Togo, Trinidad und Tobago, Tschad, Uganda, Venezuela, Zentralafrikanische Republik

Empfohlene Impfungen

Reisende sollten über den für Deutschland empfohlenen Standardimpfschutz (STIKO) verfügen, insbesondere über eine aktuelle Impfung gegen Tetanus (Wundstarrkrampf), Diphtherie, Pertussis (Keuchhusten), Masern und eine Grundimmunisierung gegen Poliomyelitis/Kinderlähmung.
Je nach Alter und Gesundheitszustand kommen weitere Empfehlungen hinzu. **Der STIKO-Impfkalender ist in Teil A des Handbuchs abgebildet.**

Welche Impfungen darüber hinaus für eine Reise empfehlenswert sind, hängt von der Art der Reise ab.

Zusätzlich sollte für viele Reiseländer ein ausreichender Schutz gegen Hepatitis A (Gelbsucht) vorhanden sein. Wer engeren Kontakt zu der einheimischen Bevölkerung hat, sollte sich zusätzlich noch gegen Hepatitis B impfen lassen. Hepatitis B kann z.B. durch Blut, Speichel und beim Sexualkontakt übertragen werden.

Impfungen

Krankheiten	Pflicht	Empfehlung	Pauschal	einf. Reisestil
Diphtherie		●	●	●
Masern		●	●	●
Pertussis (Keuchhusten)		●	●	●
Tetanus (Wundstarrkrampf)		●	●	●
Cholera				
Dengue-Fieber		seropos. oder LZ		●
FSME (Frühsommer-Meningoenzephalitis)				
Gelbfieber	bedingt			
Hepatitis A		●	●	●
Hepatitis B		●	●	●
Japanische Enzephalitis				
Meningokokken-Meningitis				
Polio (Kinderlähmung / Poliomyelitis)				
Tollwut				●
Typhus				●

Erläuterungen

Pflicht siehe Einreisevorschriften

Empfehlung siehe Empfohlene Impfungen

Pauschalreisen
Bei Reisen nach westlichem Standard, überwiegend in Touristikzentren, Großstädten, Essen in gehobenen Lokalen oder im Hotel.

Achtung: Bei Reisenden kommt es häufig vor, dass spontan Tagesausflüge ins Landesinnere unternommen werden. Dann könnte ein zusätzlicher Impfschutz, wie beim einfachen Reisestil, sehr wichtig sein!

Einfacher Reisestil
Zusätzlich sollte für viele Reiseländer ein ausreichender Schutz gegen Hepatitis A (Gelbsucht) vorhanden sein. Innerhalb der westlichen Industriestaaten ist die chronische Hepatitis B überwiegend auf Risikogruppen beschränkt, außerhalb jedoch steigt ihre Häufigkeit deutlich an. Sie kann dann z.B. durch Blut, Speichel und beim Sexualkontakt übertragen werden, aber auch durch unsterile (zahn-)medizinische Behandlung. Für solche Ziele ist eine Hepatitis B-Impfung zu empfehlen.

LZ: Langzeit

Malariavorkommen

Seit 2019 keine Malariafälle mehr gemeldet.

Weitere Gesundheitsgefahren

Infektionsrisiken

Anthrax (Milzbrand), Brucellose, **Chikungunya, Denguefieber und schweres Denguefieber (früher: hämorrhagisches D.),** Histoplasmose, amerikanische, Zika-Virus

Botschaften

- 🇩🇪 Avenida La Reforma 9-55, Zona 10, Edificio Reforma 10, Nivel 10, Ciudad de Guatemala, Tel.: 00502-23 64 67 00, eMail: info@guatemala-stadt.diplo.de
- 🇦🇹 Botschaft siehe Mexiko / HONORARKONSULAT Belize: 111 North Front Street, Seaside Suite 201, Marine Terminal, Belize City Tel.: 00501-223-1013, eMail: info@lawbelize.bz
- 🇨🇭 Consulate of Switzerland, 83 North Front Street, Belize City, C.A., Tel.: 00501-223 5505, eMail: belize@honrep.ch

Benin (BJ)

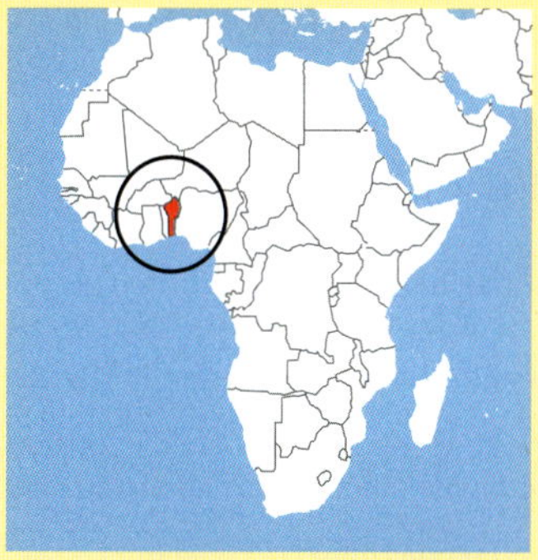

Kontinent: Afrika
Andere Namen: Dahomey
Einwohnerzahl: 12.123 (in Tausend)
Lebenserwartung: 63 Jahre
Kindersterblichkeit: 86 pro Tausend
Amtssprache: Französisch
Zeitverschiebung: 0 Std.
Sommerzeit: keine
Med. Notrufnummer: keine

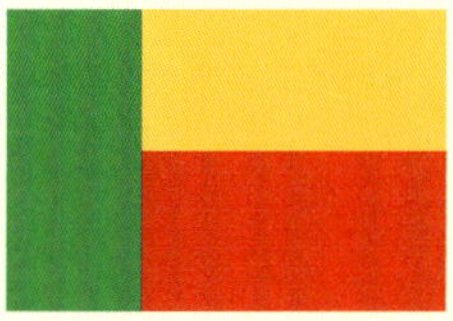

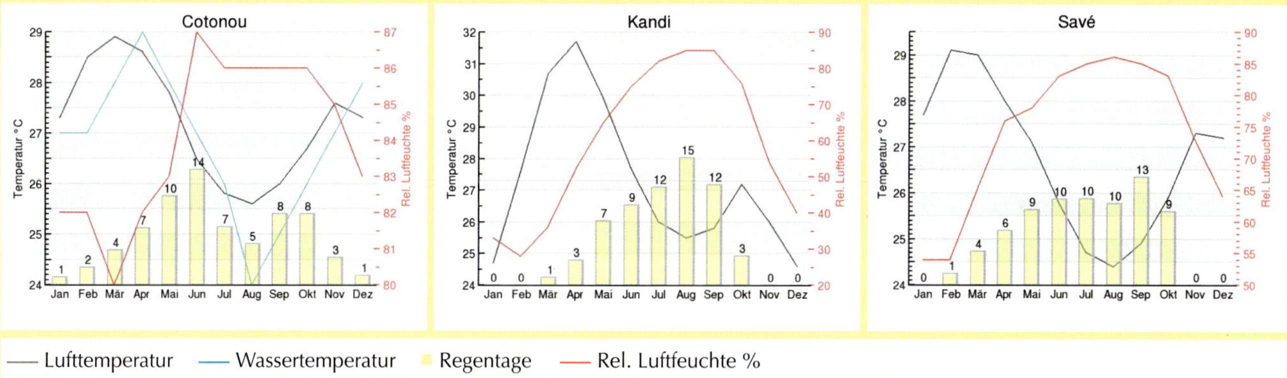

Impfpräventable Risiken

Einreisevorschriften

Gelbfieber

Einreise nur mit Nachweis über die Gelbfieberimpfung. Ausnahme: Kinder bis zum Alter von 9 Monaten, benötigen keine Gelbfieber-Impfung.

Empfohlene Impfungen

Reisende sollten über den für Deutschland empfohlenen Standardimpfschutz (STIKO) verfügen, insbesondere über eine aktuelle Impfung gegen Tetanus (Wundstarrkrampf), Diphtherie, Pertussis (Keuchhusten), Masern und eine Grundimmunisierung gegen Poliomyelitis/Kinderlähmung. Je nach Alter und Gesundheitszustand kommen weitere Empfehlungen hinzu. **Der STIKO-Impfkalender ist in Teil A des Handbuchs abgebildet.**

Welche Impfungen darüber hinaus für eine Reise empfehlenswert sind, hängt von der Art der Reise ab.

Zusätzlich sollte für viele Reiseländer ein ausreichender Schutz gegen Hepatitis A (Gelbsucht) vorhanden sein. Wer engeren Kontakt zu der einheimischen Bevölkerung hat, sollte sich zusätzlich noch gegen Hepatitis B impfen lassen. Hepatitis B kann z.B. durch Blut, Speichel und beim Sexualkontakt übertragen werden.

Impfungen

Krankheiten	Pflicht	Empfehlung	Pauschal	einf. Reisestil
Diphtherie		•	•	•
Masern		•	•	•
Pertussis (Keuchhusten)		•	•	•
Tetanus (Wundstarrkrampf)		•	•	•
Cholera				
Dengue-Fieber				
FSME (Frühsommer-Meningoenzephalitis)				
Gelbfieber	•	•	•	•
Hepatitis A		•	•	•
Hepatitis B		•	•	•
Japanische Enzephalitis				
Meningokokken-Meningitis				•
Polio (Kinderlähmung / Poliomyelitis)		•	•	•
Tollwut				•
Typhus				•

Erläuterungen

Pflicht siehe Einreisevorschriften

Empfehlung siehe Empfohlene Impfungen

Pauschalreisen
Bei Reisen nach westlichem Standard, überwiegend in Touristikzentren, Großstädten, Essen in gehobenen Lokalen oder im Hotel.

Achtung: Bei Reisenden kommt es häufig vor, dass spontan Tagesausflüge ins Landesinnere unternommen werden. Dann könnte ein zusätzlicher Impfschutz, wie beim einfachen Reisestil, sehr wichtig sein!

Einfacher Reisestil
Zusätzlich sollte für viele Reiseländer ein ausreichender Schutz gegen Hepatitis A (Gelbsucht) vorhanden sein. Innerhalb der westlichen Industriestaaten ist die chronische Hepatitis B überwiegend auf Risikogruppen beschränkt, außerhalb jedoch steigt ihre Häufigkeit deutlich an. Sie kann dann z.B. durch Blut, Speichel und beim Sexualkontakt übertragen werden, aber auch durch unsterile (zahn-)medizinische Behandlung. Für solche Ziele ist eine Hepatitis B-Impfung zu empfehlen.

LZ: Langzeit

Malariavorkommen

Hohes Risiko: Ganzjährig - Im ganzen Land inklusive der Städte.

Unter üblichen Rahmenbedingungen (Reisedauer bis ca. 4 Wochen, Hotelunterbringung mit Klimaanlage, informierter und umsichtiger Reisender) wird eine medikamentöse Malariaprophylaxe **ganzjährig empfohlen**.

Malariaerreger: P. falciparum > 99%

Medikamentenauswahl

Dazu stehen die im allgemeinen Teil näher beschriebenen Substanzen **Atovaquone/Proguanil**, **Doxycyclin** (in Deutschland ein off-label use) und in begründeten Einzelfällen **Mefloquin** zur Verfügung.

Abweichungen von dieser Empfehlung sind bei besonders hohem/niedrigem Risiko oder bei besonderen Personengruppen erforderlich. Falls unterwegs beim Auftreten fieberhafter, malariaverdächtiger Episoden (Näheres siehe allgemeiner Teil) eine adäquate Diagnostik und/oder Therapie nicht zur Verfügung steht, ist die Mitnahme einer Notfall-Selbstbehandlung sinnvoll, die zur Resistenzsituation und ggf. zur medikamentösen Prophylaxe paßt. Dazu sollte **Atovaquone/Proguanil** oder **Artemether/Lumefantrin** eingesetzt werden, **Dihydroartemisinin/Piperaquin** wegen des Risikoprofils nur in unvorhersehbaren Notfällen.

Bitte den Beitrag Malaria beachten. Eine Tabelle mit den Medikamenten und Dosierung zur Malariaprophylaxe und der Standby-Behandlung der Malaria finden Sie ab der Seite C-36.

Weitere Gesundheitsgefahren

Infektionsrisiken
Anthrax (Milzbrand), Brucellose, **Chikungunya,** Cholera, Dracunculose (Medinawurmbefall), Egelbefall der Lunge, Filariose, lymphatische, Tropische Pulmonale Eosinophilie, Krim-Kongo Fieber, hämorrhagisches, Onchozerkose, Flußblindheit, Trypanosomiasis, afrikanische, Schlafkrankheit

Botschaften

1438, Avenue Pape Jean Paul II, Cotonou, Tel.: 00229-21 31 29 67, eMail: info@cotonou.diplo.de

Botschaft siehe Nigeria / HONORARKONSULAT Cotonou: Rue 9.232, Porte 27 (nahe "Stade de l'Amitié"), Tel.: 00229-213 82 861, eMail: m1gouth@aol.com

Botschaft siehe Ghana / Bureau de la coopération suisse DDC et Agence consulaire, Lot 117 Zongo Ehuzu, rue du PNUD, Immeuble voisin au Corps de la Paix, 08 BP 0123 Tri Postal – Cotonou, Tel.: 00229-21 31 47 37, eMail: cotonou@eda.admin.ch

Bermuda (BM)

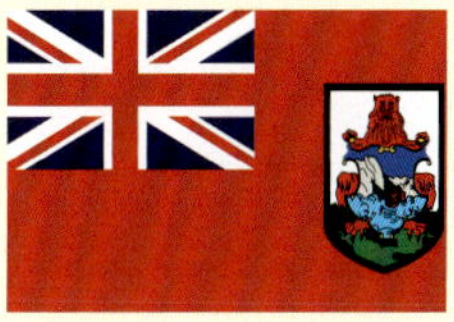

Kontinent: Nordamerika
Einwohnerzahl: unter 1.000
Amtssprache: Englisch
Zeitverschiebung: -5 Std.
Sommerzeit: 09.03.2025 - 02.11.2025
Med. Notrufnummer: keine

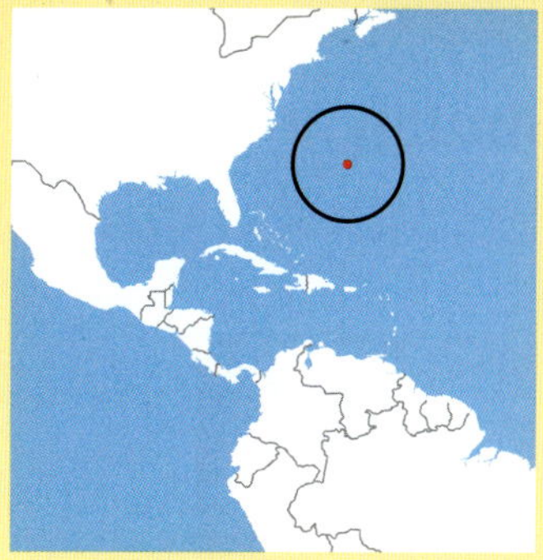

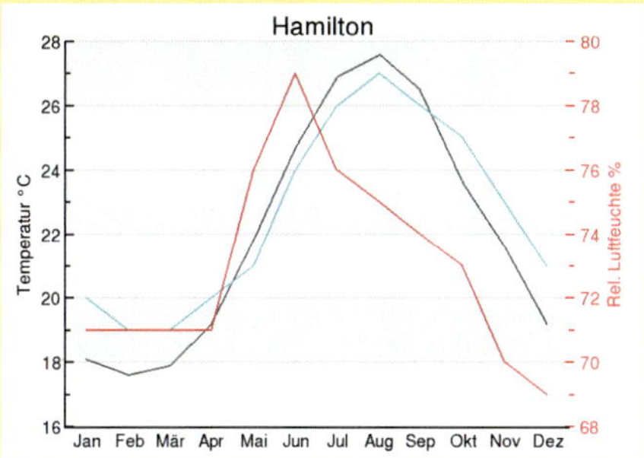

— Lufttemperatur — Wassertemperatur Regentage — Rel. Luftfeuchte %

Impfpräventable Risiken

Empfohlene Impfungen

Reisende sollten über den für Deutschland empfohlenen Standardimpfschutz (STIKO) verfügen, insbesondere über eine aktuelle Impfung gegen Tetanus (Wundstarrkrampf), Diphtherie, Pertussis (Keuchhusten), Masern und eine Grundimmunisierung gegen Poliomyelitis/Kinderlähmung. Je nach Alter und Gesundheitszustand kommen weitere Empfehlungen hinzu. **Der STIKO-Impfkalender ist in Teil A des Handbuchs abgebildet.**

Welche Impfungen darüber hinaus für eine Reise empfehlenswert sind, hängt von der Art der Reise ab.

Zusätzlich sollte für viele Reiseländer ein ausreichender Schutz gegen Hepatitis A (Gelbsucht) vorhanden sein. Wer engeren Kontakt zu der einheimischen Bevölkerung hat, sollte sich zusätzlich noch gegen Hepatitis B impfen lassen. Hepatitis B kann z.B. durch Blut, Speichel und beim Sexualkontakt übertragen werden.

Impfungen

Krankheiten	Pflicht	Empfehlung	Pauschal	einf. Reisestil
Diphtherie		●	●	●
Masern		●	●	●
Pertussis (Keuchhusten)		●	●	●
Tetanus (Wundstarrkrampf)		●	●	●
Cholera				
Dengue-Fieber		seropos. oder LZ		
FSME (Frühsommer-Meningoenzephalitis)				
Gelbfieber				
Hepatitis A				●
Hepatitis B		●	●	●
Japanische Enzephalitis				
Meningokokken-Meningitis				
Polio (Kinderlähmung / Poliomyelitis)				
Tollwut				
Typhus				

Erläuterungen

Pflicht siehe Einreisevorschriften

Empfehlung siehe Empfohlene Impfungen

Pauschalreisen
Bei Reisen nach westlichem Standard, überwiegend in Touristikzentren, Großstädten, Essen in gehobenen Lokalen oder im Hotel.

Achtung: Bei Reisenden kommt es häufig vor, dass spontan Tagesausflüge ins Landesinnere unternommen werden. Dann könnte ein zusätzlicher Impfschutz, wie beim einfachen Reisestil, sehr wichtig sein!

Einfacher Reisestil
Zusätzlich sollte für viele Reiseländer ein ausreichender Schutz gegen Hepatitis A (Gelbsucht) vorhanden sein. Innerhalb der westlichen Industriestaaten ist die chronische Hepatitis B überwiegend auf Risikogruppen beschränkt, außerhalb jedoch steigt ihre Häufigkeit deutlich an. Sie kann dann z.B. durch Blut, Speichel und beim Sexualkontakt übertragen werden, aber auch durch unsterile (zahn-)medizinische Behandlung. Für solche Ziele ist eine Hepatitis B-Impfung zu empfehlen.

LZ: Langzeit

Weitere Gesundheitsgefahren

Infektionsrisiken
Chikungunya, Denguefieber und schweres Denguefieber (früher: hämorrhagisches D.)

Botschaften

Botschaft siehe Großbritannien

HONORARKONSULAT Hamilton, A.S. Cooper Building, 26 Reid Street, 6th Floor, Suite 601, Hamilton HM 11, Bermuda
Tel.: 001-441-292 0305, eMail: olewnowski@hamiltonsecurities.bm

Consulate of Switzerland, 2 Reid Street, Hamilton HM 11, Bermuda, Tel.: 001-441 295 5588, eMail: hamilton@honrep.ch

Bhutan (BT)

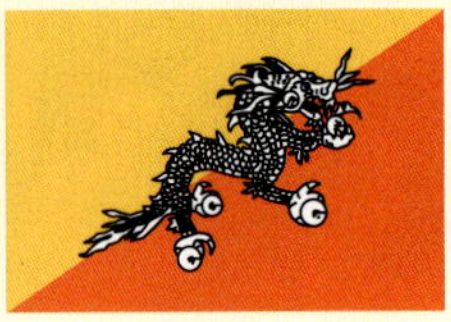

Kontinent: Asien
Einwohnerzahl: 772 (in Tausend)
Lebenserwartung: 73 Jahre
Kindersterblichkeit: 28 pro Tausend
Amtssprache: Dzongkha, Bhutani
Zeitverschiebung: 5 Std.
Sommerzeit: keine
Med. Notrufnummer: 112

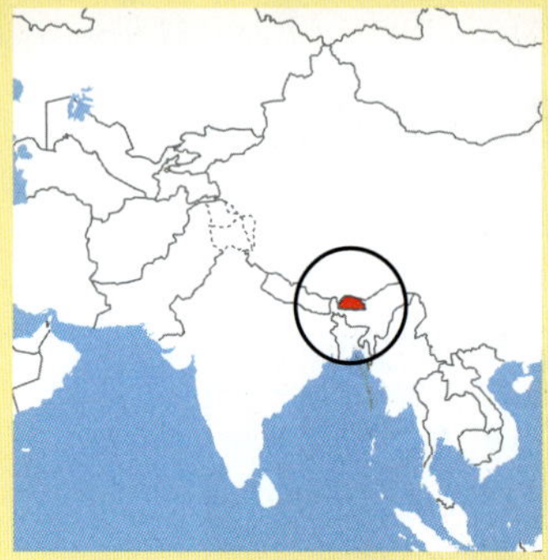

Impfpräventable Risiken

Empfohlene Impfungen

Reisende sollten über den für Deutschland empfohlenen Standardimpfschutz (STIKO) verfügen, insbesondere über eine aktuelle Impfung gegen Tetanus (Wundstarrkrampf), Diphtherie, Pertussis (Keuchhusten), Masern und eine Grundimmunisierung gegen Poliomyelitis/Kinderlähmung. Je nach Alter und Gesundheitszustand kommen weitere Empfehlungen hinzu. **Der STIKO-Impfkalender ist in Teil A des Handbuchs abgebildet.**

Welche Impfungen darüber hinaus für eine Reise empfehlenswert sind, hängt von der Art der Reise ab.

Zusätzlich sollte für viele Reiseländer ein ausreichender Schutz gegen Hepatitis A (Gelbsucht) vorhanden sein. Wer engeren Kontakt zu der einheimischen Bevölkerung hat, sollte sich zusätzlich noch gegen Hepatitis B impfen lassen. Hepatitis B kann z.B. durch Blut, Speichel und beim Sexualkontakt übertragen werden.

Impfungen

Krankheiten	Pflicht	Empfehlung	Pauschal	einf. Reisestil
Diphtherie		●	●	●
Masern		●	●	●
Pertussis (Keuchhusten)		●	●	●
Tetanus (Wundstarrkrampf)		●	●	●
Cholera				
Dengue-Fieber		seropos. oder LZ		
FSME (Frühsommer-Meningoenzephalitis)				
Gelbfieber				
Hepatitis A		●	●	●
Hepatitis B		●	●	●
Japanische Enzephalitis				●
Meningokokken-Meningitis				
Polio (Kinderlähmung / Poliomyelitis)				
Tollwut		●	●	●
Typhus				●

Erläuterungen

Pflicht siehe Einreisevorschriften

Empfehlung siehe Empfohlene Impfungen

Pauschalreisen
Bei Reisen nach westlichem Standard, überwiegend in Touristikzentren, Großstädten, Essen in gehobenen Lokalen oder im Hotel.

Achtung: Bei Reisenden kommt es häufig vor, dass spontan Tagesausflüge ins Landesinnere unternommen werden. Dann könnte ein zusätzlicher Impfschutz, wie beim einfachen Reisestil, sehr wichtig sein!

Einfacher Reisestil
Zusätzlich sollte für viele Reiseländer ein ausreichender Schutz gegen Hepatitis A (Gelbsucht) vorhanden sein. Innerhalb der westlichen Industriestaaten ist die chronische Hepatitis B überwiegend auf Risikogruppen beschränkt, außerhalb jedoch steigt ihre Häufigkeit deutlich an. Sie kann dann z.B. durch Blut, Speichel und beim Sexualkontakt übertragen werden, aber auch durch unsterile (zahn-)medizinische Behandlung. Für solche Ziele ist eine Hepatitis B-Impfung zu empfehlen.

LZ: Langzeit

Malariavorkommen

Minimales Risiko: Ganzjährig - Im Süden des Landes < 1700 m Höhe an der Grenze zu Indien. Nur wenige Fälle pro Jahr.

Kein Risiko: Ganzjährig - touristisch beliebte Regionen.

Unter üblichen Rahmenbedingungen (Reisedauer bis ca. 4 Wochen, Hotelunterbringung mit Klimaanlage, informierter und umsichtiger Reisender) wird eine medikamentöse Malariaprophylaxe **nicht empfohlen**.

Malariaerreger: P. vivax > 78 %, P. falciparum und Mischinfektionen 22 %

Weitere Gesundheitsgefahren

Infektionsrisiken
Anthrax (Milzbrand), Brucellose, **Denguefieber und schweres Denguefieber (früher: hämorrhagisches D.),** Filariose, lymphatische, Tropische Pulmonale Eosinophilie, Krim-Kongo Fieber, hämorrhagisches

Botschaften

- (DE) No. 6/50G, Shanti Path, Chanakyapuri, New Delhi 110021, Indien, Tel.: 0091-11 44 19 91 99, eMail: info@new-delhi.diplo.de
- (AT) Botschaft siehe Indien
- (CH) Botschaft siehe Indien

Bolivien (BO)

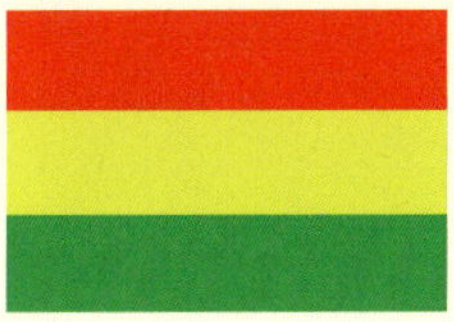

Kontinent: Südamerika

Beliebte Reiseziele: Anden, Titicacasee

Einwohnerzahl: 11.673 (in Tausend)

Lebenserwartung: 72 Jahre

Kindersterblichkeit: 25 pro Tausend

Amtssprache: Aymara, Quechua, Spanisch

Zeitverschiebung: -5 Std

Sommerzeit: keine

Med. Notrufnummer: 110

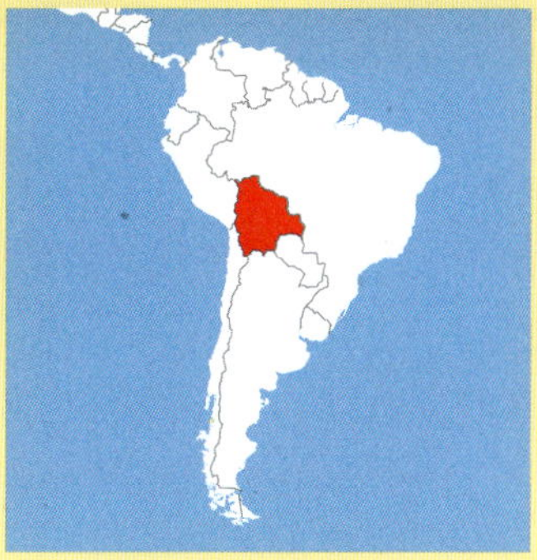

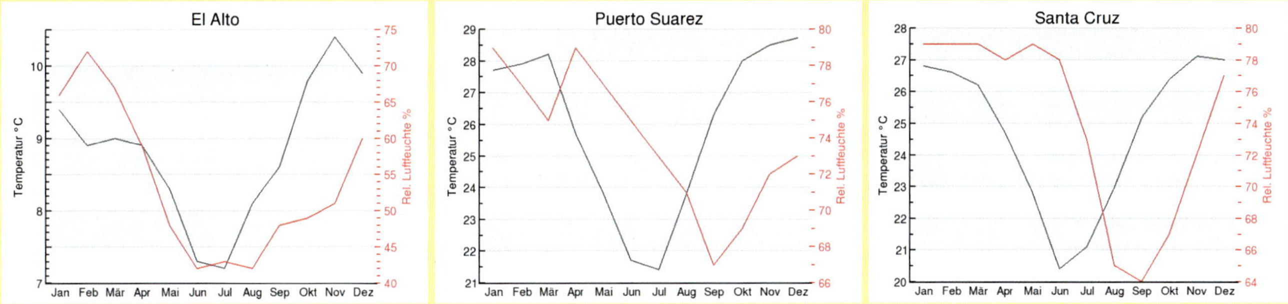

— Lufttemperatur — Wassertemperatur Regentage — Rel. Luftfeuchte %

Impfpräventable Risiken

Einreisevorschriften

Gelbfieber

Keine Impfvorschriften für Reisende, die aus Europa direkt einreisen (Direktflug). Wer aus einem von Gelbfieber betroffenen Land einreist (Endemiegebiet), muss eine Gelbfieberimpfung nachweisen (Gelbfieber-Impfbescheinigung). Kinder bis zum Alter von 1 Jahr, benötigen keine Gelbfieberimpfung.

Eine Impfbescheinigung wird derzeit benötigt bei der Einreise aus: Äquatorialguinea, Äthiopien, Angola, Argentinien, Benin, Brasilien, Burkina Faso, Burundi, Ecuador, Elfenbeinküste, Französisch-Guyana, Gabun, Gambia, Ghana, Guinea, Guinea-Bissau, Guyana, Kamerun, Kenia, Kolumbien, Kongo, Kongo, Demokratische Republik, Liberia, Mali, Mauretanien, Niger, Nigeria, Panama, Paraguay, Peru, Senegal, Sierra Leone, Sudan, Südsudan, Suriname, Togo, Trinidad und Tobago, Tschad, Uganda, Venezuela, Zentralafrikanische Republik.

Empfohlene Impfungen

Reisende sollten über den für Deutschland empfohlenen Standardimpfschutz (STIKO) verfügen, insbesondere über eine aktuelle Impfung gegen Tetanus (Wundstarrkrampf), Diphtherie, Pertussis (Keuchhusten), Masern und eine Grundimmunisierung gegen Poliomyelitis/Kinderlähmung.
Je nach Alter und Gesundheitszustand kommen weitere Empfehlungen hinzu. **Der STIKO-Impfkalender ist in Teil A des Handbuchs abgebildet.**

Welche Impfungen darüber hinaus für eine Reise empfehlenswert sind, hängt von der Art der Reise ab.

Zusätzlich sollte für viele Reiseländer ein ausreichender Schutz gegen Hepatitis A (Gelbsucht) vorhanden sein. Wer engeren Kontakt zu der einheimischen Bevölkerung hat, sollte sich zusätzlich noch gegen Hepatitis B impfen lassen. Hepatitis B kann z.B. durch Blut, Speichel und beim Sexualkontakt übertragen werden.

Impfungen

Krankheiten	Pflicht	Empfehlung	Pauschal	einf. Reisestil
Diphtherie		●	●	●
Masern		●	●	●
Pertussis (Keuchhusten)		●	●	●
Tetanus (Wundstarrkrampf)		●	●	●
Cholera				
Dengue-Fieber		seropos. oder LZ		
FSME (Frühsommer-Meningoenzephalitis)				
Gelbfieber	bedingt	●	●	●
Hepatitis A		●	●	●
Hepatitis B		●	●	●
Japanische Enzephalitis				
Meningokokken-Meningitis				
Polio (Kinderlähmung / Poliomyelitis)				
Tollwut		●	●	●
Typhus				●

Erläuterungen

Pflicht siehe Einreisevorschriften

Empfehlung siehe Empfohlene Impfungen

Pauschalreisen
Bei Reisen nach westlichem Standard, überwiegend in Touristikzentren, Großstädten, Essen in gehobenen Lokalen oder im Hotel.

Achtung: Bei Reisenden kommt es häufig vor, dass spontan Tagesausflüge ins Landesinnere unternommen werden. Dann könnte ein zusätzlicher Impfschutz, wie beim einfachen Reisestil, sehr wichtig sein!

Einfacher Reisestil
Zusätzlich sollte für viele Reiseländer ein ausreichender Schutz gegen Hepatitis A (Gelbsucht) vorhanden sein. Innerhalb der westlichen Industriestaaten ist die chronische Hepatitis B überwiegend auf Risikogruppen beschränkt, außerhalb jedoch steigt ihre Häufigkeit deutlich an. Sie kann dann z.B. durch Blut, Speichel und beim Sexualkontakt übertragen werden, aber auch durch unsterile (zahn-)medizinische Behandlung. Für solche Ziele ist eine Hepatitis B-Impfung zu empfehlen.

LZ: Langzeit

Malariavorkommen

Mittleres Risiko: Ganzjährig - Im Amazonasbecken (Departamento Pando, hoher Norden des Departamento Beni und La Paz) sowie in der Karte dargestellte Regionen.

Geringes Risiko: < 2500 m in der nördlichen Hälfte des Departamento La Paz, Rest des Departamento Beni (Ausnahme s. o.) sowie in ländliche Regionen im Süden an der Grenze zu Argentinien (Departamento Tarija, NW des Departamento Chuquisaca). Im gesamten Tiefland geringes Risiko einer Malaria tertiana.

Malariafrei: La Paz, Höhenlagen > 2500 m.

Malariaerreger:

P. vivax 95 %, P. falciparum 5 % - Eine medikamentöse Malariaprophylaxe nicht empfohlen und gegen Pl. vivax mit den üblichen Medikamenten auch nicht wirksam.

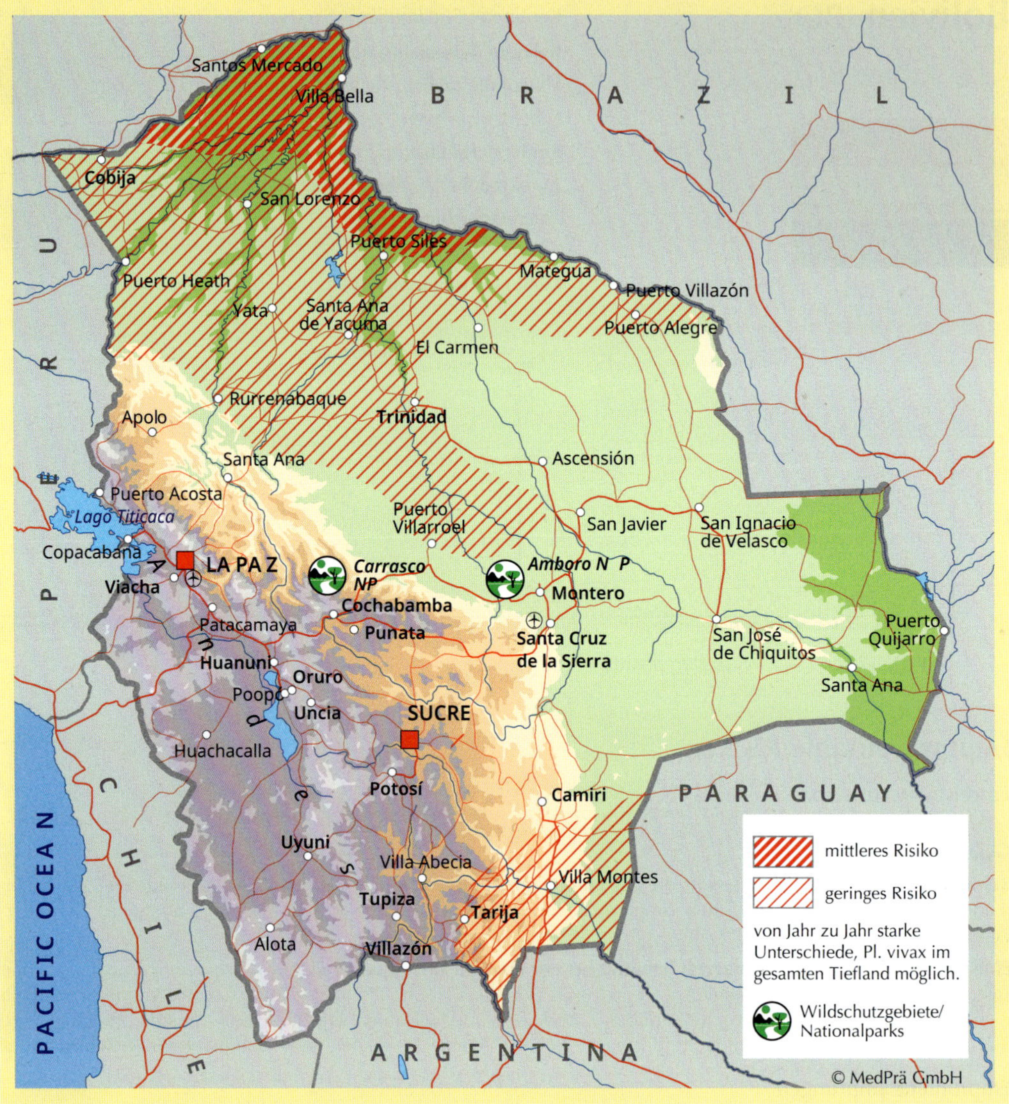

Unter üblichen Rahmenbedingungen (Reisedauer bis ca. 4 Wochen, Hotelunterbringung mit Klimaanlage, informierter und umsichtiger Reisender) wird eine medikamentöse Malariaprophylaxe **nicht empfohlen.**

Medikamentenauswahl

Abweichungen von dieser Empfehlung sind bei besonders hohem/niedrigem Risiko oder bei besonderen Personengruppen erforderlich. Falls unterwegs beim Auftreten fieberhafter, malariaverdächtiger Episoden (Näheres siehe allgemeiner Teil) eine adäquate Diagnostik und/oder Therapie nicht zur Verfügung steht, ist die Mitnahme einer Notfall-Selbstbehandlung sinnvoll, die zur Resistenzsituation und ggf. zur medikamentösen Prophylaxe paßt. Dazu sollte **Atovaquone/Proguanil** oder **Artemether/Lumefantrin** eingesetzt werden, **Dihydroartemisinin/Piperaquin** wegen des Risikoprofils nur in unvorhersehbaren Notfällen.

Bitte den Beitrag Malaria beachten. Eine Tabelle mit den Medikamenten und Dosierung zur Malariaprophylaxe und der Standby-Behandlung der Malaria finden Sie ab der Seite C-36.

Weitere Gesundheitsgefahren

Infektionsrisiken

Anthrax (Milzbrand), Brucellose, Chagas, Cholera, **Denguefieber und schweres Denguefieber (früher: hämorrhagisches D.),** Egelbefall der Leber, Hantavirus, pulmonales Syndrom, Leishmaniose, viscerale, Pest, Trypanosomiasis, amerikanische, Chagas-Krankheit, Virale Hämorrhagische Fieber, südamerikanische, Zika-Virus.

Botschaften

- Avenida Arce 2395, La Paz, Tel.: 00591-2 244 00 66, eMail: info@la-paz.diplo.de
- Botschaft siehe Peru
- Calle 13, No. 455 Esquina 14 de Septiembre Obrajes, La Paz, Tel.: 00591-2 275 10 01

Bosnien und Herzegowina (BA)

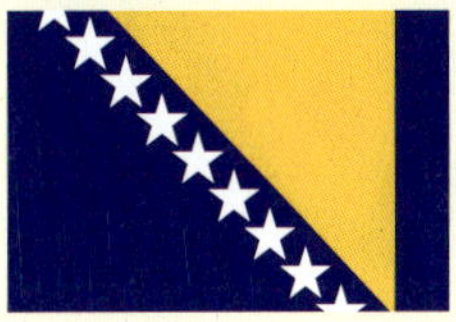

Kontinent: Europa
Einwohnerzahl: 3.281 (in Tausend)
Lebenserwartung: 77 Jahre
Kindersterblichkeit: 6 pro Tausend
Amtssprache: Bosnisch, Kroatisch, Serbisch
Zeitverschiebung: 0 Std.
Sommerzeit: 30.03.2025 - 26.10.2025
Med. Notrufnummer: 124

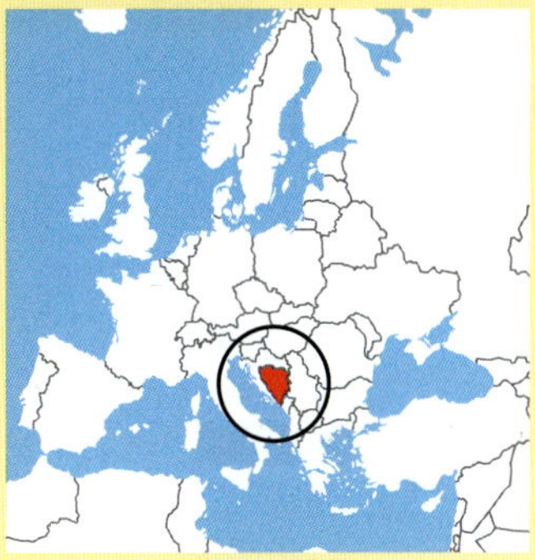

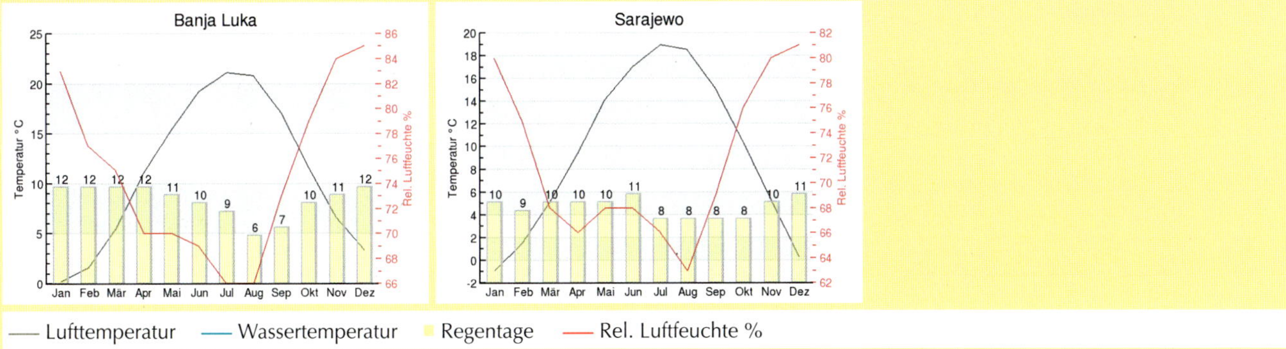

Impfpräventable Risiken

Empfohlene Impfungen

Reisende sollten über den für Deutschland empfohlenen Standardimpfschutz (STIKO) verfügen, insbesondere über eine aktuelle Impfung gegen Tetanus (Wundstarrkrampf), Diphtherie, Pertussis (Keuchhusten), Masern und eine Grundimmunisierung gegen Poliomyelitis/Kinderlähmung. Je nach Alter und Gesundheitszustand kommen weitere Empfehlungen hinzu. **Der STIKO-Impfkalender ist in Teil A des Handbuchs abgebildet.**

Welche Impfungen darüber hinaus für eine Reise empfehlenswert sind, hängt von der Art der Reise ab.

Zusätzlich sollte für viele Reiseländer ein ausreichender Schutz gegen Hepatitis A (Gelbsucht) vorhanden sein. Wer engeren Kontakt zu der einheimischen Bevölkerung hat, sollte sich zusätzlich noch gegen Hepatitis B impfen lassen. Hepatitis B kann z.B. durch Blut, Speichel und beim Sexualkontakt übertragen werden.

Impfungen

Krankheiten	Pflicht	Empfehlung	Pauschal	einf. Reisestil
Diphtherie		●	●	●
Masern		●	●	●
Pertussis (Keuchhusten)		●	●	●
Tetanus (Wundstarrkrampf)		●	●	●
Cholera				
Dengue-Fieber				
FSME (Frühsommer-Meningoenzephalitis)				●
Gelbfieber				
Hepatitis A		●	●	●
Hepatitis B				●
Japanische Enzephalitis				
Meningokokken-Meningitis				
Polio (Kinderlähmung / Poliomyelitis)				
Tollwut				●
Typhus				

Erläuterungen

Pflicht siehe Einreisevorschriften

Empfehlung siehe Empfohlene Impfungen

Pauschalreisen
Bei Reisen nach westlichem Standard, überwiegend in Touristikzentren, Großstädten, Essen in gehobenen Lokalen oder im Hotel.

Achtung: Bei Reisenden kommt es häufig vor, dass spontan Tagesausflüge ins Landesinnere unternommen werden. Dann könnte ein zusätzlicher Impfschutz, wie beim einfachem Reisestil, sehr wichtig sein!

Einfacher Reisestil
Zusätzlich sollte für viele Reiseländer ein ausreichender Schutz gegen Hepatitis A (Gelbsucht) vorhanden sein. Innerhalb der westlichen Industriestaaten ist die chronische Hepatitis B überwiegend auf Risikogruppen beschränkt, außerhalb jedoch steigt ihre Häufigkeit deutlich an. Sie kann dann z.B. durch Blut, Speichel und beim Sexualkontakt übertragen werden, aber auch durch unsterile (zahn-)medizinische Behandlung. Für solche Ziele ist eine Hepatitis B-Impfung zu empfehlen.

LZ: Langzeit

Weitere Gesundheitsgefahren

Infektionsrisiken
Anthrax (Milzbrand), Brucellose, Krim-Kongo Fieber, hämorrhagisches, Sandfliegen-Fieber, West-Nil-Fieber

Botschaften

Skenderija 3, 71000 Sarajewo, Tel.: 00387-33 56 53 00, eMail: info@sarajewo.diplo.de

Dzidzikovac 7, BiH-71000 Sarajewo, Tel.: 00387-33-279 400, eMail: sarajewo-ob@bmeia.gv.at

Zmaja od Bosne 11, Zgrada RBBH, objekat B, BIH - 71000 Sarajevo, Tel.: 00387 33 275 850, eMail: sarajevo@eda.admin.ch

Botsuana (BW)

Kontinent: Afrika
Einwohnerzahl: 2.352 (in Tausend)
Lebenserwartung: 62 Jahre
Kindersterblichkeit: 45 pro Tausend
Amtssprache: Englisch, Sezuan
Zeitverschiebung: 1 Std.
Sommerzeit: keine
Med. Notrufnummer: 997

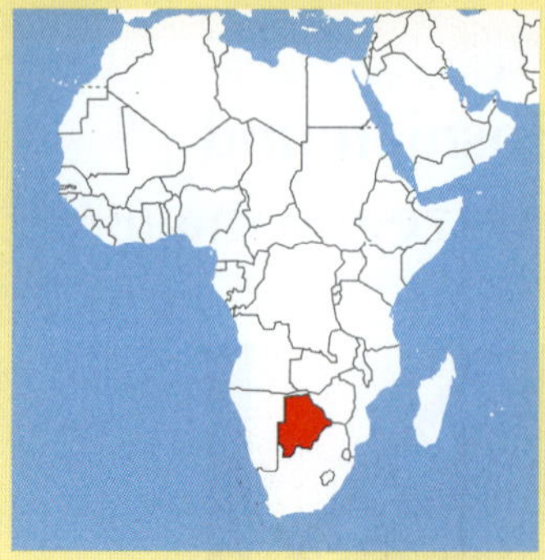

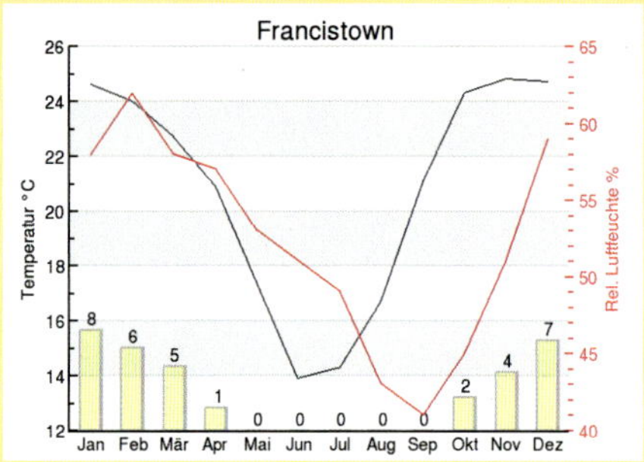

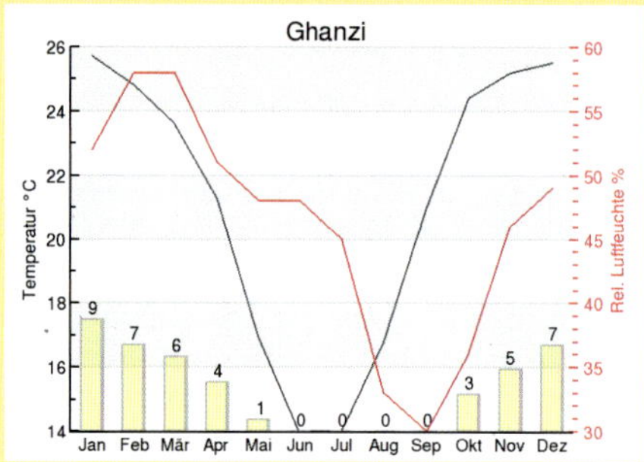

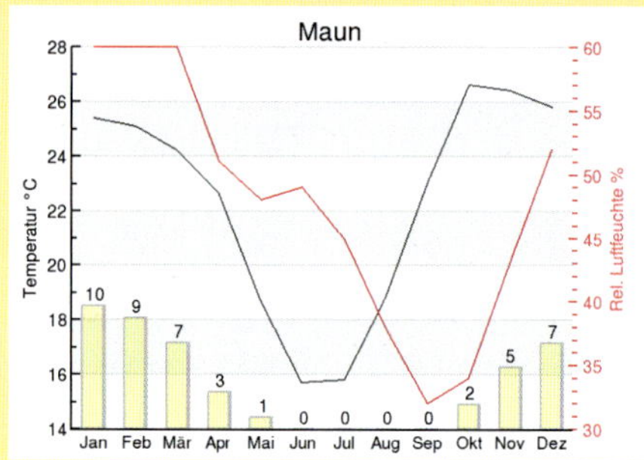

— Lufttemperatur — Wassertemperatur ▪ Regentage — Rel. Luftfeuchte %

Impfpräventable Risiken

Einreisevorschriften

Gelbfieber

Keine Impfvorschriften für Reisende, die aus Europa direkt einreisen (Direktflug). Wer aus einem von Gelbfieber betroffenen Land einreist (Endemiegebiet), muss eine Gelbfieberimpfung nachweisen (Gelbfieber-Impfbescheinigung). Das gilt auch für Reisende die vorher auf einem Transitflughafen in einem Endemiegebiet gewesen sind. Kinder bis zum Alter von 1 Jahr, benötigen keine Gelbfieber-Impfung.

Eine Impfbescheinigung wird derzeit benötigt bei der Einreise aus: Äquatorialguinea, Äthiopien, Angola, Argentinien, Benin, Bolivien, Brasilien, Burkina Faso, Burundi, Ecuador, Elfenbeinküste, Französisch-Guyana, Gabun, Gambia, Ghana, Guinea, Guinea-Bissau, Guyana, Kamerun, Kenia, Kolumbien, Kongo, Kongo, Demokratische Republik, Liberia, Mali, Mauretanien, Niger, Nigeria, Panama, Paraguay, Peru, Senegal, Sierra Leone, Sudan, Südsudan, Suriname, Togo, Trinidad und Tobago, Tschad, Uganda, Venezuela, Zentralafrikanische Republik

Empfohlene Impfungen

Reisende sollten über den für Deutschland empfohlenen Standardimpfschutz (STIKO) verfügen, insbesondere über eine aktuelle Impfung gegen Tetanus (Wundstarrkrampf), Diphtherie, Pertussis (Keuchhusten), Masern und eine Grundimmunisierung gegen Poliomyelitis/Kinderlähmung.
Je nach Alter und Gesundheitszustand kommen weitere Empfehlungen hinzu. **Der STIKO-Impfkalender ist in Teil A des Handbuchs abgebildet.**

Welche Impfungen darüber hinaus für eine Reise empfehlenswert sind, hängt von der Art der Reise ab.

Zusätzlich sollte für viele Reiseländer ein ausreichender Schutz gegen Hepatitis A (Gelbsucht) vorhanden sein. Wer engeren Kontakt zu der einheimischen Bevölkerung hat, sollte sich zusätzlich noch gegen Hepatitis B impfen lassen. Hepatitis B kann z.B. durch Blut, Speichel und beim Sexualkontakt übertragen werden.

Impfungen

Krankheiten	Pflicht	Empfehlung	Pauschal	einf. Reisestil
Diphtherie		●	●	●
Masern		●	●	●
Pertussis (Keuchhusten)		●	●	●
Tetanus (Wundstarrkrampf)		●	●	●
Cholera				
Dengue-Fieber				
FSME (Frühsommer-Meningoenzephalitis)				
Gelbfieber	bedingt			
Hepatitis A		●	●	●
Hepatitis B		●	●	●
Japanische Enzephalitis				
Meningokokken-Meningitis				●
Polio (Kinderlähmung / Poliomyelitis)				●
Tollwut		●	●	●
Typhus				●

Erläuterungen

Pflicht siehe Einreisevorschriften

Empfehlung siehe Empfohlene Impfungen

Pauschalreisen
Bei Reisen nach westlichem Standard, überwiegend in Touristikzentren, Großstädten, Essen in gehobenen Lokalen oder im Hotel.

Achtung: Bei Reisenden kommt es häufig vor, dass spontan Tagesausflüge ins Landesinnere unternommen werden. Dann könnte ein zusätzlicher Impfschutz, wie beim einfachen Reisestil, sehr wichtig sein!

Einfacher Reisestil
Zusätzlich sollte für viele Reiseländer ein ausreichender Schutz gegen Hepatitis A (Gelbsucht) vorhanden sein. Innerhalb der westlichen Industriestaaten ist die chronische Hepatitis B überwiegend auf Risikogruppen beschränkt, außerhalb jedoch steigt ihre Häufigkeit deutlich an. Sie kann dann z.B. durch Blut, Speichel und beim Sexualkontakt übertragen werden, aber auch durch unsterile (zahn-)medizinische Behandlung. Für solche Ziele ist eine Hepatitis B-Impfung zu empfehlen.

LZ: Langzeit

Malariavorkommen

Hohes Risiko: Ganzjährig - Regionen nördlich von Maun, einschließlich Okavango-Delta und Nationalparks wie z. B. Chobe, Moremi und Sibuyu

Hohes Risiko: Nov. - Mai. - In der übrigen Nordhälfte des Landes südlich von Maun.

Geringes Risiko: Jun. - Okt. - In der übrigen Nordhälfte des Landes südöstlich von Maun.

Minimales Risiko: Ganzjährig - In der südlichen Landeshälfte (Ausnahmen s. o.)

Malariafrei: Gaborone

Unter üblichen Rahmenbedingungen (Reisedauer bis ca. 4 Wochen, Hotelunterbringung mit Klimaanlage, informierter und umsichtiger Reisender) wird eine medikamentöse **Malariaprophylaxe** nur für Reisen in Regionen und Zeiträumen mit hoher Malariaübertragung **empfohlen**.

Malariaerreger: P. falciparum > 99%

Medikamentenauswahl

Dazu stehen die im allgemeinen Teil näher beschriebenen Substanzen **Atovaquone/Proguanil**, **Doxycyclin** (in Deutschland ein off-label use) und in begründeten Einzelfällen **Mefloquin** zur Verfügung.

Abweichungen von dieser Empfehlung sind bei besonders hohem/niedrigem Risiko oder bei besonderen Personengruppen erforderlich. Falls unterwegs beim Auftreten fieberhafter, malariaverdächtiger Episoden (Näheres siehe allgemeiner Teil) eine adäquate Diagnostik und/oder Therapie nicht zur Verfügung steht, ist die Mitnahme einer Notfall-Selbstbehandlung sinnvoll, die zur Resistenzsituation und ggf. zur medikamentösen Prophylaxe paßt. Dazu sollte **Atovaquone/Proguanil** oder **Artemether/Lumefantrin** eingesetzt werden, **Dihydroartemisinin/Piperaquin** wegen des Risikoprofils nur in unvorhersehbaren Notfällen.

Bitte den Beitrag Malaria beachten. Eine Tabelle mit den Medikamenten und Dosierung zur Malariaprophylaxe und der Standby-Behandlung der Malaria finden Sie ab der Seite C-36.

Weitere Gesundheitsgefahren

Infektionsrisiken
Anthrax (Milzbrand), Brucellose, **Chikungunya,** Krim-Kongo Fieber, hämorrhagisches

Botschaften

- Queens Road 1079-1084, Gaborone (Main Mall), Tel.: 00267-395 31 43, eMail: info@gaborone.diplo.de
- Botschaft siehe Südafrika / | HONORARKONSULAT Gaborone, Plot 15619, Extension 44, Broadhurst, Gaborone, Tel.: 00267-3167389, Fax: 00267-0953876, eMail: doreen@doreenkhama.com
- Botschaft siehe Südafrika / Consulate of Switzerland, Bryte Risk Services Botswana, P. O. Box 1221, 7th Floor Building 2 (Fairscape Tower), Fairscape Precinct, Plot 70667 Gaborone, Tel.: 0026-771 54 3491, eMail: gaborone@honrep.ch

Brasilien (BR)

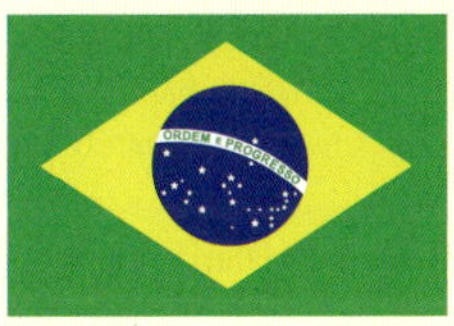

Kontinent: Südamerika

Beliebte Reiseziele: Amazonasbecken, Iguacu-Wasserfälle, Manaus, Rio de Janeiro, Salvador, Sao Paulo

Einwohnerzahl: 212.559 (in Tausend)

Lebenserwartung: 76 Jahre

Kindersterblichkeit: 15 pro Tausend

Amtssprache: Portugiesisch

Zeitverschiebung: -6 Std. -5 Std. -4 Std. -3 Std.

Sommerzeit: keine

Med. Notrufnummer: 192

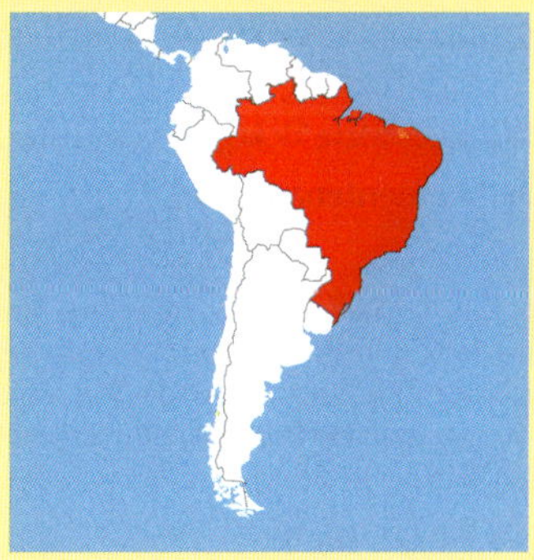

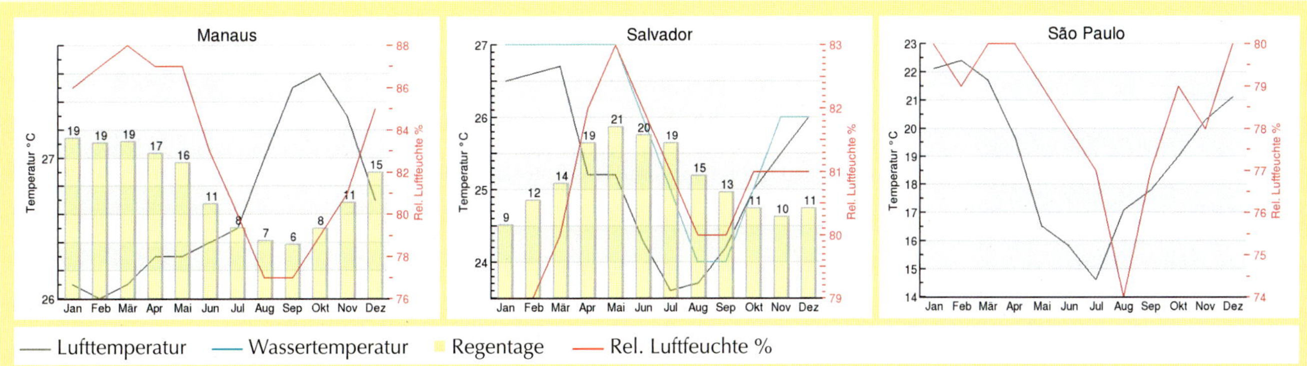

Impfpräventable Risiken

Gelbfieber

Keine Impfvorschriften für Reisende. Die WHO empfiehlt für alle Reisende ab 9 Monaten in die Bundesstaaten Acre, Amapá, Amazonas, Distrito Federal (einschließlich der Hauptstadt Brasília), Espirito Santo, Goiás, Maranhão, Mato Grosso, Mato Grossodo do Sul, Minas Gerais, Pará, Paraná, Piauí, Rio de Janeiro, Río Grande do Sul, Rondônia, Roraima, Santa Catarina, São Paulo, Tocantins; sowie zu bestimmten Gebieten des Bundesstaates Bahia. Eine Impfung wird ebenfalls empfohlen für Reisende, die Iguazu Falls besuchen.

Empfohlene Impfungen

Reisende sollten über den für Deutschland empfohlenen Standardimpfschutz (STIKO) verfügen, insbesondere über eine aktuelle Impfung gegen Tetanus (Wundstarrkrampf), Diphtherie, Pertussis (Keuchhusten), Masern und eine Grundimmunisierung gegen Poliomyelitis/Kinderlähmung. Je nach Alter und Gesundheitszustand kommen weitere Empfehlungen hinzu. **Der STIKO-Impfkalender ist in Teil A des Handbuchs abgebildet.**

Welche Impfungen darüber hinaus für eine Reise empfehlenswert sind, hängt von der Art der Reise ab.

Zusätzlich sollte für viele Reiseländer ein ausreichender Schutz gegen Hepatitis A (Gelbsucht) vorhanden sein. Wer engeren Kontakt zu der einheimischen Bevölkerung hat, sollte sich zusätzlich noch gegen Hepatitis B impfen lassen. Hepatitis B kann z.B. durch Blut, Speichel und beim Sexualkontakt übertragen werden.

Impfungen

Krankheiten	Pflicht	Empfehlung	Pauschal	einf. Reisestil
Diphtherie		●	●	●
Masern		●	●	●
Pertussis (Keuchhusten)		●	●	●
Tetanus (Wundstarrkrampf)		●	●	●
Cholera				
Dengue-Fieber		seropos. oder LZ		
FSME (Frühsommer-Meningoenzephalitis)				
Gelbfieber		●	●	●
Hepatitis A		●	●	●
Hepatitis B		●	●	●
Japanische Enzephalitis				
Meningokokken-Meningitis				
Polio (Kinderlähmung / Poliomyelitis)				
Tollwut				●
Typhus				●

Erläuterungen

Pflicht siehe Einreisevorschriften

Empfehlung siehe Empfohlene Impfungen

Pauschalreisen
Bei Reisen nach westlichem Standard, überwiegend in Touristikzentren, Großstädten, Essen in gehobenen Lokalen oder im Hotel.

Achtung: Bei Reisenden kommt es häufig vor, dass spontan Tagesausflüge ins Landesinnere unternommen werden. Dann könnte ein zusätzlicher Impfschutz, wie beim einfachen Reisestil, sehr wichtig sein!

Einfacher Reisestil
Zusätzlich sollte für viele Reiseländer ein ausreichender Schutz gegen Hepatitis A (Gelbsucht) vorhanden sein. Innerhalb der westlichen Industriestaaten ist die chronische Hepatitis B überwiegend auf Risikogruppen beschränkt, außerhalb jedoch steigt ihre Häufigkeit deutlich an. Sie kann dann z.B. durch Blut, Speichel und beim Sexualkontakt übertragen werden, aber auch durch unsterile (zahn-)medizinische Behandlung. Für solche Ziele ist eine Hepatitis B-Impfung zu empfehlen.

LZ: Langzeit

Malariavorkommen

Hohes Risiko: Einzelne Regionen im Amazonasbecken (Bundesstaaten Acre, Amapá, Amazonas, Roraima, nördliche Hälfte von Rondônia und im SW und NO von Pará).

Geringes Risiko: Norden und Nordwesten des Landes. In anderen Landesteilen allenfalls Einzelfälle beschrieben. Zoonotische Malaria in Wäldern der Bundesstaaten Rio de Janeiro und São Paulo. Flußkreuzfahrten, auch in Hochrisikoregionen

Malariafrei: Städte Brasilia, Rio de Janeiro, São Paulo, Recife, Fortaleza und Salvador, Iguaçu-Fälle sowie Osten und Südosten des Landes soweit nicht oben angegeben.

Unter üblichen Rahmenbedingungen (Reisedauer bis ca. 4 Wochen, Hotelunterbringung mit Klimaanlage, informierter und umsichtiger Reisender) wird eine medikamentöse **Malariaprophylaxe für Regionen und Zeiten mit hohem Risiko empfohlen,** auch wenn diese nur gegen den Falciparum-Anteil gut wirkt.

Medikamentenauswahl

Dazu stehen die im allgemeinen Teil näher beschriebenen Substanzen **Atovaquone/Proguanil, Doxycyclin** (in Deutschland ein off-label use) und in begründeten Einzelfällen **Mefloquin** zur Verfügung. **Abweichungen von dieser Empfehlung** sind bei besonders hohem/niedrigem Risiko oder bei besonderen Personengruppen erforderlich. Falls unterwegs beim Auftreten fieberhafter, malariaverdächtiger Episoden (Näheres siehe allgemeiner Teil) eine adäquate Diagnostik und/oder Therapie nicht zur Verfügung steht, ist die Mitnahme einer Notfall-Selbstbehandlung sinnvoll, die zur Resistenzsituation und ggf. zur medikamentösen Prophylaxe paßt. Dazu sollte **Atovaquone/Proguanil** oder **Artemether/Lumefantrin** eingesetzt werden, **Dihydroartemisinin/Piperaquin** wegen des Risikoprofils nur in unvorhersehbaren Notfällen.

Bitte den Beitrag Malaria beachten. Eine Tabelle mit den Medikamenten und Dosierung zur Malariaprophylaxe und der Standby-Behandlung der Malaria finden Sie ab der Seite C-36.

Malariaerreger:

PP. falciparum und Mischinfektionen 16 %, P. vivax 84 %

Weitere Gesundheitsgefahren

Infektionsrisiken

Anthrax (Milzbrand), Brucellose, **Darmbilharziose, Denguefieber und schweres Denguefieber (früher: hämorrhagisches D.),** Filariose lymphatische, Tropische Pulmonale Eosinophilie, Hantavirus, pulmonales Syndrom, Histoplasmose, amerikanische, Leishmaniose, viscerale, Onchozerkose, Flußblindheit, Pest, Rocky Mountain Spotted Fever, Trypanosomiasis, amerikanische, Chagas-Krankheit, Zika-Virus

Botschaften

- SES Avenida das Nações, Lote 25, Quadra 807, 70415-900 Brasilia DF, Tel.: 0055-61 34 42 70 00
  eMail: info@brasilia.diplo.de
- SES (Setor de Embaixadas Sul), Av. das Nacoes, Quadra 811 - Lote 40, 70426-900 Brasilia DF, Tel.: 0055-61-3443 3421,
  eMail: brasilia-ob@bmeia.gv.at
- SES, Avenida das Nações Qd. 811, Lote 41 70448-900 Brasilia, Tel.: 0055-61 34 43 55 00, eMail: brasilia@eda.admin.ch

Brunei Darussalam
(BN)

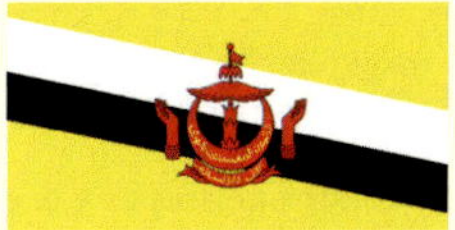

Kontinent: Asien
Einwohnerzahl: 437 (in Tausend)
Lebenserwartung: 74 Jahre
Kindersterblichkeit: 12 pro Tausend
Amtssprache: Malaysisch
Zeitverschiebung: 7 Std.
Sommerzeit: keine

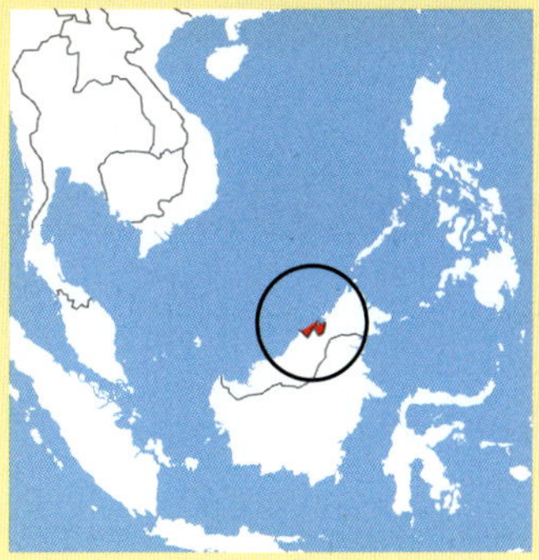

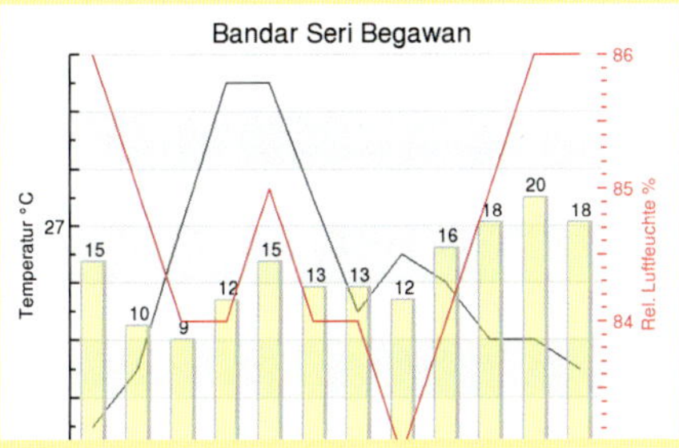

— Lufttemperatur — Wassertemperatur Regentage — Rel. Luftfeuchte %

Impfpräventable Risiken

Einreisevorschriften

Gelbfieber

Keine Impfvorschriften für Reisende, die aus Europa direkt einreisen (Direktflug). Wer aus einem von Gelbfieber betroffenen Land einreist (Endemiegebiet), muss eine Gelbfieberimpfung nachweisen (Gelbfieber-Impfbescheinigung). Das gilt auch für Reisende die vorher mehr als 12 Stunden auf einem Transitflughafen in einem Endemiegebiet gewesen sind. Kinder bis zum Alter von 9 Monaten, benötigen keine Gelbfieber-Impfung.

Eine Impfbescheinigung wird derzeit benötigt bei der Einreise aus: Äquatorialguinea, Äthiopien, Angola, Argentinien, Benin, Bolivien, Brasilien, Burkina Faso, Burundi, Ecuador, Elfenbeinküste, Französisch-Guyana, Gabun, Gambia, Ghana, Guinea, Guinea-Bissau, Guyana, Kamerun, Kenia, Kolumbien, Kongo, Kongo, Demokratische Republik, Liberia, Mali, Mauretanien, Niger, Nigeria, Panama, Paraguay, Peru, Senegal, Sierra Leone, Sudan, Südsudan, Suriname, Togo, Trinidad und Tobago, Tschad, Uganda, Venezuela, Zentralafrikanische Republik.

Polio (Kinderlähmung / Poliomyelitis)

Polioimpfung wird verlangt bei Einreise aus Ländern mit Polio-Verbreitung und dem Risiko der internationalen Verschleppung.

Empfohlene Impfungen

Reisende sollten über den für Deutschland empfohlenen Standardimpfschutz (STIKO) verfügen, insbesondere über eine aktuelle Impfung gegen Tetanus (Wundstarrkrampf), Diphtherie, Pertussis (Keuchhusten), Masern und eine Grundimmunisierung gegen Poliomyelitis/Kinderlähmung.
Je nach Alter und Gesundheitszustand kommen weitere Empfehlungen hinzu. **Der STIKO-Impfkalender ist in Teil A des Handbuchs abgebildet.**

Welche Impfungen darüber hinaus für eine Reise empfehlenswert sind, hängt von der Art der Reise ab.

Zusätzlich sollte für viele Reiseländer ein ausreichender Schutz gegen Hepatitis A (Gelbsucht) vorhanden sein. Wer engeren Kontakt zu der einheimischen Bevölkerung hat, sollte sich zusätzlich noch gegen Hepatitis B impfen lassen. Hepatitis B kann z.B. durch Blut, Speichel und beim Sexualkontakt übertragen werden.

Impfungen

Krankheiten	Pflicht	Empfehlung	Pauschal	einf. Reisestil
Diphtherie		•	•	•
Masern		•	•	•
Pertussis (Keuchhusten)		•	•	•
Tetanus (Wundstarrkrampf)		•	•	•
Cholera				
Dengue-Fieber		seropos. oder LZ		
FSME (Frühsommer-Meningoenzephalitis)				
Gelbfieber	bedingt			
Hepatitis A		•	•	•
Hepatitis B		•	•	•
Japanische Enzephalitis				•
Meningokokken-Meningitis				
Polio (Kinderlähmung / Poliomyelitis)	bedingt			
Tollwut				•
Typhus				•

Erläuterungen

Pflicht siehe Einreisevorschriften

Empfehlung siehe Empfohlene Impfungen

Pauschalreisen
Bei Reisen nach westlichem Standard, überwiegend in Touristikzentren, Großstädten, Essen in gehobenen Lokalen oder im Hotel.

Achtung: Bei Reisenden kommt es häufig vor, dass spontan Tagesausflüge ins Landesinnere unternommen werden. Dann könnte ein zusätzlicher Impfschutz, wie beim einfachen Reisestil, sehr wichtig sein!

Einfacher Reisestil
Zusätzlich sollte für viele Reiseländer ein ausreichender Schutz gegen Hepatitis A (Gelbsucht) vorhanden sein. Innerhalb der westlichen Industriestaaten ist die chronische Hepatitis B überwiegend auf Risikogruppen beschränkt, außerhalb jedoch steigt ihre Häufigkeit deutlich an. Sie kann dann z.B. durch Blut, Speichel und beim Sexualkontakt übertragen werden, aber auch durch unsterile (zahn-)medizinische Behandlung. Für solche Ziele ist eine Hepatitis B-Impfung zu empfehlen.

LZ: Langzeit

Malariavorkommen

Minimales Risiko: Ganzjährig im ganzen Land.

Unter üblichen Rahmenbedingungen (Reisedauer bis ca. 4 Wochen, Hotelunterbringung mit Klimaanlage, informierter und umsichtiger Reisender) wird eine medikamentöse Malariaprophylaxe **nicht empfohlen**.

Malariaerreger: Vorkommen einzelner Fälle von Malaria durch P. knowlesi.

Weitere Gesundheitsgefahren

Infektionsrisiken
Anthrax (Milzbrand), Brucellose, **Chikungunya, Denguefieber und schweres Denguefieber (früher: hämorrhagisches D.),** Filariose, lymphatische, Tropische Pulmonale Eosinophilie

Botschaften

- (DE) Unit 2.01, Block A, 2nd Floor, Complex Yayasan Sultan Haji Hassanal Bolkiah, Jalan Pretty, Bandar Seri Begawan BS 8711, Tel.: 00673-222 55 47, eMail: info@bandar-seri-begawan.diplo.de
- (AT) Botschaft siehe Malaysia
- (CH) Botschaft siehe Singapur / Consulate of Switzerland, 6th Floor, Bangunan Haji Ahmad, Laksamana Othman, 38-39 Jalan Sultan, Bandar Seri Begawan BS8811, Tel.: 00673-223 29 45, eMail: bandar@honrep.ch

Bulgarien (BG)

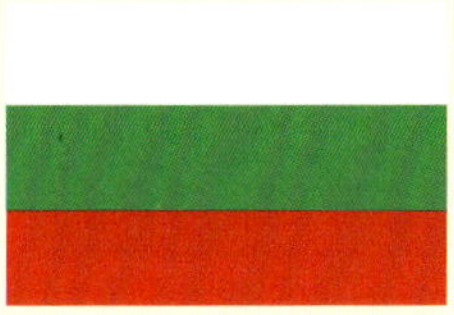

Kontinent: Europa
Einwohnerzahl: 6.948 (in Tausend)
Lebenserwartung: 75 Jahre
Kindersterblichkeit: 6 pro Tausend
Amtssprache: Bulgarisch
Zeitverschiebung: 1 Std.
Sommerzeit: 30.03.2025 - 26.10.2025
Med. Notrufnummer: 150

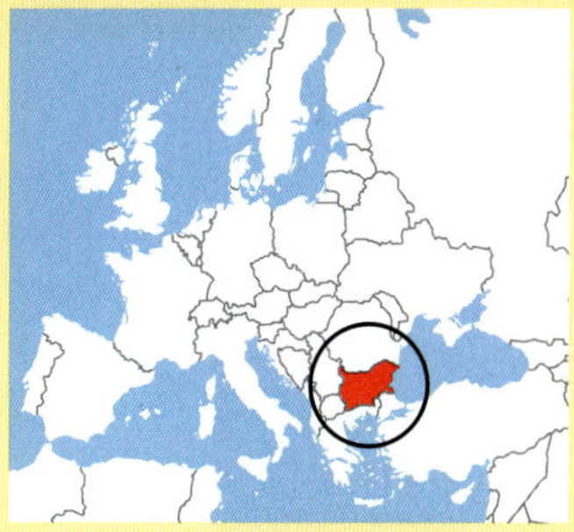

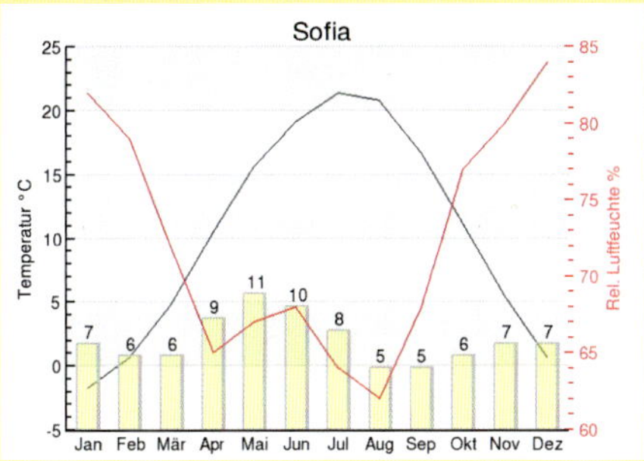

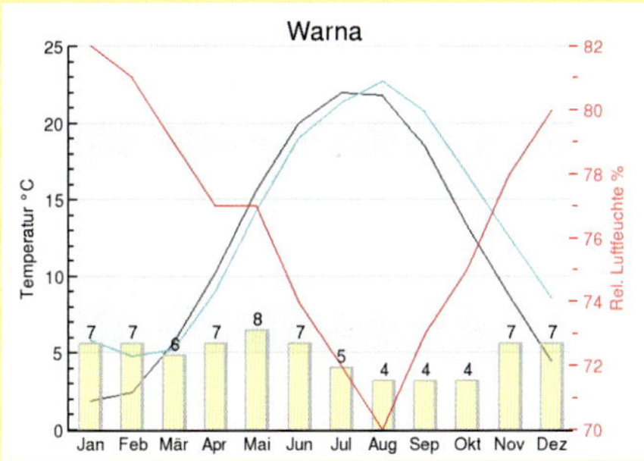

— Lufttemperatur — Wassertemperatur Regentage — Rel. Luftfeuchte %

Impfpräventable Risiken

Empfohlene Impfungen

Reisende sollten über den für Deutschland empfohlenen Standardimpfschutz (STIKO) verfügen, insbesondere über eine aktuelle Impfung gegen Tetanus (Wundstarrkrampf), Diphtherie, Pertussis (Keuchhusten), Masern und eine Grundimmunisierung gegen Poliomyelitis/Kinderlähmung. Je nach Alter und Gesundheitszustand kommen weitere Empfehlungen hinzu. **Der STIKO-Impfkalender ist in Teil A des Handbuchs abgebildet.**

Welche Impfungen darüber hinaus für eine Reise empfehlenswert sind, hängt von der Art der Reise ab.

Zusätzlich sollte für viele Reiseländer ein ausreichender Schutz gegen Hepatitis A (Gelbsucht) vorhanden sein. Wer engeren Kontakt zu der einheimischen Bevölkerung hat, sollte sich zusätzlich noch gegen Hepatitis B impfen lassen. Hepatitis B kann z.B. durch Blut, Speichel und beim Sexualkontakt übertragen werden.

Impfungen

Krankheiten	Pflicht	Empfehlung	Pauschal	einf. Reisestil
Diphtherie		●	●	●
Masern		●	●	●
Pertussis (Keuchhusten)		●	●	●
Tetanus (Wundstarrkrampf)		●	●	●
Cholera				
Dengue-Fieber				
FSME (Frühsommer-Meningoenzephalitis)				●
Gelbfieber				
Hepatitis A			●	●
Hepatitis B		●	●	●
Japanische Enzephalitis				
Meningokokken-Meningitis				
Polio (Kinderlähmung / Poliomyelitis)				
Tollwut				●
Typhus				

Erläuterungen

Pflicht siehe Einreisevorschriften

Empfehlung siehe Empfohlene Impfungen

Pauschalreisen
Bei Reisen nach westlichem Standard, überwiegend in Touristikzentren, Großstädten, Essen in gehobenen Lokalen oder im Hotel.

Achtung: Bei Reisenden kommt es häufig vor, dass spontan Tagesausflüge ins Landesinnere unternommen werden. Dann könnte ein zusätzlicher Impfschutz, wie beim einfachen Reisestil, sehr wichtig sein!

Einfacher Reisestil
Zusätzlich sollte für viele Reiseländer ein ausreichender Schutz gegen Hepatitis A (Gelbsucht) vorhanden sein. Innerhalb der westlichen Industriestaaten ist die chronische Hepatitis B überwiegend auf Risikogruppen beschränkt, außerhalb jedoch steigt ihre Häufigkeit deutlich an. Sie kann dann z.B. durch Blut, Speichel und beim Sexualkontakt übertragen werden, aber auch durch unsterile (zahn-)medizinische Behandlung. Für solche Ziele ist eine Hepatitis B-Impfung zu empfehlen.

LZ: Langzeit

Weitere Gesundheitsgefahren

Infektionsrisiken
Anthrax (Milzbrand), Brucellose, Krim-Kongo Fieber, hämorrhagisches, West-Nil-Fieber

Botschaften

Ulica Frederic-Joliot-Curie 25, 1113 Sofia, Tel.: 00359-291 83 80, eMail: info@sofia.diplo.de

Boulevard Zar Oswoboditel 13/Ulica Schipka 4, BG-1000 Sofia, Tel.: 00359-2-932 90 32, eMail: sofia-ob@bmeia.gv.at

90, Tsarigradsko Chaussee Fl. 1 Capital Fort Business Center 1784 Sofia, Tel.: 00359-2 942 01 00, eMail: sofia@eda.admin.ch

Burkina Faso (BF)

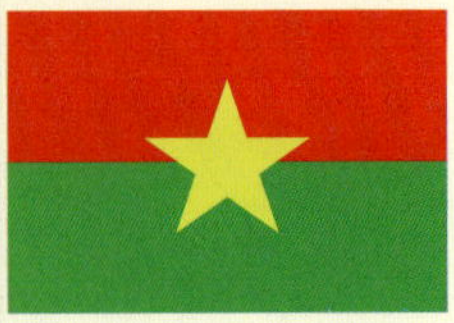

Kontinent: Afrika
Anderer Name: Obervolta
Einwohnerzahl: 20.903 (in Tausend)
Lebenserwartung: 63 Jahre
Kindersterblichkeit: 85 pro Tausend
Amtssprache: Französisch
Zeitverschiebung: -1 Std.
Sommerzeit: keine
Med. Notrufnummer: 18

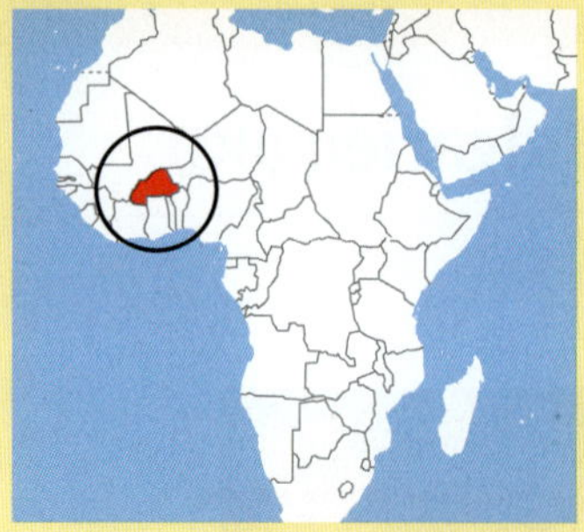

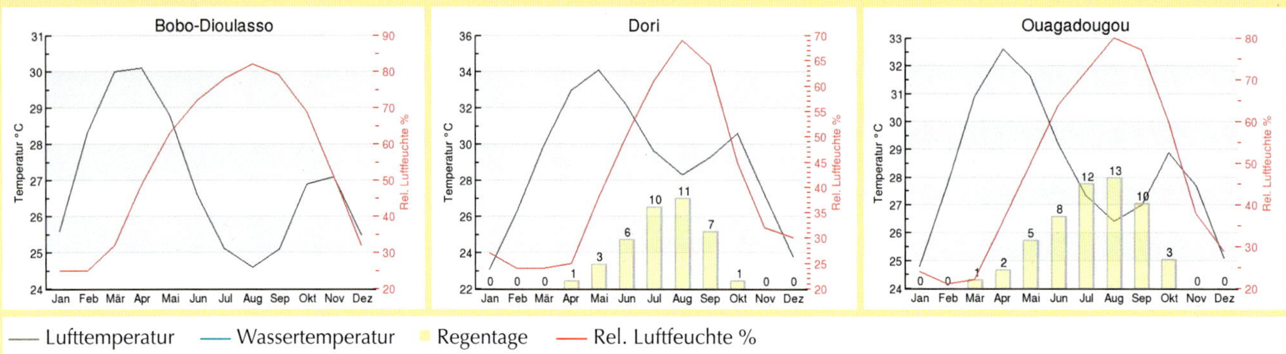

Impfpräventable Risiken

Einreisevorschriften

Gelbfieber

Einreise nur mit Nachweis über die Gelbfieberimpfung. Ausnahme: Kinder bis zum Alter von 9 Monaten, benötigen keine Gelbfieber-Impfung.

Empfohlene Impfungen

Reisende sollten über den für Deutschland empfohlenen Standardimpfschutz (STIKO) verfügen, insbesondere über eine aktuelle Impfung gegen Tetanus (Wundstarrkrampf), Diphtherie, Pertussis (Keuchhusten), Masern und eine Grundimmunisierung gegen Poliomyelitis/Kinderlähmung.
Je nach Alter und Gesundheitszustand kommen weitere Empfehlungen hinzu. **Der STIKO-Impfkalender ist in Teil A des Handbuchs abgebildet.**

Welche Impfungen darüber hinaus für eine Reise empfehlenswert sind, hängt von der Art der Reise ab.

Zusätzlich sollte für viele Reiseländer ein ausreichender Schutz gegen Hepatitis A (Gelbsucht) vorhanden sein. Wer engeren Kontakt zu der einheimischen Bevölkerung hat, sollte sich zusätzlich noch gegen Hepatitis B impfen lassen. Hepatitis B kann z.B. durch Blut, Speichel und beim Sexualkontakt übertragen werden.

Impfungen

Krankheiten	Pflicht	Empfehlung	Pauschal	einf. Reisestil
Diphtherie		•	•	•
Masern		•	•	•
Pertussis (Keuchhusten)		•	•	•
Tetanus (Wundstarrkrampf)		•	•	•
Cholera				
Dengue-Fieber		seropos. oder LZ		
FSME (Frühsommer-Meningoenzephalitis)				
Gelbfieber	•	•	•	•
Hepatitis A		•	•	•
Hepatitis B		•	•	•
Japanische Enzephalitis				
Meningokokken-Meningitis				•
Polio (Kinderlähmung / Poliomyelitis)		•	•	•
Tollwut		•	•	•
Typhus				•

Erläuterungen

Pflicht siehe Einreisevorschriften

Empfehlung siehe Empfohlene Impfungen

Pauschalreisen
Bei Reisen nach westlichem Standard, überwiegend in Touristikzentren, Großstädten, Essen in gehobenen Lokalen oder im Hotel.

Achtung: Bei Reisenden kommt es häufig vor, dass spontan Tagesausflüge ins Landesinnere unternommen werden. Dann könnte ein zusätzlicher Impfschutz, wie beim einfachen Reisestil, sehr wichtig sein!

Einfacher Reisestil
Zusätzlich sollte für viele Reiseländer ein ausreichender Schutz gegen Hepatitis A (Gelbsucht) vorhanden sein. Innerhalb der westlichen Industriestaaten ist die chronische Hepatitis B überwiegend auf Risikogruppen beschränkt, außerhalb jedoch steigt ihre Häufigkeit deutlich an. Sie kann dann z.B. durch Blut, Speichel und beim Sexualkontakt übertragen werden, aber auch durch unsterile (zahn-)medizinische Behandlung. Für solche Ziele ist eine Hepatitis B-Impfung zu empfehlen.

LZ: Langzeit

Malariavorkommen

Hohes Risiko: Ganzjährig - Im ganzen Land inklusive Städte.

Unter üblichen Rahmenbedingungen (Reisedauer bis ca. 4 Wochen, Hotelunterbringung mit Klimaanlage, informierter und umsichtiger Reisender) wird eine medikamentöse Malariaprophylaxe **ganzjährig empfohlen**.

Malariaerreger: P. falciparum > 99%

Medikamentenauswahl

Dazu stehen die im allgemeinen Teil näher beschriebenen Substanzen **Atovaquone/Proguanil**, **Doxycyclin** (in Deutschland ein off-label use) und in begründeten Einzelfällen **Mefloquin** zur Verfügung.

Abweichungen von dieser Empfehlung sind bei besonders hohem/niedrigem Risiko oder bei besonderen Personengruppen erforderlich. Falls unterwegs beim Auftreten fieberhafter, malariaverdächtiger Episoden (Näheres siehe allgemeiner Teil) eine adäquate Diagnostik und/oder Therapie nicht zur Verfügung steht, ist die Mitnahme einer Notfall-Selbstbehandlung sinnvoll, die zur Resistenzsituation und ggf. zur medikamentösen Prophylaxe paßt. Dazu sollte **Atovaquone/Proguanil** oder **Artemether/Lumefantrin** eingesetzt werden, **Dihydroartemisinin/Piperaquin** wegen des Risikoprofils nur in unvorhersehbaren Notfällen.

Bitte den Beitrag Malaria beachten. Eine Tabelle mit den Medikamenten und Dosierung zur Malariaprophylaxe und der Standby-Behandlung der Malaria finden Sie ab der Seite C-36.

Weitere Gesundheitsgefahren

Infektionsrisiken
Anthrax (Milzbrand), **Blasenbilharziose durch S. haematobium,** Brucellose, **Chikungunya,** Cholera, **Darmbilharziose, Denguefieber und schweres Denguefieber (früher: hämorrhagisches D.),** Dracunculose (Medinawurmbefall), Filariose, lymphatische, Tropische Pulmonale Eosinophilie, Krim-Kongo Fieber, hämorrhagisches, Leishmaniose der Haut, Onchozerkose, Flußblindheit, Trypanosomiasis, afrikanische, Schlafkrankheit, Zika-Virus

Botschaften

- 14 Rue Kafando Romuald, La Rotonde, Ouagadougou, Tel.: 00226-50 30 67 31, eMail: info@ouagadougou.diplo.de
- Botschaft siehe Senegal
- Botschaft siehe Elfenbeinkünste / Bureau de la coopération suisse DDC et Agence consulaire, Bureau de la coopération suisse DDC et Agence consulaire, Rue 13.18, Secteur 22, Arrondissement 4 Ouagadougou, Tel.: 00226-25 36 95 06, eMail: ouagadougou@eda.admin.ch

Burundi (BI)

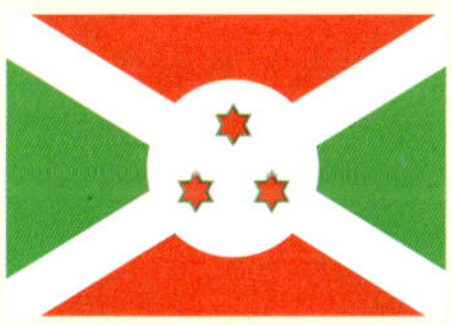

Kontinent: Afrika
Einwohnerzahl: 11.981 (in Tausend)
Lebenserwartung: 64 Jahre
Kindersterblichkeit: 54 pro Tausend
Amtssprache: Französisch, Kirundisch
Zeitverschiebung: 1 Std.
Sommerzeit: keine
Med. Notrufnummer: keine

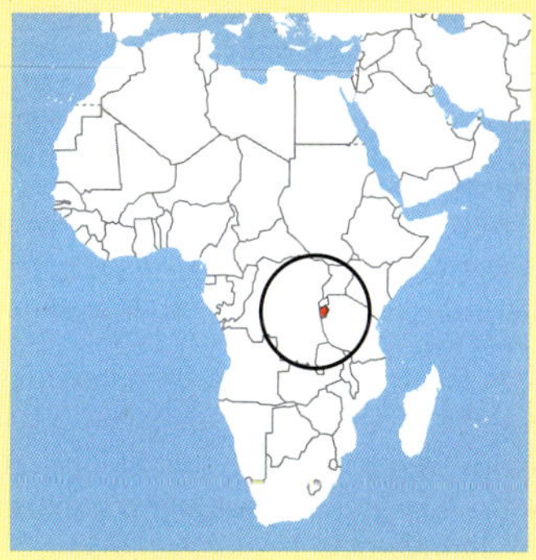

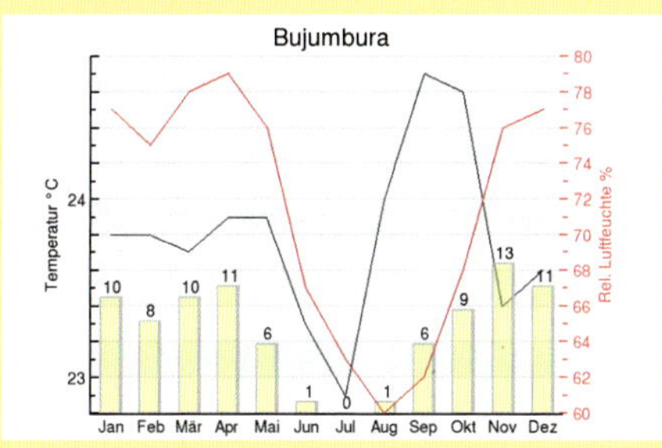

— Lufttemperatur — Wassertemperatur Regentage — Rel. Luftfeuchte %

Impfpräventable Risiken

Einreisevorschriften

Gelbfieber
Einreise nur mit Nachweis über die Gelbfieberimpfung. Ausnahme: Kinder bis zum Alter von 9 Monaten, benötigen keine Gelbfieber-Impfung.

Empfohlene Impfungen

Reisende sollten über den für Deutschland empfohlenen Standardimpfschutz (STIKO) verfügen, insbesondere über eine aktuelle Impfung gegen Tetanus (Wundstarrkrampf), Diphtherie, Pertussis (Keuchhusten), Masern und eine Grundimmunisierung gegen Poliomyelitis/Kinderlähmung. Je nach Alter und Gesundheitszustand kommen weitere Empfehlungen hinzu. **Der STIKO-Impfkalender ist in Teil A des Handbuchs abgebildet.**

Welche Impfungen darüber hinaus für eine Reise empfehlenswert sind, hängt von der Art der Reise ab.

Zusätzlich sollte für viele Reiseländer ein ausreichender Schutz gegen Hepatitis A (Gelbsucht) vorhanden sein. Wer engeren Kontakt zu der einheimischen Bevölkerung hat, sollte sich zusätzlich noch gegen Hepatitis B impfen lassen. Hepatitis B kann z.B. durch Blut, Speichel und beim Sexualkontakt übertragen werden.

Impfungen

Krankheiten	Pflicht	Empfehlung	Pauschal	einf. Reisestil
Diphtherie		●	●	●
Masern		●	●	●
Pertussis (Keuchhusten)		●	●	●
Tetanus (Wundstarrkrampf)		●	●	●
Cholera				
Dengue-Fieber				
FSME (Frühsommer-Meningoenzephalitis)				
Gelbfieber	●	●	●	●
Hepatitis A		●	●	●
Hepatitis B		●	●	●
Japanische Enzephalitis				
Meningokokken-Meningitis				●
Polio (Kinderlähmung / Poliomyelitis)				●
Tollwut				●
Typhus				●

Erläuterungen

Pflicht siehe Einreisevorschriften

Empfehlung siehe Empfohlene Impfungen

Pauschalreisen
Bei Reisen nach westlichem Standard, überwiegend in Touristikzentren, Großstädten, Essen in gehobenen Lokalen oder im Hotel.

Achtung: Bei Reisenden kommt es häufig vor, dass spontan Tagesausflüge ins Landesinnere unternommen werden. Dann könnte ein zusätzlicher Impfschutz, wie beim einfachen Reisestil, sehr wichtig sein!

Einfacher Reisestil
Zusätzlich sollte für viele Reiseländer ein ausreichender Schutz gegen Hepatitis A (Gelbsucht) vorhanden sein. Innerhalb der westlichen Industriestaaten ist die chronische Hepatitis B überwiegend auf Risikogruppen beschränkt, außerhalb jedoch steigt ihre Häufigkeit deutlich an. Sie kann dann z.B. durch Blut, Speichel und beim Sexualkontakt übertragen werden, aber auch durch unsterile (zahn-)medizinische Behandlung. Für solche Ziele ist eine Hepatitis B-Impfung zu empfehlen.

LZ: Langzeit

Malariavorkommen

Hohes Risiko: Ganzjährig - Im ganzen Land inklusive Städte.

Unter üblichen Rahmenbedingungen (Reisedauer bis ca. 4 Wochen, Hotelunterbringung mit Klimaanlage, informierter und umsichtiger Reisender) wird eine medikamentöse Malariaprophylaxe **ganzjährig empfohlen**.

Malariaerreger: P. falciparum > 99%

Medikamentenauswahl

Dazu stehen die im allgemeinen Teil näher beschriebenen Substanzen **Atovaquone/Proguanil**, **Doxycyclin** (in Deutschland ein off-label use) und in begründeten Einzelfällen **Mefloquin** zur Verfügung.

Abweichungen von dieser Empfehlung sind bei besonders hohem/niedrigem Risiko oder bei besonderen Personengruppen erforderlich. Falls unterwegs beim Auftreten fieberhafter, malariaverdächtiger Episoden (Näheres siehe allgemeiner Teil) eine adäquate Diagnostik und/oder Therapie nicht zur Verfügung steht, ist die Mitnahme einer Notfall-Selbstbehandlung sinnvoll, die zur Resistenzsituation und ggf. zur medikamentösen Prophylaxe paßt. Dazu sollte **Atovaquone/Proguanil** oder **Artemether/Lumefantrin** eingesetzt werden, **Dihydroartemisinin/Piperaquin** wegen des Risikoprofils nur in unvorhersehbaren Notfällen.

Bitte den Beitrag Malaria beachten. Eine Tabelle mit den Medikamenten und Dosierung zur Malariaprophylaxe und der Standby-Behandlung der Malaria finden Sie ab der Seite C-36.

Weitere Gesundheitsgefahren

Infektionsrisiken
Anthrax (Milzbrand), Brucellose, Blasenbilharziose durch S. haematobium, Darmbilharziose, **Denguefieber und schweres Denguefieber (früher: hämorrhagisches D.),** Brucellose, **Chikungunya,** Cholera, Filariose, lymphatische, Tropische Pulmonale Eosinophilie, Onchozerkose, Flußblindheit, Rift-Valley-Fieber, Trypanosomiasis, afrikanische, Schlafkrankheit, Zika-Virus

Botschaften

- 22, avenue du 18 Septembre, Bujumbura, Tel.: 00257-22 25 77 77, eMail: info@bujumbura.diplo.de
- Botschaft siehe Kenia
- Botschaft siehe Kenia / Bureau de la Coopération Suisse et Agence consulaire Avenue Ntwarante, Kinindo Ouest Bujumbura, Burundi, Tel.: 0041-58 4 62 18 36, eMail: bujumbura@eda.admin.ch

Chile (CL)

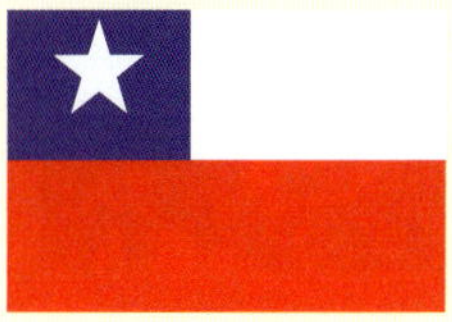

Kontinent: Südamerika
Beliebte Reiseziele: Anden, Atacama-Wüste, Feuerland, Osterinsel, Salvador
Einwohnerzahl: 19.116 (in Tausend)
Lebenserwartung: 81 Jahre
Kindersterblichkeit: 7 pro Tausend
Amtssprache: Spanisch
Zeitverschiebung: -7 Std. -4 Std.
Sommerzeit: 07.09.2024 - 05.04.2025
06.09.2025 - 04.04.2026
Med. Notrufnummer: 131

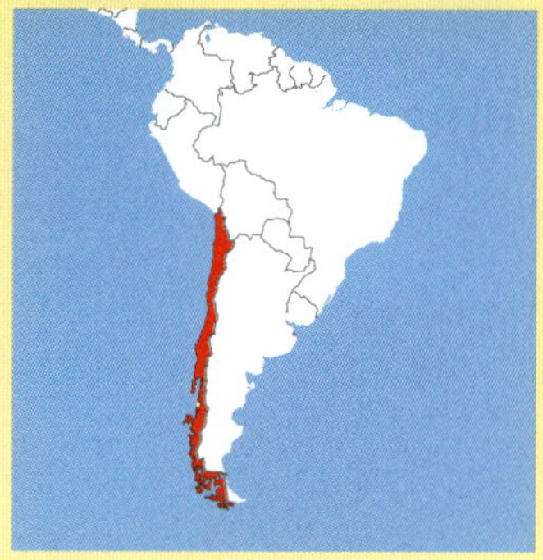

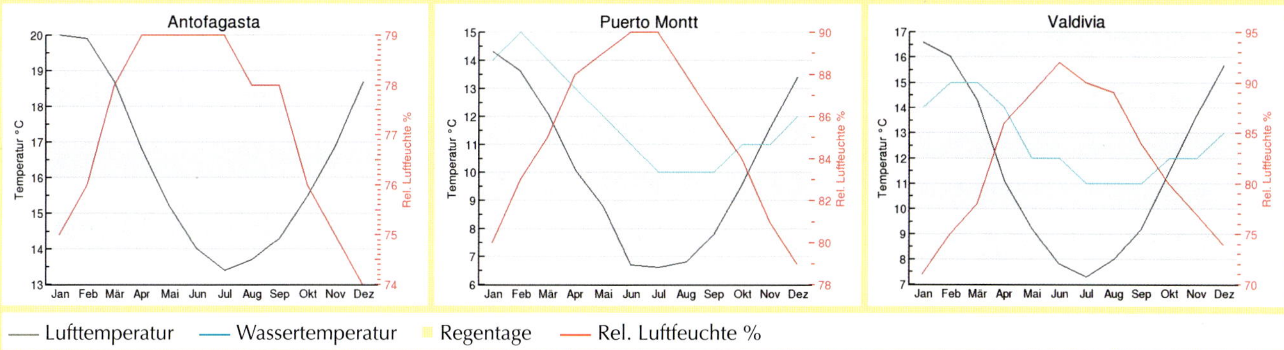

Impfpräventable Risiken

Empfohlene Impfungen

Reisende sollten über den für Deutschland empfohlenen Standardimpfschutz (STIKO) verfügen, insbesondere über eine aktuelle Impfung gegen Tetanus (Wundstarrkrampf), Diphtherie, Pertussis (Keuchhusten), Masern und eine Grundimmunisierung gegen Poliomyelitis/Kinderlähmung. Je nach Alter und Gesundheitszustand kommen weitere Empfehlungen hinzu. **Der STIKO-Impfkalender ist in Teil A des Handbuchs abgebildet.**

Welche Impfungen darüber hinaus für eine Reise empfehlenswert sind, hängt von der Art der Reise ab.

Zusätzlich sollte für viele Reiseländer ein ausreichender Schutz gegen Hepatitis A (Gelbsucht) vorhanden sein. Wer engeren Kontakt zu der einheimischen Bevölkerung hat, sollte sich zusätzlich noch gegen Hepatitis B impfen lassen. Hepatitis B kann z.B. durch Blut, Speichel und beim Sexualkontakt übertragen werden.

Impfungen

Krankheiten	Pflicht	Empfehlung	Pauschal	einf. Reisestil
Diphtherie		●	●	●
Masern		●	●	●
Pertussis (Keuchhusten)		●	●	●
Tetanus (Wundstarrkrampf)		●	●	●
Cholera				
Dengue-Fieber				
FSME (Frühsommer-Meningoenzephalitis)				
Gelbfieber				
Hepatitis A		●	●	●
Hepatitis B		●	●	●
Japanische Enzephalitis				
Meningokokken-Meningitis				
Polio (Kinderlähmung / Poliomyelitis)				
Tollwut				●
Typhus				●

Erläuterungen

Pflicht siehe Einreisevorschriften

Empfehlung siehe Empfohlene Impfungen

Pauschalreisen
Bei Reisen nach westlichem Standard, überwiegend in Touristikzentren, Großstädten, Essen in gehobenen Lokalen oder im Hotel.

Achtung: Bei Reisenden kommt es häufig vor, dass spontan Tagesausflüge ins Landesinnere unternommen werden. Dann könnte ein zusätzlicher Impfschutz, wie beim einfachen Reisestil, sehr wichtig sein!

Einfacher Reisestil
Zusätzlich sollte für viele Reiseländer ein ausreichender Schutz gegen Hepatitis A (Gelbsucht) vorhanden sein. Innerhalb der westlichen Industriestaaten ist die chronische Hepatitis B überwiegend auf Risikogruppen beschränkt, außerhalb jedoch steigt ihre Häufigkeit deutlich an. Sie kann dann z.B. durch Blut, Speichel und beim Sexualkontakt übertragen werden, aber auch durch unsterile (zahn-)medizinische Behandlung. Für solche Ziele ist eine Hepatitis B-Impfung zu empfehlen.

LZ: Langzeit

Weitere Gesundheitsgefahren

Infektionsrisiken

Anthrax (Milzbrand), Brucellose, **Denguefieber und schweres Denguefieber (früher: hämorrhagisches D.),** Hantavirus, pulmonales Syndrom, Trypanosomiasis, amerikanische, Chagas-Krankheit, Zika-Virus (Osterinseln)

Botschaften

Las Hualtatas 5677, Vitacura, Santiago de Chile, Tel.: 0056-22463 25 00, eMail: info@santiago-de-chile.diplo.de

Barros Errazuriz 1968, 3 piso, Santiago de Chile, Tel.: 0056-2-2223 47 74, , eMail: santiago-de-chile-ob@bmeia.gv.at

Embajada de Suiza Américo Vespucio Sur 100, piso 14 Santiago (Las Condes), Chile, Tel.: 0056-2-2 928 01 00, eMail: santiago@eda.admin.ch

China (CN)

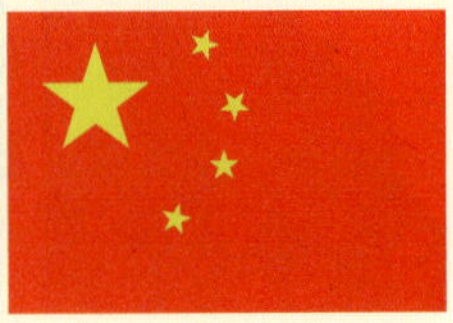

Kontinent: Asien
Beliebte Reiseziele: Jangtse, Peking, Shanghai
Einwohnerzahl: 1.447.470 (in Tausend)
Lebenserwartung: 77 Jahre
Kindersterblichkeit: 11 pro Tausend
Amtssprache: Chinesisch
Zeitverschiebung: 5 Std., 7 Std.
Sommerzeit: keine
Med. Notrufnummer: 120

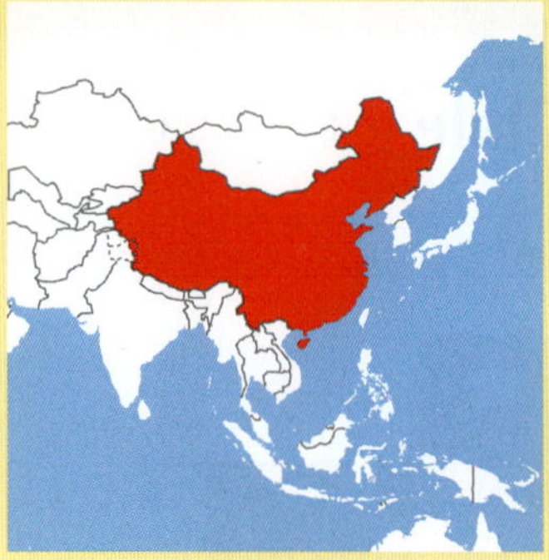

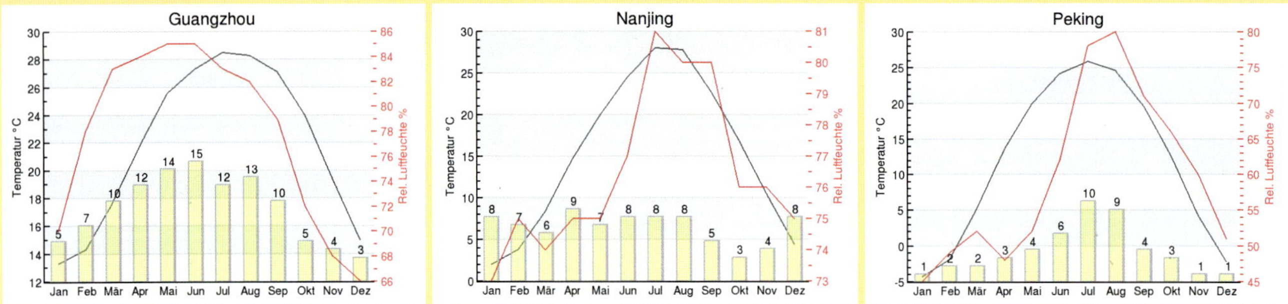

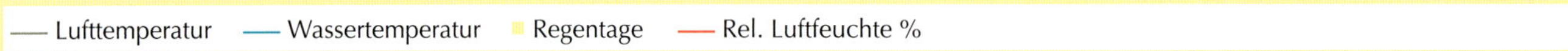

Impfpräventable Risiken

Einreisevorschriften

Gelbfieber

Keine Impfvorschriften für Reisende, die aus Europa direkt einreisen (Direktflug). Wer aus einem von Gelbfieber betroffenen Land einreist (Endemiegebiet), muss eine Gelbfieberimpfung nachweisen (Gelbfieber-Impfbescheinigung). Das gilt auch für Reisende die vorher mehr als 12 Stunden auf einem Transitflughafen in einem Endemiegebiet gewesen sind. Kinder bis zum Alter von 9 Monaten, benötigen keine Gelbfieber-Impfung.

Eine Impfbescheinigung wird derzeit benötigt bei der Einreise aus: Äquatorialguinea, Äthiopien, Angola, Argentinien, Benin, Bolivien, Brasilien, Burkina Faso, Burundi, Ecuador, Elfenbeinküste, Französisch-Guyana, Gabun, Gambia, Ghana, Guinea, Guinea-Bissau, Guyana, Kamerun, Kenia, Kolumbien, Kongo, Kongo, Demokratische Republik, Liberia, Mali, Mauretanien, Niger, Nigeria, Panama, Paraguay, Peru, Senegal, Sierra Leone, Sudan, Südsudan, Suriname, Togo, Trinidad und Tobago, Tschad, Uganda, Venezuela, Zentralafrikanische Republik.

Empfohlene Impfungen

Reisende sollten über den für Deutschland empfohlenen Standardimpfschutz (STIKO) verfügen, insbesondere über eine aktuelle Impfung gegen Tetanus (Wundstarrkrampf), Diphtherie, Pertussis (Keuchhusten), Masern und eine Grundimmunisierung gegen Poliomyelitis/Kinderlähmung. Je nach Alter und Gesundheitszustand kommen weitere Empfehlungen hinzu. **Der STIKO-Impfkalender ist in Teil A des Handbuchs abgebildet.**

Welche Impfungen darüber hinaus für eine Reise empfehlenswert sind, hängt von der Art der Reise ab.

Zusätzlich sollte für viele Reiseländer ein ausreichender Schutz gegen Hepatitis A (Gelbsucht) vorhanden sein. Wer engeren Kontakt zu der einheimischen Bevölkerung hat, sollte sich zusätzlich noch gegen Hepatitis B impfen lassen. Hepatitis B kann z.B. durch Blut, Speichel und beim Sexualkontakt übertragen werden.

Impfungen

Krankheiten	Pflicht	Empfehlung	Pauschal	einf. Reisestil
Diphtherie		●	●	●
Masern		●	●	●
Pertussis (Keuchhusten)		●	●	●
Tetanus (Wundstarrkrampf)		●	●	●
Cholera				
Dengue-Fieber		seropos. od. LZ		
FSME (Frühsommer-Meningoenzephalitis)				●
Gelbfieber	bedingt			
Hepatitis A		●	●	●
Hepatitis B		●	●	●
Japanische Enzephalitis				●
Meningokokken-Meningitis				
Polio (Kinderlähmung / Poliomyelitis)				
Tollwut				●
Typhus				●

Erläuterungen

Pflicht siehe Einreisevorschriften

Empfehlung siehe Empfohlene Impfungen

Pauschalreisen
Bei Reisen nach westlichem Standard, überwiegend in Touristikzentren, Großstädten, Essen in gehobenen Lokalen oder im Hotel.

Achtung: Bei Reisenden kommt es häufig vor, dass spontan Tagesausflüge ins Landesinnere unternommen werden. Dann könnte ein zusätzlicher Impfschutz, wie beim einfachen Reisestil, sehr wichtig sein!

Einfacher Reisestil
Zusätzlich sollte für viele Reiseländer ein ausreichender Schutz gegen Hepatitis A (Gelbsucht) vorhanden sein. Innerhalb der westlichen Industriestaaten ist die chronische Hepatitis B überwiegend auf Risikogruppen beschränkt, außerhalb jedoch steigt ihre Häufigkeit deutlich an. Sie kann dann z.B. durch Blut, Speichel und beim Sexualkontakt übertragen werden, aber auch durch unsterile (zahn-)medizinische Behandlung. Für solche Ziele ist eine Hepatitis B-Impfung zu empfehlen.

LZ: Langzeit

Malariavorkommen

Malariafrei (gemäß WHO 2021)

Weitere Gesundheitsgefahren

Infektionsrisiken
Anthrax (Milzbrand), Brucellose, **Chikungunya,** Cholera, Darmbilharziose, **Denguefieber und schweres Denguefieber (früher: hämorrhagisches D.),** Egelbefall der Lunge, Filariose, lymphatische, Tropische Pulmonale Eosinophilie, Krim-Kongo Fieber, hämorrhagisches, Melioidose, Pest, Vogelgrippe A(H7N) und andere.

Botschaften

- 17, Dong Zhi Men Wai Da Jie, Chaoyang District, Beijing, 100600, Tel.: 0086-10 85 32 90 00, eMail: info@peking.diplo.de
- Jian Guo Men Wai, Xiu Shui Nan Jie 5, 100600 Peking, Tel.: 0086-108 531 1700, eMail: peking-ob@bmeia.gv.at
- Sanlitun Dongwujie 3, Beijing 100600, China, Tel.: 0086-10 8532 8888, eMail: beijing@eda.admin.ch

Cook Inseln (CK)

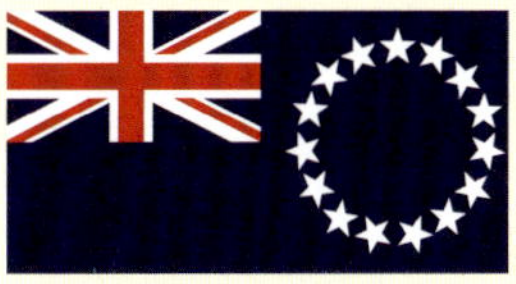

Kontinent: Ozeanien
Einwohnerzahl: 18 (in Tausend)
Lebenserwartung: 76 Jahre
Kindersterblichkeit: 7 pro Tausend
Amtssprache: Englisch
Zeitverschiebung: -11 Std.
Sommerzeit: keine
Med. Notrufnummer: keine

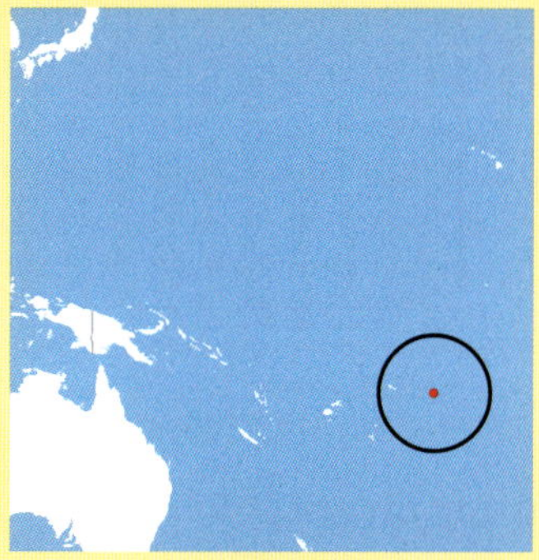

Impfpräventable Risiken

Empfohlene Impfungen

Reisende sollten über den für Deutschland empfohlenen Standardimpfschutz (STIKO) verfügen, insbesondere über eine aktuelle Impfung gegen Tetanus (Wundstarrkrampf), Diphtherie, Pertussis (Keuchhusten), Masern und eine Grundimmunisierung gegen Poliomyelitis/Kinderlähmung.
Je nach Alter und Gesundheitszustand kommen weitere Empfehlungen hinzu. **Der STIKO-Impfkalender ist in Teil A des Handbuchs abgebildet.**

Welche Impfungen darüber hinaus für eine Reise empfehlenswert sind, hängt von der Art der Reise ab.

Zusätzlich sollte für viele Reiseländer ein ausreichender Schutz gegen Hepatitis A (Gelbsucht) vorhanden sein. Wer engeren Kontakt zu der einheimischen Bevölkerung hat, sollte sich zusätzlich noch gegen Hepatitis B impfen lassen. Hepatitis B kann z.B. durch Blut, Speichel und beim Sexualkontakt übertragen werden.

Impfungen

Krankheiten	Pflicht	Empfehlung	Pauschal	einf. Reisestil
Diphtherie		●	●	●
Masern		●	●	●
Pertussis (Keuchhusten)		●	●	●
Tetanus (Wundstarrkrampf)		●	●	●
Cholera				
Dengue-Fieber				
FSME (Frühsommer-Meningoenzephalitis)				
Gelbfieber				
Hepatitis A		●	●	●
Hepatitis B		●	●	●
Japanische Enzephalitis				
Meningokokken-Meningitis				
Polio (Kinderlähmung / Poliomyelitis)				
Tollwut				
Typhus				●

Erläuterungen

Pflicht siehe Einreisevorschriften

Empfehlung siehe Empfohlene Impfungen

Pauschalreisen
Bei Reisen nach westlichem Standard, überwiegend in Touristikzentren, Großstädten, Essen in gehobenen Lokalen oder im Hotel.

Achtung: Bei Reisenden kommt es häufig vor, dass spontan Tagesausflüge ins Landesinnere unternommen werden. Dann könnte ein zusätzlicher Impfschutz, wie beim einfachen Reisestil, sehr wichtig sein!

Einfacher Reisestil
Zusätzlich sollte für viele Reiseländer ein ausreichender Schutz gegen Hepatitis A (Gelbsucht) vorhanden sein. Innerhalb der westlichen Industriestaaten ist die chronische Hepatitis B überwiegend auf Risikogruppen beschränkt, außerhalb jedoch steigt ihre Häufigkeit deutlich an. Sie kann dann z.B. durch Blut, Speichel und beim Sexualkontakt übertragen werden, aber auch durch unsterile (zahn-)medizinische Behandlung. Für solche Ziele ist eine Hepatitis B-Impfung zu empfehlen.

LZ: Langzeit

Weitere Gesundheitsgefahr

Infektionsrisiken
Denguefieber und schweres Denguefieber (früher: hämorrhagisches D.), Zika-Virus

Botschaften

- Botschaft siehe: 90-92 Hobson Street, Thorndon, 6011 Wellington, Tel.: 0064-4473 60 63, eMail: info@wellington.diplo.de
- Keine Vertretung: Für allgemeine konsularische Anfragen: 0043-1-90115-3775
- Botschaft siehe Neuseeland

Costa Rica (CR)

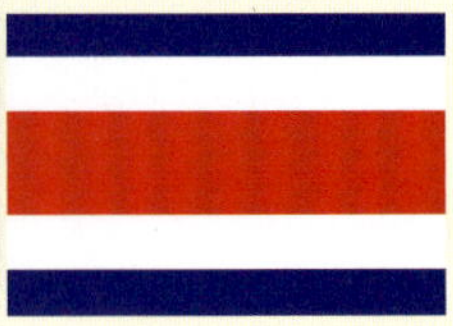

Kontinent: Nordamerika
Einwohnerzahl: 5.094 (in Tausend)
Lebenserwartung: 80 Jahre
Kindersterblichkeit: 8 pro Tausend
Amtssprache: Spanisch
Zeitverschiebung: -7 Std.
Sommerzeit: keine
Med. Notrufnummer: 911

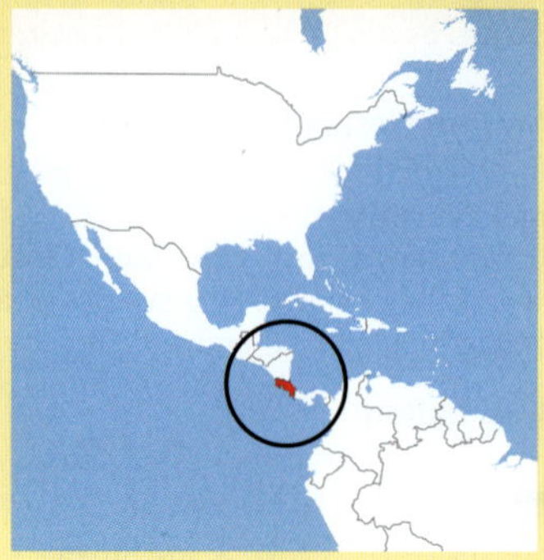

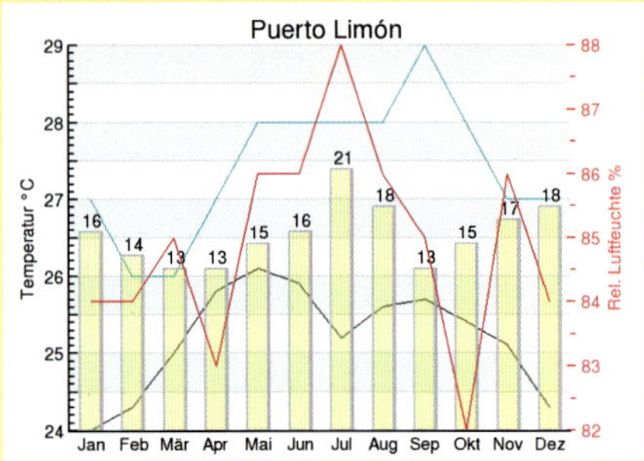

— Lufttemperatur — Wassertemperatur Regentage — Rel. Luftfeuchte %

Impfpräventable Risiken

Einreisevorschriften

Gelbfieber

Keine Impfvorschriften für Reisende, die aus Europa direkt einreisen (Direktflug). Wer aus einem von Gelbfieber betroffenen Land einreist (Endemiegebiet), sowie Tansania und Sambia, muss eine Gelbfieberimpfung nachweisen (Gelbfieber-Impfbescheinigung). Ausnahme: Argentinien und Panama. Kinder bis zum Alter von 9 Monaten, benötigen keine Gelbfieber-Impfung.

Eine Impfbescheinigung wird derzeit benötigt bei der Einreise aus: Äquatorialguinea, Äthiopien, Angola, Benin, Bolivien, Brasilien, Burkina Faso, Burundi, Ecuador, Elfenbeinküste, Französisch-Guyana, Gabun, Gambia, Ghana, Guinea, Guinea-Bissau, Guyana, Kamerun, Kenia, Kolumbien, Kongo, Kongo, Demokratische Republik, Liberia, Mali, Mauretanien, Niger, Nigeria, Paraguay, Peru, Sambia, Senegal, Sierra Leone, Sudan, Südsudan, Suriname, Tansania, Togo, Trinidad und Tobago, Tschad, Uganda, Venezuela, Zentralafrikanische Republik.

Empfohlene Impfungen

Reisende sollten über den für Deutschland empfohlenen Standardimpfschutz (STIKO) verfügen, insbesondere über eine aktuelle Impfung gegen Tetanus (Wundstarrkrampf), Diphtherie, Pertussis (Keuchhusten), Masern und eine Grundimmunisierung gegen Poliomyelitis/Kinderlähmung.
Je nach Alter und Gesundheitszustand kommen weitere Empfehlungen hinzu. **Der STIKO-Impfkalender ist in Teil A des Handbuchs abgebildet.**

Welche Impfungen darüber hinaus für eine Reise empfehlenswert sind, hängt von der Art der Reise ab.

Zusätzlich sollte für viele Reiseländer ein ausreichender Schutz gegen Hepatitis A (Gelbsucht) vorhanden sein. Wer engeren Kontakt zu der einheimischen Bevölkerung hat, sollte sich zusätzlich noch gegen Hepatitis B impfen lassen. Hepatitis B kann z.B. durch Blut, Speichel und beim Sexualkontakt übertragen werden.

Impfungen

Krankheiten	Pflicht	Empfehlung	Pauschal	einf. Reisestil
Diphtherie		●	●	●
Masern		●	●	●
Pertussis (Keuchhusten)		●	●	●
Tetanus (Wundstarrkrampf)		●	●	●
Cholera				
Dengue-Fieber		seropos. od. LZ		
FSME (Frühsommer-Meningoenzephalitis)				
Gelbfieber	bedingt			
Hepatitis A		●	●	●
Hepatitis B		●	●	●
Japanische Enzephalitis				
Meningokokken-Meningitis				
Polio (Kinderlähmung / Poliomyelitis)				
Tollwut				●
Typhus				●

Erläuterungen

Pflicht siehe Einreisevorschriften

Empfehlung siehe Empfohlene Impfungen

Pauschalreisen
Bei Reisen nach westlichem Standard, überwiegend in Touristikzentren, Großstädten, Essen in gehobenen Lokalen oder im Hotel.

Achtung: Bei Reisenden kommt es häufig vor, dass spontan Tagesausflüge ins Landesinnere unternommen werden. Dann könnte ein zusätzlicher Impfschutz, wie beim einfachen Reisestil, sehr wichtig sein!

Einfacher Reisestil
Zusätzlich sollte für viele Reiseländer ein ausreichender Schutz gegen Hepatitis A (Gelbsucht) vorhanden sein. Innerhalb der westlichen Industriestaaten ist die chronische Hepatitis B überwiegend auf Risikogruppen beschränkt, außerhalb jedoch steigt ihre Häufigkeit deutlich an. Sie kann dann z.B. durch Blut, Speichel und beim Sexualkontakt übertragen werden, aber auch durch unsterile (zahn-)medizinische Behandlung. Für solche Ziele ist eine Hepatitis B-Impfung zu empfehlen.

LZ: Langzeit

Malariavorkommen

Sehr geringes Risiko: Ganzjährig - Einzelfälle in den Provinzen Heredia, Alajuela, Puntarenas und Limón.

Malariafrei: Alle Städte, übrige Landesteile.

Malariaerreger: P. vivax 7%, P falciparum 93%

Unter üblichen Rahmenbedingungen (Reisedauer bis ca. 4 Wochen, Hotelunterbringung mit Klimaanlage, informierter und umsichtiger Reisender) wird eine medikamentöse Malariaprophylaxe **nicht empfohlen.**

Weitere Gesundheitsgefahren

Infektionsrisiken

Anthrax (Milzbrand), Brucellose, **Chikungunya, Denguefieber und schweres Denguefieber (früher: hämorrhagisches D.),** Filariose, lymphatische, Tropische Pulmonale Eosinophilie, Histoplasmose, amerikanische, Leishmaniose, viscerale, Trypanosomiasis, amerikanische, Chagas-Krankheit, Zika-Virus

Botschaften

- Edificio „Torre La Sabana“, 8° piso, 300 mts oeste del ICE, Sabana Norte San José, Tel.: 00506-22 90 90 91, eMail: info@san-jose.diplo.de
- Botschaft siehe Mexiko / HONORARGENERALKONSULAT San José: Paseo Colón, Edificio Colón, Piso 7 (neben Banco de Costa Rica), San José, Costa Rica, Tel.: 00506-2221 4306, eMail: consulado.austria.cr@gmail.com
- Edificio Centro Colón, 10° piso, Paseo Colón, San José, Tel.: 00506-22 21 48 29, eMail: sanjose@eda.admin.ch

Dänemark (DK)

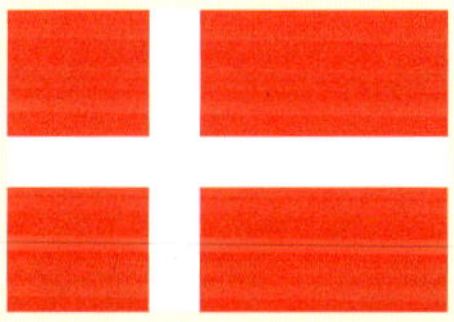

Kontinent: Europa
Einwohnerzahl: 5.792 (in Tausend)
Lebenserwartung: 81 Jahre
Kindersterblichkeit: 4 pro Tausend
Amtssprache: Dänisch
Zeitverschiebung: 0 Std.
Sommerzeit: 30.03.2025 - 26.10.2025
Med. Notrufnummer: keine

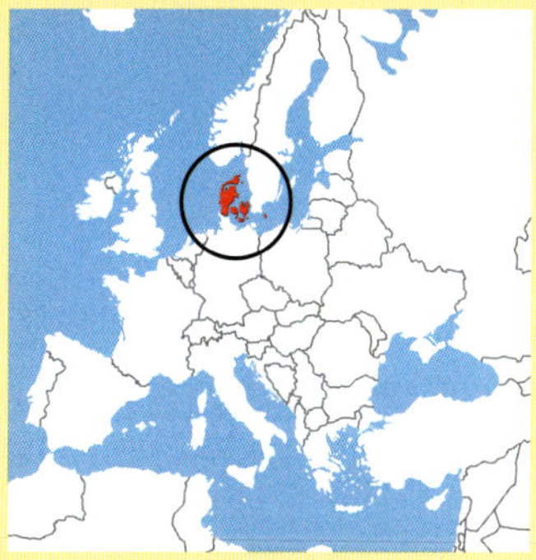

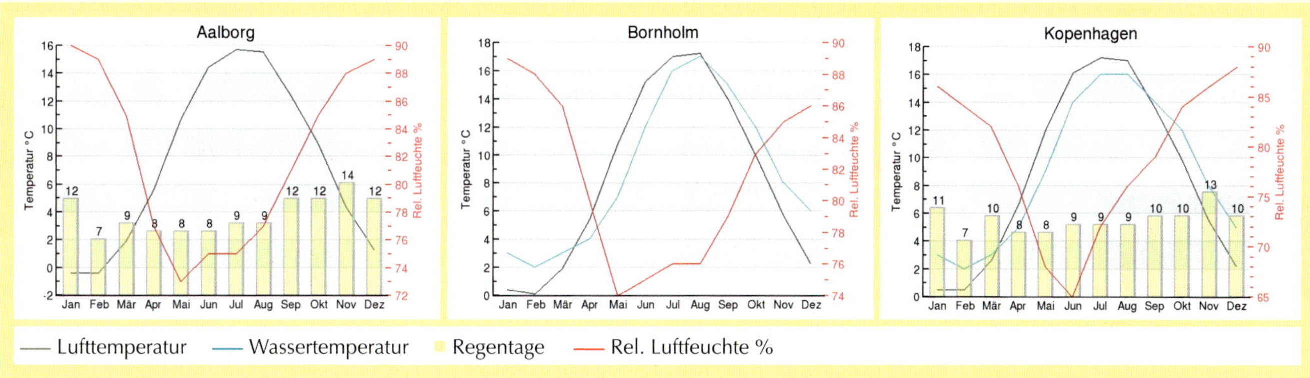

Impfpräventable Risiken

Empfohlene Impfungen

Reisende sollten über den für Deutschland empfohlenen Standardimpfschutz (STIKO) verfügen, insbesondere über eine aktuelle Impfung gegen Tetanus (Wundstarrkrampf), Diphtherie, Pertussis (Keuchhusten), Masern und eine Grundimmunisierung gegen Poliomyelitis/Kinderlähmung. Je nach Alter und Gesundheitszustand kommen weitere Empfehlungen hinzu. **Der STIKO-Impfkalender ist in Teil A des Handbuchs abgebildet.**

Welche Impfungen darüber hinaus für eine Reise empfehlenswert sind, hängt von der Art der Reise ab.

Zusätzlich sollte für viele Reiseländer ein ausreichender Schutz gegen Hepatitis A (Gelbsucht) vorhanden sein. Wer engeren Kontakt zu der einheimischen Bevölkerung hat, sollte sich zusätzlich noch gegen Hepatitis B impfen lassen. Hepatitis B kann z.B. durch Blut, Speichel und beim Sexualkontakt übertragen werden.

Impfungen

Krankheiten	Pflicht	Empfehlung	Pauschal	einf. Reisestil
Diphtherie		●	●	●
Masern		●	●	●
Pertussis (Keuchhusten)		●	●	●
Tetanus (Wundstarrkrampf)		●	●	●
Cholera				
Dengue-Fieber				
FSME (Frühsommer-Meningoenzephalitis)				
Gelbfieber				
Hepatitis A				
Hepatitis B				●
Japanische Enzephalitis				
Meningokokken-Meningitis				
Polio (Kinderlähmung / Poliomyelitis)				
Tollwut				
Typhus				

Erläuterungen

Pflicht siehe Einreisevorschriften

Empfehlung siehe Empfohlene Impfungen

Pauschalreisen
Bei Reisen nach westlichem Standard, überwiegend in Touristikzentren, Großstädten, Essen in gehobenen Lokalen oder im Hotel.

Achtung: Bei Reisenden kommt es häufig vor, dass spontan Tagesausflüge ins Landesinnere unternommen werden. Dann könnte ein zusätzlicher Impfschutz, wie beim einfachen Reisestil, sehr wichtig sein!

Einfacher Reisestil
Zusätzlich sollte für viele Reiseländer ein ausreichender Schutz gegen Hepatitis A (Gelbsucht) vorhanden sein. Innerhalb der westlichen Industriestaaten ist die chronische Hepatitis B überwiegend auf Risikogruppen beschränkt, außerhalb jedoch steigt ihre Häufigkeit deutlich an. Sie kann dann z.B. durch Blut, Speichel und beim Sexualkontakt übertragen werden, aber auch durch unsterile (zahn-)medizinische Behandlung. Für solche Ziele ist eine Hepatitis B-Impfung zu empfehlen.

LZ: Langzeit

Botschaften

- Göteborg Plads 1, 2100 Kopenhagen, Tel.: 0045-35 45 99 00, eMail: info@kopenhagen.diplo.de
- Sölundsvej 1, DK-2100 Kopenhagen, Tel.: 0045-39 29 41 41, eMail: kopenhagen-ob@bmeia.gv.at
- Richelieus Allé 14, 2900 Hellerup, Dänemark, Tel.: 0045-33 14 17 96, eMail: copenhagen@eda.admin.ch

Deutschland (DE)

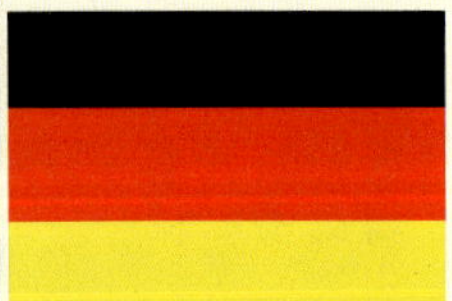

Kontinent: Europa
Beliebte Reiseziele: Bayern, Nordsee, Ostsee, Schwarzwald
Einwohnerzahl: 83.784 (in Tausend)
Lebenserwartung: 82 Jahre
Kindersterblichkeit: 4 pro Tausend
Amtssprache: Deutsch
Zeitverschiebung: 0 Std.
Sommerzeit: 30.03.2025 - 26.10.2025
Med. Notrufnummer: 112

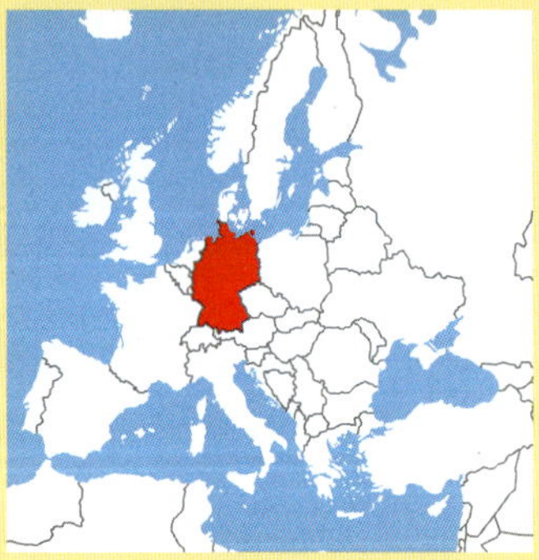

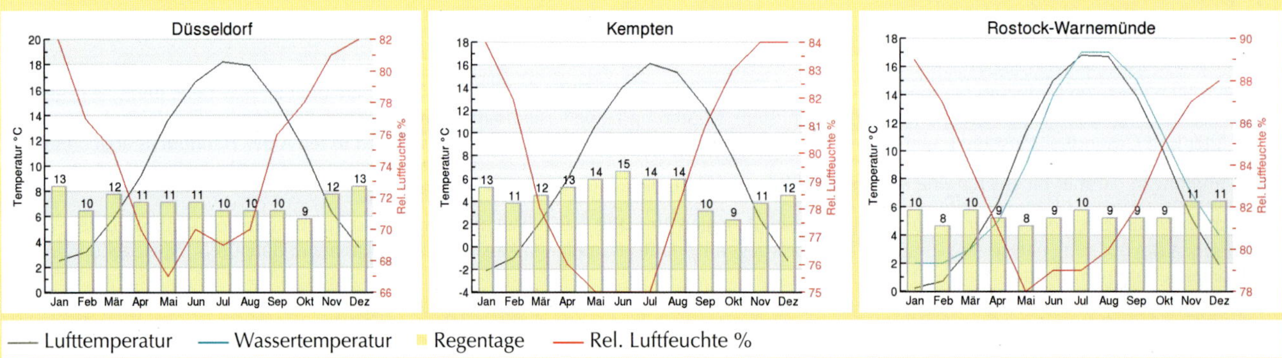

Impfpräventable Risiken

Empfohlene Impfungen

Reisende sollten über den für Deutschland empfohlenen Standardimpfschutz (STIKO) verfügen, insbesondere über eine aktuelle Impfung gegen Tetanus (Wundstarrkrampf), Diphtherie, Pertussis (Keuchhusten), Masern und eine Grundimmunisierung gegen Poliomyelitis/Kinderlähmung. Je nach Alter und Gesundheitszustand kommen weitere Empfehlungen hinzu. **Der STIKO-Impfkalender ist in Teil A des Handbuchs abgebildet.**

Welche Impfungen darüber hinaus für eine Reise empfehlenswert sind, hängt von der Art der Reise ab.

Zusätzlich sollte für viele Reiseländer ein ausreichender Schutz gegen Hepatitis A (Gelbsucht) vorhanden sein. Wer engeren Kontakt zu der einheimischen Bevölkerung hat, sollte sich zusätzlich noch gegen Hepatitis B impfen lassen. Hepatitis B kann z.B. durch Blut, Speichel und beim Sexualkontakt übertragen werden.

Impfungen

Krankheiten	Pflicht	Empfehlung	Pauschal	einf. Reisestil
Diphtherie		●	●	●
Masern		●	●	●
Pertussis (Keuchhusten)		●	●	●
Tetanus (Wundstarrkrampf)		●	●	●
Cholera				
Dengue-Fieber				
FSME (Frühsommer-Meningoenzephalitis)				●
Gelbfieber				
Hepatitis A				
Hepatitis B				●
Japanische Enzephalitis				
Meningokokken-Meningitis				
Polio (Kinderlähmung / Poliomyelitis)				
Tollwut				
Typhus				

Erläuterungen

Pflicht siehe Einreisevorschriften

Empfehlung siehe Empfohlene Impfungen

Pauschalreisen
Bei Reisen nach westlichem Standard, überwiegend in Touristikzentren, Großstädten, Essen in gehobenen Lokalen oder im Hotel.

Achtung: Bei Reisenden kommt es häufig vor, dass spontan Tagesausflüge ins Landesinnere unternommen werden. Dann könnte ein zusätzlicher Impfschutz, wie beim einfachen Reisestil, sehr wichtig sein!

Einfacher Reisestil
Zusätzlich sollte für viele Reiseländer ein ausreichender Schutz gegen Hepatitis A (Gelbsucht) vorhanden sein. Innerhalb der westlichen Industriestaaten ist die chronische Hepatitis B überwiegend auf Risikogruppen beschränkt, außerhalb jedoch steigt ihre Häufigkeit deutlich an. Sie kann dann z.B. durch Blut, Speichel und beim Sexualkontakt übertragen werden, aber auch durch unsterile (zahn-)medizinische Behandlung. Für solche Ziele ist eine Hepatitis B-Impfung zu empfehlen.

LZ: Langzeit

Weitere Gesundheitsgefahren

Infektionsrisiken
West-Nil-Fieber

Botschaften

Stauffenbergstraße 1, D-10785 Berlin, Tel.: 0049-30-202 87-0, eMail: berlin-ob@bmeia.gv.at

Otto-von-Bismarck-Allee 4A, D-10557 Berlin, Tel.: 0049-30 390 40 00, eMail: berlin@eda.admin.ch

Dominica (DM)

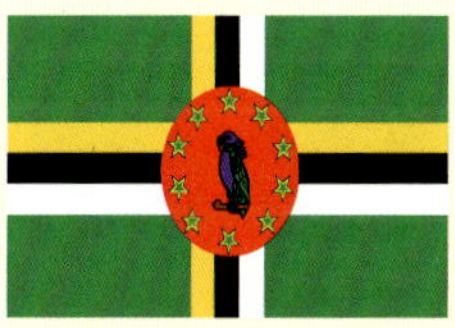

Kontinent: Nordamerika
Einwohnerzahl: 72 (in Tausend)
Lebenserwartung: 75 Jahre
Kindersterblichkeit: 35 pro Tausend
Amtssprache: Englisch
Zeitverschiebung: -5 Std.
Sommerzeit: keine
Med. Notrufnummer: keine

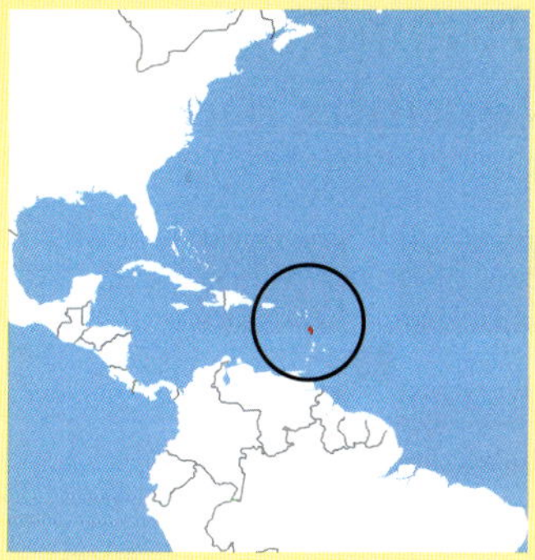

Impfpräventable Risiken

Einreisevorschriften

Gelbfieber

Keine Impfvorschriften für Reisende, die aus Europa direkt einreisen (Direktflug). Wer aus einem von Gelbfieber betroffenen Land einreist (Endemiegebiet), muss eine Gelbfieberimpfung nachweisen (Gelbfieber-Impfbescheinigung). Das gilt auch für Reisende die vorher mehr als 12 Stunden auf einem Transitflughafen in einem Endemiegebiet gewesen sind. Kinder bis zum Alter von 1 Jahr, benötigen keine Gelbfieber-Impfung.

Eine Impfbescheinigung wird derzeit benötigt bei der Einreise aus: Äquatorialguinea, Äthiopien, Angola, Argentinien, Benin, Bolivien, Brasilien, Burkina Faso, Burundi, Ecuador, Elfenbeinküste, Französisch-Guyana, Gabun, Gambia, Ghana, Guinea, Guinea-Bissau, Guyana, Kamerun, Kenia, Kolumbien, Kongo, Kongo, Demokratische Republik, Liberia, Mali, Mauretanien, Niger, Nigeria, Panama, Paraguay, Peru, Senegal, Sierra Leone, Sudan, Südsudan, Suriname, Togo, Trinidad und Tobago, Tschad, Uganda, Venezuela, Zentralafrikanische Republik.

Empfohlene Impfungen

Reisende sollten über den für Deutschland empfohlenen Standardimpfschutz (STIKO) verfügen, insbesondere über eine aktuelle Impfung gegen Tetanus (Wundstarrkrampf), Diphtherie, Pertussis (Keuchhusten), Masern und eine Grundimmunisierung gegen Poliomyelitis/Kinderlähmung.

Je nach Alter und Gesundheitszustand kommen weitere Empfehlungen hinzu. **Der STIKO-Impfkalender ist in Teil A des Handbuchs abgebildet.**

Welche Impfungen darüber hinaus für eine Reise empfehlenswert sind, hängt von der Art der Reise ab.

Zusätzlich sollte für viele Reiseländer ein ausreichender Schutz gegen Hepatitis A (Gelbsucht) vorhanden sein. Wer engeren Kontakt zu der einheimischen Bevölkerung hat, sollte sich zusätzlich noch gegen Hepatitis B impfen lassen. Hepatitis B kann z.B. durch Blut, Speichel und beim Sexualkontakt übertragen werden.

Impfungen

Krankheiten	Pflicht	Empfehlung	Pauschal	einf. Reisestil
Diphtherie		●	●	●
Masern		●	●	●
Pertussis (Keuchhusten)		●	●	●
Tetanus (Wundstarrkrampf)		●	●	●
Cholera				
Dengue-Fieber		seropos. oder LZ		
FSME (Frühsommer-Meningoenzephalitis)				
Gelbfieber	bedingt			
Hepatitis A		●	●	●
Hepatitis B		●	●	●
Japanische Enzephalitis				
Meningokokken-Meningitis				
Polio (Kinderlähmung / Poliomyelitis)				
Tollwut				
Typhus				●

Erläuterungen

Pflicht siehe Einreisevorschriften

Empfehlung siehe Empfohlene Impfungen

Pauschalreisen
Bei Reisen nach westlichem Standard, überwiegend in Touristikzentren, Großstädten, Essen in gehobenen Lokalen oder im Hotel.

Achtung: Bei Reisenden kommt es häufig vor, dass spontan Tagesausflüge ins Landesinnere unternommen werden. Dann könnte ein zusätzlicher Impfschutz, wie beim einfachen Reisestil, sehr wichtig sein!

Einfacher Reisestil
Zusätzlich sollte für viele Reiseländer ein ausreichender Schutz gegen Hepatitis A (Gelbsucht) vorhanden sein. Innerhalb der westlichen Industriestaaten ist die chronische Hepatitis B überwiegend auf Risikogruppen beschränkt, außerhalb jedoch steigt ihre Häufigkeit deutlich an. Sie kann dann z.B. durch Blut, Speichel und beim Sexualkontakt übertragen werden, aber auch durch unsterile (zahn-)medizinische Behandlung. Für solche Ziele ist eine Hepatitis B-Impfung zu empfehlen.

LZ: Langzeit

Weitere Gesundheitsgefahren

Kyasanur-Forest-Erkrankung, Zika-Virus

Botschaften

- 19 St. Clair Avenue, St. Clair, Port of Spain, Trinidad u. Tobago, Tel.: 001-868 628 16 30, eMail: info@ports.diplo.de
- Botschaft siehe Kuba
- Botschaft siehe Kuba Botschaft siehe Dominikanische Republik / Consulate of Switzerland, Guillet, Savanne Paille, Portsmouth, Tel.: 001-767 445 4501, eMail: dominica@honrep.ch

Dominikanische Republik (DO)

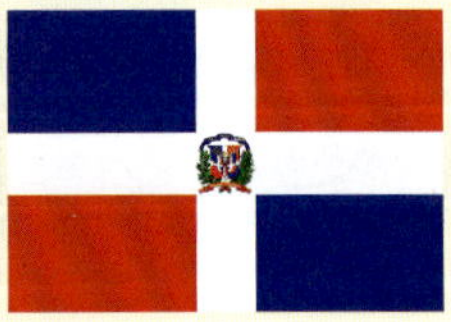

Kontinent: Nordamerika
Beliebte Reiseziele: Punta Cana
Einwohnerzahl: 10.848 (in Tausend)
Lebenserwartung: 73 Jahre
Kindersterblichkeit: 34 pro Tausend
Amtssprache: Spanisch
Zeitverschiebung: -5 Std.
Sommerzeit: keine
Med. Notrufnummer: 911

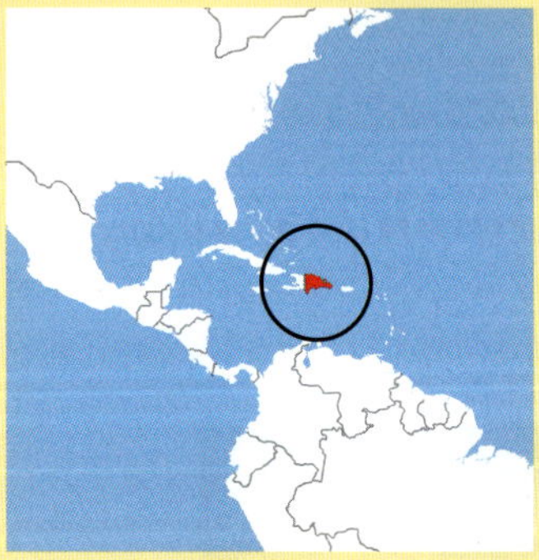

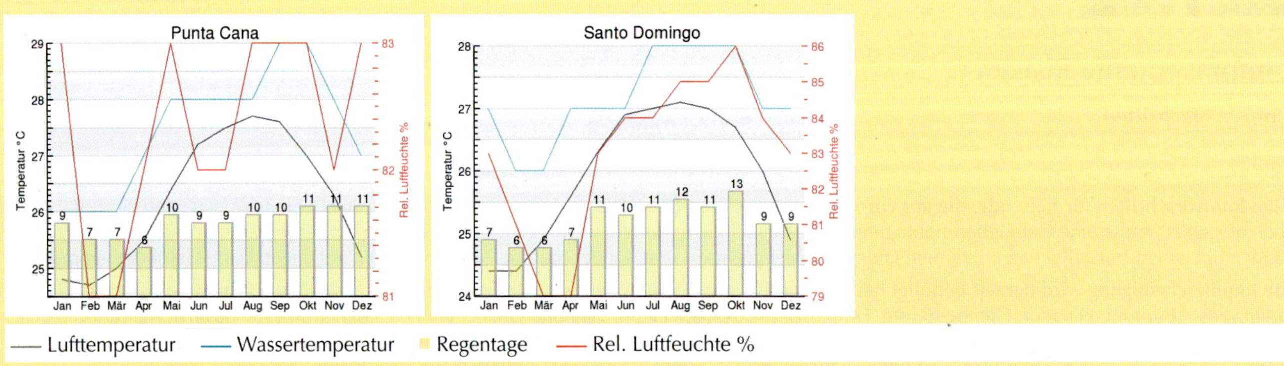

Einreisevorschriften

Gelbfieber

Keine Impfvorschriften für Reisende, die aus Europa direkt einreisen (Direktflug). Wer aus einem von Gelbfieber betroffenen Land einreist (Endemiegebiet), muss eine Gelbfieberimpfung nachweisen (Gelbfieber-Impfbescheinigung). Das gilt auch für Reisende die vorher mehr als 12 Stunden auf einem Transitflughafen in einem Endemiegebiet gewesen sind. Kinder bis zum Alter von 1 Jahr, benötigen keine Gelbfieber-Impfung. Reisende aus den Brasilianischen Bundesstaaten Mina Gerais, Espirito Santo, Sao Paulo und Rio de Janeiro benötigen bei der Einreise eine Gelbfieberimpfung auch wenn Sie vorher mehr als 12 Stunden auf einem Transitflughafen der Bundesstaaten gewesen sind.

Eine Impfbescheinigung wird derzeit benötigt bei der Einreise aus:
Äquatorialguinea, Äthiopien, Angola, Argentinien, Benin, Bolivien, Brasilien, Burkina Faso, Burundi, Ecuador, Elfenbeinküste, Französisch-Guyana, Gabun, Gambia, Ghana, Guinea, Guinea-Bissau, Guyana, Kamerun, Kenia, Kolumbien, Kongo, Kongo, Demokratische Republik, Liberia, Mali, Mauretanien, Niger, Nigeria, Panama, Paraguay, Peru, Senegal, Sierra Leone, Sudan, Südsudan, Suriname, Togo, Trinidad und Tobago, Tschad, Uganda, Venezuela, Zentralafrikanische Republik.

Empfohlene Impfungen

Reisende sollten über den für Deutschland empfohlenen Standardimpfschutz (STIKO) verfügen, insbesondere über eine aktuelle Impfung gegen Tetanus (Wundstarrkrampf), Diphtherie, Pertussis (Keuchhusten), Masern und eine Grundimmunisierung gegen Poliomyelitis/Kinderlähmung. Je nach Alter und Gesundheitszustand kommen weitere Empfehlungen hinzu. **Der STIKO-Impfkalender ist in Teil A des Handbuchs abgebildet.**

Welche Impfungen darüber hinaus für eine Reise empfehlenswert sind, hängt von der Art der Reise ab.

Zusätzlich sollte für viele Reiseländer ein ausreichender Schutz gegen Hepatitis A (Gelbsucht) vorhanden sein. Wer engeren Kontakt zu der einheimischen Bevölkerung hat, sollte sich zusätzlich noch gegen Hepatitis B impfen lassen. Hepatitis B kann z.B. durch Blut, Speichel und beim Sexualkontakt übertragen werden.

Impfungen

Krankheiten	Pflicht	Empfehlung	Pauschal	einf. Reisestil
Diphtherie		●	●	●
Masern		●	●	●
Pertussis (Keuchhusten)		●	●	●
Tetanus (Wundstarrkrampf)		●	●	●
Cholera				
Dengue-Fieber		seropos. oder LZ		
FSME (Frühsommer-Meningoenzephalitis)				
Gelbfieber	bedingt			
Hepatitis A		●	●	●
Hepatitis B		●	●	●
Japanische Enzephalitis				
Meningokokken-Meningitis				
Polio (Kinderlähmung / Poliomyelitis)				
Tollwut				●
Typhus				●

Erläuterungen

Pflicht siehe Einreisevorschriften

Empfehlung siehe Empfohlene Impfungen

Pauschalreisen
Bei Reisen nach westlichem Standard, überwiegend in Touristikzentren, Großstädten, Essen in gehobenen Lokalen oder im Hotel.

Achtung: Bei Reisenden kommt es häufig vor, dass spontan Tagesausflüge ins Landesinnere unternommen werden. Dann könnte ein zusätzlicher Impfschutz, wie beim einfachen Reisestil, sehr wichtig sein!

Einfacher Reisestil
Zusätzlich sollte für viele Reiseländer ein ausreichender Schutz gegen Hepatitis A (Gelbsucht) vorhanden sein. Innerhalb der westlichen Industriestaaten ist die chronische Hepatitis B überwiegend auf Risikogruppen beschränkt, außerhalb jedoch steigt ihre Häufigkeit deutlich an. Sie kann dann z.B. durch Blut, Speichel und beim Sexualkontakt übertragen werden, aber auch durch unsterile (zahn-)medizinische Behandlung. Für solche Ziele ist eine Hepatitis B-Impfung zu empfehlen.

LZ: Langzeit

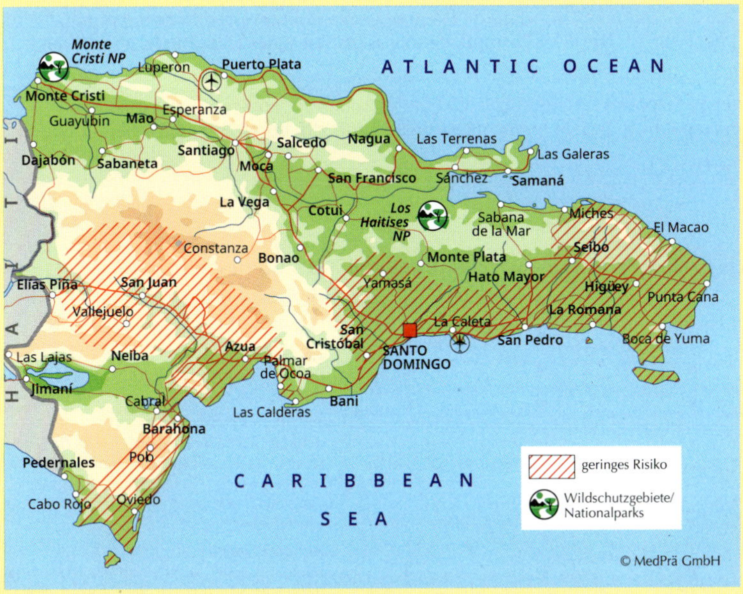

Malariavorkommen

Geringes Risiko: Ganzjährig, v.a. in südlichen und östlichen Provinzen und entlang der Grenze zu Haiti. Angaben wechselnd.

Malariafrei: Santo Domingo und Santiago. Regionen im Norden.

Unter üblichen Rahmenbedingungen (Reisedauer bis ca. 4 Wochen, Hotelunterbringung mit Klimaanlage, informierter und umsichtiger Reisender) wird eine medikamentöse **Malariaprophylaxe nicht empfohlen.**

Falls unterwegs eine Malariadiagnostik nicht durchgängig möglich ist, wird die Mitnahme einer Notfallselbstbehandlung empfohlen. Dazu sollte **Atovaquone/Proguanil** oder **Artemether/Lumefantrin** eingesetzt werden, **Dihydroartemisinin/Piperaquin** wegen des Risikoprofils nur in unvorhersehbaren Notfällen.

Malariaerreger: P. falciparum > 99%

Weitere Gesundheitsgefahren

Infektionsrisiken

Anthrax (Milzbrand), Brucellose, Chikungunya, **Darmbilharziose, Denguefieber und schweres Denguefieber (früher: hämorrhagisches D.)** Filariose, lymphatische, Tropische Pulmonale Eosinophilie, Zika-Virus

Botschaften

🇩🇪 Edificio GINAKA 2.0, pisos 5 y 6, Avenida Núñez de Cáceres No. 11 (e/ Sarasota y Rómulo Betancourt), Santo Domingo, Tel. 0018-09 542 89 49, eMail: info@santo-domingo.diplo.de

🇦🇹 Botschaft siehe Kuba, eMail: santo-domingo-as@bmeia.gv.at

🇨🇭 Edificio Corporativo 2010, Piso 10, Av. Gustavo Mejía Ricart 102, esq. Av. Abraham Lincoln, Piantini, Santo Domingo
Tel. 001-809 533 3781, eMail: santodomingo@eda.admin.ch

Dschibuti (DJ)

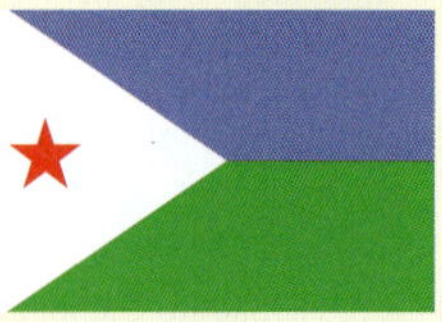

Kontinent: Afrika
Einwohnerzahl: 988 (in Tausend)
Lebenserwartung: 66 Jahre
Kindersterblichkeit: 56 pro Tausend
Amtssprache: Arabisch, Französisch
Zeitverschiebung: 2 Std.
Sommerzeit: keine
Med. Notrufnummer: keine

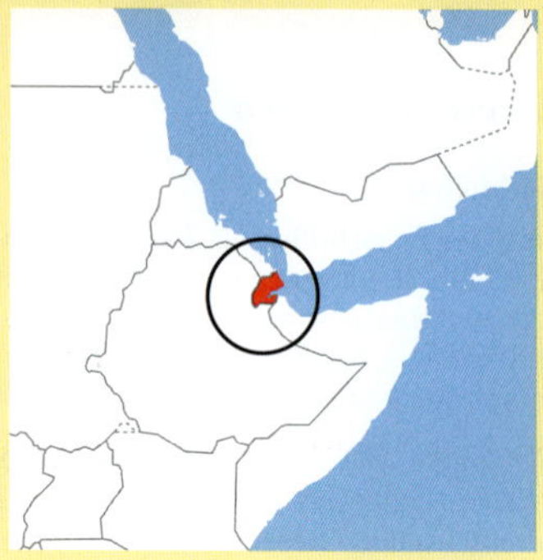

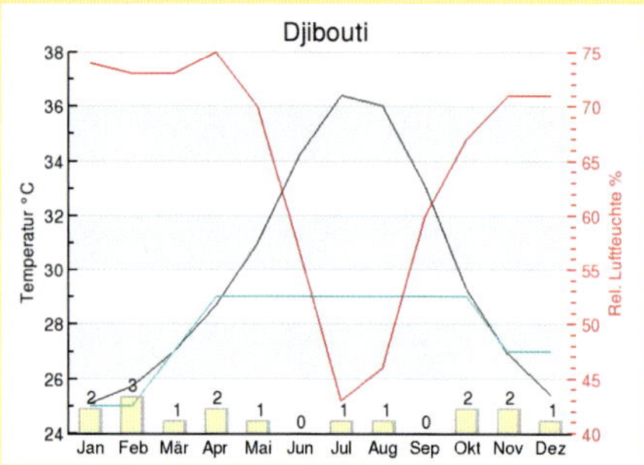

— Lufttemperatur — Wassertemperatur Regentage — Rel. Luftfeuchte %

Einreisevorschriften

Gelbfieber

Keine Impfvorschriften für Reisende, die aus Europa direkt einreisen (Direktflug). Wer aus einem von Gelbfieber betroffenen Land einreist (Endemiegebiet), muss eine Gelbfieberimpfung nachweisen (Gelbfieber-Impfbescheinigung). Das gilt auch für Reisende die vorher mehr als 12 Stunden auf einem Transitflughafen in einem Endemiegebiet gewesen sind. Kinder bis zum Alter von 1 Jahr, benötigen keine Gelbfieber-Impfung.

Eine Impfbescheinigung wird derzeit benötigt bei der Einreise aus: Äquatorialguinea, Äthiopien, Angola, Argentinien, Benin, Bolivien, Brasilien, Burkina Faso, Burundi, Ecuador, Elfenbeinküste, Französisch-Guyana, Gabun, Gambia, Ghana, Guinea, Guinea-Bissau, Guyana, Kamerun, Kenia, Kolumbien, Kongo, Kongo, Demokratische Republik, Liberia, Mali, Mauretanien, Niger, Nigeria, Panama, Paraguay, Peru, Senegal, Sierra Leone, Sudan, Südsudan, Suriname, Togo, Trinidad und Tobago, Tschad, Uganda, Venezuela, Zentralafrikanische Republik.

Meningokokken-Meningitis / Polio

Ein **Impfnachweis** gegen **Meningokokken-Meningitis, Polio** und **Gelbfieber** für Reisende im Rahmen der **Hajj** ist **erforderlich.**

Empfohlene Impfungen

Reisende sollten über den für Deutschland empfohlenen Standardimpfschutz (STIKO) verfügen, insbesondere über eine aktuelle Impfung gegen Tetanus (Wundstarrkrampf), Diphtherie, Pertussis (Keuchhusten), Masern und eine Grundimmunisierung gegen Poliomyelitis/Kinderlähmung. Je nach Alter und Gesundheitszustand kommen weitere Empfehlungen hinzu. **Der STIKO-Impfkalender ist in Teil A des Handbuchs abgebildet.**

Welche Impfungen darüber hinaus für eine Reise empfehlenswert sind, hängt von der Art der Reise ab.

Zusätzlich sollte für viele Reiseländer ein ausreichender Schutz gegen Hepatitis A (Gelbsucht) vorhanden sein. Wer engeren Kontakt zu der einheimischen Bevölkerung hat, sollte sich zusätzlich noch gegen Hepatitis B impfen lassen. Hepatitis B kann z.B. durch Blut, Speichel und beim Sexualkontakt übertragen werden.

Impfungen

Krankheiten	Pflicht	Empfehlung	Pauschal	einf. Reisestil
Diphtherie		●	●	●
Masern		●	●	●
Pertussis (Keuchhusten)		●	●	●
Tetanus (Wundstarrkrampf)		●	●	●
Cholera				
Dengue-Fieber		seropos. oder LZ		
FSME (Frühsommer-Meningoenzephalitis)				
Gelbfieber	bedingt			
Hepatitis A		●	●	●
Hepatitis B		●	●	●
Japanische Enzephalitis				
Meningokokken-Meningitis				●
Polio (Kinderlähmung / Poliomyelitis)				●
Tollwut				●
Typhus				●

Erläuterungen

Pflicht siehe Einreisevorschriften

Empfehlung siehe Empfohlene Impfungen

Pauschalreisen
Bei Reisen nach westlichem Standard, überwiegend in Touristikzentren, Großstädten, Essen in gehobenen Lokalen oder im Hotel.

Achtung: Bei Reisenden kommt es häufig vor, dass spontan Tagesausflüge ins Landesinnere unternommen werden. Dann könnte ein zusätzlicher Impfschutz, wie beim einfachen Reisestil, sehr wichtig sein!

Einfacher Reisestil
Zusätzlich sollte für viele Reiseländer ein ausreichender Schutz gegen Hepatitis A (Gelbsucht) vorhanden sein. Innerhalb der westlichen Industriestaaten ist die chronische Hepatitis B überwiegend auf Risikogruppen beschränkt, außerhalb jedoch steigt ihre Häufigkeit deutlich an. Sie kann dann z.B. durch Blut, Speichel und beim Sexualkontakt übertragen werden, aber auch durch unsterile (zahn-)medizinische Behandlung. Für solche Ziele ist eine Hepatitis B-Impfung zu empfehlen.

LZ: Langzeit

Malariavorkommen

Hohes Risiko: Ganzjährig im ganzen Land.

Unter üblichen Rahmenbedingungen (Reisedauer bis ca. 4 Wochen, Hotelunterbringung mit Klimaanlage, abendlicher Aufenthalt in mosquitogeschützten Innenräumen, Verständnis und Kooperationsbereitschaft des Reisenden) ist eine medikamentöse **Malariaprophylaxe** für Regionen und Zeiten mit hohem Risiko **empfohlen**. In Djibuti ist auch eine neuartige, tagsüber stechende Mosquitoart (Anopheles stephensi) nachgewiesen worden. Daher Mosquitoschutz auch tagsüber.

Malariaerreger: P. falciparum 76%, P. vivax 24%

Medikamentenauswahl

Dazu stehen die im allgemeinen Teil näher beschriebenen Substanzen **Atovaquone/Proguanil**, **Doxycyclin** (in Deutschland ein off-label use) und in begründeten Einzelfällen **Mefloquin** zur Verfügung.

Abweichungen von dieser Empfehlung sind bei besonders hohem/niedrigem Risiko oder bei besonderen Personengruppen erforderlich. Falls unterwegs beim Auftreten fieberhafter, malariaverdächtiger Episoden (Näheres siehe allgemeiner Teil) eine adäquate Diagnostik und/oder Therapie nicht zur Verfügung steht, ist die Mitnahme einer Notfall-Selbstbehandlung sinnvoll, die zur Resistenzsituation und ggf. zur medikamentösen Prophylaxe paßt. Dazu sollte **Atovaquone/Proguanil** oder **Artemether/Lumefantrin** eingesetzt werden, **Dihydroartemisinin/Piperaquin** wegen des Risikoprofils nur in unvorhersehbaren Notfällen.

Bitte den Beitrag Malaria beachten. Eine Tabelle mit den Medikamenten und Dosierung zur Malariaprophylaxe und der Standby-Behandlung der Malaria finden Sie ab der Seite C-36.

Weitere Gesundheitsgefahren

Infektionsrisiken

Anthrax (Milzbrand), Brucellose, **Chikungunya,** Cholera, **Darmbilharziose, Denguefieber und schweres Denguefieber (früher: hämorrhagisches D.),** Filariose, lymphatische, Tropische Pulmonale Eosinophilie, **Vogelgrippe A(H5N1)**

Botschaften

- Botschaft: Tel.: 00253-21 34 40 24, eMail: info@dschi.diplo.de
- Botschaft siehe Äthiopien
- Botschaft siehe Äthiopien

Ecuador (EC)

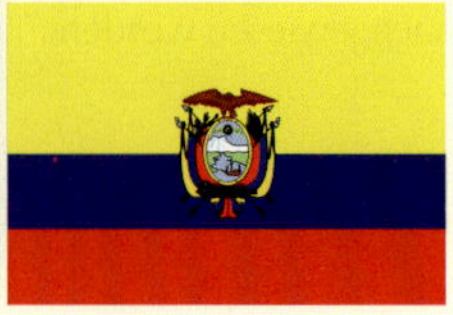

Kontinent: Südamerika
Beliebte Reiseziele: Anden, Galapagos-Inseln, Quito
Einwohnerzahl: 17.643 (in Tausend)
Lebenserwartung: 78 Jahre
Kindersterblichkeit: 13 pro Tausend
Amtssprache: Spanisch
Zeitverschiebung: -7 Std. -6 Std.
Sommerzeit: keine
Med. Notrufnummer: keine

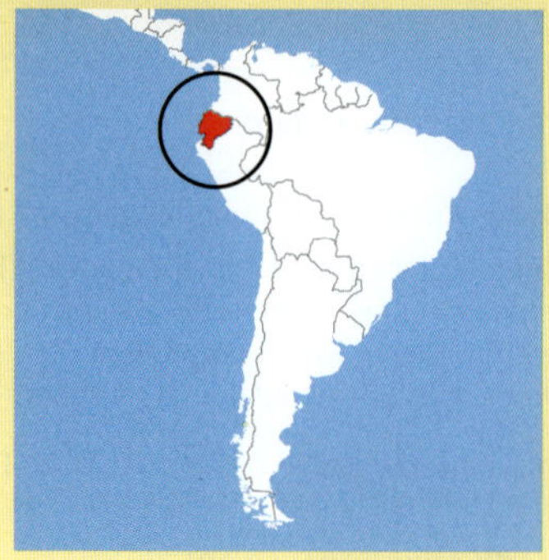

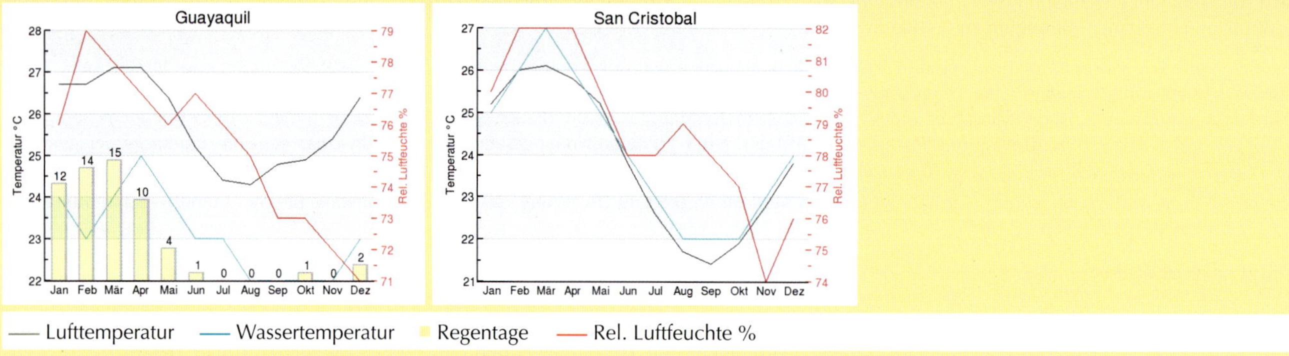

Einreisevorschriften

Gelbfieber

Keine Impfvorschriften für Reisende, die aus Europa direkt einreisen (Direktflug). Ein Impfnachweis gegen Gelbfieber ist für Reisende ab 1 Jahr erforderlich, die aus Brasilien, der Demokratischen Republik Kongo und Uganda einreisen und für Reisende, die länger als 12 Stunden über einen Flughafen derselben Länder gereist sind.

Impfempfehlung der WHO: Ja

Empfohlen für alle Reisenden ab 9 Monaten, die in die folgenden Provinzen östlich der Anden unter 2300 m reisen: Morona-Santiago, Napo, Orellana, Pastaza, Sucumbios und Zamora-Chinchipe sowie die Provinz westlich der Kordilleren, Esmeraldas.

Eine Impfbescheinigung wird derzeit benötigt bei der Einreise aus: Äquatorialguinea, Äthiopien, Angola, Argentinien, Benin, Bolivien, Brasilien, Burkina Faso, Burundi, Ecuador, Elfenbeinküste, Französisch-Guyana, Gabun, Gambia, Ghana, Guinea, Guinea-Bissau, Guyana, Kamerun, Kenia, Kolumbien, Kongo, Kongo, Demokratische Republik, Liberia, Mali, Mauretanien, Niger, Nigeria, Panama, Paraguay, Peru, Senegal, Sierra Leone, Sudan, Südsudan, Suriname, Togo, Trinidad und Tobago, Tschad, Uganda, Venezuela, Zentralafrikanische Republik.

Empfohlene Impfungen

Reisende sollten über den für Deutschland empfohlenen Standardimpfschutz (STIKO) verfügen, insbesondere über eine aktuelle Impfung gegen Tetanus (Wundstarrkrampf), Diphtherie, Pertussis (Keuchhusten), Masern und eine Grundimmunisierung gegen Poliomyelitis/Kinderlähmung.
Je nach Alter und Gesundheitszustand kommen weitere Empfehlungen hinzu. **Der STIKO-Impfkalender ist in Teil A des Handbuchs abgebildet.**

Welche Impfungen darüber hinaus für eine Reise empfehlenswert sind, hängt von der Art der Reise ab.

Zusätzlich sollte für viele Reiseländer ein ausreichender Schutz gegen Hepatitis A (Gelbsucht) vorhanden sein. Wer engeren Kontakt zu der einheimischen Bevölkerung hat, sollte sich zusätzlich noch gegen Hepatitis B impfen lassen. Hepatitis B kann z.B. durch Blut, Speichel und beim Sexualkontakt übertragen werden.

Impfungen

Krankheiten	Pflicht	Empfehlung	Pauschal	einf. Reisestil
Diphtherie		●	●	●
Masern		●	●	●
Pertussis (Keuchhusten)		●	●	●
Tetanus (Wundstarrkrampf)		●	●	●
Cholera				
Dengue-Fieber		seropos. oder LZ		
FSME (Frühsommer-Meningoenzephalitis)				
Gelbfieber	bedingt	●	●	●
Hepatitis A		●	●	●
Hepatitis B		●	●	●
Japanische Enzephalitis				
Meningokokken-Meningitis				
Polio (Kinderlähmung / Poliomyelitis)				
Tollwut				●
Typhus			●	●

Erläuterungen

Pflicht siehe Einreisevorschriften

Empfehlung siehe Empfohlene Impfungen

Pauschalreisen
Bei Reisen nach westlichem Standard, überwiegend in Touristikzentren, Großstädten, Essen in gehobenen Lokalen oder im Hotel.

Achtung: Bei Reisenden kommt es häufig vor, dass spontan Tagesausflüge ins Landesinnere unternommen werden. Dann könnte ein zusätzlicher Impfschutz, wie beim einfachen Reisestil, sehr wichtig sein!

Einfacher Reisestil
Zusätzlich sollte für viele Reiseländer ein ausreichender Schutz gegen Hepatitis A (Gelbsucht) vorhanden sein. Innerhalb der westlichen Industriestaaten ist die chronische Hepatitis B überwiegend auf Risikogruppen beschränkt, außerhalb jedoch steigt ihre Häufigkeit deutlich an. Sie kann dann z.B. durch Blut, Speichel und beim Sexualkontakt übertragen werden, aber auch durch unsterile (zahn-)medizinische Behandlung. Für solche Ziele ist eine Hepatitis B-Impfung zu empfehlen.

LZ: Langzeit

Malariavorkommen

Geringes Risiko: Ganzjährig: < 1500 m östlich der Anden im Nationalpark Yasuni sowie in den Provinzen Esmeraldas und Carchi. Außerhalb dieser Regionen allenfalls Einzelfälle.

Malariafrei: Hochland, Quito, Galapagos, Guayaquil.

Unter üblichen Rahmenbedingungen (Reisedauer bis ca. 4 Wochen, Hotelunterbringung mit Klimaanlage, informierter und umsichtiger Reisender) wird eine medikamentöse **Malariaprophylaxe** nur für Reisen in entlegene Regionen und Zeiträumen mit hoher Malariaübertragung **empfohlen**. Effektivität der üblichen Medikamente gegen die vorherrschende M. tertiana begrenzt.

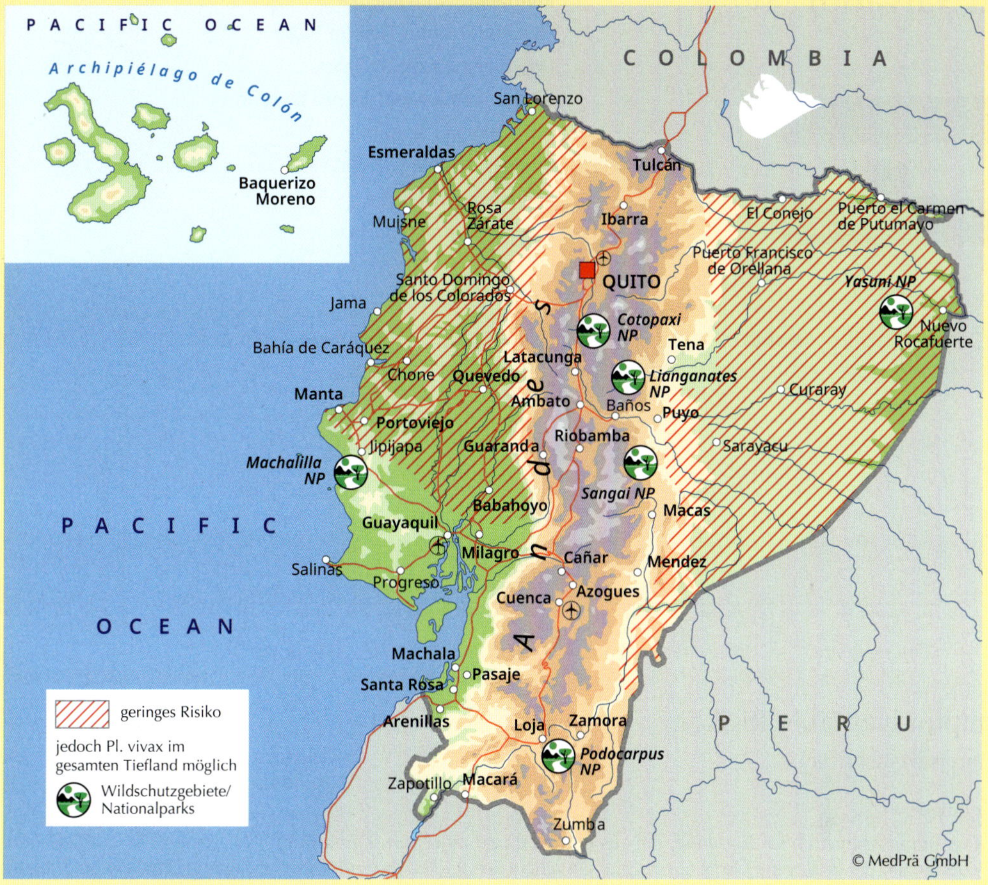

Malariaerreger:

P. falciparum 15%, P. vivax 85%

Medikamentenauswahl

Dazu stehen die im allgemeinen Teil näher beschriebenen Substanzen **Atovaquone/Proguanil, Doxycyclin** (in Deutschland ein off-label use) und in begründeten Einzelfällen **Mefloquin** zur Verfügung.

Abweichungen von dieser Empfehlung sind bei besonders hohem/niedrigem Risiko oder bei besonderen Personengruppen erforderlich. Falls unterwegs beim Auftreten fieberhafter, malariaverdächtiger Episoden (Näheres siehe allgemeiner Teil) eine adäquate Diagnostik und/oder Therapie nicht zur Verfügung steht, ist die Mitnahme einer Notfall-Selbstbehandlung sinnvoll, die zur Resistenzsituation und ggf. zur medikamentösen Prophylaxe paßt. Dazu sollte **Atovaquone/Proguanil** oder **Artemether/Lumefantrin** eingesetzt werden, **Dihydroartemisinin/Piperaquin** wegen des Risikoprofils nur in unvorhersehbaren Notfällen.

Bitte den Beitrag Malaria beachten. Eine Tabelle mit den Medikamenten und Dosierung zur Malariaprophylaxe und der Standby-Behandlung der Malaria finden Sie ab der Seite C-36.

Weitere Gesundheitsgefahren

Infektionsrisiken
Anthrax (Milzbrand), Brucellose, **Denguefieber und schweres Denguefieber (früher: hämorrhagisches D.),** Egelbefall der Lunge, Histoplasmose, amerikanische, Onchozerkose, Flußblindheit, Pest, Trypanosomiasis, amerikanische, Chagas-Krankheit, Zika-Virus

Botschaften

Avenida Naciones Unidas y República de El Salvador, Edificio "Citiplaza", piso 14, Casilla 17-17-536, Quito, Tel.: 00593-2 297 08 20, Fax: 00593-2 297 08 15, eMail: info@quito.diplo.de

Botschaft siehe Kolumbien

Eloy Alfaro N34-194 y JCatalina Aldaz Edificio Corporativo 194, Piso 10 Quito, 00593-2 294 25 00, eMail: quito@eda.admin.ch

El Salvador (SV)

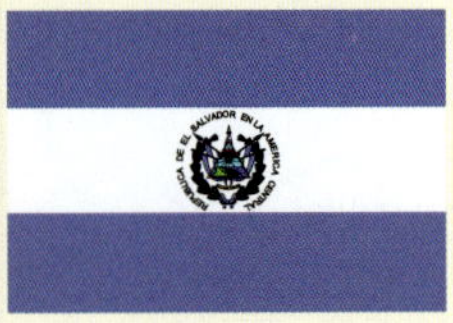

Kontinent: Nordamerika
Einwohnerzahl: 6.486 (in Tausend)
Lebenserwartung: 75 Jahre
Kindersterblichkeit: 13 pro Tausend
Amtssprache: Spanisch
Zeitverschiebung: -7 Std.
Sommerzeit: keine
Med. Notrufnummer: keine

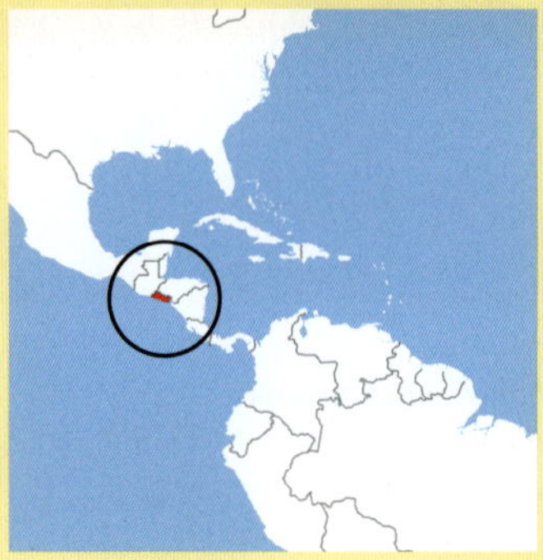

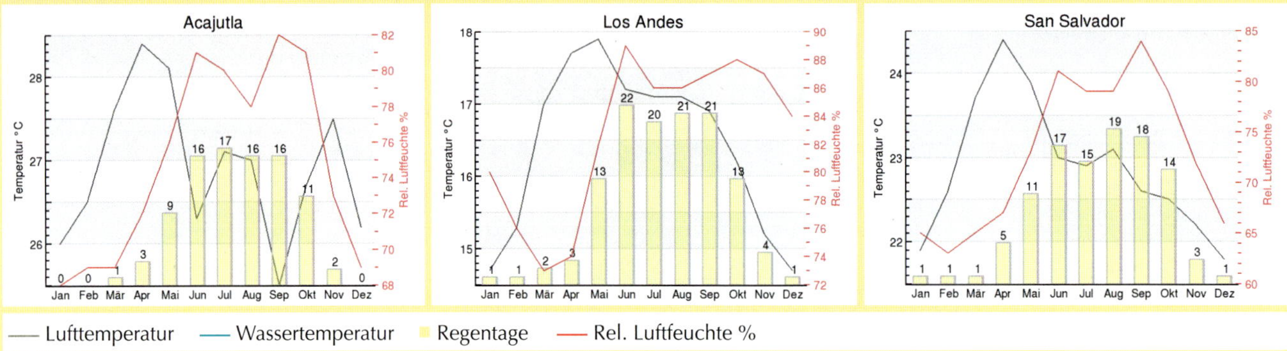

Impfpräventable Risiken

Einreisevorschriften

Gelbfieber

Keine Impfvorschriften für Reisende, die aus Europa direkt einreisen (Direktflug). Wer aus einem von Gelbfieber betroffenen Land einreist (Endemiegebiet), muss eine Gelbfieberimpfung nachweisen (Gelbfieber-Impfbescheinigung). Das gilt auch für Reisende die vorher mehr als 12 Stunden auf einem Transitflughafen in einem Endemiegebiet gewesen sind. Kinder bis zum Alter von 1 Jahr, benötigen keine Gelbfieber-Impfung.

Eine Impfbescheinigung wird derzeit benötigt bei der Einreise aus: Äquatorialguinea, Äthiopien, Angola, Argentinien, Benin, Bolivien, Brasilien, Burkina Faso, Burundi, Ecuador, Elfenbeinküste, Französisch-Guyana, Gabun, Gambia, Ghana, Guinea, Guinea-Bissau, Guyana, Kamerun, Kenia, Kolumbien, Kongo, Kongo, Demokratische Republik, Liberia, Mali, Mauretanien, Niger, Nigeria, Panama, Paraguay, Peru, Senegal, Sierra Leone, Sudan, Südsudan, Suriname, Togo, Trinidad und Tobago, Tschad, Uganda, Venezuela, Zentralafrikanische Republik.

Empfohlene Impfungen

Reisende sollten über den für Deutschland empfohlenen Standardimpfschutz (STIKO) verfügen, insbesondere über eine aktuelle Impfung gegen Tetanus (Wundstarrkrampf), Diphtherie, Pertussis (Keuchhusten), Masern und eine Grundimmunisierung gegen Poliomyelitis/Kinderlähmung. Je nach Alter und Gesundheitszustand kommen weitere Empfehlungen hinzu. **Der STIKO-Impfkalender ist in Teil A des Handbuchs abgebildet.**

Welche Impfungen darüber hinaus für eine Reise empfehlenswert sind, hängt von der Art der Reise ab.

Zusätzlich sollte für viele Reiseländer ein ausreichender Schutz gegen Hepatitis A (Gelbsucht) vorhanden sein. Wer engeren Kontakt zu der einheimischen Bevölkerung hat, sollte sich zusätzlich noch gegen Hepatitis B impfen lassen. Hepatitis B kann z.B. durch Blut, Speichel und beim Sexualkontakt übertragen werden.

Impfungen

Krankheiten	Pflicht	Empfehlung	Pauschal	einf. Reisestil
Diphtherie		●	●	●
Masern		●	●	●
Pertussis (Keuchhusten)		●	●	●
Tetanus (Wundstarrkrampf)		●	●	●
Cholera				
Dengue-Fieber		seropos. oder LZ		
FSME (Frühsommer-Meningoenzephalitis)				
Gelbfieber	bedingt			
Hepatitis A		●	●	●
Hepatitis B		●	●	●
Japanische Enzephalitis				
Meningokokken-Meningitis				
Polio (Kinderlähmung / Poliomyelitis)				
Tollwut				●
Typhus				●

Erläuterungen

Pflicht siehe Einreisevorschriften

Empfehlung siehe Empfohlene Impfungen

Pauschalreisen
Bei Reisen nach westlichem Standard, überwiegend in Touristikzentren, Großstädten, Essen in gehobenen Lokalen oder im Hotel.

Achtung: Bei Reisenden kommt es häufig vor, dass spontan Tagesausflüge ins Landesinnere unternommen werden. Dann könnte ein zusätzlicher Impfschutz, wie beim einfachen Reisestil, sehr wichtig sein!

Einfacher Reisestil
Zusätzlich sollte für viele Reiseländer ein ausreichender Schutz gegen Hepatitis A (Gelbsucht) vorhanden sein. Innerhalb der westlichen Industriestaaten ist die chronische Hepatitis B überwiegend auf Risikogruppen beschränkt, außerhalb jedoch steigt ihre Häufigkeit deutlich an. Sie kann dann z.B. durch Blut, Speichel und beim Sexualkontakt übertragen werden, aber auch durch unsterile (zahn-)medizinische Behandlung. Für solche Ziele ist eine Hepatitis B-Impfung zu empfehlen.

LZ: Langzeit

Malariavorkommen

Malariafrei: laut WHO (2021).

Weitere Gesundheitsgefahren

Infektionsrisiken
Anthrax (Milzbrand), Brucellose, **Denguefieber und schweres Denguefieber (früher: hämorrhagisches D.),** Leishmaniose, viscerale, Trypanosomiasis, amerikanische, Chagas-Krankheit, Zika-Virus.

Botschaften

- 77a Av. Norte, esqu. 7a Calle Poniente 3972, Colonia Escalon, San Salvador, Tel.: 00503-22 47 00 00, eMail: info@san-salvador.diplo.de
- Botschaft siehe Mexiko / HONORARGENERALKONSULAT San Salvador: Calle Circunvalación 150, Colonia San Benito, San Salvador, El Salvador, Tel.: 00503-2562 1247, eMail: consuladodeaustria.elsalvador@gmail.com
- Botschaft siehe Costa Rica / Consulado General de Suiza, 9a Calle poniente bis Pasaje Bella Vista #356, Colonia Escalón, San Salvador, Tel.: 00503-2263 5706, eMail: sansalvador@honrep.ch

Elfenbeinküste (CI)

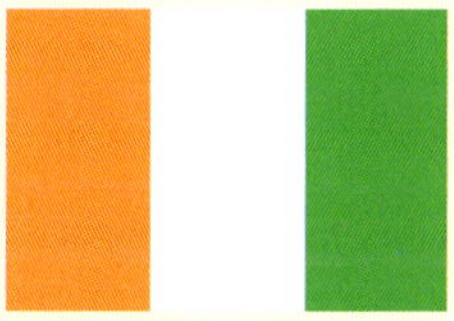

Kontinent: Afrika
Andere Namen: Côte d´Ivoire
Einwohnerzahl: 26.378 (in Tausend)
Lebenserwartung: 63 Jahre
Kindersterblichkeit: 78 pro Tausend
Amtssprache: Französisch
Zeitverschiebung: -1 Std.
Sommerzeit: keine
Med. Notrufnummer: keine

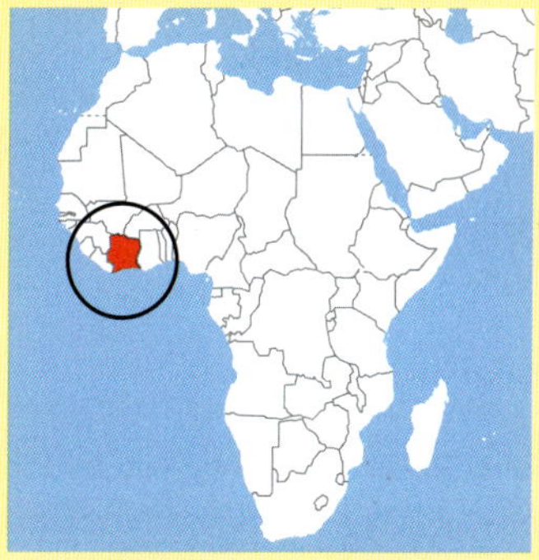

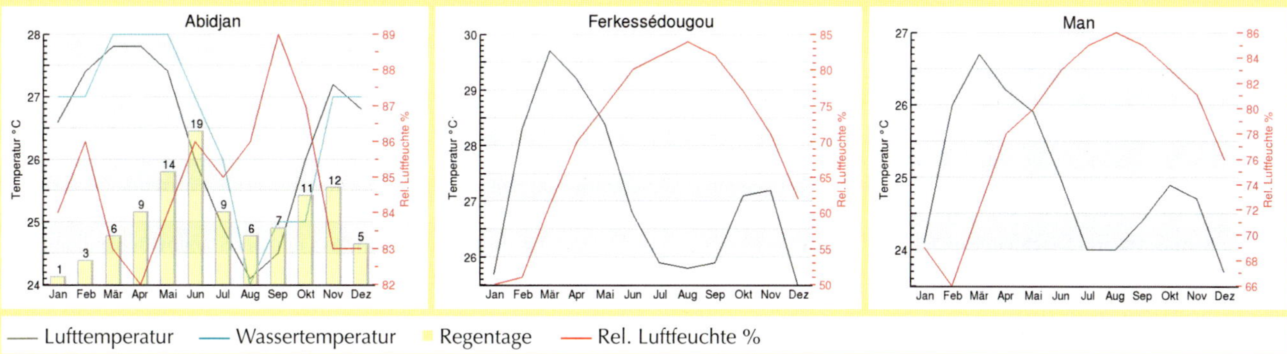

Impfpräventable Risiken

Einreisevorschriften

Gelbfieber

Einreise nur mit Nachweis über die Gelbfieberimpfung.

Ausnahme: Kinder bis zum Alter von 9 Monaten, benötigen keine Gelbfieberimpfung.

Bitte nehmen Sie für die Einreise die Gelbfieberimpfbescheinigung mit.

Empfohlene Impfungen

Reisende sollten über den für Deutschland empfohlenen Standardimpfschutz (STIKO) verfügen, insbesondere über eine aktuelle Impfung gegen Tetanus (Wundstarrkrampf), Diphtherie, Pertussis (Keuchhusten), Masern und eine Grundimmunisierung gegen Poliomyelitis/Kinderlähmung. Je nach Alter und Gesundheitszustand kommen weitere Empfehlungen hinzu. **Der STIKO-Impfkalender ist in Teil A des Handbuchs abgebildet.**

Welche Impfungen darüber hinaus für eine Reise empfehlenswert sind, hängt von der Art der Reise ab.

Zusätzlich sollte für viele Reiseländer ein ausreichender Schutz gegen Hepatitis A (Gelbsucht) vorhanden sein. Wer engeren Kontakt zu der einheimischen Bevölkerung hat, sollte sich zusätzlich noch gegen Hepatitis B impfen lassen. Hepatitis B kann z.B. durch Blut, Speichel und beim Sexualkontakt übertragen werden.

Impfungen

Krankheiten	Pflicht	Empfehlung	Pauschal	einf. Reisestil
Diphtherie		●	●	●
Masern		●	●	●
Pertussis (Keuchhusten)		●	●	●
Tetanus (Wundstarrkrampf)		●	●	●
Cholera				
Dengue-Fieber				
FSME (Frühsommer-Meningoenzephalitis)				
Gelbfieber	●	●	●	●
Hepatitis A		●	●	●
Hepatitis B		●	●	●
Japanische Enzephalitis				
Meningokokken-Meningitis				●
Polio (Kinderlähmung / Poliomyelitis)		●	●	●
Tollwut		●	●	●
Typhus				●

Erläuterungen

Pflicht siehe Einreisevorschriften

Empfehlung siehe Empfohlene Impfungen

Pauschalreisen
Bei Reisen nach westlichem Standard, überwiegend in Touristikzentren, Großstädten, Essen in gehobenen Lokalen oder im Hotel.

Achtung: Bei Reisenden kommt es häufig vor, dass spontan Tagesausflüge ins Landesinnere unternommen werden. Dann könnte ein zusätzlicher Impfschutz, wie beim einfachen Reisestil, sehr wichtig sein!

Einfacher Reisestil
Zusätzlich sollte für viele Reiseländer ein ausreichender Schutz gegen Hepatitis A (Gelbsucht) vorhanden sein. Innerhalb der westlichen Industriestaaten ist die chronische Hepatitis B überwiegend auf Risikogruppen beschränkt, außerhalb jedoch steigt ihre Häufigkeit deutlich an. Sie kann dann z.B. durch Blut, Speichel und beim Sexualkontakt übertragen werden, aber auch durch unsterile (zahn-)medizinische Behandlung. Für solche Ziele ist eine Hepatitis B-Impfung zu empfehlen.

LZ: Langzeit

Malariavorkommen

Hohes Risiko: Ganzjährig - im ganzen Land inklusive der Städte.

Unter üblichen Rahmenbedingungen (Reisedauer bis ca. 4 Wochen, Hotelunterbringung mit Klimaanlage, informierter und umsichtiger Reisender) wird eine medikamentöse Malariaprophylaxe **ganzjährig empfohlen.**

Malariaerreger: P. falciparum > 99%

Medikamentenauswahl

Dazu stehen die im allgemeinen Teil näher beschriebenen Substanzen **Atovaquone/Proguani**, **Doxycyclin** (in Deutschland ein off-label use) und inbegründeten Einzelfällen **Mefloquin** zur Verfügung.

Abweichungen von dieser Empfehlung sind bei besonders hohem/niedrigem Risiko oder bei besonderen Personengruppen erforderlich. Falls unterwegs beim Auftreten fieberhafter, malariaverdächtiger Episoden (Näheres siehe allgemeiner Teil) eine adäquate Diagnostik und/oder Therapie nicht zur Verfügung steht, ist die Mitnahme einer Notfall-Selbstbehandlung sinnvoll, die zur Resistenzsituation und ggf. zur medikamentösen Prophylaxe paßt. Dazu sollte **Atovaquone/Proguanil** oder **Artemether/Lumefantrin** eingesetzt werden, **Dihydroartemisinin/Piperaquin** wegen des Risikoprofils nur in unvorhersehbaren Notfällen.

Bitte den Beitrag Malaria beachten. Eine Tabelle mit den Medikamenten und Dosierung zur Malariaprophylaxe und der Standby-Behandlung der Malaria finden Sie ab der Seite C-36.

Weitere Gesundheitsgefahren

Infektionsrisiken
Anthrax (Milzbrand), Brucellose, **Chikungunya,** Cholera, **Darmbilharziose, Denguefieber und schweres Denguefieber (früher: hämorrhagisches D.),** Dracunculose (Medinawurmbefall), Ebola, Filariose, lymphatische, Tropische Pulmonale Eosinophilie, Krim-Kongo Fieber, hämorrhagisches, Lassa-Fieber, Onchozerkose, Flußblindheit, Trypanosomiasis, afrikanische, Schlafkrankheit, Zika-Virus

Botschaften

- (DE) 39, Boulevard Hassan II (Boulevard de la Corniche), Abidjan-Cocody, Tel.: 00225-22 44 20 30, eMail: info@abidjan.diplo.de
- (AT) Botschaft siehe Senegal
- (CH) Rue du Bélier Cocody Ambassades Abidjan, Tel.: 00225-22 44 79 89, eMail: abidjan@eda.admin.ch

Eritrea (ER)

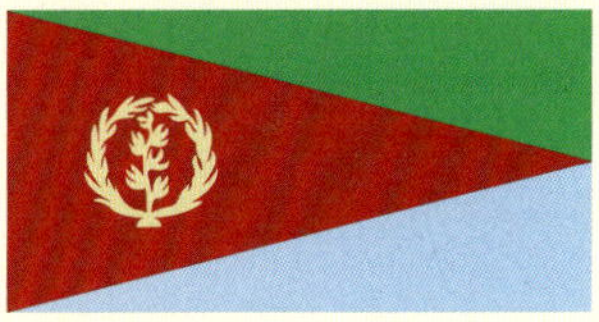

Kontinent: Afrika
Einwohnerzahl: 3.546 (in Tausend)
Lebenserwartung: 64 Jahre
Kindersterblichkeit: 39 pro Tausend
Amtssprache: Arabisch, Tigrinja
Zeitverschiebung: 2 Std.
Sommerzeit: keine
Med. Notrufnummer: keine

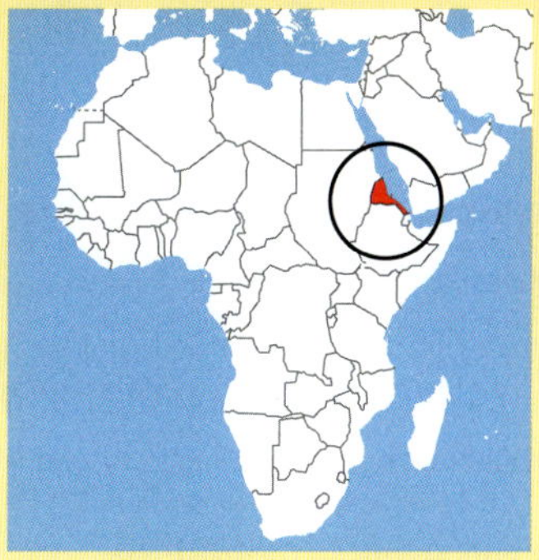

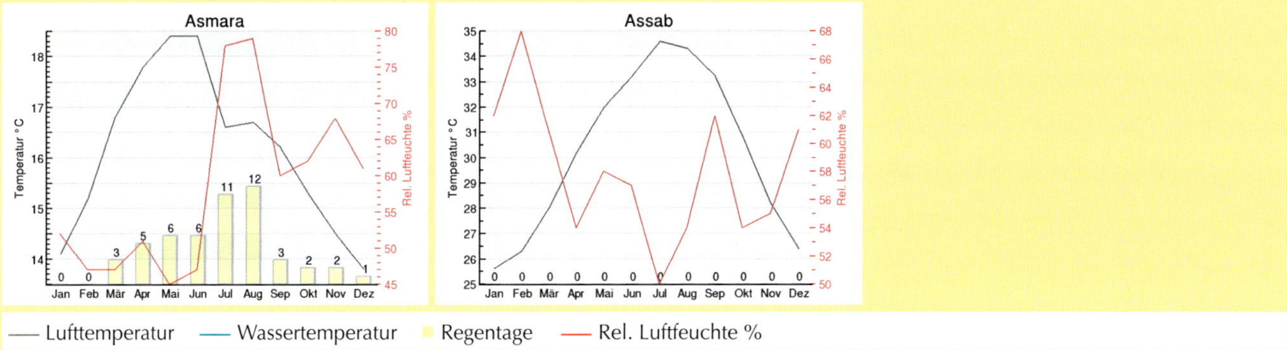

Impfpräventable Risiken

Einreisevorschriften

Gelbfieber

Keine Impfvorschriften für Reisende, die aus Europa direkt einreisen (Direktflug). Wer aus einem von Gelbfieber betroffenen Land einreist (Endemiegebiet), muss eine Gelbfieberimpfung nachweisen (Gelbfieber-Impfbescheinigung). Kinder bis zum Alter von 9 Monaten, benötigen keine Gelbfieber-Impfung.

Eine Impfbescheinigung wird derzeit benötigt bei der Einreise aus: Äquatorialguinea, Äthiopien, Angola, Argentinien, Benin, Bolivien, Brasilien, Burkina Faso, Burundi, Ecuador, Elfenbeinküste, Französisch-Guyana, Gabun, Gambia, Ghana, Guinea, Guinea-Bissau, Guyana, Kamerun, Kenia, Kolumbien, Kongo, Kongo, Demokratische Republik, Liberia, Mali, Mauretanien, Niger, Nigeria, Panama, Paraguay, Peru, Senegal, Sierra Leone, Sudan, Südsudan, Suriname, Togo, Trinidad und Tobago, Tschad, Uganda, Venezuela, Zentralafrikanische Republik.

Empfohlene Impfungen

Reisende sollten über den für Deutschland empfohlenen Standardimpfschutz (STIKO) verfügen, insbesondere über eine aktuelle Impfung gegen Tetanus (Wundstarrkrampf), Diphtherie, Pertussis (Keuchhusten), Masern und eine Grundimmunisierung gegen Poliomyelitis/Kinderlähmung. Je nach Alter und Gesundheitszustand kommen weitere Empfehlungen hinzu. **Der STIKO-Impfkalender ist in Teil A des Handbuchs abgebildet.**

Welche Impfungen darüber hinaus für eine Reise empfehlenswert sind, hängt von der Art der Reise ab.

Zusätzlich sollte für viele Reiseländer ein ausreichender Schutz gegen Hepatitis A (Gelbsucht) vorhanden sein. Wer engeren Kontakt zu der einheimischen Bevölkerung hat, sollte sich zusätzlich noch gegen Hepatitis B impfen lassen. Hepatitis B kann z.B. durch Blut, Speichel und beim Sexualkontakt übertragen werden.

Impfungen

Krankheiten	Pflicht	Empfehlung	Pauschal	einf. Reisestil
Diphtherie		●	●	●
Masern		●	●	●
Pertussis (Keuchhusten)		●	●	●
Tetanus (Wundstarrkrampf)		●	●	●
Cholera				
Dengue-Fieber		seropos. oder LZ		
FSME (Frühsommer-Meningoenzephalitis)				
Gelbfieber	bedingt	●	●	●
Hepatitis A		●	●	●
Hepatitis B		●	●	●
Japanische Enzephalitis				
Meningokokken-Meningitis				
Polio (Kinderlähmung / Poliomyelitis)				●
Tollwut		●	●	●
Typhus			●	●

Erläuterungen

Pflicht siehe Einreisevorschriften

Empfehlung siehe Empfohlene Impfungen

Pauschalreisen
Bei Reisen nach westlichem Standard, überwiegend in Touristikzentren, Großstädten, Essen in gehobenen Lokalen oder im Hotel.

Achtung: Bei Reisenden kommt es häufig vor, dass spontan Tagesausflüge ins Landesinnere unternommen werden. Dann könnte ein zusätzlicher Impfschutz, wie beim einfachen Reisestil, sehr wichtig sein!

Einfacher Reisestil
Zusätzlich sollte für viele Reiseländer ein ausreichender Schutz gegen Hepatitis A (Gelbsucht) vorhanden sein. Innerhalb der westlichen Industriestaaten ist die chronische Hepatitis B überwiegend auf Risikogruppen beschränkt, außerhalb jedoch steigt ihre Häufigkeit deutlich an. Sie kann dann z.B. durch Blut, Speichel und beim Sexualkontakt übertragen werden, aber auch durch unsterile (zahn-)medizinische Behandlung. Für solche Ziele ist eine Hepatitis B-Impfung zu empfehlen.

LZ: Langzeit

Malariavorkommen

Hohes Risiko: Ganzjährig - Im ganzen Land < 2200 m Höhe.

Malariafrei: Stadtgebiet von Asmara.

Unter üblichen Rahmenbedingungen (Reisedauer bis ca. 4 Wochen, Hotelunterbringung mit Klimaanlage, informierter und umsichtiger Reisender) wird eine medikamentöse **Malariaprophylaxe** nur für Reisen in Regionen und Zeiträumen mit hoher Malariaübertragung **empfohlen**.

Malariaerreger: P. falciparum und Mischinfektionen 87 %, P. vivax 13%

Medikamentenauswahl

Dazu stehen die im allgemeinen Teil näher beschriebenen Substanzen **Atovaquone/Proguanil**, **Doxycyclin** (in Deutschland ein off-label use) und in begründeten Einzelfällen **Mefloquin** zur Verfügung.

Abweichungen von dieser Empfehlung sind bei besonders hohem/niedrigem Risiko oder bei besonderen Personengruppen erforderlich. Falls unterwegs beim Auftreten fieberhafter, malariaverdächtiger Episoden (Näheres siehe allgemeiner Teil) eine adäquate Diagnostik und/oder Therapie nicht zur Verfügung steht, ist die Mitnahme einer Notfall-Selbstbehandlung sinnvoll, die zur Resistenzsituation und ggf. zur medikamentösen Prophylaxe paßt. Dazu sollte **Atovaquone/Proguanil** oder **Artemether/Lumefantrin** eingesetzt werden, **Dihydroartemisinin/Piperaquin** wegen des Risikoprofils nur in unvorhersehbaren Notfällen.

Bitte den Beitrag Malaria beachten. Eine Tabelle mit den Medikamenten und Dosierung zur Malariaprophylaxe und der Standby-Behandlung der Malaria finden Sie ab der Seite C-36.

Weitere Gesundheitsgefahren

Infektionsrisiken
Anthrax (Milzbrand), Brucellose, **Chikungunya,** Cholera, **Denguefieber und schweres Denguefieber (früher: hämorrhagisches D.),** Filariose, lymphatische, Tropische Pulmonale Eosinophilie, Trypanosomiasis, afrikanische, Schlafkrankheit

Botschaften

- 🇩🇪 Warsay Street, Saba Development Building, Asmara, Tel.: 00291-118 66 70, eMail: info@asmara.diplo.de
- 🇦🇹 Botschaft siehe Kenia
- 🇨🇭 Botschaft siehe Sudan

Estland (EE)

Kontinent: Europa
Einwohnerzahl: 1.327 (in Tausend)
Lebenserwartung: 79 Jahre
Kindersterblichkeit: 2 pro Tausend
Amtssprache: Estnisch
Zeitverschiebung: 1 Std.
Sommerzeit: 30.03.2025 - 26.10.2025
Med. Notrufnummer: 112

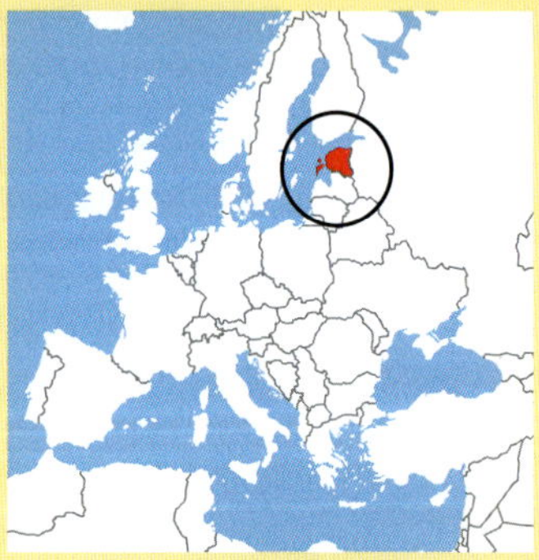

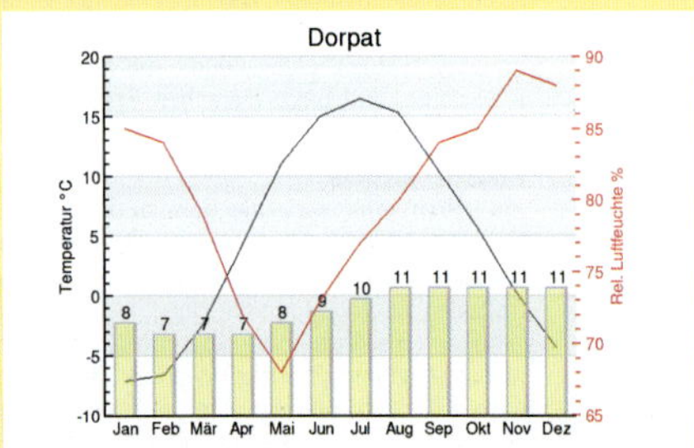

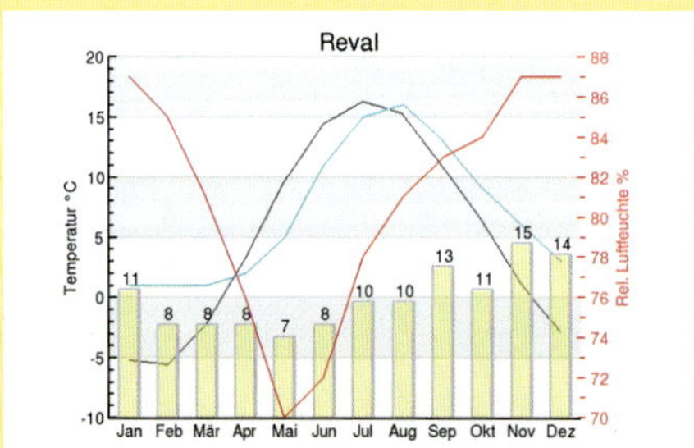

Lufttemperatur — Wassertemperatur — Regentage — Rel. Luftfeuchte %

Impfpräventable Risiken

Empfohlene Impfungen

Reisende sollten über den für Deutschland empfohlenen Standardimpfschutz (STIKO) verfügen, insbesondere über eine aktuelle Impfung gegen Tetanus (Wundstarrkrampf), Diphtherie, Pertussis (Keuchhusten), Masern und eine Grundimmunisierung gegen Poliomyelitis/Kinderlähmung. Je nach Alter und Gesundheitszustand kommen weitere Empfehlungen hinzu. **Der STIKO-Impfkalender ist in Teil A des Handbuchs abgebildet.**

Welche Impfungen darüber hinaus für eine Reise empfehlenswert sind, hängt von der Art der Reise ab.

Zusätzlich sollte für viele Reiseländer ein ausreichender Schutz gegen Hepatitis A (Gelbsucht) vorhanden sein. Wer engeren Kontakt zu der einheimischen Bevölkerung hat, sollte sich zusätzlich noch gegen Hepatitis B impfen lassen. Hepatitis B kann z.B. durch Blut, Speichel und beim Sexualkontakt übertragen werden.

Impfungen

Krankheiten	Pflicht	Empfehlung	Pauschal	einf. Reisestil
Diphtherie		•	•	•
Masern		•	•	•
Pertussis (Keuchhusten)		•	•	•
Tetanus (Wundstarrkrampf)		•	•	•
Cholera				
Dengue-Fieber				
FSME (Frühsommer-Meningoenzephalitis)			•	•
Gelbfieber				
Hepatitis A				•
Hepatitis B		•	•	•
Japanische Enzephalitis				
Meningokokken-Meningitis				
Polio (Kinderlähmung / Poliomyelitis)				
Tollwut				•
Typhus				

Erläuterungen

Pflicht siehe Einreisevorschriften

Empfehlung siehe Empfohlene Impfungen

Pauschalreisen
Bei Reisen nach westlichem Standard, überwiegend in Touristikzentren, Großstädten, Essen in gehobenen Lokalen oder im Hotel.
Achtung: Bei Reisenden kommt es häufig vor, dass spontan Tagesausflüge ins Landesinnere unternommen werden. Dann könnte ein zusätzlicher Impfschutz, wie beim einfachem Reisestil, sehr wichtig sein!

Einfacher Reisestil
Zusätzlich sollte für viele Reiseländer ein ausreichender Schutz gegen Hepatitis A (Gelbsucht) vorhanden sein. Innerhalb der westlichen Industriestaaten ist die chronische Hepatitis B überwiegend auf Risikogruppen beschränkt, außerhalb jedoch steigt ihre Häufigkeit deutlich an. Sie kann dann z.B. durch Blut, Speichel und beim Sexualkontakt übertragen werden, aber auch durch unsterile (zahn-)medizinische Behandlung. Für solche Ziele ist eine Hepatitis B-Impfung zu empfehlen.

LZ: Langzeit

Botschaften

- Toom-Kuninga 11, 15048 Tallinn, Tel.: 00372-627 53 00, eMail: info@tallinn.diplo.de
- Vambola 6, 5. Stock, EE-10114 Tallinn, Tel.: 00372-627 87 40, eMail: tallinn-ob@bmeia.gv.at
- Botschaft siehe Lettland / Consulate General of Switzerland, Lehmann & Partner OÜ, F.R. Faehlmanni 37 – 6, 10125 Tallinn, Tel.: 00372-52 36 329, eMail: tallinn@honrep.ch

Eswatini (SZ)

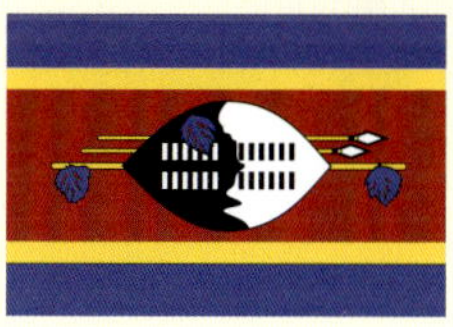

Kontinent: Afrika
Einwohnerzahl: 1.160 (in Tausend)
Lebenserwartung: 58 Jahre
Kindersterblichkeit: 47 pro Tausend
Amtssprache: Swasiländisch
Zeitverschiebung: 1 Std.
Sommerzeit: keine
Med. Notrufnummer: 933

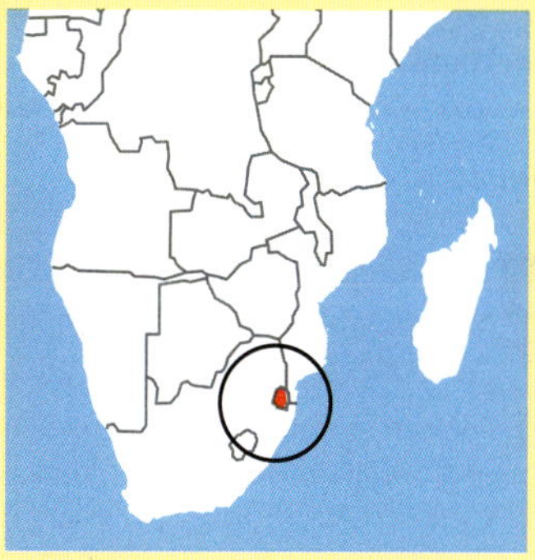

Impfpräventable Risiken

Einreisevorschriften

Gelbfieber

Keine Impfvorschriften für Reisende, die aus Europa direkt einreisen (Direktflug). Wer aus einem von Gelbfieber betroffenen Land einreist (Endemiegebiet), muss eine Gelbfieberimpfung nachweisen (Gelbfieberimpfbescheinigung). Das gilt auch für Reisende die vorher auf einem Transitflughafen in einem Endemiegebiet gewesen sind. Kinder bis zum Alter von 9 Monaten benötigen keine Gelbfieberimpfung.

Eine Impfbescheinigung wird derzeit benötigt bei der Einreise aus: Äquatorialguinea, Äthiopien, Angola, Argentinien, Benin, Bolivien, Brasilien, Burkina Faso, Burundi, Ecuador, Elfenbeinküste, Französisch-Guyana, Gabun, Gambia, Ghana, Guinea, Guinea-Bissau, Guyana, Kamerun, Kenia, Kolumbien, Kongo, Kongo, Demokratische Republik, Liberia, Mali, Mauretanien, Niger, Nigeria, Panama, Paraguay, Peru, Senegal, Sierra Leone, Sudan, Südsudan, Suriname, Togo, Trinidad und Tobago, Tschad, Uganda, Venezuela, Zentralafrikanische Republik.

Eswatini

Empfohlene Impfungen

Reisende sollten über den für Deutschland empfohlenen Standardimpfschutz (STIKO) verfügen, insbesondere über eine aktuelle Impfung gegen Tetanus (Wundstarrkrampf), Diphtherie, Pertussis (Keuchhusten), Masern und eine Grundimmunisierung gegen Poliomyelitis/Kinderlähmung. Je nach Alter und Gesundheitszustand kommen weitere Empfehlungen hinzu. **Der STIKO-Impfkalender ist in Teil A des Handbuchs abgebildet.**

Welche Impfungen darüber hinaus für eine Reise empfehlenswert sind, hängt von der Art der Reise ab.

Zusätzlich sollte für viele Reiseländer ein ausreichender Schutz gegen Hepatitis A (Gelbsucht) vorhanden sein. Wer engeren Kontakt zu der einheimischen Bevölkerung hat, sollte sich zusätzlich noch gegen Hepatitis B impfen lassen. Hepatitis B kann z.B. durch Blut, Speichel und beim Sexualkontakt übertragen werden.

Impfungen

Krankheiten	Pflicht	Empfehlung	Pauschal	einf. Reisestil
Diphtherie		●	●	●
Masern		●	●	●
Pertussis (Keuchhusten)		●	●	●
Tetanus (Wundstarrkrampf)		●	●	●
Cholera				
Dengue-Fieber				
FSME (Frühsommer-Meningoenzephalitis)				
Gelbfieber	bedingt			
Hepatitis A		●	●	●
Hepatitis B		●	●	●
Japanische Enzephalitis				
Meningokokken-Meningitis				
Polio (Kinderlähmung / Poliomyelitis)				●
Tollwut				●
Typhus				●

Erläuterungen

Pflicht siehe Einreisevorschriften

Empfehlung siehe Empfohlene Impfungen

Pauschalreisen
Bei Reisen nach westlichem Standard, überwiegend in Touristikzentren, Großstädten, Essen in gehobenen Lokalen oder im Hotel.

Achtung: Bei Reisenden kommt es häufig vor, dass spontan Tagesausflüge ins Landesinnere unternommen werden. Dann könnte ein zusätzlicher Impfschutz, wie beim einfachen Reisestil, sehr wichtig sein!

Einfacher Reisestil
Zusätzlich sollte für viele Reiseländer ein ausreichender Schutz gegen Hepatitis A (Gelbsucht) vorhanden sein. Innerhalb der westlichen Industriestaaten ist die chronische Hepatitis B überwiegend auf Risikogruppen beschränkt, außerhalb jedoch steigt ihre Häufigkeit deutlich an. Sie kann dann z.B. durch Blut, Speichel und beim Sexualkontakt übertragen werden, aber auch durch unsterile (zahn-)medizinische Behandlung. Für solche Ziele ist eine Hepatitis B-Impfung zu empfehlen.

LZ: Langzeit

Malariavorkommen

Minimales Risiko: im ganzen Land

Malariaerreger: P. falciparum > 99%

Unter üblichen Rahmenbedingungen (Reisedauer bis ca. 4 Wochen, Hotelunterbringung mit Klimaanlage, informierter und umsichtiger Reisender) wird eine medikamentöse Malariaprophylaxe **nicht empfohlen.**

Weitere Gesundheitsgefahren

Infektionsrisiken
Anthrax (Milzbrand), **Blasenbilharziose durch S. haematobium,** Brucellose, **Chikungunya,** Cholera, Krim-Kongo Fieber, hämorrhagisches

Botschaften

- 201 Florence Ribeiro Avenue, Groenkloof Ext 11, Pretoria 0181, Südafrika, Tel.: 0027-12 427 89 00, eMail: info@pretoria.diplo.de
- Botschaft siehe Südafrika / HONORARKONSULAT Mbabane Sidwashini Industrial Site, Plot 2203, 1st Floor, Mbabane Tel.: 00268-340 22 037, eMail: hc.austria.eswatini@gmail.com
- Botschaft siehe Südafrika / HONORARKONSULAT Mbabane Sidwashini Industrial Site, Plot 2203, 1st Floor, Mbabane Tel.: 00268-340 22 037, eMail: hc.austria.eswatini@gmail.com

Fidschi (FJ)

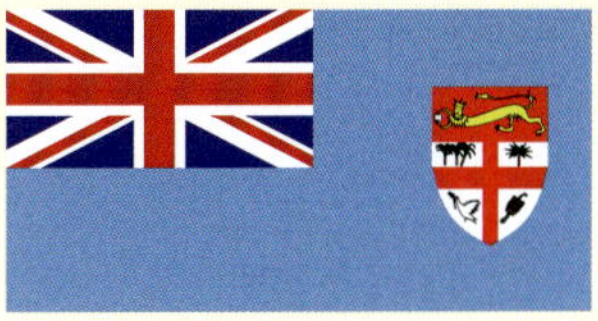

Kontinent: Ozeanien
Einwohnerzahl: 896 (in Tausend)
Lebenserwartung: 69 Jahre
Kindersterblichkeit: 27 pro Tausend
Amtssprache: Englisch, Fiji
Zeitverschiebung: 11 Std.
Sommerzeit: keine
Med. Notrufnummer: 000

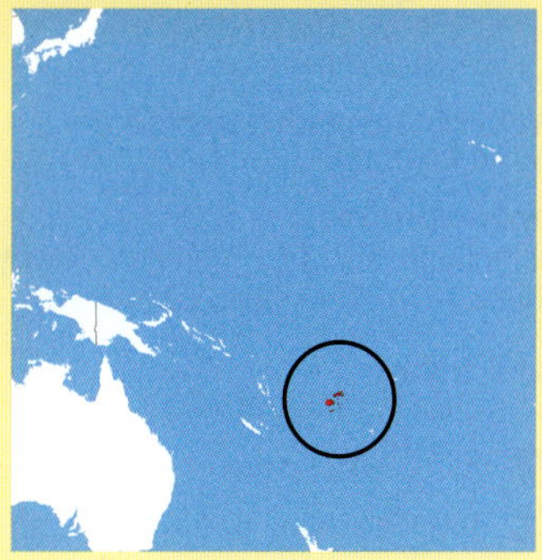

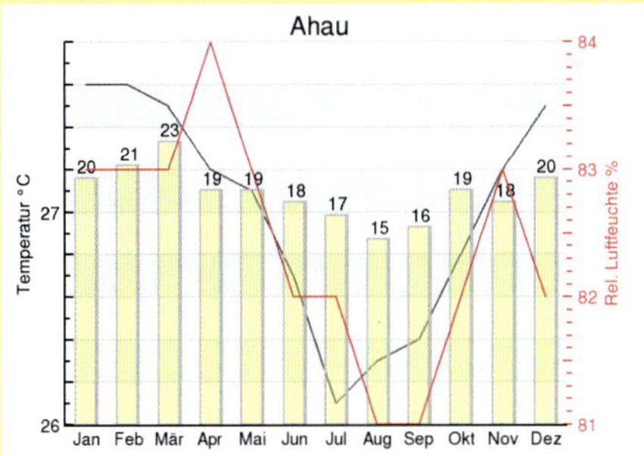

— Lufttemperatur — Wassertemperatur Regentage — Rel. Luftfeuchte %

Impfpräventable Risiken

Einreisevorschriften

Gelbfieber

Keine Impfvorschriften für Reisende, die aus Europa direkt einreisen (Direktflug). Wer aus einem von Gelbfieber betroffenen Land einreist (Endemiegebiet), muss eine Gelbfieberimpfung nachweisen (Gelbfieber-Impfbescheinigung). Das gilt auch für Reisende die vorher mehr als 12 Stunden auf einem Transitflughafen in einem Endemiegebiet gewesen sind. Kinder bis zum Alter von 1 Jahr, benötigen keine Gelbfieber-Impfung.

Eine Impfbescheinigung wird derzeit benötigt bei der Einreise aus: Äquatorialguinea, Äthiopien, Angola, Argentinien, Benin, Bolivien, Brasilien, Burkina Faso, Burundi, Ecuador, Elfenbeinküste, Französisch-Guyana, Gabun, Gambia, Ghana, Guinea, Guinea-Bissau, Guyana, Kamerun, Kenia, Kolumbien, Kongo, Kongo, Demokratische Republik, Liberia, Mali, Mauretanien, Niger, Nigeria, Panama, Paraguay, Peru, Senegal, Sierra Leone, Sudan, Südsudan, Suriname, Togo, Trinidad und Tobago, Tschad, Uganda, Venezuela, Zentralafrikanische Republik.

Empfohlene Impfungen

Reisende sollten über den für Deutschland empfohlenen Standardimpfschutz (STIKO) verfügen, insbesondere über eine aktuelle Impfung gegen Tetanus (Wundstarrkrampf), Diphtherie, Pertussis (Keuchhusten), Masern und eine Grundimmunisierung gegen Poliomyelitis/Kinderlähmung. Je nach Alter und Gesundheitszustand kommen weitere Empfehlungen hinzu. **Der STIKO-Impfkalender ist in Teil A des Handbuchs abgebildet.**

Welche Impfungen darüber hinaus für eine Reise empfehlenswert sind, hängt von der Art der Reise ab.

Zusätzlich sollte für viele Reiseländer ein ausreichender Schutz gegen Hepatitis A (Gelbsucht) vorhanden sein. Wer engeren Kontakt zu der einheimischen Bevölkerung hat, sollte sich zusätzlich noch gegen Hepatitis B impfen lassen. Hepatitis B kann z.B. durch Blut, Speichel und beim Sexualkontakt übertragen werden.

Impfungen

Krankheiten	Pflicht	Empfehlung	Pauschal	einf. Reisestil
Diphtherie		●	●	●
Masern		●	●	●
Pertussis (Keuchhusten)		●	●	●
Tetanus (Wundstarrkrampf)		●	●	●
Cholera				
Dengue-Fieber		seropos. oder LZ		
FSME (Frühsommer-Meningoenzephalitis)				
Gelbfieber	bedingt			
Hepatitis A		●	●	●
Hepatitis B		●	●	●
Japanische Enzephalitis				
Meningokokken-Meningitis				
Polio (Kinderlähmung / Poliomyelitis)				
Tollwut				
Typhus				●

Erläuterungen

Pflicht siehe Einreisevorschriften

Empfehlung siehe Empfohlene Impfungen

Pauschalreisen
Bei Reisen nach westlichem Standard, überwiegend in Touristikzentren, Großstädten, Essen in gehobenen Lokalen oder im Hotel.

Achtung: Bei Reisenden kommt es häufig vor, dass spontan Tagesausflüge ins Landesinnere unternommen werden. Dann könnte ein zusätzlicher Impfschutz, wie beim einfachen Reisestil, sehr wichtig sein!

Einfacher Reisestil
Zusätzlich sollte für viele Reiseländer ein ausreichender Schutz gegen Hepatitis A (Gelbsucht) vorhanden sein. Innerhalb der westlichen Industriestaaten ist die chronische Hepatitis B überwiegend auf Risikogruppen beschränkt, außerhalb jedoch steigt ihre Häufigkeit deutlich an. Sie kann dann z.B. durch Blut, Speichel und beim Sexualkontakt übertragen werden, aber auch durch unsterile (zahn-)medizinische Behandlung. Für solche Ziele ist eine Hepatitis B-Impfung zu empfehlen.

LZ: Langzeit

Weitere Gesundheitsgefahren

Infektionsrisiken
Anthrax (Milzbrand), Brucellose, **Denguefieber und schweres Denguefieber (früher: hämorrhagisches D.),** Filariose, lymphatische, Tropische Pulmonale Eosinophilie, Zika-Virus.

Botschaften

- (DE) 90-92 Hobson Street, Thorndon, 6011 Wellington, Neuseeland, Tel.: 0064-4473 60 63, eMail: info@wellington.diplo.de
- (AT) Botschaft siehe Australien
- (CH) Botschaft siehe Neuseeland / Consulate General of Switzerland, Lot 20, Guava Place, Laucala Beach Estate Suva, Tel.: 00679-33 90 666, eMail: suva@honrep.ch

Finnland (FI)

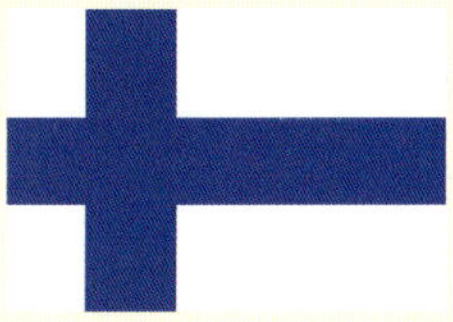

Kontinent: Europa
Einwohnerzahl: 5.541 (in Tausend)
Lebenserwartung: 82 Jahre
Kindersterblichkeit: 2 pro Tausend
Amtssprache: Finnisch, Schwedisch
Zeitverschiebung: 1 Std.
Sommerzeit: 30.03.2025 - 26.10.2025
Med. Notrufnummer: 112

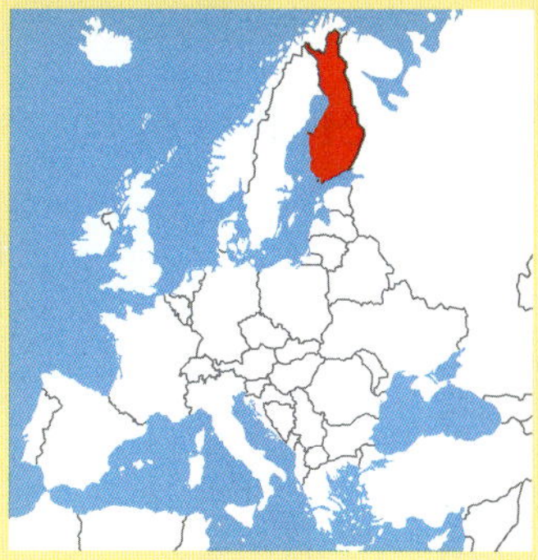

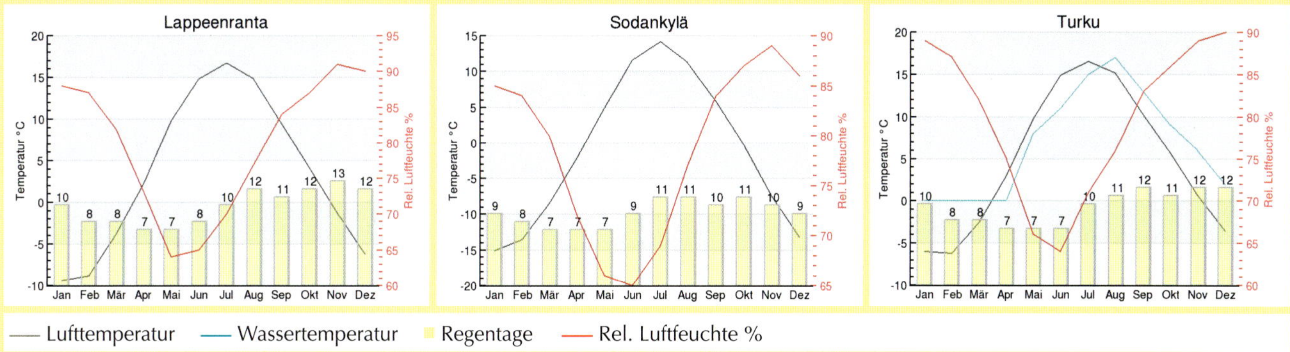

Impfpräventable Risiken

Empfohlene Impfungen

Reisende sollten über den für Deutschland empfohlenen Standardimpfschutz (STIKO) verfügen, insbesondere über eine aktuelle Impfung gegen Tetanus (Wundstarrkrampf), Diphtherie, Pertussis (Keuchhusten), Masern und eine Grundimmunisierung gegen Poliomyelitis/Kinderlähmung. Je nach Alter und Gesundheitszustand kommen weitere Empfehlungen hinzu. **Der STIKO-Impfkalender ist in Teil A des Handbuchs abgebildet.**

Welche Impfungen darüber hinaus für eine Reise empfehlenswert sind, hängt von der Art der Reise ab.

Zusätzlich sollte für viele Reiseländer ein ausreichender Schutz gegen Hepatitis A (Gelbsucht) vorhanden sein. Wer engeren Kontakt zu der einheimischen Bevölkerung hat, sollte sich zusätzlich noch gegen Hepatitis B impfen lassen. Hepatitis B kann z.B. durch Blut, Speichel und beim Sexualkontakt übertragen werden.

Impfungen

Krankheiten	Pflicht	Empfehlung	Pauschal	einf. Reisestil
Diphtherie		●	●	●
Masern		●	●	●
Pertussis (Keuchhusten)		●	●	●
Tetanus (Wundstarrkrampf)		●	●	●
Cholera				
Dengue-Fieber				
FSME (Frühsommer-Meningoenzephalitis)			●	●
Gelbfieber				
Hepatitis A				●
Hepatitis B				●
Japanische Enzephalitis				
Meningokokken-Meningitis				
Polio (Kinderlähmung / Poliomyelitis)				
Tollwut				
Typhus				

Erläuterungen

Pflicht siehe Einreisevorschriften

Empfehlung siehe Empfohlene Impfungen

Pauschalreisen
Bei Reisen nach westlichem Standard, überwiegend in Touristikzentren, Großstädten, Essen in gehobenen Lokalen oder im Hotel.

Achtung: Bei Reisenden kommt es häufig vor, dass spontan Tagesausflüge ins Landesinnere unternommen werden. Dann könnte ein zusätzlicher Impfschutz, wie beim einfachem Reisestil, sehr wichtig sein!

Einfacher Reisestil
Zusätzlich sollte für viele Reiseländer ein ausreichender Schutz gegen Hepatitis A (Gelbsucht) vorhanden sein. Innerhalb der westlichen Industriestaaten ist die chronische Hepatitis B überwiegend auf Risikogruppen beschränkt, außerhalb jedoch steigt ihre Häufigkeit deutlich an. Sie kann dann z.B. durch Blut, Speichel und beim Sexualkontakt übertragen werden, aber auch durch unsterile (zahn-)medizinische Behandlung. Für solche Ziele ist eine Hepatitis B-Impfung zu empfehlen.

LZ: Langzeit

Weitere Gesundheitsgefahren

Infektionsrisiken

alveoläre Echinokokkose

Botschaften

Krogiuksentie 4b, 00340 Helsinki, Tel.: 00358-9458 580, eMail: info@helsinki.diplo.de

Unioninkatu 22, 00130 Helsinki, Tel.: 00358-9-68 18 60, eMail: helsinki-ob@bmeia.gv.at

Kalliolinnantie 16 A 2 a, 00140 Helsinki, Finland, Tel.: 00358-9 622 95 00, eMail: helsinki@eda.admin.ch

Frankreich (FR)

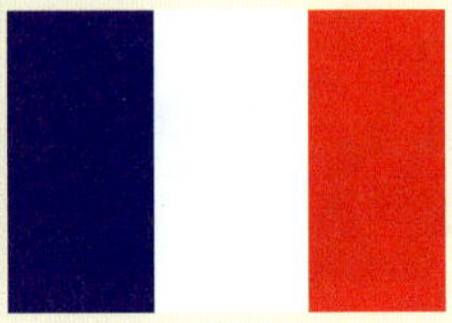

Kontinent: Europa
Einwohnerzahl: 65.274 (in Tausend)
Lebenserwartung: 83 Jahre
Kindersterblichkeit: 4 pro Tausend
Amtssprache: Französisch
Zeitverschiebung: 0 Std.
Sommerzeit: 30.03.2025 - 26.10.2025
Med. Notrufnummer: 112

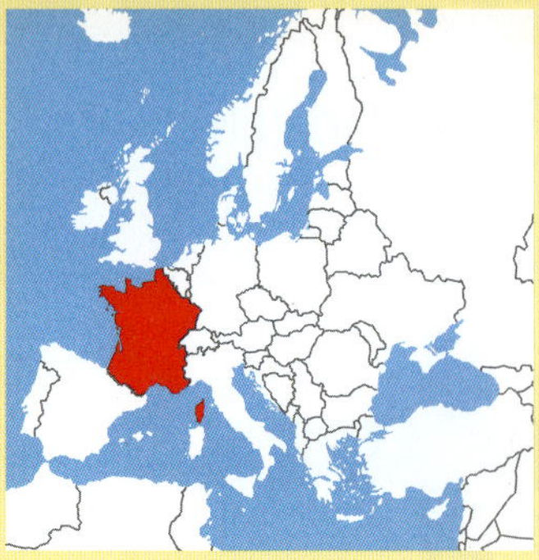

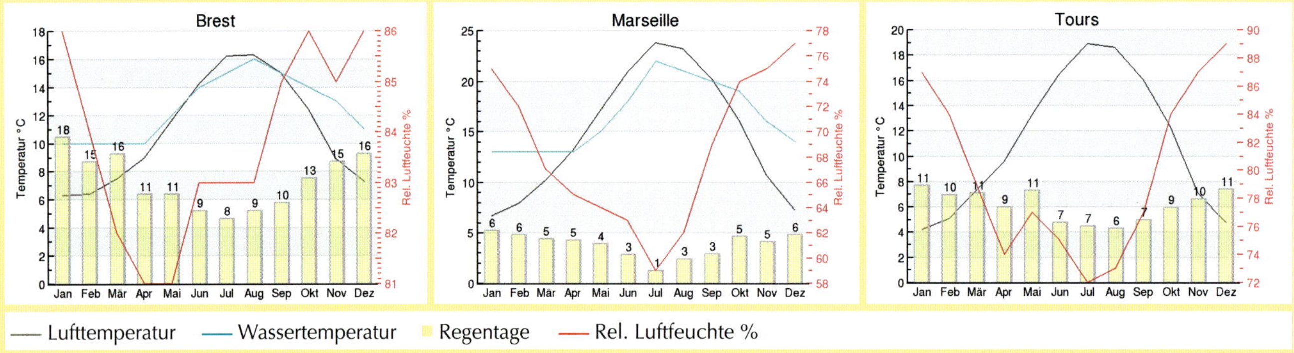

Impfpräventable Risiken

Empfohlene Impfungen

Reisende sollten über den für Deutschland empfohlenen Standardimpfschutz (STIKO) verfügen, insbesondere über eine aktuelle Impfung gegen Tetanus (Wundstarrkrampf), Diphtherie, Pertussis (Keuchhusten), Masern und eine Grundimmunisierung gegen Poliomyelitis/Kinderlähmung. Je nach Alter und Gesundheitszustand kommen weitere Empfehlungen hinzu. **Der STIKO-Impfkalender ist in Teil A des Handbuchs abgebildet.**

Welche Impfungen darüber hinaus für eine Reise empfehlenswert sind, hängt von der Art der Reise ab.

Zusätzlich sollte für viele Reiseländer ein ausreichender Schutz gegen Hepatitis A (Gelbsucht) vorhanden sein. Wer engeren Kontakt zu der einheimischen Bevölkerung hat, sollte sich zusätzlich noch gegen Hepatitis B impfen lassen. Hepatitis B kann z.B. durch Blut, Speichel und beim Sexualkontakt übertragen werden.

Impfungen

Krankheiten	Pflicht	Empfehlung	Pauschal	einf. Reisestil
Diphtherie		●	●	●
Masern		●	●	●
Pertussis (Keuchhusten)		●	●	●
Tetanus (Wundstarrkrampf)		●	●	●
Cholera				
Dengue-Fieber				
FSME (Frühsommer-Meningoenzephalitis)				●
Gelbfieber				
Hepatitis A				
Hepatitis B				●
Japanische Enzephalitis				
Meningokokken-Meningitis				
Polio (Kinderlähmung / Poliomyelitis)				
Tollwut				
Typhus				

Erläuterungen

Pflicht siehe Einreisevorschriften

Empfehlung siehe Empfohlene Impfungen

Pauschalreisen
Bei Reisen nach westlichem Standard, überwiegend in Touristikzentren, Großstädten, Essen in gehobenen Lokalen oder im Hotel.

Achtung: Bei Reisenden kommt es häufig vor, dass spontan Tagesausflüge ins Landesinnere unternommen werden. Dann könnte ein zusätzlicher Impfschutz, wie beim einfachem Reisestil, sehr wichtig sein!

Einfacher Reisestil
Zusätzlich sollte für viele Reiseländer ein ausreichender Schutz gegen Hepatitis A (Gelbsucht) vorhanden sein. Innerhalb der westlichen Industriestaaten ist die chronische Hepatitis B überwiegend auf Risikogruppen beschränkt, außerhalb jedoch steigt ihre Häufigkeit deutlich an. Sie kann dann z.B. durch Blut, Speichel und beim Sexualkontakt übertragen werden, aber auch durch unsterile (zahn-)medizinische Behandlung. Für solche Ziele ist eine Hepatitis B-Impfung zu empfehlen.

LZ: Langzeit

Botschaften

13/15 Avenue Franklin Delano Roosevelt, 75008 Paris, Tel.: 0033-1 53 83 45 00, eMail: info@paris.diplo.de

6, Rue Fabert, F-75007 Paris, Tel.: 0033-1-40 63 30-63, eMail: paris-ob@bmeia.gv.at

142, rue de Grenelle, F-75007 Paris, Tel.: 0033-1 49 55 67 00, eMail: paris@eda.admin.ch

Französisch Polynesien (PF)

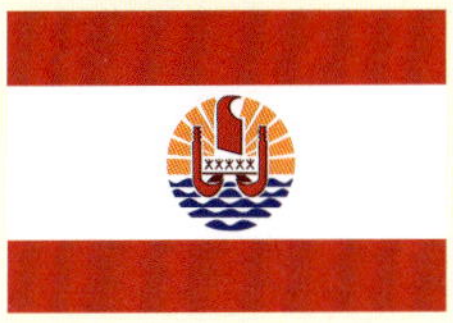

Kontinent: Ozeanien

Beliebte Reiseziele: Bora Bora, Moorea, Raiatea, Tahaa, Tahiti

Amtssprache: Französisch, Tahitianisch

Zeitverschiebung: -11 Std. -10.5 Std. -10 Std.

Sommerzeit: keine

Med. Notrufnummer: keine

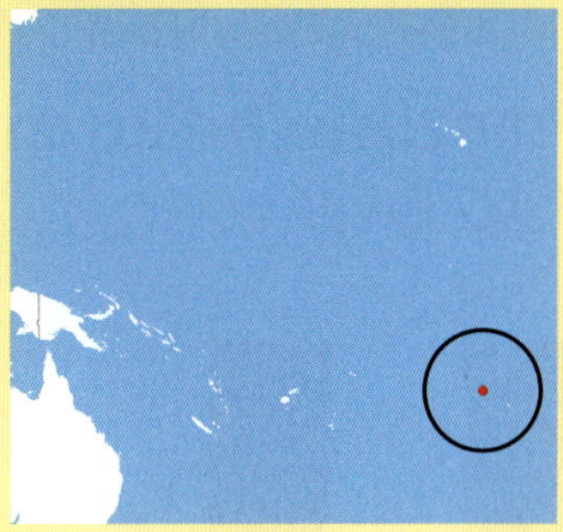

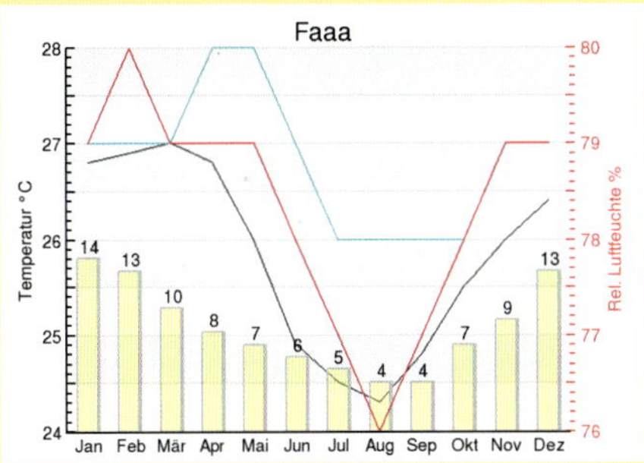

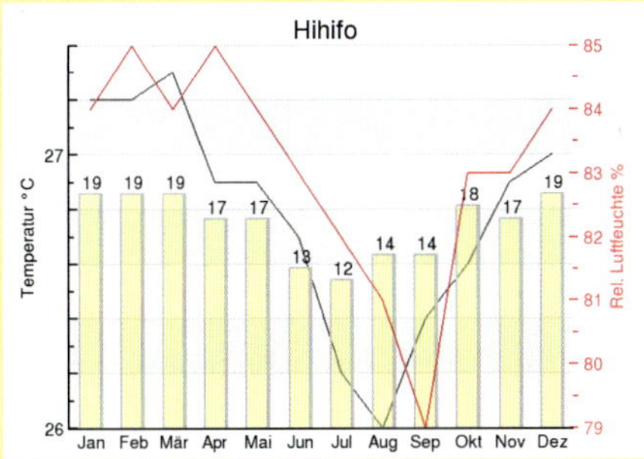

— Lufttemperatur — Wassertemperatur
Regentage — Rel. Luftfeuchte %

Impfpräventable Risiken

Einreisevorschriften

Gelbfieber

Keine Impfvorschriften für Reisende, die aus Europa direkt einreisen (Direktflug). Wer aus einem von Gelbfieber betroffenen Land einreist (Endemiegebiet), muss eine Gelbfieberimpfung nachweisen (Gelbfieberimpfbescheinigung). Das gilt auch für Reisende die vorher mehr als 12 Stunden auf einem Transitflughafen in einem Endemiegebiet gewesen sind. Kinder bis zum Alter von 1 Jahr, benötigen keine Gelbfieberimpfung.

Eine Impfbescheinigung wird derzeit benötigt bei der Einreise aus: Äquatorialguinea, Äthiopien, Angola, Argentinien, Benin, Bolivien, Brasilien, Burkina Faso, Burundi, Ecuador, Elfenbeinküste, Französisch-Guyana, Gabun, Gambia, Ghana, Guinea, Guinea-Bissau, Guyana, Kamerun, Kenia, Kolumbien, Kongo, Kongo, Demokratische Republik, Liberia, Mali, Mauretanien, Niger, Nigeria, Panama, Paraguay, Peru, Senegal, Sierra Leone, Sudan, Südsudan, Suriname, Togo, Trinidad und Tobago, Tschad, Uganda, Venezuela, Zentralafrikanische Republik.

Empfohlene Impfungen

Reisende sollten über den für Deutschland empfohlenen Standardimpfschutz (STIKO) verfügen, insbesondere über eine aktuelle Impfung gegen Tetanus (Wundstarrkrampf), Diphtherie, Pertussis (Keuchhusten), Masern und eine Grundimmunisierung gegen Poliomyelitis/Kinderlähmung. Je nach Alter und Gesundheitszustand kommen weitere Empfehlungen hinzu. **Der STIKO-Impfkalender ist in Teil A des Handbuchs abgebildet.** Welche Impfungen darüber hinaus für eine Reise empfehlenswert sind, hängt von der Art der Reise ab.

Zusätzlich sollte für viele Reiseländer ein ausreichender Schutz gegen Hepatitis A (Gelbsucht) vorhanden sein. Wer engeren Kontakt zu der einheimischen Bevölkerung hat, sollte sich zusätzlich noch gegen Hepatitis B impfen lassen. Hepatitis B kann z.B. durch Blut, Speichel und beim Sexualkontakt übertragen werden.

Impfungen

Krankheiten	Pflicht	Empfehlung	Pauschal	einf. Reisestil
Diphtherie		●	●	●
Masern		●	●	●
Pertussis (Keuchhusten)		●	●	●
Tetanus (Wundstarrkrampf)		●	●	●
Cholera				
Dengue-Fieber		seropos. oder LZ		
FSME (Frühsommer-Meningoenzephalitis)				
Gelbfieber	bedingt			
Hepatitis A		●	●	●
Hepatitis B		●	●	●
Japanische Enzephalitis				
Meningokokken-Meningitis				
Polio (Kinderlähmung / Poliomyelitis)				
Tollwut				
Typhus				

Erläuterungen

Pflicht siehe Einreisevorschriften

Empfehlung siehe Empfohlene Impfungen

Pauschalreisen
Bei Reisen nach westlichem Standard, überwiegend in Touristikzentren, Großstädten, Essen in gehobenen Lokalen oder im Hotel.

Achtung: Bei Reisenden kommt es häufig vor, dass spontan Tagesausflüge ins Landesinnere unternommen werden. Dann könnte ein zusätzlicher Impfschutz, wie beim einfachen Reisestil, sehr wichtig sein!

Einfacher Reisestil
Zusätzlich sollte für viele Reiseländer ein ausreichender Schutz gegen Hepatitis A (Gelbsucht) vorhanden sein. Innerhalb der westlichen Industriestaaten ist die chronische Hepatitis B überwiegend auf Risikogruppen beschränkt, außerhalb jedoch steigt ihre Häufigkeit deutlich an. Sie kann dann z.B. durch Blut, Speichel und beim Sexualkontakt übertragen werden, aber auch durch unsterile (zahn-)medizinische Behandlung. Für solche Ziele ist eine Hepatitis B-Impfung zu empfehlen.

LZ: Langzeit

Weitere Gesundheitsgefahren

Infektionsrisiken

Anthrax (Milzbrand), Brucellose, **Denguefieber und schweres Denguefieber (früher: hämorrhagisches D.)**, Filariose, lymphatische, Tropische Pulmonale Eosinophilie, Zika-Virus

Botschaften

- 13/15 Avenue Franklin Delano Roosevelt, 75008 Paris, Frankreich, Tel.: 0033-1 53 83 45 00, eMail: info@paris.diplo.de
- Keine Vertretung: Für allgemeine konsularische Anfragen: 0043-1-90115-3775
- Botschaft siehe Frankreich / Consulat de Suisse, Rue des Poilus Tahitiens, 98713 Papeete / Tahiti, Polynésie française, Tel.: 00689-420 030

Französisch-Guyana
(GF)

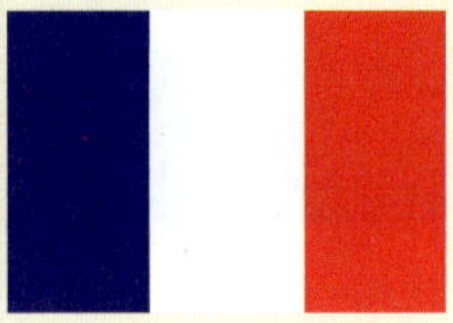

Kontinent: Südamerika
Beliebte Reiseziele: Kourou
Amtssprache: Französisch
Zeitverschiebung: -4 Std.
Sommerzeit: keine
Med. Notrufnummer: keine

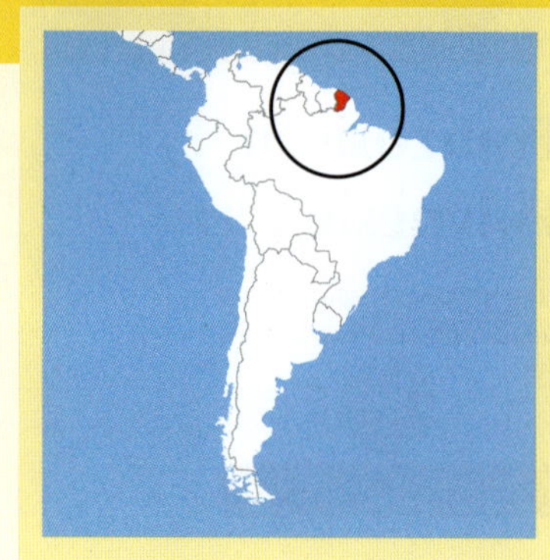

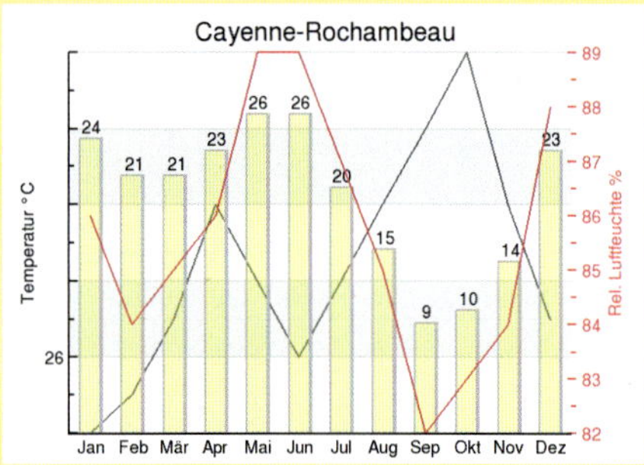

— Lufttemperatur — Wassertemperatur Regentage — Rel. Luftfeuchte %

Impfpräventable Risiken

Einreisevorschriften

Gelbfieber

Einreise nur mit Nachweis über die Gelbfieberimpfung. Ausnahme: Kinder bis zum Alter von 1 Jahr, benötigen keine Gelbfieberimpfung.

Empfohlene Impfungen

Reisende sollten über den für Deutschland empfohlenen Standardimpfschutz (STIKO) verfügen, insbesondere über eine aktuelle Impfung gegen Tetanus (Wundstarrkrampf), Diphtherie, Pertussis (Keuchhusten), Masern und eine Grundimmunisierung gegen Poliomyelitis/Kinderlähmung. Je nach Alter und Gesundheitszustand kommen weitere Empfehlungen hinzu. **Der STIKO-Impfkalender ist in Teil A des Handbuchs abgebildet.**

Welche Impfungen darüber hinaus für eine Reise empfehlenswert sind, hängt von der Art der Reise ab.

Zusätzlich sollte für viele Reiseländer ein ausreichender Schutz gegen Hepatitis A (Gelbsucht) vorhanden sein. Wer engeren Kontakt zu der einheimischen Bevölkerung hat, sollte sich zusätzlich noch gegen Hepatitis B impfen lassen. Hepatitis B kann z.B. durch Blut, Speichel und beim Sexualkontakt übertragen werden.

Impfungen

Krankheiten	Pflicht	Empfehlung	Pauschal	einf. Reisestil
Diphtherie		●	●	●
Masern		●	●	●
Pertussis (Keuchhusten)		●	●	●
Tetanus (Wundstarrkrampf)		●	●	●
Cholera				
Dengue-Fieber				
FSME (Frühsommer-Meningoenzephalitis)				
Gelbfieber	●	●	●	●
Hepatitis A		●	●	●
Hepatitis B		●	●	●
Japanische Enzephalitis				
Meningokokken-Meningitis				
Polio (Kinderlähmung / Poliomyelitis)				
Tollwut				●
Typhus				●

Erläuterungen

Pflicht siehe Einreisevorschriften

Empfehlung siehe Empfohlene Impfungen

Pauschalreisen
Bei Reisen nach westlichem Standard, überwiegend in Touristikzentren, Großstädten, Essen in gehobenen Lokalen oder im Hotel.

Achtung: Bei Reisenden kommt es häufig vor, dass spontan Tagesausflüge ins Landesinnere unternommen werden. Dann könnte ein zusätzlicher Impfschutz, wie beim einfachen Reisestil, sehr wichtig sein!

Einfacher Reisestil
Zusätzlich sollte für viele Reiseländer ein ausreichender Schutz gegen Hepatitis A (Gelbsucht) vorhanden sein. Innerhalb der westlichen Industriestaaten ist die chronische Hepatitis B überwiegend auf Risikogruppen beschränkt, außerhalb jedoch steigt ihre Häufigkeit deutlich an. Sie kann dann z.B. durch Blut, Speichel und beim Sexualkontakt übertragen werden, aber auch durch unsterile (zahn-)medizinische Behandlung. Für solche Ziele ist eine Hepatitis B-Impfung zu empfehlen.

LZ: Langzeit

Malariavorkommen

Mittleres Risiko: Ganzjährig - In den Regionen des Grenzflusses Oiapoque im Osten des Landes, des Flusses Approuague und des Petit-Saut-Staudamms sowie in der zentralen und südlichen Landeshälfte, inkl. der Regionen um Saint Élie und Saül.

Geringes Risiko: Ganzjährig - Küstenregion und Île du Diable.

Unter üblichen Rahmenbedingungen (Reisedauer bis ca. 4 Wochen, Hotelunterbringung mit Klimaanlage, informierter und umsichtiger Reisender) wird eine medikamentöse **Malariaprophylaxe** nur bei schlechten Schutzbedingungen **empfohlen.**

Malariaerreger: P. falciparum < 1%, P. vivax > 99%

Medikamentenauswahl

Dazu stehen die im allgemeinen Teil näher beschriebenen Substanzen **Atovaquone/Proguanil, Doxycyclin** (in Deutschland ein off-label use) und in begründeten Einzelfällen **Mefloquin** zur Verfügung.

Abweichungen von dieser Empfehlung sind bei besonders hohem/niedrigem Risiko oder bei besonderen Personengruppen erforderlich. Falls unterwegs beim Auftreten fieberhafter, malariaverdächtiger Episoden (Näheres siehe allgemeiner Teil) eine adäquate Diagnostik und/oder Therapie nicht zur Verfügung steht, ist die Mitnahme einer Notfall-Selbstbehandlung sinnvoll, die zur Resistenzsituation und ggf. zur medikamentösen Prophylaxe paßt. Dazu sollte **Atovaquone/Proguanil** oder **Artemether/Lumefantrin** eingesetzt werden, **Dihydroartemisinin/Piperaquin** wegen des Risikoprofils nur in unvorhersehbaren Notfällen.

Bitte den Beitrag Malaria beachten. Eine Tabelle mit den Medikamenten und Dosierung zur Malariaprophylaxe und der Standby-Behandlung der Malaria finden Sie ab der Seite C-36.

Weitere Gesundheitsgefahren

Infektionsrisiken

Anthrax (Milzbrand), Brucellose, **Denguefieber und schweres Denguefieber (früher: hämorrhagisches D.),** Pferdeencephalitis, Trypanosomiasis, amerikanische, Chagas-Krankheit, Zika-Virus

Botschaften

- 13/15 Avenue Franklin Delano Roosevelt, 75008 Paris, Frankreich, Frankreich, Tel.: 0033-1 53 83 45 00, eMail: info@paris.diplo.de
- Keine Vertretung: Für allgemeine konsularische Anfragen: 0043-1-90115-3775
- Keine Vertretung: Konsularische Fragen, Helpline EDA 0041-800-24-7-365

Gabun (GA)

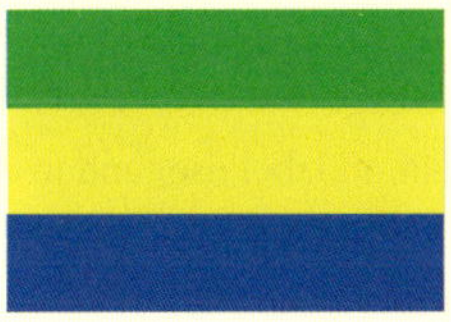

Kontinent: Afrika
Einwohnerzahl: 2.226 (in Tausend)
Lebenserwartung: 67 Jahre
Kindersterblichkeit: 42 pro Tausend
Amtssprache: Französisch
Zeitverschiebung: 0 Std.
Sommerzeit: keine
Med. Notrufnummer: keine

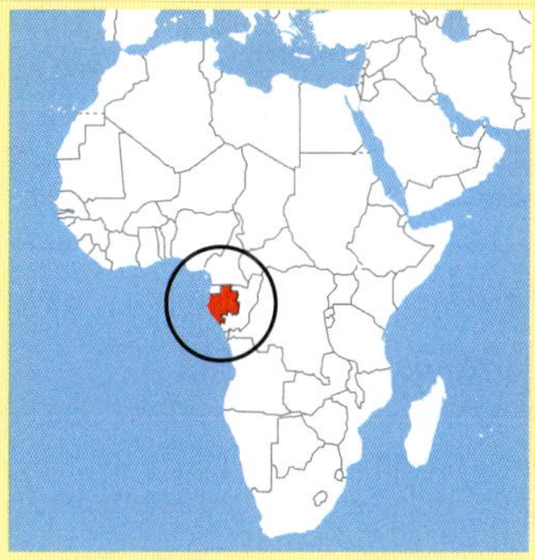

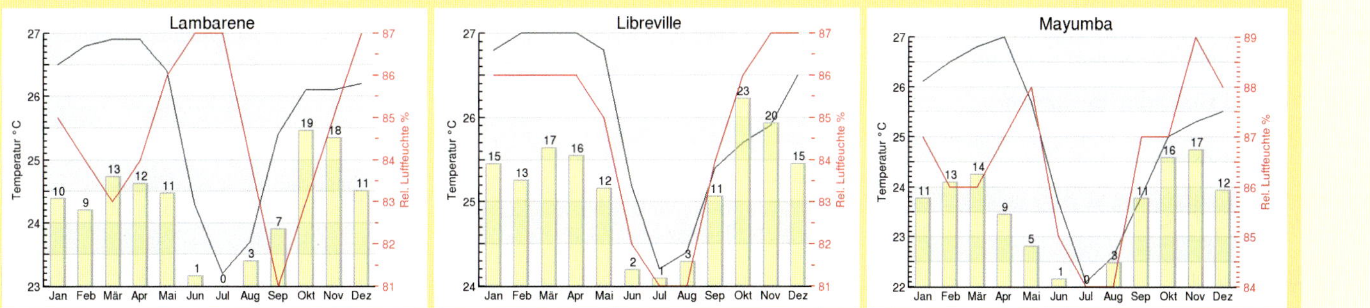

— Lufttemperatur — Wassertemperatur Regentage — Rel. Luftfeuchte %

Impfpräventable Risiken

Einreisevorschriften

Gelbfieber

Einreise nur mit Nachweis über die Gelbfieberimpfung.

Ausnahme: Kinder bis zum Alter von 9 Monaten, benötigen keine Gelbfieberimpfung.

Empfohlene Impfungen

Reisende sollten über den für Deutschland empfohlenen Standardimpfschutz (STIKO) verfügen, insbesondere über eine aktuelle Impfung gegen Tetanus (Wundstarrkrampf), Diphtherie, Pertussis (Keuchhusten), Masern und eine Grundimmunisierung gegen Poliomyelitis/Kinderlähmung. Je nach Alter und Gesundheitszustand kommen weitere Empfehlungen hinzu. **Der STIKO-Impfkalender ist in Teil A des Handbuchs abgebildet.**

Welche Impfungen darüber hinaus für eine Reise empfehlenswert sind, hängt von der Art der Reise ab.

Zusätzlich sollte für viele Reiseländer ein ausreichender Schutz gegen Hepatitis A (Gelbsucht) vorhanden sein. Wer engeren Kontakt zu der einheimischen Bevölkerung hat, sollte sich zusätzlich noch gegen Hepatitis B impfen lassen. Hepatitis B kann z.B. durch Blut, Speichel und beim Sexualkontakt übertragen werden.

Impfungen

Krankheiten	Pflicht	Empfehlung	Pauschal	einf. Reisestil
Diphtherie		●	●	●
Masern		●	●	●
Pertussis (Keuchhusten)		●	●	●
Tetanus (Wundstarrkrampf)		●	●	●
Cholera				
Dengue-Fieber				
FSME (Frühsommer-Meningoenzephalitis)				
Gelbfieber	●	●	●	●
Hepatitis A		●	●	●
Hepatitis B		●	●	●
Japanische Enzephalitis				
Meningokokken-Meningitis				●
Polio (Kinderlähmung / Poliomyelitis)				●
Tollwut				●
Typhus				●

Erläuterungen

Pflicht siehe Einreisevorschriften

Empfehlung siehe Empfohlene Impfungen

Pauschalreisen
Bei Reisen nach westlichem Standard, überwiegend in Touristikzentren, Großstädten, Essen in gehobenen Lokalen oder im Hotel.

Achtung: Bei Reisenden kommt es häufig vor, dass spontan Tagesausflüge ins Landesinnere unternommen werden. Dann könnte ein zusätzlicher Impfschutz, wie beim einfachen Reisestil, sehr wichtig sein!

Einfacher Reisestil
Zusätzlich sollte für viele Reiseländer ein ausreichender Schutz gegen Hepatitis A (Gelbsucht) vorhanden sein. Innerhalb der westlichen Industriestaaten ist die chronische Hepatitis B überwiegend auf Risikogruppen beschränkt, außerhalb jedoch steigt ihre Häufigkeit deutlich an. Sie kann dann z.B. durch Blut, Speichel und beim Sexualkontakt übertragen werden, aber auch durch unsterile (zahn-)medizinische Behandlung. Für solche Ziele ist eine Hepatitis B-Impfung zu empfehlen.

LZ: Langzeit

Malariavorkommen

Hohes Risiko: Ganzjährig - Im ganzen Land inklusive Städte.

Unter üblichen Rahmenbedingungen (Reisedauer bis ca. 4 Wochen, Hotelunterbringung mit Klimaanlage, informierter und umsichtiger Reisender) wird eine medikamentöse Malariaprophylaxe **ganzjährig empfohlen**.

Malariaerreger: P. falciparum > 99 %

Medikamentenauswahl

Dazu stehen die im allgemeinen Teil näher beschriebenen Substanzen **Atovaquone/Proguanil**, **Doxycyclin** (in Deutschland ein off-label use) und in begründeten Einzelfällen **Mefloquin** zur Verfügung.

Abweichungen von dieser Empfehlung sind bei besonders hohem/niedrigem Risiko oder bei besonderen Personengruppen erforderlich. Falls unterwegs beim Auftreten fieberhafter, malariaverdächtiger Episoden (Näheres siehe allgemeiner Teil) eine adäquate Diagnostik und/oder Therapie nicht zur Verfügung steht, ist die Mitnahme einer Notfall-Selbstbehandlung sinnvoll, die zur Resistenzsituation und ggf. zur medikamentösen Prophylaxe paßt. Dazu sollte **Atovaquone/Proguanil** oder **Artemether/Lumefantrin** eingesetzt werden, **Dihydroartemisinin/Piperaquin** wegen des Risikoprofils nur in unvorhersehbaren Notfällen.

Bitte den Beitrag Malaria beachten. Eine Tabelle mit den Medikamenten und Dosierung zur Malariaprophylaxe und der Standby-Behandlung der Malaria finden Sie ab der Seite C-36.

Weitere Gesundheitsgefahren

Infektionsrisiken
Anthrax (Milzbrand), Brucellose, **Chikungunya, Denguefieber und schweres Denguefieber (früher: hämorrhagisches D.),** Ebola-Fieber, hämorrhagisches, Filariose, lymphatische, Tropische Pulmonale Eosinophilie, Krim-Kongo Fieber, hämorrhagisches, Loa loa-Befall, Loiasis, Onchozerkose, Flußblindheit, Trypanosomiasis, afrikanische, Schlafkrankheit, Zika-Virus

Botschaften

Boulevard de l'Indépendance, Immeuble les Frangipaniers, Libreville, Tel.: 00241-01 76 01 88, eMail: info@libreville.diplo.de

Botschaft: siehe Nigeria

Botschaft siehe Demokratische Republik Kongo / Consulat Général Honoraire, Z.I.Oloumi, Rue, Joseph Ndong Biteghe 448, B.P.1110, Libreville, Tel.: 00241-06 76 09 50, eMail: libreville@honrep.ch

Gambia (GM)

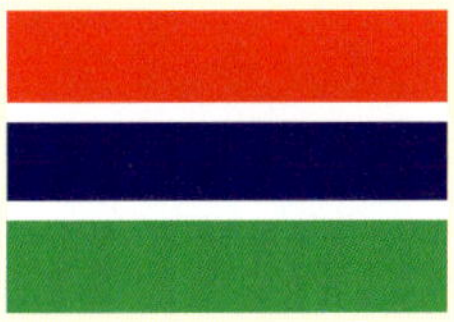

Kontinent: Afrika
Einwohnerzahl: 2.417 (in Tausend)
Lebenserwartung: 66 Jahre
Kindersterblichkeit: 49 pro Tausend
Amtssprache: Englisch
Zeitverschiebung: -1 Std.
Sommerzeit: keine
Med. Notrufnummer: 116

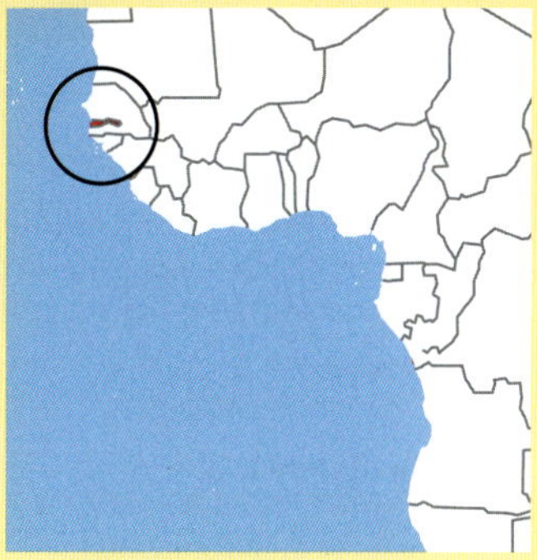

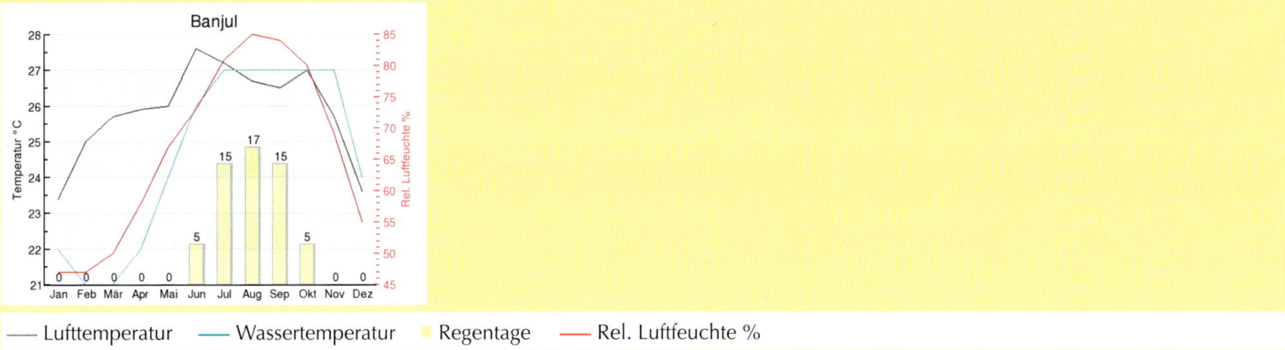

Impfpräventable Risiken

Einreisevorschriften

Gelbfieber

Keine Impfvorschriften für Reisende, die aus Europa direkt einreisen (Direktflug). Wer aus einem von Gelbfieber betroffenen Land einreist (Endemiegebiet), muss eine Gelbfieberimpfung nachweisen (Gelbfieber-Impfbescheinigung). Das gilt auch für Reisende die vorher mehr als 12 Stunden auf einem Transitflughafen in einem Endemiegebiet gewesen sind. Kinder bis zum Alter von 9 Monaten, benötigen keine Gelbfieber-Impfung.

Eine Impfbescheinigung wird derzeit benötigt bei der Einreise aus: Äquatorialguinea, Äthiopien, Angola, Argentinien, Benin, Bolivien, Brasilien, Burkina Faso, Burundi, Ecuador, Elfenbeinküste, Französisch-Guyana, Gabun, Ghana, Guinea, Guinea-Bissau, Guyana, Kamerun, Kenia, Kolumbien, Kongo, Kongo, Demokratische Republik, Liberia, Mali, Mauretanien, Niger, Nigeria, Panama, Paraguay, Peru, Senegal, Sierra Leone, Sudan, Südsudan, Suriname, Togo, Trinidad und Tobago, Tschad, Uganda, Venezuela, Zentralafrikanische Republik.

Empfohlene Impfungen

Reisende sollten über den für Deutschland empfohlenen Standardimpfschutz (STIKO) verfügen, insbesondere über eine aktuelle Impfung gegen Tetanus (Wundstarrkrampf), Diphtherie, Pertussis (Keuchhusten), Masern und eine Grundimmunisierung gegen Poliomyelitis/Kinderlähmung.
Je nach Alter und Gesundheitszustand kommen weitere Empfehlungen hinzu. **Der STIKO-Impfkalender ist in Teil A des Handbuchs abgebildet.**

Welche Impfungen darüber hinaus für eine Reise empfehlenswert sind, hängt von der Art der Reise ab.

Zusätzlich sollte für viele Reiseländer ein ausreichender Schutz gegen Hepatitis A (Gelbsucht) vorhanden sein. Wer engeren Kontakt zu der einheimischen Bevölkerung hat, sollte sich zusätzlich noch gegen Hepatitis B impfen lassen. Hepatitis B kann z.B. durch Blut, Speichel und beim Sexualkontakt übertragen werden.

Impfungen

Krankheiten	Pflicht	Empfehlung	Pauschal	einf. Reisestil
Diphtherie		●	●	●
Masern		●	●	●
Pertussis (Keuchhusten)		●	●	●
Tetanus (Wundstarrkrampf)		●	●	●
Cholera				
Dengue-Fieber				
FSME (Frühsommer-Meningoenzephalitis)				
Gelbfieber	bedingt	●	●	●
Hepatitis A		●	●	●
Hepatitis B		●	●	●
Japanische Enzephalitis				
Meningokokken-Meningitis				●
Polio (Kinderlähmung / Poliomyelitis)				●
Tollwut				●
Typhus				●

Erläuterungen

Pflicht siehe Einreisevorschriften

Empfehlung siehe Empfohlene Impfungen

Pauschalreisen
Bei Reisen nach westlichem Standard, überwiegend in Touristikzentren, Großstädten, Essen in gehobenen Lokalen oder im Hotel.

Achtung: Bei Reisenden kommt es häufig vor, dass spontan Tagesausflüge ins Landesinnere unternommen werden. Dann könnte ein zusätzlicher Impfschutz, wie beim einfachen Reisestil, sehr wichtig sein!

Einfacher Reisestil
Zusätzlich sollte für viele Reiseländer ein ausreichender Schutz gegen Hepatitis A (Gelbsucht) vorhanden sein. Innerhalb der westlichen Industriestaaten ist die chronische Hepatitis B überwiegend auf Risikogruppen beschränkt, außerhalb jedoch steigt ihre Häufigkeit deutlich an. Sie kann dann z.B. durch Blut, Speichel und beim Sexualkontakt übertragen werden, aber auch durch unsterile (zahn-)medizinische Behandlung. Für solche Ziele ist eine Hepatitis B-Impfung zu empfehlen.

LZ: Langzeit

Malariavorkommen

Hohes Risiko: Ganzjährig - Im ganzen Land inklusive Städte.

Unter üblichen Rahmenbedingungen (Reisedauer bis ca. 4 Wochen, Hotelunterbringung mit Klimaanlage, informierter und umsichtiger Reisender) wird eine medikamentöse Malariaprophylaxe **ganzjährig empfohlen**.

Malariaerreger: P. falciparum > 99%

Medikamentenauswahl

Dazu stehen die im allgemeinen Teil näher beschriebenen Substanzen **Atovaquone/Proguanil**, **Doxycyclin** (in Deutschland ein off-label use) und in begründeten Einzelfällen **Mefloquin** zur Verfügung.

Abweichungen von dieser Empfehlung sind bei besonders hohem/niedrigem Risiko oder bei besonderen Personengruppen erforderlich. Falls unterwegs beim Auftreten fieberhafter, malariaverdächtiger Episoden (Näheres siehe allgemeiner Teil) eine adäquate Diagnostik und/oder Therapie nicht zur Verfügung steht, ist die Mitnahme einer Notfall-Selbstbehandlung sinnvoll, die zur Resistenzsituation und ggf. zur medikamentösen Prophylaxe paßt. Dazu sollte **Atovaquone/Proguanil** oder **Artemether/Lumefantrin** eingesetzt werden, **Dihydroartemisinin/Piperaquin** wegen des Risikoprofils nur in unvorhersehbaren Notfällen.

Bitte den Beitrag Malaria beachten. Eine Tabelle mit den Medikamenten und Dosierung zur Malariaprophylaxe und der Standby-Behandlung der Malaria finden Sie ab der Seite C-36.

Weitere Gesundheitsgefahren

Infektionsrisiken
Anthrax (Milzbrand), Brucellose, **Chikungunya,** Cholera, Filariose, lymphatische, Tropische Pulmonale Eosinophilie, Krim-Kongo Fieber, hämorrhagisches

Botschaften

- 1 Paradise Beach Place, Bertil Harding Highway, Kololi, Tel.: 00220 446 3034, eMail: info@banjul.diplo.de
- Botschaft siehe Senegal
- Botschaft siehe Senegal

Georgien (GE)

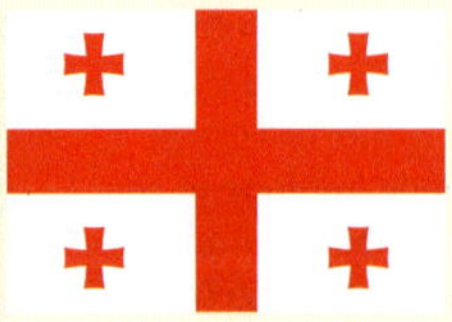

Kontinent: Asien
Einwohnerzahl: 3.989 (in Tausend)
Lebenserwartung: 73 Jahre
Kindersterblichkeit: 9 pro Tausend
Amtssprache: Georgisch
Zeitverschiebung: 3 Std.
Sommerzeit: keine
Med. Notrufnummer: 03

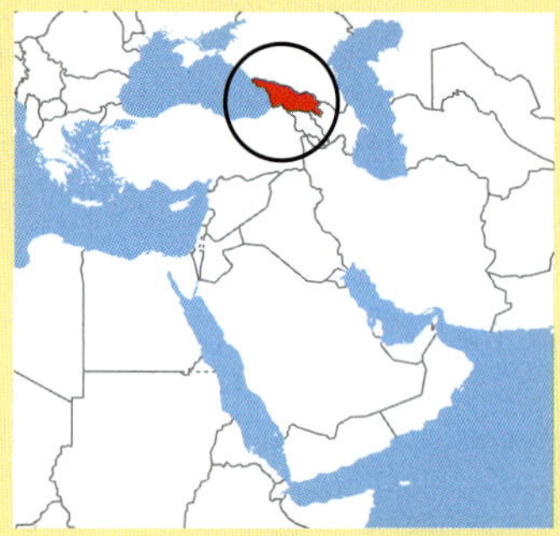

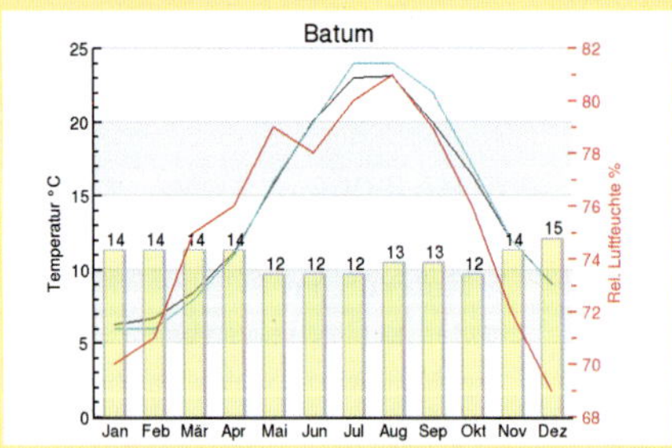

— Lufttemperatur — Wassertemperatur Regentage — Rel. Luftfeuchte %

Impfpräventable Risiken

Einreisevorschriften

Polio (Kinderlähmung / Poliomyelitis): Bei Einreise aus polio-endemischen Ländern muß die Polioimpfbescheinigung vorgelegt werden.

Empfohlene Impfungen

Reisende sollten über den für Deutschland empfohlenen Standardimpfschutz (STIKO) verfügen, insbesondere über eine aktuelle Impfung gegen Tetanus (Wundstarrkrampf), Diphtherie, Pertussis (Keuchhusten), Masern und eine Grundimmunisierung gegen Poliomyelitis/Kinderlähmung.
Je nach Alter und Gesundheitszustand kommen weitere Empfehlungen hinzu. **Der STIKO-Impfkalender ist in Teil A des Handbuchs abgebildet.**

Welche Impfungen darüber hinaus für eine Reise empfehlenswert sind, hängt von der Art der Reise ab.

Zusätzlich sollte für viele Reiseländer ein ausreichender Schutz gegen Hepatitis A (Gelbsucht) vorhanden sein. Wer engeren Kontakt zu der einheimischen Bevölkerung hat, sollte sich zusätzlich noch gegen Hepatitis B impfen lassen. Hepatitis B kann z.B. durch Blut, Speichel und beim Sexualkontakt übertragen werden.

Impfungen

Krankheiten	Pflicht	Empfehlung	Pauschal	einf. Reisestil
Diphtherie		●	●	●
Masern		●	●	●
Pertussis (Keuchhusten)		●	●	●
Tetanus (Wundstarrkrampf)		●	●	●
Cholera				
Dengue-Fieber				
FSME (Frühsommer-Meningoenzephalitis)				
Gelbfieber				
Hepatitis A		●	●	●
Hepatitis B		●	●	●
Japanische Enzephalitis				
Meningokokken-Meningitis				
Polio (Kinderlähmung / Poliomyelitis)	bedingt			
Tollwut				●
Typhus				●

Erläuterungen

Pflicht siehe Einreisevorschriften

Empfehlung siehe Empfohlene Impfungen

Pauschalreisen
Bei Reisen nach westlichem Standard, überwiegend in Touristikzentren, Großstädten, Essen in gehobenen Lokalen oder im Hotel.

Achtung: Bei Reisenden kommt es häufig vor, dass spontan Tagesausflüge ins Landesinnere unternommen werden. Dann könnte ein zusätzlicher Impfschutz, wie beim einfachen Reisestil, sehr wichtig sein!

Einfacher Reisestil
Zusätzlich sollte für viele Reiseländer ein ausreichender Schutz gegen Hepatitis A (Gelbsucht) vorhanden sein. Innerhalb der westlichen Industriestaaten ist die chronische Hepatitis B überwiegend auf Risikogruppen beschränkt, außerhalb jedoch steigt ihre Häufigkeit deutlich an. Sie kann dann z.B. durch Blut, Speichel und beim Sexualkontakt übertragen werden, aber auch durch unsterile (zahn-)medizinische Behandlung. Für solche Ziele ist eine Hepatitis B-Impfung zu empfehlen.

LZ: Langzeit

Malariavorkommen

Das Land hat 2012 erklärt, malariafrei zu sein. Bestätigung der WHO ausstehend.

Weitere Gesundheitsgefahren

Infektionsrisiken
Anthrax (Milzbrand), Brucellose, Krim-Kongo Fieber, hämorrhagisches, Leishmaniose, viscerale

Botschaften

- 🇩🇪 Nino Chkheidze Str. 38, 0102 Tbilissi (Tiflis), Tel.: 00995-32 244 73 00, eMail: info@tiflis.diplo.de
- 🇦🇹 Nino Chkheidze Str. 38, 0102 Tbilissi (Tiflis), Tel.: 00995-32-243 44 02, eMail: tiflis-ob@bmeia.gv.at
- 🇨🇭 Shalva Radiani street 12, 0179 Tbilisi, Tel.: 00995-322 75 30 01, eMail: tbilisi@eda.admin.ch

Ghana (GH)

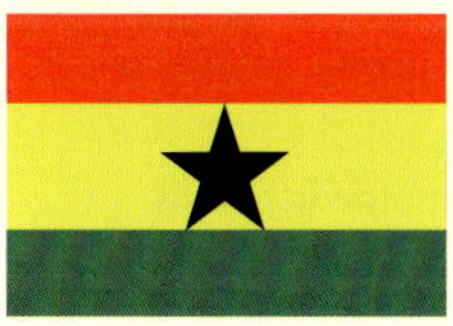

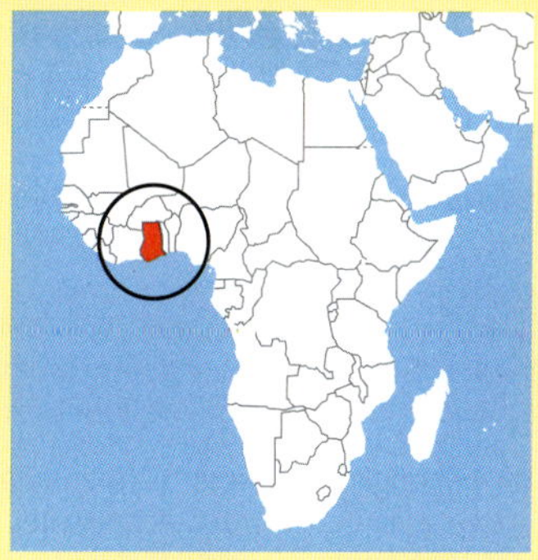

Kontinent: Afrika
Einwohnerzahl: 31.073 (in Tausend)
Lebenserwartung: 66 Jahre
Kindersterblichkeit: 45 pro Tausend
Amtssprache: Englisch
Zeitverschiebung: -1 Std.
Sommerzeit: keine
Med. Notrufnummer: 193

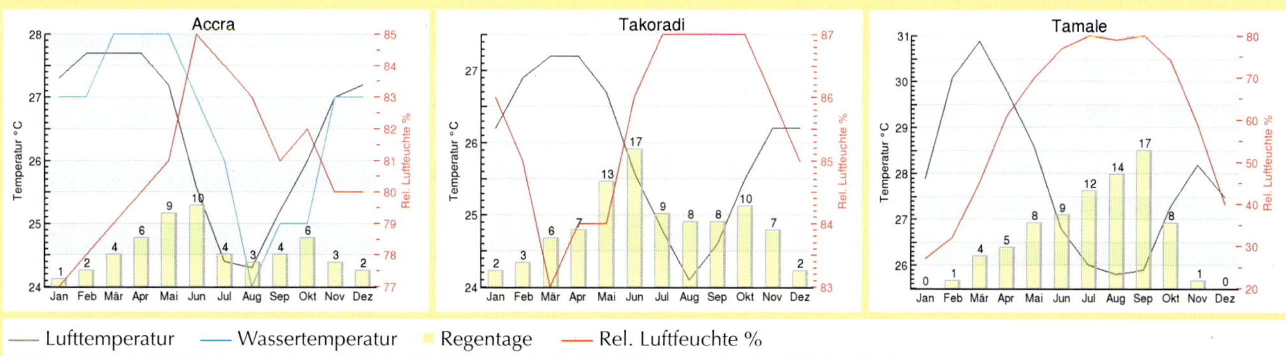

Impfpräventable Risiken

Einreisevorschriften

Gelbfieber

Einreise nur mit Nachweis über die Gelbfieberimpfung.
Ausnahme: Kinder bis zum Alter von 9 Monaten, benötigen keine Gelbfieberimpfung.

Empfohlene Impfungen

Reisende sollten über den für Deutschland empfohlenen Standardimpfschutz (STIKO) verfügen, insbesondere über eine aktuelle Impfung gegen Tetanus (Wundstarrkrampf), Diphtherie, Pertussis (Keuchhusten), Masern und eine Grundimmunisierung gegen Poliomyelitis/Kinderlähmung. Je nach Alter und Gesundheitszustand kommen weitere Empfehlungen hinzu. **Der STIKO-Impfkalender ist in Teil A des Handbuchs abgebildet.**

Welche Impfungen darüber hinaus für eine Reise empfehlenswert sind, hängt von der Art der Reise ab.

Zusätzlich sollte für viele Reiseländer ein ausreichender Schutz gegen Hepatitis A (Gelbsucht) vorhanden sein. Wer engeren Kontakt zu der einheimischen Bevölkerung hat, sollte sich zusätzlich noch gegen Hepatitis B impfen lassen. Hepatitis B kann z.B. durch Blut, Speichel und beim Sexualkontakt übertragen werden.

Impfungen

Krankheiten	Pflicht	Empfehlung	Pauschal	einf. Reisestil
Diphtherie		●	●	●
Masern		●	●	●
Pertussis (Keuchhusten)		●	●	●
Tetanus (Wundstarrkrampf)		●	●	●
Cholera				
Dengeue-Fieber				
FSME (Frühsommer-Meningoenzephalitis)				
Gelbfieber	●	●	●	●
Hepatitis A		●	●	●
Hepatitis B		●	●	●
Japanische Enzephalitis				
Meningokokken-Meningitis				●
Polio (Kinderlähmung / Poliomyelitis)		●	●	●
Tollwut				●
Typhus				●

Erläuterungen

Pflicht siehe Einreisevorschriften

Empfehlung siehe Empfohlene Impfungen

Pauschalreisen
Bei Reisen nach westlichem Standard, überwiegend in Touristikzentren, Großstädten, Essen in gehobenen Lokalen oder im Hotel.

Achtung: Bei Reisenden kommt es häufig vor, dass spontan Tagesausflüge ins Landesinnere unternommen werden. Dann könnte ein zusätzlicher Impfschutz, wie beim einfachen Reisestil, sehr wichtig sein!

Einfacher Reisestil
Zusätzlich sollte für viele Reiseländer ein ausreichender Schutz gegen Hepatitis A (Gelbsucht) vorhanden sein. Innerhalb der westlichen Industriestaaten ist die chronische Hepatitis B überwiegend auf Risikogruppen beschränkt, außerhalb jedoch steigt ihre Häufigkeit deutlich an. Sie kann dann z.B. durch Blut, Speichel und beim Sexualkontakt übertragen werden, aber auch durch unsterile (zahn-)medizinische Behandlung. Für solche Ziele ist eine Hepatitis B-Impfung zu empfehlen.

LZ: Langzeit

Malariavorkommen

Hohes Risiko: Ganzjährig - Im ganzen Land inklusive Städte.

Unter üblichen Rahmenbedingungen (Reisedauer bis ca. 4 Wochen, Hotelunterbringung mit Klimaanlage, informierter und umsichtiger Reisender) wird eine medikamentöse Malariaprophylaxe **ganzjährig empfohlen**.

Malariaerreger: P. falciparum > 99%

Medikamentenauswahl

Dazu stehen die im allgemeinen Teil näher beschriebenen Substanzen **Atovaquone/Proguanil**, **Doxycyclin** (in Deutschland ein off-label use) und in begründeten Einzelfällen **Mefloquin** zur Verfügung.

Abweichungen von dieser Empfehlung sind bei besonders hohem/niedrigem Risiko oder bei besonderen Personengruppen erforderlich. Falls unterwegs beim Auftreten fieberhafter, malariaverdächtiger Episoden (Näheres siehe allgemeiner Teil) eine adäquate Diagnostik und/oder Therapie nicht zur Verfügung steht, ist die Mitnahme einer Notfall-Selbstbehandlung sinnvoll, die zur Resistenzsituation und ggf. zur medikamentösen Prophylaxe paßt. Dazu sollte **Atovaquone/Proguanil** oder **Artemether/Lumefantrin** eingesetzt werden, **Dihydroartemisinin/Piperaquin** wegen des Risikoprofils nur in unvorhersehbaren Notfällen.

Bitte den Beitrag Malaria beachten. Eine Tabelle mit den Medikamenten und Dosierung zur Malariaprophylaxe und der Standby-Behandlung der Malaria finden Sie ab der Seite C-36.

Weitere Gesundheitsgefahren

Infektionsrisiken
Anthrax (Milzbrand), Brucellose, **Chikungunya,** Cholera, **Denguefieber und schweres Denguefieber (früher: hämorrhagisches D.),** Dracunculose (Medinawurmbefall), Filariose, lymphatische, Tropische Pulmonale Eosinophilie, Onchozerkose, Flußblindheit, Trypanosomiasis, afrikanische, Schlafkrankheit

Botschaften

No. 6, Kenneth Kaunda Road (former Ridge Street), North Ridge, Accra, Tel.: 00233-30 221 10 00, eMail: info@accra.diplo.de

Botschaft: siehe Nigeria / HONORARKONSULAT Accra: Addis Ababa Road, East Legon, Accra, Ghana, Tel.: 00233-30 254 4069, eMail: office@austrianconsulateghana.co

Embassy of Switzerland,Hilla Limann Hwy / Kenneth Kaunda Rd, North Ridge Area Accra, Tel.: 00233-30 222 81 25, eMail: accra@eda.admin.ch

Grenada (GD)

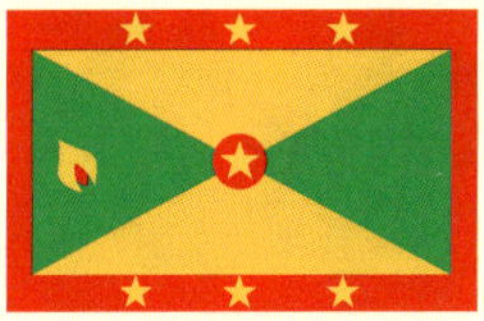

Kontinent: Nordamerika
Einwohnerzahl: 113 (in Tausend)
Lebenserwartung: 74 Jahre
Kindersterblichkeit: 16 pro Tausend
Amtssprache: Englisch
Zeitverschiebung: -5 Std.
Sommerzeit: keine
Med. Notrufnummer: keine

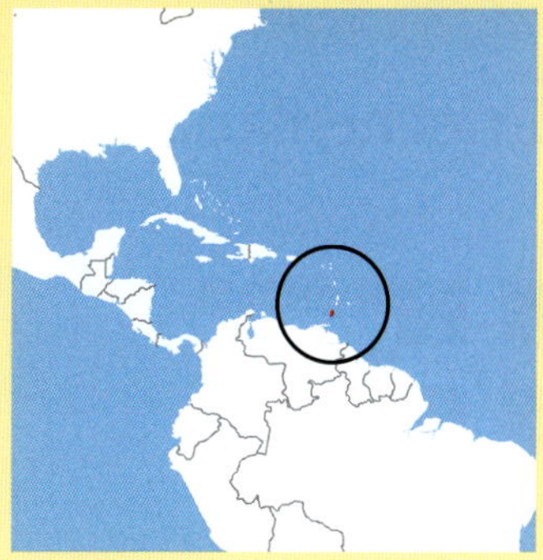

Impfpräventable Risiken

Einreisevorschriften

Gelbfieber

Keine Impfvorschriften für Reisende, die aus Europa direkt einreisen (Direktflug). Wer aus einem von Gelbfieber betroffenen Land einreist (Endemiegebiet), muss eine Gelbfieberimpfung nachweisen (Gelbfieberimpfbescheinigung). Das gilt auch für Reisende die vorher mehr als 12 Stunden auf einem Transitflughafen in einem Endemiegebiet gewesen sind. Kinder bis zum Alter von 1 Jahr, benötigen keine Gelbfieberimpfung.

Eine Impfbescheinigung wird derzeit benötigt bei der Einreise aus: Äquatorialguinea, Äthiopien, Angola, Argentinien, Benin, Bolivien, Brasilien, Burkina Faso, Burundi, Ecuador, Elfenbeinküste, Französisch-Guyana, Gabun, Gambia, Ghana, Guinea, Guinea-Bissau, Guyana, Kamerun, Kenia, Kolumbien, Kongo, Kongo, Demokratische Republik, Liberia, Mali, Mauretanien, Niger, Nigeria, Panama, Paraguay, Peru, Senegal, Sierra Leone, Sudan, Südsudan, Suriname, Togo, Trinidad und Tobago, Tschad, Uganda, Venezuela, Zentralafrikanische Republik.

Empfohlene Impfungen

Reisende sollten über den für Deutschland empfohlenen Standardimpfschutz (STIKO) verfügen, insbesondere über eine aktuelle Impfung gegen Tetanus (Wundstarrkrampf), Diphtherie, Pertussis (Keuchhusten), Masern und eine Grundimmunisierung gegen Poliomyelitis/Kinderlähmung. Je nach Alter und Gesundheitszustand kommen weitere Empfehlungen hinzu. **Der STIKO-Impfkalender ist in Teil A des Handbuchs abgebildet.**

Welche Impfungen darüber hinaus für eine Reise empfehlenswert sind, hängt von der Art der Reise ab.

Zusätzlich sollte für viele Reiseländer ein ausreichender Schutz gegen Hepatitis A (Gelbsucht) vorhanden sein. Wer engeren Kontakt zu der einheimischen Bevölkerung hat, sollte sich zusätzlich noch gegen Hepatitis B impfen lassen. Hepatitis B kann z.B. durch Blut, Speichel und beim Sexualkontakt übertragen werden.

Impfungen

Krankheiten	Pflicht	Empfehlung	Pauschal	einf. Reisestil
Diphtherie		•	seropos. oder LZ	•
Masern		•	•	•
Pertussis (Keuchhusten)		•	•	•
Tetanus (Wundstarrkrampf)		•	•	•
Cholera				
Dengue-Fieber		seropos. oder LZ		
FSME (Frühsommer-Meningoenzephalitis)				
Gelbfieber	bedingt			
Hepatitis A		•	•	•
Hepatitis B		•	•	•
Japanische Enzephalitis				
Meningokokken-Meningitis				
Polio (Kinderlähmung / Poliomyelitis)				
Tollwut				
Typhus				•

Erläuterungen

Pflicht siehe Einreisevorschriften

Empfehlung siehe Empfohlene Impfungen

Pauschalreisen
Bei Reisen nach westlichem Standard, überwiegend in Touristikzentren, Großstädten, Essen in gehobenen Lokalen oder im Hotel.

Achtung: Bei Reisenden kommt es häufig vor, dass spontan Tagesausflüge ins Landesinnere unternommen werden. Dann könnte ein zusätzlicher Impfschutz, wie beim einfachen Reisestil, sehr wichtig sein!

Einfacher Reisestil
Zusätzlich sollte für viele Reiseländer ein ausreichender Schutz gegen Hepatitis A (Gelbsucht) vorhanden sein. Innerhalb der westlichen Industriestaaten ist die chronische Hepatitis B überwiegend auf Risikogruppen beschränkt, außerhalb jedoch steigt ihre Häufigkeit deutlich an. Sie kann dann z.B. durch Blut, Speichel und beim Sexualkontakt übertragen werden, aber auch durch unsterile (zahn-)medizinische Behandlung. Für solche Ziele ist eine Hepatitis B-Impfung zu empfehlen.

LZ: Langzeit

Weitere Gesundheitsgefahren

Infektionsrisiken
Denguefieber und schweres Denguefieber (früher: hämorrhagisches D.), Zika-Virus

Botschaften

Botschaft siehe Trinidad u. Tobago | Honorarkonsulat Sugar Apple Hill, Calliste, St. George's, Grenada, Grenada, W. I., Tel.: 001-47 34 05 41 80, eMail: grenada@hk-diplo.de

Botschaft siehe Kuba / HONORARKONSULAT St. George's, Wildlife Expeditions Caribbean Ltd, Grand Anse Main Road, Benoit Building, 2nd floor, Grand Anse, St. George's, Grenada, W.I., Tel.: 001-473-444 4717, eMail: ja@caribservice.com

Botschaft: siehe Venezuela / Consulate of Switzerland, Seaview Lane L'Anse Aux Epines St. George's, Tel.: 001-473 457 6317

Griechenland (GR)

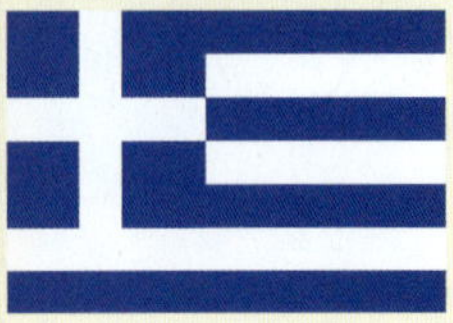

Kontinent: Europa
Einwohnerzahl: 10.423 (in Tausend)
Lebenserwartung: 81 Jahre
Kindersterblichkeit: 4 pro Tausend
Amtssprache: Griechisch
Zeitverschiebung: 1 Std.
Sommerzeit: 30.03.2025 - 26.10.2025
Med. Notrufnummer: 112, 166

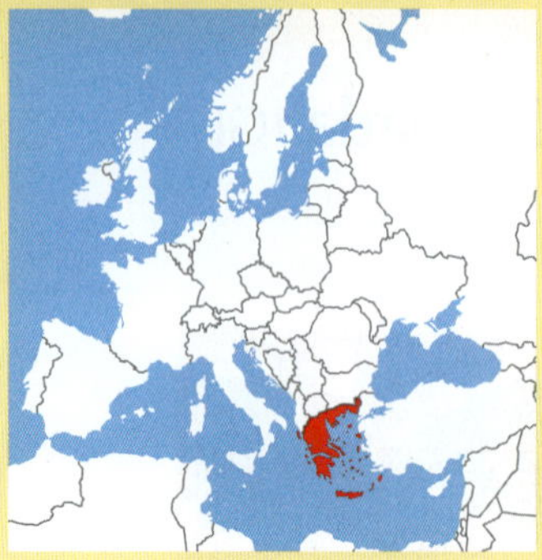

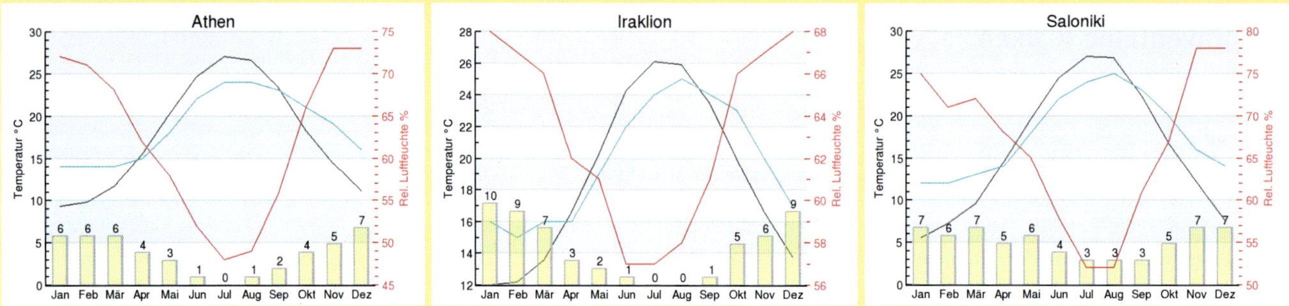

— Lufttemperatur — Wassertemperatur Regentage — Rel. Luftfeuchte %

Impfpräventable Risiken

Empfohlene Impfungen

Reisende sollten über den für Deutschland empfohlenen Standardimpfschutz (STIKO) verfügen, insbesondere über eine aktuelle Impfung gegen Tetanus (Wundstarrkrampf), Diphtherie, Pertussis (Keuchhusten), Masern und eine Grundimmunisierung gegen Poliomyelitis/Kinderlähmung. Je nach Alter und Gesundheitszustand kommen weitere Empfehlungen hinzu. **Der STIKO-Impfkalender ist in Teil A des Handbuchs abgebildet.** Welche Impfungen darüber hinaus für eine Reise empfehlenswert sind, hängt von der Art der Reise ab.

Zusätzlich sollte für viele Reiseländer ein ausreichender Schutz gegen Hepatitis A (Gelbsucht) vorhanden sein. Wer engeren Kontakt zu der einheimischen Bevölkerung hat, sollte sich zusätzlich noch gegen Hepatitis B impfen lassen. Hepatitis B kann z.B. durch Blut, Speichel und beim Sexualkontakt übertragen werden.

Impfungen

Krankheiten	Pflicht	Empfehlung	Pauschal	einf. Reisestil
Diphtherie		●	●	●
Masern		●	●	●
Pertussis (Keuchhusten)		●	●	●
Tetanus (Wundstarrkrampf)		●	●	●
Cholera				
Dengue-Fieber				
FSME (Frühsommer-Meningoenzephalitis)				●
Gelbfieber				
Hepatitis A				●
Hepatitis B				●
Japanische Enzephalitis				
Meningokokken-Meningitis				
Polio (Kinderlähmung / Poliomyelitis)				
Tollwut				
Typhus				

Erläuterungen

Pflicht Pflicht siehe Einreisevorschriften

Empfehlung siehe Empfohlene Impfungen

Pauschalreisen
Bei Reisen nach westlichem Standard, überwiegend in Touristikzentren, Großstädten, Essen in gehobenen Lokalen oder im Hotel.

Achtung: Bei Reisenden kommt es häufig vor, dass spontan Tagesausflüge ins Landesinnere unternommen werden. Dann könnte ein zusätzlicher Impfschutz, wie beim einfachen Reisestil, sehr wichtig sein!

Einfacher Reisestil
Zusätzlich sollte für viele Reiseländer ein ausreichender Schutz gegen Hepatitis A (Gelbsucht) vorhanden sein. Innerhalb der westlichen Industriestaaten ist die chronische Hepatitis B überwiegend auf Risikogruppen beschränkt, außerhalb jedoch steigt ihre Häufigkeit deutlich an. Sie kann dann z.B. durch Blut, Speichel und beim Sexualkontakt übertragen werden, aber auch durch unsterile (zahn-)medizinische Behandlung. Für solche Ziele ist eine Hepatitis B-Impfung zu empfehlen.

LZ: Langzeit

Weitere Gesundheitsgefahren

Infektionsrisiken: West-Nil-Fieber

Botschaften

- Karoli & Dimitriou 3, 106 75 Athen-Kolonaki, Tel.: 0030-210 728 51 11, eMail: info@athen.diplo.de
- 4, Vass. Sofias, GR-10674 Athen, Tel.: 0030-210-725 72-70, eMail: athen-ob@bmeia.gv.at
- Iassiou 2, 115 21 Athen, Tel.: 0030-210 723 03 64, eMail: athens@eda.admin.ch

Großbritannien (GB)

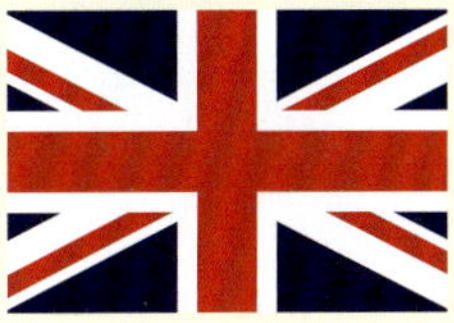

Kontinent: Europa
Andere Namen: UK
Beliebte Reiseziele: England, Schottland, Wales
Einwohnerzahl: 67.886 (in Tausend)
Lebenserwartung: 81 Jahre
Kindersterblichkeit: 4 pro Tausend
Amtssprache: Englisch
Zeitverschiebung: -1 Std.
Sommerzeit: 30.03.2025 - 26.10.2025
Med. Notrufnummer: 112, 999

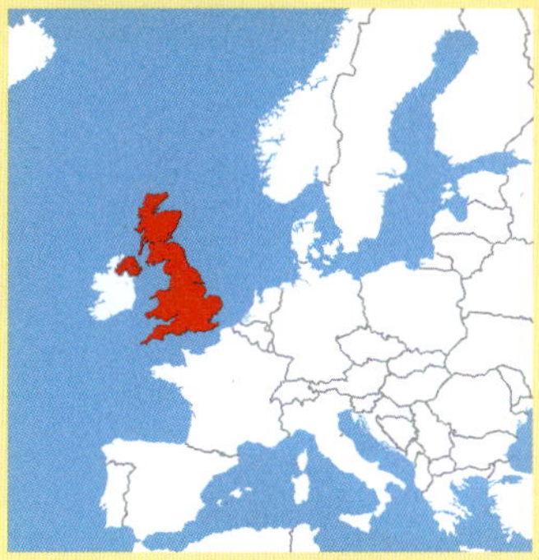

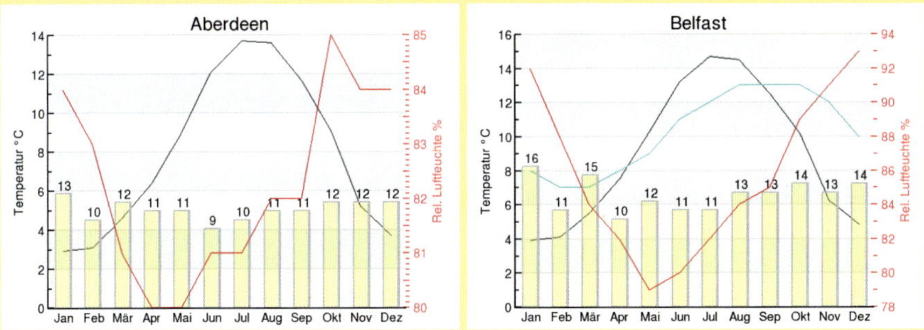

— Lufttemperatur — Wassertemperatur Regentage — Rel. Luftfeuchte %

Impfpräventable Risiken

Empfohlene Impfungen

Reisende sollten über den für Deutschland empfohlenen Standardimpfschutz (STIKO) verfügen, insbesondere über eine aktuelle Impfung gegen Tetanus (Wundstarrkrampf), Diphtherie, Pertussis (Keuchhusten), Masern und eine Grundimmunisierung gegen Poliomyelitis/Kinderlähmung.
Je nach Alter und Gesundheitszustand kommen weitere Empfehlungen hinzu. **Der STIKO-Impfkalender ist in Teil A des Handbuchs abgebildet.**

Welche Impfungen darüber hinaus für eine Reise empfehlenswert sind, hängt von der Art der Reise ab.

Zusätzlich sollte für viele Reiseländer ein ausreichender Schutz gegen Hepatitis A (Gelbsucht) vorhanden sein. Wer engeren Kontakt zu der einheimischen Bevölkerung hat, sollte sich zusätzlich noch gegen Hepatitis B impfen lassen. Hepatitis B kann z.B. durch Blut, Speichel und beim Sexualkontakt übertragen werden.

Impfungen

Krankheiten	Pflicht	Empfehlung	Pauschal	einf. Reisestil
Diphtherie		●	●	●
Masern		●	●	●
Pertussis (Keuchhusten)		●	●	●
Tetanus (Wundstarrkrampf)		●	●	●
Cholera				
Dengue-Fieber				
FSME (Frühsommer-Meningoenzephalitis)				
Gelbfieber				
Hepatitis A				
Hepatitis B				●
Japanische Enzephalitis				
Meningokokken-Meningitis				●
Polio (Kinderlähmung / Poliomyelitis)				
Tollwut				
Typhus				

Erläuterungen

Pflicht siehe Einreisevorschriften

Empfehlung siehe Empfohlene Impfungen

Pauschalreisen
Bei Reisen nach westlichem Standard, überwiegend in Touristikzentren, Großstädten, Essen in gehobenen Lokalen oder im Hotel.

Achtung: Bei Reisenden kommt es häufig vor, dass spontan Tagesausflüge ins Landesinnere unternommen werden. Dann könnte ein zusätzlicher Impfschutz, wie beim einfachen Reisestil, sehr wichtig sein!

Einfacher Reisestil
Zusätzlich sollte für viele Reiseländer ein ausreichender Schutz gegen Hepatitis A (Gelbsucht) vorhanden sein. Innerhalb der westlichen Industriestaaten ist die chronische Hepatitis B überwiegend auf Risikogruppen beschränkt, außerhalb jedoch steigt ihre Häufigkeit deutlich an. Sie kann dann z.B. durch Blut, Speichel und beim Sexualkontakt übertragen werden, aber auch durch unsterile (zahn-)medizinische Behandlung. Für solche Ziele ist eine Hepatitis B-Impfung zu empfehlen.

LZ: Langzeit

Botschaften

23 Belgrave Square, London, SW1X 8PZ, Großbritannien, Tel.: 0044-20 78 24 13 00, eMail: info@london.diplo.de,

18, Belgrave Mews West, London SW1X 8HU, Tel.: 0044-20-7344 3250, eMail: london-ob@bmeia.gv.at

16-18 Montagu Place, London W1H 2BQ, Tel.: 0044-20 7616 6000, eMail: london@eda.admin.ch

Grönland (GL)

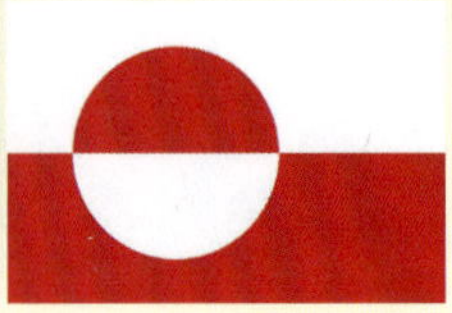

Kontinent: Nordamerika
Einwohnerzahl: 56 (in Tausend)
Amtssprache: Kalaallisut (Grönländisch)
Zeitverschiebung: -5Std. -4Std. -2Std. -1Std.
Sommerzeit: 09.03.2025 - 02.11.2025
Med. Notrufnummer: keine

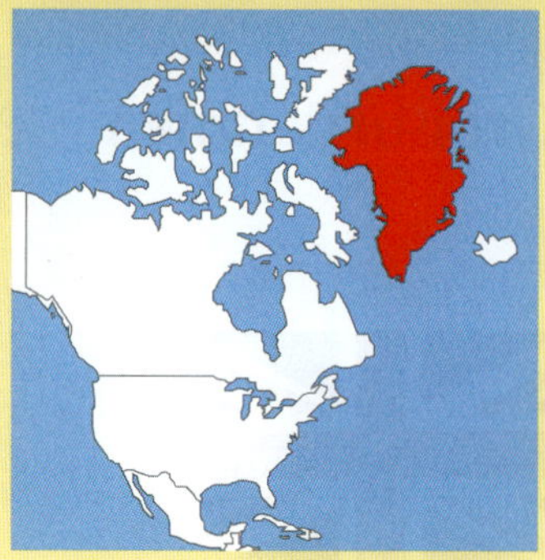

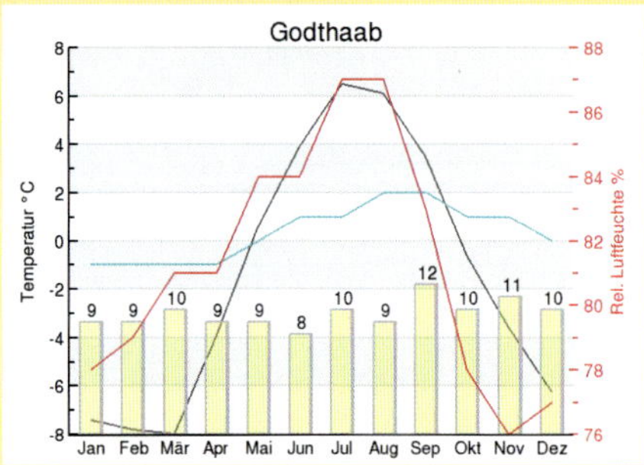

— Lufttemperatur — Wassertemperatur Regentage — Rel. Luftfeuchte %

Impfpräventable Risiken

Empfohlene Impfungen

Reisende sollten über den für Deutschland empfohlenen Standardimpfschutz (STIKO) verfügen, insbesondere über eine aktuelle Impfung gegen Tetanus (Wundstarrkrampf), Diphtherie, Pertussis (Keuchhusten), Masern und eine Grundimmunisierung gegen Poliomyelitis/Kinderlähmung. Je nach Alter und Gesundheitszustand kommen weitere Empfehlungen hinzu. **Der STIKO-Impfkalender ist in Teil A des Handbuchs abgebildet.**

Welche Impfungen darüber hinaus für eine Reise empfehlenswert sind, hängt von der Art der Reise und dem Reiseland ab.

Zusätzlich sollte für viele Reiseländer ein ausreichender Schutz gegen Hepatitis A (Gelbsucht) vorhanden sein. Wer engeren Kontakt zu der einheimischen Bevölkerung hat, sollte sich zusätzlich noch gegen Hepatitis B impfen lassen. Hepatitis B kann z.B. durch Blut, Speichel und beim Sexualkontakt übertragen werden.

Impfungen

Krankheiten	Pflicht	Empfehlung	Pauschal	einf. Reisestil
Diphtherie		●	●	●
Masern		●	●	●
Pertussis (Keuchhusten)		●	●	●
Tetanus (Wundstarrkrampf)		●	●	●
Cholera				
Dengue-Fieber				
FSME (Frühsommer-Meningoenzephalitis)				
Gelbfieber				
Hepatitis A				●
Hepatitis B		●	●	●
Japanische Enzephalitis				
Meningokokken-Meningitis				
Polio (Kinderlähmung / Poliomyelitis)				
Tollwut				
Typhus				

Erläuterungen

Pflicht siehe Einreisevorschriften

Empfehlung siehe Empfohlene Impfungen

Pauschalreisen
Bei Reisen nach westlichem Standard, überwiegend in Touristikzentren, Großstädten, Essen in gehobenen Lokalen oder im Hotel.

Achtung: Bei Reisenden kommt es häufig vor, dass spontan Tagesausflüge ins Landesinnere unternommen werden. Dann könnte ein zusätzlicher Impfschutz, wie beim einfachen Reisestil, sehr wichtig sein!

Einfacher Reisestil
Zusätzlich sollte für viele Reiseländer ein ausreichender Schutz gegen Hepatitis A (Gelbsucht) vorhanden sein. Innerhalb der westlichen Industriestaaten ist die chronische Hepatitis B überwiegend auf Risikogruppen beschränkt, außerhalb jedoch steigt ihre Häufigkeit deutlich an. Sie kann dann z.B. durch Blut, Speichel und beim Sexualkontakt übertragen werden, aber auch durch unsterile (zahn-)medizinische Behandlung. Für solche Ziele ist eine Hepatitis B-Impfung zu empfehlen.

LZ: Langzeit

Weitere Gesundheitsgefahren

Infektionsrisiken

alveoläre Echinokokkose, Botulismus, Trichinose

Botschaften

Göteborg Plads 1, 2100 Kopenhagen, Dänemark, Tel.: 0045-35 45 99 00, eMail: info@kopenhagen.diplo.de

Botschaft siehe Schweden

Guadeloupe (GP)

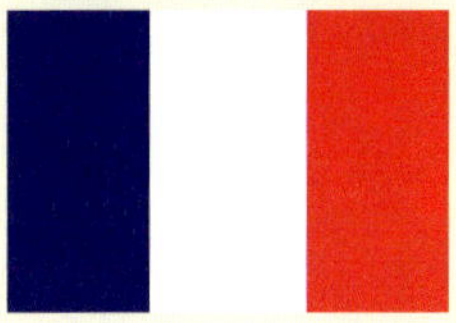

Kontinent: Nordamerika
Einwohnerzahl: 406 (in Tausend)
Amtssprache: Französisch
Zeitverschiebung: -5 Std.
Sommerzeit: keine
Med. Notrufnummer: keine

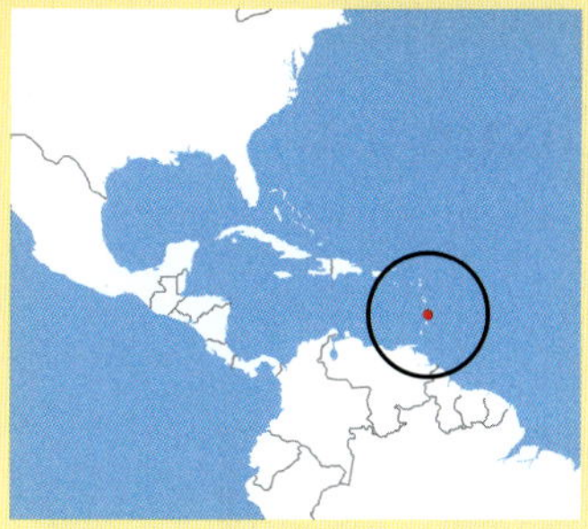

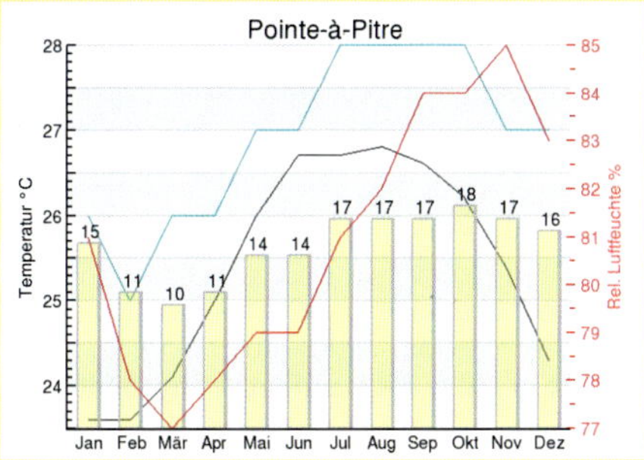

— Lufttemperatur — Wassertemperatur Regentage — Rel. Luftfeuchte %

Impfpräventable Risiken

Einreisevorschriften

Gelbfieber

Keine Impfvorschriften für Reisende, die aus Europa direkt einreisen (Direktflug). Wer aus einem von Gelbfieber betroffenen Land einreist (Endemiegebiet), muss eine Gelbfieberimpfung nachweisen (Gelbfieber-Impfbescheinigung). Das gilt auch für Reisende die vorher mehr als 12 Stunden auf einem Transitflughafen in einem Endemiegebiet gewesen sind. Kinder bis zum Alter von 1 Jahr, benötigen keine Gelbfieber-Impfung.

Eine Impfbescheinigung wird derzeit benötigt bei der Einreise aus: Äquatorialguinea, Äthiopien, Angola, Argentinien, Benin, Bolivien, Brasilien, Burkina Faso, Burundi, Ecuador, Elfenbeinküste, Französisch-Guyana, Gabun, Gambia, Ghana, Guinea, Guinea-Bissau, Guyana, Kamerun, Kenia, Kolumbien, Kongo, Kongo, Demokratische Republik, Liberia, Mali, Mauretanien, Niger, Nigeria, Panama, Paraguay, Peru, Senegal, Sierra Leone, Sudan, Südsudan, Suriname, Togo, Trinidad und Tobago, Tschad, Uganda, Venezuela, Zentralafrikanische Republik.

Empfohlene Impfungen

Reisende sollten über den für Deutschland empfohlenen Standardimpfschutz (STIKO) verfügen, insbesondere über eine aktuelle Impfung gegen Tetanus (Wundstarrkrampf), Diphtherie, Pertussis (Keuchhusten), Masern und eine Grundimmunisierung gegen Poliomyelitis/Kinderlähmung.
Je nach Alter und Gesundheitszustand kommen weitere Empfehlungen hinzu. **Der STIKO-Impfkalender ist in Teil A des Handbuchs abgebildet.**

Welche Impfungen darüber hinaus für eine Reise empfehlenswert sind, hängt von der Art der Reise ab.

Zusätzlich sollte für viele Reiseländer ein ausreichender Schutz gegen Hepatitis A (Gelbsucht) vorhanden sein. Wer engeren Kontakt zu der einheimischen Bevölkerung hat, sollte sich zusätzlich noch gegen Hepatitis B impfen lassen. Hepatitis B kann z.B. durch Blut, Speichel und beim Sexualkontakt übertragen werden.

Impfungen

Krankheiten	Pflicht	Empfehlung	Pauschal	einf. Reisestil
Diphtherie		●	●	●
Masern		●	●	●
Pertussis (Keuchhusten)		●	●	●
Tetanus (Wundstarrkrampf)		●	●	●
Cholera				
Dengue-Fieber		seropos. oder LZ		
FSME (Frühsommer-Meningoenzephalitis)				
Gelbfieber	bedingt			
Hepatitis A		●	●	●
Hepatitis B		●	●	●
Japanische Enzephalitis				
Meningokokken-Meningitis				
Polio (Kinderlähmung / Poliomyelitis)				
Tollwut				
Typhus				●

Erläuterungen

Pflicht siehe Einreisevorschriften

Empfehlung siehe Empfohlene Impfungen

Pauschalreisen
Bei Reisen nach westlichem Standard, überwiegend in Touristikzentren, Großstädten, Essen in gehobenen Lokalen oder im Hotel.

Achtung: Bei Reisenden kommt es häufig vor, dass spontan Tagesausflüge ins Landesinnere unternommen werden. Dann könnte ein zusätzlicher Impfschutz, wie beim einfachen Reisestil, sehr wichtig sein!

Einfacher Reisestil
Zusätzlich sollte für viele Reiseländer ein ausreichender Schutz gegen Hepatitis A (Gelbsucht) vorhanden sein. Innerhalb der westlichen Industriestaaten ist die chronische Hepatitis B überwiegend auf Risikogruppen beschränkt, außerhalb jedoch steigt ihre Häufigkeit deutlich an. Sie kann dann z.B. durch Blut, Speichel und beim Sexualkontakt übertragen werden, aber auch durch unsterile (zahn-)medizinische Behandlung. Für solche Ziele ist eine Hepatitis B-Impfung zu empfehlen.

LZ: Langzeit

Weitere Gesundheitsgefahren

Denguefieber und schweres Denguefieber (früher: hämorrhagisches D.), Zika-Virus

Botschaften

🇩🇪 13/15 Avenue Franklin Delano Roosevelt, 75008 Paris, Frankreich, Tel.: 033-1 53 83 45 00, eMail: info@paris.diplo.de

🇦🇹 Keine Vertretung: Für allgemeine konsularische Anfragen: 0043-1-90115-3775

🇨🇭 Keine Vertretung: Konsularische Fragen, Helpline EDA 0041-800-24-7-365

Guam (GU)

Kontinent: Ozeanien
Einwohnerzahl: 165 (in Tausend)
Amtssprache: Englisch
Zeitverschiebung: 9 Std.
Sommerzeit: keine
Med. Notrufnummer: keine

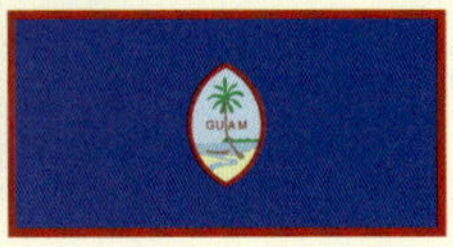

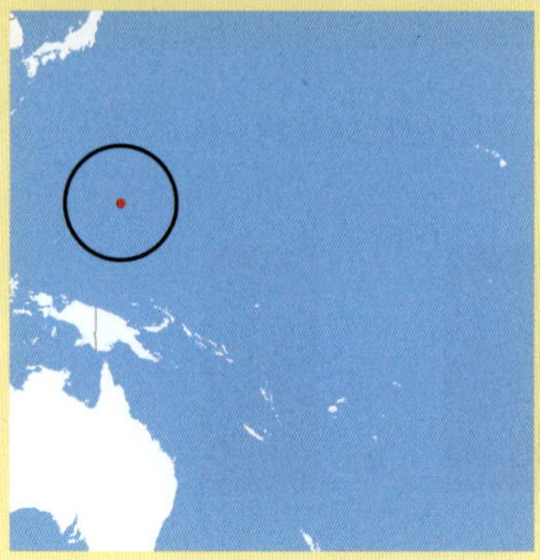

Impfpräventable Risiken

Empfohlene Impfungen

Reisende sollten über den für Deutschland empfohlenen Standardimpfschutz (STIKO) verfügen, insbesondere über eine aktuelle Impfung gegen Tetanus (Wundstarrkrampf), Diphtherie, Pertussis (Keuchhusten), Masern und eine Grundimmunisierung gegen Poliomyelitis/Kinderlähmung.
Je nach Alter und Gesundheitszustand kommen weitere Empfehlungen hinzu. **Der STIKO-Impfkalender ist in Teil A des Handbuchs abgebildet.**

Welche Impfungen darüber hinaus für eine Reise empfehlenswert sind, hängt von der Art der Reise ab.

Zusätzlich sollte für viele Reiseländer ein ausreichender Schutz gegen Hepatitis A (Gelbsucht) vorhanden sein. Wer engeren Kontakt zu der einheimischen Bevölkerung hat, sollte sich zusätzlich noch gegen Hepatitis B impfen lassen. Hepatitis B kann z.B. durch Blut, Speichel und beim Sexualkontakt übertragen werden.

Impfungen

Krankheiten	Pflicht	Empfehlung	Pauschal	einf. Reisestil
Diphtherie		●	●	●
Masern		●	●	●
Pertussis (Keuchhusten)		●	●	●
Tetanus (Wundstarrkrampf)		●	●	●
Cholera				
Dengue-Fieber				
FSME (Frühsommer-Meningoenzephalitis)				
Gelbfieber				
Hepatitis A		●	●	●
Hepatitis B		●	●	●
Japanische Enzephalitis				
Meningokokken-Meningitis				
Polio (Kinderlähmung / Poliomyelitis)				
Tollwut				
Typhus				

Erläuterungen

Pflicht siehe Einreisevorschriften

Empfehlung siehe Empfohlene Impfungen

Pauschalreisen
Bei Reisen nach westlichem Standard, überwiegend in Touristikzentren, Großstädten, Essen in gehobenen Lokalen oder im Hotel.

Achtung: Bei Reisenden kommt es häufig vor, dass spontan Tagesausflüge ins Landesinnere unternommen werden. Dann könnte ein zusätzlicher Impfschutz, wie beim einfachen Reisestil, sehr wichtig sein!

Einfacher Reisestil
Zusätzlich sollte für viele Reiseländer ein ausreichender Schutz gegen Hepatitis A (Gelbsucht) vorhanden sein. Innerhalb der westlichen Industriestaaten ist die chronische Hepatitis B überwiegend auf Risikogruppen beschränkt, außerhalb jedoch steigt ihre Häufigkeit deutlich an. Sie kann dann z.B. durch Blut, Speichel und beim Sexualkontakt übertragen werden, aber auch durch unsterile (zahn-)medizinische Behandlung. Für solche Ziele ist eine Hepatitis B-Impfung zu empfehlen.

LZ: Langzeit

Botschaften

- 🇩🇪 25/F Tower II, RCBC Plaza, 6819 Ayala Ave. 1200 Makati City, Metro Manila, Philippinen, Tel.: 0063-2 702 30 00, eMail: info@manila.diplo.
- 🇦🇹 Keine Vertretung: Für allgemeine konsularische Anfragen: 0043-1-90115-3775
- 🇨🇭 Keine Vertretung: Konsularische Fragen, Helpline EDA 0041-800-24-7-365

Guatemala (GT)

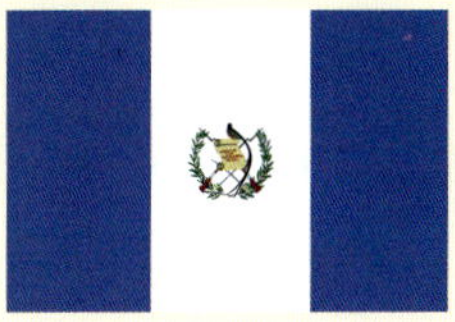

Kontinent: Nordamerika
Einwohnerzahl: 17.916 (in Tausend)
Lebenserwartung: 72 Jahre
Kindersterblichkeit: 24 pro Tausend
Amtssprache: Spanisch
Zeitverschiebung: -7 Std.
Sommerzeit: keine
Med. Notrufnummer: keine

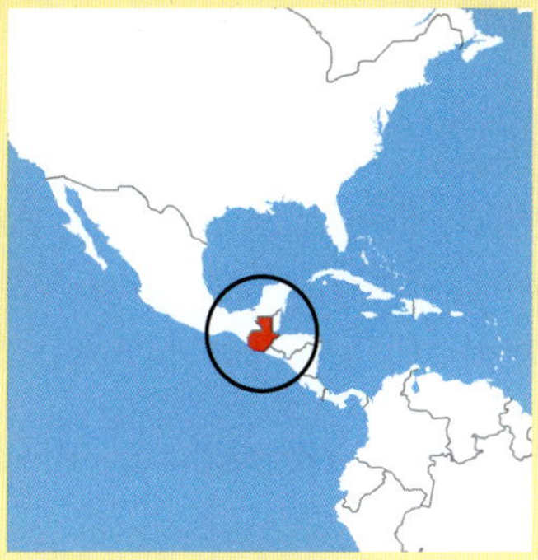

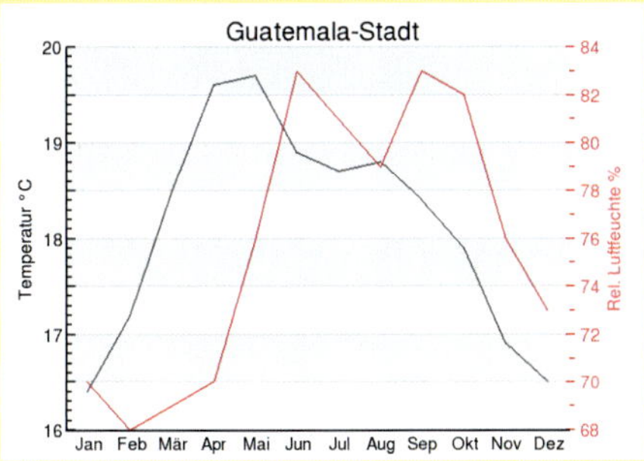

— Lufttemperatur — Wassertemperatur Regentage — Rel. Luftfeuchte %

Impfpräventable Risiken

Einreisevorschriften

Gelbfieber

Keine Impfvorschriften für Reisende, die aus Europa direkt einreisen (Direktflug). Wer aus einem von Gelbfieber betroffenen Land einreist (Endemiegebiet), muss eine Gelbfieberimpfung nachweisen (Gelbfieberimpfbescheinigung). Das gilt auch für Reisende die vorher mehr als 12 Stunden auf einem Transitflughafen in einem Endemiegebiet gewesen sind. Kinder bis zum Alter von 1 Jahr, benötigen keine Gelbfieberimpfung..

Eine Impfbescheinigung wird derzeit benötigt bei der Einreise aus: Äquatorialguinea, Äthiopien, Angola, Argentinien, Benin, Bolivien, Brasilien, Burkina Faso, Burundi, Ecuador, Elfenbeinküste, Französisch-Guyana, Gabun, Gambia, Ghana, Guinea, Guinea-Bissau, Guyana, Kamerun, Kenia, Kolumbien, Kongo, Kongo, Demokratische Republik, Liberia, Mali, Mauretanien, Niger, Nigeria, Panama, Paraguay, Peru, Senegal, Sierra Leone, Sudan, Südsudan, Suriname, Togo, Trinidad und Tobago, Tschad, Uganda, Venezuela, Zentralafrikanische Republik.

Empfohlene Impfungen

Reisende sollten über den für Deutschland empfohlenen Standardimpfschutz (STIKO) verfügen, insbesondere über eine aktuelle Impfung gegen Tetanus (Wundstarrkrampf), Diphtherie, Pertussis (Keuchhusten), Masern und eine Grundimmunisierung gegen Poliomyelitis/Kinderlähmung.
Je nach Alter und Gesundheitszustand kommen weitere Empfehlungen hinzu. **Der STIKO-Impfkalender ist in Teil A des Handbuchs abgebildet.**

Welche Impfungen darüber hinaus für eine Reise empfehlenswert sind, hängt von der Art der Reise ab.

Zusätzlich sollte für viele Reiseländer ein ausreichender Schutz gegen Hepatitis A (Gelbsucht) vorhanden sein. Wer engeren Kontakt zu der einheimischen Bevölkerung hat, sollte sich zusätzlich noch gegen Hepatitis B impfen lassen. Hepatitis B kann z.B. durch Blut, Speichel und beim Sexualkontakt übertragen werden.

Impfungen

Krankheiten	Pflicht	Empfehlung	Pauschal	einf. Reisestil
Diphtherie		●	●	●
Masern		●	●	●
Pertussis (Keuchhusten)		●	●	●
Tetanus (Wundstarrkrampf)		●	●	●
Cholera				
Dengue-Fieber		seropos. oder LZ		
FSME (Frühsommer-Meningoenzephalitis)				
Gelbfieber	bedingt			
Hepatitis A		●	●	●
Hepatitis B		●	●	●
Japanische Enzephalitis				
Meningokokken-Meningitis				
Polio (Kinderlähmung / Poliomyelitis)				
Tollwut		●	●	●
Typhus				●

Erläuterungen

Pflicht siehe Einreisevorschriften

Empfehlung siehe Empfohlene Impfungen

Pauschalreisen
Bei Reisen nach westlichem Standard, überwiegend in Touristikzentren, Großstädten, Essen in gehobenen Lokalen oder im Hotel.

Achtung: Bei Reisenden kommt es häufig vor, dass spontan Tagesausflüge ins Landesinnere unternommen werden. Dann könnte ein zusätzlicher Impfschutz, wie beim einfachen Reisestil, sehr wichtig sein!

Einfacher Reisestil
Zusätzlich sollte für viele Reiseländer ein ausreichender Schutz gegen Hepatitis A (Gelbsucht) vorhanden sein. Innerhalb der westlichen Industriestaaten ist die chronische Hepatitis B überwiegend auf Risikogruppen beschränkt, außerhalb jedoch steigt ihre Häufigkeit deutlich an. Sie kann dann z.B. durch Blut, Speichel und beim Sexualkontakt übertragen werden, aber auch durch unsterile (zahn-)medizinische Behandlung. Für solche Ziele ist eine Hepatitis B-Impfung zu empfehlen.

LZ: Langzeit

Malariavorkommen

Mäßiges Risiko: In der am Pazifik gelegenen Provinz Esquintla.

Geringes Risiko: Ganzjährig - < 1500 m in den anderen Anteilen des Landes.

Malariafrei: Guatemala City, Antigua, Atitlán-See.

Unter üblichen Rahmenbedingungen (Reisedauer bis ca. 4 Wochen, Hotelunterbringung mit Klimaanlage, informierter und umsichtiger Reisender) wird eine medikamentöse Malariaprophylaxe **nicht empfohlen,** auch weil ein Effekt der üblichen Prophylaxe-Medikamente gegen die M. tertiana zweifelhaft ist.

Malariaerreger: P. vivax > 99%, P. falciparum und Mischinfektionen < 1 %

Medikamentenauswahl

Abweichungen von dieser Empfehlung sind bei besonders hohem/niedrigem Risiko oder bei besonderen Personengruppen erforderlich. Falls unterwegs beim Auftreten fieberhafter, malariaverdächtiger Episoden (Näheres siehe allgemeiner Teil) eine adäquate Diagnostik und/oder Therapie nicht zur Verfügung steht, ist die Mitnahme einer Notfall-Selbstbehandlung sinnvoll, die zur Resistenzsituation und ggf. zur medikamentösen Prophylaxe paßt.

Bitte den Beitrag Malaria beachten. Eine Tabelle mit den Medikamenten und Dosierung zur Malariaprophylaxe und der Standby-Behandlung der Malaria finden Sie ab der Seite C-36.

Weitere Gesundheitsgefahren

Infektionsrisiken
Anthrax (Milzbrand), Brucellose, Chikungunya, **Denguefieber und schweres Denguefieber (früher: hämorrhagisches D.),** Onchozerkose, Flußblindheit, Trypanosomiasis, amerikanische, Chagas-Krankheit, Zika-Virus

Botschaften

- 🇩🇪 Avenida La Reforma 9-55, Zona 10, Edificio Reforma 10, Nivel 10, Ciudad de Guatemala, Tel.: 00502-23 64 67 00, eMail: info@guatemala-stadt.diplo.de
- 🇦🇹 Botschaft siehe Mexiko / eMail: consuladodeaustria.gua@gmail.com
- 🇨🇭 Internacional16 Calle 0-55, Zona 1001010 Ciudad de Guatemala, 00502-2 367 55 20, eMail: guatemalacity@eda.admin.ch

Guinea (GN)

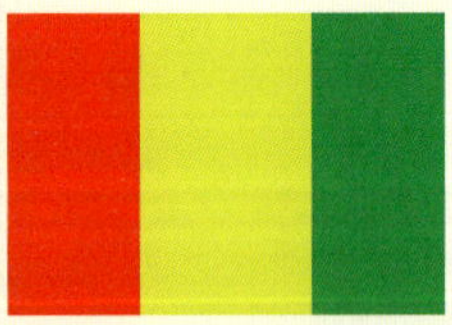

Kontinent: Afrika
Beliebte Reiseziele: Conakry
Einwohnerzahl: 13.133 (in Tausend)
Lebenserwartung: 61 Jahre
Kindersterblichkeit: 96 pro Tausend
Amtssprache: Französisch
Zeitverschiebung: -1 Std.
Sommerzeit: keine
Med. Notrufnummer: keine

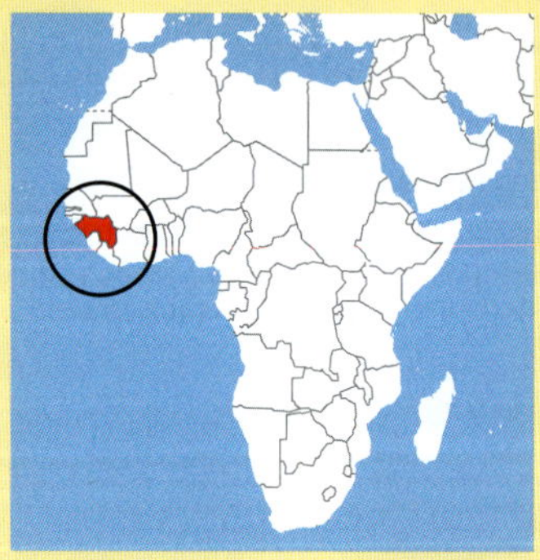

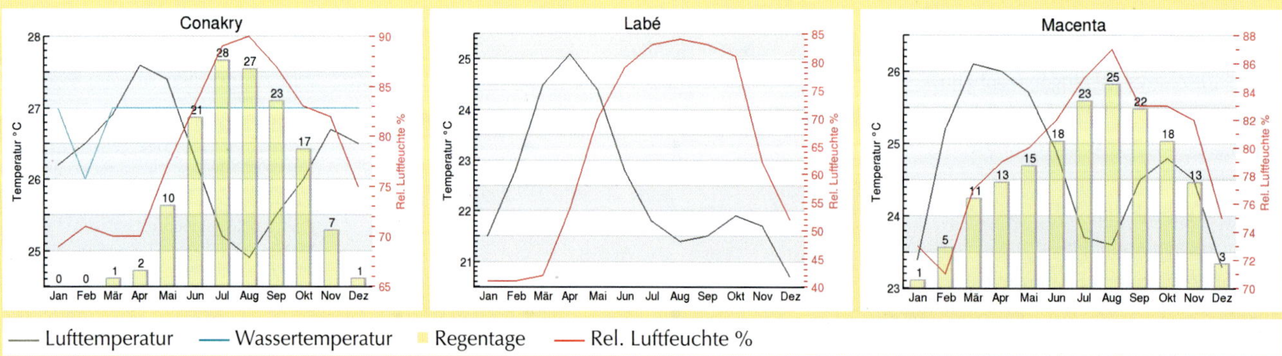

Impfpräventable Risiken

Einreisevorschriften

Gelbfieber

Keine Impfvorschriften für Reisende, die aus Europa direkt einreisen (Direktflug). Wer aus einem von Gelbfieber betroffenen Land einreist (Endemiegebiet), muss eine Gelbfieberimpfung nachweisen (Gelbfieberimpfbescheinigung). Kinder bis zum Alter von 9 Monaten, benötigen keine Gelbfieberimpfung.

Eine Impfbescheinigung wird derzeit benötigt bei der Einreise aus: Äquatorialguinea, Äthiopien, Angola, Argentinien, Benin, Bolivien, Brasilien, Burkina Faso, Burundi, Ecuador, Elfenbeinküste, Französisch-Guyana, Gabun, Gambia, Ghana, Guinea-Bissau, Guyana, Kamerun, Kenia, Kolumbien, Kongo, Kongo, Demokratische Republik, Liberia, Mali, Mauretanien, Niger, Nigeria, Panama, Paraguay, Peru, Senegal, Sierra Leone, Sudan, Südsudan, Suriname, Togo, Trinidad und Tobago, Tschad, Uganda, Venezuela, Zentralafrikanische Republik.

Empfohlene Impfungen

Reisende sollten über den für Deutschland empfohlenen Standardimpfschutz (STIKO) verfügen, insbesondere über eine aktuelle Impfung gegen Tetanus (Wundstarrkrampf), Diphtherie, Pertussis (Keuchhusten), Masern und eine Grundimmunisierung gegen Poliomyelitis/Kinderlähmung. Je nach Alter und Gesundheitszustand kommen weitere Empfehlungen hinzu. **Der STIKO-Impfkalender ist in Teil A des Handbuchs abgebildet.**

Welche Impfungen darüber hinaus für eine Reise empfehlenswert sind, hängt von der Art der Reise ab.

Zusätzlich sollte für viele Reiseländer ein ausreichender Schutz gegen Hepatitis A (Gelbsucht) vorhanden sein. Wer engeren Kontakt zu der einheimischen Bevölkerung hat, sollte sich zusätzlich noch gegen Hepatitis B impfen lassen. Hepatitis B kann z.B. durch Blut, Speichel und beim Sexualkontakt übertragen werden.

Impfungen

Krankheiten	Pflicht	Empfehlung	Pauschal	einf. Reisestil
Diphtherie		•	•	•
Masern		•	•	•
Pertussis (Keuchhusten)		•	•	•
Tetanus (Wundstarrkrampf)		•	•	•
Cholera				
Dengue-Fieber				
FSME (Frühsommer-Meningoenzephalitis)				
Gelbfieber	bedingt	•	•	•
Hepatitis A		•	•	•
Hepatitis B		•	•	•
Japanische Enzephalitis				
Meningokokken-Meningitis				•
Polio (Kinderlähmung / Poliomyelitis)		•	•	•
Tollwut				•
Typhus				•

Erläuterungen

Pflicht siehe Einreisevorschriften

Empfehlung siehe Empfohlene Impfungen

Pauschalreisen
Bei Reisen nach westlichem Standard, überwiegend in Touristikzentren, Großstädten, Essen in gehobenen Lokalen oder im Hotel.

Achtung: Bei Reisenden kommt es häufig vor, dass spontan Tagesausflüge ins Landesinnere unternommen werden. Dann könnte ein zusätzlicher Impfschutz, wie beim einfachen Reisestil, sehr wichtig sein!

Einfacher Reisestil
Zusätzlich sollte für viele Reiseländer ein ausreichender Schutz gegen Hepatitis A (Gelbsucht) vorhanden sein. Innerhalb der westlichen Industriestaaten ist die chronische Hepatitis B überwiegend auf Risikogruppen beschränkt, außerhalb jedoch steigt ihre Häufigkeit deutlich an. Sie kann dann z.B. durch Blut, Speichel und beim Sexualkontakt übertragen werden, aber auch durch unsterile (zahn-)medizinische Behandlung. Für solche Ziele ist eine Hepatitis B-Impfung zu empfehlen.

LZ: Langzeit

Malariavorkommen

Hohes Risiko: Ganzjährig - Im ganzen Land inklusive Städte.

Unter üblichen Rahmenbedingungen (Reisedauer bis ca. 4 Wochen, Hotelunterbringung mit Klimaanlage, informierter und umsichtiger Reisender) wird eine medikamentöse Malariaprophylaxe **ganzjährig empfohlen**.

Malariaerreger: P. falciparum > 99%

Medikamentenauswahl

Dazu stehen die im allgemeinen Teil näher beschriebenen Substanzen **Atovaquone/Proguanil**, **Doxycyclin** (in Deutschland ein off-label use) und in begründeten Einzelfällen **Mefloquin** zur Verfügung.

Abweichungen von dieser Empfehlung sind bei besonders hohem/niedrigem Risiko oder bei besonderen Personengruppen erforderlich. Falls unterwegs beim Auftreten fieberhafter, malariaverdächtiger Episoden (Näheres siehe allgemeiner Teil) eine adäquate Diagnostik und/oder Therapie nicht zur Verfügung steht, ist die Mitnahme einer Notfall-Selbstbehandlung sinnvoll, die zur Resistenzsituation und ggf. zur medikamentösen Prophylaxe paßt. Dazu sollte **Atovaquone/Proguanil** oder **Artemether/Lumefantrin** eingesetzt werden, **Dihydroartemisinin/Piperaquin** wegen des Risikoprofils nur in unvorhersehbaren Notfällen.

Bitte den Beitrag Malaria beachten. Eine Tabelle mit den Medikamenten und Dosierung zur Malariaprophylaxe und der Standby-Behandlung der Malaria finden Sie ab der Seite C-36.

Weitere Gesundheitsgefahren

Infektionsrisiken
Anthrax (Milzbrand), Brucellose, **Chikungunya,** Cholera, **Denguefieber und schweres Denguefieber (früher: hämorrhagisches D.), Ebola,** Filariose, lymphatische, Tropische Pulmonale Eosinophilie, Krim-Kongo Fieber, hämorrhagisches, Lassa-Fieber, Onchozerkose, Flußblindheit, Trypanosomiasis, afrikanische, Schlafkrankheit.

Botschaften

Postadresse: Ambassade de la République fédérale d'Allemagne, B.P. 540, Conakry, Guinea, Tel.: 00224-621 22 17 06, eMail: info@conakry.diplo.de

Botschaft siehe Elfenbeinküste

Botschaft siehe Elfenbeinküste

Guinea-Bissau

Guinea-Bissau (GW)

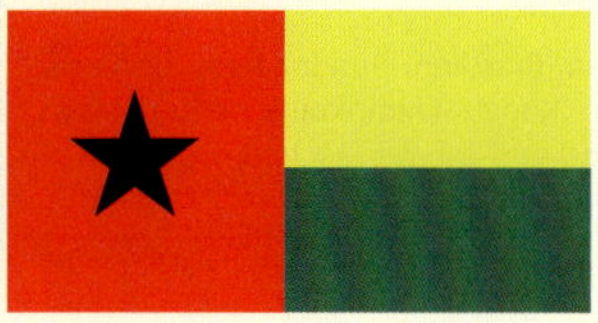

Kontinent: Afrika
Beliebte Reiseziele: Bissau
Einwohnerzahl: 1.968 (in Tausend)
Lebenserwartung: 60 Jahre
Kindersterblichkeit: 77 pro Tausend
Amtssprache: Portugiesisch
Zeitverschiebung: -1 Std.
Sommerzeit: keine
Med. Notrufnummer: 118

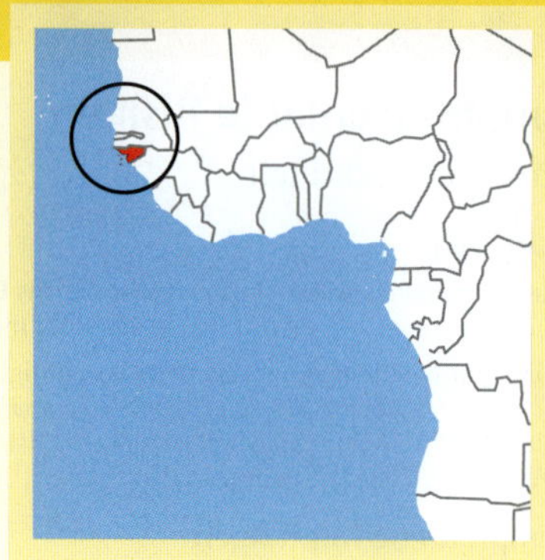

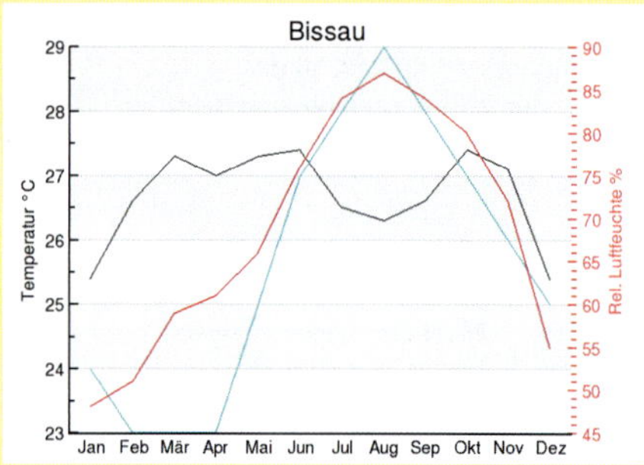

— Lufttemperatur — Wassertemperatur Regentage — Rel. Luftfeuchte %

Impfpräventable Risiken

Einreisevorschriften

Gelbfieber

Einreise nur mit Nachweis über die Gelbfieberimpfung. Ausnahme: Kinder bis zum Alter von 1 Jahr, benötigen keine Gelbfieberimpfung.

Empfohlene Impfungen

Reisende sollten über den für Deutschland empfohlenen Standardimpfschutz (STIKO) verfügen, insbesondere über eine aktuelle Impfung gegen Tetanus (Wundstarrkrampf), Diphtherie, Pertussis (Keuchhusten), Masern und eine Grundimmunisierung gegen Poliomyelitis/Kinderlähmung. Je nach Alter und Gesundheitszustand kommen weitere Empfehlungen hinzu. **Der STIKO-Impfkalender ist in Teil A des Handbuchs abgebildet.**

Welche Impfungen darüber hinaus für eine Reise empfehlenswert sind, hängt von der Art der Reise ab.

Zusätzlich sollte für viele Reiseländer ein ausreichender Schutz gegen Hepatitis A (Gelbsucht) vorhanden sein. Wer engeren Kontakt zu der einheimischen Bevölkerung hat, sollte sich zusätzlich noch gegen Hepatitis B impfen lassen. Hepatitis B kann z.B. durch Blut, Speichel und beim Sexualkontakt übertragen werden.

Impfungen

Krankheiten	Pflicht	Empfehlung	Pauschal	einf. Reisestil
Diphtherie		●	●	●
Masern		●	●	●
Pertussis (Keuchhusten)		●	●	●
Tetanus (Wundstarrkrampf)		●	●	●
Cholera				
Dengue-Fieber				
FSME (Frühsommer-Meningoenzephalitis)				
Gelbfieber	●	●	●	●
Hepatitis A		●	●	●
Hepatitis B		●	●	●
Japanische Enzephalitis				
Meningokokken-Meningitis				●
Polio (Kinderlähmung / Poliomyelitis)				●
Tollwut				●
Typhus				●

Erläuterungen

Pflicht siehe Einreisevorschriften

Empfehlung siehe Empfohlene Impfungen

Pauschalreisen
Bei Reisen nach westlichem Standard, überwiegend in Touristikzentren, Großstädten, Essen in gehobenen Lokalen oder im Hotel.

Achtung: Bei Reisenden kommt es häufig vor, dass spontan Tagesausflüge ins Landesinnere unternommen werden. Dann könnte ein zusätzlicher Impfschutz, wie beim einfachen Reisestil, sehr wichtig sein!

Einfacher Reisestil
Zusätzlich sollte für viele Reiseländer ein ausreichender Schutz gegen Hepatitis A (Gelbsucht) vorhanden sein. Innerhalb der westlichen Industriestaaten ist die chronische Hepatitis B überwiegend auf Risikogruppen beschränkt, außerhalb jedoch steigt ihre Häufigkeit deutlich an. Sie kann dann z.B. durch Blut, Speichel und beim Sexualkontakt übertragen werden, aber auch durch unsterile (zahn-)medizinische Behandlung. Für solche Ziele ist eine Hepatitis B-Impfung zu empfehlen.

LZ: Langzeit

Malariavorkommen

Hohes Risiko: Ganzjährig - Im ganzen Land inklusive Städte.

Unter üblichen Rahmenbedingungen (Reisedauer bis ca. 4 Wochen, Hotelunterbringung mit Klimaanlage, informierter und umsichtiger Reisender) wird eine medikamentöse Malariaprophylaxe **ganzjährig empfohlen**.

Malariaerreger: P. falciparum > 99%

Medikamentenauswahl

Dazu stehen die im allgemeinen Teil näher beschriebenen Substanzen **Atovaquone/Proguanil**, **Doxycyclin** (in Deutschland ein off-label use) und in begründeten Einzelfällen **Mefloquin** zur Verfügung.

Abweichungen von dieser Empfehlung sind bei besonders hohem/niedrigem Risiko oder bei besonderen Personengruppen erforderlich. Falls unterwegs beim Auftreten fieberhafter, malariaverdächtiger Episoden (Näheres siehe allgemeiner Teil) eine adäquate Diagnostik und/oder Therapie nicht zur Verfügung steht, ist die Mitnahme einer Notfall-Selbstbehandlung sinnvoll, die zur Resistenzsituation und ggf. zur medikamentösen Prophylaxe paßt. Dazu sollte **Atovaquone/Proguanil** oder **Artemether/Lumefantrin** eingesetzt werden, **Dihydroartemisinin/Piperaquin** wegen des Risikoprofils nur in unvorhersehbaren Notfällen.

Bitte den Beitrag Malaria beachten. Eine Tabelle mit den Medikamenten und Dosierung zur Malariaprophylaxe und der Standby-Behandlung der Malaria finden Sie ab der Seite C-36.

Weitere Gesundheitsgefahren

Infektionsrisiken
Anthrax (Milzbrand), Brucellose, **Chikungunya,** Cholera, Filariose, lymphatische, Tropische Pulmonale Eosinophilie, Onchozerkose, Flußblindheit, Zika-Virus

Botschaften

- Botschaft Dakar (Senegal) 20, Avenue Pasteur, Angle Rue Mermoz, Tel.: 00221-338 89 48 84, eMail: info@dakar.diplo.de
- Botschaft siehe Senegal
- Botschaft siehe Senegal / Consulado da Suiça, Quartier de Belela Secteur de Safim Bissau, Tel.: 00245-966 643 402

Guyana (GY)

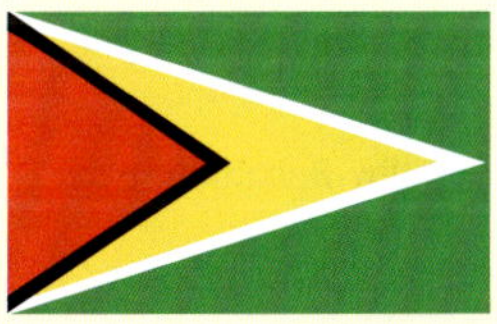

Kontinent: Südamerika
Einwohnerzahl: 787 (in Tausend)
Lebenserwartung: 66 Jahre
Kindersterblichkeit: 28 pro Tausend
Amtssprache: Englisch
Zeitverschiebung: -5 Std.
Sommerzeit: keine
Med. Notrufnummer: 913

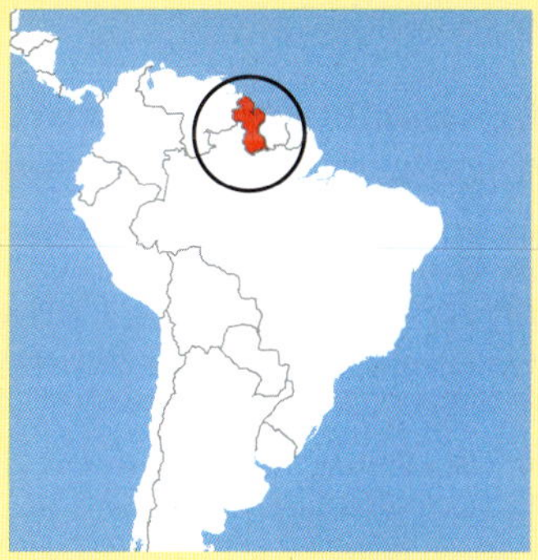

Impfpräventable Risiken

Einreisevorschriften

Gelbfieber

Keine Impfvorschriften für Reisende, die aus Europa direkt einreisen (Direktflug). Wer aus einem von Gelbfieber betroffenen Land einreist (Endemiegebiet), muss eine Gelbfieberimpfung nachweisen. Das gilt auch für Reisende die vorher länger als 4 Std. auf einem Transitflughafen in einem Endemiegebiet gewesen sind. Kinder bis zum Alter von 1 Jahr, benötigen keine Gelbfieber-Impfung.

Eine Impfbescheinigung wird derzeit benötigt bei der Einreise aus: Äquatorialguinea, Argentinien, Äthiopien, Angola, Benin, Bolivien, Brasilien, Burkina Faso, Burundi, Ecuador, Elfenbeinküste, Französisch-Guyana, Gabun, Gambia, Ghana, Guinea, Guinea-Bissau, Kamerun, Kenia, Kolumbien, Kongo, Kongo, Demokratische Republik, Liberia, Mali, Mauretanien, Niger, Nigeria, Panama, Paraguay, Peru, Senegal, Sierra Leone, Sudan, Suriname, Südsudan, Trinidad und Tobago, Tschad, Uganda, Venezuela, Zentralafrikanische Republik.

Empfohlene Impfungen

Reisende sollten über den für Deutschland empfohlenen Standardimpfschutz (STIKO) verfügen, insbesondere über eine aktuelle Impfung gegen Tetanus (Wundstarrkrampf), Diphtherie, Pertussis (Keuchhusten), Masern und eine Grundimmunisierung gegen Poliomyelitis/Kinderlähmung.
Je nach Alter und Gesundheitszustand kommen weitere Empfehlungen hinzu. **Der STIKO-Impfkalender ist in Teil A des Handbuchs abgebildet.**

Welche Impfungen darüber hinaus für eine Reise empfehlenswert sind, hängt von der Art der Reise ab.

Zusätzlich sollte für viele Reiseländer ein ausreichender Schutz gegen Hepatitis A (Gelbsucht) vorhanden sein. Wer engeren Kontakt zu der einheimischen Bevölkerung hat, sollte sich zusätzlich noch gegen Hepatitis B impfen lassen. Hepatitis B kann z.B. durch Blut, Speichel und beim Sexualkontakt übertragen werden.

Impfungen

Krankheiten	Pflicht	Empfehlung	Pauschal	einf. Reisestil
Diphtherie		●	●	●
Masern		●	●	●
Pertussis (Keuchhusten)		●	●	●
Tetanus (Wundstarrkrampf)		●	●	●
Cholera				
Dengue-Fieber		seropos. oder LZ		
FSME (Frühsommer-Meningoenzephalitis)				
Gelbfieber	bedingt	●	●	●
Hepatitis A		●	●	●
Hepatitis B		●	●	●
Japanische Enzephalitis				
Meningokokken-Meningitis				
Polio (Kinderlähmung / Poliomyelitis)				
Tollwut				●
Typhus				●

Erläuterungen

Pflicht siehe Einreisevorschriften

Empfehlung siehe Empfohlene Impfungen

Pauschalreisen
Bei Reisen nach westlichem Standard, überwiegend in Touristikzentren, Großstädten, Essen in gehobenen Lokalen oder im Hotel.

Achtung: Bei Reisenden kommt es häufig vor, dass spontan Tagesausflüge ins Landesinnere unternommen werden. Dann könnte ein zusätzlicher Impfschutz, wie beim einfachen Reisestil, sehr wichtig sein!

Einfacher Reisestil
Zusätzlich sollte für viele Reiseländer ein ausreichender Schutz gegen Hepatitis A (Gelbsucht) vorhanden sein. Innerhalb der westlichen Industriestaaten ist die chronische Hepatitis B überwiegend auf Risikogruppen beschränkt, außerhalb jedoch steigt ihre Häufigkeit deutlich an. Sie kann dann z.B. durch Blut, Speichel und beim Sexualkontakt übertragen werden, aber auch durch unsterile (zahn-)medizinische Behandlung. Für solche Ziele ist eine Hepatitis B-Impfung zu empfehlen.

LZ: Langzeit

Malariavorkommen

Hohes Risiko: Ganzjährig - in den Regionen nach Venezuela zu: Barima-Waini, Supenaam, Cuyuni-Mazaruni, Potaro-Siparuni, Upper Takutu-Upper Essequibo, Upper Demerara-Berbice.

Geringes Risiko: Ganzjährig - < 900 m Höhe, in den Regionen Essequibo-Islands-West-Damara, Pomeroon-Demerara-Mahaica und Mahaica-Berbice sowie im Landesinneren von East Berbice-Corentyne.

Minimales Risiko: Georgetown, New Amsterdam, östliche Küstenabschnitte.

Unter üblichen Rahmenbedingungen (Reisedauer bis ca. 4 Wochen, Hotelunterbringung mit Klimaanlage, informierter und umsichtiger Reisender) wird eine medikamentöse Malariaprophylaxe nur für Reisen in Regionen und Zeiträumen mit hoher Malariaübertragung **ganzjährig empfohlen**.

Malariaerreger: P. falciparum 37%, P. vivax 63%

Medikamentenauswahl

Dazu stehen die im allgemeinen Teil näher beschriebenen Substanzen **Atovaquone/Proguanil**, **Doxycyclin** (in Deutschland ein off-label use) und in begründeten Einzelfällen **Mefloquin** zur Verfügung.

Abweichungen von dieser Empfehlung sind bei besonders hohem/niedrigem Risiko oder bei besonderen Personengruppen erforderlich. Falls unterwegs beim Auftreten fieberhafter, malariaverdächtiger Episoden (Näheres siehe allgemeiner Teil) eine adäquate Diagnostik und/oder Therapie nicht zur Verfügung steht, ist die Mitnahme einer Notfall-Selbstbehandlung sinnvoll, die zur Resistenzsituation und ggf. zur medikamentösen Prophylaxe paßt. Dazu sollte **Atovaquone/Proguanil** oder **Artemether/Lumefantrin** eingesetzt werden, **Dihydroartemisinin/Piperaquin** wegen des Risikoprofils nur in unvorhersehbaren Notfällen.

Bitte den Beitrag Malaria beachten. Eine Tabelle mit den Medikamenten und Dosierung zur Malariaprophylaxe und der Standby-Behandlung der Malaria finden Sie ab der Seite C-36.

Weitere Gesundheitsgefahren

Infektionsrisiken
Anthrax (Milzbrand), Brucellose, **Denguefieber und schweres Denguefieber (früher: hämorrhagisches D.),** Filariose, lymphatische, Tropische Pulmonale Eosinophilie, Zika-Virus

Botschaften

Botschaft siehe Trinidad u. Tobago / Honorarkonsulat A: c/o National Milling Company of Guyana, Agricola, East Bank Demerara, Georgetown, Tel.: 00592-233 24 62 3, eMail: georgetown@hk-diplo.de

Botschaft siehe Kolumbien

Botschaft siehe Venezuela / Consulate General of Switzerland, 34 Norton Street Newburg, Georgetown, Tel.: 001-592 227 3214, eMail: georgetown@honrep.ch

Haiti (HT)

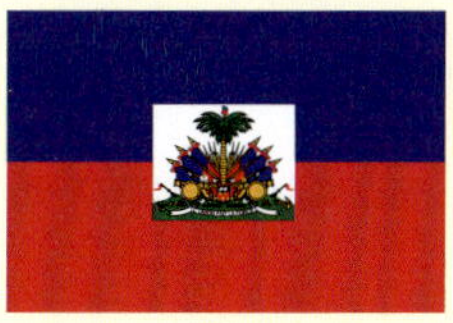

Kontinent: Nordamerika
Einwohnerzahl: 11.403 (in Tausend)
Lebenserwartung: 64 Jahre
Kindersterblichkeit: 60 pro Tausend
Amtssprache: Französisch, Haitianisch
Zeitverschiebung: -6 Std.
Sommerzeit: 09.03.2025 - 02.11.2025
Med. Notrufnummer: keine

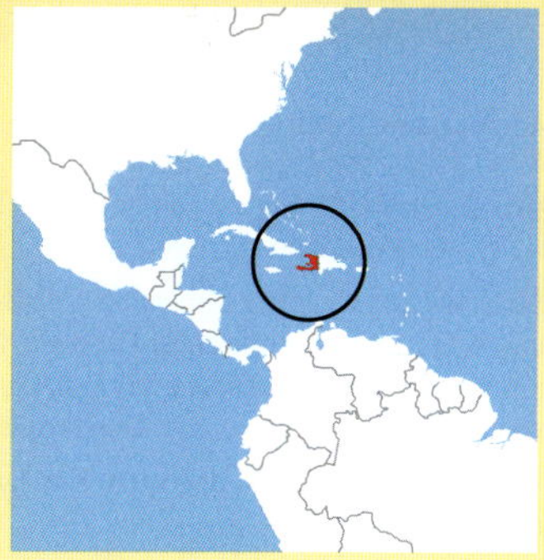

Impfpräventable Risiken

Einreisevorschriften

Gelbfieber

Keine Impfvorschriften für Reisende, die aus Europa direkt einreisen (Direktflug). Wer aus einem von Gelbfieber betroffenen Land einreist (Endemiegebiet), muss eine Gelbfieberimpfung nachweisen (Gelbfieberimpfbescheinigung). Kinder bis zum Alter von 1 Jahr, benötigen keine Gelbfieberimpfung.

Eine Impfbescheinigung wird derzeit benötigt bei der Einreise aus: Äquatorialguinea, Äthiopien, Angola, Argentinien, Benin, Bolivien, Brasilien, Burkina Faso, Burundi,Ecuador, Elfenbeinküste, Französisch-Guyana, Gabun, Gambia, Ghana, Guinea, Guinea-Bissau, Guyana, Kamerun, Kenia, Kolumbien, Kongo, Kongo, Demokratische Republik, Liberia, Mali, Mauretanien, Niger, Nigeria, Panama, Paraguay, Peru, Senegal, Sierra Leone, Sudan, Südsudan, Suriname, Togo, Trinidad und Tobago, Tschad, Uganda, Venezuela, Zentralafrikanische Republik

Empfohlene Impfungen

Reisende sollten über den für Deutschland empfohlenen Standardimpfschutz (STIKO) verfügen, insbesondere über eine aktuelle Impfung gegen Tetanus (Wundstarrkrampf), Diphtherie, Pertussis (Keuchhusten), Masern und eine Grundimmunisierung gegen Poliomyelitis/Kinderlähmung.
Je nach Alter und Gesundheitszustand kommen weitere Empfehlungen hinzu. **Der STIKO-Impfkalender ist in Teil A des Handbuchs abgebildet.**

Welche Impfungen darüber hinaus für eine Reise empfehlenswert sind, hängt von der Art der Reise ab.

Zusätzlich sollte für viele Reiseländer ein ausreichender Schutz gegen Hepatitis A (Gelbsucht) vorhanden sein. Wer engeren Kontakt zu der einheimischen Bevölkerung hat, sollte sich zusätzlich noch gegen Hepatitis B impfen lassen. Hepatitis B kann z.B. durch Blut, Speichel und beim Sexualkontakt übertragen werden.

Impfungen

Krankheiten	Pflicht	Empfehlung	Pauschal	einf. Reisestil
Diphtherie		●	●	●
Masern		●	●	●
Pertussis (Keuchhusten)		●	●	●
Tetanus (Wundstarrkrampf)		●	●	●
Cholera				
Dengue-Fieber		seropos. oder LZ		
FSME (Frühsommer-Meningoenzephalitis)				
Gelbfieber	bedingt			
Hepatitis A		●	●	●
Hepatitis B		●	●	●
Japanische Enzephalitis				
Meningokokken-Meningitis				
Polio (Kinderlähmung / Poliomyelitis)				
Tollwut		●	●	●
Typhus				●

Erläuterungen

Pflicht siehe Einreisevorschriften

Empfehlung siehe Empfohlene Impfungen

Pauschalreisen
Bei Reisen nach westlichem Standard, überwiegend in Touristikzentren, Großstädten, Essen in gehobenen Lokalen oder im Hotel.

Achtung: Bei Reisenden kommt es häufig vor, dass spontan Tagesausflüge ins Landesinnere unternommen werden. Dann könnte ein zusätzlicher Impfschutz, wie beim einfachen Reisestil, sehr wichtig sein!

Einfacher Reisestil
Zusätzlich sollte für viele Reiseländer ein ausreichender Schutz gegen Hepatitis A (Gelbsucht) vorhanden sein. Innerhalb der westlichen Industriestaaten ist die chronische Hepatitis B überwiegend auf Risikogruppen beschränkt, außerhalb jedoch steigt ihre Häufigkeit deutlich an. Sie kann dann z.B. durch Blut, Speichel und beim Sexualkontakt übertragen werden, aber auch durch unsterile (zahn-)medizinische Behandlung. Für solche Ziele ist eine Hepatitis B-Impfung zu empfehlen.

LZ: Langzeit

Malariavorkommen

Hohes Risiko: In den Provinzen Grand'Anse und Sud im Westen des Landes.

Mittleres Risiko: Im Rest des Landes, auch in den Städten.

Unter üblichen Rahmenbedingungen (Reisedauer bis ca. 4 Wochen, Hotelunterbringung mit Klimaanlage, informierter und umsichtiger Reisender) wird eine medikamentöse Malariaprophylaxe in den Regionen mit hohem Risiko **ganzjährig empfohlen**.

Malariaerreger: P. falciparum > 99 %

Medikamentenauswahl

Dazu stehen die im allgemeinen Teil näher beschriebenen Substanzen **Atovaquone/Proguanil, Doxycyclin** (in Deutschland ein off-label use) und in begründeten Einzelfällen **Mefloquin** zur Verfügung.

Abweichungen von dieser Empfehlung sind bei besonders hohem/niedrigem Risiko oder bei besonderen Personengruppen erforderlich. Falls unterwegs beim Auftreten fieberhafter, malariaverdächtiger Episoden (Näheres siehe allgemeiner Teil) eine adäquate Diagnostik und/oder Therapie nicht zur Verfügung steht, ist die Mitnahme einer Notfall-Selbstbehandlung sinnvoll, die zur Resistenzsituation und ggf. zur medikamentösen Prophylaxe paßt. Dazu sollte **Atovaquone/Proguanil** oder **Artemether/ Lumefantrin** eingesetzt werden, **Dihydroartemisinin/Piperaquin** wegen des Risikoprofils nur in unvorhersehbaren Notfällen.

Bitte den Beitrag Malaria beachten. Eine Tabelle mit den Medikamenten und Dosierung zur Malariaprophylaxe und der Standby-Behandlung der Malaria finden Sie ab der Seite C-36.

Weitere Gesundheitsgefahren

Denguefieber und schweres Denguefieber (früher: hämorrhagisches D.), Zika-Virus

Botschaften

- 🇩🇪 2, Impasse Claudinette, Bois Moquette, Pétion-Ville, Port-au-Prince, Tel.: 00509-29 49 02 02, eMail: info@port-au-prince.diplo.de
- 🇦🇹 Botschaft siehe Kuba
- 🇨🇭 Botschaft siehe Dominikanischen Republik

Honduras (HN)

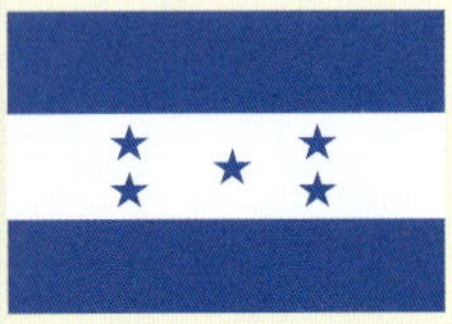

Kontinent: Nordamerika
Einwohnerzahl: 9.905 (in Tausend)
Lebenserwartung: 72 Jahre
Kindersterblichkeit: 16 pro Tausend
Amtssprache: Spanisch
Zeitverschiebung: -7 Std.
Sommerzeit: keine
Med. Notrufnummer: keine

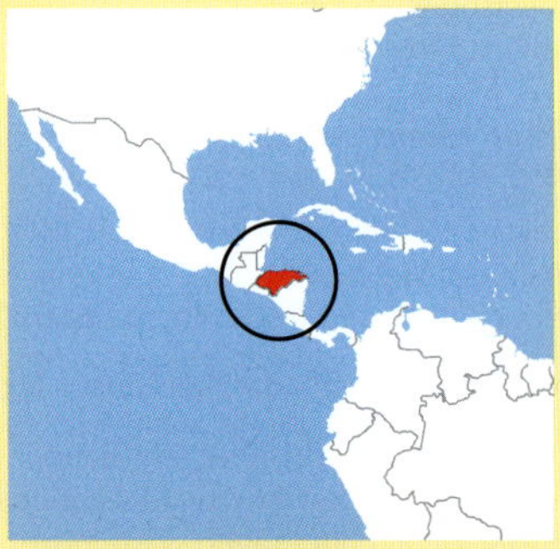

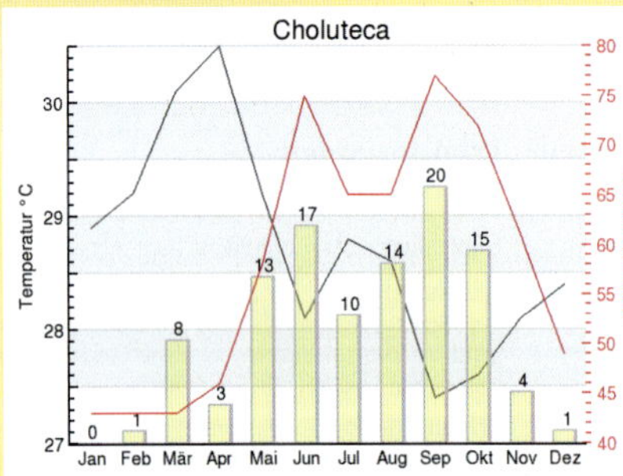

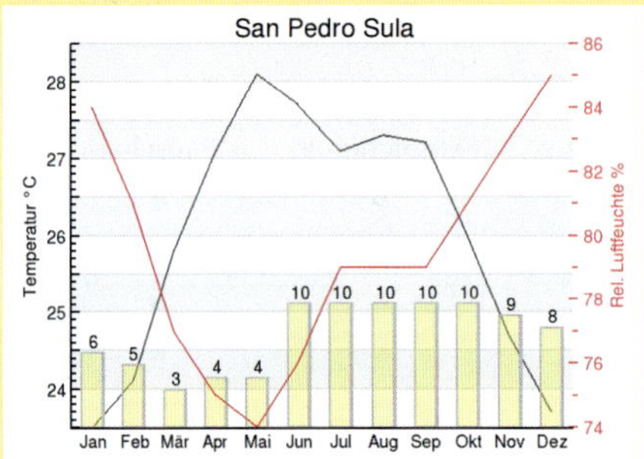

— Lufttemperatur — Wassertemperatur ▮ Regentage — Rel. Luftfeuchte %

Impfpräventable Risiken

Einreisevorschriften

Gelbfieber

Keine Impfvorschriften für Reisende, die aus Europa direkt einreisen (Direktflug). Keine Impfvorschriften für Reisende, die aus Europa direkt einreisen (Direktflug). Wer aus einem von Gelbfieber betroffenen Land einreist (Endemiegebiet), muss eine Gelbfieberimpfung nachweisen (Gelbfieberimpfbescheinigung). Das gilt auch für Reisende die vorher mehr als 12 Stunden auf einem Transitflughafen in einem Endemiegebiet gewesen sind. Kinder bis zum Alter von 1 Jahr und Erwachse unter 50 Jahren, benötigen keine Gelbfieber-Impfung.

Eine Impfbescheinigung wird derzeit benötigt bei der Einreise aus: Äquatorialguinea, Äthiopien, Angola, Argentinien, Benin, Bolivien, Brasilien, Burkina Faso, Burundi, Ecuador, Elfenbeinküste, Französisch-Guyana, Gabun, Gambia, Ghana, Guinea, Guinea-Bissau, Guyana, Kamerun, Kenia, Kolumbien, Kongo, Kongo, Demokratische Republik, Liberia, Mali, Mauretanien, Niger, Nigeria, Panama, Paraguay, Peru, Senegal, Sierra Leone, Sudan, Südsudan, Suriname, Togo, Trinidad und Tobago, Tschad, Uganda, Venezuela, Zentralafrikanische Republik.

Empfohlene Impfungen

Reisende sollten über den für Deutschland empfohlenen Standardimpfschutz (STIKO) verfügen, insbesondere über eine aktuelle Impfung gegen Tetanus (Wundstarrkrampf), Diphtherie, Pertussis (Keuchhusten), Masern und eine Grundimmunisierung gegen Poliomyelitis/Kinderlähmung. Je nach Alter und Gesundheitszustand kommen weitere Empfehlungen hinzu. **Der STIKO-Impfkalender ist in Teil A des Handbuchs abgebildet.**

Welche Impfungen darüber hinaus für eine Reise empfehlenswert sind, hängt von der Art der Reise ab.

Zusätzlich sollte für viele Reiseländer ein ausreichender Schutz gegen Hepatitis A (Gelbsucht) vorhanden sein. Wer engeren Kontakt zu der einheimischen Bevölkerung hat, sollte sich zusätzlich noch gegen Hepatitis B impfen lassen. Hepatitis B kann z.B. durch Blut, Speichel und beim Sexualkontakt übertragen werden.

Impfungen

Krankheiten	Pflicht	Empfehlung	Pauschal	einf. Reisestil
Diphtherie		•	•	•
Masern		•	•	•
Pertussis (Keuchhusten)		•	•	•
Tetanus (Wundstarrkrampf)		•	•	•
Cholera				
Dengue-Fieber		seropos. oder LZ		
FSME (Frühsommer-Meningoenzephalitis)				
Gelbfieber	bedingt			
Hepatitis A		•	•	•
Hepatitis B		•	•	•
Japanische Enzephalitis				
Meningokokken-Meningitis				
Polio (Kinderlähmung / Poliomyelitis)				
Tollwut		•	•	•
Typhus				•

Erläuterungen

Pflicht siehe Einreisevorschriften

Empfehlung siehe Empfohlene Impfungen

Pauschalreisen
Bei Reisen nach westlichem Standard, überwiegend in Touristikzentren, Großstädten, Essen in gehobenen Lokalen oder im Hotel.

Achtung: Bei Reisenden kommt es häufig vor, dass spontan Tagesausflüge ins Landesinnere unternommen werden. Dann könnte ein zusätzlicher Impfschutz, wie beim einfachen Reisestil, sehr wichtig sein!

Einfacher Reisestil
Zusätzlich sollte für viele Reiseländer ein ausreichender Schutz gegen Hepatitis A (Gelbsucht) vorhanden sein. Innerhalb der westlichen Industriestaaten ist die chronische Hepatitis B überwiegend auf Risikogruppen beschränkt, außerhalb jedoch steigt ihre Häufigkeit deutlich an. Sie kann dann z.B. durch Blut, Speichel und beim Sexualkontakt übertragen werden, aber auch durch unsterile (zahn-)medizinische Behandlung. Für solche Ziele ist eine Hepatitis B-Impfung zu empfehlen.

LZ: Langzeit

Malariavorkommen

Geringes Risiko: Im Nordosten des Landes (Gracias a Dios). Auf der Insel Roatan (Islas de la Bahía), in der Provinz Colón sowie in Teilgebiete der Provinzen El Paraíso und Yoro.

Malariafrei: Tegucigalpa und San Pedro Sula.

Unter üblichen Rahmenbedingungen (Reisedauer bis ca. 4 Wochen, Hotelunterbringung mit Klimaanlage, informierter und umsichtiger Reisender) wird eine medikamentöse Malariaprophylaxe **nicht empfohlen.**

Malariaerreger: P. falciparum und Mischinfektionen 32 %, andere 2 %, P. vivax 66%

Weitere Gesundheitsgefahren

Infektionsrisiken
Anthrax (Milzbrand), Brucellose, Chikungunya, **Denguefieber und schweres Denguefieber (früher: hämorrhagisches D.),** Trypanosomiasis, amerikanische, Chagas-Krankheit, Zika-Virus

Botschaften

Avenida República Dominicana # 925, Sendero Santo Domingo, Col. Lomas del Guijarro, Tegucigalpa, M. D. C., Tel.: 00504-22 75 92 92, eMail: info@tegucigalpa.diplo.de

Botschaft siehe Mexiko

Botschaft siehe Guatemala

Indien (IN)

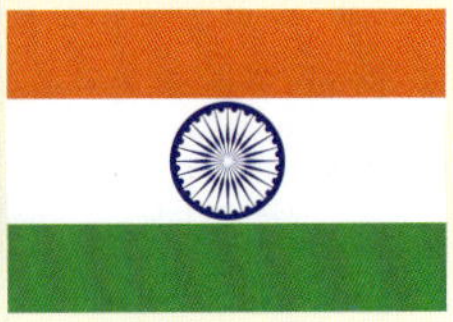

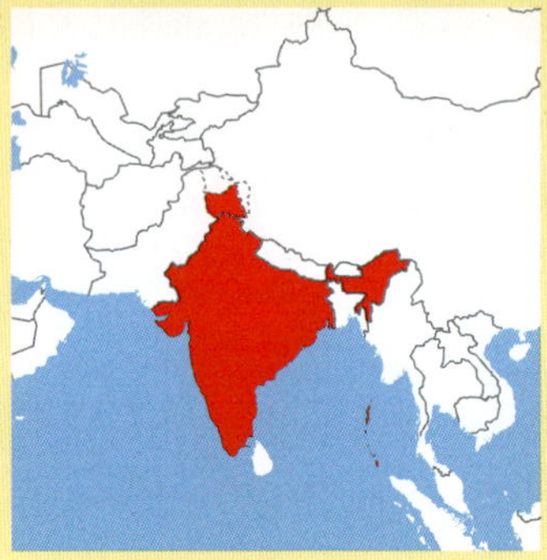

Kontinent: Asien
Beliebte Reiseziele: Himalaya, Kerala, Rajasthan
Einwohnerzahl: 1.380.004 (in Tausend)
Lebenserwartung: 71 Jahre
Kindersterblichkeit: 33 pro Tausend
Amtssprache: Englisch, Hindi
Zeitverschiebung: 4.5 Std.
Sommerzeit: keine
Med. Notrufnummer: 103

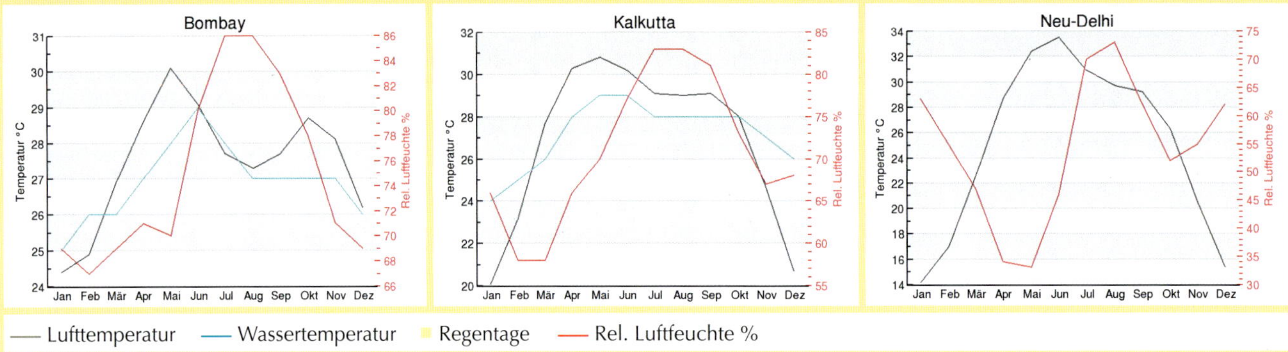

Impfpräventable Risiken

Einreisevorschriften

Gelbfieber

Keine Impfvorschriften für Reisende, die aus Europa direkt einreisen (Direktflug). Wer aus einem von Gelbfieber betroffenen Land einreist (Endemiegebiet) oder dort vorher innerhalb von 6 Tagen gewesen ist, muß eine Gelbfieberimpfung nachweisen (Gelbfieber-Impfbescheinigung). Kinder bis zum Alter von 9 Monaten, benötigen keine Gelbfieber-Impfung.

Eine Impfbescheinigung wird derzeit benötigt bei der Einreise aus: Äquatorialguinea, Äthiopien, Angola, Argentinien, Benin, Bolivien, Brasilien, Burkina Faso, Burundi, Ecuador, Elfenbeinküste, Französisch-Guyana, Gabun, Gambia, Ghana, Guinea, Guinea-Bissau, Guyana, Kamerun, Kenia, Kolumbien, Kongo, Kongo, Demokratische Republik, Mali, Mauretanien, Niger, Nigeria, Panama, Paraguay, Peru, Ruanda, Senegal, Sierra Leone, Sudan, Südsudan, Suriname, Togo, Trinidad und Tobago, Tschad, Uganda, Venezuela, Zentralafrikanische Republik.

Polio (Kinderlähmung / Poliomyelitis)

Bei Einreise aus polio-endemischen Ländern, von dort wohnenden Staatsbürgern muß die Polioimpfbescheinigung (ausgestellt mindestens 4 Wochen vor der Abreise) vorgelegt werden: Eine Impfbescheinigung wird derzeit benötigt bei der Einreise aus: Afghanistan, Äthiopien, Kenia, Kongo, Demokratische Republik, Nigeria, Pakistan, Somalia, Syrien.

Empfohlene Impfungen

Reisende sollten über den für Deutschland empfohlenen Standardimpfschutz (STIKO) verfügen, insbesondere über eine aktuelle Impfung gegen Tetanus (Wundstarrkrampf), Diphtherie, Pertussis (Keuchhusten), Masern und eine Grundimmunisierung gegen Poliomyelitis/Kinderlähmung. Je nach Alter und Gesundheitszustand kommen weitere Empfehlungen hinzu. **Der STIKO-Impfkalender ist in Teil A des Handbuchs abgebildet.**

Welche Impfungen darüber hinaus für eine Reise empfehlenswert sind, hängt von der Art der Reise ab.

Zusätzlich sollte für viele Reiseländer ein ausreichender Schutz gegen Hepatitis A (Gelbsucht) vorhanden sein. Wer engeren Kontakt zu der einheimischen Bevölkerung hat, sollte sich zusätzlich noch gegen Hepatitis B impfen lassen. Hepatitis B kann z.B. durch Blut, Speichel und beim Sexualkontakt übertragen werden.

Impfungen

Krankheiten	Pflicht	Empfehlung	Pauschal	einf. Reisestil
Diphtherie		●	●	●
Masern		●	●	●
Pertussis (Keuchhusten)		●	●	●
Tetanus (Wundstarrkrampf)		●	●	●
Cholera				
Dengue-Fieber		seropos. oder LZ		
FSME (Frühsommer-Meningoenzephalitis)				
Gelbfieber	bedingt			
Hepatitis A		●	●	●
Hepatitis B		●	●	●
Japanische Enzephalitis				●
Meningokokken-Meningitis				
Polio (Kinderlähmung / Poliomyelitis)	bedingt	●	●	●
Tollwut		●	●	●
Typhus		●	●	●

Erläuterungen

Pflicht siehe Einreisevorschriften

Empfehlung siehe Empfohlene Impfungen

Pauschalreisen
Bei Reisen nach westlichem Standard, überwiegend in Touristikzentren, Großstädten, Essen in gehobenen Lokalen oder im Hotel.

Achtung: Bei Reisenden kommt es häufig vor, dass spontan Tagesausflüge ins Landesinnere unternommen werden. Dann könnte ein zusätzlicher Impfschutz, wie beim einfachen Reisestil, sehr wichtig sein!

Einfacher Reisestil
Zusätzlich sollte für viele Reiseländer ein ausreichender Schutz gegen Hepatitis A (Gelbsucht) vorhanden sein. Innerhalb der westlichen Industriestaaten ist die chronische Hepatitis B überwiegend auf Risikogruppen beschränkt, außerhalb jedoch steigt ihre Häufigkeit deutlich an. Sie kann dann z.B. durch Blut, Speichel und beim Sexualkontakt übertragen werden, aber auch durch unsterile (zahn-)medizinische Behandlung. Für solche Ziele ist eine Hepatitis B-Impfung zu empfehlen.

LZ: Langzeit

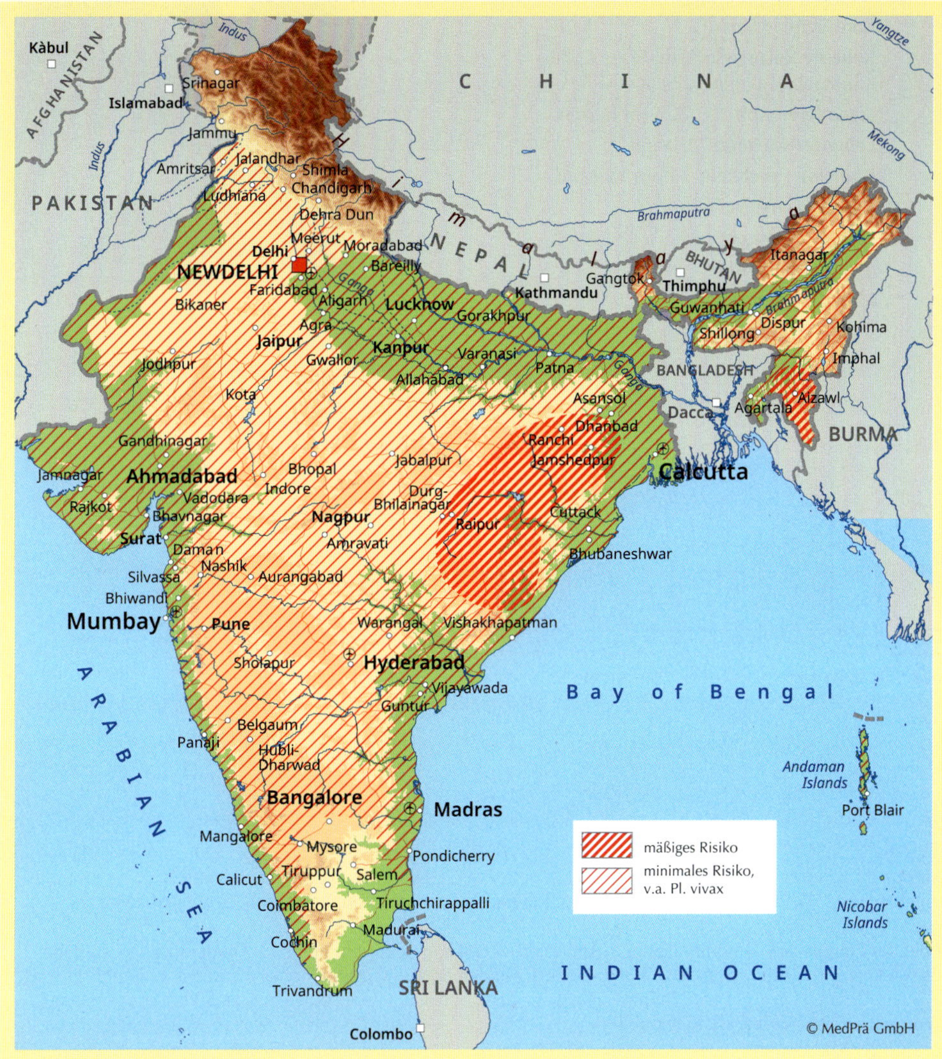

Malariavorkommen

Mäßiges Risiko: Ganzjährig < 2000 m Höhe im Nordosten (West Bengalen, Chhattisgarh, Jharkhand, Odisha, siehe Karte), auch in den Regionen östlich und nördlich von Bangla Desh, auch Inselngruppe der Nicobaren.

Minimales Risiko: In den übrigen Gebieten < 2000 m, auch in Delhi, Rajasthan und Mumbai sowie Andamanen.

Malariafrei: Ganzjährig - Höhenlagen über 2000 m von Himachal Pradesh, Jammu und Kashmir, Sikkim, Arunchal Pradesh und die Lakkadiven.

Unter üblichen Rahmenbedingungen (Reisedauer bis ca. 4 Wochen, Hotelunterbringung mit Klimaanlage, informierter und umsichtiger Reisender) wird eine medikamentöse Malariaprophylaxe nur für Reisen in Regionen und Zeiträumen mit hoher Malariaübertragung **empfohlen.**

Malariaerreger: P. falciparum und Mischinfektionen 57 %, P. vivax 43 %

Medikamentenauswahl

Dazu stehen die im allgemeinen Teil näher beschriebenen Substanzen **Atovaquone/Proguanil** und **Doxycyclin** (in Deutschland ein off-label use) zur Verfügung. **Abweichungen von dieser Empfehlung** sind bei besonders hohem/niedrigem Risiko oder bei besonderen Personengruppen erforderlich. Falls unterwegs beim Auftreten fieberhafter, malariaverdächtiger Episoden (Näheres siehe allgemeiner Teil) eine adäquate Diagnostik und/oder Therapie nicht zur Verfügung steht, ist die Mitnahme einer Notfall-Selbstbehandlung sinnvoll, die zur Resistenzsituation und ggf. zur medikamentösen Prophylaxe paßt. Dazu sollte **Atovaquone/Proguanil** oder **Artemether/Lumefantrin** eingesetzt werden, **Dihydroartemisinin/Piperaquin** wegen des Risikoprofils nur in unvorhersehbaren Notfällen.

Bitte den Beitrag Malaria beachten. Eine Tabelle mit den Medikamenten und Dosierung zur Malariaprophylaxe und der Standby-Behandlung der Malaria finden Sie ab der Seite C-36.

Weitere Gesundheitsgefahren

Infektionsrisiken
Anthrax (Milzbrand), Brucellose, **Chikungunya,** Cholera, **Denguefieber und schweres Denguefieber (früher: hämorrhagisches D.),** Filariose, lymphatische, Tropische Pulmonale Eosinophilie, Histoplasmose, amerikanische, Krim-Kongo Fieber, hämorrhagisches, Kyasanur-Forest-Erkrankung, Leishmaniose, viscerale, Melioidose, Pest, Zika-Virus

Botschaften

- No. 6/50G, Shanti Path, Chanakyapuri, New Delhi 110021, Tel.: 0091-11 44 19 91 99, eMail: info@new-delhi.diplo.de
- Ep-13, Chandragupta Marg, Chanakyapuri, New Delhi 110 021, Tel.: 0091-11-24 19 27, eMail: new-delhi-ka@bmeia.gv.at
- Nyaya Marg Chanakyapuri, New Delhi 110 021, Tel.: 0041-584 844 869, eMail: newdelhi@eda.admin.ch

Indonesien (ID)

Kontinent: Asien
Beliebte Reiseziele: Bali, Borneo, Java, Kalimantan, Lombok, Sulawesi
Einwohnerzahl: 273.524 (in Tausend)
Lebenserwartung: 71 Jahre
Kindersterblichkeit: 23 pro Tausend
Amtssprache: Malaysisch
Zeitverschiebung: 6 Std. 7 Std. 8 Std.
Sommerzeit: keine
Med. Notrufnummer: 118

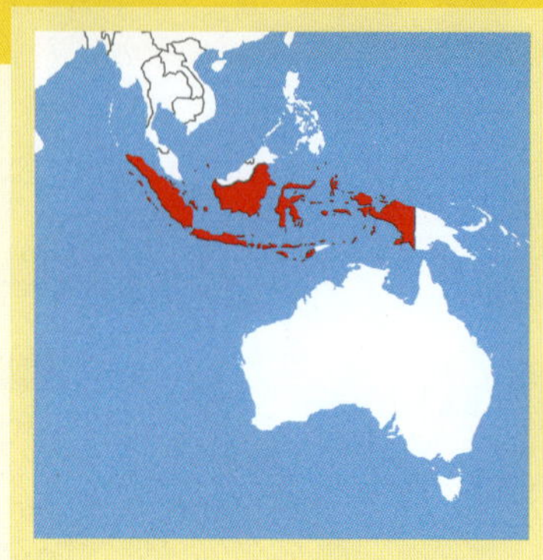

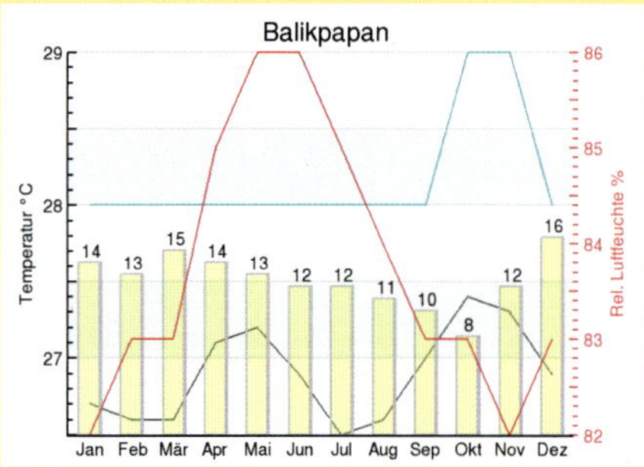

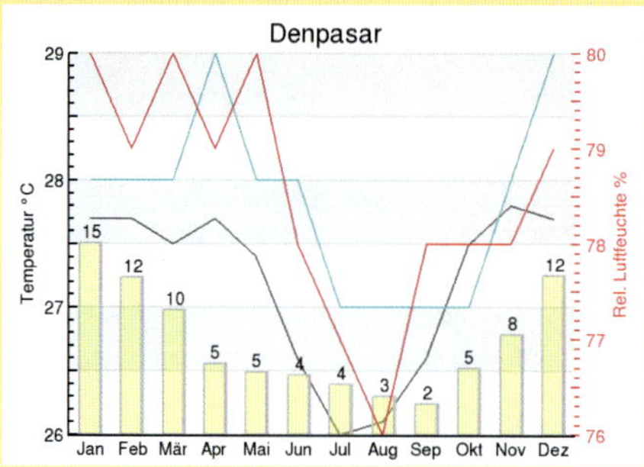

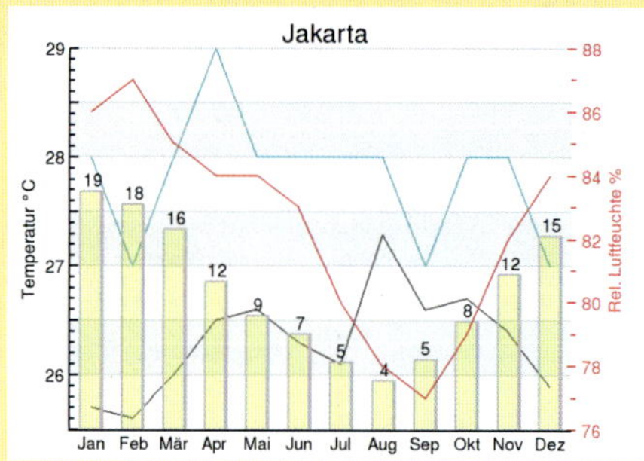

— Lufttemperatur — Wassertemperatur ▪ Regentage — Rel. Luftfeuchte %

Impfpräventable Risiken

Einreisevorschriften

Gelbfieber
Keine Impfvorschriften für Reisende, die aus Europa direkt einreisen (Direktflug). Wer aus einem von Gelbfieber betroffenen Land einreist (Endemiegebiet), muss eine Gelbfieberimpfung nachweisen (Gelbfieberimpfbescheinigung). Kinder bis zum Alter von 9 Monaten, benötigen keine Gelbfieberimpfung.
Eine Impfbescheinigung wird derzeit benötigt bei der Einreise aus: Äquatorialguinea, Äthiopien, Angola, Argentinien, Benin, Bolivien, Brasilien, Burkina Faso, Burundi, Ecuador, Elfenbeinküste, Französisch-Guyana, Gabun, Gambia, Ghana, Guinea, Guinea-Bissau, Guyana, Kamerun, Kenia, Kolumbien, Kongo, Kongo, Demokratische Republik, Liberia, Mali, Mauretanien, Niger, Nigeria, Panama, Paraguay, Peru, Senegal, Sierra Leone, Sudan, Südsudan, Suriname, Togo, Trinidad und Tobago, Tschad, Uganda, Venezuela, Zentralafrikanische Republik.
Meningokokken-Meningitis
Der Nachweis einer Meningokokken-Impfung (Gruppen A, C, Y und W-135) ist für Reisende erforderlich bei einer Reise nach und Ankunft aus Saudi-Arabien.
Polio (Kinderlähmung / Poliomyelitis)
Nachweis der Impfung gegen Poliomyelitis für Reisende in Endemieländer.

Empfohlene Impfungen

Reisende sollten über den für Deutschland empfohlenen Standardimpfschutz (STIKO) verfügen, insbesondere über eine aktuelle Impfung gegen Tetanus (Wundstarrkrampf), Diphtherie, Pertussis (Keuchhusten), Masern und eine Grundimmunisierung gegen Poliomyelitis/Kinderlähmung.
Je nach Alter und Gesundheitszustand kommen weitere Empfehlungen hinzu. **Der STIKO-Impfkalender ist in Teil A des Handbuchs abgebildet.**

Welche Impfungen darüber hinaus für eine Reise empfehlenswert sind, hängt von der Art der Reise ab.

Meningokokken-Meningitis
Zusätzlich sollte für viele Reiseländer ein ausreichender Schutz gegen Hepatitis A (Gelbsucht) vorhanden sein. Wer engeren Kontakt zu der einheimischen Bevölkerung hat, sollte sich zusätzlich noch gegen Hepatitis B impfen lassen. Hepatitis B kann z.B. durch Blut, Speichel und beim Sexualkontakt übertragen werden.

Impfungen

Krankheiten	Pflicht	Empfehlung	Pauschal	einf. Reisestil
Diphtherie		●	●	●
Masern		●	●	●
Pertussis (Keuchhusten)		●	●	●
Tetanus (Wundstarrkrampf)		●	●	●
Cholera				
Dengue-Fieber		seropos. oder LZ		
FSME (Frühsommer-Meningoenzephalitis)				
Gelbfieber	bedingt			
Hepatitis A		●	●	●
Hepatitis B		●	●	●
Japanische Enzephalitis				●
Meningokokken-Meningitis	bedingt			
Polio (Kinderlähmung / Poliomyelitis)	bedingt			●
Tollwut		●	●	●
Typhus				●

Erläuterungen

Pflicht siehe Einreisevorschriften

Empfehlung siehe Empfohlene Impfungen

Pauschalreisen
Bei Reisen nach westlichem Standard, überwiegend in Touristikzentren, Großstädten, Essen in gehobenen Lokalen oder im Hotel.

Achtung: Bei Reisenden kommt es häufig vor, dass spontan Tagesausflüge ins Landesinnere unternommen werden. Dann könnte ein zusätzlicher Impfschutz, wie beim einfachen Reisestil, sehr wichtig sein!

Einfacher Reisestil
Zusätzlich sollte für viele Reiseländer ein ausreichender Schutz gegen Hepatitis A (Gelbsucht) vorhanden sein. Innerhalb der westlichen Industriestaaten ist die chronische Hepatitis B überwiegend auf Risikogruppen beschränkt, außerhalb jedoch steigt ihre Häufigkeit deutlich an. Sie kann dann z.B. durch Blut, Speichel und beim Sexualkontakt übertragen werden, aber auch durch unsterile (zahn-)medizinische Behandlung. Für solche Ziele ist eine Hepatitis B-Impfung zu empfehlen.

LZ: Langzeit

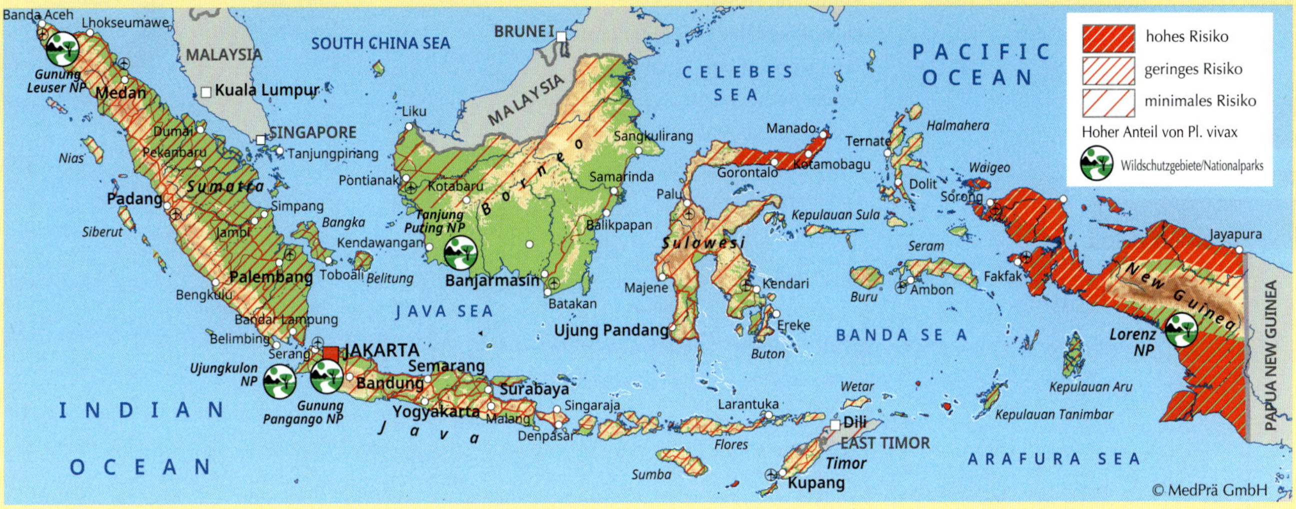

Malariavorkommen

Hohes Risiko: in West-Papua (Irian Jaya) sowie gesamte Insel Sumba.

Mittleres Risiko: Ganzjährig - auf Kalimantan (Borneo), den vor der Westküste von Sumatra gelegenen Inseln Siberut, Sipura, Pagai Selatan sowie Insel Topaya; in East Nusa Tenggara: östlicher Teil der Insel Flores und alle Inseln östlich von Flores (z. B: Adohara, Lomblen, Pantar, Alor); auf Insel Timor: Region um Besikama; Inselgruppe südöstlich von Sulawesi, Molukken und Insel Raja Ampat.

Geringes Risiko: Ganzjährig - auf Bali, Java, Sumatra (einschl. der westlich gelegenen Inseln Simeulue, Nias, Tanahbala), Sulawesi; in West Nusa Tenggara alle Inseln von Lombok bis Sumbawa, einschl. der Gili-Inseln; westliche Teile von Flores, große Teile der Insel Timor (Ausnahmen s. o.)

Malariafrei: Ganzjährig - Jakarta, andere große Städte.

Unter üblichen Rahmenbedingungen (Reisedauer bis ca. 4 Wochen, Hotelunterbringung mit Klimaanlage, informierter und umsichtiger Reisender) wird eine medikamentöse Malariaprophylaxe nur für Reisen in Regionen und Zeiträumen mit hoher Malariaübertragung **ganzjährig empfohlen.**

Malariaerreger: P. falciparum und Mischinfektionen 61 %, P. vivax 37 %, 2 % andere, auch P. knowlesi

Medikamentenauswahl

Dazu stehen die im allgemeinen Teil näher beschriebenen Substanzen **Atovaquone/Proguanil** und **Doxycyclin** (in Deutschland ein off-label use) zur Verfügung.

Abweichungen von dieser Empfehlung sind bei besonders hohem/niedrigem Risiko oder bei besonderen Personengruppen erforderlich. Falls unterwegs beim Auftreten fieberhafter, malariaverdächtiger Episoden (Näheres siehe allgemeiner Teil) eine adäquate Diagnostik und/oder Therapie nicht zur Verfügung steht, ist die Mitnahme einer Notfall-Selbstbehandlung sinnvoll, die zur Resistenzsituation und ggf. zur medikamentösen Prophylaxe paßt. Dazu sollte **Atovaquone/Proguanil** oder **Artemether/Lumefantrin** eingesetzt werden, **Dihydroartemisinin/Piperaquin** wegen des Risikoprofils nur in unvorhersehbaren Notfällen.

Bitte den Beitrag Malaria beachten. Eine Tabelle mit den Medikamenten und Dosierung zur Malariaprophylaxe und der Standby-Behandlung der Malaria finden Sie ab der **Seite C-36**.

Weitere Gesundheitsgefahren

Infektionsrisiken

Anthrax (Milzbrand), Brucellose, **Chikungunya,** Cholera, **Darmbilharziose, Denguefieber und schweres Denguefieber (früher: hämorrhagisches D.),** Filariose, lymphatische, Tropische Pulmonale Eosinophilie, Leishmaniose der Haut, Pest, Zika-Virus

Botschaften

- 🇩🇪 Jalan M. H. Thamrin Nr. 1, Jakarta 10310, Tel.: 0062-21 39 85 50 00, eMail: info@jakarta.diplo.de
- 🇦🇹 Jalan Diponegoro 44, Menteng, Tel.: 0062-21-23 55 40 05, eMail: jakarta-ob@bmeia.gv.at
- 🇨🇭 Jl.H.R. Rasuna Said Blok X 3/2, Kuningan Jakarta-Selatan 12950, Tel.: 0062-21 525 60 61, jakarta@eda.admin.ch

Irak (IQ)

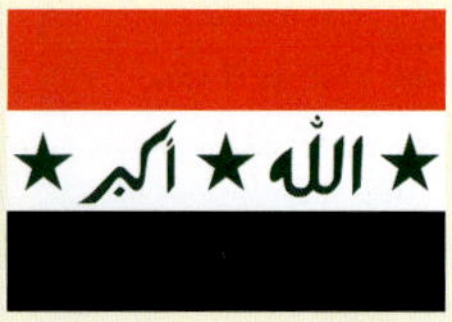

Kontinent: Asien
Einwohnerzahl: 40.223 (in Tausend)
Lebenserwartung: 72 Jahre
Kindersterblichkeit: 25 pro Tausend
Amtssprache: Arabisch, Kurdisch
Zeitverschiebung: 2 Std.
Sommerzeit: keine
Med. Notrufnummer: 122

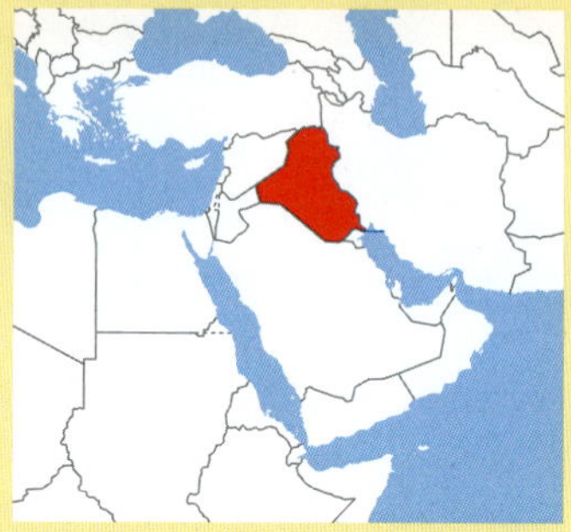

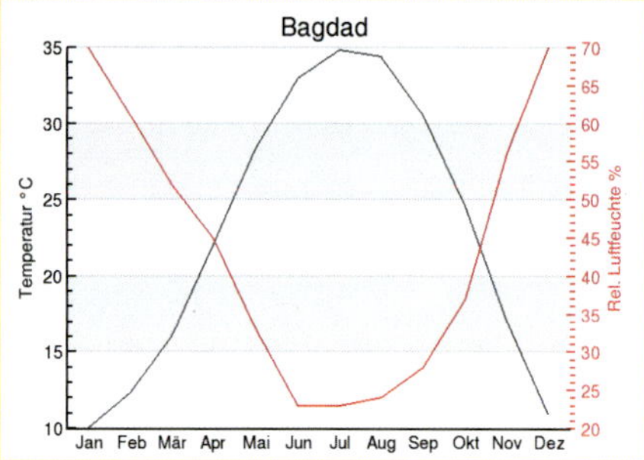

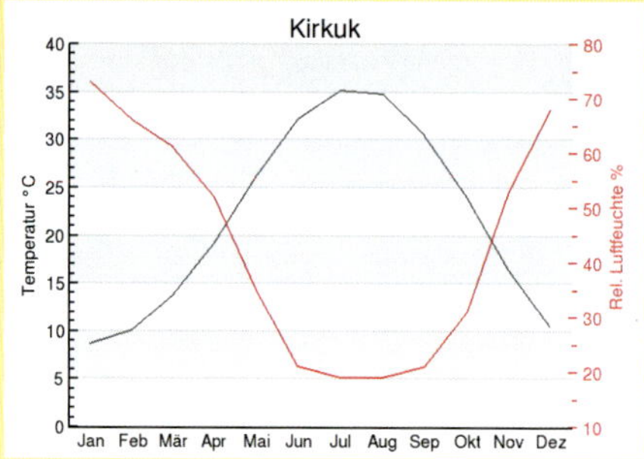

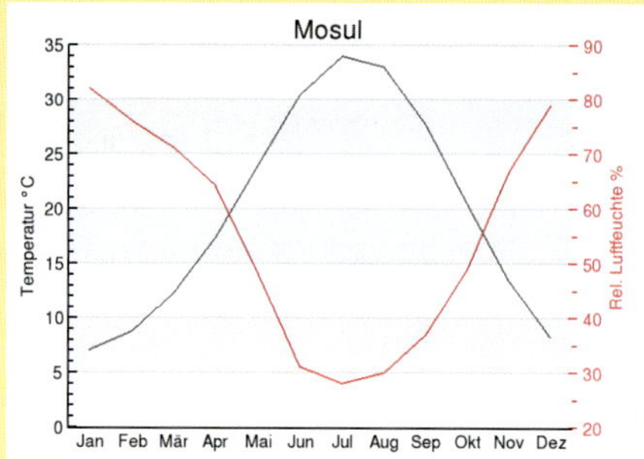

— Lufttemperatur — Wassertemperatur Regentage — Rel. Luftfeuchte %

Impfpräventable Risiken

Einreisevorschriften

Gelbfieber

Keine Impfvorschriften für Reisende, die aus Europa direkt einreisen (Direktflug). Wer aus einem von Gelbfieber betroffenen Land einreist (Endemiegebiet), muss eine Gelbfieberimpfung nachweisen (Gelbfieberimpfbescheinigung). Das gilt auch für Reisende die vorher mehr als 12 Stunden auf einem Transitflughafen in einem Endemiegebiet gewesen sind. Kinder bis zum Alter von 9 Monaten, benötigen keine Gelbfieberimpfung.

Eine Impfbescheinigung wird derzeit benötigt bei der Einreise aus: Äquatorialguinea, Äthiopien, Angola, Argentinien, Benin, Bolivien, Brasilien, Burkina Faso, Burundi, Ecuador, Elfenbeinküste, Französisch-Guyana, Gabun, Gambia, Ghana, Guinea, Guinea-Bissau, Guyana, Kamerun, Kenia, Kolumbien, Kongo, Kongo, Demokratische Republik, Liberia, Mali, Mauretanien, Niger, Nigeria, Panama, Paraguay, Peru, Senegal, Sierra Leone, Sudan, Südsudan, Suriname, Togo, Trinidad und Tobago, Tschad, Uganda, Venezuela, Zentralafrikanische Republik.

Polio (Kinderlähmung / Poliomyelitis)

Bei Einreise aus polio-endemischen Ländern oder bei Abreise dorthin muß eine Bescheinigung über die altersgerechte Polioimpfung, bei Erwachsenen eine ein bis 12 Monate vor Erteilung des Visums ausgestellte Bescheinigung vorgelegt werden.

Meningokokken-Meningitis

Bei Einreise aus dem afrikanischen Meningokokkengürtel wird eine Meningokokkenimpfung (A, C, W135, Y) benötigt. Das gilt auch für ausreisende aus dem Irak in den afrikanischen Meningokokkengürtel sowie der Hajj und Umrah.

Empfohlene Impfungen

Reisende sollten über den für Deutschland empfohlenen Standardimpfschutz (STIKO) verfügen, insbesondere über eine aktuelle Impfung gegen Tetanus (Wundstarrkrampf), Diphtherie, Pertussis (Keuchhusten), Masern und eine Grundimmunisierung gegen Poliomyelitis/Kinderlähmung.
Je nach Alter und Gesundheitszustand kommen weitere Empfehlungen hinzu. **Der STIKO-Impfkalender ist in Teil A des Handbuchs abgebildet.**

Welche Impfungen darüber hinaus für eine Reise empfehlenswert sind, hängt von der Art der Reise ab.

Zusätzlich sollte für viele Reiseländer ein ausreichender Schutz gegen Hepatitis A (Gelbsucht) vorhanden sein. Wer engeren Kontakt zu der einheimischen Bevölkerung hat, sollte sich zusätzlich noch gegen Hepatitis B impfen lassen. Hepatitis B kann z.B. durch Blut, Speichel und beim Sexualkontakt übertragen werden.

Impfungen

Krankheiten	Pflicht	Empfehlung	Pauschal	einf. Reisestil
Diphtherie		●	●	●
Masern		●	●	●
Pertussis (Keuchhusten)		●	●	●
Tetanus (Wundstarrkrampf)		●	●	●
Cholera				
Dengue-Fieber				
FSME (Frühsommer-Meningoenzephalitis)				
Gelbfieber	bedingt			
Hepatitis A		●	●	●
Hepatitis B		●	●	●
Japanische Enzephalitis				
Meningokokken-Meningitis	bedingt			
Polio (Kinderlähmung / Poliomyelitis)	bedingt			
Tollwut				●
Typhus				●

Erläuterungen

Pflicht siehe Einreisevorschriften

Empfehlung siehe Empfohlene Impfungen

Pauschalreisen
Bei Reisen nach westlichem Standard, überwiegend in Touristikzentren, Großstädten, Essen in gehobenen Lokalen oder im Hotel.

Achtung: Bei Reisenden kommt es häufig vor, dass spontan Tagesausflüge ins Landesinnere unternommen werden. Dann könnte ein zusätzlicher Impfschutz, wie beim einfachen Reisestil, sehr wichtig sein!

Einfacher Reisestil
Zusätzlich sollte für viele Reiseländer ein ausreichender Schutz gegen Hepatitis A (Gelbsucht) vorhanden sein. Innerhalb der westlichen Industriestaaten ist die chronische Hepatitis B überwiegend auf Risikogruppen beschränkt, außerhalb jedoch steigt ihre Häufigkeit deutlich an. Sie kann dann z.B. durch Blut, Speichel und beim Sexualkontakt übertragen werden, aber auch durch unsterile (zahn-)medizinische Behandlung. Für solche Ziele ist eine Hepatitis B-Impfung zu empfehlen.

LZ: Langzeit

Malariavorkommen

Keine Malariafälle mehr seit 2009. Nach eigenen Angaben ist der Irak seit 2011 malariafrei. Eingeschränkte Surveillance wahrscheinlich.

Weitere Gesundheitsgefahren

Infektionsrisiken
Anthrax (Milzbrand), Blasenbilharziose, Brucellose, Cholera, Krim-Kongo Fieber, hämorrhagisches, Leishmaniose der Haut, Leishmaniose, viszerale

Botschaften

- Generalkonsulat: Kirkuk Straße, Asadi (ggü. Salahaddin Universität), Erbil, Tel.: 00964-75 07 90 79 09, eMail: info@erbil.diplo.de
- Botschaft siehe Jordanien
- Botschaft siehe Jordanien

Iran (IR)

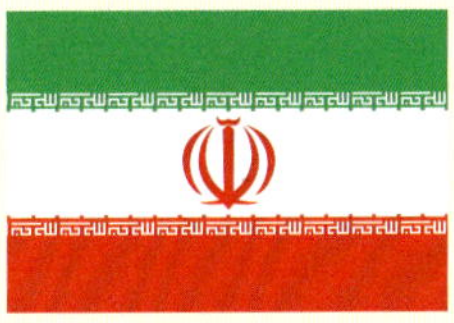

Kontinent: Asien
Einwohnerzahl: 83.993 (in Tausend)
Lebenserwartung: 77 Jahre
Kindersterblichkeit: 13 pro Tausend
Amtssprache: Persisch
Zeitverschiebung: 2.5 Std.
Sommerzeit: keine
Med. Notrufnummer: 115

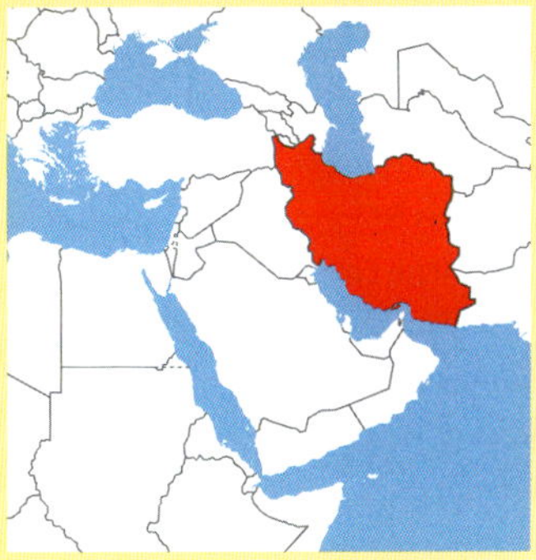

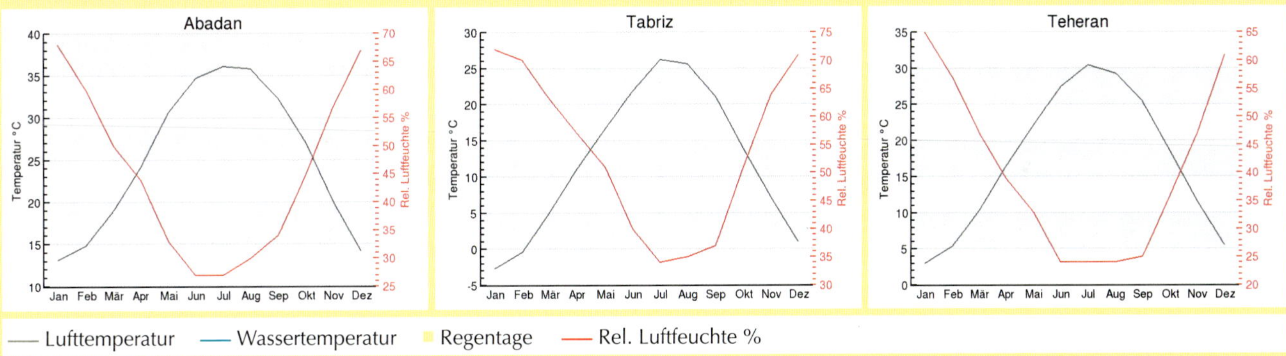

Impfpräventable Risiken

Einreisevorschriften

Gelbfieber

Keine Impfvorschriften für Reisende, die aus Europa direkt einreisen (Direktflug). Wer aus einem von Gelbfieber betroffenen Land einreist (Endemiegebiet), muss eine Gelbfieberimpfung nachweisen (Gelbfieberimpfbescheinigung). Das gilt auch für Reisende die vorher mehr als 12 Stunden auf einem Transitflughafen in einem Endemiegebiet gewesen sind. Kinder bis zum Alter von 9 Monaten, benötigen keine Gelbfieberimpfung.

Eine Impfbescheinigung wird derzeit benötigt bei der Einreise aus: Äquatorialguinea, Äthiopien, Angola, Argentinien, Benin, Bolivien, Brasilien, Burkina Faso, Burundi, Ecuador, Elfenbeinküste, Französisch-Guyana, Gabun, Gambia, Ghana, Guinea, Guinea-Bissau, Guyana, Kamerun, Kenia, Kolumbien, Kongo, Kongo, Demokratische Republik, Liberia, Mali, Mauretanien, Niger, Nigeria, Panama, Paraguay, Peru, Senegal, Sierra Leone, Sudan, Südsudan, Suriname, Togo, Trinidad und Tobago, Tschad, Uganda, Venezuela, Zentralafrikanische Republik.

Polio (Kinderlähmung / Poliomyelitis)
Der Nachweis einer Polioimpfung zwischen 4 Wochen und 12 Monaten vor der Ankunft im Iran ist für alle Reisenden gleich welchen Alters erforderlich, die aus einem Polio-endemischen Land anreisen. Für Einreisen aus Afghanistan, Pakistan, Malaysia, Jemen und den Philippinen. Kann ein solches Zertifikat nicht präsentiert werden, erhalten Reisende eine Dosis von Polio-Impfstoff bei der Einreise. (Stand bei Drucklegung, Änderungen möglich).

Empfohlene Impfungen

Reisende sollten über den für Deutschland empfohlenen Standardimpfschutz (STIKO) verfügen, insbesondere über eine aktuelle Impfung gegen Tetanus (Wundstarrkrampf), Diphtherie, Pertussis (Keuchhusten), Masern und eine Grundimmunisierung gegen Poliomyelitis/Kinderlähmung. Je nach Alter und Gesundheitszustand kommen weitere Empfehlungen hinzu. **Der STIKO-Impfkalender ist in Teil A des Handbuchs abgebildet.**

Welche Impfungen darüber hinaus für eine Reise empfehlenswert sind, hängt von der Art der Reise ab.

Zusätzlich sollte für viele Reiseländer ein ausreichender Schutz gegen Hepatitis A (Gelbsucht) vorhanden sein. Wer engeren Kontakt zu der einheimischen Bevölkerung hat, sollte sich zusätzlich noch gegen Hepatitis B impfen lassen. Hepatitis B kann z.B. durch Blut, Speichel und beim Sexualkontakt übertragen werden.

Impfungen

Krankheiten	Pflicht	Empfehlung	Pauschal	einf. Reisestil
Diphtherie		●	●	●
Masern		●	●	●
Pertussis (Keuchhusten)		●	●	●
Tetanus (Wundstarrkrampf)		●	●	●
Cholera				
Dengue-Fieber				
FSME (Frühsommer-Meningoenzephalitis)				
Gelbfieber	bedingt			
Hepatitis A		●	●	●
Hepatitis B		●	●	●
Japanische Enzephalitis				
Meningokokken-Meningitis				
Polio (Kinderlähmung / Poliomyelitis)	bedingt			
Tollwut				●
Typhus				●

Erläuterungen

Pflicht siehe Einreisevorschriften

Empfehlung siehe Empfohlene Impfungen

Pauschalreisen
Bei Reisen nach westlichem Standard, überwiegend in Touristikzentren, Großstädten, Essen in gehobenen Lokalen oder im Hotel.

Achtung: Bei Reisenden kommt es häufig vor, dass spontan Tagesausflüge ins Landesinnere unternommen werden. Dann könnte ein zusätzlicher Impfschutz, wie beim einfachen Reisestil, sehr wichtig sein!

Einfacher Reisestil
Zusätzlich sollte für viele Reiseländer ein ausreichender Schutz gegen Hepatitis A (Gelbsucht) vorhanden sein. Innerhalb der westlichen Industriestaaten ist die chronische Hepatitis B überwiegend auf Risikogruppen beschränkt, außerhalb jedoch steigt ihre Häufigkeit deutlich an. Sie kann dann z.B. durch Blut, Speichel und beim Sexualkontakt übertragen werden, aber auch durch unsterile (zahn-)medizinische Behandlung. Für solche Ziele ist eine Hepatitis B-Impfung zu empfehlen.

LZ: Langzeit

Malariavorkommen

Malariafrei: Letzte autochthone Fälle 2017, jetzt erneut wieder in den Provinzen Sistan-Belutschistan und Hormozgan. Unter üblichen Rahmenbedingungen (Reisedauer bis ca. 4 Wochen, Hotelunterbringung mit Klimaanlage, informierter und umsichtiger Reisender) wird eine medikamentöse Malariaprophylaxe nur für Reisen in Regionen und Zeiträumen mit hoher Malariaübertragung **nicht empfohlen.**

Weitere Gesundheitsgefahren

Infektionsrisiken
Anthrax (Milzbrand), Brucellose, **Chikungunya,** Cholera, Krim-Kongo Fieber, hämorrhagisches, , Leishmaniose der Haut, Leishmaniose, viszerale

Botschaften

- (Deutschland) Ferdowsi Ave., No 320-324, Teheran, Tel.: 0098-21 4530 1000, eMail: info@teheran.diplo.de
- (Österreich) Bahonarstr., Moghaddasi Str., Zamani Str., Mirvali, Nr. 6 und 8, 19649-63751 Tehran, Niavaran, 19796-33755, Tel.: 0098/21-22 75 00 40, eMail: teheran-ob@bmeia.gv.at
- (Schweiz) No. 2 Yasaman Street Sharifi Manesh Ave. Elahieh Tehran, Tel.: 0098-21 22 00 83 33, eMail: tehran@eda.admin.ch

Irland (IE)

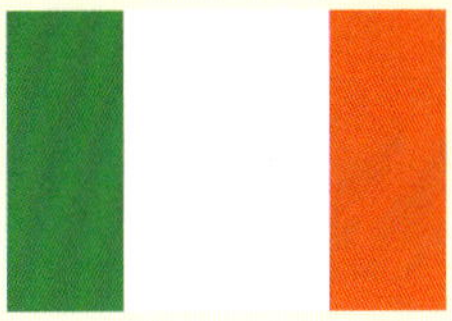

Kontinent: Europa
Einwohnerzahl: 4.938 (in Tausend)
Lebenserwartung: 82 Jahre
Kindersterblichkeit: 3 pro Tausend
Amtssprache: Englisch, Irisch
Zeitverschiebung: -1 Std.
Sommerzeit: 30.03.2025 - 26.10.2025
Med. Notrufnummer: 999,112

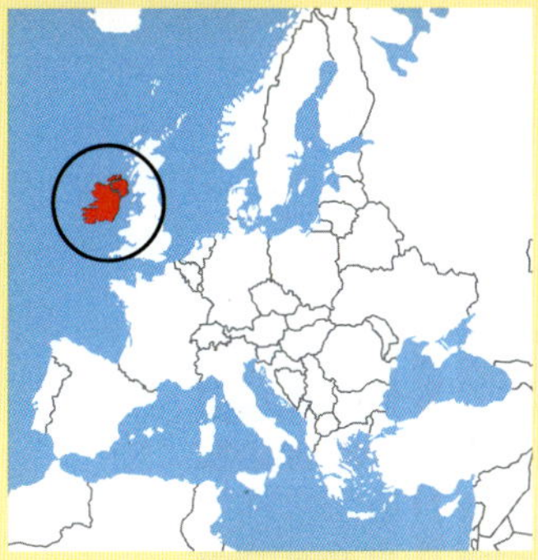

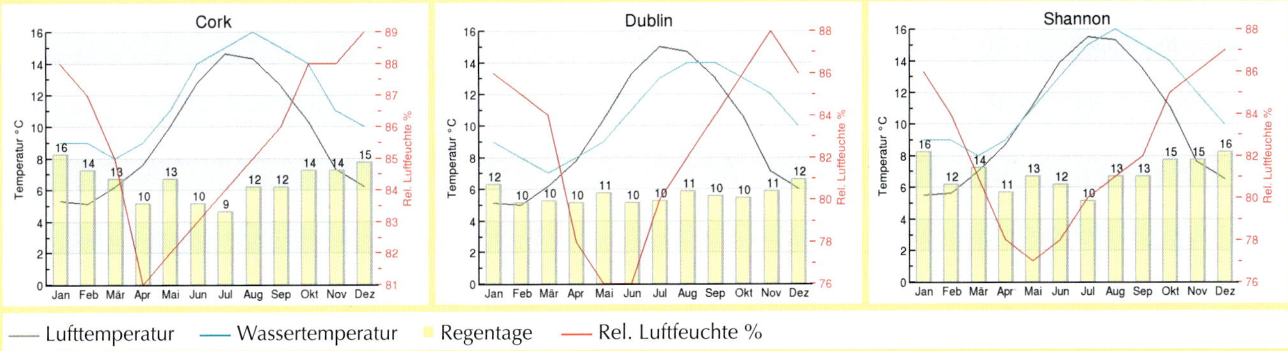

Impfpräventable Risiken

Empfohlene Impfungen

Reisende sollten über den für Deutschland empfohlenen Standardimpfschutz (STIKO) verfügen, insbesondere über eine aktuelle Impfung gegen Tetanus (Wundstarrkrampf), Diphtherie, Pertussis (Keuchhusten), Masern und eine Grundimmunisierung gegen Poliomyelitis/Kinderlähmung. Je nach Alter und Gesundheitszustand kommen weitere Empfehlungen hinzu. **Der STIKO-Impfkalender ist in Teil A des Handbuchs abgebildet.**

Welche Impfungen darüber hinaus für eine Reise empfehlenswert sind, hängt von der Art der Reise ab.

Zusätzlich sollte für viele Reiseländer ein ausreichender Schutz gegen Hepatitis A (Gelbsucht) vorhanden sein. Wer engeren Kontakt zu der einheimischen Bevölkerung hat, sollte sich zusätzlich noch gegen Hepatitis B impfen lassen. Hepatitis B kann z.B. durch Blut, Speichel und beim Sexualkontakt übertragen werden.

Impfungen

Krankheiten	Pflicht	Empfehlung	Pauschal	einf. Reisestil
Diphtherie		●	●	●
Masern		●	●	●
Pertussis (Keuchhusten)		●	●	●
Tetanus (Wundstarrkrampf)		●	●	●
Cholera				
Dengue-Fieber				
FSME (Frühsommer-Meningoenzephalitis)				
Gelbfieber				
Hepatitis A				
Hepatitis B				●
Japanische Enzephalitis				
Meningokokken-Meningitis				●
Polio (Kinderlähmung / Poliomyelitis)				
Tollwut				
Typhus				

Erläuterungen

Pflicht siehe Einreisevorschriften

Empfehlung siehe Empfohlene Impfungen

Pauschalreisen
Bei Reisen nach westlichem Standard, überwiegend in Touristikzentren, Großstädten, Essen in gehobenen Lokalen oder im Hotel.

Achtung: Bei Reisenden kommt es häufig vor, dass spontan Tagesausflüge ins Landesinnere unternommen werden. Dann könnte ein zusätzlicher Impfschutz, wie beim einfachem Reisestil, sehr wichtig sein!

Einfacher Reisestil
Zusätzlich sollte für viele Reiseländer ein ausreichender Schutz gegen Hepatitis A (Gelbsucht) vorhanden sein. Innerhalb der westlichen Industriestaaten ist die chronische Hepatitis B überwiegend auf Risikogruppen beschränkt, außerhalb jedoch steigt ihre Häufigkeit deutlich an. Sie kann dann z.B. durch Blut, Speichel und beim Sexualkontakt übertragen werden, aber auch durch unsterile (zahn-)medizinische Behandlung. Für solche Ziele ist eine Hepatitis B-Impfung zu empfehlen.

LZ: Langzeit

Botschaften

31 Trimleston Avenue, Booterstown, Blackrock/Co., Dublin, Tel.: 00353-1269 30 11, eMail: info@dublin.diplo.de

6 Ailesbury Road, Dublin 4, Tel.: 00353-1-269 45 77, eMail: dublin-ob@bmeia.gv.at

6 Ailesbury Road, Ballsbridge, Dublin 4, D04 W205, Tel.: 00353-1 218 63 82, eMail: dublin@eda.admin.ch

Island (IS)

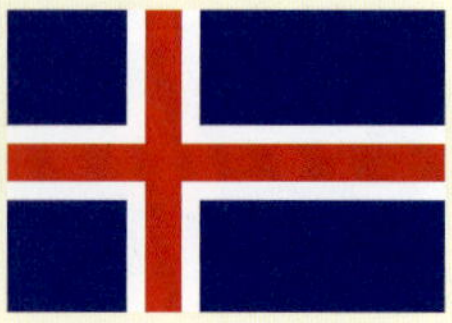

Kontinent: Europa
Einwohnerzahl: 341 (in Tausend)
Lebenserwartung: 82 Jahre
Kindersterblichkeit: 2 pro Tausend
Amtssprache: Isländisch
Zeitverschiebung: -1 Std.
Sommerzeit: keine
Med. Notrufnummer: 112

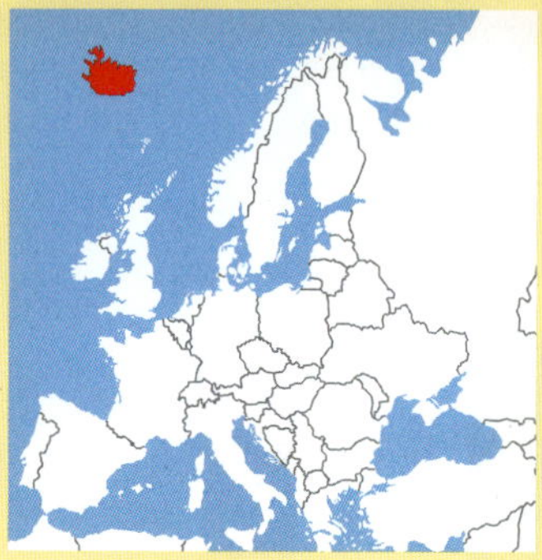

Impfpräventable Risiken

Empfohlene Impfungen

Reisende sollten über den für Deutschland empfohlenen Standardimpfschutz (STIKO) verfügen, insbesondere über eine aktuelle Impfung gegen Tetanus (Wundstarrkrampf), Diphtherie, Pertussis (Keuchhusten), Masern und eine Grundimmunisierung gegen Poliomyelitis/Kinderlähmung. Je nach Alter und Gesundheitszustand kommen weitere Empfehlungen hinzu. **Der STIKO-Impfkalender ist in Teil A des Handbuchs abgebildet.**

Welche Impfungen darüber hinaus für eine Reise empfehlenswert sind, hängt von der Art der Reise ab.

Zusätzlich sollte für viele Reiseländer ein ausreichender Schutz gegen Hepatitis A (Gelbsucht) vorhanden sein. Wer engeren Kontakt zu der einheimischen Bevölkerung hat, sollte sich zusätzlich noch gegen Hepatitis B impfen lassen. Hepatitis B kann z.B. durch Blut, Speichel und beim Sexualkontakt übertragen werden.

Impfungen

Krankheiten	Pflicht	Empfehlung	Pauschal	einf. Reisestil
Diphtherie		●	●	●
Masern		●	●	●
Pertussis (Keuchhusten)		●	●	●
Tetanus (Wundstarrkrampf)		●	●	●
Cholera				
Dengue-Fieber				
FSME (Frühsommer-Meningoenzephalitis)				●
Gelbfieber				
Hepatitis A				
Hepatitis B				●
Japanische Enzephalitis				
Meningokokken-Meningitis				
Polio (Kinderlähmung / Poliomyelitis)				
Tollwut				
Typhus				

Erläuterungen

Pflicht siehe Einreisevorschriften

Empfehlung siehe Empfohlene Impfungen

Pauschalreisen
Bei Reisen nach westlichem Standard, überwiegend in Touristikzentren, Großstädten, Essen in gehobenen Lokalen oder im Hotel.

Achtung: Bei Reisenden kommt es häufig vor, dass spontan Tagesausflüge ins Landesinnere unternommen werden. Dann könnte ein zusätzlicher Impfschutz, wie beim einfachem Reisestil, sehr wichtig sein!

Einfacher Reisestil
Zusätzlich sollte für viele Reiseländer ein ausreichender Schutz gegen Hepatitis A (Gelbsucht) vorhanden sein. Innerhalb der westlichen Industriestaaten ist die chronische Hepatitis B überwiegend auf Risikogruppen beschränkt, außerhalb jedoch steigt ihre Häufigkeit deutlich an. Sie kann dann z.B. durch Blut, Speichel und beim Sexualkontakt übertragen werden, aber auch durch unsterile (zahn-)medizinische Behandlung. Für solche Ziele ist eine Hepatitis B-Impfung zu empfehlen.

LZ: Langzeit

Botschaften

Laufásvegur 31, 101 Reykjavík, Tel.: 00354-530 11 00, eMail: info@reykjavik.diplo.de

Botschaft siehe Dänemark

Botschaft siehe Schweden, Consulate General of Switzerland, Laugavegi 13, 101 Reykjavik, Iceland, Tel.: 00354-899 93 44, eMail: reykjavik@honrep.ch

Israel (IL)

Kontinent: Asien
Einwohnerzahl: 8.656 (in Tausend)
Lebenserwartung: 83 Jahre
Kindersterblichkeit: 4 pro Tausend
Amtssprache: Arabisch, Hebräisch
Zeitverschiebung: 1 Std.
Sommerzeit: 28.03.2025 - 26.10.2025
Med. Notrufnummer: 101

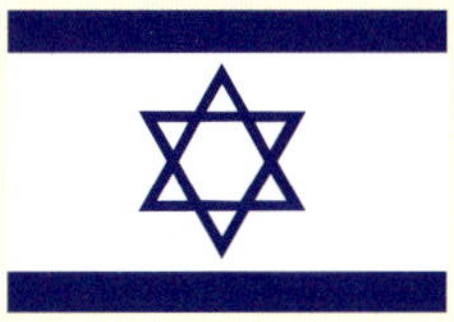

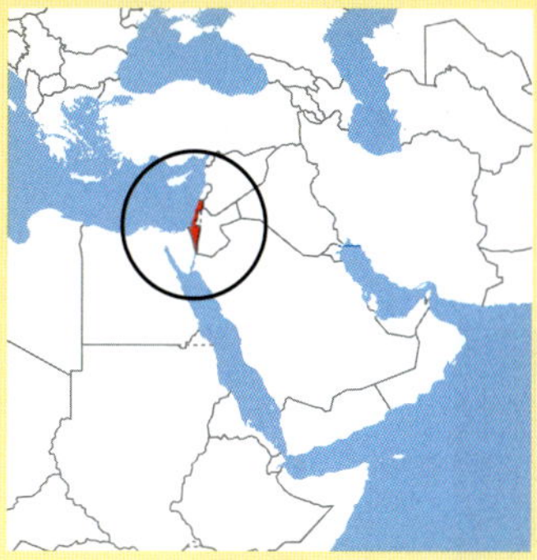

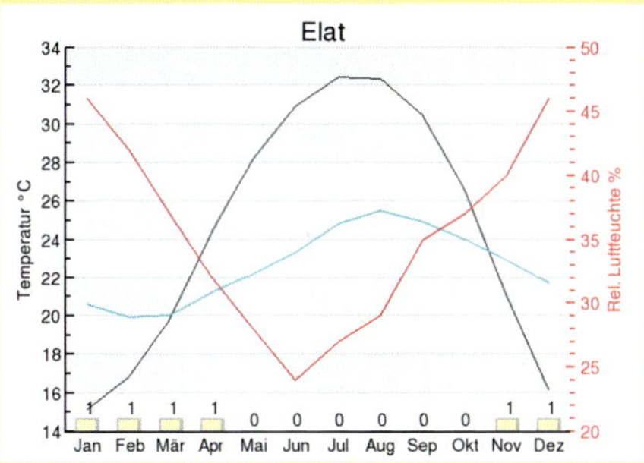

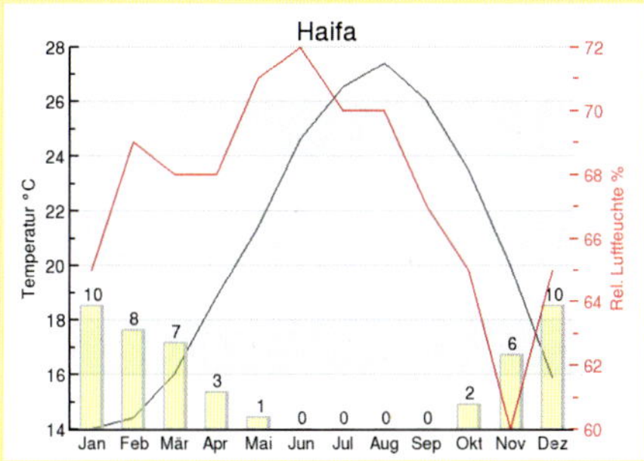

— Lufttemperatur — Wassertemperatur Regentage — Rel. Luftfeuchte %

Impfpräventable Risiken

Einreisevorschriften

Polio (Kinderlähmung/Poliomyelitis)

Die WHO verlangt die Pflichtimpfung (Injektions- oder Schluckimpfung, zwischen 4 Wochen und max. 1 Jahr alt) von Personen, die aus den nachfolgend genannten Ländern ausreisen und mehr als 4 Wochen im Land waren: Pakistan, Afghanistan, Malawi, Madagaskar, Mozambique, DR Kongo, Israel.

Empfohlene Impfungen

Reisende sollten über den für Deutschland empfohlenen Standardimpfschutz (STIKO) verfügen, insbesondere über eine aktuelle Impfung gegen Tetanus (Wundstarrkrampf), Diphtherie, Pertussis (Keuchhusten), Masern und eine Grundimmunisierung gegen Poliomyelitis/Kinderlähmung.
Je nach Alter und Gesundheitszustand kommen weitere Empfehlungen hinzu. **Der STIKO-Impfkalender ist in Teil A des Handbuchs abgebildet.**
Welche Impfungen darüber hinaus für eine Reise empfehlenswert sind, hängt von der Art der Reise ab.

Zusätzlich sollte für viele Reiseländer ein ausreichender Schutz gegen Hepatitis A (Gelbsucht) vorhanden sein. Wer engeren Kontakt zu der einheimischen Bevölkerung hat, sollte sich zusätzlich noch gegen Hepatitis B impfen lassen. Hepatitis B kann z.B. durch Blut, Speichel und beim Sexualkontakt übertragen werden.

Impfungen

Krankheiten	Pflicht	Empfehlung	Pauschal	einf. Reisestil
Diphtherie		●	●	●
Masern		●	●	●
Pertussis (Keuchhusten)		●	●	●
Tetanus (Wundstarrkrampf)		●	●	●
Cholera				
Dengue-Fieber				●
FSME (Frühsommer-Meningoenzephalitis)				
Gelbfieber				
Hepatitis A				●
Hepatitis B				●
Japanische Enzephalitis				
Meningokokken-Meningitis				●
Polio (Kinderlähmung / Poliomyelitis)	bedingt			
Tollwut				●
Typhus				

Erläuterungen

Pflicht siehe Einreisevorschriften

Empfehlung siehe Empfohlene Impfungen

Pauschalreisen
Bei Reisen nach westlichem Standard, überwiegend in Touristikzentren, Großstädten, Essen in gehobenen Lokalen oder im Hotel.

Achtung: Bei Reisenden kommt es häufig vor, dass spontan Tagesausflüge ins Landesinnere unternommen werden. Dann könnte ein zusätzlicher Impfschutz, wie beim einfachen Reisestil, sehr wichtig sein!

Einfacher Reisestil
Zusätzlich sollte für viele Reiseländer ein ausreichender Schutz gegen Hepatitis A (Gelbsucht) vorhanden sein. Innerhalb der westlichen Industriestaaten ist die chronische Hepatitis B überwiegend auf Risikogruppen beschränkt, außerhalb jedoch steigt ihre Häufigkeit deutlich an. Sie kann dann z.B. durch Blut, Speichel und beim Sexualkontakt übertragen werden, aber auch durch unsterile (zahn-)medizinische Behandlung. Für solche Ziele ist eine Hepatitis B-Impfung zu empfehlen

LZ: Langzeit

Weitere Gesundheitsgefahren

Infektionsrisiken
Anthrax (Milzbrand), Brucellose, Leishmaniose der Haut, Leishmaniose, viscerale, West-Nil-Fieber

Botschaften

- 2, HaShlosha Street, Entrance C, 6706054 Tel Aviv, Tel.: 00972-3 6931 313, eMail: info@tel-aviv.diplo.de
- Sason Hogi Tower, Abba Hillel Silver Street 12, 4. Stock, Ramat Gan 5250606, Tel.: 00972-3 612 0924, eMail: tel-aviv-ob@bmeia.gv.at
- 228 Hayarkon Street 6340524 Tel Aviv, Israel, Tel.: 00972-3 546 44 55, eMail: telaviv@eda.admin.ch

Italien (IT)

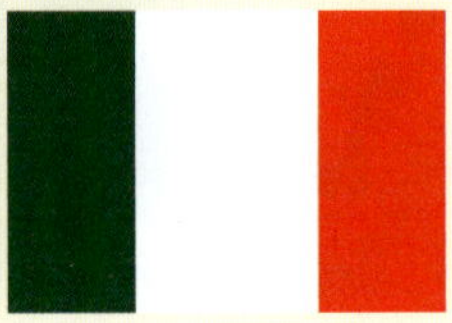

Kontinent: Europa
Einwohnerzahl: 60.462 (in Tausend)
Lebenserwartung: 83 Jahre
Kindersterblichkeit: 3 pro Tausend
Amtssprache: Italienisch
Zeitverschiebung: 0 Std.
Sommerzeit: 30.03.2025 - 26.10.2025
Med. Notrufnummer: 112, 118

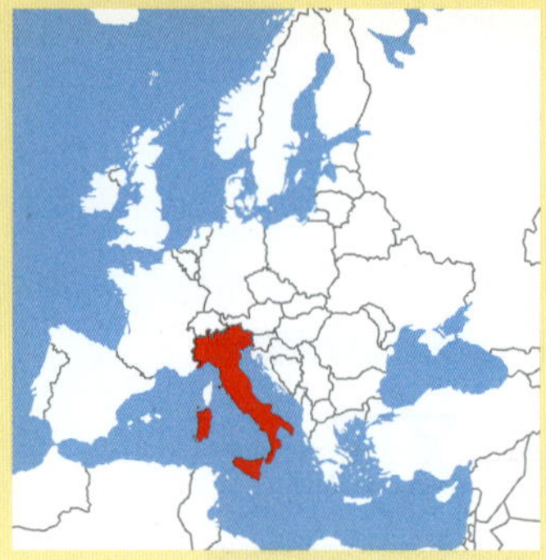

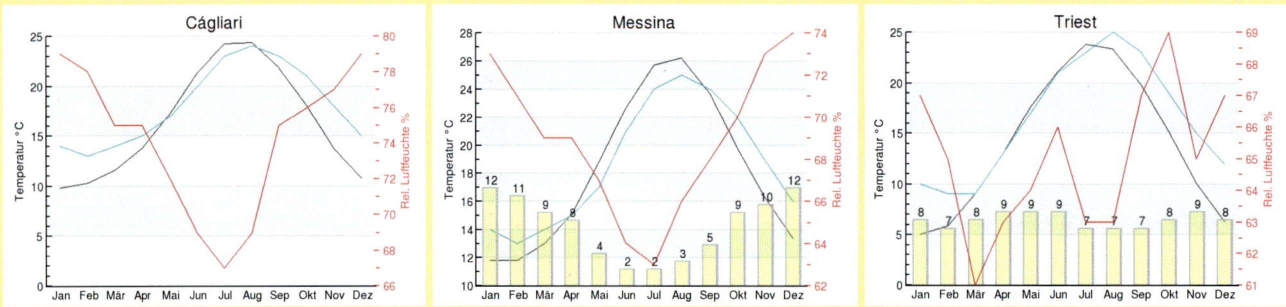

— Lufttemperatur — Wassertemperatur Regentage — Rel. Luftfeuchte %

Impfpräventable Risiken

Empfohlene Impfungen

Reisende sollten über den für Deutschland empfohlenen Standardimpfschutz (STIKO) verfügen, insbesondere über eine aktuelle Impfung gegen Tetanus (Wundstarrkrampf), Diphtherie, Pertussis (Keuchhusten), Masern und eine Grundimmunisierung gegen Poliomyelitis/Kinderlähmung. Je nach Alter und Gesundheitszustand kommen weitere Empfehlungen hinzu. **Der STIKO-Impfkalender ist in Teil A des Handbuchs abgebildet.**

Welche Impfungen darüber hinaus für eine Reise empfehlenswert sind, hängt von der Art der Reise ab.

Zusätzlich sollte für viele Reiseländer ein ausreichender Schutz gegen Hepatitis A (Gelbsucht) vorhanden sein. Wer engeren Kontakt zu der einheimischen Bevölkerung hat, sollte sich zusätzlich noch gegen Hepatitis B impfen lassen. Hepatitis B kann z.B. durch Blut, Speichel und beim Sexualkontakt übertragen werden.

Impfungen

Krankheiten	Pflicht	Empfehlung	Pauschal	einf. Reisestil
Diphtherie		●	●	●
Masern		●	●	●
Pertussis (Keuchhusten)		●	●	●
Tetanus (Wundstarrkrampf)		●	●	●
Cholera				
Dengue-Fieber				
FSME (Frühsommer-Meningoenzephalitis)				●
Gelbfieber				
Hepatitis A				
Hepatitis B				●
Japanische Enzephalitis				
Meningokokken-Meningitis				
Polio (Kinderlähmung / Poliomyelitis)				
Tollwut				
Typhus				

Erläuterungen

Pflicht siehe Einreisevorschriften

Empfehlung siehe Empfohlene Impfungen

Pauschalreisen
Bei Reisen nach westlichem Standard, überwiegend in Touristikzentren, Großstädten, Essen in gehobenen Lokalen oder im Hotel.

Achtung: Bei Reisenden kommt es häufig vor, dass spontan Tagesausflüge ins Landesinnere unternommen werden. Dann könnte ein zusätzlicher Impfschutz, wie beim einfachem Reisestil, sehr wichtig sein!

Einfacher Reisestil
Zusätzlich sollte für viele Reiseländer ein ausreichender Schutz gegen Hepatitis A (Gelbsucht) vorhanden sein. Innerhalb der westlichen Industriestaaten ist die chronische Hepatitis B überwiegend auf Risikogruppen beschränkt, außerhalb jedoch steigt ihre Häufigkeit deutlich an. Sie kann dann z.B. durch Blut, Speichel und beim Sexualkontakt übertragen werden, aber auch durch unsterile (zahn-)medizinische Behandlung. Für solche Ziele ist eine Hepatitis B-Impfung zu empfehlen.

LZ: Langzeit

Weitere Gesundheitsgefahren

Infektionsrisiken: Sandfliegen-Fieber, West-Nil-Fieber

Botschaften

Via San Martino della Battaglia 4, 00185 Roma, Tel.: 0039-06 49 21 31, eMail: info@rom.diplo.de

Via Pergolesi 3, I-00198 Rom, Tel.: 0039-06 844 014-1, eMail: rom-ob@bmeia.gv.at

Via Barnaba Oriani 61, 00197 Roma, Tel.: 0039-06 809 571, eMail: roma@eda.admin.ch

Jamaika (JM)

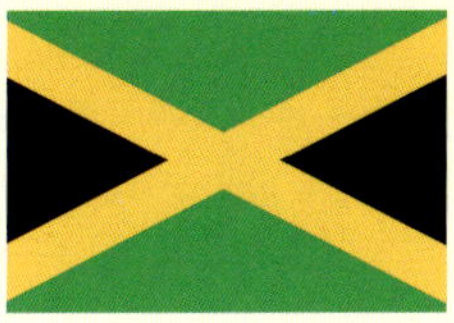

Kontinent: Nordamerika
Einwohnerzahl: 2.961 (in Tausend)
Lebenserwartung: 76 Jahre
Kindersterblichkeit: 13 pro Tausend
Amtssprache: Englisch
Zeitverschiebung: -6 Std.
Sommerzeit: keine
Med. Notrufnummer: keine

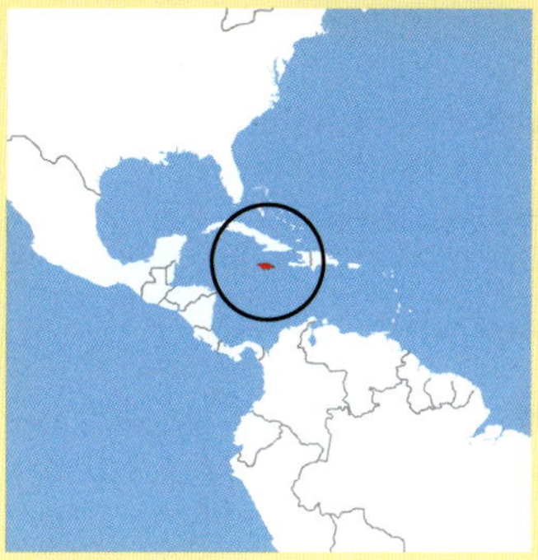

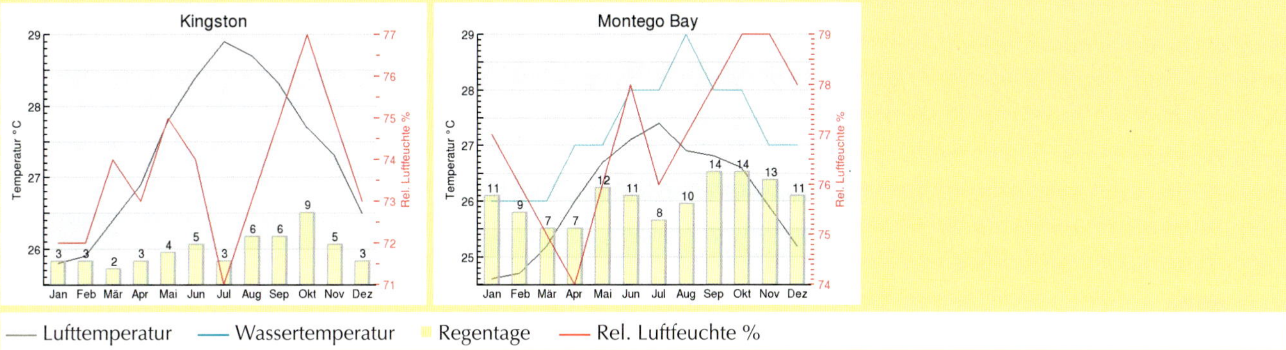

Impfpräventable Risiken

Einreisevorschriften

Gelbfieber

Keine Impfvorschriften für Reisende, die aus Europa direkt einreisen (Direktflug). Wer aus einem von Gelbfieber betroffenen Land einreist (Endemiegebiet), muss eine Gelbfieberimpfung nachweisen (Gelbfieberimpfbescheinigung). Das gilt auch für Reisende die vorher mehr als 12 Stunden auf einem Transitflughafen in einem Endemiegebiet gewesen sind. Kinder bis zum Alter von 1 Jahr, benötigen keine Gelbfieberimpfung.

Eine Impfbescheinigung wird derzeit benötigt bei der Einreise aus: Äquatorialguinea, Äthiopien, Angola, Argentinien, Benin, Bolivien, Brasilien, Burkina Faso, Burundi, Ecuador, Elfenbeinküste, Französisch-Guyana, Gabun, Gambia, Ghana, Guinea, Guinea-Bissau, Guyana, Kamerun, Kenia, Kolumbien, Kongo, Kongo, Demokratische Republik, Liberia, Mali, Mauretanien, Niger, Nigeria, Panama, Paraguay, Peru, Senegal, Sierra Leone, Sudan, Südsudan, Suriname, Togo, Trinidad und Tobago, Tschad, Uganda, Uruguay, Venezuela, Zentralafrikanische Republik.

Empfohlene Impfungen

Reisende sollten über den für Deutschland empfohlenen Standardimpfschutz (STIKO) verfügen, insbesondere über eine aktuelle Impfung gegen Tetanus (Wundstarrkrampf), Diphtherie, Pertussis (Keuchhusten), Masern und eine Grundimmunisierung gegen Poliomyelitis/Kinderlähmung. Je nach Alter und Gesundheitszustand kommen weitere Empfehlungen hinzu. **Der STIKO-Impfkalender ist in Teil A des Handbuchs abgebildet.**

Welche Impfungen darüber hinaus für eine Reise empfehlenswert sind, hängt von der Art der Reise ab.

Zusätzlich sollte für viele Reiseländer ein ausreichender Schutz gegen Hepatitis A (Gelbsucht) vorhanden sein. Wer engeren Kontakt zu der einheimischen Bevölkerung hat, sollte sich zusätzlich noch gegen Hepatitis B impfen lassen. Hepatitis B kann z.B. durch Blut, Speichel und beim Sexualkontakt übertragen werden.

Impfungen

Krankheiten	Pflicht	Empfehlung	Pauschal	einf. Reisestil
Diphtherie		●	●	●
Masern		●	●	●
Pertussis (Keuchhusten)		●	●	●
Tetanus (Wundstarrkrampf)		●	●	●
Cholera				
Dengue-Fieber		seropos. oder LZ		
FSME (Frühsommer-Meningoenzephalitis)				
Gelbfieber	bedingt			
Hepatitis A		●	●	●
Hepatitis B		●	●	●
Japanische Enzephalitis				
Meningokokken-Meningitis				
Polio (Kinderlähmung / Poliomyelitis)				
Tollwut				●
Typhus				●

Erläuterungen

Pflicht siehe Einreisevorschriften

Empfehlung siehe Empfohlene Impfungen

Pauschalreisen
Bei Reisen nach westlichem Standard, überwiegend in Touristikzentren, Großstädten, Essen in gehobenen Lokalen oder im Hotel.

Achtung: Bei Reisenden kommt es häufig vor, dass spontan Tagesausflüge ins Landesinnere unternommen werden. Dann könnte ein zusätzlicher Impfschutz, wie beim einfachen Reisestil, sehr wichtig sein!

Einfacher Reisestil
Zusätzlich sollte für viele Reiseländer ein ausreichender Schutz gegen Hepatitis A (Gelbsucht) vorhanden sein. Innerhalb der westlichen Industriestaaten ist die chronische Hepatitis B überwiegend auf Risikogruppen beschränkt, außerhalb jedoch steigt ihre Häufigkeit deutlich an. Sie kann dann z.B. durch Blut, Speichel und beim Sexualkontakt übertragen werden, aber auch durch unsterile (zahn-)medizinische Behandlung. Für solche Ziele ist eine Hepatitis B-Impfung zu empfehlen.

LZ: Langzeit

Weitere Gesundheitsgefahren

Infektionsrisiken

Anthrax (Milzbrand), Brucellose, Chikungunya, **Denguefieber und schweres Denguefieber (früher: hämorrhagisches D.),** Zika-Virus

Botschaften

- 10 Waterloo Road, Kingston 10, Tel.: 0018-76 926 67 28, eMail: info@kingston.diplo.de
- Botschaft siehe Kanada / HONORARGENERALKONSULAT Kingston: Round Hill Hotel, Montego Bay, Jamaica, WI Tel.: 001-876-940 24 04, eMail: josef@roundhill.com
- Botschaft siehe Kuba / Consulate General of Switzerland, c/o Swiss Stores Ltd., 107, Harbour Street, Kingston, Tel.: 001-876 948 9656, eMail: kingston@honrep.ch

Japan (JP)

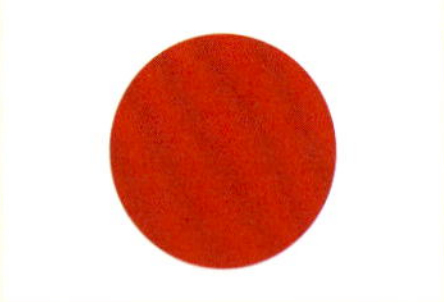

Kontinent: Asien
Einwohnerzahl: 126.476 (in Tausend)
Lebenserwartung: 84 Jahre
Kindersterblichkeit: 2 pro Tausend
Amtssprache: Japanisch
Zeitverschiebung: 8 Std.
Sommerzeit: keine
Med. Notrufnummer: 119

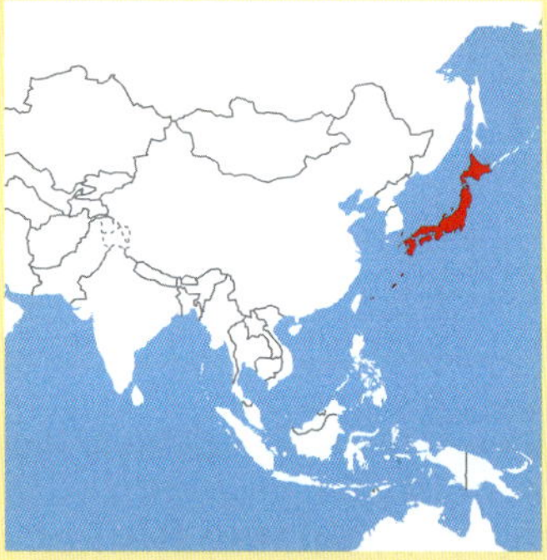

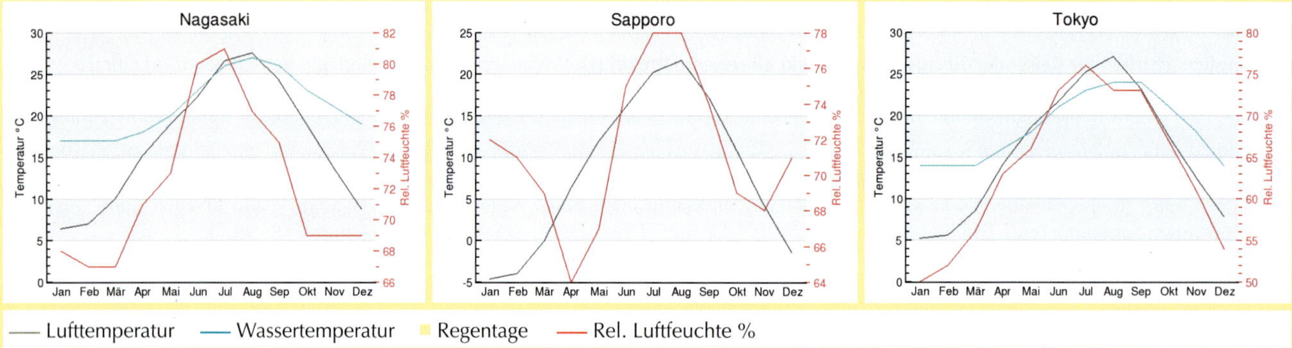

Impfpräventable Risiken

Empfohlene Impfungen

Reisende sollten über den für Deutschland empfohlenen Standardimpfschutz (STIKO) verfügen, insbesondere über eine aktuelle Impfung gegen Tetanus (Wundstarrkrampf), Diphtherie, Pertussis (Keuchhusten), Masern und eine Grundimmunisierung gegen Poliomyelitis/Kinderlähmung. Je nach Alter und Gesundheitszustand kommen weitere Empfehlungen hinzu. **Der STIKO-Impfkalender ist in Teil A des Handbuchs abgebildet.**

Welche Impfungen darüber hinaus für eine Reise empfehlenswert sind, hängt von der Art der Reise ab.

Zusätzlich sollte für viele Reiseländer ein ausreichender Schutz gegen Hepatitis A (Gelbsucht) vorhanden sein. Wer engeren Kontakt zu der einheimischen Bevölkerung hat, sollte sich zusätzlich noch gegen Hepatitis B impfen lassen. Hepatitis B kann z.B. durch Blut, Speichel und beim Sexualkontakt übertragen werden.

Impfungen

Krankheiten	Pflicht	Empfehlung	Pauschal	einf. Reisestil
Diphtherie		●	●	●
Masern		●	●	●
Pertussis (Keuchhusten)		●	●	●
Tetanus (Wundstarrkrampf)		●	●	●
Cholera				
Dengue-Fieber				
FSME (Frühsommer-Meningoenzephalitis)				●
Gelbfieber				
Hepatitis A		●	●	●
Hepatitis B				●
Japanische Enzephalitis				●
Meningokokken-Meningitis				
Polio (Kinderlähmung / Poliomyelitis)				
Tollwut				
Typhus				

Erläuterungen

Pflicht siehe Einreisevorschriften

Empfehlung siehe Empfohlene Impfungen

Pauschalreisen
Bei Reisen nach westlichem Standard, überwiegend in Touristikzentren, Großstädten, Essen in gehobenen Lokalen oder im Hotel.

Achtung: Bei Reisenden kommt es häufig vor, dass spontan Tagesausflüge ins Landesinnere unternommen werden. Dann könnte ein zusätzlicher Impfschutz, wie beim einfachem Reisestil, sehr wichtig sein!

Einfacher Reisestil
Zusätzlich sollte für viele Reiseländer ein ausreichender Schutz gegen Hepatitis A (Gelbsucht) vorhanden sein. Innerhalb der westlichen Industriestaaten ist die chronische Hepatitis B überwiegend auf Risikogruppen beschränkt, außerhalb jedoch steigt ihre Häufigkeit deutlich an. Sie kann dann z.B. durch Blut, Speichel und beim Sexualkontakt übertragen werden, aber auch durch unsterile (zahn-)medizinische Behandlung. Für solche Ziele ist eine Hepatitis B-Impfung zu empfehlen.

LZ: Langzeit

Weitere Gesundheitsgefahren

Infektionsrisiken
Anthrax (Milzbrand), Brucellose, Egelbefall der Lunge, Histoplasmose, amerikanische

Botschaften

4-5-10, Minami-Azabu, Minato-ku, Tokyo 106-0047, Tel.: 0081-357 91 77 00, eMail: info@tokyo.diplo.de

1-1-20 Moto Azabu, Minato-ku, Tokyo 106-0046, Tel.: 0081-3-34 51 82 81, eMail: tokio-ob@bmeia.gv.at

5-9-12 Minami-Azabu Minato-ku Tokyo 106-8589, Tel.: 0081-3 5449 8400, eMail: tokyo@eda.admin.ch

Jemen (YE)

Kontinent: Asien
Einwohnerzahl: 29.826 (in Tausend)
Lebenserwartung: 67 Jahre
Kindersterblichkeit: 60 pro Tausend
Amtssprache: Arabisch
Zeitverschiebung: 2 Std.
Sommerzeit: keine
Med. Notrufnummer: 195

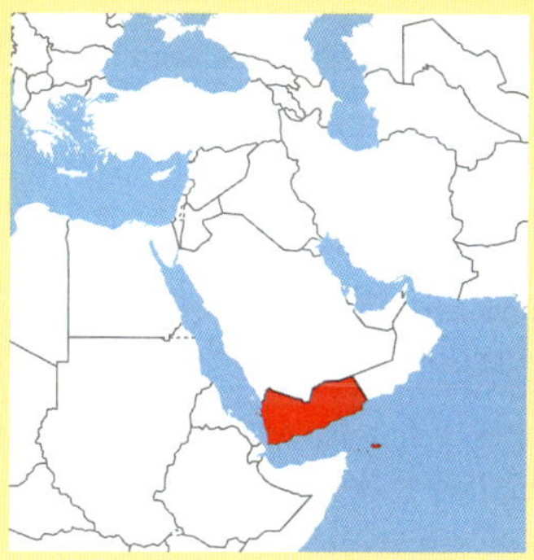

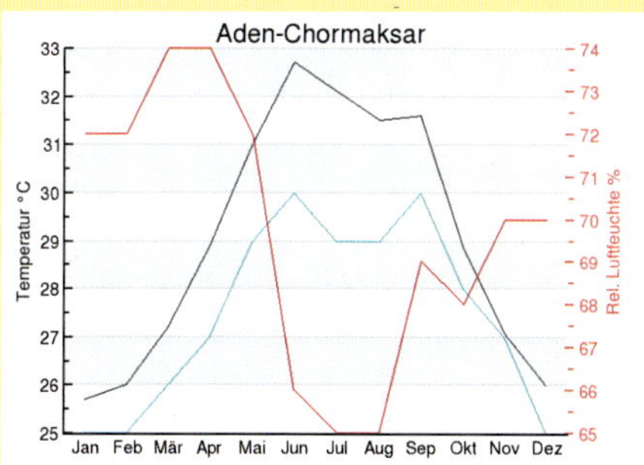

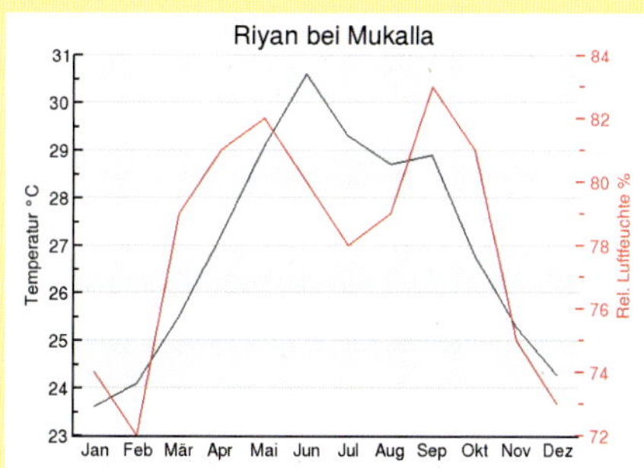

— Lufttemperatur — Wassertemperatur Regentage — Rel. Luftfeuchte %

Impfpräventable Risiken

Empfohlene Impfungen

Reisende sollten über den für Deutschland empfohlenen Standardimpfschutz (STIKO) verfügen, insbesondere über eine aktuelle Impfung gegen Tetanus (Wundstarrkrampf), Diphtherie, Pertussis (Keuchhusten), Masern und eine Grundimmunisierung gegen Poliomyelitis/Kinderlähmung. Je nach Alter und Gesundheitszustand kommen weitere Empfehlungen hinzu. **Der STIKO-Impfkalender ist in Teil A des Handbuchs abgebildet.**

Welche Impfungen darüber hinaus für eine Reise empfehlenswert sind, hängt von der Art der Reise ab.

Zusätzlich sollte für viele Reiseländer ein ausreichender Schutz gegen Hepatitis A (Gelbsucht) vorhanden sein. Wer engeren Kontakt zu der einheimischen Bevölkerung hat, sollte sich zusätzlich noch gegen Hepatitis B impfen lassen. Hepatitis B kann z.B. durch Blut, Speichel und beim Sexualkontakt übertragen werden.

Impfungen

Krankheiten	Pflicht	Empfehlung	Pauschal	einf. Reisestil
Diphtherie		●	●	●
Masern		●	●	●
Pertussis (Keuchhusten)		●	●	●
Tetanus (Wundstarrkrampf)		●	●	●
Cholera				●
Covid-19		seropos. oder LZ		
FSME (Frühsommer-Meningoenzephalitis)				
Gelbfieber				
Hepatitis A		●	●	●
Hepatitis B		●	●	●
Japanische Enzephalitis				
Meningokokken-Meningitis				●
Polio (Kinderlähmung / Poliomyelitis)		●	●	●
Tollwut		●	●	●
Typhus				●

Erläuterungen

Pflicht siehe Einreisevorschriften

Empfehlung siehe Empfohlene Impfungen

Pauschalreisen
Bei Reisen nach westlichem Standard, überwiegend in Touristikzentren, Großstädten, Essen in gehobenen Lokalen oder im Hotel.

Achtung: Bei Reisenden kommt es häufig vor, dass spontan Tagesausflüge ins Landesinnere unternommen werden. Dann könnte ein zusätzlicher Impfschutz, wie beim einfachen Reisestil, sehr wichtig sein!

Einfacher Reisestil
Zusätzlich sollte für viele Reiseländer ein ausreichender Schutz gegen Hepatitis A (Gelbsucht) vorhanden sein. Innerhalb der westlichen Industriestaaten ist die chronische Hepatitis B überwiegend auf Risikogruppen beschränkt, außerhalb jedoch steigt ihre Häufigkeit deutlich an. Sie kann dann z.B. durch Blut, Speichel und beim Sexualkontakt übertragen werden, aber auch durch unsterile (zahn-)medizinische Behandlung. Für solche Ziele ist eine Hepatitis B-Impfung zu empfehlen.

LZ: Langzeit

Malariavorkommen

Hohes Risiko: Ganzjährig - Im ganzen Land < 2000 m Höhe, auch auf der Insel Sokotra.

Unter üblichen Rahmenbedingungen (Reisedauer bis ca. 4 Wochen, Hotelunterbringung mit Klimaanlage, informierter und umsichtiger Reisender) wird eine medikamentöse Malariaprophylaxe **empfohlen**, da eine Malariadiagnostik und -therapie derzeit praktisch nirgends garantiert werden kann.

Malariaerreger: P. falciparum und Mischinfektionen 97 %, P. vivax 3 %.

Medikamentenauswahl

Dazu stehen die im allgemeinen Teil näher beschriebenen Substanzen zur Verfügung.

Abweichungen von dieser Empfehlung sind bei besonders hohem/niedrigem Risiko oder bei besonderen Personengruppen erforderlich. Falls unterwegs beim Auftreten fieberhafter, malariaverdächtiger Episoden (Näheres siehe allgemeiner Teil) eine adäquate Diagnostik und/oder Therapie nicht zur Verfügung steht, ist die Mitnahme einer Notfall-Selbstbehandlung sinnvoll, die zur Resistenzsituation und ggf. zur medikamentösen Prophylaxe paßt. Dazu sollte **Atovaquone/Proguanil** oder
Artemether/Lumefantrin eingesetzt werden, **Dihydroartemisinin/Piperaquin** wegen des Risikoprofils nur in unvorhersehbaren Notfällen.

Bitte den Beitrag Malaria beachten. Eine Tabelle mit den Medikamenten und Dosierung zur Malariaprophylaxe und der Standby-Behandlung der Malaria finden Sie ab der Seite C-36.

Weitere Gesundheitsgefahren

Infektionsrisiken
Anthrax (Milzbrand), Brucellose, **Chikungunya,** Cholera, **Denguefieber und schweres Denguefieber (früher: hämorrhagisches D.),** Dracunculose (Medinawurmbefall), Filariose, lymphatische, Tropische Pulmonale Eosinophilie, Leishmaniose der Haut, Onchozerkose, Flußblindheit, Rift-Valley-Fieber

Botschaften

Near Hadda Road/Outer Ring Road, Sanaa, Tel.: 00967-1 41 31 74, eMail: info@sanaa.diplo.de

Botschaft: siehe Oman / HONORARKONSULAT Sana'a: Bagdad Str. Nr. 56, Sana'a Tel.: 00967/1-445 491, eMail: ahmed.radmanco@gmail.com

Botschaft siehe Oman

Jordanien (JO)

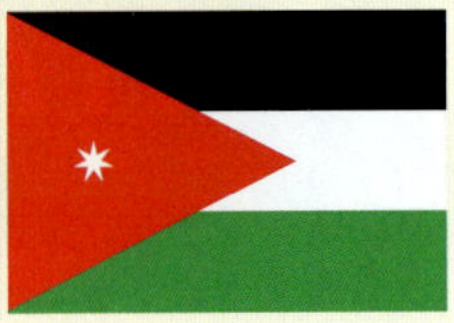

Kontinent: Asien
Einwohnerzahl: 10.203 (in Tausend)
Lebenserwartung: 78 Jahre
Kindersterblichkeit: 15 pro Tausend
Amtssprache: Arabisch
Zeitverschiebung: 1 Std.
Sommerzeit: keine
Med. Notrufnummer: 112, 911

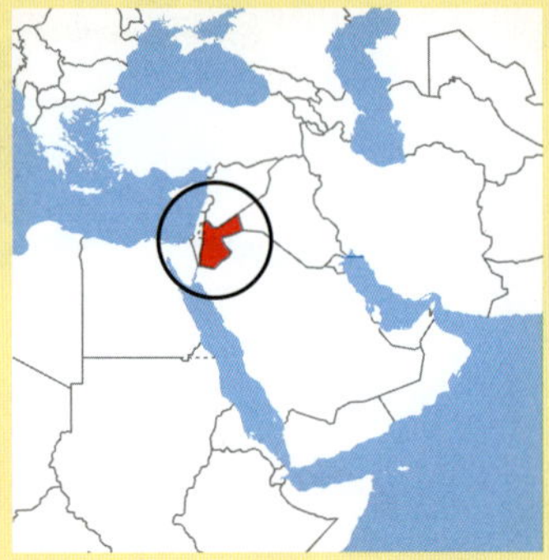

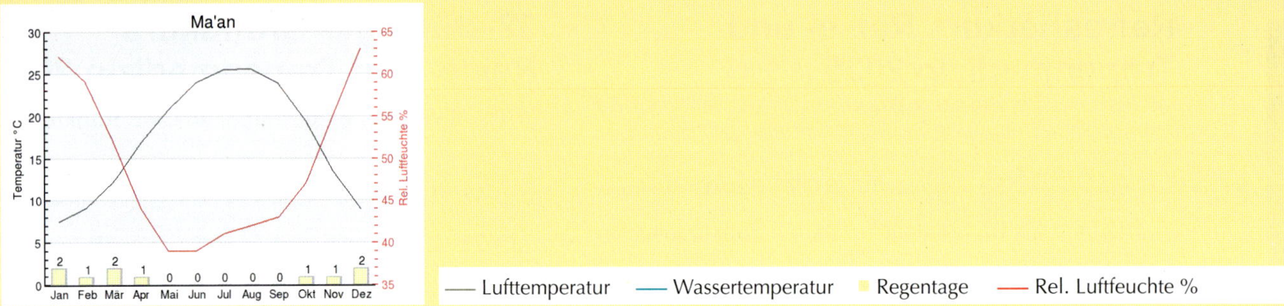

Impfpräventable Risiken

Einreisevorschriften

Gelbfieber

Keine Impfvorschriften für Reisende, die aus Europa direkt einreisen (Direktflug). Wer aus einem von Gelbfieber betroffenen Land einreist (Endemiegebiet), muss eine Gelbfieberimpfung nachweisen (Gelbfieberimpfbescheinigung). Das gilt auch für Reisende die vorher mehr als 12 Stunden auf einem Transitflughafen in einem Endemiegebiet gewesen sind. Kinder bis zum Alter von 1 Jahr, benötigen keine Gelbfieberimpfung.

Eine Impfbescheinigung wird derzeit benötigt bei der Einreise aus: Äquatorialguinea, Äthiopien, Angola, Argentinien, Benin, Bolivien, Brasilien, Burkina Faso, Burundi, Ecuador, Elfenbeinküste, Französisch-Guyana, Gabun, Gambia, Ghana, Guinea, Guinea-Bissau, Guyana, Kamerun, Kenia, Kolumbien, Kongo, Kongo, Demokratische Republik, Liberia, Mali, Mauretanien, Niger, Nigeria, Panama, Paraguay, Peru, Senegal, Sierra Leone, Sudan, Südsudan, Suriname, Togo, Trinidad und Tobago, Tschad, Uganda, Venezuela, Zentralafrikanische Republik.

Polio (Kinderlähmung/Poliomyelitis)

Nachweis des Erhalts einer Dosis eines oralen Polio - Impfstoffs (OPV) oder eines inaktivierten Poliovirus - Impfstoffs (IPV) innerhalb der letzten 12 Monate und mindestens 4 Wochen vor Abflug, wenn Reisende aus einem Polio-endemischen Land anreisen.

Meningokokken-Meningitis / Polio

Nachweis der Impfung gegen Meningokokken-Meningitis und saisonale Influenza für abreisende Reisende im Rahmen der Hajj erforderlich.

Empfohlene Impfungen

Reisende sollten über den für Deutschland empfohlenen Standardimpfschutz (STIKO) verfügen, insbesondere über eine aktuelle Impfung gegen Tetanus (Wundstarrkrampf), Diphtherie, Pertussis (Keuchhusten), Masern und eine Grundimmunisierung gegen Poliomyelitis/Kinderlähmung. Je nach Alter und Gesundheitszustand kommen weitere Empfehlungen hinzu. **Der STIKO-Impfkalender ist in Teil A des Handbuchs abgebildet.**

Welche Impfungen darüber hinaus für eine Reise empfehlenswert sind, hängt von der Art der Reise ab.

Zusätzlich sollte für viele Reiseländer ein ausreichender Schutz gegen Hepatitis A (Gelbsucht) vorhanden sein. Wer engeren Kontakt zu der einheimischen Bevölkerung hat, sollte sich zusätzlich noch gegen Hepatitis B impfen lassen. Hepatitis B kann z.B. durch Blut, Speichel und beim Sexualkontakt übertragen werden.

Impfungen

Krankheiten	Pflicht	Empfehlung	Pauschal	einf. Reisestil
Diphtherie		●	●	●
Masern		●	●	●
Pertussis (Keuchhusten)		●	●	●
Tetanus (Wundstarrkrampf)		●	●	●
Cholera				
Dengue-Fieber				
FSME (Frühsommer-Meningoenzephalitis)				
Gelbfieber	bedingt			
Hepatitis A		●	●	●
Hepatitis B		●	●	●
Japanische Enzephalitis				
Meningokokken-Meningitis	bedingt			
Polio (Kinderlähmung / Poliomyelitis)	bedingt			
Tollwut		●	●	●
Typhus				

Erläuterungen

Pflicht siehe Einreisevorschriften

Empfehlung siehe Empfohlene Impfungen

Pauschalreisen
Bei Reisen nach westlichem Standard, überwiegend in Touristikzentren, Großstädten, Essen in gehobenen Lokalen oder im Hotel.

Achtung: Bei Reisenden kommt es häufig vor, dass spontan Tagesausflüge ins Landesinnere unternommen werden. Dann könnte ein zusätzlicher Impfschutz, wie beim einfachen Reisestil, sehr wichtig sein!

Einfacher Reisestil
Zusätzlich sollte für viele Reiseländer ein ausreichender Schutz gegen Hepatitis A (Gelbsucht) vorhanden sein. Innerhalb der westlichen Industriestaaten ist die chronische Hepatitis B überwiegend auf Risikogruppen beschränkt, außerhalb jedoch steigt ihre Häufigkeit deutlich an. Sie kann dann z.B. durch Blut, Speichel und beim Sexualkontakt übertragen werden, aber auch durch unsterile (zahn-)medizinische Behandlung. Für solche Ziele ist eine Hepatitis B-Impfung zu empfehlen.

LZ: Langzeit

Weitere Gesundheitsgefahren

Infektionsrisiken
Anthrax (Milzbrand), Brucellose, Leishmaniose der Haut

Botschaften

- Benghasi Street 25, Jabal Amman, Tel.: 00962-6590 11 70, eMail: info@amman.diplo.de
- Mithqal Al-Fayez Street 36, Jabal Amman, Tel.: 00962-6-460 11 01, eMail: amman-ob@bmeia.gv.at
- Abdul Jabbar Al-Rawi street No. 4, South Abdoun, 400 meters south of the Abdoun Mall Circle, Amman, Tel.: 00962-6 593 14 16, eMail: amman@eda.admin.ch

Kaimaninseln (KY)

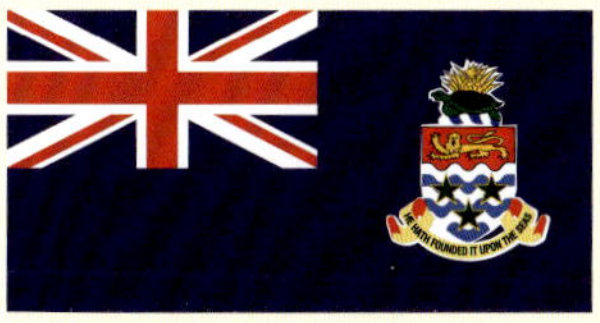

Kontinent: Nordamerika
Einwohnerzahl: 0 (in Tausend)
Amtssprache: Englisch
Zeitverschiebung: -6 Std.
Sommerzeit: keine
Med. Notrufnummer: keine

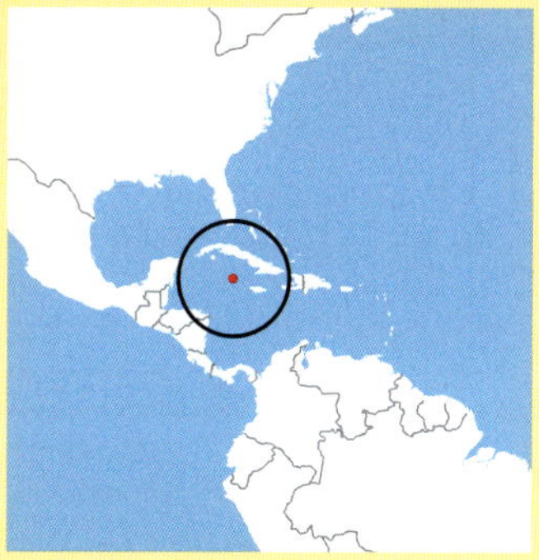

Impfpräventable Risiken

Empfohlene Impfungen

Reisende sollten über den für Deutschland empfohlenen Standardimpfschutz (STIKO) verfügen, insbesondere über eine aktuelle Impfung gegen Tetanus (Wundstarrkrampf), Diphtherie, Pertussis (Keuchhusten), Masern und eine Grundimmunisierung gegen Poliomyelitis/Kinderlähmung. Je nach Alter und Gesundheitszustand kommen weitere Empfehlungen hinzu. **Der STIKO-Impfkalender ist in Teil A des Handbuchs abgebildet.**

Welche Impfungen darüber hinaus für eine Reise empfehlenswert sind, hängt von der Art der Reise ab.

Zusätzlich sollte für viele Reiseländer ein ausreichender Schutz gegen Hepatitis A (Gelbsucht) vorhanden sein. Wer engeren Kontakt zu der einheimischen Bevölkerung hat, sollte sich zusätzlich noch gegen Hepatitis B impfen lassen. Hepatitis B kann z.B. durch Blut, Speichel und beim Sexualkontakt übertragen werden.

Impfungen

Krankheiten	Pflicht	Empfehlung	Pauschal	einf. Reisestil
Diphtherie		•	•	•
Masern		•	•	•
Pertussis (Keuchhusten)		•	•	•
Tetanus (Wundstarrkrampf)		•	•	•
Cholera				
Dengue-Fieber		seropos. oder LZ		
FSME (Frühsommer-Meningoenzephalitis)				
Gelbfieber				
Hepatitis A		•	•	•
Hepatitis B		•	•	•
Japanische Enzephalitis				
Meningokokken-Meningitis				
Polio (Kinderlähmung / Poliomyelitis)				
Tollwut				
Typhus				•

Erläuterungen

Pflicht siehe Einreisevorschriften

Empfehlung siehe Empfohlene Impfungen

Pauschalreisen
Bei Reisen nach westlichem Standard, überwiegend in Touristikzentren, Großstädten, Essen in gehobenen Lokalen oder im Hotel.

Achtung: Bei Reisenden kommt es häufig vor, dass spontan Tagesausflüge ins Landesinnere unternommen werden. Dann könnte ein zusätzlicher Impfschutz, wie beim einfachen Reisestil, sehr wichtig sein!

Einfacher Reisestil
Zusätzlich sollte für viele Reiseländer ein ausreichender Schutz gegen Hepatitis A (Gelbsucht) vorhanden sein. Innerhalb der westlichen Industriestaaten ist die chronische Hepatitis B überwiegend auf Risikogruppen beschränkt, außerhalb jedoch steigt ihre Häufigkeit deutlich an. Sie kann dann z.B. durch Blut, Speichel und beim Sexualkontakt übertragen werden, aber auch durch unsterile (zahn-)medizinische Behandlung. Für solche Ziele ist eine Hepatitis B-Impfung zu empfehlen.

LZ: Langzeit

Weitere Gesundheitsgefahren

Chikungunya, **Denguefieber und schweres Denguefieber (früher: hämorrhagisches D.)**, Zika-Virus

Botschaften

- 10 Waterloo Road, Kingston 10, Jamaika, Tel.: 0018-76 926 67 28, eMail: info@kingston.diplo.de
- Keine Vertretung: Für allgemeine konsularische Anfragen: 0043-1-90115-3775
- Keine Vertretung: Konsularische Fragen, Helpline EDA 0041-800-24-7-365

Kambodscha (KH)

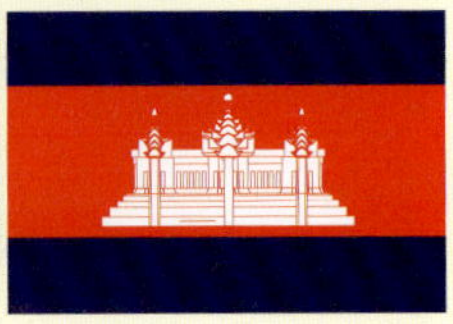

Kontinent: Asien
Einwohnerzahl: 16.719 (in Tausend)
Lebenserwartung: 70 Jahre
Kindersterblichkeit: 26 pro Tausend
Amtssprache: Khmer
Zeitverschiebung: 6 Std.
Sommerzeit: keine
Med. Notrufnummer: 119

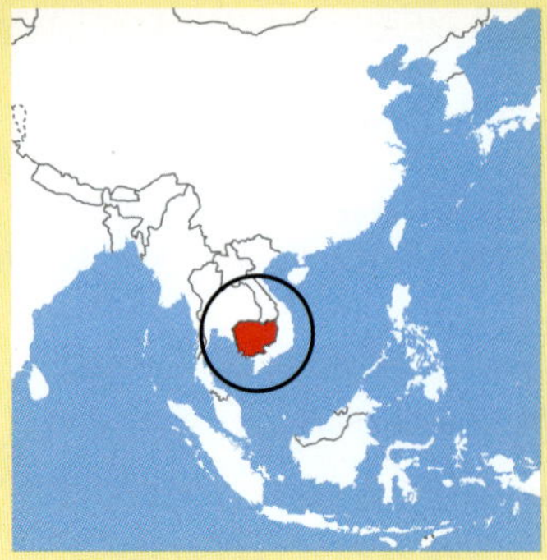

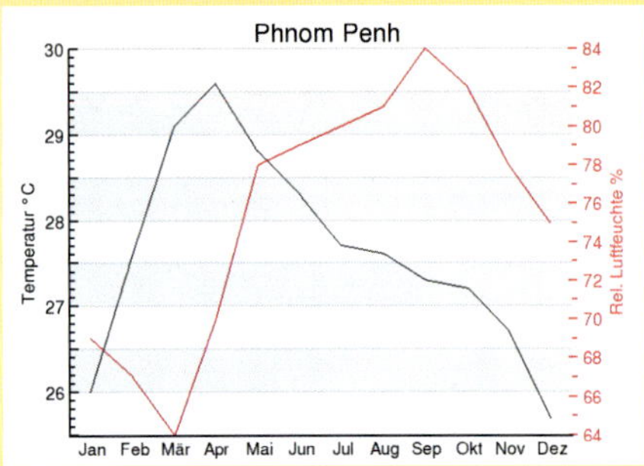

— Lufttemperatur — Wassertemperatur Regentage — Rel. Luftfeuchte %

Impfpräventable Risiken

Einreisevorschriften

Gelbfieber

Keine Impfvorschriften für Reisende, die aus Europa direkt einreisen (Direktflug). Wer aus einem von Gelbfieber betroffenen Land einreist (Endemiegebiet), muss eine Gelbfieberimpfung nachweisen (Gelbfieberimpfbescheinigung). Das gilt auch für Reisende die vorher mehr als 12 Stunden auf einem Transitflughafen in einem Endemiegebiet gewesen sind. Kinder bis zum Alter von 1 Jahr, benötigen keine Gelbfieberimpfung.

Eine Impfbescheinigung wird derzeit benötigt bei der Einreise aus: Äquatorialguinea, Äthiopien, Angola, Argentinien, Benin, Bolivien, Brasilien, Burkina Faso, Burundi, Ecuador, Elfenbeinküste, Französisch-Guyana, Gabun, Gambia, Ghana, Guinea, Guinea-Bissau, Guyana, Kamerun, Kenia, Kolumbien, Kongo, Kongo, Demokratische Republik, Liberia, Mali, Mauretanien, Niger, Nigeria, Panama, Paraguay, Peru, Senegal, Sierra Leone, Sudan, Südsudan, Suriname, Togo, Trinidad und Tobago, Tschad, Uganda, Venezuela, Zentralafrikanische Republik.

Empfohlene Impfungen

Reisende sollten über den für Deutschland empfohlenen Standardimpfschutz (STIKO) verfügen, insbesondere über eine aktuelle Impfung gegen Tetanus (Wundstarrkrampf), Diphtherie, Pertussis (Keuchhusten), Masern und eine Grundimmunisierung gegen Poliomyelitis/Kinderlähmung. Je nach Alter und Gesundheitszustand kommen weitere Empfehlungen hinzu. **Der STIKO-Impfkalender ist in Teil A des Handbuchs abgebildet.**

Welche Impfungen darüber hinaus für eine Reise empfehlenswert sind, hängt von der Art der Reise ab.

Zusätzlich sollte für viele Reiseländer ein ausreichender Schutz gegen Hepatitis A (Gelbsucht) vorhanden sein. Wer engeren Kontakt zu der einheimischen Bevölkerung hat, sollte sich zusätzlich noch gegen Hepatitis B impfen lassen. Hepatitis B kann z.B. durch Blut, Speichel und beim Sexualkontakt übertragen werden.

Impfungen

Krankheiten	Pflicht	Empfehlung	Pauschal	einf. Reisestil
Diphtherie		●	●	●
Masern		●	●	●
Pertussis (Keuchhusten)		●	●	●
Tetanus (Wundstarrkrampf)		●	●	●
Cholera				
Dengue-Fieber		seropos. oder LZ		
FSME (Frühsommer-Meningoenzephalitis)				
Gelbfieber		bedingt		
Hepatitis A		●	●	●
Hepatitis B		●	●	●
Japanische Enzephalitis				●
Meningokokken-Meningitis				
Polio (Kinderlähmung / Poliomyelitis)				
Tollwut		●	●	●
Typhus				●

Erläuterungen

Pflicht siehe Einreisevorschriften

Empfehlung siehe Empfohlene Impfungen

Pauschalreisen
Bei Reisen nach westlichem Standard, überwiegend in Touristikzentren, Großstädten, Essen in gehobenen Lokalen oder im Hotel.

Achtung: Bei Reisenden kommt es häufig vor, dass spontan Tagesausflüge ins Landesinnere unternommen werden. Dann könnte ein zusätzlicher Impfschutz, wie beim einfachen Reisestil, sehr wichtig sein!

Einfacher Reisestil
Zusätzlich sollte für viele Reiseländer ein ausreichender Schutz gegen Hepatitis A (Gelbsucht) vorhanden sein. Innerhalb der westlichen Industriestaaten ist die chronische Hepatitis B überwiegend auf Risikogruppen beschränkt, außerhalb jedoch steigt ihre Häufigkeit deutlich an. Sie kann dann z.B. durch Blut, Speichel und beim Sexualkontakt übertragen werden, aber auch durch unsterile (zahn-)medizinische Behandlung. Für solche Ziele ist eine Hepatitis B-Impfung zu empfehlen.

LZ: Langzeit

Malariavorkommen

Mittleres Risiko: Ganzjährig - Westen und Osten/Nordosten des Landes.

Minimales Risiko: Ganzjährig - Korridor von N nach S entlang des Mekong und des Tonle Sap-Sees.

Malariafrei: Phnom Penh, Tempelanlagen von Angkor Wat.

Unter üblichen Rahmenbedingungen (Reisedauer bis ca. 4 Wochen, Hotelunterbringung mit Klimaanlage, informierter und umsichtiger Reisender) wird eine medikamentöse Malariaprophylaxe nur für Reisen in Regionen und Zeiträumen mit hoher Malariaübertragung **nicht empfohlen**.

Malariaerreger: P. falciparum und Mischinfektionen 10 %, P. vivax 88 %, andere 2 %, selten P. knowlesi, Mefloquin-Resistenz berichtet

Medikamentenauswahl

Abweichungen von dieser Empfehlung sind bei besonders hohem/niedrigem Risiko oder bei besonderen Personengruppen erforderlich. Falls unterwegs beim Auftreten fieberhafter, malariaverdächtiger Episoden (Näheres siehe allgemeiner Teil) eine adäquate Diagnostik und/oder Therapie nicht zur Verfügung steht, ist die Mitnahme einer Notfall-Selbstbehandlung sinnvoll, die zur Resistenzsituation und ggf. zur medikamentösen Prophylaxe paßt. Dazu sollte **Atovaquone/Proguanil eingesetzt werden**. **Artemether/Lumefantrin** und **Dihydroartemisinin/Piperaquin** sollten wegen aufkommender Artemisia-Resistenzen **nicht** mehr zur Notfall-Selbstbehandlung mitgegeben werden.

Bitte den Beitrag Malaria beachten. Eine Tabelle mit den Medikamenten und Dosierung zur Malariaprophylaxe und der Standby-Behandlung der Malaria finden Sie ab der Seite C-36.

Weitere Gesundheitsgefahren

Infektionsrisiken
Anthrax (Milzbrand), Brucellose, **Chikungunya, Darmbilharziose, Denguefieber und schweres Denguefieber (früher: hämorrhagisches D.),** Filariose, lymphatische, Tropische Pulmonale Eosinophilie, Zika-Virus

Botschaften

- (DE) No. 76-78 Rue Yougoslavie (= Street 214), Phnom Penh, Tel.: 00855-23 21 61 93, eMail: info@phnom-penh.diplo.de
- (AT) Botschaft siehe Thailand
- (CH) Botschaft siehe Thailand

Kamerun (CM)

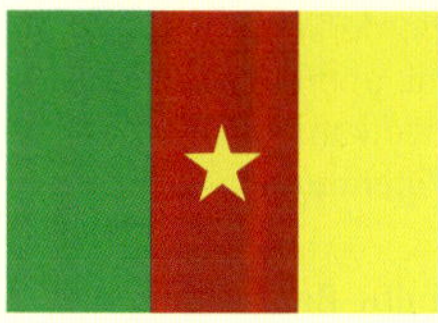

Kontinent: Afrika
Einwohnerzahl: 26.546 (in Tausend)
Lebenserwartung: 62 Jahre
Kindersterblichkeit: 72 pro Tausend
Amtssprache: Englisch, Französisch
Zeitverschiebung: 0 Std.
Sommerzeit: keine
Med. Notrufnummer: 19,119

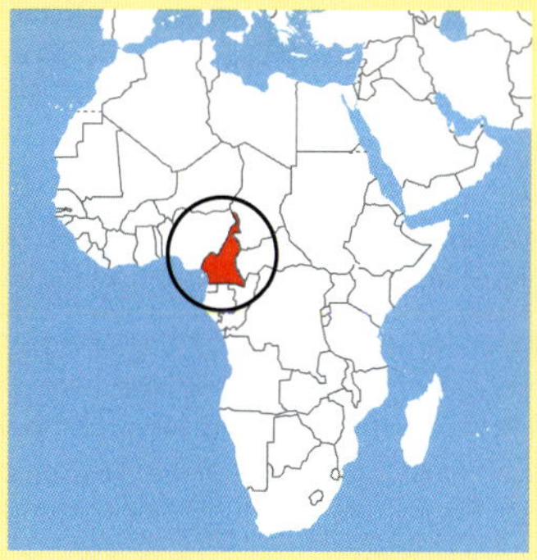

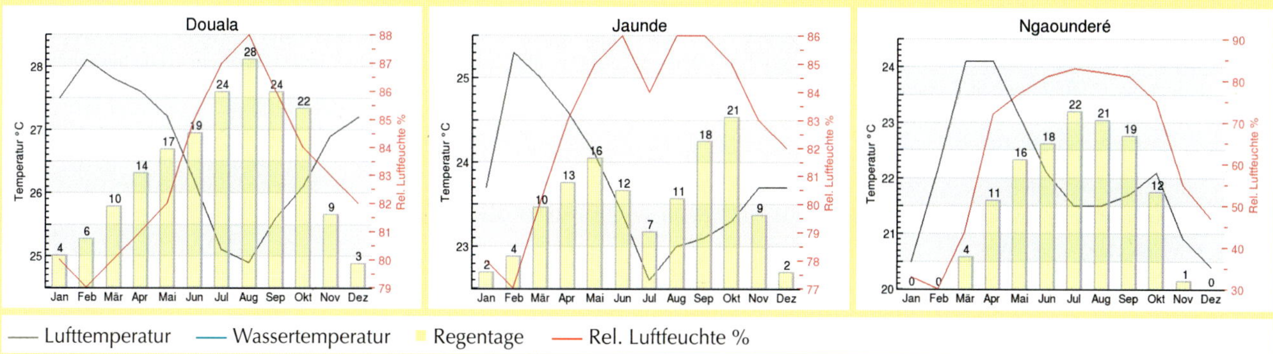

Impfpräventable Risiken

Einreisevorschriften

Gelbfieber

Einreise nur mit Nachweis über die Gelbfieberimpfung. Ausnahme: Kinder bis zum Alter von 1 Jahr, benötigen keine Gelbfieber-Impfung.

Empfohlene Impfungen

Reisende sollten über den für Deutschland empfohlenen Standardimpfschutz (STIKO) verfügen, insbesondere über eine aktuelle Impfung gegen Tetanus (Wundstarrkrampf), Diphtherie, Pertussis (Keuchhusten), Masern und eine Grundimmunisierung gegen Poliomyelitis/Kinderlähmung. Je nach Alter und Gesundheitszustand kommen weitere Empfehlungen hinzu. **Der STIKO-Impfkalender ist in Teil A des Handbuchs abgebildet.**

Welche Impfungen darüber hinaus für eine Reise empfehlenswert sind, hängt von der Art der Reise ab.

Zusätzlich sollte für viele Reiseländer ein ausreichender Schutz gegen Hepatitis A (Gelbsucht) vorhanden sein. Wer engeren Kontakt zu der einheimischen Bevölkerung hat, sollte sich zusätzlich noch gegen Hepatitis B impfen lassen. Hepatitis B kann z.B. durch Blut, Speichel und beim Sexualkontakt übertragen werden.

Impfungen

Krankheiten	Pflicht	Empfehlung	Pauschal	einf. Reisestil
Diphtherie		●	●	●
Masern		●	●	●
Pertussis (Keuchhusten)		●	●	●
Tetanus (Wundstarrkrampf)		●	●	●
Cholera				
Dengue-Fieber				
FSME (Frühsommer-Meningoenzephalitis)				
Gelbfieber	●	●	●	●
Hepatitis A		●	●	●
Hepatitis B		●	●	●
Japanische Enzephalitis				
Meningokokken-Meningitis				●
Polio (Kinderlähmung / Poliomyelitis)		●	●	●
Tollwut		●	●	●
Typhus				●

Erläuterungen

Pflicht siehe Einreisevorschriften

Empfehlung siehe Empfohlene Impfungen

Pauschalreisen
Bei Reisen nach westlichem Standard, überwiegend in Touristikzentren, Großstädten, Essen in gehobenen Lokalen oder im Hotel.

Achtung: Bei Reisenden kommt es häufig vor, dass spontan Tagesausflüge ins Landesinnere unternommen werden. Dann könnte ein zusätzlicher Impfschutz, wie beim einfachen Reisestil, sehr wichtig sein!

Einfacher Reisestil
Zusätzlich sollte für viele Reiseländer ein ausreichender Schutz gegen Hepatitis A (Gelbsucht) vorhanden sein. Innerhalb der westlichen Industriestaaten ist die chronische Hepatitis B überwiegend auf Risikogruppen beschränkt, außerhalb jedoch steigt ihre Häufigkeit deutlich an. Sie kann dann z.B. durch Blut, Speichel und beim Sexualkontakt übertragen werden, aber auch durch unsterile (zahn-)medizinische Behandlung. Für solche Ziele ist eine Hepatitis B-Impfung zu empfehlen.

LZ: Langzeit

Malariavorkommen

Hohes Risiko: Ganzjährig - Im ganzen Land inklusive Städte.

Unter üblichen Rahmenbedingungen (Reisedauer bis ca. 4 Wochen, Hotelunterbringung mit Klimaanlage, informierter und umsichtiger Reisender) wird eine medikamentöse Malariaprophylaxe **ganzjährig empfohlen**.

Malariaerreger: P. falciparum > 99%

Medikamentenauswahl

Dazu stehen die im allgemeinen Teil näher beschriebenen Substanzen **Atovaquone/Proguanil**, **Doxycyclin** (in Deutschland ein off-label use) und in begründeten Einzelfällen **Mefloquin** zur Verfügung.

Abweichungen von dieser Empfehlung sind bei besonders hohem/niedrigem Risiko oder bei besonderen Personengruppen erforderlich. Falls unterwegs beim Auftreten fieberhafter, malariaverdächtiger Episoden (Näheres siehe allgemeiner Teil) eine adäquate Diagnostik und/oder Therapie nicht zur Verfügung steht, ist die Mitnahme einer Notfall-Selbstbehandlung sinnvoll, die zur Resistenzsituation und ggf. zur medikamentösen Prophylaxe paßt. Dazu sollte **Atovaquone/Proguanil** oder **Artemether/Lumefantrin** eingesetzt werden, **Dihydroartemisinin/Piperaquin** wegen des Risikoprofils nur in unvorhersehbaren Notfällen.

Bitte den Beitrag Malaria beachten. Eine Tabelle mit den Medikamenten und Dosierung zur Malariaprophylaxe und der Standby-Behandlung der Malaria finden Sie ab der Seite C-32

Weitere Gesundheitsgefahren

Infektionsrisiken
Anthrax (Milzbrand), **Blasenbilharziose durch S. haematobium,** Brucellose, **Chikungunya,** Cholera, **Denguefieber und schweres Denguefieber (früher: hämorrhagisches D.),** Filariose, lymphatische, Tropische Pulmonale, Eosinophilie, Krim-Kongo Fieber, hämorrhagisches, Loa loa-Befall, Loiasis, Onchozerkose, Flußblindheit, Trypanosomiasis, afrikanische,
Schlafkrankheit, Zika-Virus.

Botschaften

Nouvelle Route Bastos, Bastos-Usine, Jaunde, Tel.: 00237-22 21 00 56, eMail: info@jaunde.diplo.de

Botschaft siehe Nigeria

Boulevard de l'URSS, n° 129 Quartier Bastos Yaoundé, Tel.: 0041-58 4 64 18 56, eMail: yaounde@eda.admin.ch

Kanada (CA)

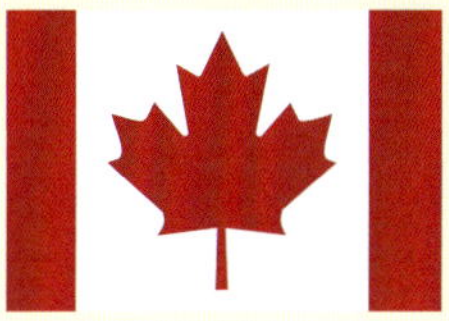

Kontinent: Nordamerika
Einwohnerzahl: 37.742 (in Tausend)
Lebenserwartung: 82 Jahre
Kindersterblichkeit: 5 pro Tausend
Amtssprache: Englisch, Französisch
Zeitverschiebung: -9 Std. -8 Std. -7 Std. -6 Std. -5 Std. -4.5 Std.
Sommerzeit: 09.03.2025 - 02.11.2025
Med. Notrufnummer: 911

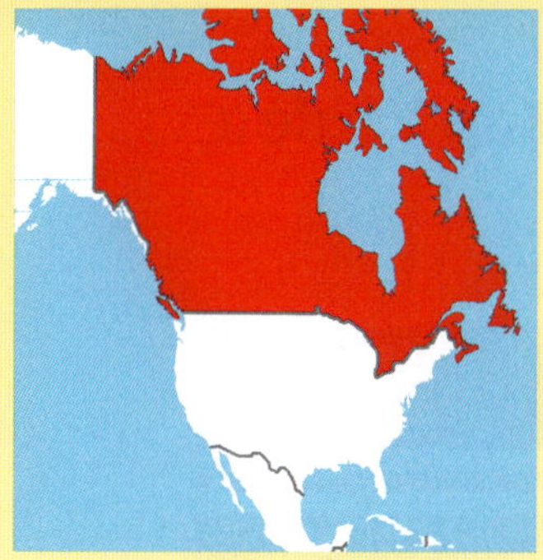

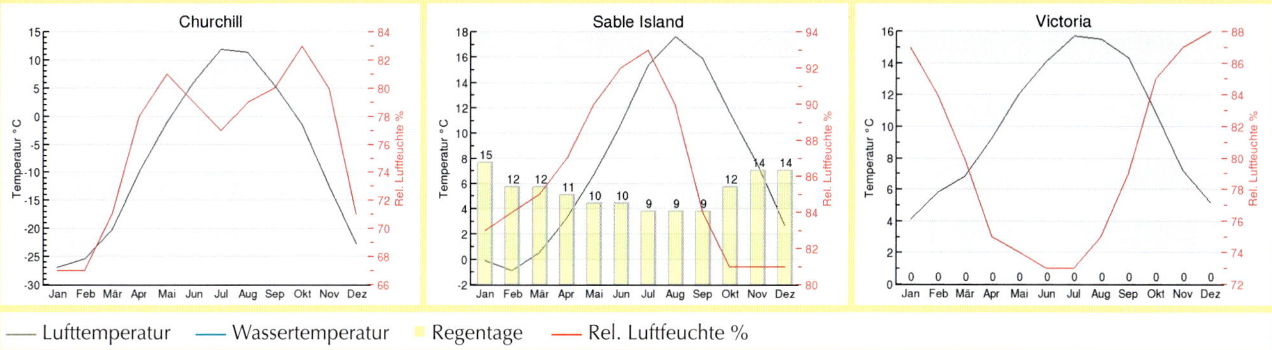

Impfpräventable Risiken

Empfohlene Impfungen

Reisende sollten über den für Deutschland empfohlenen Standardimpfschutz (STIKO) verfügen, insbesondere über eine aktuelle Impfung gegen Tetanus (Wundstarrkrampf), Diphtherie, Pertussis (Keuchhusten), Masern und eine Grundimmunisierung gegen Poliomyelitis/Kinderlähmung.
Je nach Alter und Gesundheitszustand kommen weitere Empfehlungen hinzu. **Der STIKO-Impfkalender ist in Teil A des Handbuchs abgebildet.**

Welche Impfungen darüber hinaus für eine Reise empfehlenswert sind, hängt von der Art der Reise ab.

Zusätzlich sollte für viele Reiseländer ein ausreichender Schutz gegen Hepatitis A (Gelbsucht) vorhanden sein. Wer engeren Kontakt zu der einheimischen Bevölkerung hat, sollte sich zusätzlich noch gegen Hepatitis B impfen lassen. Hepatitis B kann z.B. durch Blut, Speichel und beim Sexualkontakt übertragen werden.

Impfungen

Krankheiten	Pflicht	Empfehlung	Pauschal	einf. Reisestil
Diphtherie		•	•	•
Masern		•	•	•
Pertussis (Keuchhusten)		•	•	•
Tetanus (Wundstarrkrampf)		•	•	•
Cholera				
Dengue-Fieber				
FSME (Frühsommer-Meningoenzephalitis)				
Gelbfieber				
Hepatitis A				•
Hepatitis B				•
Japanische Enzephalitis				
Meningokokken-Meningitis				
Polio (Kinderlähmung / Poliomyelitis)				
Tollwut				•
Typhus				

Erläuterungen

Pflicht siehe Einreisevorschriften

Empfehlung siehe Empfohlene Impfungen

Pauschalreisen
Bei Reisen nach westlichem Standard, überwiegend in Touristikzentren, Großstädten, Essen in gehobenen Lokalen oder im Hotel.

Achtung: Bei Reisenden kommt es häufig vor, dass spontan Tagesausflüge ins Landesinnere unternommen werden. Dann könnte ein zusätzlicher Impfschutz, wie beim einfachen Reisestil, sehr wichtig sein!

Einfacher Reisestil
Zusätzlich sollte für viele Reiseländer ein ausreichender Schutz gegen Hepatitis A (Gelbsucht) vorhanden sein. Innerhalb der westlichen Industriestaaten ist die chronische Hepatitis B überwiegend auf Risikogruppen beschränkt, außerhalb jedoch steigt ihre Häufigkeit deutlich an. Sie kann dann z.B. durch Blut, Speichel und beim Sexualkontakt übertragen werden, aber auch durch unsterile (zahn-)medizinische Behandlung. Für solche Ziele ist eine Hepatitis B-Impfung zu empfehlen.

LZ: Langzeit

Weitere Gesundheitsgefahren

Infektionsrisiken
Alveoläre Echinokokkose, Botulismus, Trichinose, West-Nil-Enzephalitis

Botschaften

- 1 Waverley Street, Ottawa, Ontario K2P OT8, Tel.: 001-613 232 11 01, eMail: info@ottawa.diplo.de
- 445 Wilbrod Street, Ottawa, Ontario K1N 6M7, Tel.: 001-613-789 14 44, eMail: ottawa-ob@bmeia.gv.at
- 5 Marlborough Avenue Ottawa, ON, K1N 8E6, Canada, Tel.: 001-613 235 1837, eMail: ottawa@eda.admin.ch

Kap Verde (CV)

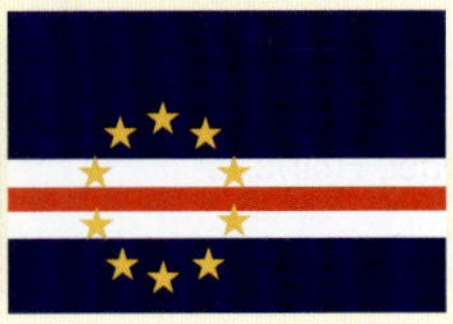

Kontinent: Afrika
Andere Namen: Kapverden
Einwohnerzahl: 556 (in Tausend)
Lebenserwartung: 74 Jahre
Kindersterblichkeit: 14 pro Tausend
Amtssprache: Portugiesisch
Zeitverschiebung: -2 Std.
Sommerzeit: keine
Med. Notrufnummer: keine

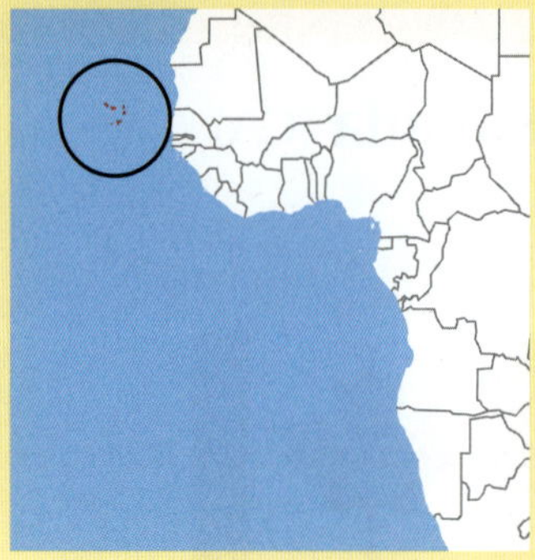

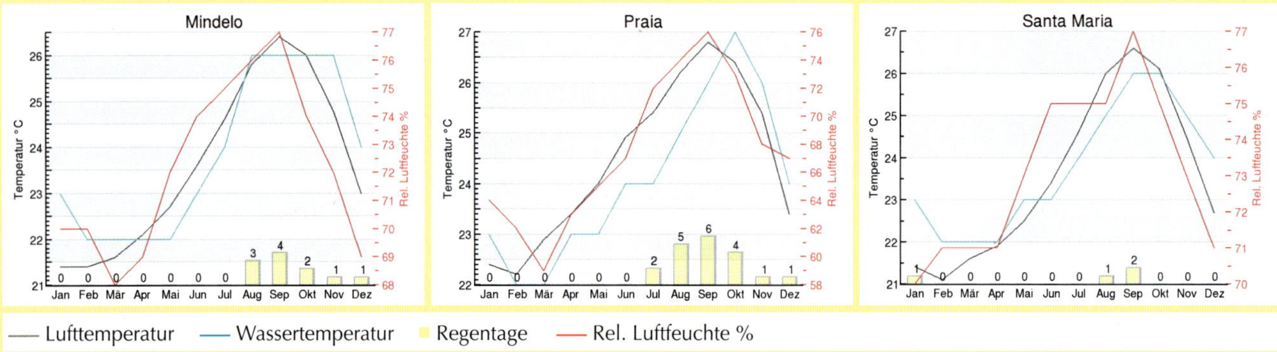

Impfpräventable Risiken

Einreisevorschriften

Gelbfieber

Keine Impfvorschriften für Reisende, die aus Europa direkt einreisen (Direktflug). Wer aus einem von Gelbfieber betroffenen Land einreist (Endemiegebiet), muss eine Gelbfieberimpfung nachweisen (Gelbfieberimpfbescheinigung). Kinder bis zum Alter von 1 Jahr, benötigen keine Gelbfieberimpfung.

Eine Impfbescheinigung wird derzeit benötigt bei der Einreise aus: Äquatorialguinea, Äthiopien, Angola, Argentinien, Benin, Bolivien, Brasilien, Burkina Faso, Burundi, Ecuador, Elfenbeinküste, Französisch-Guyana, Gabun, Gambia, Ghana, Guinea, Guinea-Bissau, Guyana, Kamerun, Kenia, Kolumbien, Kongo, Kongo, Demokratische Republik, Liberia, Mali, Mauretanien, Niger, Nigeria, Panama, Paraguay, Peru, Senegal, Sierra Leone, Sudan, Südsudan, Suriname, Togo, Trinidad und Tobago, Tschad, Uganda, Venezuela, Zentralafrikanische Republik.

Empfohlene Impfungen

Reisende sollten über den für Deutschland empfohlenen Standardimpfschutz (STIKO) verfügen, insbesondere über eine aktuelle Impfung gegen Tetanus (Wundstarrkrampf), Diphtherie, Pertussis (Keuchhusten), Masern und eine Grundimmunisierung gegen Poliomyelitis/Kinderlähmung.
Je nach Alter und Gesundheitszustand kommen weitere Empfehlungen hinzu. **Der STIKO-Impfkalender ist in Teil A des Handbuchs abgebildet.**

Welche Impfungen darüber hinaus für eine Reise empfehlenswert sind, hängt von der Art der Reise ab.

Zusätzlich sollte für viele Reiseländer ein ausreichender Schutz gegen Hepatitis A (Gelbsucht) vorhanden sein. Wer engeren Kontakt zu der einheimischen Bevölkerung hat, sollte sich zusätzlich noch gegen Hepatitis B impfen lassen. Hepatitis B kann z.B. durch Blut, Speichel und beim Sexualkontakt übertragen werden.

Impfungen

Krankheiten	Pflicht	Empfehlung	Pauschal	einf. Reisestil
Diphtherie		●	●	●
Masern		●	●	●
Pertussis (Keuchhusten)		●	●	●
Tetanus (Wundstarrkrampf)		●	●	●
Cholera				
Dengue-Fieber				
FSME (Frühsommer-Meningoenzephalitis)				
Gelbfieber	bedingt			
Hepatitis A		●	●	●
Hepatitis B		●	●	●
Japanische Enzephalitis				
Meningokokken-Meningitis				
Polio (Kinderlähmung / Poliomyelitis)				
Tollwut				
Typhus				●

Erläuterungen

Pflicht siehe Einreisevorschriften

Empfehlung siehe Empfohlene Impfungen

Pauschalreisen
Bei Reisen nach westlichem Standard, überwiegend in Touristikzentren, Großstädten, Essen in gehobenen Lokalen oder im Hotel.

Achtung: Bei Reisenden kommt es häufig vor, dass spontan Tagesausflüge ins Landesinnere unternommen werden. Dann könnte ein zusätzlicher Impfschutz, wie beim einfachen Reisestil, sehr wichtig sein!

Einfacher Reisestil
Zusätzlich sollte für viele Reiseländer ein ausreichender Schutz gegen Hepatitis A (Gelbsucht) vorhanden sein. Innerhalb der westlichen Industriestaaten ist die chronische Hepatitis B überwiegend auf Risikogruppen beschränkt, außerhalb jedoch steigt ihre Häufigkeit deutlich an. Sie kann dann z.B. durch Blut, Speichel und beim Sexualkontakt übertragen werden, aber auch durch unsterile (zahn-)medizinische Behandlung. Für solche Ziele ist eine Hepatitis B-Impfung zu empfehlen.

LZ: Langzeit

Malariavorkommen

Letzte Fälle in 2021, 2024 von der WHO als malariafrei anerkannt. Einzelfälle nach Importen und lokaler Weiterverbreitung nicht ganz ausgeschlossen.

Weitere Gesundheitsgefahren

Infektionsrisiken
Anthrax (Milzbrand), Brucellose, **Denguefieber und schweres Denguefieber (früher: hämorrhagisches D.),** Egelbefall der Leber, Filariose, lymphatische, Tropische Pulmonale Eosinophilie, Zika-Virus

Botschaften

- siehe Portugal: Campo dos Mártires da Pátria, 38, 1169-043 Lissabon, Tel.: 00351-21 881 02 10, eMail: info@lissabon.diplo.de
- Botschaft: siehe Portugal
- Botschaft: siehe Senegal, , Consulat général de Suisse Av. Jorge Barbosa 7959-001 Quebra Canela Praia, Tel. 00238-262 70 96, eMail: praia@honrep.ch

Kasachstan (KZ)

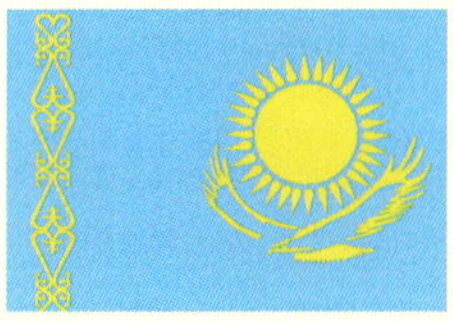

Kontinent: Asien
Einwohnerzahl: 18.777 (in Tausend)
Lebenserwartung: 74 Jahre
Kindersterblichkeit: 10 pro Tausend
Amtssprache: Kasachisch
Zeitverschiebung: 4 Std. 5 Std.
Sommerzeit: keine
Med. Notrufnummer: 112, 103

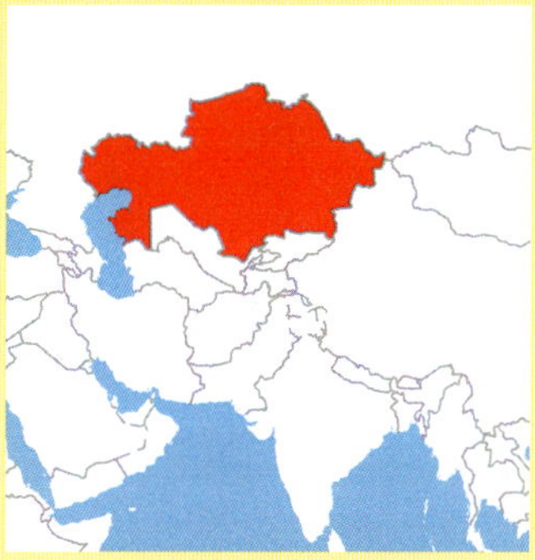

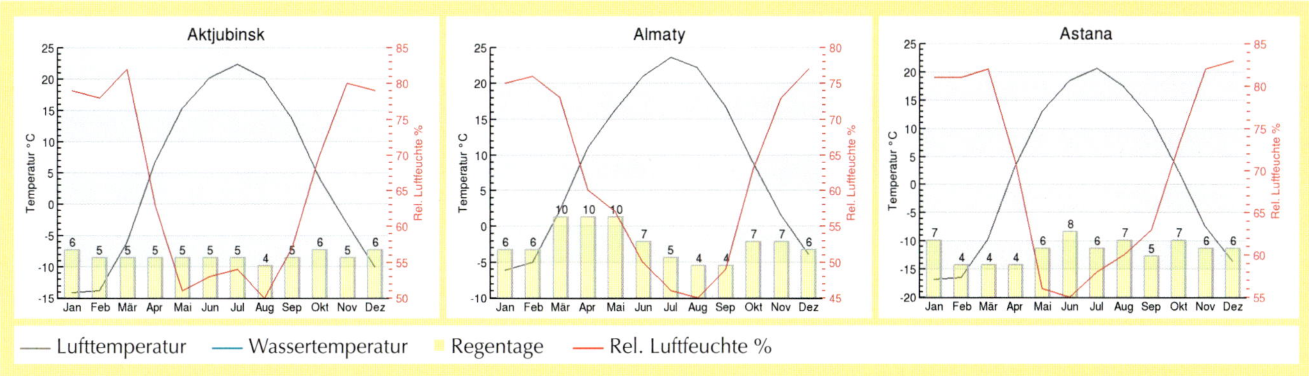

Impfpräventable Risiken

Empfohlene Impfungen

Gelbfieber

Keine Impfvorschriften für Reisende, die aus Europa direkt einreisen (Direktflug). Wer aus einem von Gelbfieber betroffenen Land einreist (Endemiegebiet), muss eine Gelbfieberimpfung nachweisen (Gelbfieber-Impfbescheinigung). Das gilt auch für Reisende die vorher auf einem Transitflughafen in einem Endemiegebiet gewesen sind.

Eine Impfbescheinigung wird derzeit benötigt bei der Einreise aus: Äquatorialguinea, Äthiopien, Angola, Argentinien, Benin, Bolivien, Brasilien, Burkina Faso, Burundi, Ecuador, Elfenbeinküste, Französisch-Guyana, Gabun, Gambia, Ghana, Guinea, Guinea-Bissau, Guyana, Kamerun, Kenia, Kolumbien, Kongo, Kongo, Demokratische Republik, Liberia, Mali, Mauretanien, Niger, Nigeria, Panama, Paraguay, Peru, Senegal, Sierra Leone, Sudan, Südsudan, Suriname, Togo, Trinidad und Tobago, Tschad, Uganda, Venezuela, Zentralafrikanische Republik.

Einreisevorschriften

Reisende sollten über den für Deutschland empfohlenen Standardimpfschutz (STIKO) verfügen, insbesondere über eine aktuelle Impfung gegen Tetanus (Wundstarrkrampf), Diphtherie, Pertussis (Keuchhusten), Masern und eine Grundimmunisierung gegen Poliomyelitis/Kinderlähmung. Je nach Alter und Gesundheitszustand kommen weitere Empfehlungen hinzu. **Der STIKO-Impfkalender ist in Teil A des Handbuchs abgebildet.**

Welche Impfungen darüber hinaus für eine Reise empfehlenswert sind, hängt von der Art der Reise ab.

Zusätzlich sollte für viele Reiseländer ein ausreichender Schutz gegen Hepatitis A (Gelbsucht) vorhanden sein. Wer engeren Kontakt zu der einheimischen Bevölkerung hat, sollte sich zusätzlich noch gegen Hepatitis B impfen lassen. Hepatitis B kann z.B. durch Blut, Speichel und beim Sexualkontakt übertragen werden.

Impfungen

Krankheiten	Pflicht	Empfehlung	Pauschal	einf. Reisestil
Diphtherie		●	●	●
Masern		●	●	●
Pertussis (Keuchhusten)		●	●	●
Tetanus (Wundstarrkrampf)		●	●	●
Cholera				
Dengue-Fieber				
FSME (Frühsommer-Meningoenzephalitis)				●
Gelbfieber	bedingt			
Hepatitis A		●	●	●
Hepatitis B		●	●	●
Japanische Enzephalitis				
Meningokokken-Meningitis				
Polio (Kinderlähmung / Poliomyelitis)				●
Tollwut		●	●	●
Typhus				●

Erläuterungen

Pflicht siehe Einreisevorschriften

Empfehlung siehe Empfohlene Impfungen

Pauschalreisen
Bei Reisen nach westlichem Standard, überwiegend in Touristikzentren, Großstädten, Essen in gehobenen Lokalen oder im Hotel.

Achtung: Bei Reisenden kommt es häufig vor, dass spontan Tagesausflüge ins Landesinnere unternommen werden. Dann könnte ein zusätzlicher Impfschutz, wie beim einfachen Reisestil, sehr wichtig sein!

Einfacher Reisestil
Zusätzlich sollte für viele Reiseländer ein ausreichender Schutz gegen Hepatitis A (Gelbsucht) vorhanden sein. Innerhalb der westlichen Industriestaaten ist die chronische Hepatitis B überwiegend auf Risikogruppen beschränkt, außerhalb jedoch steigt ihre Häufigkeit deutlich an. Sie kann dann z.B. durch Blut, Speichel und beim Sexualkontakt übertragen werden, aber auch durch unsterile (zahn-)medizinische Behandlung. Für solche Ziele ist eine Hepatitis B-Impfung zu empfehlen.

LZ: Langzeit

Malariavorkommen

Nach eigenen Angaben seit 2004 malariafrei, jedoch 2019 in D ein aus Kasachstan importierter Malariafall.

Weitere Gesundheitsgefahren

Infektionsrisiken
Anthrax (Milzbrand), Botulismus, Brucellose, Krim-Kongo Fieber, hämorrhagisches, Pest

Botschaften

- (Deutschland) ul. Kosmonawtow 62, Mikrodistrikt Chubary, 010000 Astana, Tel.: 007-71 72 79 12 00, eMail: info@astana.diplo.de
- (Österreich) Kosmonavtov Strasse 62, 9. Stock, Mikrodistrikt Chubary, 010000 Astana, Tel.: 007-7172-97 78 69, eMail: astana-ob@bmeia.gv.at
- (Schweiz) 62 Kosmonavtov Street, 8F Microdistrict Chubary 010000 Astana, Kazakhstan, Tel.: 007-717 297 98 92, eMail: nur-sultan@eda.admin.ch

Katar (QA)

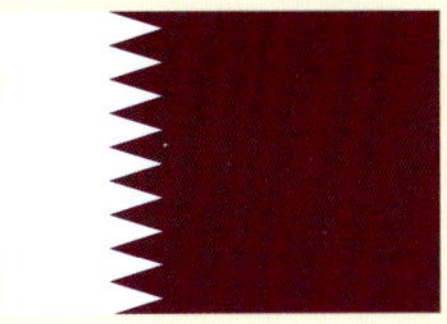

Kontinent: Asien
Einwohnerzahl: 2.881 (in Tausend)
Lebenserwartung: 77 Jahre
Kindersterblichkeit: 6 pro Tausend
Amtssprache: Arabisch
Zeitverschiebung: 2 Std.
Sommerzeit: keine
Med. Notrufnummer: 999

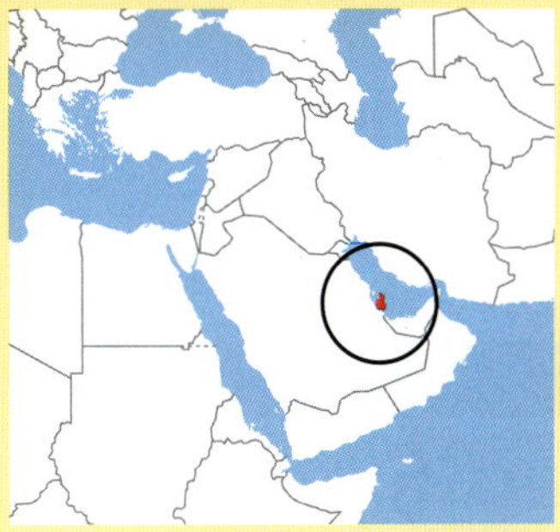

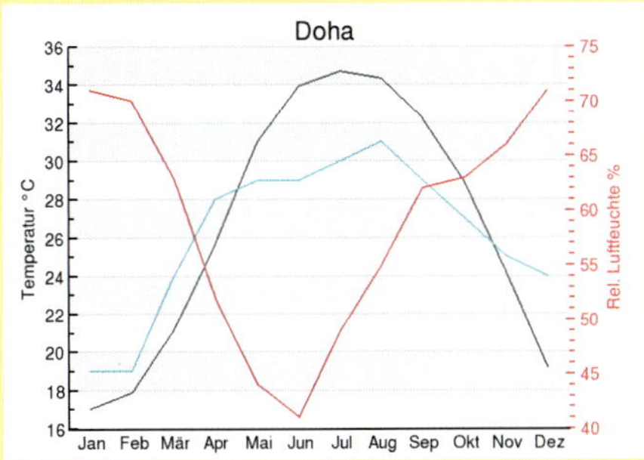

— Lufttemperatur — Wassertemperatur Regentage — Rel. Luftfeuchte %

Impfpräventable Risiken

Einreisevorschriften

Gelbfieber
Keine Impfvorschriften für Reisende, die aus Europa direkt einreisen (Direktflug). Wer aus einem von Gelbfieber betroffenen Land einreist (Endemiegebiet), muss eine Gelbfieberimpfung nachweisen (Gelbfieber-Impfbescheinigung). Das gilt auch für Reisende die vorher mehr als 12 Stunden auf einem Transitflughafen in einem Endemiegebiet gewesen sind. Kinder bis zum Alter von 9 Monaten benötigen keine Gelbfieber-Impfung.

Eine Impfbescheinigung wird derzeit benötigt bei der Einreise aus: Äquatorialguinea, Äthiopien, Angola, Argentinien, Benin, Bolivien, Brasilien, Burkina Faso, Burundi, Ecuador, Elfenbeinküste, Französisch-Guyana, Gabun, Gambia, Ghana, Guinea, Guinea-Bissau, Guyana, Kamerun, Kenia, Kolumbien, Kongo, Kongo, Demokratische Republik, Liberia, Mali, Mauretanien, Niger, Nigeria, Panama, Paraguay, Peru, Senegal, Sierra Leone, Sudan, Südsudan, Suriname, Togo, Trinidad und Tobago, Tschad, Uganda, Venezuela, Zentralafrikanische Republik

Polio/Kinderlähmung
Bei Einreise aus Polio-endemischen Ländern muß die Internationale Polioimpfbescheinigung vorgelegt werden.

Empfohlene Impfungen

Reisende sollten über den für Deutschland empfohlenen Standardimpfschutz (STIKO) verfügen, insbesondere über eine aktuelle Impfung gegen Tetanus (Wundstarrkrampf), Diphtherie, Pertussis (Keuchhusten), Masern und eine Grundimmunisierung gegen Poliomyelitis/Kinderlähmung. Je nach Alter und Gesundheitszustand kommen weitere Empfehlungen hinzu. **Der STIKO-Impfkalender ist in Teil A des Handbuchs abgebildet.** Zusätzlich sollte für viele Reiseländer ein ausreichender Schutz gegen Hepatitis A (Gelbsucht) vorhanden sein. Wer engeren Kontakt zu der einheimischen Bevölkerung hat, sollte sich zusätzlich noch gegen Hepatitis B impfen lassen. Hepatitis B kann z.B. durch Blut, Speichel und beim Sexualkontakt übertragen werden.

Impfungen

Krankheiten	Pflicht	Empfehlung	Pauschal	einf. Reisestil
Diphtherie		●	●	●
Masern		●	●	●
Pertussis (Keuchhusten)		●	●	●
Tetanus (Wundstarrkrampf)		●	●	●
Cholera				
Dengue-Fieber				
FSME (Frühsommer-Meningoenzephalitis)				
Gelbfieber	bedingt			
Hepatitis A		●	●	●
Hepatitis B		●	●	●
Japanische Enzephalitis				
Meningokokken-Meningitis				
Polio (Kinderlähmung / Poliomyelitis)	bedingt			
Tollwut				●
Typhus				●

Erläuterungen

Pflicht siehe Einreisevorschriften

Empfehlung siehe Empfohlene Impfungen

Pauschalreisen
Bei Reisen nach westlichem Standard, überwiegend in Touristikzentren, Großstädten, Essen in gehobenen Lokalen oder im Hotel.

Achtung: Bei Reisenden kommt es häufig vor, dass spontan Tagesausflüge ins Landesinnere unternommen werden. Dann könnte ein zusätzlicher Impfschutz, wie beim einfachen Reisestil, sehr wichtig sein!

Einfacher Reisestil
Zusätzlich sollte für viele Reiseländer ein ausreichender Schutz gegen Hepatitis A (Gelbsucht) vorhanden sein. Innerhalb der westlichen Industriestaaten ist die chronische Hepatitis B überwiegend auf Risikogruppen beschränkt, außerhalb jedoch steigt ihre Häufigkeit deutlich an. Sie kann dann z.B. durch Blut, Speichel und beim Sexualkontakt übertragen werden, aber auch durch unsterile (zahn-)medizinische Behandlung. Für solche Ziele ist eine Hepatitis B-Impfung zu empfehlen.

LZ: Langzeit

Weitere Gesundheitsgefahren

Infektionsrisiken
Anthrax (Milzbrand), Brucellose, **Chikungunya,** MERS-Corona-Virus

Botschaften

No. 6 Al-Jazeera Al-Arabiya Street, Fareej Kolaib, Doha, Tel.: 00974-44 08 23 00, eMail: info@doha.diplo.de

Palm Tower B, level 33, West Bay, Doha, Tel.: 00974-403 373 00, eMail: doha-ob@bmeia.gv.at

Villa 60, Zone 66, Wadi al Humra Street 807, Doha, Tel.: 00974-4020 3400, eMail: doha@eda.admin.ch

Kenia (KE)

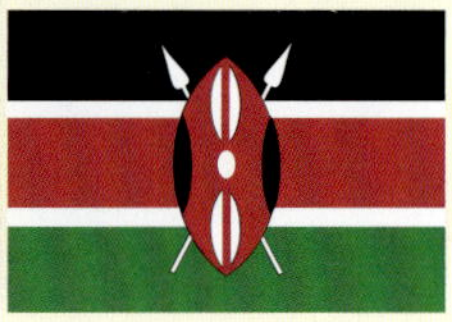

Kontinent: Afrika

Beliebte Reiseziele: Amboseli, Masai Mara, Mombasa, Nairobi

Einwohnerzahl: 53.771 (in Tausend)

Lebenserwartung: 66 Jahre

Kindersterblichkeit: 49 pro Tausend

Amtssprache: Englisch, Suaheli

Zeitverschiebung: 2 Std.

Sommerzeit: keine

Med. Notrufnummer: keine

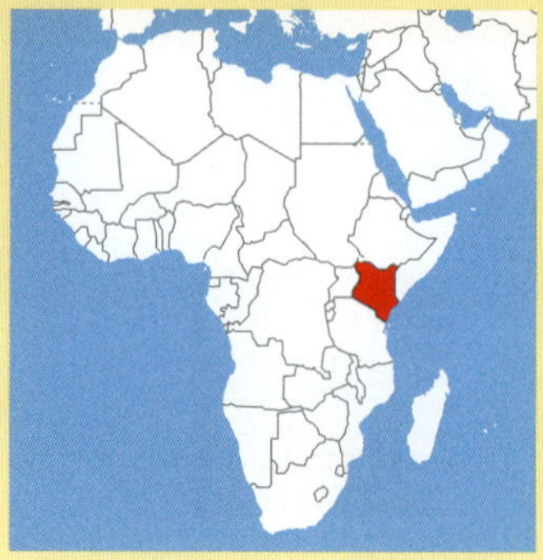

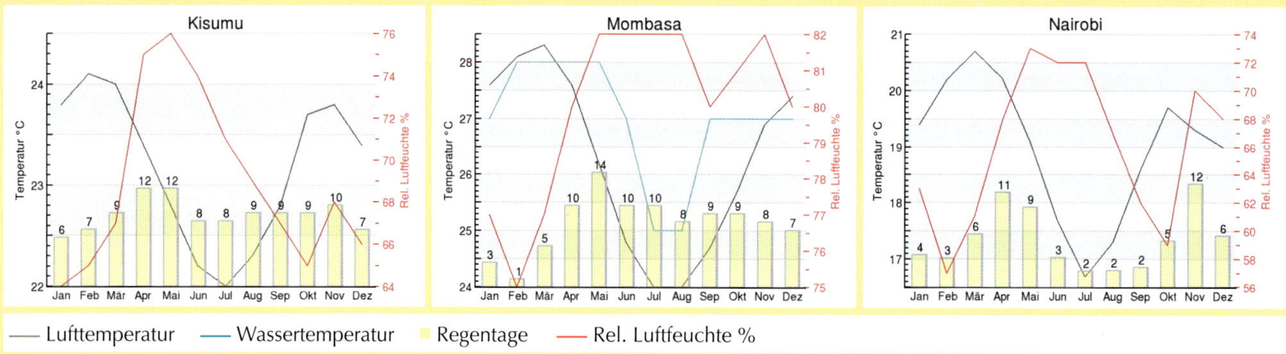

Impfpräventable Risiken

Einreisevorschriften

Gelbfieber

Keine Impfvorschriften für Reisende, die aus Europa direkt einreisen (Direktflug). Wer aus einem von Gelbfieber betroffenen Land einreist (Endemiegebiet), muss eine Gelbfieberimpfung nachweisen (Gelbfieberimpfbescheinigung). Kinder bis zum Alter von 1 Jahr, benötigen keine Gelbfieberimpfung.

Eine Impfbescheinigung wird derzeit benötigt bei der Einreise aus: Äquatorialguinea, Äthiopien, Angola, Argentinien, Benin, Bolivien, Brasilien, Burkina Faso, Burundi, Ecuador, Elfenbeinküste, Französisch-Guyana, Gabun, Gambia, Ghana, Guinea, Guinea-Bissau, Guyana, Kamerun, Kolumbien, Kongo, Kongo, Demokratische Republik, Liberia, Mali, Mauretanien, Niger, Nigeria, Panama, Paraguay, Peru, Senegal, Sierra Leone, Sudan, Südsudan, Suriname, Togo, Trinidad und Tobago, Tschad, Uganda, Uruguay, Venezuela, Zentralafrikanische Republik.

Empfohlene Impfungen

Reisende sollten über den für Deutschland empfohlenen Standardimpfschutz (STIKO) verfügen, insbesondere über eine aktuelle Impfung gegen Tetanus (Wundstarrkrampf), Diphtherie, Pertussis (Keuchhusten), Masern und eine Grundimmunisierung gegen Poliomyelitis/Kinderlähmung. Je nach Alter und Gesundheitszustand kommen weitere Empfehlungen hinzu. **Der STIKO-Impfkalender ist in Teil A des Handbuchs abgebildet.**

Welche Impfungen darüber hinaus für eine Reise empfehlenswert sind, hängt von der Art der Reise ab.

Zusätzlich sollte für viele Reiseländer ein ausreichender Schutz gegen Hepatitis A (Gelbsucht) vorhanden sein. Wer engeren Kontakt zu der einheimischen Bevölkerung hat, sollte sich zusätzlich noch gegen Hepatitis B impfen lassen. Hepatitis B kann z.B. durch Blut, Speichel und beim Sexualkontakt übertragen werden.

Impfungen

Krankheiten	Pflicht	Empfehlung	Pauschal	einf. Reisestil
Diphtherie		●	●	●
Masern		●	●	●
Pertussis (Keuchhusten)		●	●	●
Tetanus (Wundstarrkrampf)		●	●	●
Cholera				
Dengue-Fieber		seropos. oder LZ		
FSME (Frühsommer-Meningoenzephalitis)				
Gelbfieber	bedingt	●	●	●
Hepatitis A		●	●	●
Hepatitis B		●	●	●
Japanische Enzephalitis				
Meningokokken-Meningitis				●
Polio (Kinderlähmung / Poliomyelitis)				●
Tollwut		●	●	●
Typhus				●

Erläuterungen

Pflicht siehe Einreisevorschriften

Empfehlung siehe Empfohlene Impfungen

Pauschalreisen
Bei Reisen nach westlichem Standard, überwiegend in Touristikzentren, Großstädten, Essen in gehobenen Lokalen oder im Hotel.

Achtung: Bei Reisenden kommt es häufig vor, dass spontan Tagesausflüge ins Landesinnere unternommen werden. Dann könnte ein zusätzlicher Impfschutz, wie beim einfachen Reisestil, sehr wichtig sein!

Einfacher Reisestil
Zusätzlich sollte für viele Reiseländer ein ausreichender Schutz gegen Hepatitis A (Gelbsucht) vorhanden sein. Innerhalb der westlichen Industriestaaten ist die chronische Hepatitis B überwiegend auf Risikogruppen beschränkt, außerhalb jedoch steigt ihre Häufigkeit deutlich an. Sie kann dann z.B. durch Blut, Speichel und beim Sexualkontakt übertragen werden, aber auch durch unsterile (zahn-)medizinische Behandlung. Für solche Ziele ist eine Hepatitis B-Impfung zu empfehlen.

LZ: Langzeit

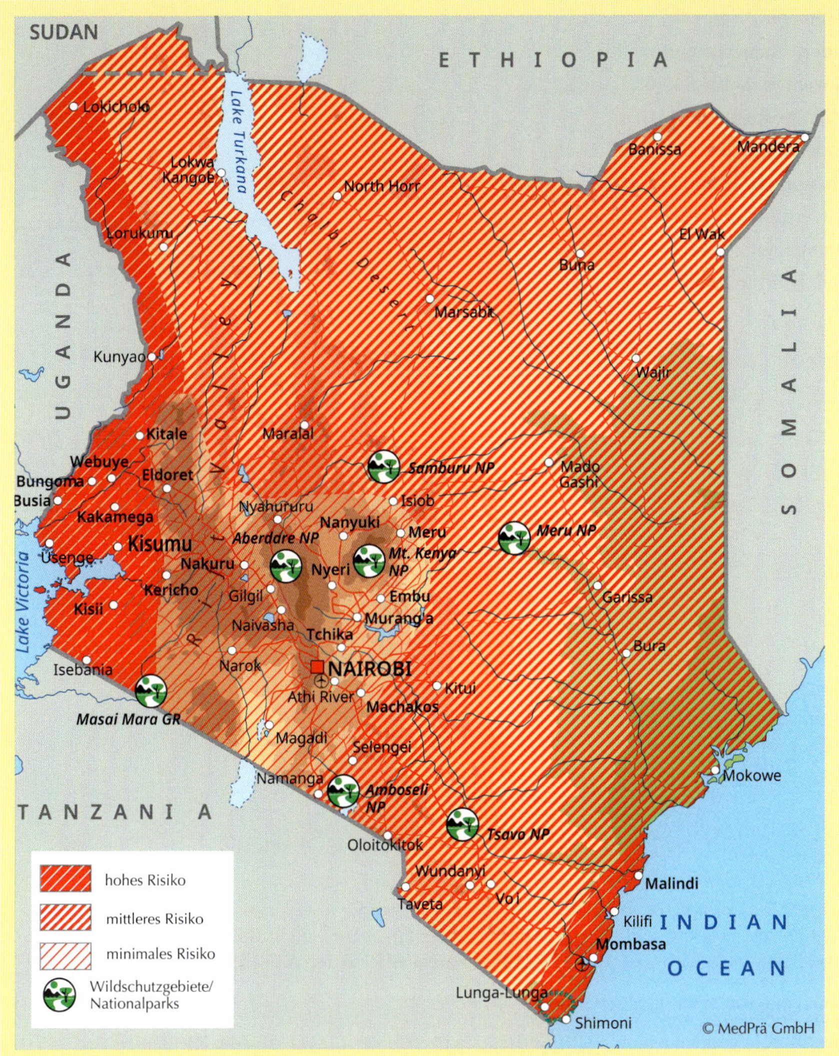

Malariavorkommen

Hohes Risiko: Ganzjährig - Im ganzen Land < 2500 m Höhe.

Mittleres Risiko: Regionen >2.500 m

Malariafrei: Nairobi

Unter üblichen Rahmenbedingungen (Reisedauer bis ca. 4 Wochen, Hotelunterbringung mit Klimaanlage, informierter und umsichtiger Reisender) wird eine medikamentöse Malariaprophylaxe nur für Reisen in Regionen und Zeiträumen mit hohem Malariarisiko **ganzjährig empfohlen**.

Malariaerreger: P. falciparum > 99%

Medikamentenauswahl

Dazu stehen die im allgemeinen Teil näher beschriebenen Substanzen **Atovaquone/ Proguani**, **Doxycyclin** (in Deutschland ein off-label use) und in begründeten Einzelfällen **Mefloquin** zur Verfügung.

Abweichungen von dieser Empfehlung sind bei besonders hohem/niedrigem Risiko oder bei besonderen Personengruppen erforderlich. Falls unterwegs beim Auftreten fieberhafter, malariaverdächtiger Episoden (Näheres siehe allgemeiner Teil) eine adäquate Diagnostik und/oder Therapie nicht zur Verfügung steht, ist die Mitnahme einer Notfall-Selbstbehandlung sinnvoll, die zur Resistenzsituation und ggf. zur medikamentösen Prophylaxe paßt. Dazu sollte **Atovaquone/Proguanil** oder **Artemether/Lumefantrin** eingesetzt werden, **Dihydroartemisinin/Piperaquin** wegen des Risikoprofils nur in unvorhersehbaren Notfällen.

Bitte den Beitrag Malaria beachten. Eine Tabelle mit den Medikamenten und Dosierung zur Malariaprophylaxe und der Standby-Behandlung der Malaria finden Sie ab der Seite C-36.

Weitere Gesundheitsgefahren

Infektionsrisiken
Anthrax (Milzbrand), Brucellose, **Chikungunya,** Cholera, **Denguefieber und schweres Denguefieber (früher: hämorrhagisches D.),** Filariose, lymphatische, Tropische Pulmonale Eosinophilie, Krim-Kongo Fieber, hämorrhagisches, Leishmaniose, viscerale, Rift-Valley-Fieber, Trypanosomiasis, afrikanische Schlafkrankheit.

Botschaften

- Ludwig Krapf House, Riverside Drive 113, Nairobi, Tel.: 00254-20 426 21 00, eMail: info@nairobi.diplo.de
- Limuru Road 536, Muthaiga (gegenüber Muthaiga Mini Market), Nairobi, Tel.: Tel.: 00254-20-406 00 22, eMail: info@nairobi.diplo.de
- Rosslyn Green Estate, Rosslyn Green Drive, off Red Hill Road, Nairobi, Tel.: 00254-730 694 000, eMail: nairobi@eda.admin.ch

Kirgisistan (KG)

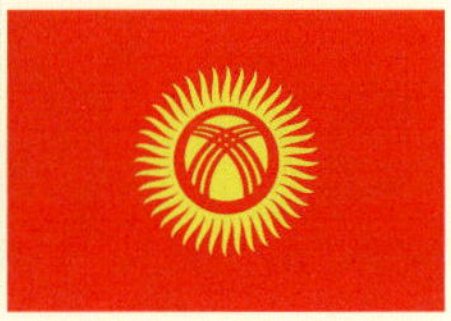

Kontinent: Asien
Andere Namen: Kirgisien, Kirgistan
Einwohnerzahl: 6.542 (in Tausend)
Lebenserwartung: 74 Jahre
Kindersterblichkeit: 18 pro Tausend
Amtssprache: Kirgisisch, Russisch
Zeitverschiebung: 5 Std.
Sommerzeit: keine
Med. Notrufnummer: 103

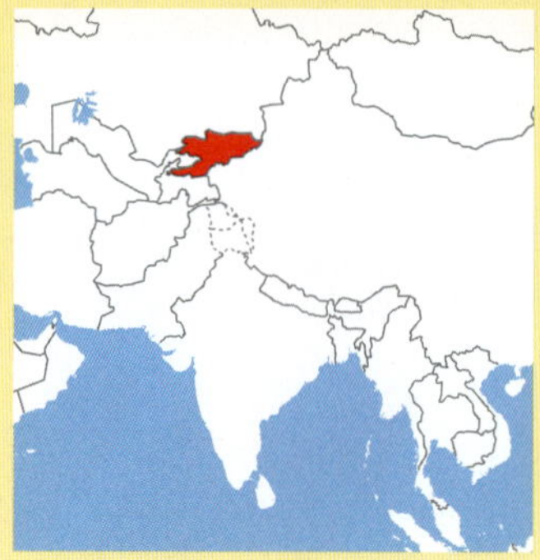

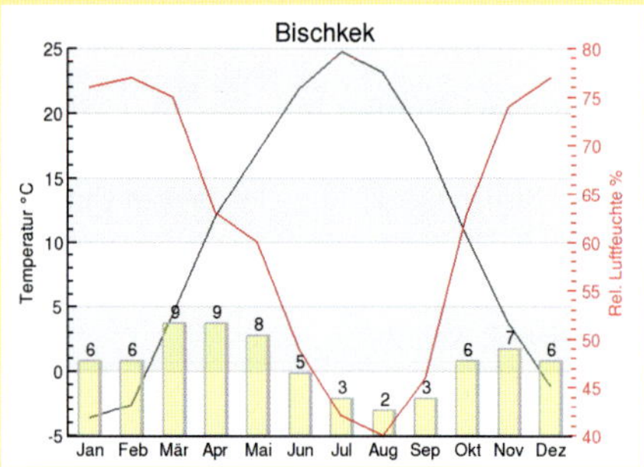

— Lufttemperatur — Wassertemperatur Regentage — Rel. Luftfeuchte %

Impfpräventable Risiken

Empfohlene Impfungen

Reisende sollten über den für Deutschland empfohlenen Standardimpfschutz (STIKO) verfügen, insbesondere über eine aktuelle Impfung gegen Tetanus (Wundstarrkrampf), Diphtherie, Pertussis (Keuchhusten), Masern und eine Grundimmunisierung gegen Poliomyelitis/Kinderlähmung. Je nach Alter und Gesundheitszustand kommen weitere Empfehlungen hinzu. **Der STIKO-Impfkalender ist in Teil A des Handbuchs abgebildet.**

Welche Impfungen darüber hinaus für eine Reise empfehlenswert sind, hängt von der Art der Reise ab.

Zusätzlich sollte für viele Reiseländer ein ausreichender Schutz gegen Hepatitis A (Gelbsucht) vorhanden sein. Wer engeren Kontakt zu der einheimischen Bevölkerung hat, sollte sich zusätzlich noch gegen Hepatitis B impfen lassen. Hepatitis B kann z.B. durch Blut, Speichel und beim Sexualkontakt übertragen werden.

Impfungen

Krankheiten	Pflicht	Empfehlung	Pauschal	einf. Reisestil
Diphtherie		●	●	●
Masern		●	●	●
Pertussis (Keuchhusten)		●	●	●
Tetanus (Wundstarrkrampf)		●	●	●
Cholera				
Dengue-Fieber				
FSME (Frühsommer-Meningoenzephalitis)				●
Gelbfieber				
Hepatitis A		●	●	●
Hepatitis B		●	●	●
Japanische Enzephalitis				
Meningokokken-Meningitis				
Polio (Kinderlähmung / Poliomyelitis)		●	●	●
Tollwut				●
Typhus				●

Erläuterungen

Pflicht siehe Einreisevorschriften

Empfehlung siehe Empfohlene Impfungen

Pauschalreisen
Bei Reisen nach westlichem Standard, überwiegend in Touristikzentren, Großstädten, Essen in gehobenen Lokalen oder im Hotel.

Achtung: Bei Reisenden kommt es häufig vor, dass spontan Tagesausflüge ins Landesinnere unternommen werden. Dann könnte ein zusätzlicher Impfschutz, wie beim einfachen Reisestil, sehr wichtig sein!

Einfacher Reisestil
Zusätzlich sollte für viele Reiseländer ein ausreichender Schutz gegen Hepatitis A (Gelbsucht) vorhanden sein. Innerhalb der westlichen Industriestaaten ist die chronische Hepatitis B überwiegend auf Risikogruppen beschränkt, außerhalb jedoch steigt ihre Häufigkeit deutlich an. Sie kann dann z.B. durch Blut, Speichel und beim Sexualkontakt übertragen werden, aber auch durch unsterile (zahn-)medizinische Behandlung. Für solche Ziele ist eine Hepatitis B-Impfung zu empfehlen.

LZ: Langzeit

Weitere Gesundheitsgefahren

Infektionsrisiken
Anthrax (Milzbrand), Brucellose, Krim-Kongo Fieber, hämorrhagisches

Botschaften

Deutschland: Blvd. Erkendik 21, Bischkek, Tel.: 00996-312 627 100, eMail: info@bischkek.diplo.de

Österreich: Botschaft siehe Kasachstan / HONORARKONSULAT Bischkek: Ulitsa Moskovskaya 187, Büro Nr. 4, 720010 Bischkek, Kirgisistan, Tel.: 00996-312-90 04 90, eMail: austria@konsul.kg

Schweiz: 21 Erkindik blvrd. Bishkek 720040 Kyrgyzstan, Tel.: 00996-312 30 10 36, eMail: bishkek@eda.admin.ch

Kiribati (KI)

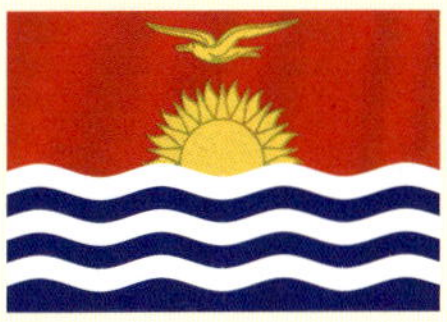

Kontinent: Ozeanien
Einwohnerzahl: 119 (in Tausend)
Lebenserwartung: 59 Jahre
Kindersterblichkeit: 50 pro Tausend
Amtssprache: Englisch, Gilbertesisch
Zeitverschiebung: 11 Std. 12 Std. 13 Std.
Sommerzeit: keine
Med. Notrufnummer: 28100

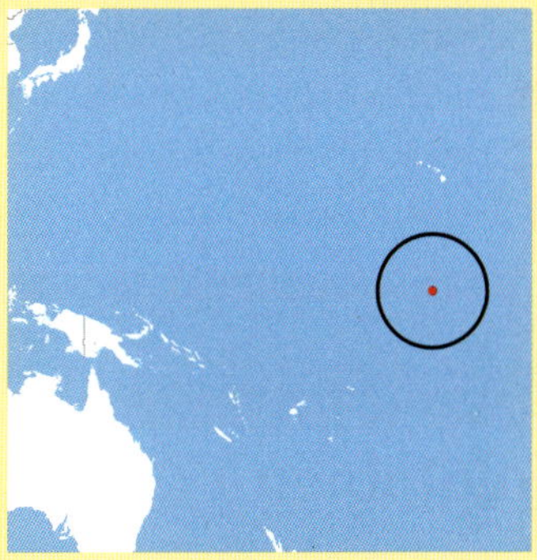

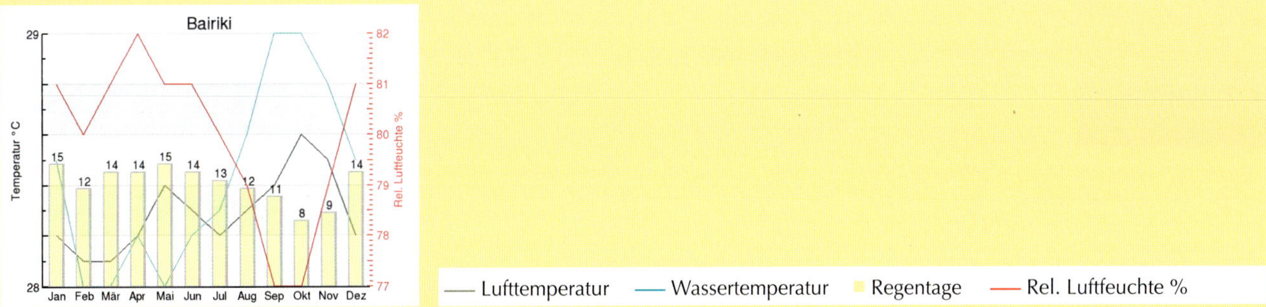

Impfpräventable Risiken

Empfohlene Impfungen

Reisende sollten über den für Deutschland empfohlenen Standardimpfschutz (STIKO) verfügen, insbesondere über eine aktuelle Impfung gegen Tetanus (Wundstarrkrampf), Diphtherie, Pertussis (Keuchhusten), Masern und eine Grundimmunisierung gegen Poliomyelitis/Kinderlähmung. Je nach Alter und Gesundheitszustand kommen weitere Empfehlungen hinzu. **Der STIKO-Impfkalender ist in Teil A des Handbuchs abgebildet.**

Welche Impfungen darüber hinaus für eine Reise empfehlenswert sind, hängt von der Art der Reise ab.

Zusätzlich sollte für viele Reiseländer ein ausreichender Schutz gegen Hepatitis A (Gelbsucht) vorhanden sein. Wer engeren Kontakt zu der einheimischen Bevölkerung hat, sollte sich zusätzlich noch gegen Hepatitis B impfen lassen. Hepatitis B kann z.B. durch Blut, Speichel und beim Sexualkontakt übertragen werden.

Impfungen

Krankheiten	Pflicht	Empfehlung	Pauschal	einf. Reisestil
Diphtherie		●	●	●
Masern		●	●	●
Pertussis (Keuchhusten)		●	●	●
Tetanus (Wundstarrkrampf)		●	●	●
Cholera				
Dengue-Fieber				
FSME (Frühsommer-Meningoenzephalitis)				
Gelbfieber				
Hepatitis A		●	●	●
Hepatitis B		●	●	●
Japanische Enzephalitis				
Meningokokken-Meningitis				
Polio (Kinderlähmung / Poliomyelitis)				
Tollwut				
Typhus				

Erläuterungen

Pflicht siehe Einreisevorschriften

Empfehlung siehe Empfohlene Impfungen

Pauschalreisen
Bei Reisen nach westlichem Standard, überwiegend in Touristikzentren, Großstädten, Essen in gehobenen Lokalen oder im Hotel.

Achtung: Bei Reisenden kommt es häufig vor, dass spontan Tagesausflüge ins Landesinnere unternommen werden. Dann könnte ein zusätzlicher Impfschutz, wie beim einfachen Reisestil, sehr wichtig sein!

Einfacher Reisestil
Zusätzlich sollte für viele Reiseländer ein ausreichender Schutz gegen Hepatitis A (Gelbsucht) vorhanden sein. Innerhalb der westlichen Industriestaaten ist die chronische Hepatitis B überwiegend auf Risikogruppen beschränkt, außerhalb jedoch steigt ihre Häufigkeit deutlich an. Sie kann dann z.B. durch Blut, Speichel und beim Sexualkontakt übertragen werden, aber auch durch unsterile (zahn-)medizinische Behandlung. Für solche Ziele ist eine Hepatitis B-Impfung zu empfehlen.

LZ: Langzeit

Botschaften

90-92 Hobson Street, Thorndon, 6011 Wellington, Neuseeland, Tel.: 0064-4473 60 63, eMail: info@wellington.diplo.de

Botschaft: siehe Australien

Botschaft: siehe Australien

Kolumbien (CO)

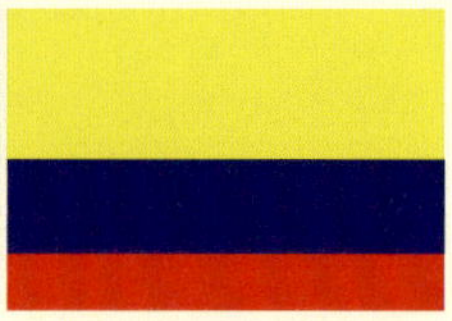

Kontinent: Südamerika
Einwohnerzahl: 50.883 (in Tausend)
Lebenserwartung: 79 Jahre
Kindersterblichkeit: 13 pro Tausend
Amtssprache: Spanisch
Zeitverschiebung: -6 Std.
Sommerzeit: keine
Med. Notrufnummer: keine

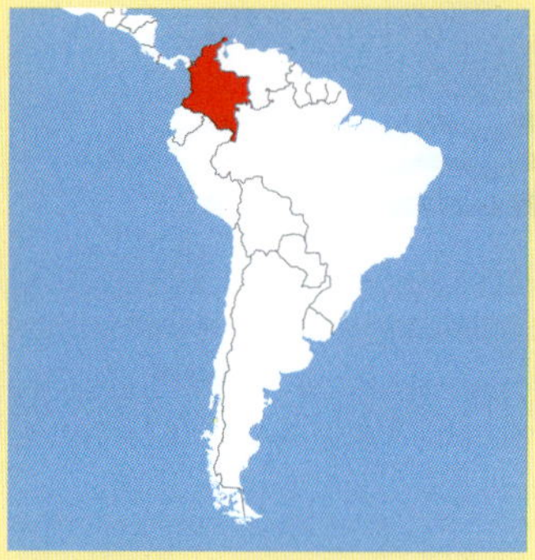

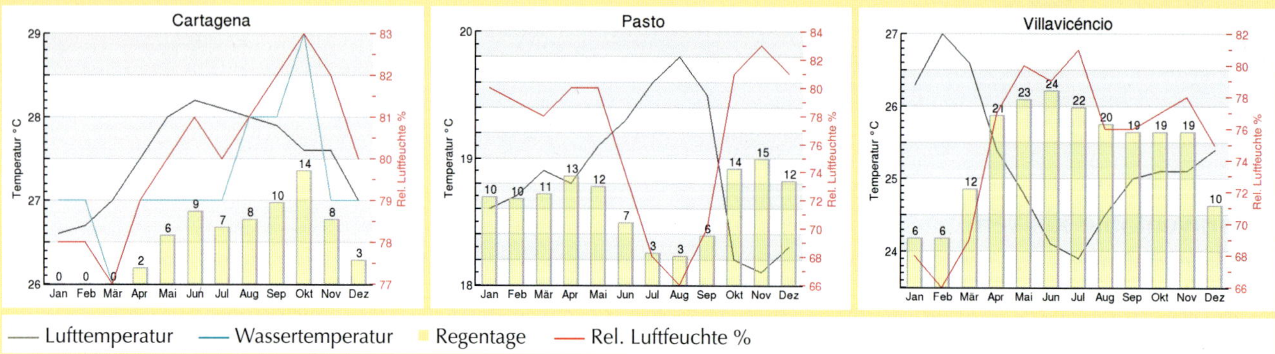

Impfpräventable Risiken

Einreisevorschriften

Gelbfieber
Keine Impfvorschriften für Reisende, die aus Europa direkt einreisen (Direktflug). Wer aus einem der nachfolgenden Länder einreist (Angola, Brasilien, Kongo, Demokratische Republik, Uganda), muss eine Gelbfieberimpfung nachweisen (Gelbfieber-Impfbescheinigung). Das gilt auch für Reisende die vorher mehr als 12 Stunden auf einem Transitflughafen in einem dieser Länder gewesen sind. Kinder bis zum Alter von 1 Jahr benötigen keine Gelbfieber-Impfung.

Eine Impfbescheinigung wird derzeit benötigt bei der Einreise aus: Angola, Brasilien, Kongo, Demokratische Republik, Uganda.

Empfohlende Impfungen

Reisende sollten über den für Deutschland empfohlenen Standardimpfschutz (STIKO) verfügen, insbesondere über eine aktuelle Impfung gegen Tetanus (Wundstarrkrampf), Diphtherie, Pertussis (Keuchhusten), Masern und eine Grundimmunisierung gegen Poliomyelitis/Kinderlähmung. Je nach Alter und Gesundheitszustand kommen weitere Empfehlungen hinzu. **Der STIKO-Impfkalender ist in Teil A des Handbuchs abgebildet.**
Welche Impfungen darüber hinaus für eine Reise empfehlenswert sind, hängt von der Art der Reise ab.
Zusätzlich sollte für viele Reiseländer ein ausreichender Schutz gegen Hepatitis A (Gelbsucht) vorhanden sein. Wer engeren Kontakt zu der einheimischen Bevölkerung hat, sollte sich zusätzlich noch gegen Hepatitis B impfen lassen. Hepatitis B kann z.B. durch Blut, Speichel und beim Sexualkontakt übertragen werden.

Impfungen

Krankheiten	Pflicht	Empfehlung	Pauschal	einf. Reisestil
Diphtherie		●	●	●
Masern		●	●	●
Pertussis (Keuchhusten)		●	●	●
Tetanus (Wundstarrkrampf)		●	●	●
Cholera				
Dengue-Fieber		seropos. oder LZ		
FSME (Frühsommer-Meningoenzephalitis)				
Gelbfieber	bedingt	●	●	●
Hepatitis A		●	●	●
Hepatitis B		●	●	●
Japanische Enzephalitis				
Meningokokken-Meningitis				
Polio (Kinderlähmung / Poliomyelitis)				
Tollwut				●
Typhus				●

Erläuterungen

Pflicht siehe Einreisevorschriften

Empfehlung siehe Empfohlene Impfungen

Pauschalreisen
Bei Reisen nach westlichem Standard, überwiegend in Touristikzentren, Großstädten, Essen in gehobenen Lokalen oder im Hotel.

Achtung: Bei Reisenden kommt es häufig vor, dass spontan Tagesausflüge ins Landesinnere unternommen werden. Dann könnte ein zusätzlicher Impfschutz, wie beim einfachen Reisestil, sehr wichtig sein!

Einfacher Reisestil
Zusätzlich sollte für viele Reiseländer ein ausreichender Schutz gegen Hepatitis A (Gelbsucht) vorhanden sein. Innerhalb der westlichen Industriestaaten ist die chronische Hepatitis B überwiegend auf Risikogruppen beschränkt, außerhalb jedoch steigt ihre Häufigkeit deutlich an. Sie kann dann z.B. durch Blut, Speichel und beim Sexualkontakt übertragen werden, aber auch durch unsterile (zahn-)medizinische Behandlung. Für solche Ziele ist eine Hepatitis B-Impfung zu empfehlen.

LZ: Langzeit

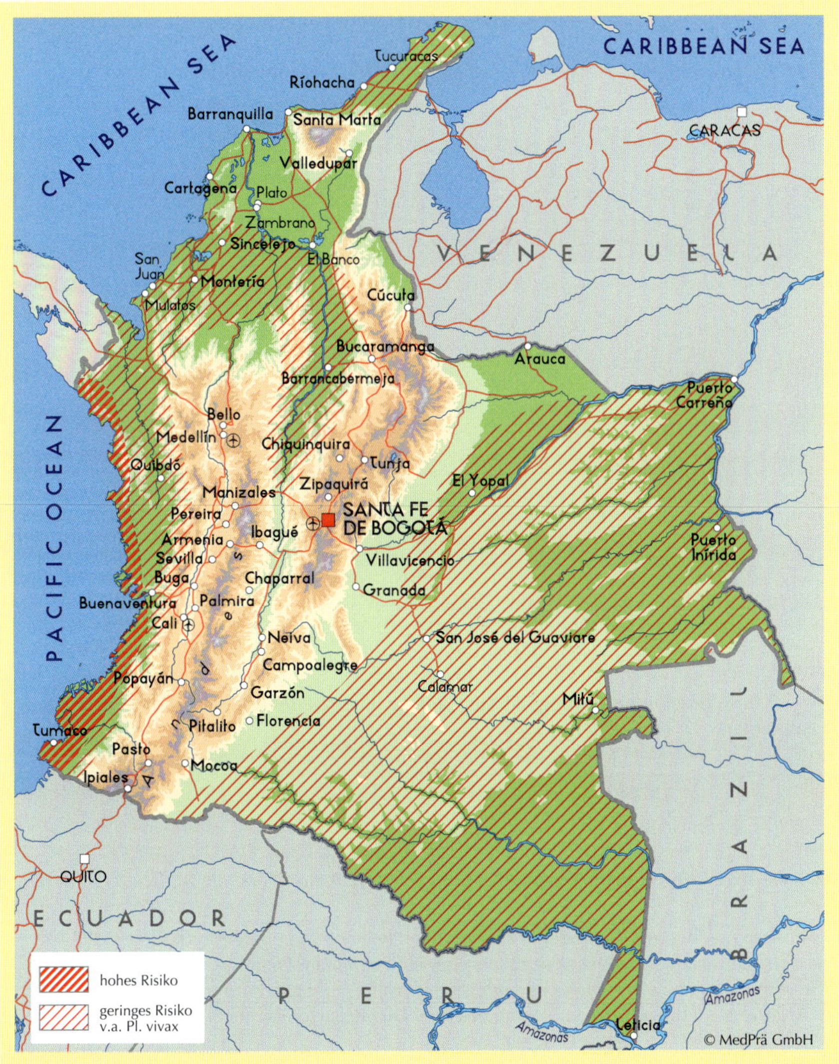

Malariavorkommen

Hohes Risiko: < 1700 m an der Pazifikküste.
Geringes Risiko: Ganzjährig - Teilgebiete der Departements Antioquia, Bolivar, Cordoba und Zuflussgebiete des Amazonas (Guaviare / Grenzgebiete zu Venezuela, Brasilien und Peru). Östliche Regionen der Departamentos Caquetá Guaviare und Meta - < 1700 m Höhe im Valle del Cauca, Putumayo sowie in Gebieten, die an ein Hochrisikogebiet angrenzen.
Minimales Risiko: Ganzjährig - Im Rest des Landes < 1700 m Höhe.
Malariafrei: Bogotá, Cartagena, Medellin, San Andrès.

Unter üblichen Rahmenbedingungen (Reisedauer bis ca. 4 Wochen, Hotelunterbringung mit Klimaanlage, informierter und umsichtiger Reisender) wird eine medikamentöse Malariaprophylaxe nur für Reisen in Regionen und Zeiträumen mit hohem Malariarisiko **empfohlen**.

Malariaerreger:

P. falciparum und Mischinfektionen 39 %, P. vivax 61 %

Medikamentenauswahl

Dazu stehen die im allgemeinen Teil näher beschriebenen Substanzen **Atovaquone/Proguanil, Doxycyclin** (in Deutschland ein off-label use) und in begründeten Einzelfällen **Mefloquin** zur Verfügung.

Abweichungen von dieser Empfehlung sind bei besonders hohem/niedrigem Risiko oder bei besonderen Personengruppen erforderlich. Falls unterwegs beim Auftreten fieberhafter, malariaverdächtiger Episoden (Näheres siehe allgemeiner Teil) eine adäquate Diagnostik und/oder Therapie nicht zur Verfügung steht, ist die Mitnahme einer Notfall-Selbstbehandlung sinnvoll, die zur Resistenzsituation und ggf. zur medikamentösen Prophylaxe paßt.

Bitte den Beitrag Malaria beachten.
Eine Tabelle mit den Medikamenten und Dosierung zur Malariaprophylaxe und der Standby-Behandlung der Malaria finden Sie ab der Seite C-32.

Weitere Gesundheitsgefahren

Infektionsrisiken
Anthrax (Milzbrand), Brucellose, **Chikungunya, Denguefieber und schweres Denguefieber (früher: hämorrhagisches D.),** Egelbefall der Lunge, Onchozerkose, Flußblindheit, Pferdeencephalitis, Trypanosomiasis, amerikanische, Chagas-Krankheit, Zika-Virus

Botschaften

- (Deutschland) Calle 110 No. 9-25, piso 11, Torre Empresarial Edificio Pacific P. H., Bogotá, D. C., Tel.: 0057-1423 26 00, eMail: info@bogota.diplo.de
- (Österreich) Cra. 9 No. 73-44, Of. 402, Bogotá D.C. CO-110221, Tel.: 0057-1-745 2086, eMail: bogota-ob@bmeia.gv.at
- (Schweiz) Cra. 9 No 74-08 Piso 11, Edificio Profinanzas Bogotá, Colombia, Tel.: 0057-1 349 72 30

Komoren (KM)

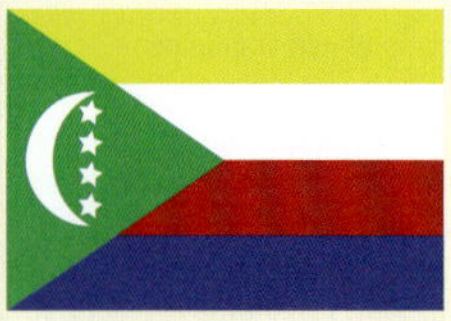

Kontinent: Afrika
Einwohnerzahl: 870 (in Tausend)
Lebenserwartung: 67 Jahre
Kindersterblichkeit: 61 pro Tausend
Amtssprache: Arabisch, Französisch
Zeitverschiebung: 2 Std.
Sommerzeit: keine
Med. Notrufnummer: keine

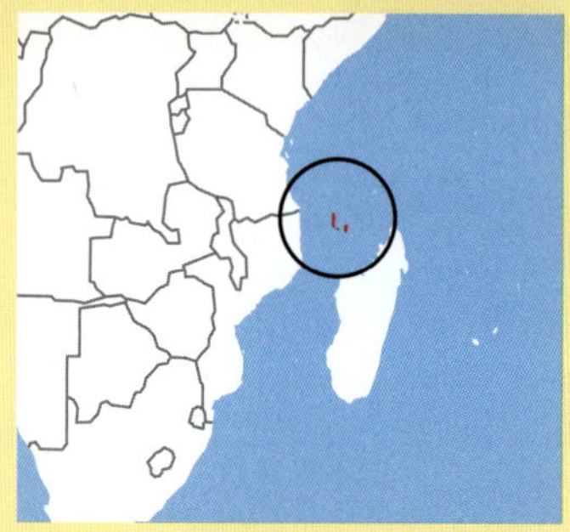

Impfpräventable Risiken

Empfohlene Impfungen

Reisende sollten über den für Deutschland empfohlenen Standardimpfschutz (STIKO) verfügen, insbesondere über eine aktuelle Impfung gegen Tetanus (Wundstarrkrampf), Diphtherie, Pertussis (Keuchhusten), Masern und eine Grundimmunisierung gegen Poliomyelitis/Kinderlähmung. Je nach Alter und Gesundheitszustand kommen weitere Empfehlungen hinzu. **Der STIKO-Impfkalender ist in Teil A des Handbuchs abgebildet.**

Welche Impfungen darüber hinaus für eine Reise empfehlenswert sind, hängt von der Art der Reise ab.

Zusätzlich sollte für viele Reiseländer ein ausreichender Schutz gegen Hepatitis A (Gelbsucht) vorhanden sein. Wer engeren Kontakt zu der einheimischen Bevölkerung hat, sollte sich zusätzlich noch gegen Hepatitis B impfen lassen. Hepatitis B kann z.B. durch Blut, Speichel und beim Sexualkontakt übertragen werden.

Impfungen

Krankheiten	Pflicht	Empfehlung	Pauschal	einf. Reisestil
Diphtherie		●	●	●
Masern		●	●	●
Pertussis (Keuchhusten)		●	●	●
Tetanus (Wundstarrkrampf)		●	●	●
Cholera				
Dengue-Fieber				
FSME (Frühsommer-Meningoenzephalitis)				
Gelbfieber				
Hepatitis A		●	●	●
Hepatitis B		●	●	●
Japanische Enzephalitis				
Meningokokken-Meningitis				
Polio (Kinderlähmung / Poliomyelitis)				
Tollwut				●
Typhus				●

Erläuterungen

Pflicht siehe Einreisevorschriften

Empfehlung siehe Empfohlene Impfungen

Pauschalreisen
Bei Reisen nach westlichem Standard, überwiegend in Touristikzentren, Großstädten, Essen in gehobenen Lokalen oder im Hotel.

Achtung: Bei Reisenden kommt es häufig vor, dass spontan Tagesausflüge ins Landesinnere unternommen werden. Dann könnte ein zusätzlicher Impfschutz, wie beim einfachen Reisestil, sehr wichtig sein!

Einfacher Reisestil
Zusätzlich sollte für viele Reiseländer ein ausreichender Schutz gegen Hepatitis A (Gelbsucht) vorhanden sein. Innerhalb der westlichen Industriestaaten ist die chronische Hepatitis B überwiegend auf Risikogruppen beschränkt, außerhalb jedoch steigt ihre Häufigkeit deutlich an. Sie kann dann z.B. durch Blut, Speichel und beim Sexualkontakt übertragen werden, aber auch durch unsterile (zahn-)medizinische Behandlung. Für solche Ziele ist eine Hepatitis B-Impfung zu empfehlen.

LZ: Langzeit

Malariavorkommen

Hohes Risiko: Ganzjährig - Im ganzen Land inklusive Städte.

Unter üblichen Rahmenbedingungen (Reisedauer bis ca. 4 Wochen, Hotelunterbringung mit Klimaanlage, informierter und umsichtiger Reisender) wird eine medikamentöse Malariaprophylaxe **ganzjährig empfohlen**.

Malariaerreger: P. falciparum > 99%

Medikamentenauswahl

Dazu stehen die im allgemeinen Teil näher beschriebenen Substanzen **Atovaquone/Proguanil**, **Doxycyclin** (in Deutschland ein off-label use) und in begründeten Einzelfällen **Mefloquin** zur Verfügung.

Abweichungen von dieser Empfehlung sind bei besonders hohem/niedrigem Risiko oder bei besonderen Personengruppen erforderlich. Falls unterwegs beim Auftreten fieberhafter, malariaverdächtiger Episoden (Näheres siehe allgemeiner Teil) eine adäquate Diagnostik und/oder Therapie nicht zur Verfügung steht, ist die Mitnahme einer Notfall-Selbstbehandlung sinnvoll, die zur Resistenzsituation und ggf. zur medikamentösen Prophylaxe paßt. Dazu sollte **Atovaquone/Proguanil** oder **Artemether/Lumefantrin** eingesetzt werden, **Dihydroartemisinin/Piperaquin** wegen des Risikoprofils nur in unvorhersehbaren Notfällen.

Bitte den Beitrag Malaria beachten. Eine Tabelle mit den Medikamenten und Dosierung zur Malariaprophylaxe und der Standby-Behandlung der Malaria finden Sie ab der Seite C-36.

Weitere Gesundheitsgefahren

Infektionsrisiken
Anthrax (Milzbrand), Brucellose, **Chikungunya,** Filariose, lymphatische, Tropische Pulmonale Eosinophilie, Rift-Valley-Fieber

Botschaften

- Deutschland: Umoja House, Mirambo Street/Garden Ave., 2nd Floor, Daressalam, Tansania, Tel.: 00255-22 211 74 09, eMail: info@daressalam.diplo.de
- Österreich: Botschaft: siehe Kenia
- Schweiz: Botschaft: siehe Madagaskar / Consulat de Suisse, Quartier Magoudjou (Mangani), B.P. 514, Moroni, eMail: moroni@honrep.ch

Kongo (CG)

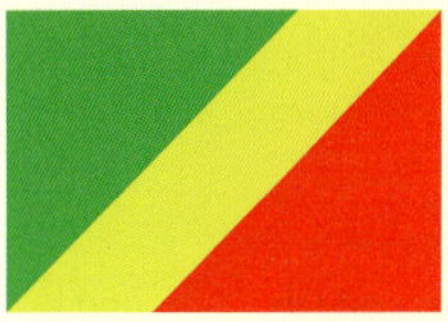

Kontinent: Afrika

Andere Namen: Kongo Brazzaville

Einwohnerzahl: 5.518 (in Tausend)

Lebenserwartung: 65 Jahre

Kindersterblichkeit: 45 pro Tausend

Amtssprache: Französisch

Zeitverschiebung: 0 Std.

Sommerzeit: keine

Med. Notrufnummer: keine

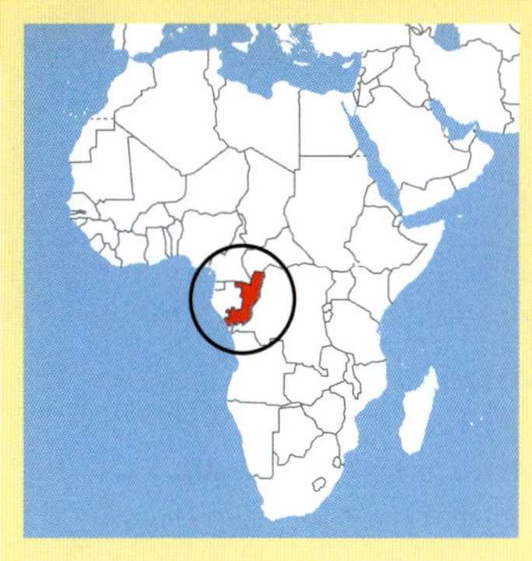

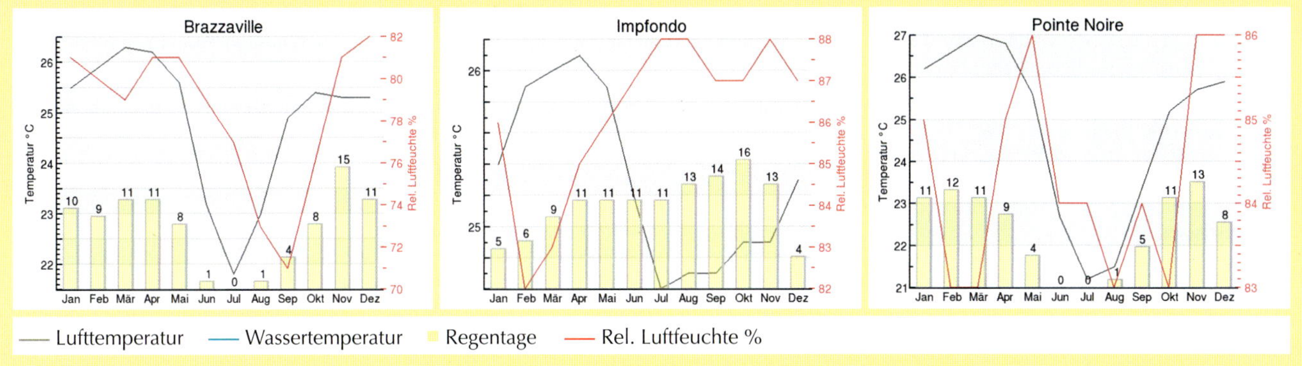

Impfpräventable Risiken

Einreisevorschriften

Gelbfieber

Einreise nur mit Nachweis über die Gelbfieberimpfung.

Ausnahme: Kinder bis zum Alter von 9 Monaten, benötigen keine Gelbfieberimpfung.

Empfohlene Impfungen

Reisende sollten über den für Deutschland empfohlenen Standardimpfschutz (STIKO) verfügen, insbesondere über eine aktuelle Impfung gegen Tetanus (Wundstarrkrampf), Diphtherie, Pertussis (Keuchhusten), Masern und eine Grundimmunisierung gegen Poliomyelitis/Kinderlähmung. Je nach Alter und Gesundheitszustand kommen weitere Empfehlungen hinzu. **Der STIKO-Impfkalender ist in Teil A des Handbuchs abgebildet.**

Welche Impfungen darüber hinaus für eine Reise empfehlenswert sind, hängt von der Art der Reise ab.

Zusätzlich sollte für viele Reiseländer ein ausreichender Schutz gegen Hepatitis A (Gelbsucht) vorhanden sein. Wer engeren Kontakt zu der einheimischen Bevölkerung hat, sollte sich zusätzlich noch gegen Hepatitis B impfen lassen. Hepatitis B kann z.B. durch Blut, Speichel und beim Sexualkontakt übertragen werden.

Impfungen

Krankheiten	Pflicht	Empfehlung	Pauschal	einf. Reisestil
Diphtherie		•	•	•
Masern		•	•	•
Pertussis (Keuchhusten)		•	•	•
Tetanus (Wundstarrkrampf)		•	•	•
Cholera				
Dengue-Fieber				
FSME (Frühsommer-Meningoenzephalitis)				
Gelbfieber	•	•	•	•
Hepatitis A		•	•	•
Hepatitis B		•	•	•
Japanische Enzephalitis				
Meningokokken-Meningitis				•
Polio (Kinderlähmung / Poliomyelitis)				•
Tollwut				•
Typhus				•

Erläuterungen

Pflicht siehe Einreisevorschriften

Empfehlung siehe Empfohlene Impfungen

Pauschalreisen
Bei Reisen nach westlichem Standard, überwiegend in Touristikzentren, Großstädten, Essen in gehobenen Lokalen oder im Hotel.

Achtung: Bei Reisenden kommt es häufig vor, dass spontan Tagesausflüge ins Landesinnere unternommen werden. Dann könnte ein zusätzlicher Impfschutz, wie beim einfachen Reisestil, sehr wichtig sein!

Einfacher Reisestil
Zusätzlich sollte für viele Reiseländer ein ausreichender Schutz gegen Hepatitis A (Gelbsucht) vorhanden sein. Innerhalb der westlichen Industriestaaten ist die chronische Hepatitis B überwiegend auf Risikogruppen beschränkt, außerhalb jedoch steigt ihre Häufigkeit deutlich an. Sie kann dann z.B. durch Blut, Speichel und beim Sexualkontakt übertragen werden, aber auch durch unsterile (zahn-)medizinische Behandlung. Für solche Ziele ist eine Hepatitis B-Impfung zu empfehlen.

LZ: Langzeit

Malariavorkommen

Hohes Risiko: Ganzjährig - Im ganzen Land inklusive Städte.

Unter üblichen Rahmenbedingungen (Reisedauer bis ca. 4 Wochen, Hotelunterbringung mit Klimaanlage, informierter und umsichtiger Reisender) wird eine medikamentöse Malariaprophylaxe **ganzjährig empfohlen**.

Malariaerreger: P. falciparum > 99%

Medikamentenauswahl

Dazu stehen die im allgemeinen Teil näher beschriebenen Substanzen **Atovaquone/Proguanil**, **Doxycyclin** (in Deutschland ein off-label use) und in begründeten Einzelfällen **Mefloquin** zur Verfügung.

Abweichungen von dieser Empfehlung sind bei besonders hohem/niedrigem Risiko oder bei besonderen Personengruppen erforderlich. Falls unterwegs beim Auftreten fieberhafter, malariaverdächtiger Episoden (Näheres siehe allgemeiner Teil) eine adäquate Diagnostik und/oder Therapie nicht zur Verfügung steht, ist die Mitnahme einer Notfall-Selbstbehandlung sinnvoll, die zur Resistenzsituation und ggf. zur medikamentösen Prophylaxe paßt. Dazu sollte **Atovaquone/Proguanil** oder **Artemether/Lumefantrin** eingesetzt werden, **Dihydroartemisinin/Piperaquin** wegen des Risikoprofils nur in unvorhersehbaren Notfällen.

Bitte den Beitrag Malaria beachten. Eine Tabelle mit den Medikamenten und Dosierung zur Malariaprophylaxe und der Standby-Behandlung der Malaria finden Sie ab der Seite C-36.

Weitere Gesundheitsgefahren

Infektionsrisiken
Affenpocken, Anthrax (Milzbrand), Brucellose, **Chikungunya,** Cholera, **Darmbilharziose,** Ebola, Filariose, lymphatische, Tropische Pulmonale Eosinophilie, Krim-Kongo Fieber, hämorrhagisches, Onchozerkose, Flußblindheit, Pest, Trypanosomiasis, afrikanische, Schlafkrankheit

Botschaften

- Rue Alfassa, Brazzaville, Tel.: 00242-065 10 01 48, eMaill: info@braz.auswaertiges-amt.de
- Botschaft siehe Äthiopien
- Botschaft siehe Demokratische Republik Kongo, Consulat de Suisse, Avenue Charles de Gaulle, BP 624, Pointe-Noire, Tel.: 00243-89 89 46 800 (Kinshasa), eMail: pointenoire@honrep.ch

Kongo, Demokratische Republik (CD)

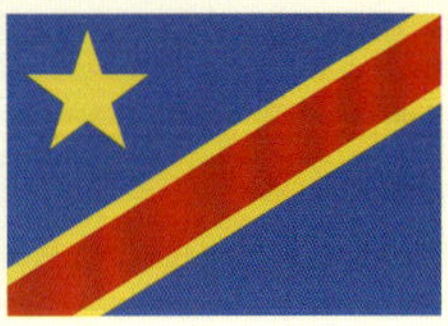

Kontinent: Afrika

Andere Namen: Kongo Kinshasa, Zaire

Beliebte Reiseziele: Goma, Kinshasa

Einwohnerzahl: 89.561 (in Tausend)

Lebenserwartung: 62 Jahre

Kindersterblichkeit: 81 pro Tausend

Amtssprache: Französisch

Zeitverschiebung: 0 Std. 1 Std.

Sommerzeit: keine

Med. Notrufnummer: keine

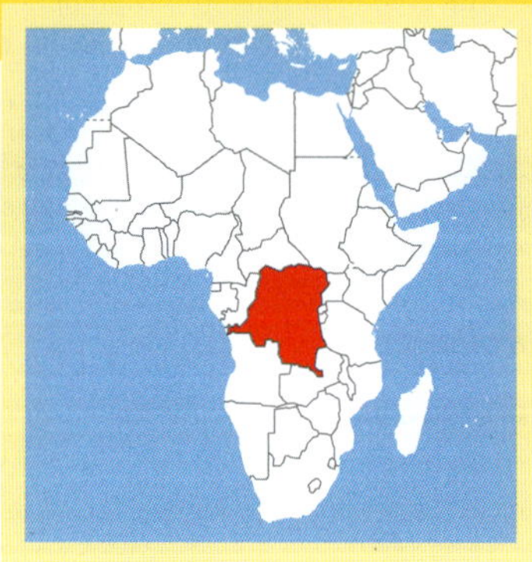

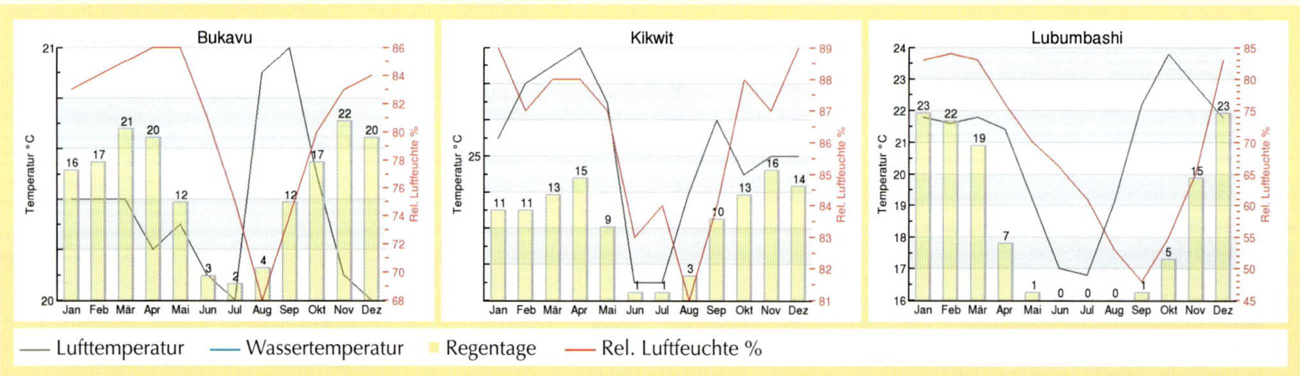

Impfpräventable Risiken

Einreisevorschriften

Gelbfieber

Einreise nur mit Nachweis über die Gelbfieberimpfung.

Ausnahme: Kinder bis zum Alter von 9 Monaten, benötigen keine Gelbfieberimpfung.

Polio (Kinderlähmung/Poliomyelitis)

Die WHO verlangt die Pflichtimpfung (Injektions- oder Schluckimpfung, zwischen 4 Wochen und max. 1 Jahr alt) von Personen, die aus den nachfolgend genannten Ländern ausreisen und mehr als 4 Wochen im Land waren: Pakistan, Afghanistan, Malawi, Madagaskar, Mozambique, DR Kongo, Israel.

Empfohlene Impfungen

Reisende sollten über den für Deutschland empfohlenen Standardimpfschutz (STIKO) verfügen, insbesondere über eine aktuelle Impfung gegen Tetanus (Wundstarrkrampf), Diphtherie, Pertussis (Keuchhusten), Masern und eine Grundimmunisierung gegen Poliomyelitis/Kinderlähmung. Je nach Alter und Gesundheitszustand kommen weitere Empfehlungen hinzu. **Der STIKO-Impfkalender ist in Teil A des Handbuchs abgebildet.**

Welche Impfungen darüber hinaus für eine Reise empfehlenswert sind, hängt von der Art der Reise ab.

Zusätzlich sollte für viele Reiseländer ein ausreichender Schutz gegen Hepatitis A (Gelbsucht) vorhanden sein. Wer engeren Kontakt zu der einheimischen Bevölkerung hat, sollte sich zusätzlich noch gegen Hepatitis B impfen lassen. Hepatitis B kann z.B. durch Blut, Speichel und beim Sexualkontakt übertragen werden.

Impfungen

Krankheiten	Pflicht	Empfehlung	Pauschal	einf. Reisestil
Diphtherie		●	●	●
Masern		●	●	●
Pertussis (Keuchhusten)		●	●	●
Tetanus (Wundstarrkrampf)		●	●	●
Cholera				
Dengue-Fieber				
FSME (Frühsommer-Meningoenzephalitis)				
Gelbfieber	●	●	●	●
Hepatitis A		●	●	●
Hepatitis B		●	●	●
Japanische Enzephalitis				
Meningokokken-Meningitis				●
Polio (Kinderlähmung / Poliomyelitis)	bedingt	●	●	●
Tollwut		●	●	●
Typhus				●

Erläuterungen

Pflicht siehe Einreisevorschriften

Empfehlung siehe Empfohlene Impfungen

Pauschalreisen
Bei Reisen nach westlichem Standard, überwiegend in Touristikzentren, Großstädten, Essen in gehobenen Lokalen oder im Hotel.

Achtung: Bei Reisenden kommt es häufig vor, dass spontan Tagesausflüge ins Landesinnere unternommen werden. Dann könnte ein zusätzlicher Impfschutz, wie beim einfachen Reisestil, sehr wichtig sein!

Einfacher Reisestil
Zusätzlich sollte für viele Reiseländer ein ausreichender Schutz gegen Hepatitis A (Gelbsucht) vorhanden sein. Innerhalb der westlichen Industriestaaten ist die chronische Hepatitis B überwiegend auf Risikogruppen beschränkt, außerhalb jedoch steigt ihre Häufigkeit deutlich an. Sie kann dann z.B. durch Blut, Speichel und beim Sexualkontakt übertragen werden, aber auch durch unsterile (zahn-)medizinische Behandlung. Für solche Ziele ist eine Hepatitis B-Impfung zu empfehlen.

LZ: Langzeit

Malariavorkommen

Hohes Risiko: Ganzjährig - Im ganzen Land inklusive Städte.

Unter üblichen Rahmenbedingungen (Reisedauer bis ca. 4 Wochen, Hotelunterbringung mit Klimaanlage, informierter und umsichtiger Reisender) wird eine medikamentöse Malariaprophylaxe **ganzjährig empfohlen**.

Malariaerreger: P. falciparum > 99%

Medikamentenauswahl

Dazu stehen die im allgemeinen Teil näher beschriebenen Substanzen **Atovaquone/Proguanil**, **Doxycyclin** (in Deutschland ein off-label use) und in begründeten Einzelfällen **Mefloquin** zur Verfügung.

Abweichungen von dieser Empfehlung sind bei besonders hohem/niedrigem Risiko oder bei besonderen Personengruppen erforderlich. Falls unterwegs beim Auftreten fieberhafter, malariaverdächtiger Episoden (Näheres siehe allgemeiner Teil) eine adäquate Diagnostik und/oder Therapie nicht zur Verfügung steht, ist die Mitnahme einer Notfall-Selbstbehandlung sinnvoll, die zur Resistenzsituation und ggf. zur medikamentösen Prophylaxe paßt. Dazu sollte **Atovaquone/Proguanil** oder **Artemether/Lumefantrin** eingesetzt werden, **Dihydroartemisinin/Piperaquin** wegen des Risikoprofils nur in unvorhersehbaren Notfällen.

Bitte den Beitrag Malaria beachten. Eine Tabelle mit den Medikamenten und Dosierung zur Malariaprophylaxe und der Standby-Behandlung der Malaria finden Sie ab der Seite C-36.

Weitere Gesundheitsgefahren

Infektionsrisiken
Affenpocken, Anthrax (Milzbrand), **Blasenbilharziose durch S. haematobium,** Brucellose, **Chikungunya,** Cholera, **Darmbilharziose, Denguefieber und schweres Denguefieber (früher: hämorrhagisches D.),** Ebola, Filariose, lymphatische, Tropische Pulmonale Eosinophilie, Krim-Kongo Fieber, hämorrhagisches, Loa loa-Befall, Loiasis, Marburg-Fieber, hämorrhagisches, Onchozerkose, Flußblindheit, Pest, Trypanosomiasis, afrikanische, Schlafkrankheit, West-Nil-Enzephalitis

Botschaften

- 82, Avenue Roi-Baudouin, Kinshasa-Gombe, Tel.: 00243-815 56 13 80, eMail: info@kinshasa.diplo.de
- Botschaft siehe Kenia
- 654, Blvd Colonel Tshatshi Commune de Gombe, Kinshasa, Tel.: 00243-89 89 46 800 / 01, eMail: kinshasa@eda.admin.ch

Kosovo (XK)

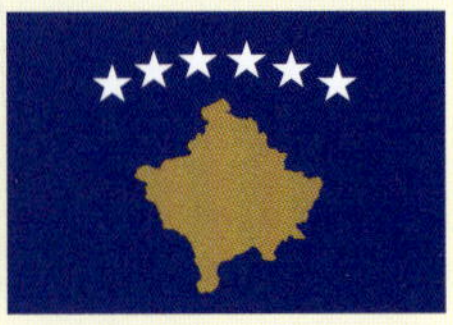

Kontinent: Europa
Einwohnerzahl: 1.824 (in Tausend)
Lebenserwartung: 72 Jahre
Amtssprache: Albanisch, Serbisch
Zeitverschiebung: 0 Std.
Sommerzeit: 30.03.2025 - 26.10.2025
Med. Notrufnummer: 112

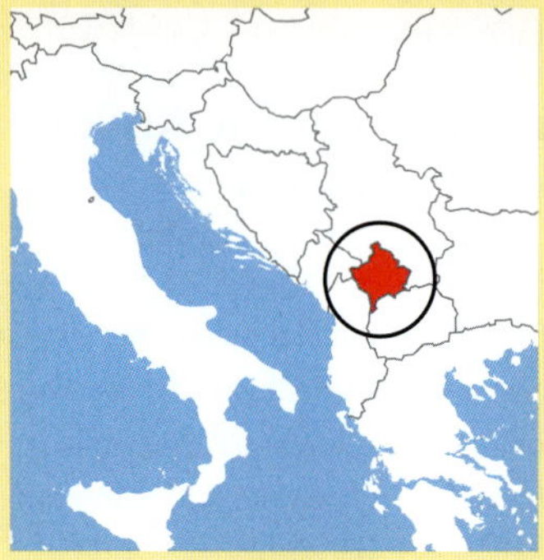

Impfpräventable Risiken

Empfohlene Impfungen

Reisende sollten über den für Deutschland empfohlenen Standardimpfschutz (STIKO) verfügen, insbesondere über eine aktuelle Impfung gegen Tetanus (Wundstarrkrampf), Diphtherie, Pertussis (Keuchhusten), Masern und eine Grundimmunisierung gegen Poliomyelitis/Kinderlähmung.
Je nach Alter und Gesundheitszustand kommen weitere Empfehlungen hinzu. **Der STIKO-Impfkalender ist in Teil A des Handbuchs abgebildet.**

Welche Impfungen darüber hinaus für eine Reise empfehlenswert sind, hängt von der Art der Reise ab.

Zusätzlich sollte für viele Reiseländer ein ausreichender Schutz gegen Hepatitis A (Gelbsucht) vorhanden sein. Wer engeren Kontakt zu der einheimischen Bevölkerung hat, sollte sich zusätzlich noch gegen Hepatitis B impfen lassen. Hepatitis B kann z.B. durch Blut, Speichel und beim Sexualkontakt übertragen werden.

Impfungen

Krankheiten	Pflicht	Empfehlung	Pauschal	einf. Reisestil
Diphtherie		●	●	●
Masern		●	●	●
Pertussis (Keuchhusten)		●	●	●
Tetanus (Wundstarrkrampf)		●	●	●
Cholera				
Dengue-Fieber				
FSME (Frühsommer-Meningoenzephalitis)				●
Gelbfieber				
Hepatitis A			●	●
Hepatitis B				●
Japanische Enzephalitis				
Meningokokken-Meningitis				
Polio (Kinderlähmung / Poliomyelitis)				
Tollwut				●
Typhus				

Erläuterungen

Pflicht siehe Einreisevorschriften

Empfehlung siehe Empfohlene Impfungen

Pauschalreisen
Bei Reisen nach westlichem Standard, überwiegend in Touristikzentren, Großstädten, Essen in gehobenen Lokalen oder im Hotel.

Achtung: Bei Reisenden kommt es häufig vor, dass spontan Tagesausflüge ins Landesinnere unternommen werden. Dann könnte ein zusätzlicher Impfschutz, wie beim einfachen Reisestil, sehr wichtig sein!

Einfacher Reisestil
Zusätzlich sollte für viele Reiseländer ein ausreichender Schutz gegen Hepatitis A (Gelbsucht) vorhanden sein. Innerhalb der westlichen Industriestaaten ist die chronische Hepatitis B überwiegend auf Risikogruppen beschränkt, außerhalb jedoch steigt ihre Häufigkeit deutlich an. Sie kann dann z.B. durch Blut, Speichel und beim Sexualkontakt übertragen werden, aber auch durch unsterile (zahn-)medizinische Behandlung. Für solche Ziele ist eine Hepatitis B-Impfung zu empfehlen.

LZ: Langzeit

Weitere Gesundheitsgefahren

Infektionsrisiken
Sandfliegen-Fieber, West-Nil-Fieber

Botschaften

Rr. Azem Jashanica 17, Arberia, 10000 Pristina, Tel.: 00381-38 25 45 00, eMail: info@pristina.diplo.de

Ahmet Krasniqi 94, 10000 Pristina, Tel.: 00381-38-24 92 84, eMail: pristina-ob@bmeia.gv.at

Adrian Krasniqi 11, 10060 Pristina, Kosovo, Tel.: 00381-38 261 261, eMail: pristina@eda.admin.ch

Kroatien (HR)

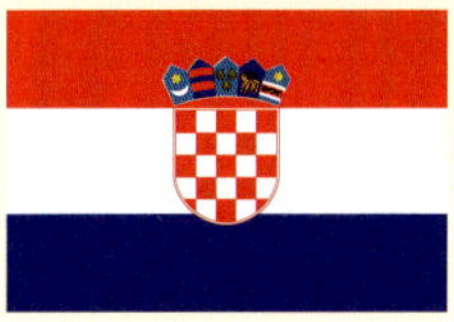

Kontinent: Europa
Einwohnerzahl: 4.105 (in Tausend)
Lebenserwartung: 79 Jahre
Kindersterblichkeit: 5 pro Tausend
Amtssprache: Kroatisch
Zeitverschiebung: 0 Std.
Sommerzeit: 30.03.2025 - 26.10.2025
Med. Notrufnummer: 112

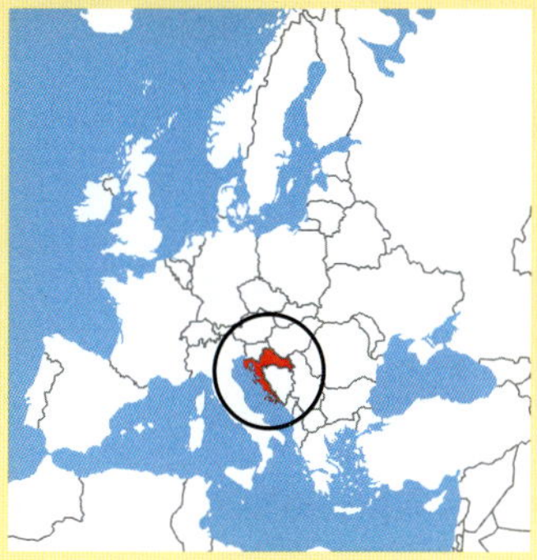

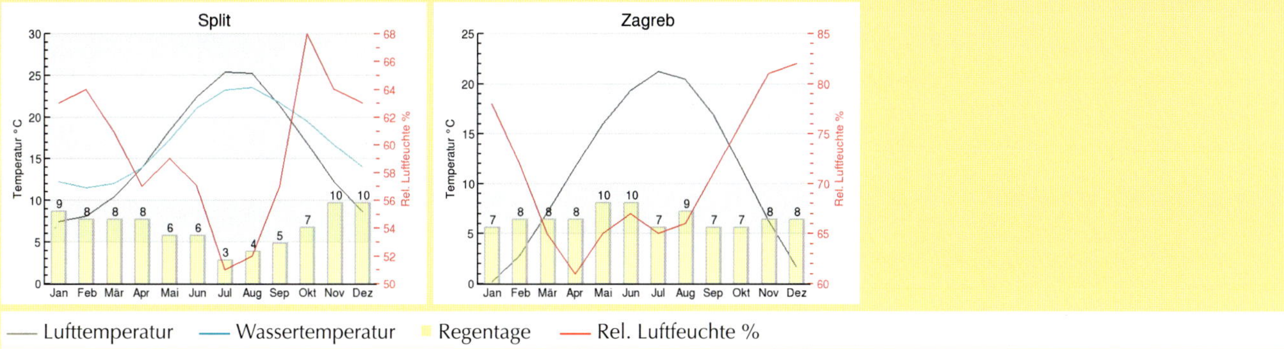

Impfpräventable Risiken

Empfohlene Impfungen

Reisende sollten über den für Deutschland empfohlenen Standardimpfschutz (STIKO) verfügen, insbesondere über eine aktuelle Impfung gegen Tetanus (Wundstarrkrampf), Diphtherie, Pertussis (Keuchhusten), Masern und eine Grundimmunisierung gegen Poliomyelitis/Kinderlähmung. Je nach Alter und Gesundheitszustand kommen weitere Empfehlungen hinzu. **Der STIKO-Impfkalender ist in Teil A des Handbuchs abgebildet.**

Welche Impfungen darüber hinaus für eine Reise empfehlenswert sind, hängt von der Art der Reise ab.

Zusätzlich sollte für viele Reiseländer ein ausreichender Schutz gegen Hepatitis A (Gelbsucht) vorhanden sein. Wer engeren Kontakt zu der einheimischen Bevölkerung hat, sollte sich zusätzlich noch gegen Hepatitis B impfen lassen. Hepatitis B kann z.B. durch Blut, Speichel und beim Sexualkontakt übertragen werden.

Impfungen

Krankheiten	Pflicht	Empfehlung	Pauschal	einf. Reisestil
Diphtherie		●	●	●
Masern		●	●	●
Pertussis (Keuchhusten)		●	●	●
Tetanus (Wundstarrkrampf)		●	●	●
Cholera				
Dengue-Fieber				
FSME (Frühsommer-Meningoenzephalitis)				●
Gelbfieber				
Hepatitis A			●	●
Hepatitis B				●
Japanische Enzephalitis				
Meningokokken-Meningitis				
Polio (Kinderlähmung / Poliomyelitis)				
Tollwut				●
Typhus				

Erläuterungen

Pflicht siehe Einreisevorschriften

Empfehlung siehe Empfohlene Impfungen

Pauschalreisen
Bei Reisen nach westlichem Standard, überwiegend in Touristikzentren, Großstädten, Essen in gehobenen Lokalen oder im Hotel.

Achtung: Bei Reisenden kommt es häufig vor, dass spontan Tagesausflüge ins Landesinnere unternommen werden. Dann könnte ein zusätzlicher Impfschutz, wie beim einfachen Reisestil, sehr wichtig sein!

Einfacher Reisestil
Zusätzlich sollte für viele Reiseländer ein ausreichender Schutz gegen Hepatitis A (Gelbsucht) vorhanden sein. Innerhalb der westlichen Industriestaaten ist die chronische Hepatitis B überwiegend auf Risikogruppen beschränkt, außerhalb jedoch steigt ihre Häufigkeit deutlich an. Sie kann dann z.B. durch Blut, Speichel und beim Sexualkontakt übertragen werden, aber auch durch unsterile (zahn-)medizinische Behandlung. Für solche Ziele ist eine Hepatitis B-Impfung zu empfehlen.

LZ: Langzeit

Weitere Gesundheitsgefahren

Anthrax (Milzbrand), Brucellose, Krim-Kongo Fieber, hämorrhagisches, Sandfliegen-Fieber, West-Nil-Fieber

Botschaften

- Ulica grada Vukovara 64, 10000 Zagreb, Tel.: 00385-1 630 01 00, eMail: info@zagreb.diplo.de
- Radnicka cesta 80, 9. Stock, (Zagreb-Tower), HR-10000 Zagreb, Tel.: 00385-1-488 10 50, eMail: agram-ob@bmeia.gv.at
- Ul. Augusta Cesarca 10, 10000 Zagreb, Tel.: 00385-1 487 88 00, eMail: zagreb@eda.admin.ch

Kuba (CU)

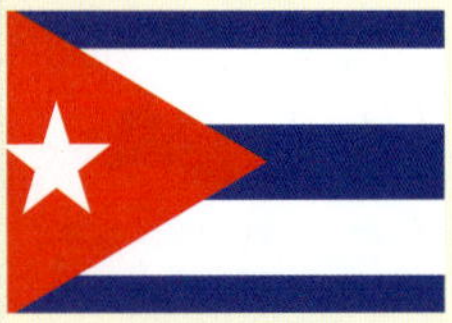

Kontinent: Nordamerika
Einwohnerzahl: 11.327 (in Tausend)
Lebenserwartung: 78 Jahre
Kindersterblichkeit: 5 pro Tausend
Amtssprache: Spanisch
Zeitverschiebung: -6 Std.
Sommerzeit: 09.03.2025 - 02.11.2025
Med. Notrufnummer: 106

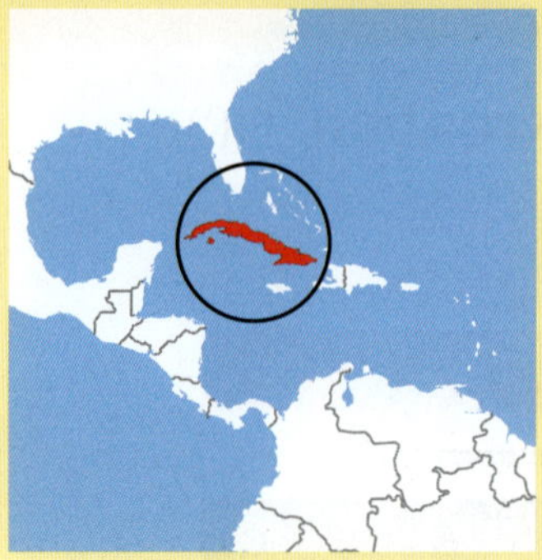

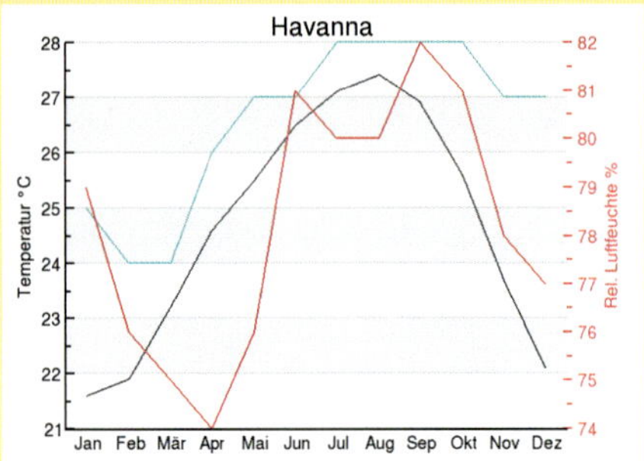

— Lufttemperatur — Wassertemperatur Regentage — Rel. Luftfeuchte %

Impfpräventable Risiken

Einreisevorschriften

Gelbfieber
Keine Impfvorschriften für Reisende, die aus Europa direkt einreisen (Direktflug). Wer aus einem von Gelbfieber betroffenen Land einreist (Endemiegebiet), muss eine Gelbfieberimpfung nachweisen (Gelbfieber-Impfbescheinigung). Das gilt auch für Reisende die vorher mehr als 12 Stunden auf einem Transitflughafen in einem Endemiegebiet gewesen sind. Kinder bis zum Alter von 9 Monaten benötigen keine Gelbfieber-Impfung.
Eine Impfbescheinigung wird derzeit benötigt bei der Einreise aus: Äquatorialguinea, Äthiopien, Angola, Argentinien, Benin, Bolivien, Brasilien, Burkina Faso, Burundi, Ecuador, Elfenbeinküste, Französisch-Guyana, Gabun, Gambia, Ghana, Guinea, Guinea-Bissau, Guyana, Kamerun, Kenia, Kolumbien, Kongo, Kongo, Demokratische Republik, Liberia, Mali, Mauretanien, Niger, Nigeria, Panama, Paraguay, Peru, Senegal, Sierra Leone, Sudan, Südsudan, Suriname, Togo, Trinidad und Tobago, Tschad, Uganda, Venezuela, Zentralafrikanische Republik

Empfohlende Impfungen

Reisende sollten über den für Deutschland empfohlenen Standardimpfschutz (STIKO) verfügen, insbesondere über eine aktuelle Impfung gegen Tetanus (Wundstarrkrampf), Diphtherie, Pertussis (Keuchhusten), Masern und eine Grundimmunisierung gegen Poliomyelitis/Kinderlähmung. Je nach Alter und Gesundheitszustand kommen weitere Empfehlungen hinzu. **Der STIKO-Impfkalender ist in Teil A des Handbuchs abgebildet.** Welche Impfungen darüber hinaus für eine Reise empfehlenswert sind, hängt von der Art der Reise ab. Zusätzlich sollte für viele Reiseländer ein ausreichender Schutz gegen Hepatitis A (Gelbsucht) vorhanden sein. Wer engeren Kontakt zu der einheimischen Bevölkerung hat, sollte sich zusätzlich noch gegen Hepatitis B impfen lassen. Hepatitis B kann z.B. durch Blut, Speichel und beim Sexualkontakt übertragen werden.

Impfungen

Krankheiten	Pflicht	Empfehlung	Pauschal	einf. Reisestil
Diphtherie		●	●	●
Masern		●	●	●
Pertussis (Keuchhusten)		●	●	●
Tetanus (Wundstarrkrampf)		●	●	●
Cholera				
Dengue-Fieber		seropos. oder LZ		
FSME (Frühsommer-Meningoenzephalitis)				
Gelbfieber	Bedingt			
Hepatitis A		●	●	●
Hepatitis B		●	●	●
Japanische Enzephalitis				
Meningokokken-Meningitis				
Polio (Kinderlähmung / Poliomyelitis)				
Tollwut		●	●	●
Typhus				●

Erläuterungen

Pflicht siehe Einreisevorschriften

Empfehlung siehe Empfohlene Impfungen

Pauschalreisen
Bei Reisen nach westlichem Standard, überwiegend in Touristikzentren, Großstädten, Essen in gehobenen Lokalen oder im Hotel.

Achtung: Bei Reisenden kommt es häufig vor, dass spontan Tagesausflüge ins Landesinnere unternommen werden. Dann könnte ein zusätzlicher Impfschutz, wie beim einfachen Reisestil, sehr wichtig sein!

Einfacher Reisestil
Zusätzlich sollte für viele Reiseländer ein ausreichender Schutz gegen Hepatitis A (Gelbsucht) vorhanden sein. Innerhalb der westlichen Industriestaaten ist die chronische Hepatitis B überwiegend auf Risikogruppen beschränkt, außerhalb jedoch steigt ihre Häufigkeit deutlich an. Sie kann dann z.B. durch Blut, Speichel und beim Sexualkontakt übertragen werden, aber auch durch unsterile (zahn-)medizinische Behandlung. Für solche Ziele ist eine Hepatitis B-Impfung zu empfehlen.

LZ: Langzeit

Weitere Gesundheitsgefahren

Infektionsrisiken
Anthrax (Milzbrand), Brucellose, **Chikungunya**, Cholera, **Denguefieber und schweres Denguefieber (früher: hämorrhagisches D.)**, Zika-Virus

Botschaften

Calle 13, No. 652, Esquina á B, Vedado, La Habana, Tel.: 0053-7833 24 60, eMail: info@havanna.diplo.de

Avenida 5ta A No. 6617, esq. a calle 70, Miramar, Havanna, Tel.: 0053-7-204 28 25, eMail: havanna-ob@bmeia.gv.at

5ta Avenida no. 2005 entre 20 y 22, Miramar, Playa La Habana 11300, Tel.: 0053-7 204 26 11, eMail: havana@eda.admin.ch

Kuwait (KW)

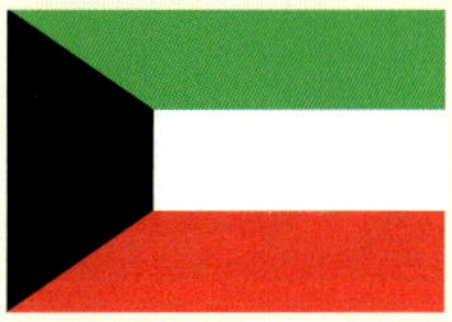

Kontinent: Asien
Einwohnerzahl: 4.271 (in Tausend)
Lebenserwartung: 81 Jahre
Kindersterblichkeit: 9 pro Tausend
Amtssprache: Arabisch
Zeitverschiebung: 2 Std.
Sommerzeit: keine
Med. Notrufnummer: 777

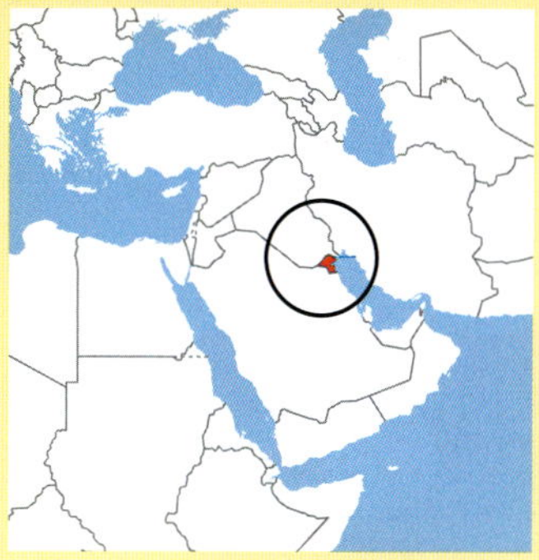

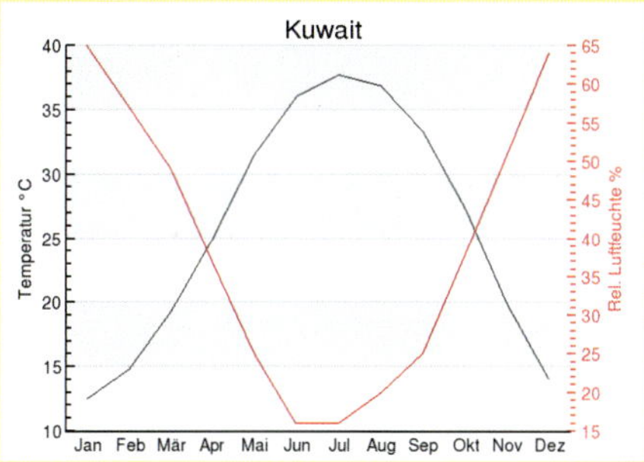

Impfpräventable Risiken

Empfohlene Impfungen

Reisende sollten über den für Deutschland empfohlenen Standardimpfschutz (STIKO) verfügen, insbesondere über eine aktuelle Impfung gegen Tetanus (Wundstarrkrampf), Diphtherie, Pertussis (Keuchhusten), Masern und eine Grundimmunisierung gegen Poliomyelitis/Kinderlähmung. Je nach Alter und Gesundheitszustand kommen weitere Empfehlungen hinzu. **Der STIKO-Impfkalender ist in Teil A des Handbuchs abgebildet.**

Welche Impfungen darüber hinaus für eine Reise empfehlenswert sind, hängt von der Art der Reise ab.

Zusätzlich sollte für viele Reiseländer ein ausreichender Schutz gegen Hepatitis A (Gelbsucht) vorhanden sein. Wer engeren Kontakt zu der einheimischen Bevölkerung hat, sollte sich zusätzlich noch gegen Hepatitis B impfen lassen. Hepatitis B kann z.B. durch Blut, Speichel und beim Sexualkontakt übertragen werden.

Impfungen

Krankheiten	Pflicht	Empfehlung	Pauschal	einf. Reisestil
Diphtherie		●	●	●
Masern		●	●	●
Pertussis (Keuchhusten)		●	●	●
Tetanus (Wundstarrkrampf)		●	●	●
Cholera				
Dengue-Fieber				
FSME (Frühsommer-Meningoenzephalitis)				
Gelbfieber				
Hepatitis A		●	●	●
Hepatitis B		●	●	●
Japanische Enzephalitis				
Meningokokken-Meningitis				
Polio (Kinderlähmung / Poliomyelitis)				
Tollwut				●
Typhus				●

Erläuterungen

Pflicht siehe Einreisevorschriften

Empfehlung siehe Empfohlene Impfungen

Pauschalreisen
Bei Reisen nach westlichem Standard, überwiegend in Touristikzentren, Großstädten, Essen in gehobenen Lokalen oder im Hotel.

Achtung: Bei Reisenden kommt es häufig vor, dass spontan Tagesausflüge ins Landesinnere unternommen werden. Dann könnte ein zusätzlicher Impfschutz, wie beim einfachen Reisestil, sehr wichtig sein!

Einfacher Reisestil
Zusätzlich sollte für viele Reiseländer ein ausreichender Schutz gegen Hepatitis A (Gelbsucht) vorhanden sein. Innerhalb der westlichen Industriestaaten ist die chronische Hepatitis B überwiegend auf Risikogruppen beschränkt, außerhalb jedoch steigt ihre Häufigkeit deutlich an. Sie kann dann z.B. durch Blut, Speichel und beim Sexualkontakt übertragen werden, aber auch durch unsterile (zahn-)medizinische Behandlung. Für solche Ziele ist eine Hepatitis B-Impfung zu empfehlen.

LZ: Langzeit

Weitere Gesundheitsgefahren

Infektionsrisiken
Anthrax (Milzbrand), Brucellose, Krim-Kongo Fieber, hämorrhagisches, , Leishmaniose der Haut, Leishmaniose, viszerale

Botschaften

Al Hamra Tower, 40th floor, Al Shuhada Street, Sharq, 13009 Kuwait, Tel.: 00965-22 05 89 55
eMail: info@kuwait.diplo.de

Kuwait City, Daiya Block 3, Ahmed Shawki Street / Corner of 32nd Street, House 10, Tel.: 00965-225 52 532, eMail: kuwait-ob@bmeia.gv.at

Qortuba, Block 2, Street 1 Villa 122, Tel.: 00965-25 34 01 72, eMail: kuwait@eda.admin.ch

Laos (LA)

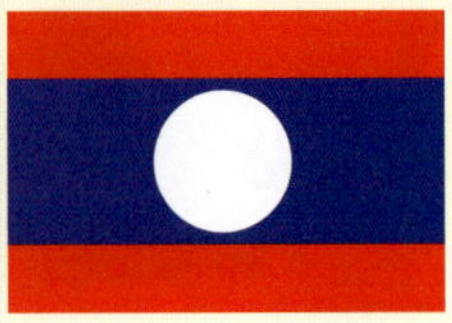

Kontinent: Asien
Einwohnerzahl: 7.276 (in Tausend)
Lebenserwartung: 69 Jahre
Kindersterblichkeit: 44 pro Tausend
Amtssprache: Laotisch
Zeitverschiebung: 6 Std.
Sommerzeit: keine
Med. Notrufnummer: keine

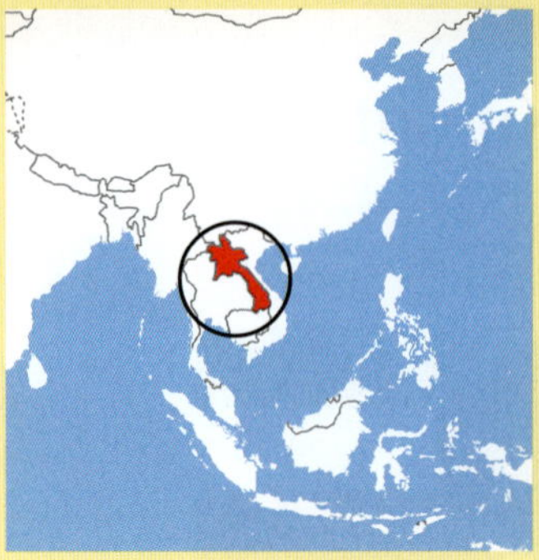

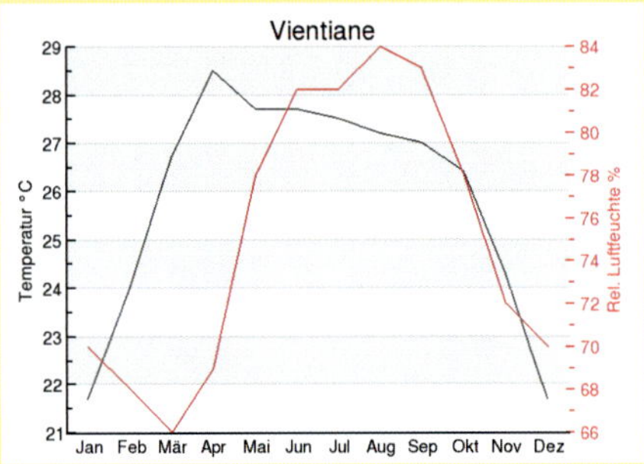

— Lufttemperatur — Wassertemperatur ▪ Regentage — Rel. Luftfeuchte %

Impfpräventable Risiken

Empfohlene Impfungen

Reisende sollten über den für Deutschland empfohlenen Standardimpfschutz (STIKO) verfügen, insbesondere über eine aktuelle Impfung gegen Tetanus (Wundstarrkrampf), Diphtherie, Pertussis (Keuchhusten), Masern und eine Grundimmunisierung gegen Poliomyelitis/Kinderlähmung. Je nach Alter und Gesundheitszustand kommen weitere Empfehlungen hinzu. **Der STIKO-Impfkalender ist in Teil A des Handbuchs abgebildet.**

Welche Impfungen darüber hinaus für eine Reise empfehlenswert sind, hängt von der Art der Reise ab.

Zusätzlich sollte für viele Reiseländer ein ausreichender Schutz gegen Hepatitis A (Gelbsucht) vorhanden sein. Wer engeren Kontakt zu der einheimischen Bevölkerung hat, sollte sich zusätzlich noch gegen Hepatitis B impfen lassen. Hepatitis B kann z.B. durch Blut, Speichel und beim Sexualkontakt übertragen werden.

Impfungen

Krankheiten	Pflicht	Empfehlung	Pauschal	einf. Reisestil
Diphtherie		•	•	•
Masern		•	•	•
Pertussis (Keuchhusten)		•	•	•
Tetanus (Wundstarrkrampf)		•	•	•
Cholera				
Dengue-Fieber		seropos. oder LZ		
FSME (Frühsommer-Meningoenzephalitis)				
Gelbfieber				
Hepatitis A		•	•	•
Hepatitis B		•	•	•
Japanische Enzephalitis				•
Meningokokken-Meningitis				
Polio (Kinderlähmung / Poliomyelitis)				•
Tollwut		•	•	•
Typhus				•

Erläuterungen

Pflicht siehe Einreisevorschriften

Empfehlung siehe Empfohlene Impfungen

Pauschalreisen
Bei Reisen nach westlichem Standard, überwiegend in Touristikzentren, Großstädten, Essen in gehobenen Lokalen oder im Hotel.

Achtung: Bei Reisenden kommt es häufig vor, dass spontan Tagesausflüge ins Landesinnere unternommen werden. Dann könnte ein zusätzlicher Impfschutz, wie beim einfachen Reisestil, sehr wichtig sein!

Einfacher Reisestil
Zusätzlich sollte für viele Reiseländer ein ausreichender Schutz gegen Hepatitis A (Gelbsucht) vorhanden sein. Innerhalb der westlichen Industriestaaten ist die chronische Hepatitis B überwiegend auf Risikogruppen beschränkt, außerhalb jedoch steigt ihre Häufigkeit deutlich an. Sie kann dann z.B. durch Blut, Speichel und beim Sexualkontakt übertragen werden, aber auch durch unsterile (zahn-)medizinische Behandlung. Für solche Ziele ist eine Hepatitis B-Impfung zu empfehlen.

LZ: Langzeit

Malariavorkommen

Hohes Risiko: Ganzjährig - Im südlichen Drittel des Landes, s. Karte SO-Asien.

Geringes Risiko: Ganzjährig - Im mittleren und nördlichen Drittel des Landes und an der Grenze zu China.

Malariafrei: Vientiane

Unter üblichen Rahmenbedingungen (Reisedauer bis ca. 4 Wochen, Hotelunterbringung mit Klimaanlage, informierter und umsichtiger Reisender) wird eine medikamentöse Malariaprophylaxe für Regionen mit hohem Risiko **empfohlen**.

Malariaerreger: P. vivax 79 %, P. falciparum und Mischinfektionen 21 %, selten P. knowlesi, Mefloquin- Resistenzen kommen vor.

Medikamentenauswahl

Dazu stehen die im allgemeinen Teil näher beschriebenen Substanzen **Atovaquone/Proguanil, Doxycyclin** (in Deutschland ein off-label use) und in begründeten Einzelfällen **Mefloquin** zur Verfügung.

Abweichungen von dieser Empfehlung sind bei besonders hohem/niedrigem Risiko oder bei besonderen Personengruppen erforderlich. Falls unterwegs beim Auftreten fieberhafter, malariaverdächtiger Episoden (Näheres siehe allgemeiner Teil) eine adäquate Diagnostik und/oder Therapie nicht zur Verfügung steht, ist die Mitnahme einer Notfall-Selbstbehandlung sinnvoll, die zur Resistenzsituation und ggf. zur medikamentösen Prophylaxe paßt. Dazu sollte **Atovaquone/Proguanil eingesetzt werden**. **Artemether/Lumefantrin** und **Dihydroartemisinin/Piperaquin** sollten wegen aufkommender Artemisia-Resistenzen **nicht** mehr zur Notfall-Selbstbehandlung eingesetzt werden.

Bitte den Beitrag Malaria beachten. Eine Tabelle mit den Medikamenten und Dosierung zur Malariaprophylaxe und der Standby-Behandlung der Malaria finden Sie ab der Seite C-36.

Weitere Gesundheitsgefahren

Infektionsrisiken
Anthrax (Milzbrand), Brucellose, **Chikungunya,** Cholera, **Darmbilharziose, Denguefieber und schweres Denguefieber (früher: hämorrhagisches D.),** Egelbefall der Leber, Filariose, lymphatische, Tropische Pulmonale Eosinophilie, Melioidose, Pest, Zika-Virus

Botschaften

- Rue Sokpalouang 26 (Sisattanek), Vientiane, Tel.: 00856-21 31 21 10, eMail: info@vientiane.diplo.de
- Botschaft siehe Thailand
- Botschaft siehe Thailand / Consulate of Switzerland, c/o The Belle Rive Boutique Hotel, 99 Baan Phonehueang, Luang Prabang. Laos, Tel.: 00856-20 55 18 55 05, eMail: luangprabang@honrep.ch

Lesotho (LS)

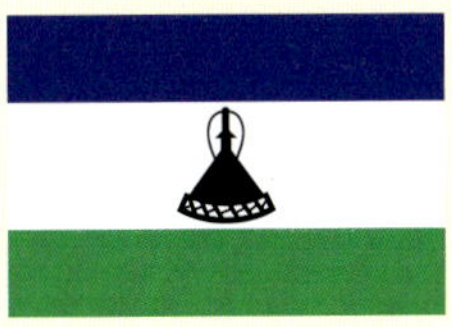

Kontinent: Afrika
Einwohnerzahl: 2.142 (in Tausend)
Lebenserwartung: 51 Jahre
Kindersterblichkeit: 90 pro Tausend
Amtssprache: Englisch, Sesothisch
Zeitverschiebung: 1 Std.
Sommerzeit: keine
Med. Notrufnummer: keine

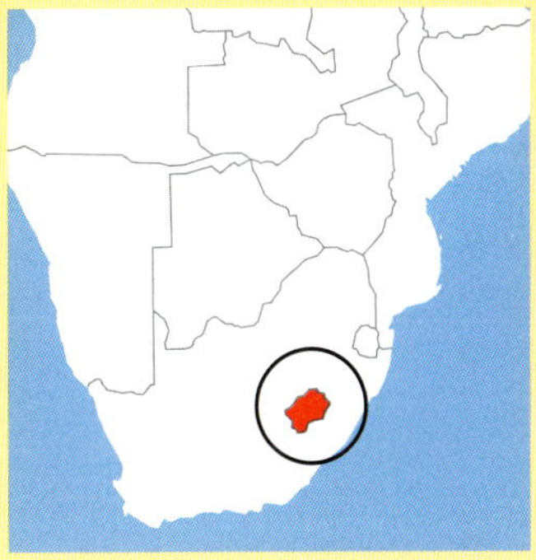

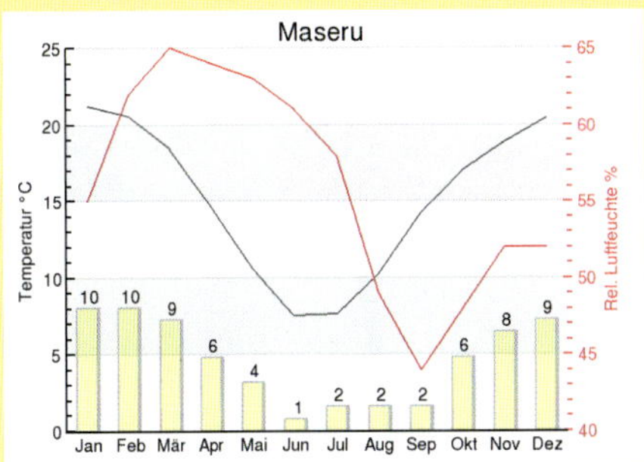

— Lufttemperatur — Wassertemperatur Regentage — Rel. Luftfeuchte %

Impfpräventable Risiken

Empfohlene Impfungen

Reisende sollten über den für Deutschland empfohlenen Standardimpfschutz (STIKO) verfügen, insbesondere über eine aktuelle Impfung gegen Tetanus (Wundstarrkrampf), Diphtherie, Pertussis (Keuchhusten), Masern und eine Grundimmunisierung gegen Poliomyelitis/Kinderlähmung. Je nach Alter und Gesundheitszustand kommen weitere Empfehlungen hinzu. **Der STIKO-Impfkalender ist in Teil A des Handbuchs abgebildet.**

Welche Impfungen darüber hinaus für eine Reise empfehlenswert sind, hängt von der Art der Reise ab.

Zusätzlich sollte für viele Reiseländer ein ausreichender Schutz gegen Hepatitis A (Gelbsucht) vorhanden sein. Wer engeren Kontakt zu der einheimischen Bevölkerung hat, sollte sich zusätzlich noch gegen Hepatitis B impfen lassen. Hepatitis B kann z.B. durch Blut, Speichel und beim Sexualkontakt übertragen werden.

Impfungen

Krankheiten	Pflicht	Empfehlung	Pauschal	einf. Reisestil
Diphtherie		•	•	•
Masern		•	•	•
Pertussis (Keuchhusten)		•	•	•
Tetanus (Wundstarrkrampf)		•	•	•
Cholera				
Dengue-Fieber				
FSME (Frühsommer-Meningoenzephalitis)				
Gelbfieber				
Hepatitis A		•	•	•
Hepatitis B		•	•	•
Japanische Enzephalitis				
Meningokokken-Meningitis				
Polio (Kinderlähmung / Poliomyelitis)				•
Tollwut				•
Typhus				•

Erläuterungen

Pflicht siehe Einreisevorschriften

Empfehlung siehe Empfohlene Impfungen

Pauschalreisen
Bei Reisen nach westlichem Standard, überwiegend in Touristikzentren, Großstädten, Essen in gehobenen Lokalen oder im Hotel.

Achtung: Bei Reisenden kommt es häufig vor, dass spontan Tagesausflüge ins Landesinnere unternommen werden. Dann könnte ein zusätzlicher Impfschutz, wie beim einfachen Reisestil, sehr wichtig sein!

Einfacher Reisestil
Zusätzlich sollte für viele Reiseländer ein ausreichender Schutz gegen Hepatitis A (Gelbsucht) vorhanden sein. Innerhalb der westlichen Industriestaaten ist die chronische Hepatitis B überwiegend auf Risikogruppen beschränkt, außerhalb jedoch steigt ihre Häufigkeit deutlich an. Sie kann dann z.B. durch Blut, Speichel und beim Sexualkontakt übertragen werden, aber auch durch unsterile (zahn-)medizinische Behandlung. Für solche Ziele ist eine Hepatitis B-Impfung zu empfehlen.

LZ: Langzeit

Weitere Gesundheitsgefahren

Infektionsrisiken
Anthrax (Milzbrand), Brucellose, Krim-Kongo Fieber, hämorrhagisches

Botschaften

- 🇩🇪 201 Florence Ribeiro Avenue, Groenkloof Ext 11, Pretoria 0181, Südafrika, Tel.: 0027-12 427 89 00, eMail: info@pretoria.diplo.de
- 🇦🇹 Botschaft: siehe Südafrika
- 🇨🇭 Botschaft: siehe Südafrika

Lettland (LV)

Kontinent: Europa
Einwohnerzahl: 1.971 (in Tausend)
Lebenserwartung: 75 Jahre
Kindersterblichkeit: 4 pro Tausend
Amtssprache: Lettisch
Zeitverschiebung: 1 Std.
Sommerzeit: 30.03.2025 - 26.10.2025
Med. Notrufnummer: 112

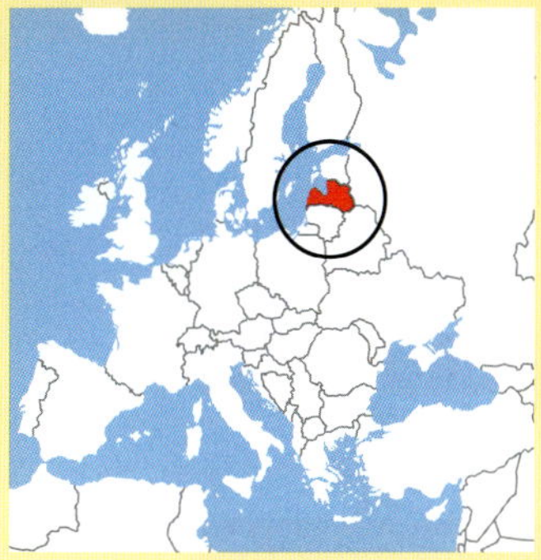

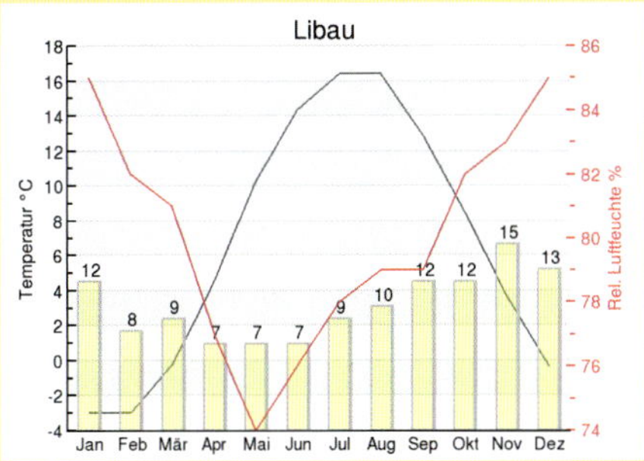

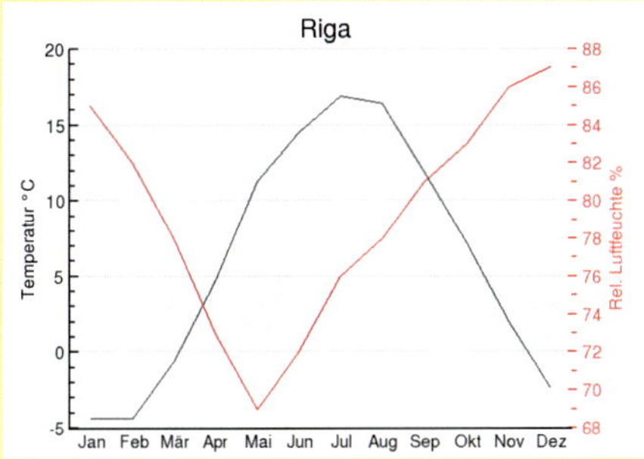

— Lufttemperatur — Wassertemperatur Regentage — Rel. Luftfeuchte %

Impfpräventable Risiken

Empfohlene Impfungen

Reisende sollten über den für Deutschland empfohlenen Standardimpfschutz (STIKO) verfügen, insbesondere über eine aktuelle Impfung gegen Tetanus (Wundstarrkrampf), Diphtherie, Pertussis (Keuchhusten), Masern und eine Grundimmunisierung gegen Poliomyelitis/Kinderlähmung. Je nach Alter und Gesundheitszustand kommen weitere Empfehlungen hinzu. **Der STIKO-Impfkalender ist in Teil A des Handbuchs abgebildet.**

Welche Impfungen darüber hinaus für eine Reise empfehlenswert sind, hängt von der Art der Reise ab.

Zusätzlich sollte für viele Reiseländer ein ausreichender Schutz gegen Hepatitis A (Gelbsucht) vorhanden sein. Wer engeren Kontakt zu der einheimischen Bevölkerung hat, sollte sich zusätzlich noch gegen Hepatitis B impfen lassen. Hepatitis B kann z.B. durch Blut, Speichel und beim Sexualkontakt übertragen werden.

Impfungen

Krankheiten	Pflicht	Empfehlung	Pauschal	einf. Reisestil
Diphtherie		●	●	●
Masern		●	●	●
Pertussis (Keuchhusten)		●	●	●
Tetanus (Wundstarrkrampf)		●	●	●
Cholera				
Dengue-Fieber				
FSME (Frühsommer-Meningoenzephalitis)		●	●	●
Gelbfieber				
Hepatitis A		●	●	●
Hepatitis B				●
Japanische Enzephalitis				
Meningokokken-Meningitis				●
Polio (Kinderlähmung / Poliomyelitis)				
Tollwut				●
Typhus				

Erläuterungen

Pflicht siehe Einreisevorschriften

Empfehlung siehe Empfohlene Impfungen

Pauschalreisen
Bei Reisen nach westlichem Standard, überwiegend in Touristikzentren, Großstädten, Essen in gehobenen Lokalen oder im Hotel.

Achtung: Bei Reisenden kommt es häufig vor, dass spontan Tagesausflüge ins Landesinnere unternommen werden. Dann könnte ein zusätzlicher Impfschutz, wie beim einfachen Reisestil, sehr wichtig sein!

Einfacher Reisestil
Zusätzlich sollte für viele Reiseländer ein ausreichender Schutz gegen Hepatitis A (Gelbsucht) vorhanden sein. Innerhalb der westlichen Industriestaaten ist die chronische Hepatitis B überwiegend auf Risikogruppen beschränkt, außerhalb jedoch steigt ihre Häufigkeit deutlich an. Sie kann dann z.B. durch Blut, Speichel und beim Sexualkontakt übertragen werden, aber auch durch unsterile (zahn-)medizinische Behandlung. Für solche Ziele ist eine Hepatitis B-Impfung zu empfehlen.

LZ: Langzeit

Weitere Gesundheitsgefahren

Infektionsrisiken
alveoläre Echinokokkose

Botschaften

Raina Bulv. 13, 1050 Riga, Tel.: 00371-67 08 51 00, eMail: info@riga.diplo.de

Alberta iela 13, 7th floor, LV-1010 Riga, Tel.: 0037/1-672 161 25, eMail: lettland-ob@bmeia.gv.at

Smilšu iela 8, 1050 Riga, Tel.: 00371-67 33 83 51, eMail: riga@eda.admin.ch

Libanon (LB)

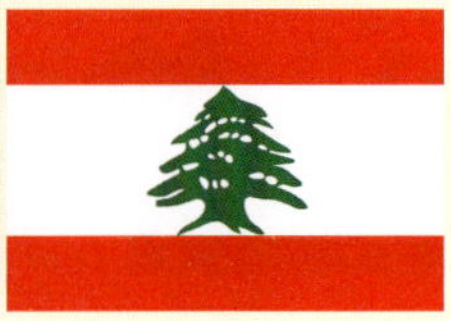

Kontinent: Asien
Einwohnerzahl: 6.825 (in Tausend)
Lebenserwartung: 76 Jahre
Kindersterblichkeit: 7 pro Tausend
Amtssprache: Arabisch
Zeitverschiebung: 1 Std.
Sommerzeit: 30.03.2025 - 25.10.2025
Med. Notrufnummer: keine

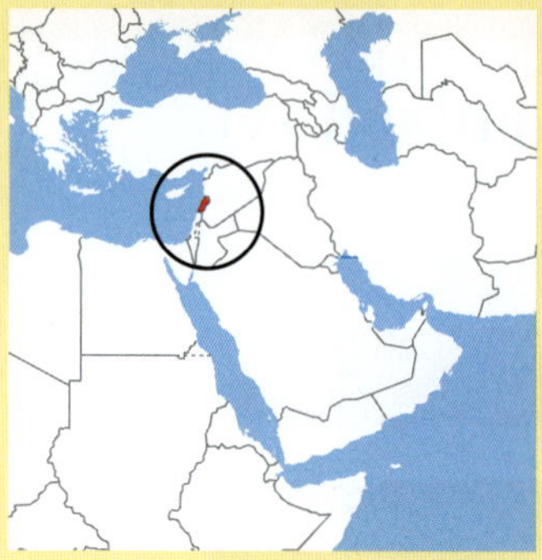

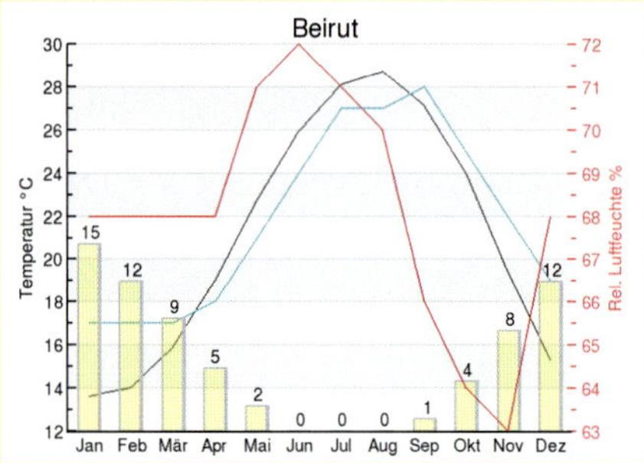

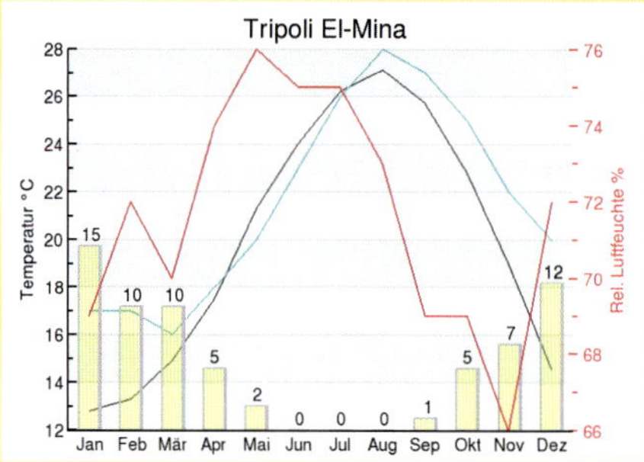

— Lufttemperatur — Wassertemperatur Regentage — Rel. Luftfeuchte %

Impfpräventable Risiken

Empfohlene Impfungen

Reisende sollten über den für Deutschland empfohlenen Standardimpfschutz (STIKO) verfügen, insbesondere über eine aktuelle Impfung gegen Tetanus (Wundstarrkrampf), Diphtherie, Pertussis (Keuchhusten), Masern und eine Grundimmunisierung gegen Poliomyelitis/Kinderlähmung. Je nach Alter und Gesundheitszustand kommen weitere Empfehlungen hinzu. **Der STIKO-Impfkalender ist in Teil A des Handbuchs abgebildet.**

Welche Impfungen darüber hinaus für eine Reise empfehlenswert sind, hängt von der Art der Reise ab.

Zusätzlich sollte für viele Reiseländer ein ausreichender Schutz gegen Hepatitis A (Gelbsucht) vorhanden sein. Wer engeren Kontakt zu der einheimischen Bevölkerung hat, sollte sich zusätzlich noch gegen Hepatitis B impfen lassen. Hepatitis B kann z.B. durch Blut, Speichel und beim Sexualkontakt übertragen werden.

Impfungen

Krankheiten	Pflicht	Empfehlung	Pauschal	einf. Reisestil
Diphtherie		●	●	●
Masern		●	●	●
Pertussis (Keuchhusten)		●	●	●
Tetanus (Wundstarrkrampf)		●	●	●
Cholera				
Dengue-Fieber				
FSME (Frühsommer-Meningoenzephalitis)				
Gelbfieber				
Hepatitis A		●	●	●
Hepatitis B		●	●	●
Japanische Enzephalitis				
Meningokokken-Meningitis				
Polio (Kinderlähmung / Poliomyelitis)				
Tollwut				●
Typhus				●

Erläuterungen

Pflicht siehe Einreisevorschriften

Empfehlung siehe Empfohlene Impfungen

Pauschalreisen
Bei Reisen nach westlichem Standard, überwiegend in Touristikzentren, Großstädten, Essen in gehobenen Lokalen oder im Hotel.

Achtung: Bei Reisenden kommt es häufig vor, dass spontan Tagesausflüge ins Landesinnere unternommen werden. Dann könnte ein zusätzlicher Impfschutz, wie beim einfachen Reisestil, sehr wichtig sein!

Einfacher Reisestil
Zusätzlich sollte für viele Reiseländer ein ausreichender Schutz gegen Hepatitis A (Gelbsucht) vorhanden sein. Innerhalb der westlichen Industriestaaten ist die chronische Hepatitis B überwiegend auf Risikogruppen beschränkt, außerhalb jedoch steigt ihre Häufigkeit deutlich an. Sie kann dann z.B. durch Blut, Speichel und beim Sexualkontakt übertragen werden, aber auch durch unsterile (zahn-)medizinische Behandlung. Für solche Ziele ist eine Hepatitis B-Impfung zu empfehlen.

LZ: Langzeit

Weitere Gesundheitsgefahren

Infektionsrisiken
Anthrax (Milzbrand), Brucellose, Leishmaniose der Haut, Leishmaniose, viscerale

Botschaften

- Regent Park Tower, Barbar Abou Jaoude Street; Dekwaneh, Libanon, Tel.: 00961-1 504600, eMail: info@beirut.diplo.de
- Tabaris 812 Bldg., 8 th floor, Avenue Charles Malek, Tabaris - Achrafieh, Beirut 2071-1606, Tel.: 00961-1-21 30 17, eMail: beirut-ob@bmeia.gv.at
- Imm. Bourj Al-Ghazal Avenue Fouad Chéhab Achrafié / Beirut, Tel.: 00961-1 324 129, eMail: beirut@eda.admin.ch

Liberia (LR)

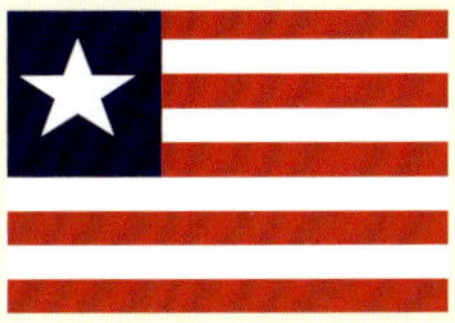

Kontinent: Afrika
Einwohnerzahl: 5.058 (in Tausend)
Lebenserwartung: 64 Jahre
Kindersterblichkeit: 78 pro Tausend
Amtssprache: Englisch
Zeitverschiebung: -1 Std.
Sommerzeit: keine
Med. Notrufnummer: keine

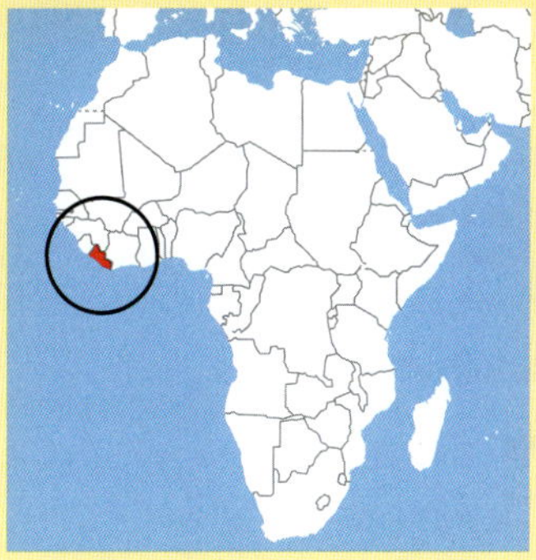

Impfpräventable Risiken

Einreisevorschriften

Gelbfieber

Keine Impfvorschriften für Reisende, die aus Europa direkt einreisen (Direktflug). Wer aus einem von Gelbfieber betroffenen Land einreist (Endemiegebiet), muss eine Gelbfieberimpfung nachweisen (Gelbfieberimpfbescheinigung). Kinder bis zum Alter von 9 Monaten, benötigen keine Gelbfieber-Impfung.

Eine Impfbescheinigung wird derzeit benötigt bei der Einreise aus:Äquatorialguinea, Äthiopien, Angola, Argentinien, Benin, Bolivien, Brasilien, Burkina Faso, Burundi, Ecuador, Elfenbeinküste, Französisch-Guyana, Gabun, Ghana, Gambia, Ghana, Guinea, Guinea-Bissau, Guyana, Kamerun, Kenia, Kolumbien, Kongo, Kongo, Demokratische Republik, Mali, Mauretanien, Niger, Nigeria, Panama, Paraguay, Peru, Senegal, Sierra Leone, Sudan, Südsudan, Suriname, Togo, Trinidad und Tobago, Tschad, Uganda, Venezuela, Zentralafrikanische Republik

Empfohlene Impfungen

Eine Impfbescheinigung wird derzeit benötigt bei der Einreise aus: Äquatorialguinea, Äthiopien, Angola, Argentinien, Benin, Bolivien, Brasilien, Burkina Faso, Ecuador, Elfenbeinküste, Französisch-Guyana, Gabun, Guinea, Guinea-Bissau, Guyana, Kamerun, Kenia, Kolumbien, Kongo, Kongo, Demokratische Republik, Mali, Mauretanien, Niger, Nigeria, Panama, Paraguay, Peru, Senegal, Sierra Leone, Sudan, Südsudan, Suriname, Togo, Trinidad und Tobago, Tschad, Uganda, Uruguay, Venezuela, Zentralafrikanische Republik schwarzer Punkt beiTollwut.

Reisende sollten über den für Deutschland empfohlenen Standardimpfschutz (STIKO) verfügen, insbesondere über eine aktuelle Impfung gegen Tetanus (Wundstarrkrampf), Diphtherie, Pertussis (Keuchhusten), Masern und eine Grundimmunisierung gegen Poliomyelitis/Kinderlähmung. Je nach Alter und Gesundheitszustand kommen weitere Empfehlungen hinzu. **Der STIKO-Impfkalender ist in Teil A des Handbuchs abgebildet.**

Welche Impfungen darüber hinaus für eine Reise empfehlenswert sind, hängt von der Art der Reise ab.

Zusätzlich sollte für viele Reiseländer ein ausreichender Schutz gegen Hepatitis A (Gelbsucht) vorhanden sein. Wer engeren Kontakt zu der einheimischen Bevölkerung hat, sollte sich zusätzlich noch gegen Hepatitis B impfen lassen. Hepatitis B kann z.B. durch Blut, Speichel und beim Sexualkontakt übertragen werden.

Impfungen

Krankheiten	Pflicht	Empfehlung	Pauschal	einf. Reisestil
Diphtherie		•	•	•
Masern		•	•	•
Pertussis (Keuchhusten)		•	•	•
Tetanus (Wundstarrkrampf)		•	•	•
Cholera				
Dengue-Fieber				
FSME (Frühsommer-Meningoenzephalitis)				
Gelbfieber	bedingt	•	•	•
Hepatitis A		•	•	•
Hepatitis B		•	•	•
Japanische Enzephalitis				
Meningokokken-Meningitis				
Polio (Kinderlähmung / Poliomyelitis)		•	•	•
Tollwut				•
Typhus		•	•	•

Erläuterungen

Pflicht siehe Einreisevorschriften

Empfehlung siehe Empfohlene Impfungen

Pauschalreisen
Bei Reisen nach westlichem Standard, überwiegend in Touristikzentren, Großstädten, Essen in gehobenen Lokalen oder im Hotel.

Achtung: Bei Reisenden kommt es häufig vor, dass spontan Tagesausflüge ins Landesinnere unternommen werden. Dann könnte ein zusätzlicher Impfschutz, wie beim einfachen Reisestil, sehr wichtig sein!

Einfacher Reisestil
Zusätzlich sollte für viele Reiseländer ein ausreichender Schutz gegen Hepatitis A (Gelbsucht) vorhanden sein. Innerhalb der westlichen Industriestaaten ist die chronische Hepatitis B überwiegend auf Risikogruppen beschränkt, außerhalb jedoch steigt ihre Häufigkeit deutlich an. Sie kann dann z.B. durch Blut, Speichel und beim Sexualkontakt übertragen werden, aber auch durch unsterile (zahn-)medizinische Behandlung. Für solche Ziele ist eine Hepatitis B-Impfung zu empfehlen.

LZ: Langzeit

Malariavorkommen

Hohes Risiko: Ganzjährig - Im ganzen Land inklusive Städte.

Unter üblichen Rahmenbedingungen (Reisedauer bis ca. 4 Wochen, Hotelunterbringung mit Klimaanlage, informierter und umsichtiger Reisender) wird eine medikamentöse Malariaprophylaxe **ganzjährig empfohlen**.

Malariaerreger: P. falciparum > 99%

Medikamentenauswahl

Dazu stehen die im allgemeinen Teil näher beschriebenen Substanzen **Atovaquone/Proguanil**, **Doxycyclin** (in Deutschland ein off-label use) und in begründeten Einzelfällen **Mefloquin** zur Verfügung.

Abweichungen von dieser Empfehlung sind bei besonders hohem/niedrigem Risiko oder bei besonderen Personengruppen erforderlich. Falls unterwegs beim Auftreten fieberhafter, malariaverdächtiger Episoden (Näheres siehe allgemeiner Teil) eine adäquate Diagnostik und/oder Therapie nicht zur Verfügung steht, ist die Mitnahme einer Notfall-Selbstbehandlung sinnvoll, die zur Resistenzsituation und ggf. zur medikamentösen Prophylaxe paßt. Dazu sollte **Atovaquone/Proguanil** oder **Artemether/Lumefantrin** eingesetzt werden, **Dihydroartemisinin/Piperaquin** wegen des Risikoprofils nur in unvorhersehbaren Notfällen.

Bitte den Beitrag Malaria beachten. Eine Tabelle mit den Medikamenten und Dosierung zur Malariaprophylaxe und der Standby-Behandlung der Malaria finden Sie ab der Seite C-36.

Weitere Gesundheitsgefahren

Infektionsrisiken

Anthrax (Milzbrand), Brucellose, **Chikungunya,** Cholera, **Ebola**, Filariose, lymphatische, Tropische Pulmonale Eosinophilie, Lassa-Fieber, Trypanosomiasis, afrikanische, Schlafkrankheit

Botschaften

- Tubman Boulevard, Monrovia, Tel.: 00231-886438365, eMail: info@monrovia.diplo.de
- Botschaft siehe Senegal
- Botschaft siehe Elfenbeinküste

Libyen (LY)

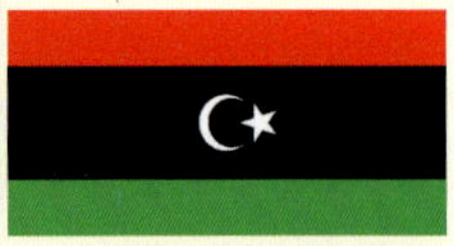

Kontinent: Afrika
Einwohnerzahl: 6.871 (in Tausend)
Lebenserwartung: 76 Jahre
Kindersterblichkeit: 11 pro Tausend
Amtssprache: Arabisch
Zeitverschiebung: 1 Std.
Sommerzeit: keine
Med. Notrufnummer: 151,191,193

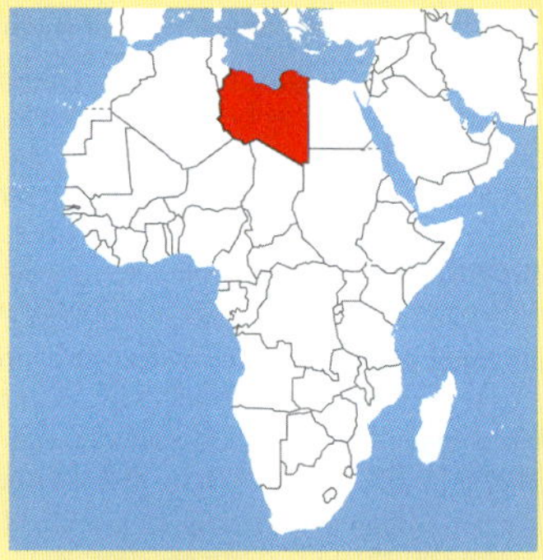

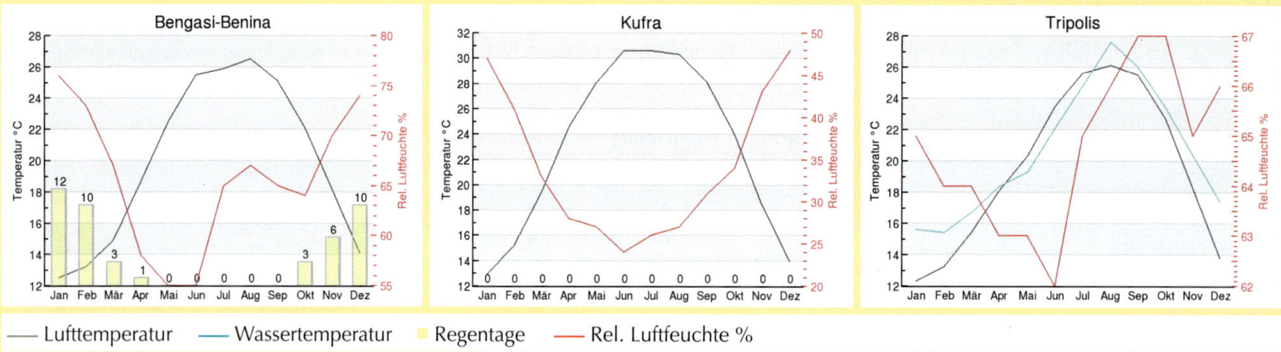

Impfpräventable Risiken

Einreisevorschriften

Meningokokken

Der Nachweis einer Meningokokken-Impfung (Gruppen A, C, Y und W-135) ist erforderlich.

Polio/Kinderlähmung

Bei Einreise aus Polio-endemischen Ländern muß die Polioimpfbescheinigung (ausgestellt innerhalb der letzten 12 Monate und mindestens 4 Wochen vor Abflug) vorgelegt werden. Dies gilt für Afghanistan und Pakistan.

Nachweis der Impfung gegen Meningokokken-Meningitis und saisonale Influenza für abreisende Reisende im Rahmen der Hajj erforderlich.

Empfohlene Impfungen

Reisende sollten über den für Deutschland empfohlenen Standardimpfschutz (STIKO) verfügen, insbesondere über eine aktuelle Impfung gegen Tetanus (Wundstarrkrampf), Diphtherie, Pertussis (Keuchhusten), Masern und eine Grundimmunisierung gegen Poliomyelitis/Kinderlähmung.
Je nach Alter und Gesundheitszustand kommen weitere Empfehlungen hinzu. **Der STIKO-Impfkalender ist in Teil A des Handbuchs abgebildet.**

Welche Impfungen darüber hinaus für eine Reise empfehlenswert sind, hängt von der Art der Reise ab.

Zusätzlich sollte für viele Reiseländer ein ausreichender Schutz gegen Hepatitis A (Gelbsucht) vorhanden sein. Wer engeren Kontakt zu der einheimischen Bevölkerung hat, sollte sich zusätzlich noch gegen Hepatitis B impfen lassen. Hepatitis B kann z.B. durch Blut, Speichel und beim Sexualkontakt übertragen werden.

Impfungen

Krankheiten	Pflicht	Empfehlung	Pauschal	einf. Reisestil
Diphtherie		●	●	●
Masern		●	●	●
Pertussis (Keuchhusten)		●	●	●
Tetanus (Wundstarrkrampf)		●	●	●
Cholera				
Dengue-Fieber				
FSME (Frühsommer-Meningoenzephalitis)				
Gelbfieber				
Hepatitis A		●	●	●
Hepatitis B		●	●	●
Japanische Enzephalitis				
Meningokokken-Meningitis	●			
Polio (Kinderlähmung / Poliomyelitis)	bedingt			●
Tollwut				●
Typhus				●

Erläuterungen

Pflicht siehe Einreisevorschriften

Empfehlung siehe Empfohlene Impfungen

Pauschalreisen
Bei Reisen nach westlichem Standard, überwiegend in Touristikzentren, Großstädten, Essen in gehobenen Lokalen oder im Hotel.

Achtung: Bei Reisenden kommt es häufig vor, dass spontan Tagesausflüge ins Landesinnere unternommen werden. Dann könnte ein zusätzlicher Impfschutz, wie beim einfachen Reisestil, sehr wichtig sein!

Einfacher Reisestil
Zusätzlich sollte für viele Reiseländer ein ausreichender Schutz gegen Hepatitis A (Gelbsucht) vorhanden sein. Innerhalb der westlichen Industriestaaten ist die chronische Hepatitis B überwiegend auf Risikogruppen beschränkt, außerhalb jedoch steigt ihre Häufigkeit deutlich an. Sie kann dann z.B. durch Blut, Speichel und beim Sexualkontakt übertragen werden, aber auch durch unsterile (zahn-)medizinische Behandlung. Für solche Ziele ist eine Hepatitis B-Impfung zu empfehlen.

LZ: Langzeit

Weitere Gesundheitsgefahren

Infektionsrisiken
Anthrax (Milzbrand), Brucellose

Botschaften

- 🇩🇪 Dienstgeschäfte werden in Tripolis wahrgenommen. Die Botschaft ist jedoch für den allgemeinen Besucherverkehr geschlossen. Alle Rechts- und Konsularangelegenheiten (außer Nothilfe für Deutsche) werden von der Botschaft Tunis aus wahrgenommen. eMail: info@tripolis.diplo.de
- 🇦🇹 dzt. disloziert an der ÖB Tunis, 16 rue Ibn Hamndiss, El Menzah I, 1004 Tunis, Tunesien, Tel.: 00216-71 239 038, eMail: tripolis-ob@bmeia.gv.at
- 🇨🇭 Siehe Botschaft Tunesien

Litauen (LT)

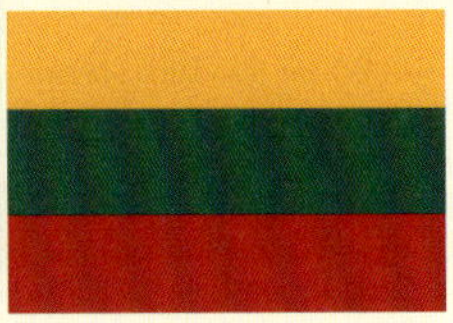

Kontinent: Europa
Einwohnerzahl: 2.722 (in Tausend)
Lebenserwartung: 76 Jahre
Kindersterblichkeit: 5 pro Tausend
Amtssprache: Litauisch
Zeitverschiebung: 1 Std.
Sommerzeit: 30.03.2025 - 26.10.2025
Med. Notrufnummer: 112

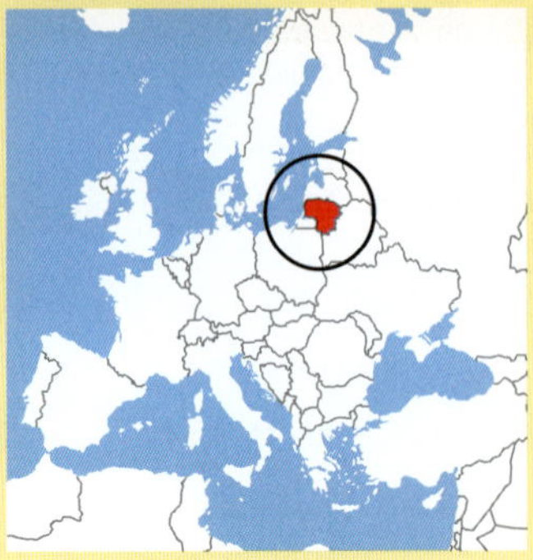

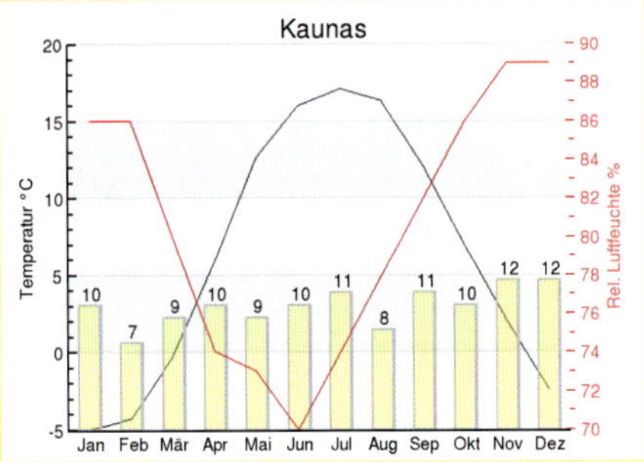

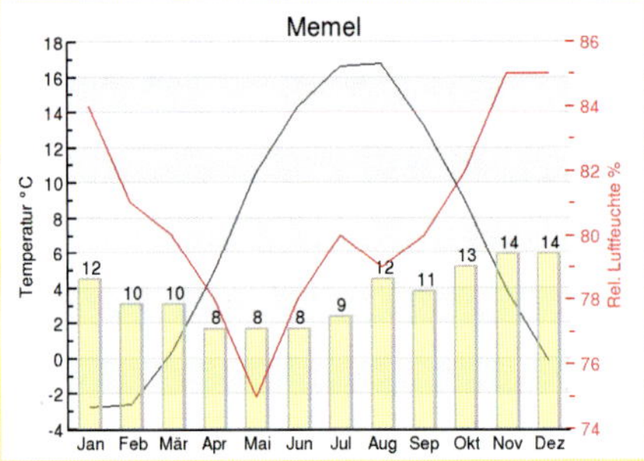

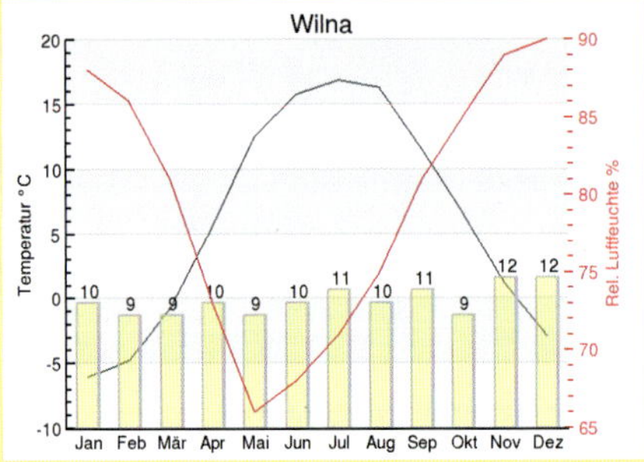

— Lufttemperatur — Wassertemperatur Regentage — Rel. Luftfeuchte %

Impfpräventable Risiken

Empfohlene Impfungen

Reisende sollten über den für Deutschland empfohlenen Standardimpfschutz (STIKO) verfügen, insbesondere über eine aktuelle Impfung gegen Tetanus (Wundstarrkrampf), Diphtherie, Pertussis (Keuchhusten), Masern und eine Grundimmunisierung gegen Poliomyelitis/Kinderlähmung. Je nach Alter und Gesundheitszustand kommen weitere Empfehlungen hinzu. **Der STIKO-Impfkalender ist in Teil A des Handbuchs abgebildet.**

Welche Impfungen darüber hinaus für eine Reise empfehlenswert sind, hängt von der Art der Reise ab.

Zusätzlich sollte für viele Reiseländer ein ausreichender Schutz gegen Hepatitis A (Gelbsucht) vorhanden sein. Wer engeren Kontakt zu der einheimischen Bevölkerung hat, sollte sich zusätzlich noch gegen Hepatitis B impfen lassen. Hepatitis B kann z.B. durch Blut, Speichel und beim Sexualkontakt übertragen werden.

Impfungen

Krankheiten	Pflicht	Empfehlung	Pauschal	einf. Reisestil
Diphtherie		●	●	●
Masern		●	●	●
Pertussis (Keuchhusten)		●	●	●
Tetanus (Wundstarrkrampf)		●	●	●
Cholera				
Dengue-Fieber				
FSME (Frühsommer-Meningoenzephalitis)				●
Gelbfieber				
Hepatitis A				●
Hepatitis B				●
Japanische Enzephalitis				
Meningokokken-Meningitis				●
Polio (Kinderlähmung / Poliomyelitis)				
Tollwut				●
Typhus				

Erläuterungen

Pflicht siehe Einreisevorschriften

Empfehlung siehe Empfohlene Impfungen

Pauschalreisen
Bei Reisen nach westlichem Standard, überwiegend in Touristikzentren, Großstädten, Essen in gehobenen Lokalen oder im Hotel.

Achtung: Bei Reisenden kommt es häufig vor, dass spontan Tagesausflüge ins Landesinnere unternommen werden. Dann könnte ein zusätzlicher Impfschutz, wie beim einfachen Reisestil, sehr wichtig sein!

Einfacher Reisestil
Zusätzlich sollte für viele Reiseländer ein ausreichender Schutz gegen Hepatitis A (Gelbsucht) vorhanden sein. Innerhalb der westlichen Industriestaaten ist die chronische Hepatitis B überwiegend auf Risikogruppen beschränkt, außerhalb jedoch steigt ihre Häufigkeit deutlich an. Sie kann dann z.B. durch Blut, Speichel und beim Sexualkontakt übertragen werden, aber auch durch unsterile (zahn-)medizinische Behandlung. Für solche Ziele ist eine Hepatitis B-Impfung zu empfehlen.

LZ: Langzeit

Weitere Gesundheitsgefahren

Infektionsrisiken
alveoläre Echinokokkose

Botschaften

- Z. Sierakausko g. 24, 03105 Vilnius, Tel.: 00370-5 210 64 00, eMail: info@wilna.diplo.de
- BOTSCHAFT (MIT SITZ IN WIEN) Wien: c/o BMEIA, Minoritenplatz 8, 1010 Wien, Tel.: 0043-501150-460, eMail: litauen-ob@bmeia.gv.at
- Botschaft siehe Lettland / Consulate General of Switzerland, Lvovo 25-702, 09320 Vilnius, Tel.: 00370-5 203 29 69, eMail: vilnius@honrep.ch

Luxemburg (LU)

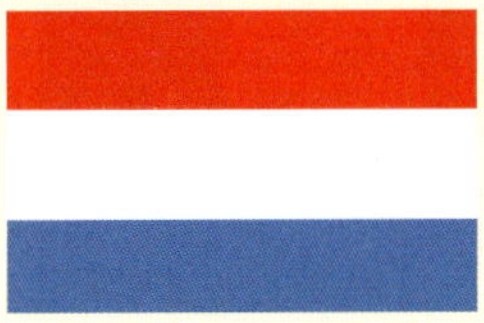

Kontinent: Europa
Einwohnerzahl: 626 (in Tausend)
Lebenserwartung: 82 Jahre
Kindersterblichkeit: 3 pro Tausend
Amtssprache: Deutsch, Französisch, Luxmburgisch
Zeitverschiebung: 0 Std.
Sommerzeit: 30.03.2025 - 26.10.2025
Med. Notrufnummer: keine

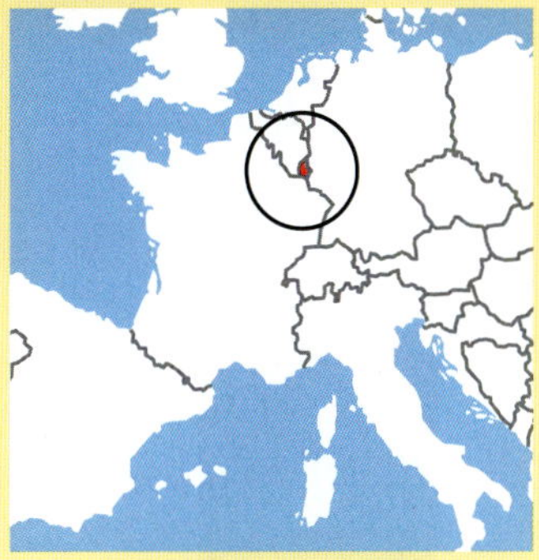

Impfpräventable Risiken

Empfohlene Impfungen

Reisende sollten über den für Deutschland empfohlenen Standardimpfschutz (STIKO) verfügen, insbesondere über eine aktuelle Impfung gegen Tetanus (Wundstarrkrampf), Diphtherie, Pertussis (Keuchhusten), Masern und eine Grundimmunisierung gegen Poliomyelitis/Kinderlähmung. Je nach Alter und Gesundheitszustand kommen weitere Empfehlungen hinzu. **Der STIKO-Impfkalender ist in Teil A des Handbuchs abgebildet.**

Welche Impfungen darüber hinaus für eine Reise empfehlenswert sind, hängt von der Art der Reise ab.

Zusätzlich sollte für viele Reiseländer ein ausreichender Schutz gegen Hepatitis A (Gelbsucht) vorhanden sein. Wer engeren Kontakt zu der einheimischen Bevölkerung hat, sollte sich zusätzlich noch gegen Hepatitis B impfen lassen. Hepatitis B kann z.B. durch Blut, Speichel und beim Sexualkontakt übertragen werden.

Impfungen

Krankheiten	Pflicht	Empfehlung	Pauschal	einf. Reisestil
Diphtherie		•	•	•
Masern		•	•	•
Pertussis (Keuchhusten)		•	•	•
Tetanus (Wundstarrkrampf)		•	•	•
Cholera				
Dengue-Fieber				
FSME (Frühsommer-Meningoenzephalitis)				
Gelbfieber				
Hepatitis A				
Hepatitis B				•
Japanische Enzephalitis				
Meningokokken-Meningitis				
Polio (Kinderlähmung / Poliomyelitis)				
Tollwut				
Typhus				

Erläuterungen

Pflicht siehe Einreisevorschriften

Empfehlung siehe Empfohlene Impfungen

Pauschalreisen
Bei Reisen nach westlichem Standard, überwiegend in Touristikzentren, Großstädten, Essen in gehobenen Lokalen oder im Hotel.

Achtung: Bei Reisenden kommt es häufig vor, dass spontan Tagesausflüge ins Landesinnere unternommen werden. Dann könnte ein zusätzlicher Impfschutz, wie beim einfachen Reisestil, sehr wichtig sein!

Einfacher Reisestil
Zusätzlich sollte für viele Reiseländer ein ausreichender Schutz gegen Hepatitis A (Gelbsucht) vorhanden sein. Innerhalb der westlichen Industriestaaten ist die chronische Hepatitis B überwiegend auf Risikogruppen beschränkt, außerhalb jedoch steigt ihre Häufigkeit deutlich an. Sie kann dann z.B. durch Blut, Speichel und beim Sexualkontakt übertragen werden, aber auch durch unsterile (zahn-)medizinische Behandlung. Für solche Ziele ist eine Hepatitis B-Impfung zu empfehlen.

LZ: Langzeit

Botschaften

- 20-22, avenue Emile Reuter, 2420 Luxemburg, Tel.: 00352-45 34 451, eMail: info@luxemburg.diplo.de
- 3, rue des bains, 1212 Luxemburg, Tel.: 00352-47 11 88, eMail: luxemburg-ob@bmeia.gv.at
- 25A, Boulevard Royal, 2449 Luxemburg, 00352-22 74 74 1, eMail: luxembourg@eda.admin.ch

Madagaskar (MG)

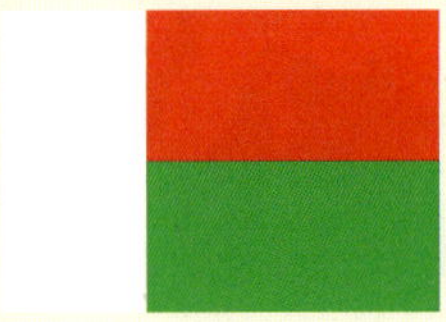

Kontinent: Afrika
Einwohnerzahl: 27.691 (in Tausend)
Lebenserwartung: 65 Jahre
Kindersterblichkeit: 50 pro Tausend
Amtssprache: Französisch, Malagasisch
Zeitverschiebung: 2 Std.
Sommerzeit: keine
Med. Notrufnummer: keine

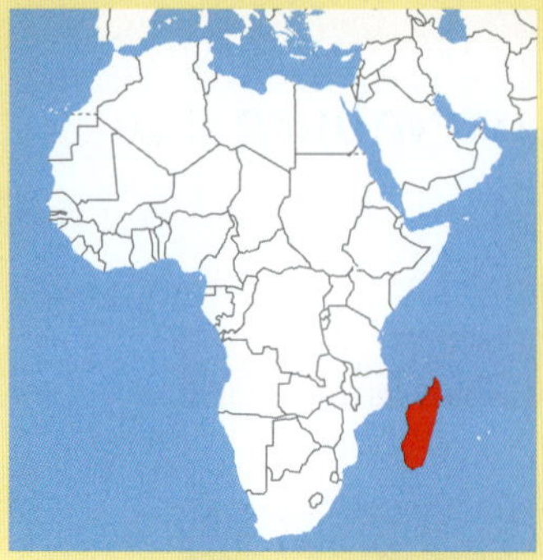

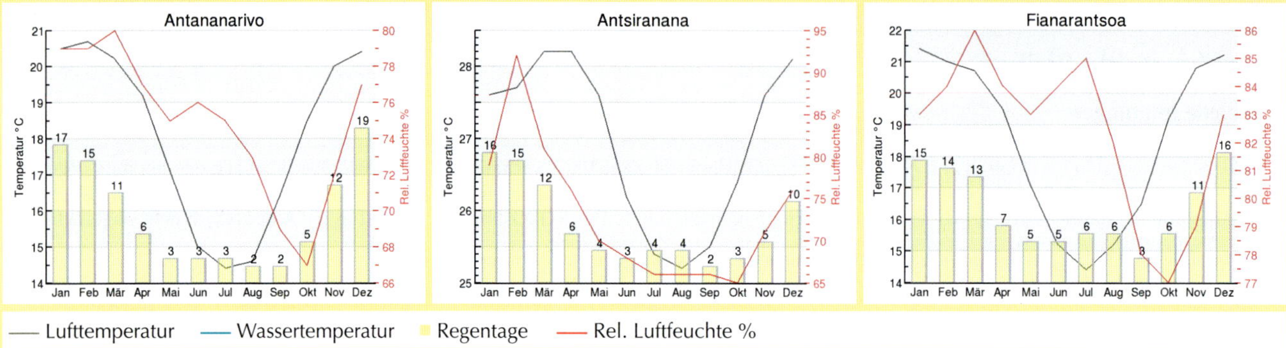

Impfpräventable Risiken

Einreisevorschriften

Gelbfieber

Keine Impfvorschriften für Reisende, die aus Europa direkt einreisen (Direktflug). Wer aus einem von Gelbfieber betroffenen Land einreist (Endemiegebiet), muss eine Gelbfieberimpfung nachweisen (Gelbfieberimpfbescheinigung). Das gilt auch für Reisende die vorher mehr als 12 Stunden auf einem Transitflughafen in einem Endemiegebiet gewesen sind. Kinder bis zum Alter von 9 Monaten, benötigen keine Gelbfieberimpfung.

Eine Impfbescheinigung wird derzeit benötigt bei der Einreise aus: Äquatorialguinea, Äthiopien, Angola, Argentinien, Benin, Bolivien, Brasilien, Burkina Faso, Burundi, Ecuador, Elfenbeinküste, Französisch-Guyana, Gabun, Gambia, Ghana, Guinea, Guinea-Bissau, Guyana, Kamerun, Kenia, Kolumbien, Kongo, Kongo, Demokratische Republik, Liberia, Mali, Mauretanien, Niger, Nigeria, Panama, Paraguay, Peru, Senegal, Sierra Leone, Sudan, Südsudan, Suriname, Togo, Trinidad und Tobago, Tschad, Uganda, Venezuela, Zentralafrikanische Republik.

Polio (Kinderlähmung/Poliomyelitis)

Die WHO verlangt die Pflichtimpfung (Injektions- oder Schluckimpfung, zwischen 4 Wochen und max. 1 Jahr alt) von Personen, die aus den nachfolgend genannten Ländern ausreisen und mehr als 4 Wochen im Land waren: Pakistan, Afghanistan, Malawi, Madagaskar, Mozambique, DR Kongo, Israel.

Empfohlene Impfungen

Reisende sollten über den für Deutschland empfohlenen Standardimpfschutz (STIKO) verfügen, insbesondere über eine aktuelle Impfung gegen Tetanus (Wundstarrkrampf), Diphtherie, Pertussis (Keuchhusten), Masern und eine Grundimmunisierung gegen Poliomyelitis/Kinderlähmung. Je nach Alter und Gesundheitszustand kommen weitere Empfehlungen hinzu. **Der STIKO-Impfkalender ist in Teil A des Handbuchs abgebildet.**

Welche Impfungen darüber hinaus für eine Reise empfehlenswert sind, hängt von der Art der Reise ab.

Zusätzlich sollte für viele Reiseländer ein ausreichender Schutz gegen Hepatitis A (Gelbsucht) vorhanden sein. Wer engeren Kontakt zu der einheimischen Bevölkerung hat, sollte sich zusätzlich noch gegen Hepatitis B impfen lassen. Hepatitis B kann z.B. durch Blut, Speichel und beim Sexualkontakt übertragen werden.

Impfungen

Krankheiten	Pflicht	Empfehlung	Pauschal	einf. Reisestil
Diphtherie		●	●	●
Masern		●	●	●
Pertussis (Keuchhusten)		●	●	●
Tetanus (Wundstarrkrampf)		●	●	●
Cholera				
Dengue-Fieber				
FSME (Frühsommer-Meningoenzephalitis)				
Gelbfieber	bedingt			
Hepatitis A		●	●	●
Hepatitis B		●	●	●
Japanische Enzephalitis				
Meningokokken-Meningitis				
Polio (Kinderlähmung / Poliomyelitis)	bedingt			●
Tollwut				●
Typhus				●

Erläuterungen

Pflicht siehe Einreisevorschriften

Empfehlung siehe Empfohlene Impfungen

Pauschalreisen
Bei Reisen nach westlichem Standard, überwiegend in Touristikzentren, Großstädten, Essen in gehobenen Lokalen oder im Hotel.

Achtung: Bei Reisenden kommt es häufig vor, dass spontan Tagesausflüge ins Landesinnere unternommen werden. Dann könnte ein zusätzlicher Impfschutz, wie beim einfachen Reisestil, sehr wichtig sein!

Einfacher Reisestil
Zusätzlich sollte für viele Reiseländer ein ausreichender Schutz gegen Hepatitis A (Gelbsucht) vorhanden sein. Innerhalb der westlichen Industriestaaten ist die chronische Hepatitis B überwiegend auf Risikogruppen beschränkt, außerhalb jedoch steigt ihre Häufigkeit deutlich an. Sie kann dann z.B. durch Blut, Speichel und beim Sexualkontakt übertragen werden, aber auch durch unsterile (zahn-)medizinische Behandlung. Für solche Ziele ist eine Hepatitis B-Impfung zu empfehlen.

LZ: Langzeit

Malariavorkommen

Hohes Risiko: Ganzjährig - Im ganzen Land inklusive Städte. Saisonalität wahrscheinlich, aber nicht gut beschrieben.

Unter üblichen Rahmenbedingungen (Reisedauer bis ca. 4 Wochen, Hotelunterbringung mit Klimaanlage, informierter und umsichtiger Reisender) wird eine medikamentöse Malariaprophylaxe **ganzjährig empfohlen**.

Malariaerreger: P. falciparum > 99%

Medikamentenauswahl

Dazu stehen die im allgemeinen Teil näher beschriebenen Substanzen **Atovaquone/Proguanil**, **Doxycyclin** (in Deutschland ein off-label use) und in begründeten Einzelfällen **Mefloquin** zur Verfügung.

Abweichungen von dieser Empfehlung sind bei besonders hohem/niedrigem Risiko oder bei besonderen Personengruppen erforderlich. Falls unterwegs beim Auftreten fieberhafter, malariaverdächtiger Episoden (Näheres siehe allgemeiner Teil) eine adäquate Diagnostik und/oder Therapie nicht zur Verfügung steht, ist die Mitnahme einer Notfall-Selbstbehandlung sinnvoll, die zur Resistenzsituation und ggf. zur medikamentösen Prophylaxe paßt. Dazu sollte **Atovaquone/Proguanil** oder **Artemether/Lumefantrin** eingesetzt werden, **Dihydroartemisinin/Piperaquin** wegen des Risikoprofils nur in unvorhersehbaren Notfällen.

Bitte den Beitrag Malaria beachten. Eine Tabelle mit den Medikamenten und Dosierung zur Malariaprophylaxe und der Standby-Behandlung der Malaria finden Sie ab der Seite C-36.

Weitere Gesundheitsgefahren

Infektionsrisiken
Anthrax (Milzbrand), Brucellose, **Chikungunya, Darmbilharziose, Denguefieber und schweres Denguefieber (früher: hämorrhagisches D.),** Filariose, lymphatische, Tropische Pulmonale Eosinophilie, Krim-Kongo Fieber, hämorrhagisches, Pest, Rift-Valley-Fieber

Botschaften

101, Rue du Pasteur Rabeony Hans (Ambodirotra), Antananarivo 101, Tel.: 00261-20 222 38 02, eMail: info@antananarivo.diplo.de

Botschaft siehe Südafrika / HONORARKONSULAT Antananarivo: LOT III E 132 Fort - Voyron, 869 c/o GIZ 101 Antananarivo, Tel.: 00261/20-22 215 22 eMail: consulat.austria@moov.mg

Immeuble "ARO" - 2ème étage Làlana Solombavambahoaka Frantsay 77 Antsahavola, 101 Antananarivo, Tel.: 00261/20-22 215 22, eMail: antananarivo@eda.admin.ch

Malawi (MW)

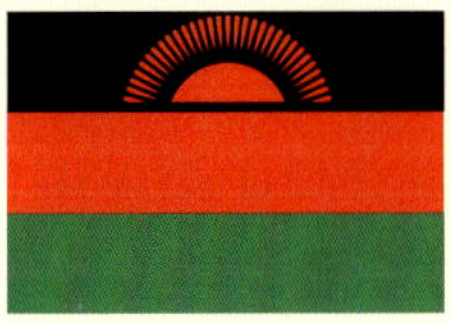

Kontinent: Afrika
Beliebte Reiseziele: Malawisee
Einwohnerzahl: 19.130 (in Tausend)
Lebenserwartung: 66 Jahre
Kindersterblichkeit: 39 pro Tausend
Amtssprache: Chichewa, Englisch
aSommerzeit: keine
Med. Notrufnummer: keine

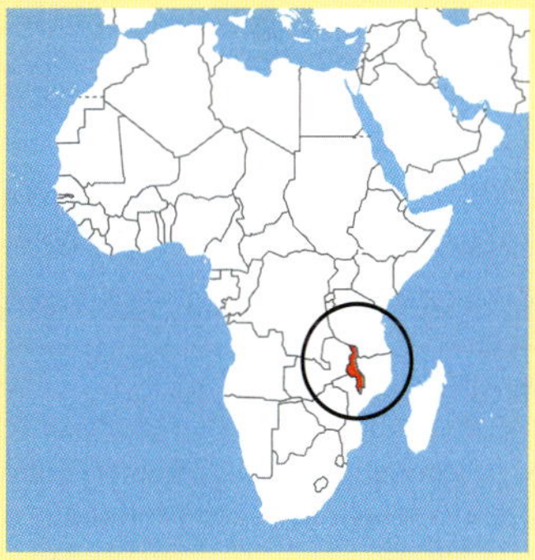

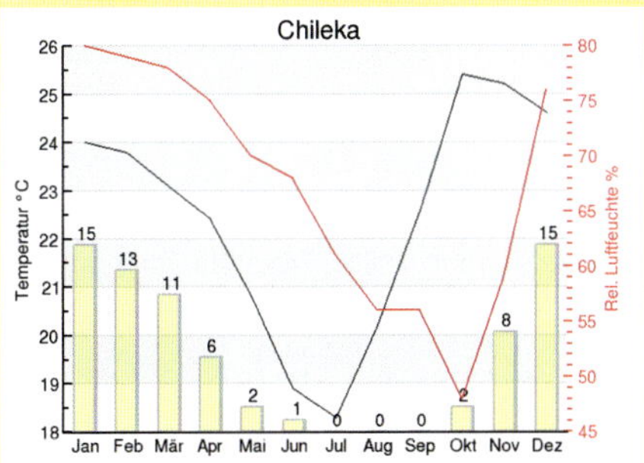

— Lufttemperatur — Wassertemperatur Regentage — Rel. Luftfeuchte %

Impfpräventable Risiken

Einreisevorschriften

Gelbfieber

Keine Impfvorschriften für Reisende, die aus Europa direkt einreisen (Direktflug). Wer aus einem von Gelbfieber betroffenen Land einreist (Endemiegebiet), muss eine Gelbfieberimpfung nachweisen (Gelbfieberimpfbescheinigung). Das gilt auch für Reisende die vorher mehr als 12 Stunden auf einem Transitflughafen in einem Endemiegebiet gewesen sind. Kinder bis zum Alter von 1 Jahr, benötigen keine Gelbfieberimpfung.

Eine Impfbescheinigung wird derzeit benötigt bei der Einreise aus: Äquatorialguinea, Äthiopien, Angola, Argentinien, Benin, Bolivien, Brasilien, Burkina Faso, Burundi, Ecuador, Elfenbeinküste, Französisch-Guyana, Gabun, Gambia, Ghana, Guinea, Guinea-Bissau, Guyana, Kamerun, Kenia, Kolumbien, Kongo, Kongo, Demokratische Republik, Liberia, Mali, Mauretanien, Niger, Nigeria, Panama, Paraguay, Peru, Senegal, Sierra Leone, Sudan, Südsudan, Suriname, Togo, Trinidad und Tobago, Tschad, Uganda, Venezuela, Zentralafrikanische Republik.

Polio (Kinderlähmung/Poliomyelitis)

Die WHO verlangt die Pflichtimpfung (Injektions- oder Schluckimpfung, zwischen 4 Wochen und max. 1 Jahr alt) von Personen, die aus den nachfolgend genannten Ländern ausreisen und mehr als 4 Wochen im Land waren: Pakistan, Afghanistan, Malawi, Madagaskar, Mozambique, DR Kongo, Israel.

Empfohlene Impfungen

Reisende sollten über den für Deutschland empfohlenen Standardimpfschutz (STIKO) verfügen, insbesondere über eine aktuelle Impfung gegen Tetanus (Wundstarrkrampf), Diphtherie, Pertussis (Keuchhusten), Masern und eine Grundimmunisierung gegen Poliomyelitis/Kinderlähmung. Je nach Alter und Gesundheitszustand kommen weitere Empfehlungen hinzu. **Der STIKO-Impfkalender ist in Teil A des Handbuchs abgebildet.**

Welche Impfungen darüber hinaus für eine Reise empfehlenswert sind, hängt von der Art der Reise ab.

Zusätzlich sollte für viele Reiseländer ein ausreichender Schutz gegen Hepatitis A (Gelbsucht) vorhanden sein. Wer engeren Kontakt zu der einheimischen Bevölkerung hat, sollte sich zusätzlich noch gegen Hepatitis B impfen lassen. Hepatitis B kann z.B. durch Blut, Speichel und beim Sexualkontakt übertragen werden.

Impfungen

Krankheiten	Pflicht	Empfehlung	Pauschal	einf. Reisestil
Diphtherie		•	•	•
Masern		•	•	•
Pertussis (Keuchhusten)		•	•	•
Tetanus (Wundstarrkrampf)		•	•	•
Cholera				
Dengue-Fieber				
FSME (Frühsommer-Meningoenzephalitis)				
Gelbfieber	bedingt			
Hepatitis A		•	•	•
Hepatitis B		•	•	•
Japanische Enzephalitis				
Meningokokken-Meningitis				•
Polio (Kinderlähmung / Poliomyelitis)	bedingt			•
Tollwut				•
Typhus				•

Erläuterungen

Pflicht siehe Einreisevorschriften

Empfehlung siehe Empfohlene Impfungen

Pauschalreisen
Bei Reisen nach westlichem Standard, überwiegend in Touristikzentren, Großstädten, Essen in gehobenen Lokalen oder im Hotel.

Achtung: Bei Reisenden kommt es häufig vor, dass spontan Tagesausflüge ins Landesinnere unternommen werden. Dann könnte ein zusätzlicher Impfschutz, wie beim einfachen Reisestil, sehr wichtig sein!

Einfacher Reisestil
Zusätzlich sollte für viele Reiseländer ein ausreichender Schutz gegen Hepatitis A (Gelbsucht) vorhanden sein. Innerhalb der westlichen Industriestaaten ist die chronische Hepatitis B überwiegend auf Risikogruppen beschränkt, außerhalb jedoch steigt ihre Häufigkeit deutlich an. Sie kann dann z.B. durch Blut, Speichel und beim Sexualkontakt übertragen werden, aber auch durch unsterile (zahn-)medizinische Behandlung. Für solche Ziele ist eine Hepatitis B-Impfung zu empfehlen.

LZ: Langzeit

Malariavorkommen

Hohes Risiko: Ganzjährig - Im ganzen Land inklusive Städte.

Unter üblichen Rahmenbedingungen (Reisedauer bis ca. 4 Wochen, Hotelunterbringung mit Klimaanlage, informierter und umsichtiger Reisender) wird eine medikamentöse Malariaprophylaxe **ganzjährig empfohlen**.

Malariaerreger: P. falciparum > 99%

Medikamentenauswahl

Dazu stehen die im allgemeinen Teil näher beschriebenen Substanzen **Atovaquone/Proguanil**, **Doxycyclin** (in Deutschland ein off-label use) und in begründeten Einzelfällen **Mefloquin** zur Verfügung.

Abweichungen von dieser Empfehlung sind bei besonders hohem/niedrigem Risiko oder bei besonderen Personengruppen erforderlich. Falls unterwegs beim Auftreten fieberhafter, malariaverdächtiger Episoden (Näheres siehe allgemeiner Teil) eine adäquate Diagnostik und/oder Therapie nicht zur Verfügung steht, ist die Mitnahme einer Notfall-Selbstbehandlung sinnvoll, die zur Resistenzsituation und ggf. zur medikamentösen Prophylaxe paßt. Dazu sollte **Atovaquone/Proguanil** oder **Artemether/Lumefantrin** eingesetzt werden, **Dihydroartemisinin/Piperaquin** wegen des Risikoprofils nur in unvorhersehbaren Notfällen.

Bitte den Beitrag Malaria beachten. Eine Tabelle mit den Medikamenten und Dosierung zur Malariaprophylaxe und der Standby-Behandlung der Malaria finden Sie ab der Seite C-36.

Weitere Gesundheitsgefahren

Infektionsrisiken

Anthrax (Milzbrand), **Blasenbilharziose durch S. haematobium,** Brucellose, **Chikungunya,** Cholera, Filariose, lymphatische, Tropische Pulmonale Eosinophilie, Onchozerkose, Flußblindheit, Pest, Rift-Valley-Fieber, Trypanosomiasis, afrikanische, Schlafkrankheit

Botschaften

Convention Drive (Capital City), Lilongwe, Tel.: 00265-1-77 25 55, eMail: info@lilongwe.diplo.de

Botschaft siehe Kenia / HONORARKONSULAT Lilongwe P.O. Box 1527, Lilongwe, Tel.: 00265-999 788 777, eMail: austria@nyassa.m

Botschaft siehe Simbabwe

Malaysia (MY)

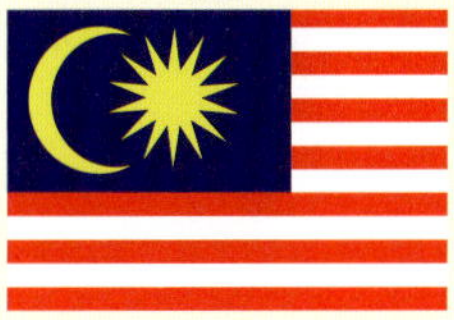

Kontinent: Asien
Einwohnerzahl: 32.366 (in Tausend)
Lebenserwartung: 75 Jahre
Kindersterblichkeit: 9 pro Tausend
Amtssprache: Malaysisch
Zeitverschiebung: 7 Std.
Sommerzeit: keine
Med. Notrufnumme: 999

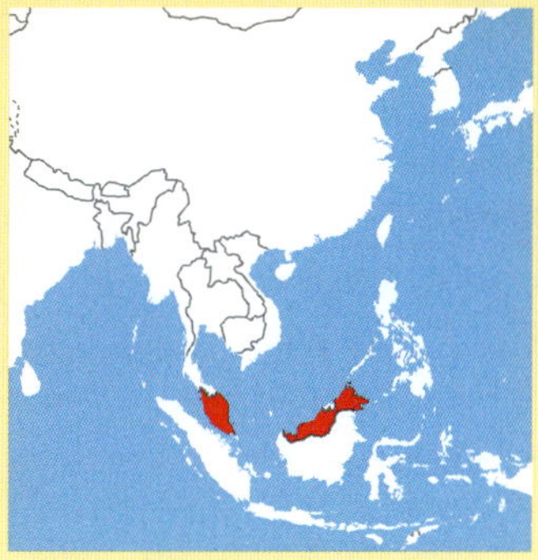

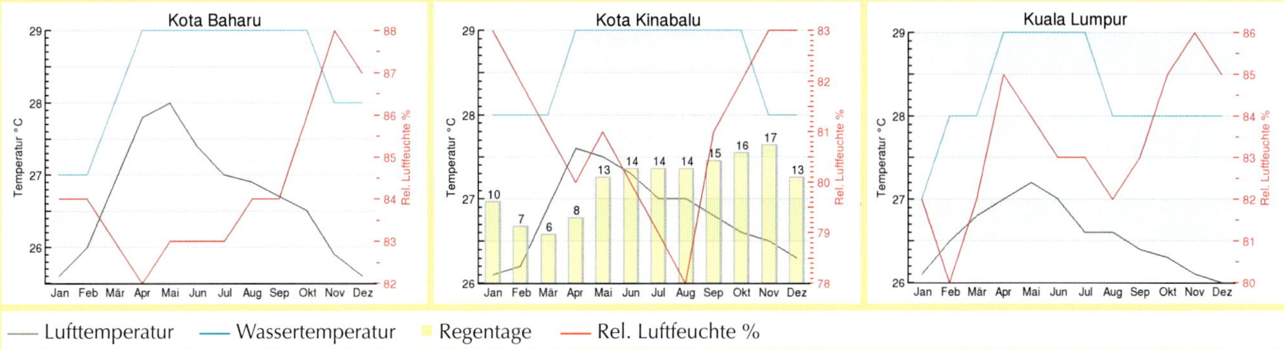

Impfpräventable Risiken

Einreisevorschriften

Gelbfieber

Keine Impfvorschriften für Reisende, die aus Europa direkt einreisen (Direktflug). Wer aus einem von Gelbfieber betroffenen Land einreist (Endemiegebiet), muss eine Gelbfieberimpfung nachweisen (Gelbfieberimpfbescheinigung). Das gilt auch für Reisende die vorher mehr als 12 Stunden auf einem Transitflughafen in einem Endemiegebiet gewesen sind. Kinder bis zum Alter von 1 Jahr, benötigen keine Gelbfieberimpfun

Eine Impfbescheinigung wird derzeit benötigt bei der Einreise aus: Äquatorialguinea, Äthiopien, Angola, Argentinien, Benin, Bolivien, Brasilien, Burkina Faso, Burundi, Ecuador, Elfenbeinküste, Französisch-Guyana, Gabun, Gambia, Ghana, Guinea, Guinea-Bissau, Guyana, Kamerun, Kenia, Kolumbien, Kongo, Kongo, Demokratische Republik, Liberia, Mali, Mauretanien, Niger, Nigeria, Panama, Paraguay, Peru, Senegal, Sierra Leone, Sudan, Südsudan, Suriname, Togo, Trinidad und Tobago, Tschad, Uganda, Venezuela, Zentralafrikanische Republik.

Empfohlene Impfungen

Reisende sollten über den für Deutschland empfohlenen Standardimpfschutz (STIKO) verfügen, insbesondere über eine aktuelle Impfung gegen Tetanus (Wundstarrkrampf), Diphtherie, Pertussis (Keuchhusten), Masern und eine Grundimmunisierung gegen Poliomyelitis/Kinderlähmung. Je nach Alter und Gesundheitszustand kommen weitere Empfehlungen hinzu. **Der STIKO-Impfkalender ist in Teil A des Handbuchs abgebildet.**

Welche Impfungen darüber hinaus für eine Reise empfehlenswert sind, hängt von der Art der Reise ab.

Zusätzlich sollte für viele Reiseländer ein ausreichender Schutz gegen Hepatitis A (Gelbsucht) vorhanden sein. Wer engeren Kontakt zu der einheimischen Bevölkerung hat, sollte sich zusätzlich noch gegen Hepatitis B impfen lassen. Hepatitis B kann z.B. durch Blut, Speichel und beim Sexualkontakt übertragen werden.

Impfungen

Krankheiten	Pflicht	Empfehlung	Pauschal	einf. Reisestil
Diphtherie		●	●	●
Masern		●	●	●
Pertussis (Keuchhusten)		●	●	●
Tetanus (Wundstarrkrampf)		●	●	●
Cholera				
Covid-19		seropos. oder LZ		
FSME (Frühsommer-Meningoenzephalitis)				
Gelbfieber	bedingt			
Hepatitis A		●	●	●
Hepatitis B		●	●	●
Japanische Enzephalitis				●
Meningokokken-Meningitis				●
Polio (Kinderlähmung / Poliomyelitis)		●	●	●
Tollwut				●
Typhus				●

Erläuterungen

Pflicht siehe Einreisevorschriften

Empfehlung siehe Empfohlene Impfungen

Pauschalreisen
Bei Reisen nach westlichem Standard, überwiegend in Touristikzentren, Großstädten, Essen in gehobenen Lokalen oder im Hotel.

Achtung: Bei Reisenden kommt es häufig vor, dass spontan Tagesausflüge ins Landesinnere unternommen werden. Dann könnte ein zusätzlicher Impfschutz, wie beim einfachen Reisestil, sehr wichtig sein!

Einfacher Reisestil
Zusätzlich sollte für viele Reiseländer ein ausreichender Schutz gegen Hepatitis A (Gelbsucht) vorhanden sein. Innerhalb der westlichen Industriestaaten ist die chronische Hepatitis B überwiegend auf Risikogruppen beschränkt, außerhalb jedoch steigt ihre Häufigkeit deutlich an. Sie kann dann z.B. durch Blut, Speichel und beim Sexualkontakt übertragen werden, aber auch durch unsterile (zahn-)medizinische Behandlung. Für solche Ziele ist eine Hepatitis B-Impfung zu empfehlen.

LZ: Langzeit

Malariavorkommen

Minimales Risiko: Ganzjährig - In Borneo (Sabah: 80 % P. knowlesi).

Die WHO führt Malaysia als malariafrei, da sie die zoonotischen Malariaarten nicht berücksichtigt.

Unter üblichen Rahmenbedingungen (Reisedauer bis ca. 4 Wochen, Hotelunterbringung mit Klimaanlage, informierter und umsichtiger Reisender) wird eine medikamentöse Malariaprophylaxe **nicht empfohlen**.

Malariaerreger:

P. knowlesi 100 %

Medikamentenauswahl

Abweichungen von dieser Empfehlung sind bei besonders hohem/niedrigem Risiko oder bei besonderen Personengruppen erforderlich. Falls unterwegs beim Auftreten fieberhafter, malariaverdächtiger Episoden (Näheres siehe allgemeiner Teil) eine adäquate Diagnostik und/oder Therapie nicht zur Verfügung steht, ist die Mitnahme einer Notfall-Selbstbehandlung sinnvoll, die zur Resistenzsituation und ggf. zur medikamentösen Prophylaxe paßt. Dazu sollte **Atovaquone/Proguanil** oder **Artemether/Lumefantrin** eingesetzt werden, **Dihydroartemisinin/ Piperaquin** wegen des Risikoprofils nur in unvorhersehbaren Notfällen.

Bitte den Beitrag Malaria beachten. Eine Tabelle mit den Medikamenten und Dosierung zur Malariaprophylaxe und der Standby-Behandlung der Malaria finden Sie ab der Seite C-36.

Weitere Gesundheitsgefahren

Infektionsrisiken
Anthrax (Milzbrand), Brucellose, **Chikungunya, Denguefieber und schweres Denguefieber (früher: hämorrhagisches D.),** Filariose, lymphatische, Tropische Pulmonale Eosinophilie, Histoplasmose, amerikanische, Melioidose, Zika-Virus.

Botschaften

26th Floor, Menara Tan & Tan, 207 Jalan Tun Razak, 50400 Kuala Lumpur, Tel.: 0060-3 21 70 96 66, eMail: info@kuala-lumpur.diplo.de

Suite 10.1-2, Level 10, Wisma Goldhill, 67, Jalan Raja Chulan, 50200 Kuala Lumpur,
Tel.: 0060-3-203 004 00, eMail: kuala-lumpur-ob@bmeia.gv.at

16, Pesiaran Madge 55000 Kuala Lumpur, Tel.: 0060-3 21 48 06 22, eMail: kualalumpur@eda.admin.ch

Malediven (MV)

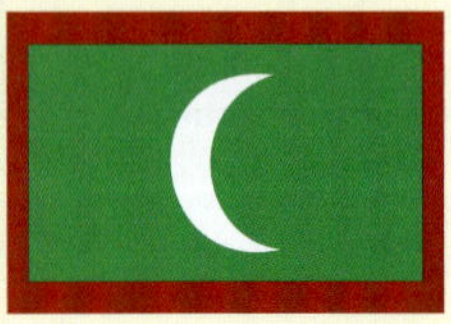

Kontinent: Asien
Einwohnerzahl: 541 (in Tausend)
Lebenserwartung: 80 Jahre
Kindersterblichkeit: 6 pro Tausend
Amtssprache: Dhivehi
Zeitverschiebung: 4 Std.
Sommerzeit: keine
Med. Notrufnummer: keine

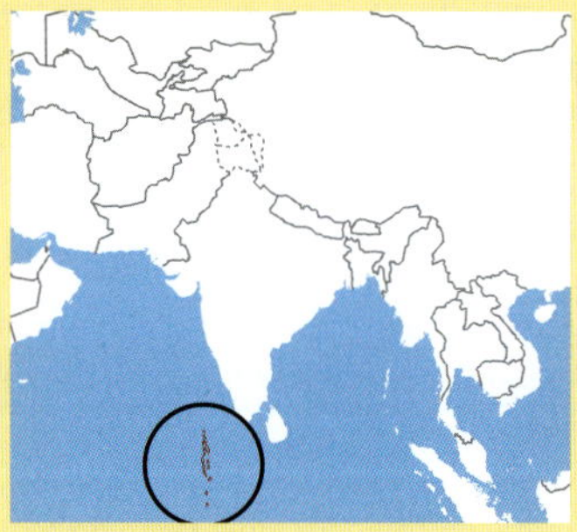

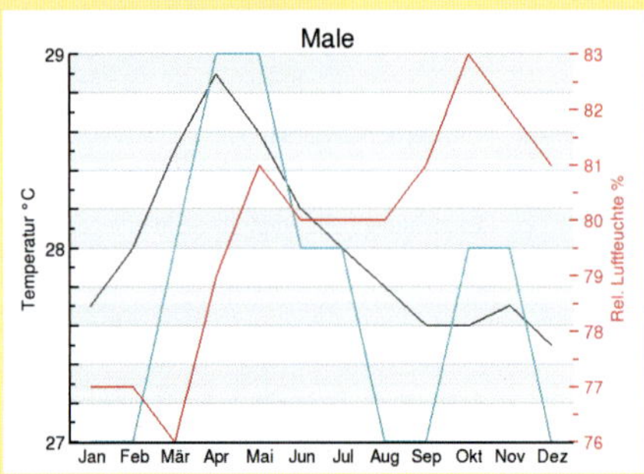

— Lufttemperatur — Wassertemperatur Regentage — Rel. Luftfeuchte %

Impfpräventable Risiken

Einreisevorschriften

Gelbfieber

Keine Impfvorschriften für Reisende, die aus Europa direkt einreisen (Direktflug). Wer aus einem von Gelbfieber betroffenen Land einreist (Endemiegebiet), muss eine Gelbfieberimpfung nachweisen (Gelbfieberimpfbescheinigung). Das gilt auch für Reisende die vorher mehr als 12 Stunden auf einem Transitflughafen in einem Endemiegebiet gewesen sind. Kinder bis zum Alter von 9 Monaten, benötigen keine Gelbfieberimpfung.

Eine Impfbescheinigung wird derzeit benötigt bei der Einreise aus: Äquatorialguinea, Äthiopien, Angola, Argentinien, Benin, Bolivien, Brasilien, Burkina Faso, Burundi, Ecuador, Elfenbeinküste, Französisch-Guyana, Gabun, Gambia, Ghana, Guinea, Guinea-Bissau, Guyana, Kamerun, Kenia, Kolumbien, Kongo, Kongo, Demokratische Republik, Liberia, Mali, Mauretanien, Niger, Nigeria, Panama, Paraguay, Peru, Senegal, Sierra Leone, Sudan, Südsudan, Suriname, Togo, Trinidad und Tobago, Tschad, Uganda, Venezuela, Zentralafrikanische Republik.

Polio/Kinderlähmung

Bei Einreise aus und Ausreisen nach polio-exportierenden Ländern muß die Polioimpfbescheinigung vorgelegt werden. Für Einreisen aus Afghanistan, Pakistan, Malaysia, Jemen und den Philippinen. Das gilt auch für Hajj- und Umrah-Pilger.

Empfohlene Impfungen

Reisende sollten über den für Deutschland empfohlenen Standardimpfschutz (STIKO) verfügen, insbesondere über eine aktuelle Impfung gegen Tetanus (Wundstarrkrampf), Diphtherie, Pertussis (Keuchhusten), Masern und eine Grundimmunisierung gegen Poliomyelitis/Kinderlähmung. Je nach Alter und Gesundheitszustand kommen weitere Empfehlungen hinzu. **Der STIKO-Impfkalender ist in Teil A des Handbuchs abgebildet.**

Welche Impfungen darüber hinaus für eine Reise empfehlenswert sind, hängt von der Art der Reise ab.

Zusätzlich sollte für viele Reiseländer ein ausreichender Schutz gegen Hepatitis A (Gelbsucht) vorhanden sein. Wer engeren Kontakt zu der einheimischen Bevölkerung hat, sollte sich zusätzlich noch gegen Hepatitis B impfen lassen. Hepatitis B kann z.B. durch Blut, Speichel und beim Sexualkontakt übertragen werden.

Impfungen

Krankheiten	Pflicht	Empfehlung	Pauschal	einf. Reisestil
Diphtherie		●	●	●
Masern		●	●	●
Pertussis (Keuchhusten)		●	●	●
Tetanus (Wundstarrkrampf)		●	●	●
Cholera				
Dengue-Fieber		seropos. oder LZ		
FSME (Frühsommer-Meningoenzephalitis)				
Gelbfieber	bedingt			
Hepatitis A		●	●	●
Hepatitis B		●	●	●
Japanische Enzephalitis				
Meningokokken-Meningitis				
Polio (Kinderlähmung / Poliomyelitis)	bedingt			
Tollwut				
Typhus				●

Erläuterungen

Pflicht siehe Einreisevorschriften

Empfehlung siehe Empfohlene Impfungen

Pauschalreisen
Bei Reisen nach westlichem Standard, überwiegend in Touristikzentren, Großstädten, Essen in gehobenen Lokalen oder im Hotel.

Achtung: Bei Reisenden kommt es häufig vor, dass spontan Tagesausflüge ins Landesinnere unternommen werden. Dann könnte ein zusätzlicher Impfschutz, wie beim einfachen Reisestil, sehr wichtig sein!

Einfacher Reisestil
Zusätzlich sollte für viele Reiseländer ein ausreichender Schutz gegen Hepatitis A (Gelbsucht) vorhanden sein. Innerhalb der westlichen Industriestaaten ist die chronische Hepatitis B überwiegend auf Risikogruppen beschränkt, außerhalb jedoch steigt ihre Häufigkeit deutlich an. Sie kann dann z.B. durch Blut, Speichel und beim Sexualkontakt übertragen werden, aber auch durch unsterile (zahn-)medizinische Behandlung. Für solche Ziele ist eine Hepatitis B-Impfung zu empfehlen.

LZ: Langzeit

Weitere Gesundheitsgefahren

Infektionsrisiken

Anthrax (Milzbrand), Brucellose, **Chikungunya, Denguefieber und schweres Denguefieber (früher: hämorrhagisches D.),** Filariose, lymphatische, Tropische Pulmonale Eosinophilie, Zika-Virus

Botschaften

- 40, Alfred House Avenue, Colombo 3, Sri Lanka, 0094-11 258 04 31, eMail: info@colombo.diplo.de
- Botschaft siehe Indien / HONORARKONSULAT Malé N. 39, Orchid Magu, Malé 20213,Tel.: 00960-3323 080, eMail: shirhan.mahir@universalenterprises.com
- Botschaft siehe Sri Lanka / Consulate General of Switzerland c/o Universal Enterprises Pvt Ltd., Kaneeru Villa, 3rd Floor, 39 Orchid Magu, Male’ 20213, eMail: male@honrep.ch

Mali (ML)

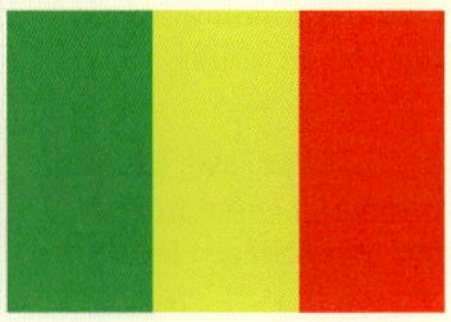

Kontinent: Afrika
Einwohnerzahl: 20.251 (in Tausend)
Lebenserwartung: 63 Jahre
Kindersterblichkeit: 91 pro Tausend
Amtssprache: Französisch
Zeitverschiebung: -1 Std.
Sommerzeit: keine
Med. Notrufnummer: 18,112

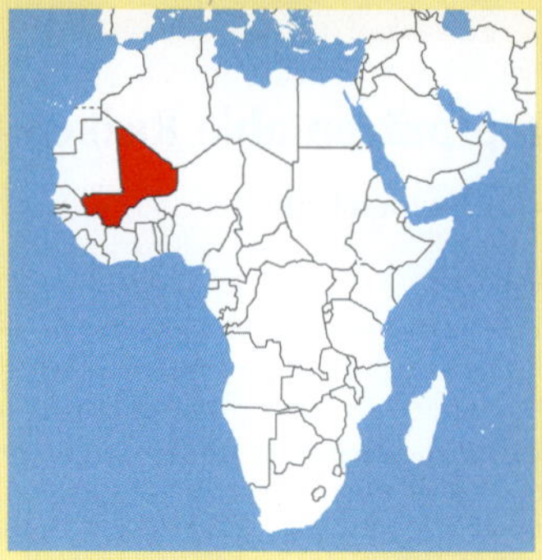

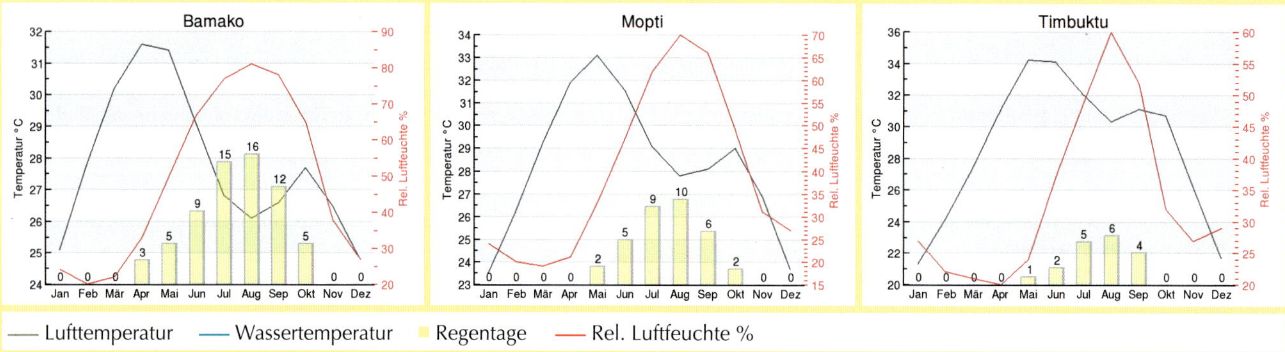

Impfpräventable Risiken

Einreisevorschriften

Gelbfieber

Einreise nur mit Nachweis über die Gelbfieberimpfung.

Ausnahme: Kinder bis zum Alter von 9 Monaten, benötigen keine Gelbfieberimpfung.

Empfohlene Impfungen

Reisende sollten über den für Deutschland empfohlenen Standardimpfschutz (STIKO) verfügen, insbesondere über eine aktuelle Impfung gegen Tetanus (Wundstarrkrampf), Diphtherie, Pertussis (Keuchhusten), Masern und eine Grundimmunisierung gegen Poliomyelitis/Kinderlähmung. Je nach Alter und Gesundheitszustand kommen weitere Empfehlungen hinzu. **Der STIKO-Impfkalender ist in Teil A des Handbuchs abgebildet.**

Welche Impfungen darüber hinaus für eine Reise empfehlenswert sind, hängt von der Art der Reise ab.

Zusätzlich sollte für viele Reiseländer ein ausreichender Schutz gegen Hepatitis A (Gelbsucht) vorhanden sein. Wer engeren Kontakt zu der einheimischen Bevölkerung hat, sollte sich zusätzlich noch gegen Hepatitis B impfen lassen. Hepatitis B kann z.B. durch Blut, Speichel und beim Sexualkontakt übertragen werden.

Impfungen

Krankheiten	Pflicht	Empfehlung	Pauschal	einf. Reisestil
Diphtherie		•	•	•
Masern		•	•	•
Pertussis (Keuchhusten)		•	•	•
Tetanus (Wundstarrkrampf)		•	•	•
Cholera				
Dengue-Fieber				
FSME (Frühsommer-Meningoenzephalitis)				
Gelbfieber	•	•	•	•
Hepatitis A		•	•	•
Hepatitis B		•	•	•
Japanische Enzephalitis				
Meningokokken-Meningitis				•
Polio (Kinderlähmung / Poliomyelitis)		•	•	•
Tollwut		•	•	•
Typhus				•

Erläuterungen

Pflicht siehe Einreisevorschriften

Empfehlung siehe Empfohlene Impfungen

Pauschalreisen
Bei Reisen nach westlichem Standard, überwiegend in Touristikzentren, Großstädten, Essen in gehobenen Lokalen oder im Hotel.

Achtung: Bei Reisenden kommt es häufig vor, dass spontan Tagesausflüge ins Landesinnere unternommen werden. Dann könnte ein zusätzlicher Impfschutz, wie beim einfachen Reisestil, sehr wichtig sein!

Einfacher Reisestil
Zusätzlich sollte für viele Reiseländer ein ausreichender Schutz gegen Hepatitis A (Gelbsucht) vorhanden sein. Innerhalb der westlichen Industriestaaten ist die chronische Hepatitis B überwiegend auf Risikogruppen beschränkt, außerhalb jedoch steigt ihre Häufigkeit deutlich an. Sie kann dann z.B. durch Blut, Speichel und beim Sexualkontakt übertragen werden, aber auch durch unsterile (zahn-)medizinische Behandlung. Für solche Ziele ist eine Hepatitis B-Impfung zu empfehlen.

LZ: Langzeit

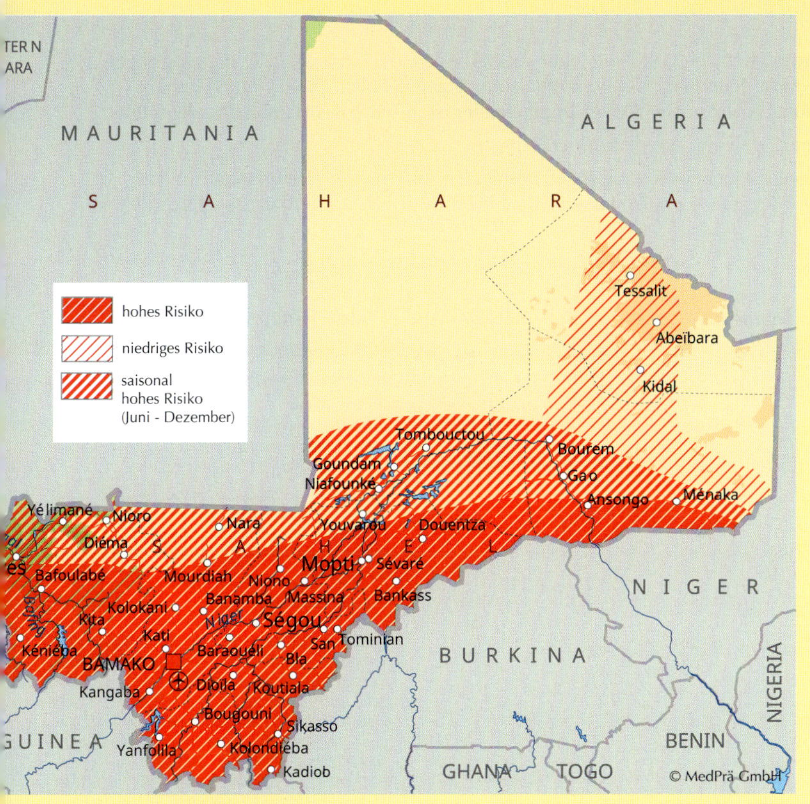

Malariavorkommen

Hohes Risiko: Ganzjährig - In südlicher Landeshälfte inkl. Regionen um den Fluss Niger sowie den Städten Bamako, Mopti, Timbuktu.

Niedriges Risiko: Ganzjährig - Sahara

Saisonales Risiko: Region zwischen Sahara und tropischen Landesteilen: Juni – Dezember: hohes Risiko, Januar – Mai: mittleres Risiko

Unter üblichen Rahmenbedingungen (Reisedauer bis ca. 4 Wochen, Hotelunterbringung mit Klimaanlage, informierter und umsichtiger Reisender) wird eine medikamentöse Malariaprophylaxe in Regionen mit hohem Risiko **ganzjährig empfohlen.**

Malariaerreger: P. falciparum > 99%

Medikamentenauswahl

Dazu stehen die im allgemeinen Teil näher beschriebenen Substanzen **Atovaquone/Proguanil**, **Doxycyclin** (in Deutschland ein off-label use) und in begründeten Einzelfällen **Mefloquin** zur Verfügung.

Abweichungen von dieser Empfehlung sind bei besonders hohem/niedrigem Risiko oder bei besonderen Personengruppen erforderlich. Falls unterwegs beim Auftreten fieberhafter, malariaverdächtiger Episoden (Näheres siehe allgemeiner Teil) eine adäquate Diagnostik und/oder Therapie nicht zur Verfügung steht, ist die Mitnahme einer Notfall-Selbstbehandlung sinnvoll, die zur Resistenzsituation und ggf. zur medikamentösen Prophylaxe paßt. Dazu sollte **Atovaquone/Proguanil** oder **Artemether/Lumefantrin** eingesetzt werden, **Dihydroartemisinin/Piperaquin** wegen des Risikoprofils nur in unvorhersehbaren Notfällen.

Bitte den Beitrag Malaria beachten. Eine Tabelle mit den Medikamenten und Dosierung zur Malariaprophylaxe und der Standby-Behandlung der Malaria finden Sie ab der Seite C-36.

Weitere Gesundheitsgefahren

Infektionsrisiken

Anthrax (Milzbrand), **Blasenbilharziose durch S. haematobium,** Brucellose, **Chikungunya,** Cholera, **Darmbilharziose, Denguefieber und schweres Denguefieber (früher: hämorrhagisches D.),** Dracunculose (Medinawurmbefall), Filariose, lymphatische, Tropische Pulmonale Eosinophilie, Leishmaniose der Haut, Onchozerkose, Flußblindheit, Rift-Valley-Fieber, Trypanosomiasis, afrikanische, Schlafkrankheit

Botschaften

- Badalabougou Est, rue 14, porte 334, Bamako, Tel.: 00223-20 70 07 70, eMail: info@bamako.diplo.de
- Botschaft siehe Senegal / HONORARKONSULAT Bamako Zone Industrielle, Route de l'abattoir, Rue 839, G.I.E. AMI, B.P. 324, Bamako, Tel.: 00223-20 21 36 64, eMail: dg@gieami.ml
- Botschaft siehe Senega / Swiss Cooperation Office SDC and Consular agency Cité du Niger (1) Rue 30 Bamako, Tel.: 00223-20 21 73 62, eMail: bamako@eda.admin.ch

Malta (MT)

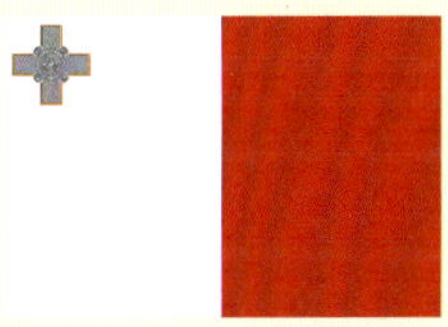

Kontinent: Europa
Einwohnerzahl: 442 (in Tausend)
Lebenserwartung: 82 Jahre
Kindersterblichkeit: 6 pro Tausend
Amtssprache: Englisch, Maltesisch
Zeitverschiebung: 0 Std.
Sommerzeit: 30.03.2025 - 26.10.2025
Med. Notrufnummer: 112

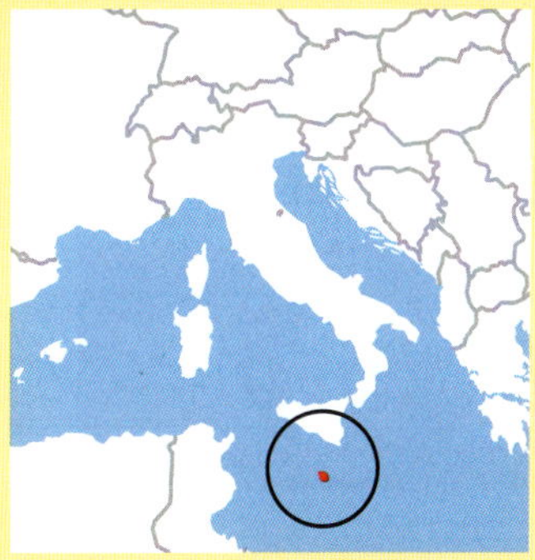

Impfpräventable Risiken

Einreisevorschriften

Gelbfieber

Keine Impfvorschriften für Reisende, die aus Europa direkt einreisen (Direktflug). Wer aus einem von Gelbfieber betroffenen Land einreist (Endemiegebiet), muss eine Gelbfieberimpfung nachweisen (Gelbfieberimpfbescheinigung). Das gilt auch für Reisende die vorher mehr als 12 Stunden auf einem Transitflughafen in einem Endemiegebiet gewesen sind. Kinder bis zum Alter von 9 Monaten, benötigen keine Gelbfieberimpfung.

Eine Impfbescheinigung wird derzeit benötigt bei der Einreise aus: Äquatorialguinea, Äthiopien, Angola, Argentinien, Benin, Bolivien, Brasilien, Burkina Faso, Burundi, Ecuador, Elfenbeinküste, Französisch-Guyana, Gabun, Gambia, Ghana, Guinea, Guinea-Bissau, Guyana, Kamerun, Kenia, Kolumbien, Kongo, Kongo, Demokratische Republik, Liberia, Mali, Mauretanien, Niger, Nigeria, Panama, Paraguay, Peru, Senegal, Sierra Leone, Sudan, Südsudan, Suriname, Togo, Trinidad und Tobago, Tschad, Uganda, Venezuela, Zentralafrikanische Republik

Empfohlene Impfungen

Reisende sollten über den für Deutschland empfohlenen Standardimpfschutz (STIKO) verfügen, insbesondere über eine aktuelle Impfung gegen Tetanus (Wundstarrkrampf), Diphtherie, Pertussis (Keuchhusten), Masern und eine Grundimmunisierung gegen Poliomyelitis/Kinderlähmung. Je nach Alter und Gesundheitszustand kommen weitere Empfehlungen hinzu. **Der STIKO-Impfkalender ist in Teil A des Handbuchs abgebildet.**

Welche Impfungen darüber hinaus für eine Reise empfehlenswert sind, hängt von der Art der Reise ab.

Zusätzlich sollte für viele Reiseländer ein ausreichender Schutz gegen Hepatitis A (Gelbsucht) vorhanden sein. Wer engeren Kontakt zu der einheimischen Bevölkerung hat, sollte sich zusätzlich noch gegen Hepatitis B impfen lassen. Hepatitis B kann z.B. durch Blut, Speichel und beim Sexualkontakt übertragen werden.

Impfungen

Krankheiten	Pflicht	Empfehlung	Pauschal	einf. Reisestil
Diphtherie		●	●	●
Masern		●	●	●
Pertussis (Keuchhusten)		●	●	●
Tetanus (Wundstarrkrampf)		●	●	●
Cholera				
Dengue-Fieber				
FSME (Frühsommer-Meningoenzephalitis)				
Gelbfieber	bedingt			
Hepatitis A				●
Hepatitis B				●
Japanische Enzephalitis				
Meningokokken-Meningitis				
Polio (Kinderlähmung / Poliomyelitis)				
Tollwut				
Typhus				

Erläuterungen

Pflicht siehe Einreisevorschriften

Empfehlung siehe Empfohlene Impfungen

Pauschalreisen
Bei Reisen nach westlichem Standard, überwiegend in Touristikzentren, Großstädten, Essen in gehobenen Lokalen oder im Hotel.

Achtung: Bei Reisenden kommt es häufig vor, dass spontan Tagesausflüge ins Landesinnere unternommen werden. Dann könnte ein zusätzlicher Impfschutz, wie beim einfachen Reisestil, sehr wichtig sein!

Einfacher Reisestil
Zusätzlich sollte für viele Reiseländer ein ausreichender Schutz gegen Hepatitis A (Gelbsucht) vorhanden sein. Innerhalb der westlichen Industriestaaten ist die chronische Hepatitis B überwiegend auf Risikogruppen beschränkt, außerhalb jedoch steigt ihre Häufigkeit deutlich an. Sie kann dann z.B. durch Blut, Speichel und beim Sexualkontakt übertragen werden, aber auch durch unsterile (zahn-)medizinische Behandlung. Für solche Ziele ist eine Hepatitis B-Impfung zu empfehlen.

LZ: Langzeit

Weitere Gesundheitsgefahren

Infektionsrisiken
Brucellose, Sandfliegen-Fieber, Leishmaniose der Haut

Botschaften

Whitehall Mansions, 3rd floor, Ta' Xbiex Seafront Ta' Xbiex XBX 1026, Tel.: 00356-22 60 40 00, eMail: info@valletta.diplo.de

BOTSCHAFT (MIT SITZ IN WIEN) Wien c/o BMEIA, Minoritenplatz 8, A-1010 Wien, Tel.: 0043-501150, eMail: malta-ob@bmeia.gv.at

Botschaft siehe Italien / Consulate general of Switzerland, 6 Zachary-Street, VLT1131, Valletta, Malta
Tel.: 00356-21 24 41 59, eMail: valletta@honrep.ch

Marianen (MP)

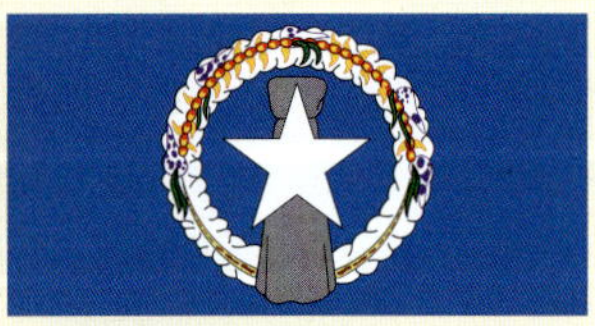

Kontinent: Ozeanien
Einwohnerzahl: 45 (in Tausend)
Amtssprache: Chamorro, Englisch
Zeitverschiebung: 9 Std.
Sommerzeit: keine
Med. Notrufnummer: keine

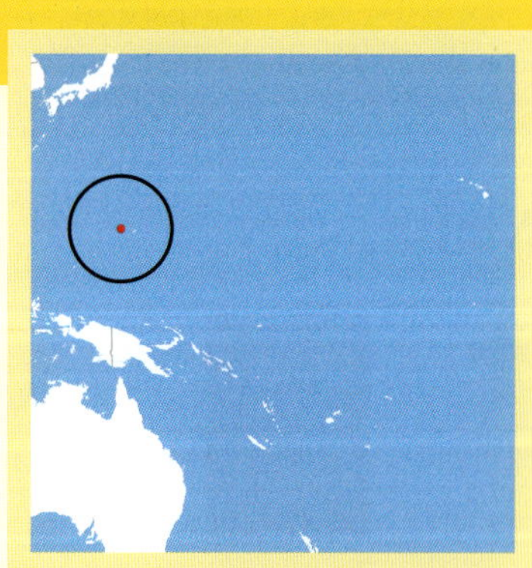

Impfpräventable Risiken

Empfohlene Impfungen

Reisende sollten über den für Deutschland empfohlenen Standardimpfschutz (STIKO) verfügen, insbesondere über eine aktuelle Impfung gegen Tetanus (Wundstarrkrampf), Diphtherie, Pertussis (Keuchhusten), Masern und eine Grundimmunisierung gegen Poliomyelitis/Kinderlähmung. Je nach Alter und Gesundheitszustand kommen weitere Empfehlungen hinzu. **Der STIKO-Impfkalender ist in Teil A des Handbuchs abgebildet.**

Welche Impfungen darüber hinaus für eine Reise empfehlenswert sind, hängt von der Art der Reise ab.

Zusätzlich sollte für viele Reiseländer ein ausreichender Schutz gegen Hepatitis A (Gelbsucht) vorhanden sein. Wer engeren Kontakt zu der einheimischen Bevölkerung hat, sollte sich zusätzlich noch gegen Hepatitis B impfen lassen. Hepatitis B kann z.B. durch Blut, Speichel und beim Sexualkontakt übertragen werden.

Impfungen

Krankheiten	Pflicht	Empfehlung	Pauschal	einf. Reisestil
Diphtherie		●	●	●
Masern		●	●	●
Pertussis (Keuchhusten)		●	●	●
Tetanus (Wundstarrkrampf)		●	●	●
Cholera				
Dengue-Fieber				
FSME (Frühsommer-Meningoenzephalitis)				
Gelbfieber				
Hepatitis A		●	●	●
Hepatitis B		●	●	●
Japanische Enzephalitis				
Meningokokken-Meningitis				
Polio (Kinderlähmung / Poliomyelitis)				
Tollwut				
Typhus				

Erläuterungen

Pflicht siehe Einreisevorschriften

Empfehlung siehe Empfohlene Impfungen

Pauschalreisen
Bei Reisen nach westlichem Standard, überwiegend in Touristikzentren, Großstädten, Essen in gehobenen Lokalen oder im Hotel.

Achtung: Bei Reisenden kommt es häufig vor, dass spontan Tagesausflüge ins Landesinnere unternommen werden. Dann könnte ein zusätzlicher Impfschutz, wie beim einfachen Reisestil, sehr wichtig sein!

Einfacher Reisestil
Zusätzlich sollte für viele Reiseländer ein ausreichender Schutz gegen Hepatitis A (Gelbsucht) vorhanden sein. Innerhalb der westlichen Industriestaaten ist die chronische Hepatitis B überwiegend auf Risikogruppen beschränkt, außerhalb jedoch steigt ihre Häufigkeit deutlich an. Sie kann dann z.B. durch Blut, Speichel und beim Sexualkontakt übertragen werden, aber auch durch unsterile (zahn-)medizinische Behandlung. Für solche Ziele ist eine Hepatitis B-Impfung zu empfehlen.

LZ: Langzeit

Botschaften

- 🇩🇪 25/F Tower II, RCBC Plaza, 6819 Ayala Ave. 1200 Makati City, Metro Manila, Philippinen, Tel.: 0063-2 702 30 00, eMail: info@manila.diplo.de
- 🇦🇹 Keine Vertretung: Für allgemeine konsularische Anfragen: 0043-1-90115-3775
- 🇨🇭 Keine Vertretung: Konsularische Fragen, Helpline EDA 0041-800-24-7-365

Marokko (MA)

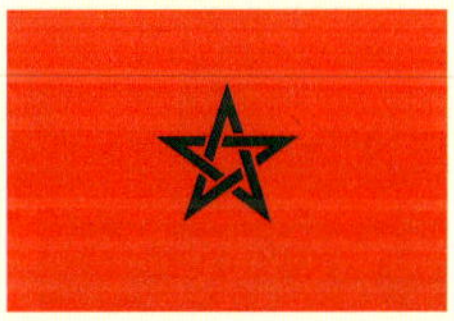

Kontinent: Afrika
Einwohnerzahl: 36.911 (in Tausend)
Lebenserwartung: 73 Jahre
Kindersterblichkeit: 19 pro Tausend
Amtssprache: Arabisch
Zeitverschiebung: -1 Std.
Sommerzeit: 14.04.2024 - 23.02.2025
06.04.2025 - 15.02.2026
Med. Notrufnummer: 115

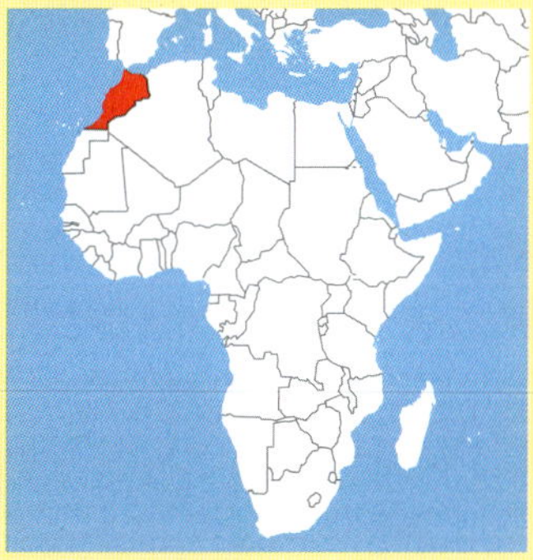

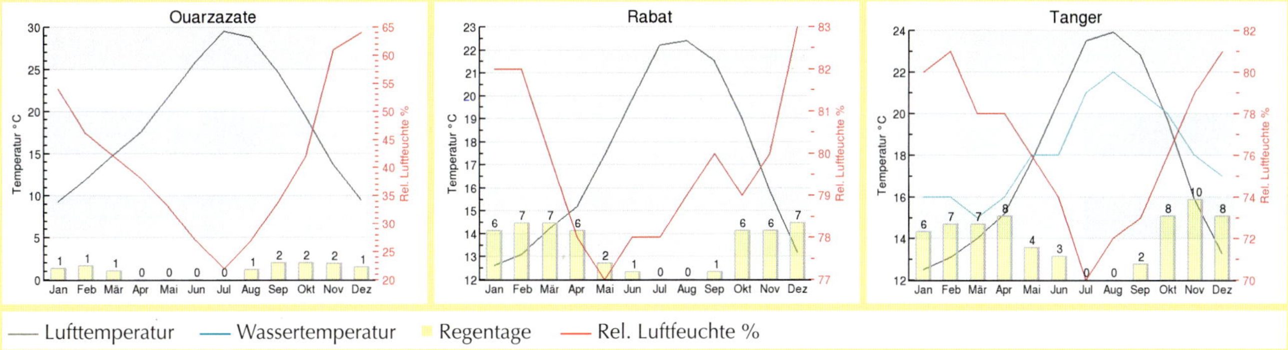

Impfpräventable Risiken

Einreisevorschriften

Polio (Kinderlähmung/Poliomyelitis): Bei Einreise aus Polio-endemischen Ländern muß die Polioimpfbescheinigung (Impfung innerhalb der letzten 12 Monate und mindestens 4 Wochen vor Abflug) vorgelegt werden.

Empfohlene Impfungen

Reisende sollten über den für Deutschland empfohlenen Standardimpfschutz (STIKO) verfügen, insbesondere über eine aktuelle Impfung gegen Tetanus (Wundstarrkrampf), Diphtherie, Pertussis (Keuchhusten), Masern und eine Grundimmunisierung gegen Poliomyelitis/Kinderlähmung. Je nach Alter und Gesundheitszustand kommen weitere Empfehlungen hinzu. **Der STIKO-Impfkalender ist in Teil A des Handbuchs abgebildet.**

Welche Impfungen darüber hinaus für eine Reise empfehlenswert sind, hängt von der Art der Reise ab.

Zusätzlich sollte für viele Reiseländer ein ausreichender Schutz gegen Hepatitis A (Gelbsucht) vorhanden sein. Wer engeren Kontakt zu der einheimischen Bevölkerung hat, sollte sich zusätzlich noch gegen Hepatitis B impfen lassen. Hepatitis B kann z.B. durch Blut, Speichel und beim Sexualkontakt übertragen werden.

Impfungen

Krankheiten	Pflicht	Empfehlung	Pauschal	einf. Reisestil
Diphtherie		●	●	●
Masern		●	●	●
Pertussis (Keuchhusten)		●	●	●
Tetanus (Wundstarrkrampf)		●	●	●
Cholera				
Dengue-Fieber				
FSME (Frühsommer-Meningoenzephalitis)				
Gelbfieber				
Hepatitis A		●	●	●
Hepatitis B		●	●	●
Japanische Enzephalitis				
Meningokokken-Meningitis				
Polio (Kinderlähmung / Poliomyelitis)	bedingt			●
Tollwut		●	●	●
Typhus				●

Erläuterungen

Pflicht siehe Einreisevorschriften

Empfehlung siehe Empfohlene Impfungen

Pauschalreisen
Bei Reisen nach westlichem Standard, überwiegend in Touristikzentren, Großstädten, Essen in gehobenen Lokalen oder im Hotel.

Achtung: Bei Reisenden kommt es häufig vor, dass spontan Tagesausflüge ins Landesinnere unternommen werden. Dann könnte ein zusätzlicher Impfschutz, wie beim einfachen Reisestil, sehr wichtig sein!

Einfacher Reisestil
Zusätzlich sollte für viele Reiseländer ein ausreichender Schutz gegen Hepatitis A (Gelbsucht) vorhanden sein. Innerhalb der westlichen Industriestaaten ist die chronische Hepatitis B überwiegend auf Risikogruppen beschränkt, außerhalb jedoch steigt ihre Häufigkeit deutlich an. Sie kann dann z.B. durch Blut, Speichel und beim Sexualkontakt übertragen werden, aber auch durch unsterile (zahn-)medizinische Behandlung. Für solche Ziele ist eine Hepatitis B-Impfung zu empfehlen.

LZ: Langzeit

Weitere Gesundheitsgefahren

Infektionsrisiken
Anthrax (Milzbrand), **Blasenbilharziose durch S. haematobium,** Brucellose, Leishmaniose der Haut

Botschaften

🇩🇪 7, Zankat Madnine, Rabat, Tel.: 00212-537 21 86 00, eMail: info@rabat.diplo.de

🇦🇹 2, rue Tiddas, BP135, MA-10010 Rabat, Tel.: 00212-537-76 16 98, eMail: rabat-ob@bmeia.gv.at

🇨🇭 Square de Berkane 10020 Rabat, Tel.: 00212-537 26 80 30, eMail: rabat@eda.admin.ch

Marshallinseln (MH)

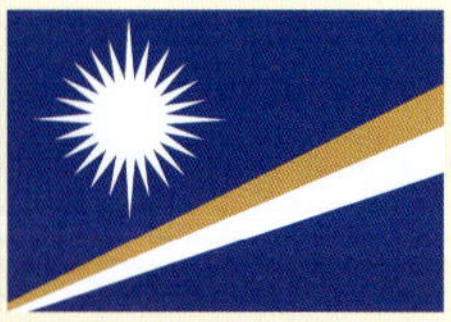

Kontinent: Ozeanien
Einwohnerzahl: 59 (in Tausend)
Lebenserwartung: 70 Jahre
Kindersterblichkeit: 31 pro Tausend
Amtssprache: Englisch, Marshallesisch
Zeitverschiebung: 11 Std.
Sommerzeit: keine
Med. Notrufnummer: 6258444

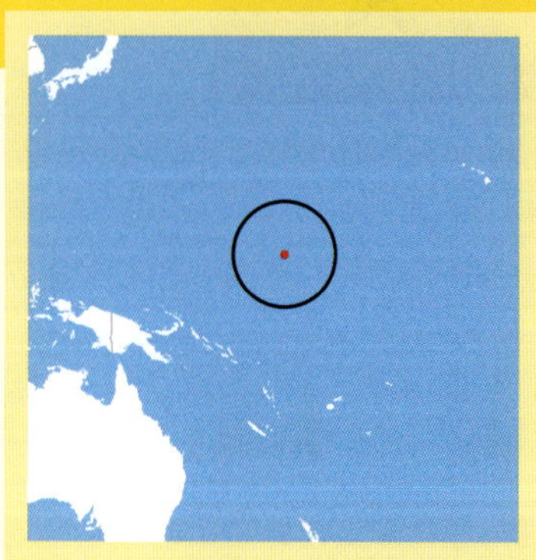

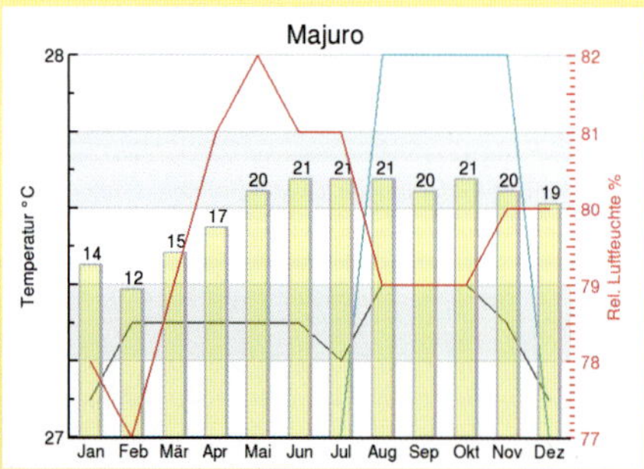

— Lufttemperatur — Wassertemperatur Regentage — Rel. Luftfeuchte %

Impfpräventable Risiken

Empfohlene Impfungen

Reisende sollten über den für Deutschland empfohlenen Standardimpfschutz (STIKO) verfügen, insbesondere über eine aktuelle Impfung gegen Tetanus (Wundstarrkrampf), Diphtherie, Pertussis (Keuchhusten), Masern und eine Grundimmunisierung gegen Poliomyelitis/Kinderlähmung. Je nach Alter und Gesundheitszustand kommen weitere Empfehlungen hinzu. **Der STIKO-Impfkalender ist in Teil A des Handbuchs abgebildet.**

Welche Impfungen darüber hinaus für eine Reise empfehlenswert sind, hängt von der Art der Reise ab.

Zusätzlich sollte für viele Reiseländer ein ausreichender Schutz gegen Hepatitis A (Gelbsucht) vorhanden sein. Wer engeren Kontakt zu der einheimischen Bevölkerung hat, sollte sich zusätzlich noch gegen Hepatitis B impfen lassen. Hepatitis B kann z.B. durch Blut, Speichel und beim Sexualkontakt übertragen werden.

Impfungen

Krankheiten	Pflicht	Empfehlung	Pauschal	einf. Reisestil
Diphtherie		●	●	●
Masern		●	●	●
Pertussis (Keuchhusten)		●	●	●
Tetanus (Wundstarrkrampf)		●	●	●
Cholera				
Covid-19		seropos. oder LZ		
FSME (Frühsommer-Meningoenzephalitis)				
Gelbfieber				
Hepatitis A		●	●	●
Hepatitis B		●	●	●
Japanische Enzephalitis				
Meningokokken-Meningitis				
Polio (Kinderlähmung / Poliomyelitis)				
Tollwut				
Typhus				●

Erläuterungen

Pflicht siehe Einreisevorschriften

Empfehlung siehe Empfohlene Impfungen

Pauschalreisen
Bei Reisen nach westlichem Standard, überwiegend in Touristikzentren, Großstädten, Essen in gehobenen Lokalen oder im Hotel.

Achtung: Bei Reisenden kommt es häufig vor, dass spontan Tagesausflüge ins Landesinnere unternommen werden. Dann könnte ein zusätzlicher Impfschutz, wie beim einfachen Reisestil, sehr wichtig sein!

Einfacher Reisestil
Zusätzlich sollte für viele Reiseländer ein ausreichender Schutz gegen Hepatitis A (Gelbsucht) vorhanden sein. Innerhalb der westlichen Industriestaaten ist die chronische Hepatitis B überwiegend auf Risikogruppen beschränkt, außerhalb jedoch steigt ihre Häufigkeit deutlich an. Sie kann dann z.B. durch Blut, Speichel und beim Sexualkontakt übertragen werden, aber auch durch unsterile (zahn-)medizinische Behandlung. Für solche Ziele ist eine Hepatitis B-Impfung zu empfehlen.

LZ: Langzeit

Weitere Gesundheitsgefahren

Infektionsrisiken
Zika-Virus

Botschaften

- 25/F Tower II, RCBC Plaza, 6819 Ayala Ave., Metro Manila, Philippinen, Tel.: 0063-2 702 30 00, eMail: info@manila.diplo.de
- Botschaft siehe Australien
- Botschaft siehe Philippinen

Martinique (MQ)

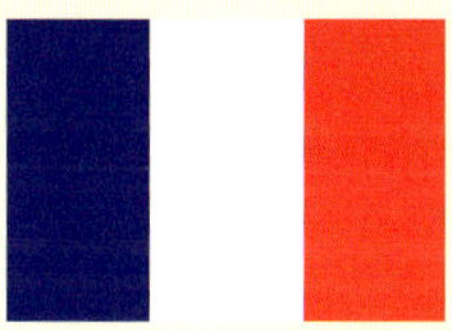

Kontinent: Nordamerika
Einwohnerzahl: 410 (in Tausend)
Amtssprache: Französisch
Zeitverschiebung: -5 Std.
Sommerzeit: keine
Med. Notrufnummer: keine

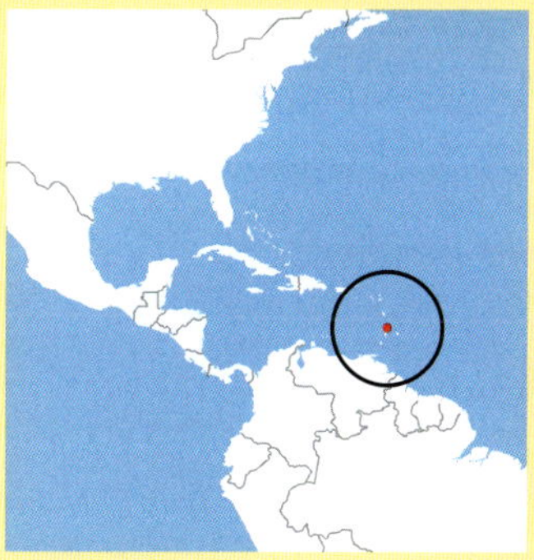

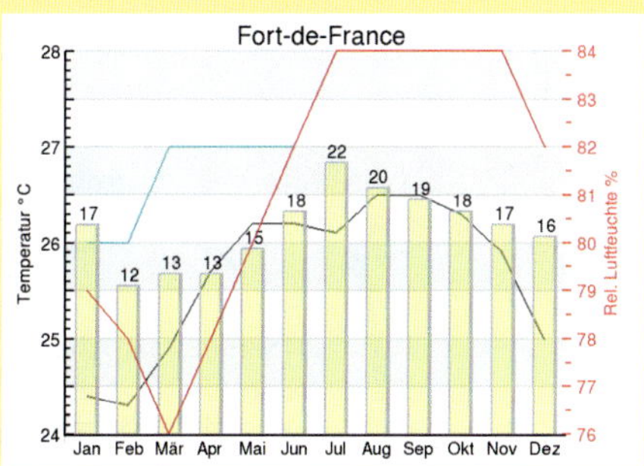

— Lufttemperatur — Wassertemperatur Regentage — Rel. Luftfeuchte %

Impfpräventable Risiken

Einreisevorschriften

Gelbfieber

Keine Impfvorschriften für Reisende, die aus Europa direkt einreisen (Direktflug). Wer aus einem von Gelbfieber betroffenen Land einreist (Endemiegebiet), muss eine Gelbfieberimpfung nachweisen (Gelbfieberimpfbescheinigung). Das gilt auch für Reisende die vorher mehr als 12 Stunden auf einem Transitflughafen in einem Endemiegebiet gewesen sind. Kinder bis zum Alter von 1 Jahr, benötigen keine Gelbfieberimpfung.

Eine Impfbescheinigung wird derzeit benötigt bei der Einreise aus: Äquatorialguinea, Äthiopien, Angola, Argentinien, Benin, Bolivien, Brasilien, Burkina Faso, Burundi, Ecuador, Elfenbeinküste, Französisch-Guyana, Gabun, Gambia, Ghana, Guinea, Guinea-Bissau, Guyana, Kamerun, Kenia, Kolumbien, Kongo, Kongo, Demokratische Republik, Liberia, Mali, Mauretanien, Niger, Nigeria, Panama, Paraguay, Peru, Senegal, Sierra Leone, Sudan, Südsudan, Suriname, Togo, Trinidad und Tobago, Tschad, Uganda, Venezuela, Zentralafrikanische Republik.

Empfohlene Impfungen

Reisende sollten über den für Deutschland empfohlenen Standardimpfschutz (STIKO) verfügen, insbesondere über eine aktuelle Impfung gegen Tetanus (Wundstarrkrampf), Diphtherie, Pertussis (Keuchhusten), Masern und eine Grundimmunisierung gegen Poliomyelitis/Kinderlähmung. Je nach Alter und Gesundheitszustand kommen weitere Empfehlungen hinzu. **Der STIKO-Impfkalender ist in Teil A des Handbuchs abgebildet.**

Welche Impfungen darüber hinaus für eine Reise empfehlenswert sind, hängt von der Art der Reise ab.

Zusätzlich sollte für viele Reiseländer ein ausreichender Schutz gegen Hepatitis A (Gelbsucht) vorhanden sein. Wer engeren Kontakt zu der einheimischen Bevölkerung hat, sollte sich zusätzlich noch gegen Hepatitis B impfen lassen. Hepatitis B kann z.B. durch Blut, Speichel und beim Sexualkontakt übertragen werden.

Impfungen

Krankheiten	Pflicht	Empfehlung	Pauschal	einf. Reisestil
Diphtherie		●	●	●
Masern		●	●	●
Pertussis (Keuchhusten)		●	●	●
Tetanus (Wundstarrkrampf)		●	●	●
Cholera				
Dengue-Fieber		seropos. oder LZ		
FSME (Frühsommer-Meningoenzephalitis)				
Gelbfieber	bedingt			
Hepatitis A		●	●	●
Hepatitis B		●	●	●
Japanische Enzephalitis				
Meningokokken-Meningitis				
Polio (Kinderlähmung / Poliomyelitis)				
Tollwut				
Typhus				●

Erläuterungen

Pflicht siehe Einreisevorschriften

Empfehlung siehe Empfohlene Impfungen

Pauschalreisen
Bei Reisen nach westlichem Standard, überwiegend in Touristikzentren, Großstädten, Essen in gehobenen Lokalen oder im Hotel.

Achtung: Bei Reisenden kommt es häufig vor, dass spontan Tagesausflüge ins Landesinnere unternommen werden. Dann könnte ein zusätzlicher Impfschutz, wie beim einfachen Reisestil, sehr wichtig sein!

Einfacher Reisestil
Zusätzlich sollte für viele Reiseländer ein ausreichender Schutz gegen Hepatitis A (Gelbsucht) vorhanden sein. Innerhalb der westlichen Industriestaaten ist die chronische Hepatitis B überwiegend auf Risikogruppen beschränkt, außerhalb jedoch steigt ihre Häufigkeit deutlich an. Sie kann dann z.B. durch Blut, Speichel und beim Sexualkontakt übertragen werden, aber auch durch unsterile (zahn-)medizinische Behandlung. Für solche Ziele ist eine Hepatitis B-Impfung zu empfehlen.

LZ: Langzeit

Weitere Gesundheitsgefahren

Infektionsrisiken
Zika-Virus

Botschaften

- 🇩🇪 13/15 Avenue Franklin Delano Roosevelt, 75008 Paris, Frankreich, Tel.: 0033-1 53 83 45 00, eMail: info@paris.diplo.de
- 🇦🇹 Keine Vertretung: Für allgemeine konsularische Anfragen: 0043-1-90115-3775
- 🇨🇭 Botschaft: siehe Frankreich

Mauretanien (MR)

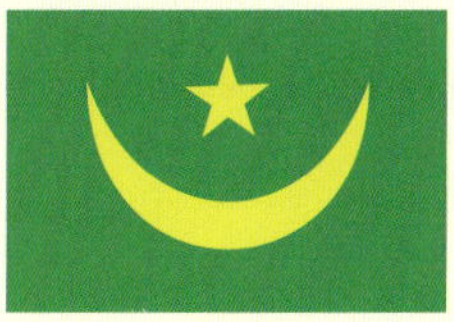

Kontinent: Afrika
Einwohnerzahl: 4.650 (in Tausend)
Lebenserwartung: 68 Jahre
Kindersterblichkeit: 71 pro Tausend
Amtssprache: Arabisch
Zeitverschiebung: -1 Std.
Sommerzeit: keine
Med. Notrufnummer: keine

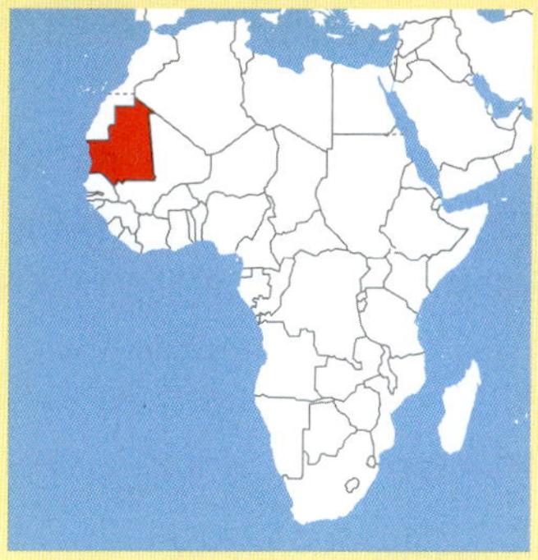

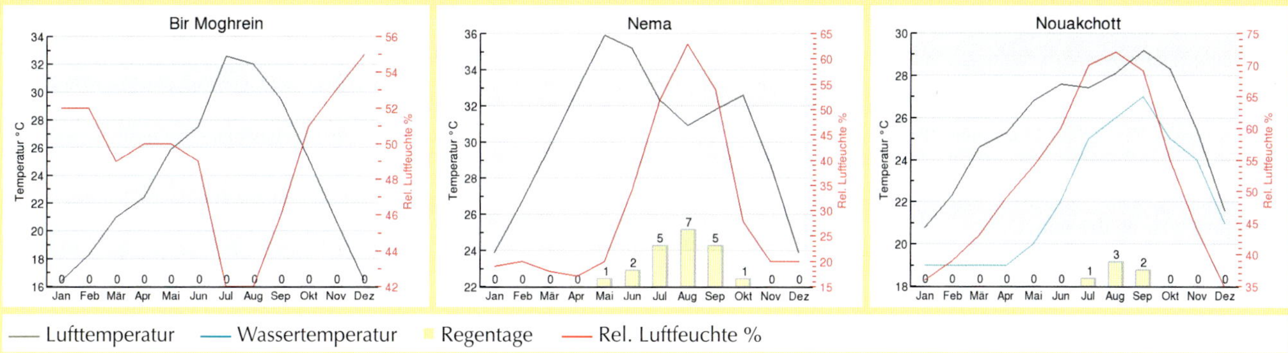

Impfpräventable Risiken

Einreisevorschriften

Gelbfieber

Keine Impfvorschriften für Reisende, die aus Europa direkt einreisen (Direktflug). Wer aus einem von Gelbfieber betroffenen Land einreist (Endemiegebiet) muß eine Gelbfieberimpfung nachweisen (Gelbfieberimpfbescheinigung). Kinder bis zum Alter von 1 Jahr, benötigen keine Gelbfieberimpfung.

Bitte beachten: Gelbfiebergefahr südlich der Sahara, daher ist eine Impfung für alle ab dem Alter von 9 Monaten empfehlenswert.

Eine Impfbescheinigung wird derzeit benötigt bei der Einreise aus: Äquatorialguinea, Äthiopien, Angola, Argentinien, Benin, Bolivien, Brasilien, Burkina Faso, Burundi, Ecuador, Elfenbeinküste, Französisch-Guyana, Gabun, Gambia, Ghana, Guinea, Guinea-Bissau, Guyana, Kamerun, Kenia, Kolumbien, Kongo, Kongo, Demokratische Republik, Liberia, Mali, Niger, Nigeria, Panama, Paraguay, Peru, Senegal, Sierra Leone, Sudan, Südsudan, Suriname, Togo, Trinidad und Tobago, Tschad, Uganda, Venezuela, Zentralafrikanische Republik.

Empfohlene Impfungen

Reisende sollten über den für Deutschland empfohlenen Standardimpfschutz (STIKO) verfügen, insbesondere über eine aktuelle Impfung gegen Tetanus (Wundstarrkrampf), Diphtherie, Pertussis (Keuchhusten), Masern und eine Grundimmunisierung gegen Poliomyelitis/Kinderlähmung. Je nach Alter und Gesundheitszustand kommen weitere Empfehlungen hinzu. **Der STIKO-Impfkalender ist in Teil A des Handbuchs abgebildet.**

Welche Impfungen darüber hinaus für eine Reise empfehlenswert sind, hängt von der Art der Reise ab.

Zusätzlich sollte für viele Reiseländer ein ausreichender Schutz gegen Hepatitis A (Gelbsucht) vorhanden sein. Wer engeren Kontakt zu der einheimischen Bevölkerung hat, sollte sich zusätzlich noch gegen Hepatitis B impfen lassen. Hepatitis B kann z.B. durch Blut, Speichel und beim Sexualkontakt übertragen werden.

Impfungen

Krankheiten	Pflicht	Empfehlung	Pauschal	einf. Reisestil
Diphtherie		●	●	●
Masern		●	●	●
Pertussis (Keuchhusten)		●	●	●
Tetanus (Wundstarrkrampf)		●	●	●
Cholera				
Dengue-Fieber				
FSME (Frühsommer-Meningoenzephalitis)				
Gelbfieber	bedingt	●	●	●
Hepatitis A		●	●	●
Hepatitis B		●	●	●
Japanische Enzephalitis				
Meningokokken-Meningitis				●
Polio (Kinderlähmung / Poliomyelitis)				●
Tollwut				●
Typhus				●

Erläuterungen

Pflicht siehe Einreisevorschriften

Empfehlung siehe Empfohlene Impfungen

Pauschalreisen
Bei Reisen nach westlichem Standard, überwiegend in Touristikzentren, Großstädten, Essen in gehobenen Lokalen oder im Hotel.

Achtung: Bei Reisenden kommt es häufig vor, dass spontan Tagesausflüge ins Landesinnere unternommen werden. Dann könnte ein zusätzlicher Impfschutz, wie beim einfachen Reisestil, sehr wichtig sein!

Einfacher Reisestil
Zusätzlich sollte für viele Reiseländer ein ausreichender Schutz gegen Hepatitis A (Gelbsucht) vorhanden sein. Innerhalb der westlichen Industriestaaten ist die chronische Hepatitis B überwiegend auf Risikogruppen beschränkt, außerhalb jedoch steigt ihre Häufigkeit deutlich an. Sie kann dann z.B. durch Blut, Speichel und beim Sexualkontakt übertragen werden, aber auch durch unsterile (zahn-)medizinische Behandlung. Für solche Ziele ist eine Hepatitis B-Impfung zu empfehlen.

LZ: Langzeit

Mauretanien

Malariavorkommen

Hohes Risiko: Ganzjährig - In der Südhälfte des Landes einschließlich Adrar, Inchiri, Dakhlet Nouadhibou.

Geringes Risiko: Ganzjährig - In der Nordhälfte des Landes.

Unter üblichen Rahmenbedingungen (Reisedauer bis ca. 4 Wochen, Hotelunterbringung mit Klimaanlage, informierter und umsichtiger Reisender) wird eine medikamentöse Malariaprophylaxe nur für Reisen in Regionen und Zeiträumen mit intensiver Malariaübertragung **ganzjährig empfohlen.**

Malariaerreger: P. falciparum > 99%

Medikamentenauswahl

Dazu stehen die im allgemeinen Teil näher beschriebenen Substanzen **Atovaquone/Proguanil**, **Doxycyclin** (in Deutschland ein off-label use) und in begründeten Einzelfällen **Mefloquin** zur Verfügung.

Abweichungen von dieser Empfehlung sind bei besonders hohem/niedrigem Risiko oder bei besonderen Personengruppen erforderlich. Falls unterwegs beim Auftreten fieberhafter, malariaverdächtiger Episoden (Näheres siehe allgemeiner Teil) eine adäquate Diagnostik und/oder Therapie nicht zur Verfügung steht, ist die Mitnahme einer Notfall-Selbstbehandlung sinnvoll, die zur Resistenzsituation und ggf. zur medikamentösen Prophylaxe paßt. Dazu sollte **Atovaquone/Proguanil** oder **Artemether/Lumefantrin** eingesetzt werden, **Dihydroartemisinin/Piperaquin** wegen des Risikoprofils nur in unvorhersehbaren Notfällen.

Bitte den Beitrag Malaria beachten. Eine Tabelle mit den Medikamenten und Dosierung zur Malariaprophylaxe und der Standby-Behandlung der Malaria finden Sie ab der Seite C-36.

Weitere Gesundheitsgefahren

Infektionsrisiken
Anthrax (Milzbrand), Brucellose, **Darmbilharziose,** Dracunculose (Medinawurmbefall), Krim-Kongo Fieber, hämorrhagisches, Leishmaniose der Haut, Rift-Valley-Fieber

Botschaften

Postadresse: Ambassade de la République fédérale d'Allemagne, B.P. 372, Nouakchott,
Tel.: 0022-2 45 25 17 29, eMail: info@nouakchott.diplo.de

Botschaft: siehe Marokko / HONORARKONSULAT Nouakchott: 10, Rue Mamadou Konaté, Immeuble Al Khaima City Center, 5éme Etage Nouakchott, Mauretanie, Tel.: 00222-4525 1111, eMail: contact@consulatautrichemauritanie.org

Botschaft siehe Senegal / Consulat de Suisse, Ilot C Lot 454, Nouakchott, Tel.: 00222-45 24 28 66, eMail: nouakchott@honrep.ch

Mauritius

Mauritius (MU)

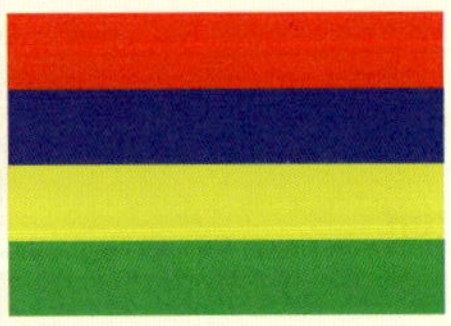

Kontinent: Afrika
Einwohnerzahl: 1.272 (in Tausend)
Lebenserwartung: 74 Jahre
Kindersterblichkeit: 17 pro Tausend
Amtssprache: Englisch
Zeitverschiebung: 3 Std.
Sommerzeit: keine
Med. Notrufnummer: 114

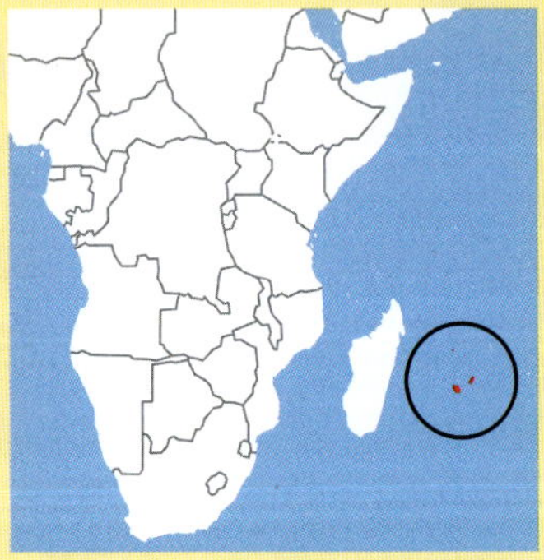

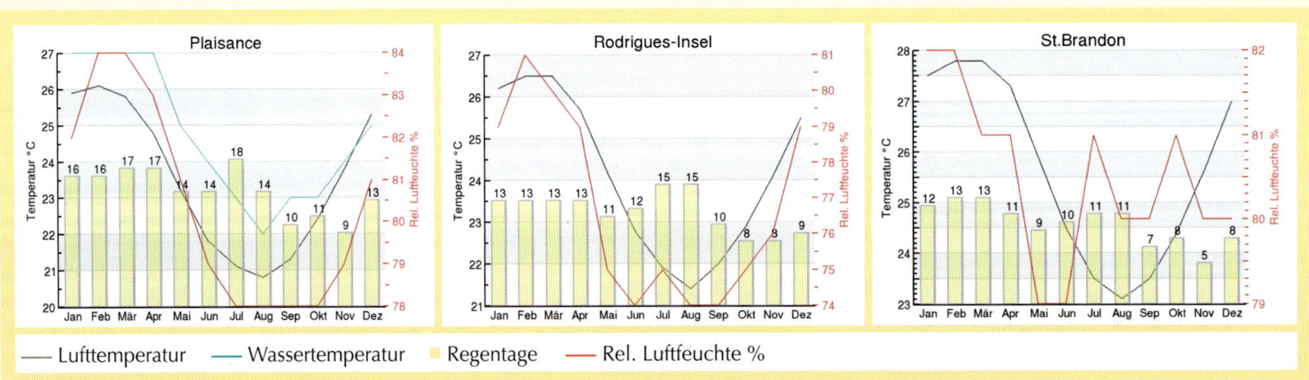

Impfpräventable Risiken

Empfohlene Impfungen

Reisende sollten über den für Deutschland empfohlenen Standardimpfschutz (STIKO) verfügen, insbesondere über eine aktuelle Impfung gegen Tetanus (Wundstarrkrampf), Diphtherie, Pertussis (Keuchhusten), Masern und eine Grundimmunisierung gegen Poliomyelitis/Kinderlähmung. Je nach Alter und Gesundheitszustand kommen weitere Empfehlungen hinzu. **Der STIKO-Impfkalender ist in Teil A des Handbuchs abgebildet.**

Welche Impfungen darüber hinaus für eine Reise empfehlenswert sind, hängt von der Art der Reise ab.

Zusätzlich sollte für viele Reiseländer ein ausreichender Schutz gegen Hepatitis A (Gelbsucht) vorhanden sein. Wer engeren Kontakt zu der einheimischen Bevölkerung hat, sollte sich zusätzlich noch gegen Hepatitis B impfen lassen. Hepatitis B kann z.B. durch Blut, Speichel und beim

Impfungen

Krankheiten	Pflicht	Empfehlung	Pauschal	einf. Reisestil
Diphtherie		●	●	●
Masern		●	●	●
Pertussis (Keuchhusten)		●	●	●
Tetanus (Wundstarrkrampf)		●	●	●
Cholera				
Dengue-Fieber				
FSME (Frühsommer-Meningoenzephalitis)				
Gelbfieber				
Hepatitis A		●	●	●
Hepatitis B		●	●	●
Japanische Enzephalitis				
Meningokokken-Meningitis				
Polio (Kinderlähmung / Poliomyelitis)				
Tollwut				
Typhus				●

Erläuterungen

Pflicht siehe Einreisevorschriften

Empfehlung siehe Empfohlene Impfungen

Pauschalreisen
Bei Reisen nach westlichem Standard, überwiegend in Touristikzentren, Großstädten, Essen in gehobenen Lokalen oder im Hotel.

Achtung: Bei Reisenden kommt es häufig vor, dass spontan Tagesausflüge ins Landesinnere unternommen werden. Dann könnte ein zusätzlicher Impfschutz, wie beim einfachen Reisestil, sehr wichtig sein!

Einfacher Reisestil
Zusätzlich sollte für viele Reiseländer ein ausreichender Schutz gegen Hepatitis A (Gelbsucht) vorhanden sein. Innerhalb der westlichen Industriestaaten ist die chronische Hepatitis B überwiegend auf Risikogruppen beschränkt, außerhalb jedoch steigt ihre Häufigkeit deutlich an. Sie kann dann z.B. durch Blut, Speichel und beim Sexualkontakt übertragen werden, aber auch durch unsterile (zahn-)medizinische Behandlung. Für solche Ziele ist eine Hepatitis B-Impfung zu empfehlen.

LZ: Langzeit

Weitere Gesundheitsgefahren

Infektionsrisiken
Anthrax (Milzbrand), Brucellose, **Chikungunya, Denguefieber und schweres Denguefieber (früher: hämorrhagisches D.),** Filariose, lymphatische, Tropische Pulmonale Eosinophilie

Botschaften

- 🇩🇪 101, Rue du Pasteur Rabeony Hans (Ambodirotra), Antananarivo 101, Madagaskar, Tel.: 00261-20 222 38 02, eMail: info@antananarivo.diplo.de
- 🇦🇹 Botschaft siehe Südafrika / HONORARKONSULAT Port Louis: MSC House, 5 Old Quay 'D' Road, Port Louis, Tel.: 00230-202 6868, eMail: austrian.consulate@intnet.mu
- 🇨🇭 Botschaft siehe Südafrika / Consulate General of Switzerland, 24, avenue des Hirondelles, Quatre Bornes, Tel.: 00230-427 55 07, eMail: mauritius@honrep.ch

Mayotte (YT)

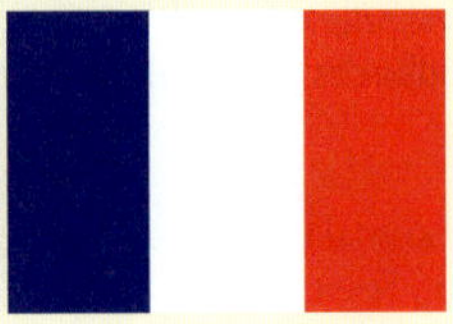

Kontinent: Afrika
Einwohnerzahl: 213 Tausend
Amtssprache: Französisch
Zeitverschiebung: 2 Std.
Sommerzeit: keine
Med. Notrufnummer: keine

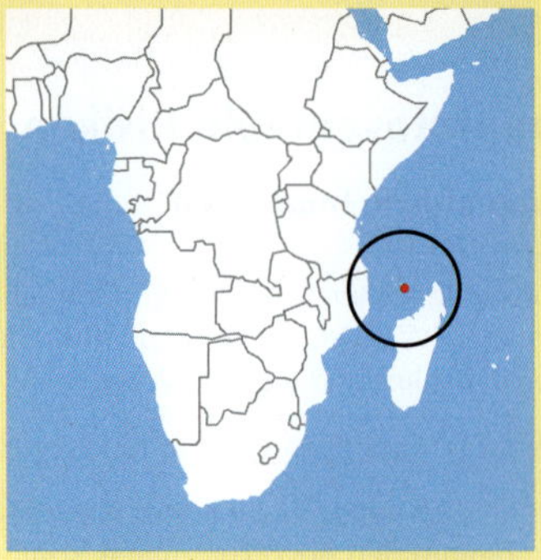

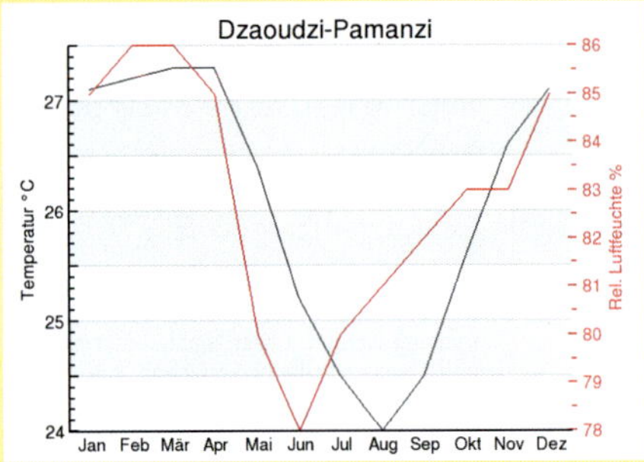

Impfpräventable Risiken

Einreisevorschriften

Gelbfieber

Keine Impfvorschriften für Reisende, die aus Europa direkt einreisen (Direktflug). Wer aus einem von Gelbfieber betroffenen Land einreist (Endemiegebiet), muss eine Gelbfieberimpfung nachweisen (Gelbfieberimpfbescheinigung). Das gilt auch für Reisende die vorher mehr als 12 Stunden auf einem Transitflughafen in einem Endemiegebiet gewesen sind. Kinder bis zum Alter von 1 Jahr, benötigen keine Gelbfieberimpfung.

Eine Impfbescheinigung wird derzeit benötigt bei der Einreise aus: Äquatorialguinea, Äthiopien, Angola, Argentinien, Benin, Bolivien, Brasilien, Burkina Faso, Burundi, Ecuador, Elfenbeinküste, Französisch-Guyana, Gabun, Gambia, Ghana, Guinea, Guinea-Bissau, Guyana, Kamerun, Kenia, Kolumbien, Kongo, Kongo, Demokratische Republik, Liberia, Mali, Mauretanien, Niger, Nigeria, Panama, Paraguay, Peru, Senegal, Sierra Leone, Sudan, Südsudan, Suriname, Togo, Trinidad und Tobago, Tschad, Uganda, Venezuela, Zentralafrikanische Republik.

Empfohlene Impfungen

Reisende sollten über den für Deutschland empfohlenen Standardimpfschutz (STIKO) verfügen, insbesondere über eine aktuelle Impfung gegen Tetanus (Wundstarrkrampf), Diphtherie, Pertussis (Keuchhusten), Masern und eine Grundimmunisierung gegen Poliomyelitis/Kinderlähmung. Je nach Alter und Gesundheitszustand kommen weitere Empfehlungen hinzu. **Der STIKO-Impfkalender ist in Teil A des Handbuchs abgebildet.**

Welche Impfungen darüber hinaus für eine Reise empfehlenswert sind, hängt von der Art der Reise ab.

Zusätzlich sollte für viele Reiseländer ein ausreichender Schutz gegen Hepatitis A (Gelbsucht) vorhanden sein. Wer engeren Kontakt zu der einheimischen Bevölkerung hat, sollte sich zusätzlich noch gegen Hepatitis B impfen lassen. Hepatitis B kann z.B. durch Blut, Speichel und beim Sexualkontakt übertragen werden.

Impfungen

Krankheiten	Pflicht	Empfehlung	Pauschal	einf. Reisestil
Diphtherie		●	●	●
Masern		●	●	●
Pertussis (Keuchhusten)		●	●	●
Tetanus (Wundstarrkrampf)		●	●	●
Cholera				
Dengue-Fieber				
FSME (Frühsommer-Meningoenzephalitis)				
Gelbfieber	bedingt			
Hepatitis A		●	●	●
Hepatitis B		●	●	●
Japanische Enzephalitis				
Meningokokken-Meningitis				
Polio (Kinderlähmung / Poliomyelitis)				
Tollwut				
Typhus				●

Erläuterungen

Pflicht siehe Einreisevorschriften

Empfehlung siehe Empfohlene Impfungen

Pauschalreisen
Bei Reisen nach westlichem Standard, überwiegend in Touristikzentren, Großstädten, Essen in gehobenen Lokalen oder im Hotel.

Achtung: Bei Reisenden kommt es häufig vor, dass spontan Tagesausflüge ins Landesinnere unternommen werden. Dann könnte ein zusätzlicher Impfschutz, wie beim einfachen Reisestil, sehr wichtig sein!

Einfacher Reisestil
Zusätzlich sollte für viele Reiseländer ein ausreichender Schutz gegen Hepatitis A (Gelbsucht) vorhanden sein. Innerhalb der westlichen Industriestaaten ist die chronische Hepatitis B überwiegend auf Risikogruppen beschränkt, außerhalb jedoch steigt ihre Häufigkeit deutlich an. Sie kann dann z.B. durch Blut, Speichel und beim Sexualkontakt übertragen werden, aber auch durch unsterile (zahn-)medizinische Behandlung. Für solche Ziele ist eine Hepatitis B-Impfung zu empfehlen.

LZ: Langzeit

Malariavorkommen

Mittleres Risiko: Ganzjährig - Im ganzen Land inklusive Städte.

Unter üblichen Rahmenbedingungen (Reisedauer bis ca. 4 Wochen, Hotelunterbringung mit Klimaanlage, informierter und umsichtiger Reisender) wird eine medikamentöse Malariaprophylaxe **nicht empfohlen**.

Malariaerreger: P. falciparum > 99 %

Medikamentenauswahl

Abweichungen von dieser Empfehlung sind bei besonders hohem/niedrigem Risiko oder bei besonderen Personengruppen erforderlich. Falls unterwegs beim Auftreten fieberhafter, malariaverdächtiger Episoden (Näheres siehe allgemeiner Teil) eine adäquate Diagnostik und/oder Therapie nicht zur Verfügung steht, ist die Mitnahme einer Notfall-Selbstbehandlung sinnvoll, die zur Resistenzsituation und ggf. zur medikamentösen Prophylaxe paßt. Dazu sollte **Atovaquone/Proguanil** oder **Artemether/Lumefantrin** eingesetzt werden, **Dihydroartemisinin/Piperaquin** wegen des Risikoprofils nur in unvorhersehbaren Notfällen.

Bitte den Beitrag Malaria beachten. Eine Tabelle mit den Medikamenten und Dosierung zur Malariaprophylaxe und der Standby-Behandlung der Malaria finden Sie ab der Seite C-36.

Weitere Gesundheitsgefahren

Infektionsrisiken
Anthrax (Milzbrand), Brucellose, **Chikungunya**

Botschaften

13/15 Avenue Franklin Delano Roosevelt, 75008 Paris, Frankreich, Tel.: 0033-1 53 83 45 00, eMail: info@paris.diplo.de

Keine Vertretung: Für allgemeine konsularische Anfragen: 0043-1-90115-3775

Botschaft: siehe Frankreich

Mexiko (MX)

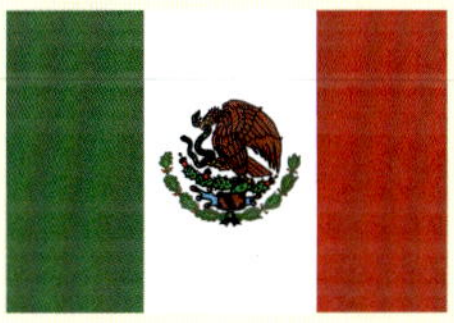

Kontinent: Nordamerika
Beliebte Reiseziele: Cancun, Yucatan
Einwohnerzahl: 128.933 (in Tausend)
Lebenserwartung: 76 Jahre
Kindersterblichkeit: 14 pro Tausend
Amtssprache: Spanisch
Zeitverschiebung: -9 Std. -8 Std. -7 Std. -6Std.
Sommerzeit: 09.03.2025 - 02.11.2025
Med. Notrufnummer: 066

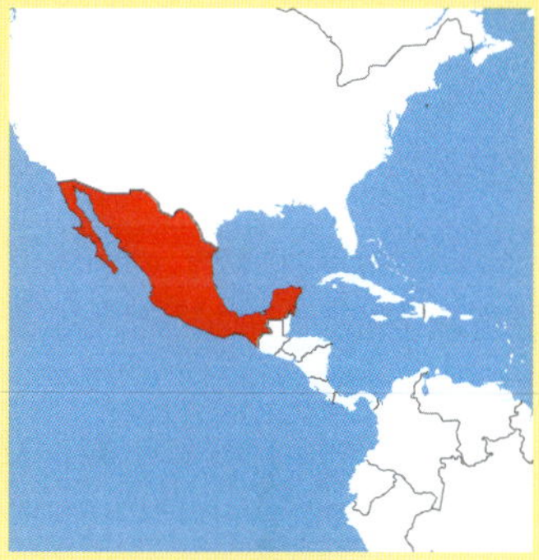

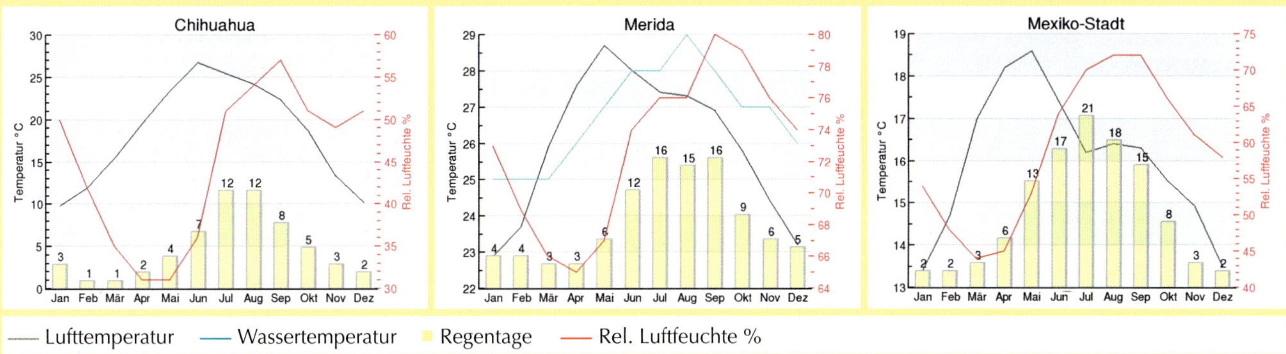

Impfpräventable Risiken

Empfohlene Impfungen

Reisende sollten über den für Deutschland empfohlenen Standardimpfschutz (STIKO) verfügen, insbesondere über eine aktuelle Impfung gegen Tetanus (Wundstarrkrampf), Diphtherie, Pertussis (Keuchhusten), Masern und eine Grundimmunisierung gegen Poliomyelitis/Kinderlähmung.
Je nach Alter und Gesundheitszustand kommen weitere Empfehlungen hinzu. **Der STIKO-Impfkalender ist in Teil A des Handbuchs abgebildet.**

Welche Impfungen darüber hinaus für eine Reise empfehlenswert sind, hängt von der Art der Reise ab.

Zusätzlich sollte für viele Reiseländer ein ausreichender Schutz gegen Hepatitis A (Gelbsucht) vorhanden sein. Wer engeren Kontakt zu der einheimischen Bevölkerung hat, sollte sich zusätzlich noch gegen Hepatitis B impfen lassen. Hepatitis B kann z.B. durch Blut, Speichel und beim Sexualkontakt übertragen werden.

Impfungen

Krankheiten	Pflicht	Empfehlung	Pauschal	einf. Reisestil
Diphtherie		●	●	●
Masern		●	●	●
Pertussis (Keuchhusten)		●	●	●
Tetanus (Wundstarrkrampf)		●	●	●
Cholera				
Dengue-Fieber		seropos. oder LZ		
FSME (Frühsommer-Meningoenzephalitis)				
Gelbfieber				
Hepatitis A		●	●	●
Hepatitis B		●	●	●
Japanische Enzephalitis				
Meningokokken-Meningitis				
Polio (Kinderlähmung / Poliomyelitis)				
Tollwut				●
Typhus				●

Erläuterungen

Pflicht siehe Einreisevorschriften

Empfehlung siehe Empfohlene Impfungen

Pauschalreisen
Bei Reisen nach westlichem Standard, überwiegend in Touristikzentren, Großstädten, Essen in gehobenen Lokalen oder im Hotel.

Achtung: Bei Reisenden kommt es häufig vor, dass spontan Tagesausflüge ins Landesinnere unternommen werden. Dann könnte ein zusätzlicher Impfschutz, wie beim einfachen Reisestil, sehr wichtig sein!

Einfacher Reisestil
Zusätzlich sollte für viele Reiseländer ein ausreichender Schutz gegen Hepatitis A (Gelbsucht) vorhanden sein. Innerhalb der westlichen Industriestaaten ist die chronische Hepatitis B überwiegend auf Risikogruppen beschränkt, außerhalb jedoch steigt ihre Häufigkeit deutlich an. Sie kann dann z.B. durch Blut, Speichel und beim Sexualkontakt übertragen werden, aber auch durch unsterile (zahn-)medizinische Behandlung. Für solche Ziele ist eine Hepatitis B-Impfung zu empfehlen.

LZ: Langzeit

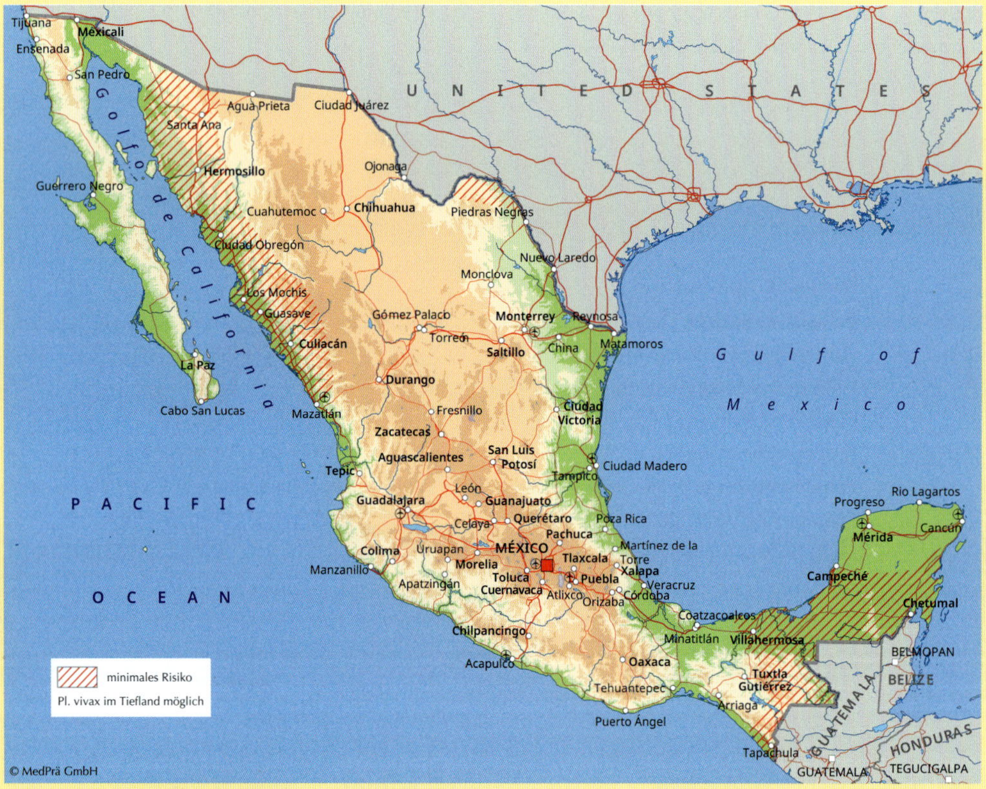

Malariavorkommen

Minimales Risiko: Ganzjährig Provinz Chiapas: Teile der Provinzen Campeche, Cancun, Chihuahua, Nayarit, Quintana Roo, Sinaloa, Sonora, Tabasco: Region um San Pedro Tapanatepec in Provinz Oaxaca.

Malariafrei: Große Städte, Yucatan, übrige Landesteile.

Unter üblichen Rahmenbedingungen (Reisedauer bis ca. 4 Wochen, Hotelunterbringung mit Klimaanlage, informierter und umsichtiger Reisender) wird eine medikamentöse Malariaprophylaxe **nicht empfohlen**.

Malariaerreger:

P. vivax 100%

Weitere Gesundheitsgefahren

Infektionsrisiken
Anthrax (Milzbrand), Brucellose, **Chikungunya**, **Denguefieber und schweres Denguefieber (früher: hämorrhagisches D.),** Gnathostomiasis, Histoplasmose, amerikanische, Onchozerkose, Flußblindheit, Trypanosomiasis, amerikanische, Chagas-Krankheit, West-Nil-Fiber, Zika-Virus

Botschaften

Horacio No. 1506, Col. Los Morales Sección Alameda, Deleg. Miguel Hidalgo, 11530 México D.F.,
Tel.: 0052-55 52 83 22 00, eMail: info@mexi.diplo.de

Sierra Tarahumara 420, Colonia Lomas de Chapultepec, 11000 Mexico, D.F., Tel.: 0052-55-52 51 08 06, eMail: mexiko-ob@bmeia.gv.at

Paseo de las Palmas Nr. 405, Piso 11, Torre Optima I, Lomas de Chapultepec, Miguel Hidalgo, 11000 CDMX,
Tel.: 0052-55 91 78 43 70, eMail: mexicocity@eda.admin.ch

Mikronesien (FM)

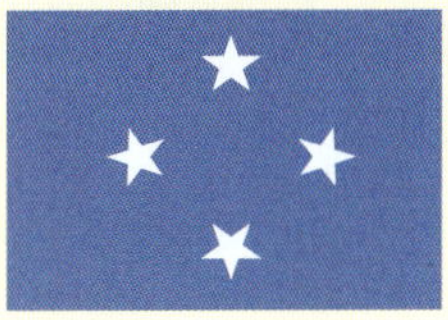

Kontinent: Ozeanien
Einwohnerzahl: 115 (in Tausend)
Lebenserwartung: 63 Jahre
Kindersterblichkeit: 25 pro Tausend
Amtssprache: Englisch
Zeitverschiebung: 9 Std. 10 Std.
Sommerzeit: keine
Med. Notrufnummer: keine

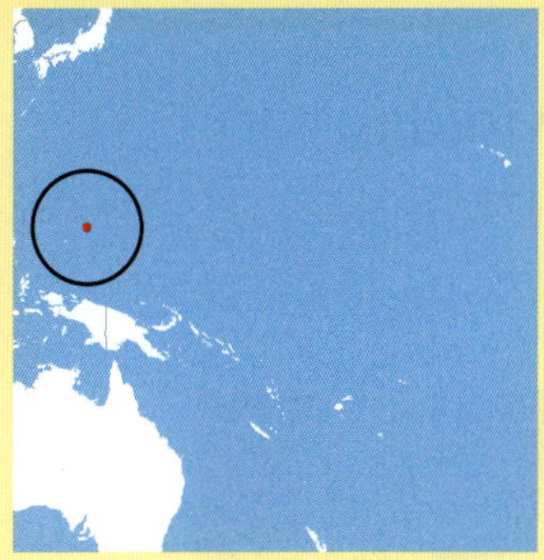

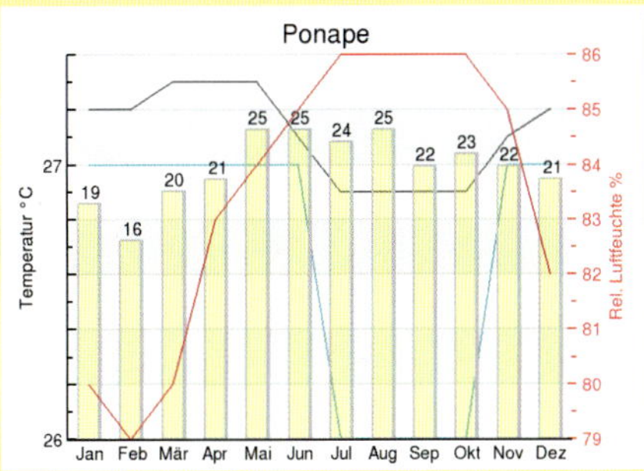

— Lufttemperatur — Wassertemperatur ▪ Regentage — Rel. Luftfeuchte %

Impfpräventable Risiken

Empfohlene Impfungen

Reisende sollten über den für Deutschland empfohlenen Standardimpfschutz (STIKO) verfügen, insbesondere über eine aktuelle Impfung gegen Tetanus (Wundstarrkrampf), Diphtherie, Pertussis (Keuchhusten), Masern und eine Grundimmunisierung gegen Poliomyelitis/Kinderlähmung. Je nach Alter und Gesundheitszustand kommen weitere Empfehlungen hinzu. **Der STIKO-Impfkalender ist in Teil A des Handbuchs abgebildet.**

Welche Impfungen darüber hinaus für eine Reise empfehlenswert sind, hängt von der Art der Reise ab.

Zusätzlich sollte für viele Reiseländer ein ausreichender Schutz gegen Hepatitis A (Gelbsucht) vorhanden sein. Wer engeren Kontakt zu der einheimischen Bevölkerung hat, sollte sich zusätzlich noch gegen Hepatitis B impfen lassen. Hepatitis B kann z.B. durch Blut, Speichel und beim Sexualkontakt übertragen werden.

Impfungen

Krankheiten	Pflicht	Empfehlung	Pauschal	einf. Reisestil
Diphtherie		●	●	●
Masern		●	●	●
Pertussis (Keuchhusten)		●	●	●
Tetanus (Wundstarrkrampf)		●	●	●
Cholera				
Dengue-Fieber		seropos. oder LZ		
FSME (Frühsommer-Meningoenzephalitis)				
Gelbfieber				
Hepatitis A		●	●	●
Hepatitis B		●	●	●
Japanische Enzephalitis				
Meningokokken-Meningitis				
Polio (Kinderlähmung / Poliomyelitis)				
Tollwut				
Typhus		●	●	●

Erläuterungen

Pflicht siehe Einreisevorschriften

Empfehlung siehe Empfohlene Impfungen

Pauschalreisen
Bei Reisen nach westlichem Standard, überwiegend in Touristikzentren, Großstädten, Essen in gehobenen Lokalen oder im Hotel.

Achtung: Bei Reisenden kommt es häufig vor, dass spontan Tagesausflüge ins Landesinnere unternommen werden. Dann könnte ein zusätzlicher Impfschutz, wie beim einfachen Reisestil, sehr wichtig sein!

Einfacher Reisestil
Zusätzlich sollte für viele Reiseländer ein ausreichender Schutz gegen Hepatitis A (Gelbsucht) vorhanden sein. Innerhalb der westlichen Industriestaaten ist die chronische Hepatitis B überwiegend auf Risikogruppen beschränkt, außerhalb jedoch steigt ihre Häufigkeit deutlich an. Sie kann dann z.B. durch Blut, Speichel und beim Sexualkontakt übertragen werden, aber auch durch unsterile (zahn-)medizinische Behandlung. Für solche Ziele ist eine Hepatitis B-Impfung zu empfehlen.

LZ: Langzeit

Weitere Gesundheitsgefahren

Infektionsrisiken
Anthrax (Milzbrand), Brucellose, **Denguefieber und schweres Denguefieber (früher: hämorrhagisches D.),** Filariose, lymphatische, Tropische Pulmonale Eosinophilie, Zika-Virus

Botschaften

- 🇩🇪 25/F Tower II, RCBC Plaza, 6819 Ayala Ave. 1200 Makati City, Metro Manila, Philippinen, Tel.: 0063-2 702 30 00, eMail: info@manila.diplo.de
- 🇦🇹 Botschaft siehe Australien
- 🇨🇭 Botschaft siehe Philippinen

Moldau (MD)

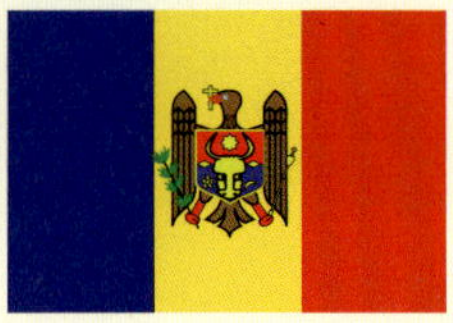

Kontinent: Europa
Andere Namen: Moldawien
Einwohnerzahl: 4.034 (in Tausend)
Lebenserwartung: 73 Jahre
Kindersterblichkeit: 14 pro Tausend
Amtssprache: Rumänisch
Zeitverschiebung: 1 Std.
Sommerzeit: 30.03.2025 - 26.10.2025
Med. Notrufnummer: 903

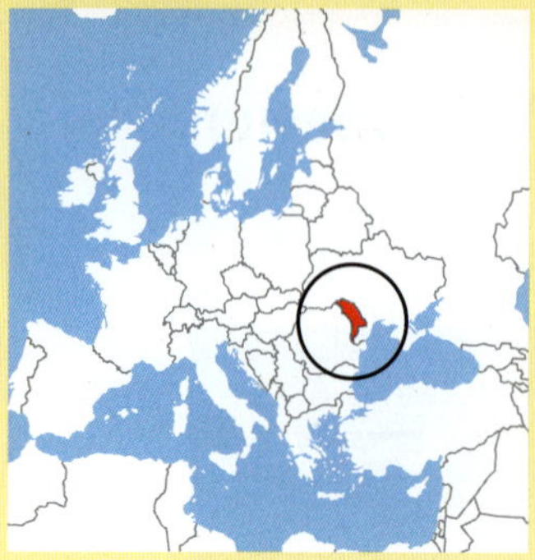

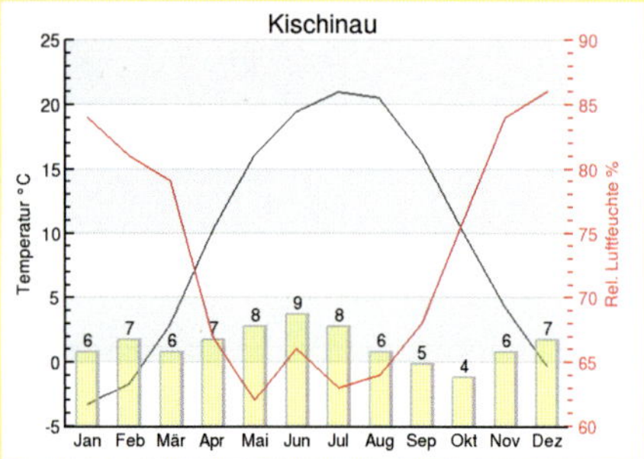

— Lufttemperatur — Wassertemperatur Regentage — Rel. Luftfeuchte %

Impfpräventable Risiken

Empfohlene Impfungen

Reisende sollten über den für Deutschland empfohlenen Standardimpfschutz (STIKO) verfügen, insbesondere über eine aktuelle Impfung gegen Tetanus (Wundstarrkrampf), Diphtherie, Pertussis (Keuchhusten), Masern und eine Grundimmunisierung gegen Poliomyelitis/Kinderlähmung. Je nach Alter und Gesundheitszustand kommen weitere Empfehlungen hinzu. **Der STIKO-Impfkalender ist in Teil A des Handbuchs abgebildet.**

Welche Impfungen darüber hinaus für eine Reise empfehlenswert sind, hängt von der Art der Reise ab.

Zusätzlich sollte für viele Reiseländer ein ausreichender Schutz gegen Hepatitis A (Gelbsucht) vorhanden sein. Wer engeren Kontakt zu der einheimischen Bevölkerung hat, sollte sich zusätzlich noch gegen Hepatitis B impfen lassen. Hepatitis B kann z.B. durch Blut, Speichel und beim Sexualkontakt übertragen werden.

Impfungen

Krankheiten	Pflicht	Empfehlung	Pauschal	einf. Reisestil
Diphtherie		●	●	●
Masern		●	●	●
Pertussis (Keuchhusten)		●	●	●
Tetanus (Wundstarrkrampf)		●	●	●
Cholera				
Dengue-Fieber				
FSME (Frühsommer-Meningoenzephalitis)				●
Gelbfieber				
Hepatitis A		●	●	●
Hepatitis B		●	●	●
Japanische Enzephalitis				
Meningokokken-Meningitis				
Polio (Kinderlähmung / Poliomyelitis)				●
Tollwut				●
Typhus				●

Erläuterungen

Pflicht siehe Einreisevorschriften

Empfehlung siehe Empfohlene Impfungen

Pauschalreisen
Bei Reisen nach westlichem Standard, überwiegend in Touristikzentren, Großstädten, Essen in gehobenen Lokalen oder im Hotel.

Achtung: Bei Reisenden kommt es häufig vor, dass spontan Tagesausflüge ins Landesinnere unternommen werden. Dann könnte ein zusätzlicher Impfschutz, wie beim einfachen Reisestil, sehr wichtig sein!

Einfacher Reisestil
Zusätzlich sollte für viele Reiseländer ein ausreichender Schutz gegen Hepatitis A (Gelbsucht) vorhanden sein. Innerhalb der westlichen Industriestaaten ist die chronische Hepatitis B überwiegend auf Risikogruppen beschränkt, außerhalb jedoch steigt ihre Häufigkeit deutlich an. Sie kann dann z.B. durch Blut, Speichel und beim Sexualkontakt übertragen werden, aber auch durch unsterile (zahn-)medizinische Behandlung. Für solche Ziele ist eine Hepatitis B-Impfung zu empfehlen.

Weitere Gesundheitsgefahren

Infektionsrisiken
West-Nil-Fieber

Botschaften

Strada Alexei Mateevici 82, 2009 Chisinau, Tel.: 00373-22 20 06 00, eMail: info@chisinau.diplo.de

Strada Alexei Mateevici 23A, 2009 Chisinau, Tel.: 00373-22-208 333, eMail: chisinau-ob@bmeia.gv.at

Botschaft siehe Rumänien / Swiss Cooperation Office SDC 23, Mateevici Str., Block B, 2009 Chisinau
Tel.: 00373-22 79 69 38, eMail: chisinau@eda.admin.ch

Mongolei (MN)

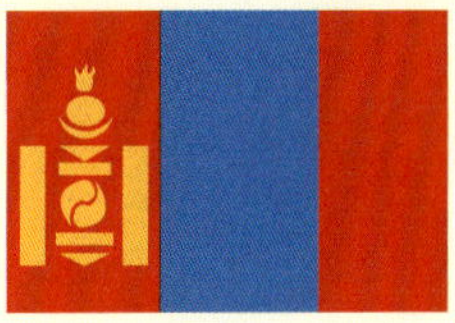

Kontinent: Asien
Einwohnerzahl: 3.278 (in Tausend)
Lebenserwartung: 68 Jahre
Kindersterblichkeit: 15 pro Tausend
Amtssprache: Mongolisch
Zeitverschiebung: 6 Std. 7 Std.
Sommerzeit: keine
Med. Notrufnummer: 103

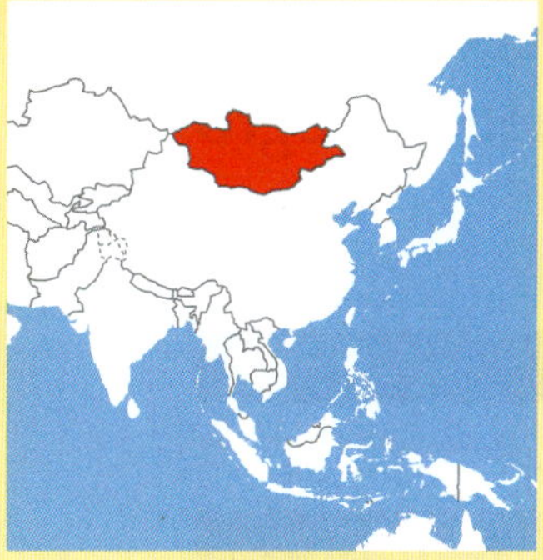

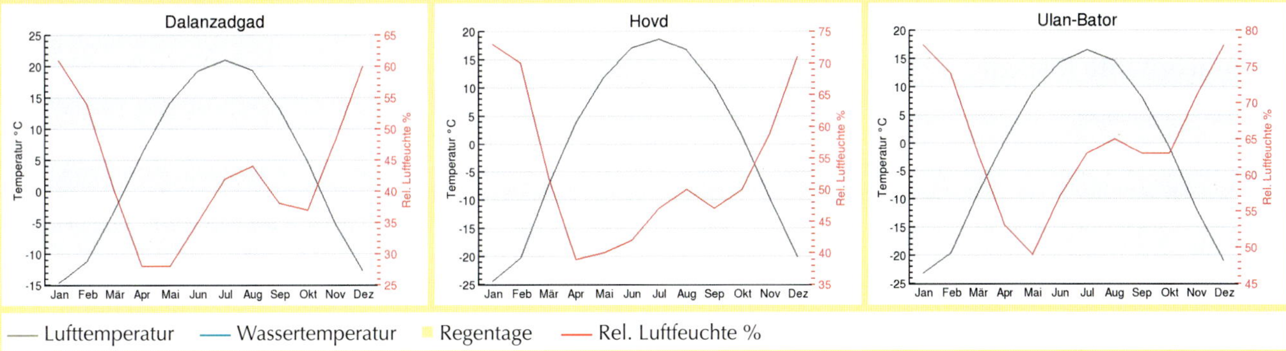

Impfpräventable Risiken

Empfohlene Impfungen

Reisende sollten über den für Deutschland empfohlenen Standardimpfschutz (STIKO) verfügen, insbesondere über eine aktuelle Impfung gegen Tetanus (Wundstarrkrampf), Diphtherie, Pertussis (Keuchhusten), Masern und eine Grundimmunisierung gegen Poliomyelitis/Kinderlähmung. Je nach Alter und Gesundheitszustand kommen weitere Empfehlungen hinzu. **Der STIKO-Impfkalender ist in Teil A des Handbuchs abgebildet.**

Welche Impfungen darüber hinaus für eine Reise empfehlenswert sind, hängt von der Art der Reise ab.

Zusätzlich sollte für viele Reiseländer ein ausreichender Schutz gegen Hepatitis A (Gelbsucht) vorhanden sein. Wer engeren Kontakt zu der einheimischen Bevölkerung hat, sollte sich zusätzlich noch gegen Hepatitis B impfen lassen. Hepatitis B kann z.B. durch Blut, Speichel und beim Sexualkontakt übertragen werden.

Impfungen

Krankheiten	Pflicht	Empfehlung	Pauschal	einf. Reisestil
Diphtherie		●	●	●
Masern		●	●	●
Pertussis (Keuchhusten)		●	●	●
Tetanus (Wundstarrkrampf)		●	●	●
Cholera				
Dengue-Fieber				
FSME (Frühsommer-Meningoenzephalitis)				●
Gelbfieber				
Hepatitis A		●	●	●
Hepatitis B		●	●	●
Japanische Enzephalitis				
Meningokokken-Meningitis				
Polio (Kinderlähmung / Poliomyelitis)				
Tollwut				●
Typhus				●

Erläuterungen

Pflicht siehe Einreisevorschriften

Empfehlung siehe Empfohlene Impfungen

Pauschalreisen
Bei Reisen nach westlichem Standard, überwiegend in Touristikzentren, Großstädten, Essen in gehobenen Lokalen oder im Hotel.

Achtung: Bei Reisenden kommt es häufig vor, dass spontan Tagesausflüge ins Landesinnere unternommen werden. Dann könnte ein zusätzlicher Impfschutz, wie beim einfachen Reisestil, sehr wichtig sein!

Einfacher Reisestil
Zusätzlich sollte für viele Reiseländer ein ausreichender Schutz gegen Hepatitis A (Gelbsucht) vorhanden sein. Innerhalb der westlichen Industriestaaten ist die chronische Hepatitis B überwiegend auf Risikogruppen beschränkt, außerhalb jedoch steigt ihre Häufigkeit deutlich an. Sie kann dann z.B. durch Blut, Speichel und beim Sexualkontakt übertragen werden, aber auch durch unsterile (zahn-)medizinische Behandlung. Für solche Ziele ist eine Hepatitis B-Impfung zu empfehlen.

LZ: Langzeit

Botschaften

- Baga Toiruu - 2, Straße der Vereinten Nationen 16, Ulan-Bator 14201, Tel.: 00976-11 32 33 25, eMail: info@ulan.diplo.de
- Botschaft siehe China / HONORARKONSULAT Ulan Bator: Choijin Suites Building, 2.Floor, Jamiyan Gun-Str.22, Sukhbaatar District 1-khor, 14240 Ulaanbaatar, Tel.: 00976/11-324 804, eMail: austrianconsulateub@gmail.com
- Botschaft siehe China / Consulate General of Switzerland San Business Center 9th floor Prime Minister Amar Street 29 Sukhbaatar duureg, 8th khoroo 14192, Ulaanbaatar, Tel.: 00976-11 321927, eMail: ulaanbaator@eda.admin.ch

Montenegro (ME)

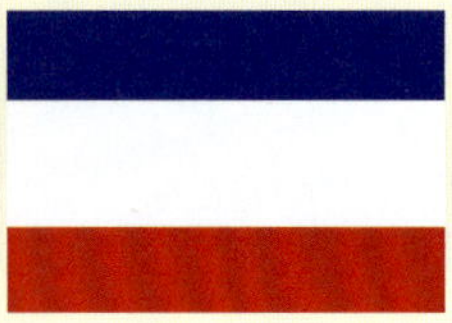

Kontinent: Europa
Einwohnerzahl: 628 (in Tausend)
Lebenserwartung: 76 Jahre
Kindersterblichkeit: 2 pro Tausend
Amtssprache: Montenegrinische
Zeitverschiebung: 0 Std.
Sommerzeit: 30.03.2025 - 26.10.2025
Med. Notrufnummer: 124

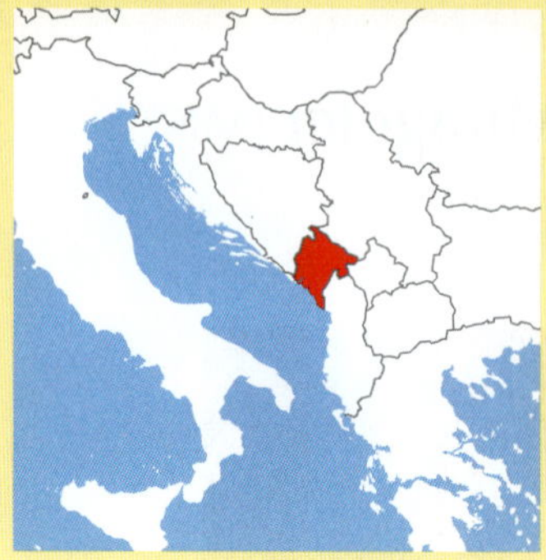

Impfpräventable Risiken

Empfohlene Impfungen

Reisende sollten über den für Deutschland empfohlenen Standardimpfschutz (STIKO) verfügen, insbesondere über eine aktuelle Impfung gegen Tetanus (Wundstarrkrampf), Diphtherie, Pertussis (Keuchhusten), Masern und eine Grundimmunisierung gegen Poliomyelitis/Kinderlähmung. Je nach Alter und Gesundheitszustand kommen weitere Empfehlungen hinzu. **Der STIKO-Impfkalender ist in Teil A des Handbuchs abgebildet.**

Welche Impfungen darüber hinaus für eine Reise empfehlenswert sind, hängt von der Art der Reise ab.

Zusätzlich sollte für viele Reiseländer ein ausreichender Schutz gegen Hepatitis A (Gelbsucht) vorhanden sein. Wer engeren Kontakt zu der einheimischen Bevölkerung hat, sollte sich zusätzlich noch gegen Hepatitis B impfen lassen. Hepatitis B kann z.B. durch Blut, Speichel und beim Sexualkontakt übertragen werden.

Impfungen

Krankheiten	Pflicht	Empfehlung	Pauschal	einf. Reisestil
Diphtherie		●	●	●
Masern		●	●	●
Pertussis (Keuchhusten)		●	●	●
Tetanus (Wundstarrkrampf)		●	●	●
Cholera				
Dengue-Fieber				
FSME (Frühsommer-Meningoenzephalitis)				●
Gelbfieber				
Hepatitis A			●	●
Hepatitis B				●
Japanische Enzephalitis				
Meningokokken-Meningitis				
Polio (Kinderlähmung / Poliomyelitis)				
Tollwut				●
Typhus				

Erläuterungen

Pflicht siehe Einreisevorschriften

Empfehlung siehe Empfohlene Impfungen

Pauschalreisen
Bei Reisen nach westlichem Standard, überwiegend in Touristikzentren, Großstädten, Essen in gehobenen Lokalen oder im Hotel.

Achtung: Bei Reisenden kommt es häufig vor, dass spontan Tagesausflüge ins Landesinnere unternommen werden. Dann könnte ein zusätzlicher Impfschutz, wie beim einfachen Reisestil, sehr wichtig sein!

Einfacher Reisestil
Zusätzlich sollte für viele Reiseländer ein ausreichender Schutz gegen Hepatitis A (Gelbsucht) vorhanden sein. Innerhalb der westlichen Industriestaaten ist die chronische Hepatitis B überwiegend auf Risikogruppen beschränkt, außerhalb jedoch steigt ihre Häufigkeit deutlich an. Sie kann dann z.B. durch Blut, Speichel und beim Sexualkontakt übertragen werden, aber auch durch unsterile (zahn-)medizinische Behandlung. Für solche Ziele ist eine Hepatitis B-Impfung zu empfehlen.

LZ: Langzeit

Weitere Gesundheitsgefahren

Infektionsrisiken
Sandfliegen-Fieber, West-Nil-Fieber

Botschaften

Herzegovacka 10, 81000 Podgorica, Tel.: 00382-20 44 10 00, eMail: info@podgorica.diplo.de

Ulica Svetlane Kane Radevic br 3, MNE-81000 Podgorica, Tel.: 00382-20-201135, eMail: podgorica-ob@bmeia.gv.at

Botschaft siehe Serbien / Consulat général de Suisse, Džordža Vašingtona 108/A36, 2nd Floor, The Capital Plaza, 81000 Podgorica, Tel.: 00381-11 3065 820, eMail: podgorica@honrep.ch

Montserrat (MS)

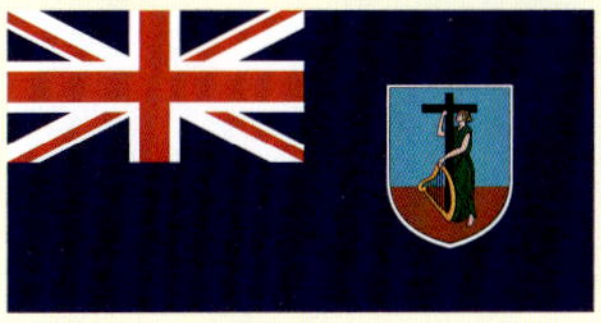

Kontinent: Nordamerika
Einwohnerzahl: 5 (in Tausend)
Amtssprache: Englisch
Zeitverschiebung: -5 Std.
Sommerzeit: keine
Med. Notrufnummer: keine

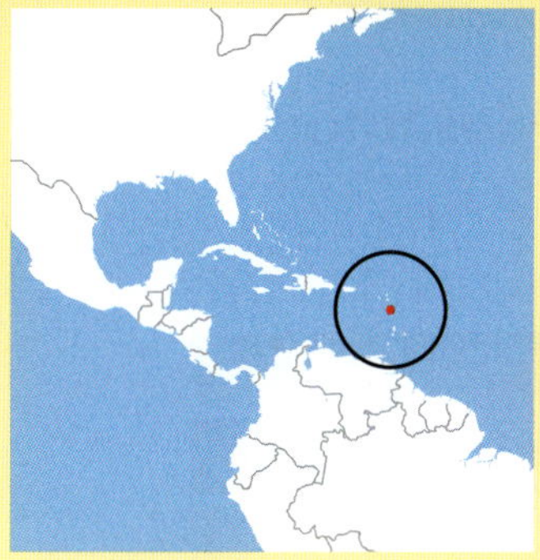

Impfpräventable Risiken

Einreisevorschriften

Gelbfieber

Keine Impfvorschriften für Reisende, die aus Europa direkt einreisen (Direktflug). Wer aus einem von Gelbfieber betroffenen Land einreist (Endemiegebiet), muss eine Gelbfieberimpfung nachweisen (Gelbfieberimpfbescheinigung). Das gilt auch für Reisende die vorher auf einem Transitflughafen in einem Endemiegebiet gewesen sind. Kinder bis zum Alter von 1 Jahr, benötigen keine Gelbfieber-Impfung.

Eine Impfbescheinigung wird derzeit benötigt bei der Einreise aus: Äquatorialguinea, Äthiopien, Angola, Argentinien, Benin, Bolivien, Brasilien, Burkina Faso, Burundi, Ecuador, Elfenbeinküste, Französisch-Guyana, Gabun, Gambia, Ghana, Guinea, Guinea-Bissau, Guyana, Kamerun, Kenia, Kolumbien, Kongo, Kongo, Demokratische Republik, Liberia, Mali, Mauretanien, Niger, Nigeria, Panama, Paraguay, Peru, Senegal, Sierra Leone, Sudan, Südsudan, Suriname, Togo, Trinidad und Tobago, Tschad, Uganda, Venezuela, Zentralafrikanische Republik.

Empfohlene Impfungen

Reisende sollten über den für Deutschland empfohlenen Standardimpfschutz (STIKO) verfügen, insbesondere über eine aktuelle Impfung gegen Tetanus (Wundstarrkrampf), Diphtherie, Pertussis (Keuchhusten), Masern und eine Grundimmunisierung gegen Poliomyelitis/Kinderlähmung. Je nach Alter und Gesundheitszustand kommen weitere Empfehlungen hinzu. **Der STIKO-Impfkalender ist in Teil A des Handbuchs abgebildet.**

Welche Impfungen darüber hinaus für eine Reise empfehlenswert sind, hängt von der Art der Reise ab.

Zusätzlich sollte für viele Reiseländer ein ausreichender Schutz gegen Hepatitis A (Gelbsucht) vorhanden sein. Wer engeren Kontakt zu der einheimischen Bevölkerung hat, sollte sich zusätzlich noch gegen Hepatitis B impfen lassen. Hepatitis B kann z.B. durch Blut, Speichel und beim Sexualkontakt übertragen werden.

Impfungen

Krankheiten	Pflicht	Empfehlung	Pauschal	einf. Reisestil
Diphtherie		●	●	●
Masern		●	●	●
Pertussis (Keuchhusten)		●	●	●
Tetanus (Wundstarrkrampf)		●	●	●
Cholera				
Dengue-Fieber				
FSME (Frühsommer-Meningoenzephalitis)				
Gelbfieber	bedingt			
Hepatitis A		●	●	●
Hepatitis B		●	●	●
Japanische Enzephalitis				
Meningokokken-Meningitis				
Polio (Kinderlähmung / Poliomyelitis)				
Tollwut				
Typhus				

Erläuterungen

Pflicht siehe Einreisevorschriften

Empfehlung siehe Empfohlene Impfungen

Pauschalreisen
Bei Reisen nach westlichem Standard, überwiegend in Touristikzentren, Großstädten, Essen in gehobenen Lokalen oder im Hotel.

Achtung: Bei Reisenden kommt es häufig vor, dass spontan Tagesausflüge ins Landesinnere unternommen werden. Dann könnte ein zusätzlicher Impfschutz, wie beim einfachen Reisestil, sehr wichtig sein!

Einfacher Reisestil
Zusätzlich sollte für viele Reiseländer ein ausreichender Schutz gegen Hepatitis A (Gelbsucht) vorhanden sein. Innerhalb der westlichen Industriestaaten ist die chronische Hepatitis B überwiegend auf Risikogruppen beschränkt, außerhalb jedoch steigt ihre Häufigkeit deutlich an. Sie kann dann z.B. durch Blut, Speichel und beim Sexualkontakt übertragen werden, aber auch durch unsterile (zahn-)medizinische Behandlung. Für solche Ziele ist eine Hepatitis B-Impfung zu empfehlen.

LZ: Langzeit

Weitere Gesundheitsgefahren

Zika-Virus

Botschaften

🇩🇪 19 St. Clair Avenue, St. Clair, Port of Spain (Trinidad u. Tobago), Tel.: 001-868 628 16 30, eMail: info@ports.diplo.de

🇦🇹 Keine Vertretung: Für allgemeine konsularische Anfragen: 0043-1-90115-3775

🇨🇭 Keine Vertretung: Konsularische Fragen, Helpline EDA 0041-800-24-7-365

Mosambik (MZ)

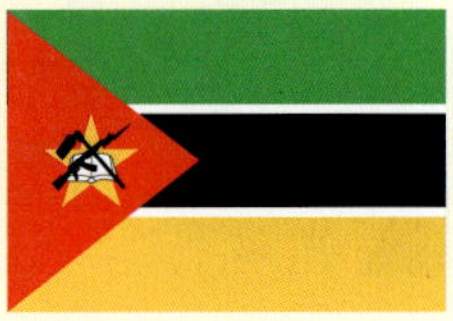

Kontinent: Afrika
Andere Namen: Mocambique
Einwohnerzahl: 31.255 (in Tausend)
Lebenserwartung: 58 Jahre
Kindersterblichkeit: 71 pro Tausend
Amtssprache: Portugiesisch
Zeitverschiebung: 1 Std.
Sommerzeit: keine
Med. Notrufnummer: keine

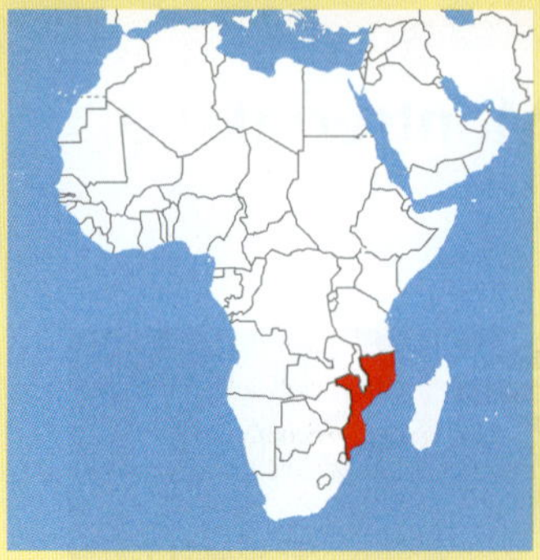

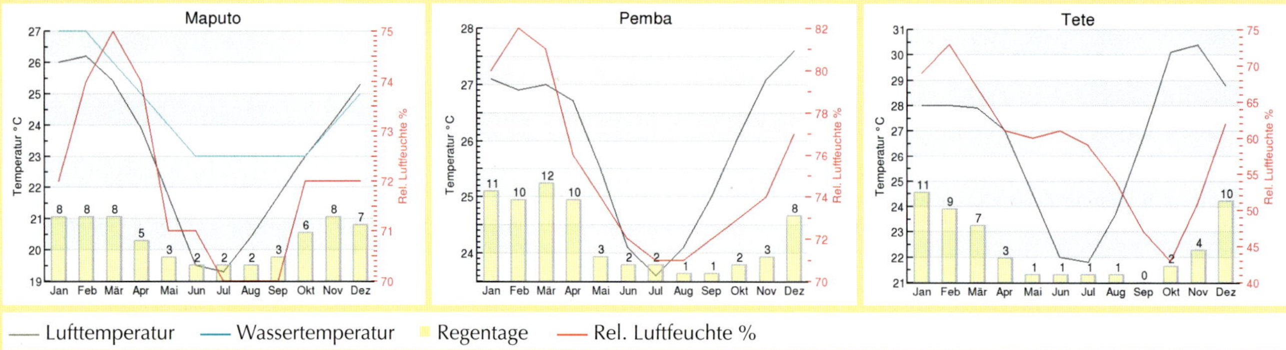

Impfpräventable Risiken

Einreisevorschriften

Gelbfieber

Keine Impfvorschriften für Reisende, die aus Europa direkt einreisen (Direktflug). Wer aus einem von Gelbfieber betroffenen Land einreist (Endemiegebiet), muss eine Gelbfieberimpfung nachweisen (Gelbfieberimpfbescheinigung). Das gilt auch für Reisende die vorher mehr als 12 Stunden auf einem Transitflughafen in einem Endemiegebiet gewesen sind. Kinder bis zum Alter von 9 Monaten, benötigen keine Gelbfieber-Impfung.

Eine Impfbescheinigung wird derzeit benötigt bei der Einreise aus: Äquatorialguinea, Äthiopien, Angola, Argentinien, Benin, Bolivien, Brasilien, Burkina Faso, Burundi, Ecuador, Elfenbeinküste, Französisch-Guyana, Gabun, Gambia, Ghana, Guinea, Guinea-Bissau, Guyana, Kamerun, Kenia, Kolumbien, Kongo, Kongo, Demokratische Republik, Liberia, Mali, Mauretanien, Niger, Nigeria, Panama, Paraguay, Peru, Senegal, Sierra Leone, Sudan, Südsudan, Suriname, Togo, Trinidad und Tobago, Tschad, Uganda, Venezuela, Zentralafrikanische Republik.

Polio (Kinderlähmung/Poliomyelitis)

Die WHO verlangt die Pflichtimpfung (Injektions- oder Schluckimpfung, zwischen 4 Wochen und max. 1 Jahr alt) von Personen, die aus den nachfolgend genannten Ländern ausreisen und mehr als 4 Wochen im Land waren: Pakistan, Afghanistan, Malawi, Madagaskar, Mozambique, DR Kongo, Israel.

Empfohlene Impfungen

Reisende sollten über den für Deutschland empfohlenen Standardimpfschutz (STIKO) verfügen, insbesondere über eine aktuelle Impfung gegen Tetanus (Wundstarrkrampf), Diphtherie, Pertussis (Keuchhusten), Masern und eine Grundimmunisierung gegen Poliomyelitis/Kinderlähmung. Je nach Alter und Gesundheitszustand kommen weitere Empfehlungen hinzu. **Der STIKO-Impfkalender ist in Teil A des Handbuchs abgebildet.**

Welche Impfungen darüber hinaus für eine Reise empfehlenswert sind, hängt von der Art der Reise ab.

Zusätzlich sollte für viele Reiseländer ein ausreichender Schutz gegen Hepatitis A (Gelbsucht) vorhanden sein. Wer engeren Kontakt zu der einheimischen Bevölkerung hat, sollte sich zusätzlich noch gegen Hepatitis B impfen lassen. Hepatitis B kann z.B. durch Blut, Speichel und beim Sexualkontakt übertragen werden.

Impfungen

Krankheiten	Pflicht	Empfehlung	Pauschal	einf. Reisestil
Diphtherie		●	●	●
Masern		●	●	●
Pertussis (Keuchhusten)		●	●	●
Tetanus (Wundstarrkrampf)		●	●	●
Cholera				
Dengue-Fieber				
FSME (Frühsommer-Meningoenzephalitis)				
Gelbfieber	bedingt			
Hepatitis A		●	●	●
Hepatitis B		●	●	●
Japanische Enzephalitis				
Meningokokken-Meningitis				●
Polio (Kinderlähmung / Poliomyelitis)	bedingt			●
Tollwut		●	●	●
Typhus				●

Erläuterungen

Pflicht siehe Einreisevorschriften

Empfehlung siehe Empfohlene Impfungen

Pauschalreisen
Bei Reisen nach westlichem Standard, überwiegend in Touristikzentren, Großstädten, Essen in gehobenen Lokalen oder im Hotel.

Achtung: Bei Reisenden kommt es häufig vor, dass spontan Tagesausflüge ins Landesinnere unternommen werden. Dann könnte ein zusätzlicher Impfschutz, wie beim einfachen Reisestil, sehr wichtig sein!

Einfacher Reisestil
Zusätzlich sollte für viele Reiseländer ein ausreichender Schutz gegen Hepatitis A (Gelbsucht) vorhanden sein. Innerhalb der westlichen Industriestaaten ist die chronische Hepatitis B überwiegend auf Risikogruppen beschränkt, außerhalb jedoch steigt ihre Häufigkeit deutlich an. Sie kann dann z.B. durch Blut, Speichel und beim Sexualkontakt übertragen werden, aber auch durch unsterile (zahn-)medizinische Behandlung. Für solche Ziele ist eine Hepatitis B-Impfung zu empfehlen.

LZ: Langzeit

Malariavorkommen

Hohes Risiko: Ganzjährig - Im ganzen Land inklusive Städte.

Unter üblichen Rahmenbedingungen (Reisedauer bis ca. 4 Wochen, Hotelunterbringung mit Klimaanlage, informierter und umsichtiger Reisender) wird eine medikamentöse Malariaprophylaxe **ganzjährig empfohlen**.

Malariaerreger: P. falciparum > 99%

Medikamentenauswahl

Dazu stehen die im allgemeinen Teil näher beschriebenen Substanzen **Atovaquone/Proguanil**, **Doxycyclin** (in Deutschland ein off-label use) und in begründeten Einzelfällen **Mefloquin** zur Verfügung.

Abweichungen von dieser Empfehlung sind bei besonders hohem/niedrigem Risiko oder bei besonderen Personengruppen erforderlich. Falls unterwegs beim Auftreten fieberhafter, malariaverdächtiger Episoden (Näheres siehe allgemeiner Teil) eine adäquate Diagnostik und/oder Therapie nicht zur Verfügung steht, ist die Mitnahme einer Notfall-Selbstbehandlung sinnvoll, die zur Resistenzsituation und ggf. zur medikamentösen Prophylaxe paßt. Dazu sollte **Atovaquone/Proguanil** oder **Artemether/Lumefantrin** eingesetzt werden, **Dihydroartemisinin/Piperaquin** wegen des Risikoprofils nur in unvorhersehbaren Notfällen.

Bitte den Beitrag Malaria beachten. Eine Tabelle mit den Medikamenten und Dosierung zur Malariaprophylaxe und der Standby-Behandlung der Malaria finden Sie ab der Seite C-36.

Weitere Gesundheitsgefahren

Infektionsrisiken
Anthrax (Milzbrand), Brucellose, **Chikungunya,** Cholera, **Denguefieber und schweres Denguefieber (früher: hämorrhagisches D.),** Filariose, lymphatische, Tropische Pulmonale Eosinophilie, Pest, Trypanosomiasis, afrikanische, Schlafkrankheit

Botschaften

- Rua Damião de Góis 506, Maputo, Tel.: 00258-21 48 27 00, eMail: info@maputo.diplo.de
- Botschaft siehe Südafrika / HONORARKONSULAT Maputo: Rua Mateus Sansão Mutemba 316, 202 R/C, Maputo, Tel.: 00258-21 492 717, Fax: 00258-21 492 717, eMail: consulado.austria@tvcabo.co.mz
- Embaixada da Suiça Torres Rani Av. Marginal 141, 11th floor Maputo, eMail: maputo@eda.admin.ch

Myanmar (MM)

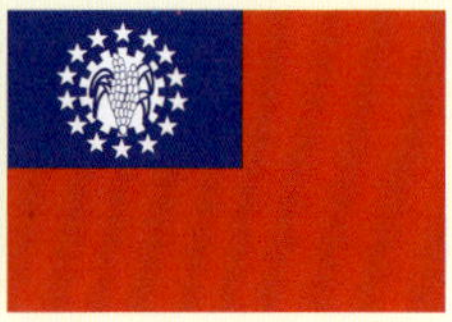

Kontinent: Asien
Andere Namen: Birma, Burma
Einwohnerzahl: 54.410 (in Tausend)
Lebenserwartung: 69 Jahre
Kindersterblichkeit: 44 pro Tausend
Amtssprache: Burmesisch
Zeitverschiebung: 5.5 Std.
Sommerzeit: keine
Med. Notrufnummer: 01500005

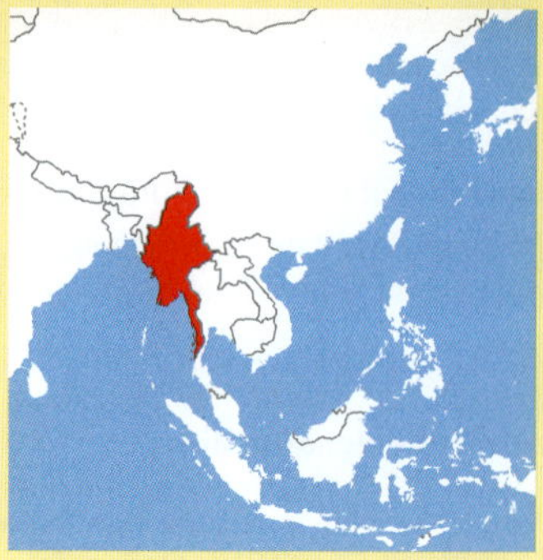

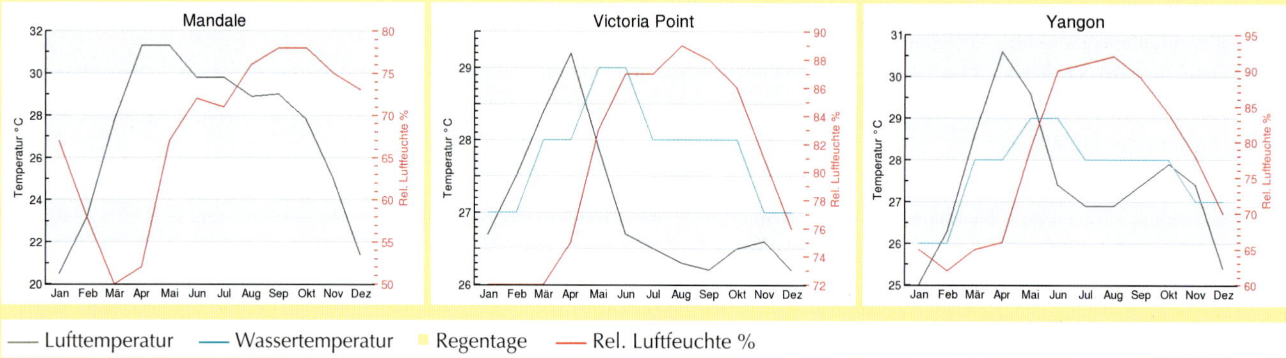

Impfpräventable Risiken

Einreisevorschriften

Gelbfieber

Keine Impfvorschriften für Reisende, die aus Europa direkt einreisen (Direktflug). Wer aus einem von Gelbfieber betroffenen Land einreist (Endemiegebiet), muss eine Gelbfieberimpfung nachweisen (Gelbfieberimpfbescheinigung). Das gilt auch für Reisende die vorher mehr als 12 Stunden auf einem Transitflughafen in einem Endemiegebiet gewesen sind. Kinder bis zum Alter von 1 Jahr, benötigen keine Gelbfieberimpfung.

Eine Impfbescheinigung wird derzeit benötigt bei der Einreise aus: Äquatorialguinea, Äthiopien, Angola, Argentinien, Benin, Bolivien, Brasilien, Burkina Faso, Burundi, Ecuador, Elfenbeinküste, Französisch-Guyana, Gabun, Gambia, Ghana, Guinea, Guinea-Bissau, Guyana, Kamerun, Kenia, Kolumbien, Kongo, Kongo, Demokratische Republik, Liberia, Mali, Mauretanien, Niger, Nigeria, Panama, Paraguay, Peru, Senegal, Sierra Leone, Sudan, Südsudan, Suriname, Togo, Trinidad und Tobago, Tschad, Uganda, Venezuela, Zentralafrikanische Republik.

Empfohlene Impfungen

Reisende sollten über den für Deutschland empfohlenen Standardimpfschutz (STIKO) verfügen, insbesondere über eine aktuelle Impfung gegen Tetanus (Wundstarrkrampf), Diphtherie, Pertussis (Keuchhusten), Masern und eine Grundimmunisierung gegen Poliomyelitis/Kinderlähmung. Je nach Alter und Gesundheitszustand kommen weitere Empfehlungen hinzu. **Der STIKO-Impfkalender ist in Teil A des Handbuchs abgebildet.**

Welche Impfungen darüber hinaus für eine Reise empfehlenswert sind, hängt von der Art der Reise ab.

Zusätzlich sollte für viele Reiseländer ein ausreichender Schutz gegen Hepatitis A (Gelbsucht) vorhanden sein. Wer engeren Kontakt zu der einheimischen Bevölkerung hat, sollte sich zusätzlich noch gegen Hepatitis B impfen lassen. Hepatitis B kann z.B. durch Blut, Speichel und beim Sexualkontakt übertragen werden.

Impfungen

Krankheiten	Pflicht	Empfehlung	Pauschal	einf. Reisestil
Diphtherie		●	●	●
Masern		●	●	●
Pertussis (Keuchhusten)		●	●	●
Tetanus (Wundstarrkrampf)		●	●	●
Cholera				
Dengue-Fieber		seropos. oder LZ		
FSME (Frühsommer-Meningoenzephalitis)				
Gelbfieber	bedingt			
Hepatitis A		●	●	●
Hepatitis B		●	●	●
Japanische Enzephalitis				●
Meningokokken-Meningitis				
Polio (Kinderlähmung / Poliomyelitis)		●	●	●
Tollwut		●	●	●
Typhus			●	●

Erläuterungen

Pflicht siehe Einreisevorschriften

Empfehlung siehe Empfohlene Impfungen

Pauschalreisen
Bei Reisen nach westlichem Standard, überwiegend in Touristikzentren, Großstädten, Essen in gehobenen Lokalen oder im Hotel.

Achtung: Bei Reisenden kommt es häufig vor, dass spontan Tagesausflüge ins Landesinnere unternommen werden. Dann könnte ein zusätzlicher Impfschutz, wie beim einfachen Reisestil, sehr wichtig sein!

Einfacher Reisestil
Zusätzlich sollte für viele Reiseländer ein ausreichender Schutz gegen Hepatitis A (Gelbsucht) vorhanden sein. Innerhalb der westlichen Industriestaaten ist die chronische Hepatitis B überwiegend auf Risikogruppen beschränkt, außerhalb jedoch steigt ihre Häufigkeit deutlich an. Sie kann dann z.B. durch Blut, Speichel und beim Sexualkontakt übertragen werden, aber auch durch unsterile (zahn-)medizinische Behandlung. Für solche Ziele ist eine Hepatitis B-Impfung zu empfehlen.

LZ: Langzeit

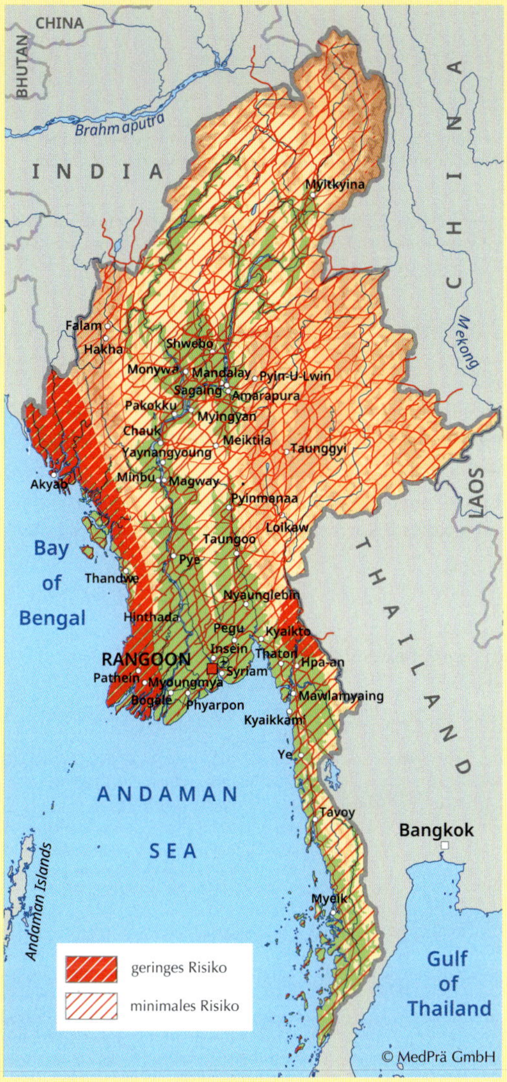

Malariavorkommen

Mittleres Risiko: Ganzjährig - im Norden westlich des Flusses Irawaddy, Teilgebiete westlicher Grenzregionen zu Bangla Desh, Teilgebiete entlang östlicher Grenzregionen zu Thailand.

Minimales Risiko: Ganzjährig - Alle übrigen Landesteile.

Geringes Risiko: Zentral im nördlichen Ausläufer des Landes zwischen Indien und China.

Malariafrei: Rangun und Mandalay.

Unter üblichen Rahmenbedingungen (Reisedauer bis ca. 4 Wochen, Hotelunterbringung mit Klimaanlage, informierter und umsichtiger Reisender) wird eine medikamentöse Malariaprophylaxe **nicht empfohlen.**

Surveillance und medizinische Versorgung gerade in der Peripherie aktuell zweifelhaft. Daher Mitnahme einer Notfallselbsttherapie bei Reisen außerhalb von Rangun **empfohlen.**

Malariaerreger:

P. vivax 81 %, P. falciparum 19 %, auch P. knowlesi, Mefloquin-Resistenzen wurden berichtet

Medikamentenauswahl

Abweichungen von dieser Empfehlung sind bei besonders hohem/niedrigem Risiko oder bei besonderen Personengruppen erforderlich. Falls unterwegs beim Auftreten fieberhafter, malariaverdächtiger Episoden (Näheres siehe allgemeiner Teil) eine adäquate Diagnostik und/oder Therapie nicht zur Verfügung steht, ist die Mitnahme einer Notfall-Selbstbehandlung sinnvoll, die zur Resistenzsituation und ggf. zur medikamentösen Prophylaxe paßt. Dazu sollte **Atovaquone/Proguanil eingesetzt werden**. **Artemether/Lumefantrin** und **Dihydroartemisinin/Piperaquin** sollten wegen aufkommender Artemisia-Resistenzen **nicht** mehr zur Notfall-Selbstbehandlung mitgegeben werden.

Bitte den Beitrag Malaria beachten. Eine Tabelle mit den Medikamenten und Dosierung zur Malariaprophylaxe und der Standby-Behandlung der Malaria finden Sie ab der Seite C-36.

Weitere Gesundheitsgefahren

Infektionsrisiken

Anthrax (Milzbrand), Brucellose, **Chikungunya, Denguefieber und schweres Denguefieber (früher: hämorrhagisches D.),** Filariose, lymphatische, Tropische Pulmonale Eosinophilie, Zika-Virus

Botschaften

- (DE) 9 Bogyoke Aung San Museum Road, Bahan Township, Rangoon (Yangon) 11201
Tel.: 0095-154 89 51, eMail: info@rangun.diplo.de
- (AT) Botschaft siehe Thailand / HONORARKONSULAT No. 99/D-1A, U Aung Kane Lane, Than Lwin Road, Bahan Township, Tel.: 0095-1-50 39 14,
eMail: office@austrianconsul-myanmar.com
- (CH) Vantage Tower, 623 Pyay Road, Kamayut Township, Yangon,
Tel.: 0095-1 230 7466, eMail: Yangon@eda.admin.ch

Namibia (NA)

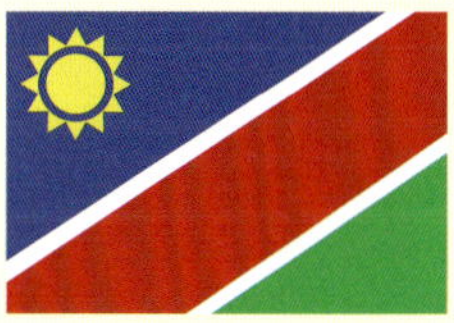

Kontinent: Afrika

Beliebte Reiseziele: Caprivi-Streifen, Etosha Pfanne

Einwohnerzahl: 2.541 (in Tausend)

Lebenserwartung: 65 Jahre

Kindersterblichkeit: 40 pro Tausend

Amtssprache: Englisch

Zeitverschiebung: 0 Std.

Sommerzeit: keine

Med. Notrufnummer: 2033282, 10111

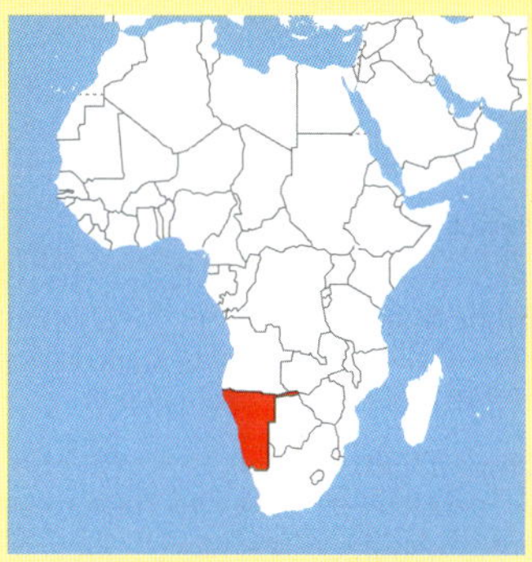

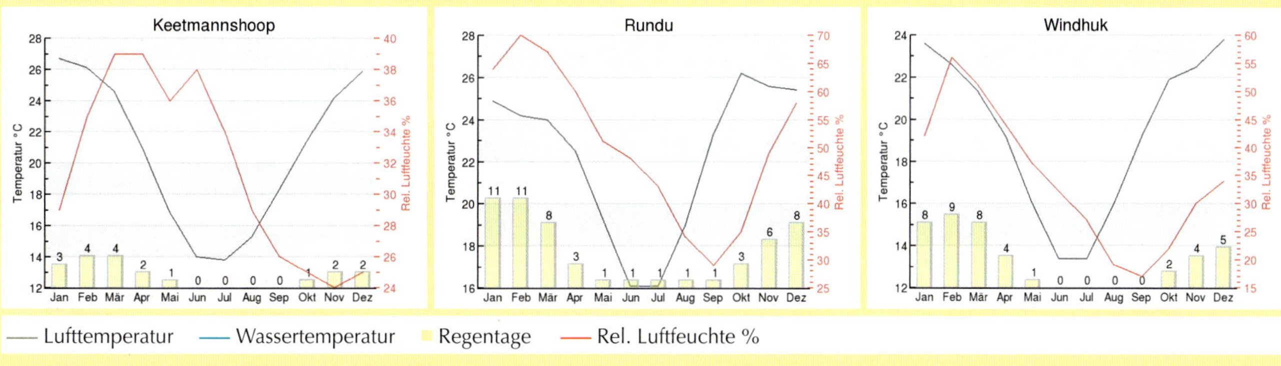

Impfpräventable Risiken

Einreisevorschriften

Gelbfieber

Keine Impfvorschriften für Reisende, die aus Europa direkt einreisen (Direktflug). Wer aus einem von Gelbfieber betroffenen Land einreist (Endemiegebiet), muss eine Gelbfieberimpfung nachweisen (Gelbfieberimpfbescheinigung). Das gilt auch für Reisende die vorher mehr als 12 Stunden auf einem Transitflughafen in einem Endemiegebiet gewesen sind. Kinder bis zum Alter von 9 Monaten, benötigen keine Gelbfieber-Impfung.

Eine Impfbescheinigung wird derzeit benötigt bei der Einreise aus: Äquatorialguinea, Äthiopien, Angola, Argentinien, Benin, Bolivien, Brasilien, Burkina Faso, Burundi, Ecuador, Elfenbeinküste, Französisch-Guyana, Gabun, Gambia, Ghana, Guinea, Guinea-Bissau, Guyana, Kamerun, Kenia, Kolumbien, Kongo, Kongo, Demokratische Republik, Liberia, Mali, Mauretanien, Niger, Nigeria, Panama, Paraguay, Peru, Senegal, Sierra Leone, Sudan, Südsudan, Suriname, Togo, Trinidad und Tobago, Tschad, Uganda, Venezuela, Zentralafrikanische Republik.

Empfohlene Impfungen

Reisende sollten über den für Deutschland empfohlenen Standardimpfschutz (STIKO) verfügen, insbesondere über eine aktuelle Impfung gegen Tetanus (Wundstarrkrampf), Diphtherie, Pertussis (Keuchhusten), Masern und eine Grundimmunisierung gegen Poliomyelitis/Kinderlähmung. Je nach Alter und Gesundheitszustand kommen weitere Empfehlungen hinzu. **Der STIKO-Impfkalender ist in Teil A des Handbuchs abgebildet.**

Welche Impfungen darüber hinaus für eine Reise empfehlenswert sind, hängt von der Art der Reise ab.

Zusätzlich sollte für viele Reiseländer ein ausreichender Schutz gegen Hepatitis A (Gelbsucht) vorhanden sein. Wer engeren Kontakt zu der einheimischen Bevölkerung hat, sollte sich zusätzlich noch gegen Hepatitis B impfen lassen. Hepatitis B kann z.B. durch Blut, Speichel und beim Sexualkontakt übertragen werden.

Impfungen

Krankheiten	Pflicht	Empfehlung	Pauschal	einf. Reisestil
Diphtherie		●	●	●
Masern		●	●	●
Pertussis (Keuchhusten)		●	●	●
Tetanus (Wundstarrkrampf)		●	●	●
Cholera				
Dengue-Fieber				
FSME (Frühsommer-Meningoenzephalitis)				
Gelbfieber	bedingt			
Hepatitis A		●	●	●
Hepatitis B		●	●	●
Japanische Enzephalitis				
Meningokokken-Meningitis				●
Polio (Kinderlähmung / Poliomyelitis)				●
Tollwut				●
Typhus				●

Erläuterungen

Pflicht siehe Einreisevorschriften

Empfehlung siehe Empfohlene Impfungen

Pauschalreisen
Bei Reisen nach westlichem Standard, überwiegend in Touristikzentren, Großstädten, Essen in gehobenen Lokalen oder im Hotel.

Achtung: Bei Reisenden kommt es häufig vor, dass spontan Tagesausflüge ins Landesinnere unternommen werden. Dann könnte ein zusätzlicher Impfschutz, wie beim einfachen Reisestil, sehr wichtig sein!

Einfacher Reisestil
Zusätzlich sollte für viele Reiseländer ein ausreichender Schutz gegen Hepatitis A (Gelbsucht) vorhanden sein. Innerhalb der westlichen Industriestaaten ist die chronische Hepatitis B überwiegend auf Risikogruppen beschränkt, außerhalb jedoch steigt ihre Häufigkeit deutlich an. Sie kann dann z.B. durch Blut, Speichel und beim Sexualkontakt übertragen werden, aber auch durch unsterile (zahn-)medizinische Behandlung. Für solche Ziele ist eine Hepatitis B-Impfung zu empfehlen.

LZ: Langzeit

Malariavorkommen

Hohes Risiko: Ganzjährig - Im Norden und Nordosten (Provinzen Sambesi, Caprivi-Streifen, Kavango-West und -Ost, Ohangwena).

Saisonal hohes Risiko: November bis März, sonst: geringes Risiko: Nordosten des Landes bis Tsumeb und Grootfontein, Oshikoto, Otjozondjupa)

Geringes Risiko: Restliche Regionen nördlich und nordwestlich von Windhoek bis auf den Küstenbereich. Etosha-Pfanne einzelne Fälle auch jenseits der ausgewiesenen Risikogebiete möglich.

Malariafrei: Rest des Landes, Küste, Wüstenregionen.

Unter üblichen Rahmenbedingungen (Reisedauer bis ca. 4 Wochen, Hotelunterbringung mit Klimaanlage, informierter und umsichtiger Reisender) wird eine medikamentöse Malariaprophylaxe für Reisen in Regionen und Zeiträumen mit intensiver Malariaübertragung **empfohlen.**

Malariaerreger: P. falciparum > 99%

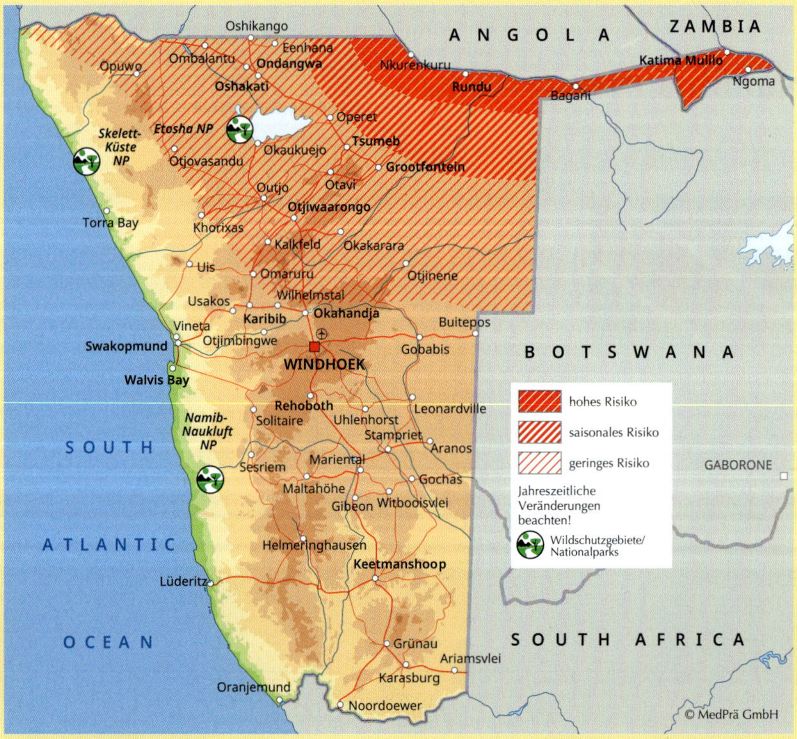

Medikamentenauswahl

Dazu stehen die im allgemeinen Teil näher beschriebenen Substanzen **Atovaquone/Proguanil**, **Doxycyclin** (in Deutschland ein off-label use) und in begründeten Einzelfällen **Mefloquin** zur Verfügung.

Abweichungen von dieser Empfehlung sind bei besonders hohem/niedrigem Risiko oder bei besonderen Personengruppen erforderlich. Falls unterwegs beim Auftreten fieberhafter, malariaverdächtiger Episoden (Näheres siehe allgemeiner Teil) eine adäquate Diagnostik und/oder Therapie nicht zur Verfügung steht, ist die Mitnahme einer Notfall-Selbstbehandlung sinnvoll, die zur Resistenzsituation und ggf. zur medikamentösen Prophylaxe paßt. Dazu sollte **Atovaquone/Proguanil** oder **Artemether/Lumefantrin** eingesetzt werden, **Dihydroartemisinin/Piperaquin** wegen des Risikoprofils nur in unvorhersehbaren Notfällen.

Bitte den Beitrag Malaria beachten. Eine Tabelle mit den Medikamenten und Dosierung zur Malariaprophylaxe und der Standby-Behandlung der Malaria finden Sie ab der Seite C-36.

Weitere Gesundheitsgefahren

Infektionsrisiken

Anthrax (Milzbrand), Brucellose, Chikungunya, Cholera, Krim-Kongo Fieber, hämorrhagisches, Pest, Trypanosomiasis, afrikanische, Schlafkrankheit

Botschaften

- Sanlam Centre, 6th Floor, Independence Ave 145, Windhoek, Tel.: 00264-61 27 31 00, eMail: info@windhuk.diplo.de
- Botschaft siehe Sudafrika / HONORARKONSULAT Windhoek: Nr. 27 Hella Kuppe Street, Olympia; P.O. Box 1050, Tel.: 00264-81 145 00 95, eMail: hgk.windhoek@gmail.com
- Botschaft siehe Südafrika / Consulate General of Switzerland, Consulate General of Switzerland, Craft Café Namibia Namibia Craft Centre Old Breweries Building 40 Tal Street, Windhoek, Tel.: 00264-816 507 075, eMail: windhoek@honrep.ch

Nauru (NR)

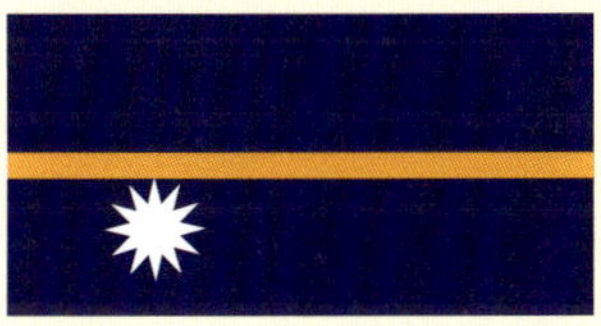

Kontinent: Ozeanien
Einwohnerzahl: 10 (in Tausend)
Lebenserwartung: 79 Jahre
Kindersterblichkeit: 28 pro Tausend
Amtssprache: Englisch, Nauruisch
Zeitverschiebung: 11 Std.
Sommerzeit: keine
Med. Notrufnummer: 4443883

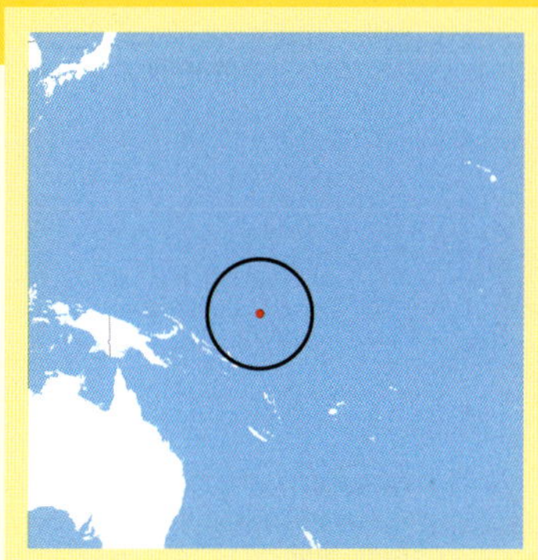

Impfpräventable Risiken

Empfohlene Impfungen

Reisende sollten über den für Deutschland empfohlenen Standardimpfschutz (STIKO) verfügen, insbesondere über eine aktuelle Impfung gegen Tetanus (Wundstarrkrampf), Diphtherie, Pertussis (Keuchhusten), Masern und eine Grundimmunisierung gegen Poliomyelitis/Kinderlähmung. Je nach Alter und Gesundheitszustand kommen weitere Empfehlungen hinzu. **Der STIKO-Impfkalender ist in Teil A des Handbuchs abgebildet.**

Welche Impfungen darüber hinaus für eine Reise empfehlenswert sind, hängt von der Art der Reise ab.

Zusätzlich sollte für viele Reiseländer ein ausreichender Schutz gegen Hepatitis A (Gelbsucht) vorhanden sein. Wer engeren Kontakt zu der einheimischen Bevölkerung hat, sollte sich zusätzlich noch gegen Hepatitis B impfen lassen. Hepatitis B kann z.B. durch Blut, Speichel und beim Sexualkontakt übertragen werden.

Impfungen

Krankheiten	Pflicht	Empfehlung	Pauschal	einf. Reisestil
Diphtherie		●	●	●
Masern		●	●	●
Pertussis (Keuchhusten)		●	●	●
Tetanus (Wundstarrkrampf)		●	●	●
Cholera				
Dengue-Fieber				
FSME (Frühsommer-Meningoenzephalitis)				
Gelbfieber				
Hepatitis A		●	●	●
Hepatitis B		●	●	●
Japanische Enzephalitis				
Meningokokken-Meningitis				
Polio (Kinderlähmung / Poliomyelitis)				
Tollwut				
Typhus				●

Erläuterungen

Pflicht siehe Einreisevorschriften

Empfehlung siehe Empfohlene Impfungen

Pauschalreisen
Bei Reisen nach westlichem Standard, überwiegend in Touristikzentren, Großstädten, Essen in gehobenen Lokalen oder im Hotel.

Achtung: Bei Reisenden kommt es häufig vor, dass spontan Tagesausflüge ins Landesinnere unternommen werden. Dann könnte ein zusätzlicher Impfschutz, wie beim einfachen Reisestil, sehr wichtig sein!

Einfacher Reisestil
Zusätzlich sollte für viele Reiseländer ein ausreichender Schutz gegen Hepatitis A (Gelbsucht) vorhanden sein. Innerhalb der westlichen Industriestaaten ist die chronische Hepatitis B überwiegend auf Risikogruppen beschränkt, außerhalb jedoch steigt ihre Häufigkeit deutlich an. Sie kann dann z.B. durch Blut, Speichel und beim Sexualkontakt übertragen werden, aber auch durch unsterile (zahn-)medizinische Behandlung. Für solche Ziele ist eine Hepatitis B-Impfung zu empfehlen.

LZ: Langzeit

Botschaften

119 Empire Circuit, Yarralumla, ACT 2600, Canberra, Australien, Tel.: 0061-2 62 70 19 11, eMail: info@canberra.diplo.de

Botschaft siehe Australien

Botschaft siehe Australien

Nepal

Nepal (NP)

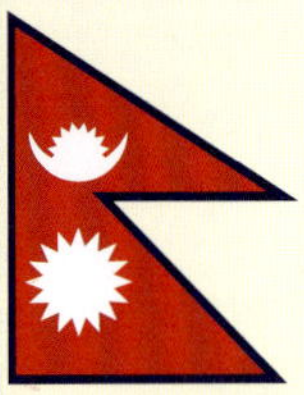

Kontinent: Asien
Beliebte Reiseziele: Himalaya, Mount Everest, Terai
Einwohnerzahl: 29.137 (in Tausend)
Lebenserwartung: 71 Jahre
Kindersterblichkeit: 28 pro Tausend
Amtssprache: Nepalesisch
Zeitverschiebung: 4.75 Std.
Sommerzeit: keine
Med. Notrufnummer: keine

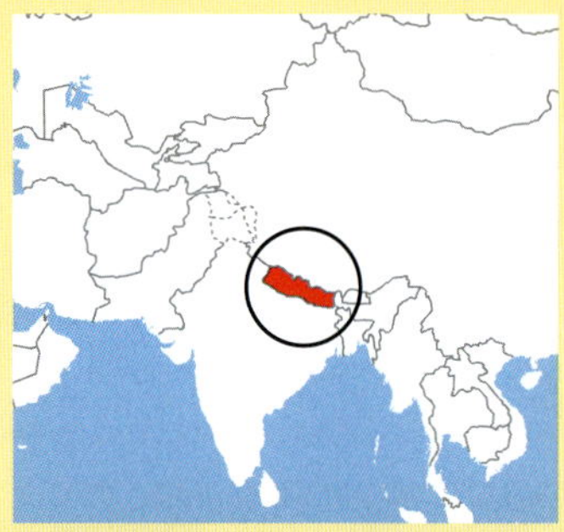

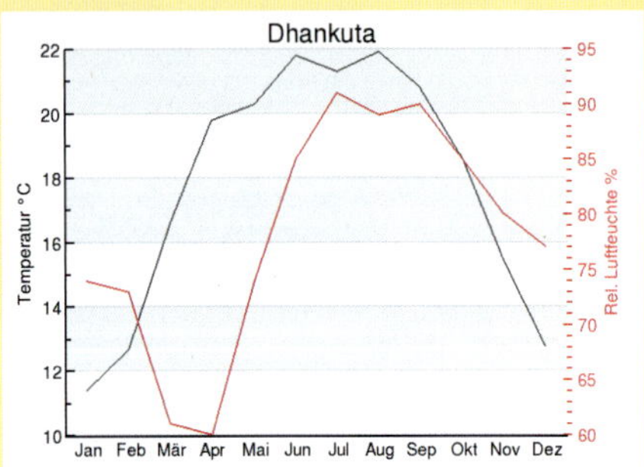

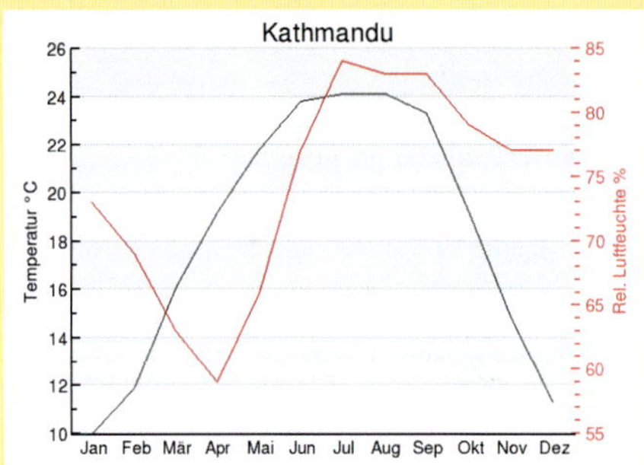

— Lufttemperatur — Wassertemperatur Regentage — Rel. Luftfeuchte %

Impfpräventable Risiken

Einreisevorschriften

Gelbfieber

Keine Impfvorschriften für Reisende, die aus Europa direkt einreisen (Direktflug). Wer aus einem von Gelbfieber betroffenen Land einreist (Endemiegebiet), muss eine Gelbfieberimpfung nachweisen (Gelbfieberimpfbescheinigung). Das gilt auch für Reisende die vorher mehr als 12 Stunden auf einem Transitflughafen in einem Endemiegebiet gewesen sind. Kinder bis zum Alter von 9 Monaten, benötigen keine Gelbfieberimpfung.

Eine Impfbescheinigung wird derzeit benötigt bei der Einreise aus: Äquatorialguinea, Äthiopien, Angola, Argentinien, Benin, Bolivien, Brasilien, Burkina Faso, Burundi, Ecuador, Elfenbeinküste, Französisch-Guyana, Gabun, Gambia, Ghana, Guinea, Guinea-Bissau, Guyana, Kamerun, Kenia, Kolumbien, Kongo, Kongo, Demokratische Republik, Liberia, Mali, Mauretanien, Niger, Nigeria, Panama, Paraguay, Peru, Senegal, Sierra Leone, Sudan, Südsudan, Suriname, Togo, Trinidad und Tobago, Tschad, Uganda, Venezuela, Zentralafrikanische Republik.

Polio/Kinderlähmung

Eine Polio-Impfung ist erforderlich für Reisende, die aus einem Land mit Polio-Übertragungsrisiko einreisen.

Empfohlene Impfungen

Reisende sollten über den für Deutschland empfohlenen Standardimpfschutz (STIKO) verfügen, insbesondere über eine aktuelle Impfung gegen Tetanus (Wundstarrkrampf), Diphtherie, Pertussis (Keuchhusten), Masern und eine Grundimmunisierung gegen Poliomyelitis/Kinderlähmung.
Je nach Alter und Gesundheitszustand kommen weitere Empfehlungen hinzu. **Der STIKO-Impfkalender ist in Teil A des Handbuchs abgebildet.**

Welche Impfungen darüber hinaus für eine Reise empfehlenswert sind, hängt von der Art der Reise ab.

Zusätzlich sollte für viele Reiseländer ein ausreichender Schutz gegen Hepatitis A (Gelbsucht) vorhanden sein. Wer engeren Kontakt zu der einheimischen Bevölkerung hat, sollte sich zusätzlich noch gegen Hepatitis B impfen lassen. Hepatitis B kann z.B. durch Blut, Speichel und beim Sexualkontakt übertragen werden.

Impfungen

Krankheiten	Pflicht	Empfehlung	Pauschal	einf. Reisestil
Diphtherie		●	●	●
Masern		●	●	●
Pertussis (Keuchhusten)		●	●	●
Tetanus (Wundstarrkrampf)		●	●	●
Cholera				
Dengue-Fieber		seropos. oder LZ		
FSME (Frühsommer-Meningoenzephalitis)				
Gelbfieber	bedingt			
Hepatitis A		●	●	●
Hepatitis B		●	●	●
Japanische Enzephalitis				●
Meningokokken-Meningitis				
Polio (Kinderlähmung / Poliomyelitis)	bedingt	●	●	●
Tollwut		●	●	●
Typhus			●	●

Erläuterungen

Pflicht siehe Einreisevorschriften

Empfehlung siehe Empfohlene Impfungen

Pauschalreisen
Bei Reisen nach westlichem Standard, überwiegend in Touristikzentren, Großstädten, Essen in gehobenen Lokalen oder im Hotel.

Achtung: Bei Reisenden kommt es häufig vor, dass spontan Tagesausflüge ins Landesinnere unternommen werden. Dann könnte ein zusätzlicher Impfschutz, wie beim einfachen Reisestil, sehr wichtig sein!

Einfacher Reisestil
Zusätzlich sollte für viele Reiseländer ein ausreichender Schutz gegen Hepatitis A (Gelbsucht) vorhanden sein. Innerhalb der westlichen Industriestaaten ist die chronische Hepatitis B überwiegend auf Risikogruppen beschränkt, außerhalb jedoch steigt ihre Häufigkeit deutlich an. Sie kann dann z.B. durch Blut, Speichel und beim Sexualkontakt übertragen werden, aber auch durch unsterile (zahn-)medizinische Behandlung. Für solche Ziele ist eine Hepatitis B-Impfung zu empfehlen.

LZ: Langzeit

Malariavorkommen

Minimales Risiko: Ganzjährig - Minimales Risiko < 2000 m, v. a. Terai Distrikte nahe Indien und der Royal Chitwan Park.

Malariafrei: Kathmandu, Pokhara, Himalaya >2000 m.

Unter üblichen Rahmenbedingungen (Reisedauer bis ca. 4 Wochen, Hotelunterbringung mit Klimaanlage, informierter und umsichtiger Reisender) wird eine medikamentöse Malariaprophylaxe **nicht empfohlen**.

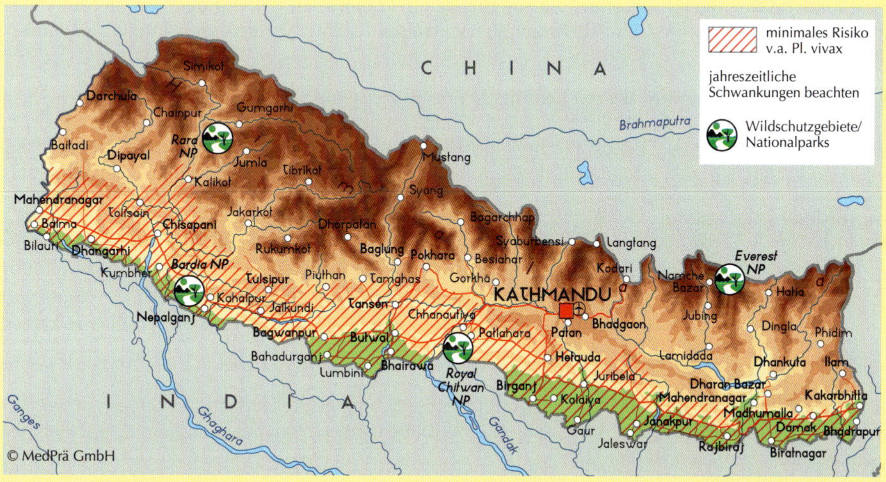

Malariaerreger:

P. vivax 92 %, P. falciparum 8 %

Medikamentenauswahl

Abweichungen von dieser Empfehlung sind bei besonders hohem/niedrigem Risiko oder bei besonderen Personengruppen erforderlich. Falls unterwegs beim Auftreten fieberhafter, malariaverdächtiger Episoden (Näheres siehe allgemeiner Teil) eine adäquate Diagnostik und/oder Therapie nicht zur Verfügung steht, ist die Mitnahme einer Notfall-Selbstbehandlung sinnvoll, die zur Resistenzsituation und ggf. zur medikamentösen Prophylaxe paßt. Dazu sollte **Atovaquone/Proguanil** oder **Artemether/Lumefantrin** eingesetzt werden, **Dihydroartemisinin/Piperaquin** wegen des Risikoprofils nur in unvorhersehbaren Notfällen.

Bitte den Beitrag Malaria beachten. Eine Tabelle mit den Medikamenten und Dosierung zur Malariaprophylaxe und der Standby-Behandlung der Malaria finden Sie ab der Seite C-36.

Weitere Gesundheitsgefahren

Infektionsrisiken
Anthrax (Milzbrand), Brucellose, **Chikungunya,** Cholera, **Denguefieber und schweres Denguefieber (früher: hämorrhagisches D.),** Filariose, lymphatische, Tropische Pulmonale Eosinophilie, Leishmaniose, viscerale

Botschaften

Gyaneshwar, Kathmandu, Tel.: 00977-1441 27 86, eMail: info@kathmandu.diplo.de

Botschaft siehe Indien / HONORARKONSULAT Kathmandu: 22, Manakamana Marg, Nagpokhari, Naxal, Kathmandu, Tel.: 00977-1-44 34 690 216, eMail: autconktm@chitawoncoe.com.np

Ekantakuna, Jawalakhel, Lalitpur, Kathmandu, Tel.: 00977-1 421 7008, eMail: kathmandu@eda.admin.ch

Neukaledonien

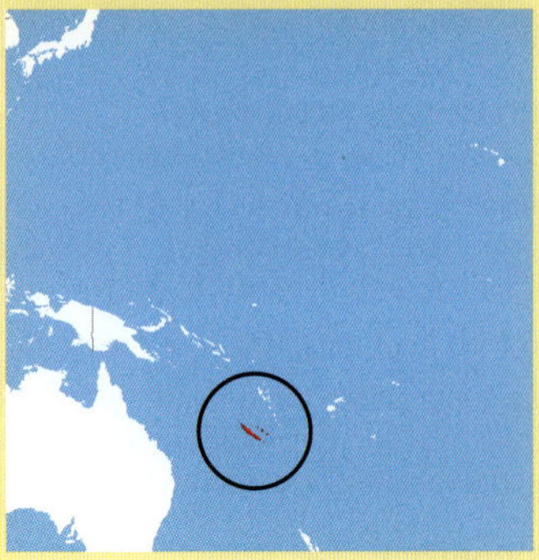

Neukaledonien
(NC)

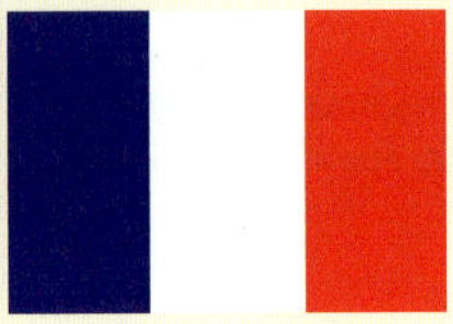

Kontinent: Ozeanien
Einwohnerzahl: 249 (in Tausend)
Amtssprache: Französisch
Zeitverschiebung: 10 Std.
Sommerzeit: keine
Med. Notrufnummer: keine

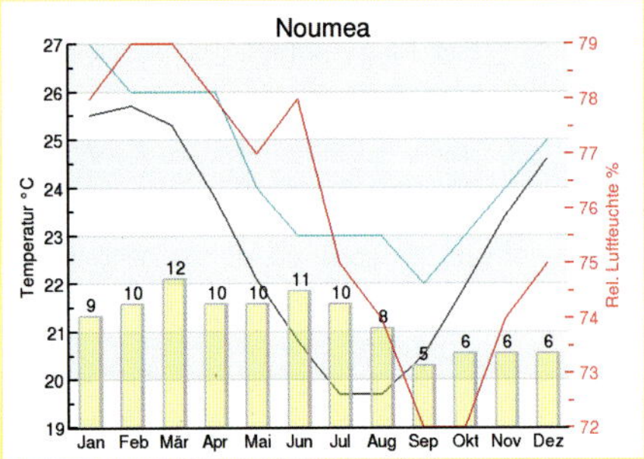

— Lufttemperatur — Wassertemperatur Regentage — Rel. Luftfeuchte %

Impfpräventable Risiken

Einreisevorschriften

Gelbfieber

Keine Impfvorschriften für Reisende, die aus Europa direkt einreisen (Direktflug). Wer aus einem von Gelbfieber betroffenen Land einreist (Endemiegebiet), muss eine Gelbfieberimpfung nachweisen (Gelbfieberimpfbescheinigung). Kinder bis zum Alter von 1 Jahr, benötigen keine Gelbfieberimpfung.

Eine Impfbescheinigung wird derzeit benötigt bei der Einreise aus: Äquatorialguinea, Äthiopien, Angola, Argentinien, Benin, Bolivien, Brasilien, Burkina Faso, Burundi, Ecuador, Elfenbeinküste, Französisch-Guyana, Gabun, Gambia, Ghana, Guinea, Guinea-Bissau, Guyana, Kamerun, Kenia, Kolumbien, Kongo, Kongo, Demokratische Republik, Liberia, Mali, Mauretanien, Niger, Nigeria, Panama, Paraguay, Peru, Senegal, Sierra Leone, Sudan, Südsudan, Suriname, Togo, Trinidad und Tobago, Tschad, Uganda, Venezuela, Zentralafrikanische Republik.

Empfohlene Impfungen

Reisende sollten über den für Deutschland empfohlenen Standardimpfschutz (STIKO) verfügen, insbesondere über eine aktuelle Impfung gegen Tetanus (Wundstarrkrampf), Diphtherie, Pertussis (Keuchhusten), Masern und eine Grundimmunisierung gegen Poliomyelitis/Kinderlähmung.
Je nach Alter und Gesundheitszustand kommen weitere Empfehlungen hinzu. **Der STIKO-Impfkalender ist in Teil A des Handbuchs abgebildet.**

Welche Impfungen darüber hinaus für eine Reise empfehlenswert sind, hängt von der Art der Reise ab.

Zusätzlich sollte für viele Reiseländer ein ausreichender Schutz gegen Hepatitis A (Gelbsucht) vorhanden sein. Wer engeren Kontakt zu der einheimischen Bevölkerung hat, sollte sich zusätzlich noch gegen Hepatitis B impfen lassen. Hepatitis B kann z.B. durch Blut, Speichel und beim Sexualkontakt übertragen werden.

Impfungen

Krankheiten	Pflicht	Empfehlung	Pauschal	einf. Reisestil
Diphtherie		●	●	●
Masern		●	●	●
Pertussis (Keuchhusten)		●	●	●
Tetanus (Wundstarrkrampf)		●	●	●
Cholera				
Dengue-Fieber		seropos. oder LZ		
FSME (Frühsommer-Meningoenzephalitis)				
Gelbfieber	bedingt			
Hepatitis A		●	●	●
Hepatitis B		●	●	●
Japanische Enzephalitis				
Meningokokken-Meningitis				
Polio (Kinderlähmung / Poliomyelitis)				
Tollwut				
Typhus				●

Erläuterungen

Pflicht siehe Einreisevorschriften

Empfehlung siehe Empfohlene Impfungen

Pauschalreisen
Bei Reisen nach westlichem Standard, überwiegend in Touristikzentren, Großstädten, Essen in gehobenen Lokalen oder im Hotel.

Achtung: Bei Reisenden kommt es häufig vor, dass spontan Tagesausflüge ins Landesinnere unternommen werden. Dann könnte ein zusätzlicher Impfschutz, wie beim einfachen Reisestil, sehr wichtig sein!

Einfacher Reisestil
Zusätzlich sollte für viele Reiseländer ein ausreichender Schutz gegen Hepatitis A (Gelbsucht) vorhanden sein. Innerhalb der westlichen Industriestaaten ist die chronische Hepatitis B überwiegend auf Risikogruppen beschränkt, außerhalb jedoch steigt ihre Häufigkeit deutlich an. Sie kann dann z.B. durch Blut, Speichel und beim Sexualkontakt übertragen werden, aber auch durch unsterile (zahn-)medizinische Behandlung. Für solche Ziele ist eine Hepatitis B-Impfung zu empfehlen.

LZ: Langzeit

Weitere Gesundheitsgefahren

Infektionsrisiken
Anthrax (Milzbrand), Brucellose, **Denguefieber und schweres Denguefieber (früher: hämorrhagisches D.),** Filariose, lymphatische, Tropische Pulmonale Eosinophilie, Zika-Virus

Botschaften

- 13/15 Avenue Franklin Delano Roosevelt, 75008 Paris, Frankreich,, Tel.: 0033-1 53 83 45 00, eMail: info@paris.diplo.de
- Keine Vertretung: Für allgemeine konsularische Anfragen: 0043-1-90115-3775
- Consulat de Suisse, 2, rue Cosmos PK 6, 98800 Nouméa, Nouvelle Calédonie, Tel.: 00687-44 25 00, eMail: noumea@honrep.ch

Neuseeland (NZ)

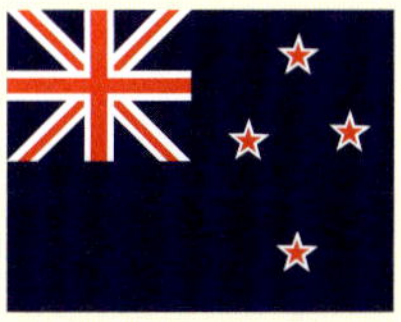

Kontinent: Ozeanien
Einwohnerzahl: 4.822 (in Tausend)
Lebenserwartung: 82 Jahre
Kindersterblichkeit: 5 pro Tausend
Amtssprache: Englisch
Zeitverschiebung: 11 Std. 11.75 Std.
Sommerzeit: 29.09.2024 - 06.04.2025
28.09.2025 - 05.04.2026
Med. Notrufnummer: 111

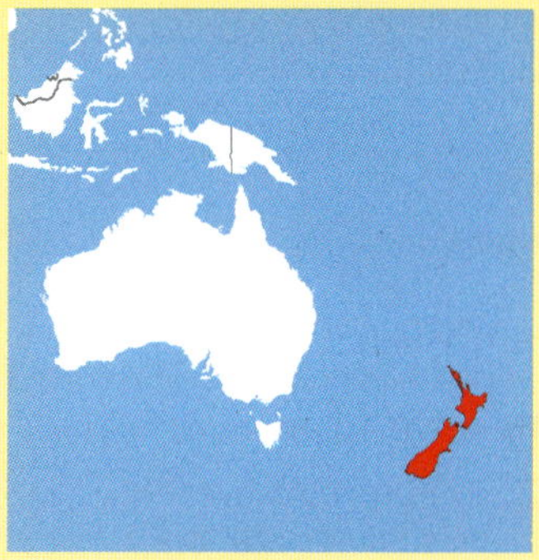

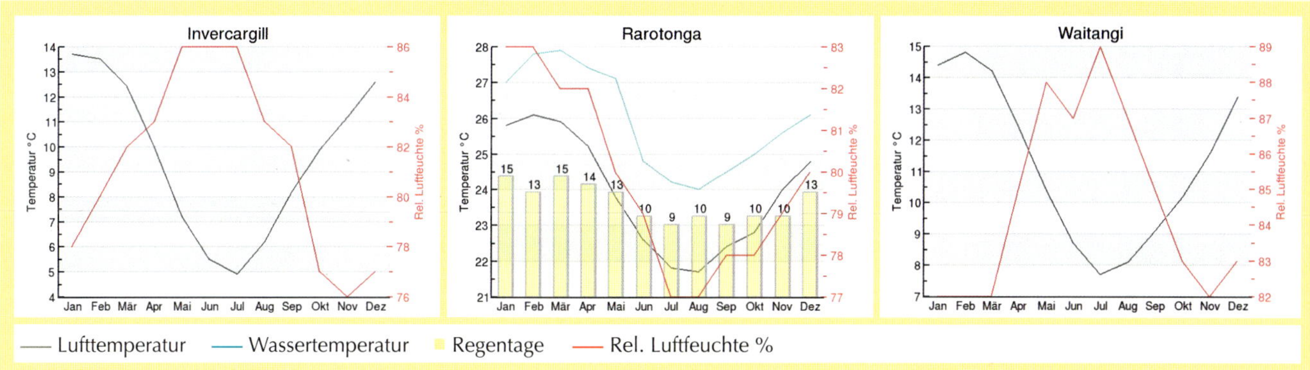

Impfpräventable Risiken

Empfohlene Impfungen

Reisende sollten über den für Deutschland empfohlenen Standardimpfschutz (STIKO) verfügen, insbesondere über eine aktuelle Impfung gegen Tetanus (Wundstarrkrampf), Diphtherie, Pertussis (Keuchhusten), Masern und eine Grundimmunisierung gegen Poliomyelitis/Kinderlähmung.
Je nach Alter und Gesundheitszustand kommen weitere Empfehlungen hinzu. **Der STIKO-Impfkalender ist in Teil A des Handbuchs abgebildet.**

Welche Impfungen darüber hinaus für eine Reise empfehlenswert sind, hängt von der Art der Reise ab.

Zusätzlich sollte für viele Reiseländer ein ausreichender Schutz gegen Hepatitis A (Gelbsucht) vorhanden sein. Wer engeren Kontakt zu der einheimischen Bevölkerung hat, sollte sich zusätzlich noch gegen Hepatitis B impfen lassen. Hepatitis B kann z.B. durch Blut, Speichel und beim Sexualkontakt übertragen werden.

Impfungen

Krankheiten	Pflicht	Empfehlung	Pauschal	einf. Reisestil
Diphtherie		●	●	●
Masern		●	●	●
Pertussis (Keuchhusten)		●	●	●
Tetanus (Wundstarrkrampf)		●	●	●
Cholera				
Dengue-Fieber				
FSME (Frühsommer-Meningoenzephalitis)				
Gelbfieber				
Hepatitis A				●
Hepatitis B				●
Japanische Enzephalitis				
Meningokokken B		bei Langzeitaufenthalten		
Meningokokken-Meningitis				
Polio (Kinderlähmung / Poliomyelitis)				
Tollwut				
Typhus				

Erläuterungen

Pflicht siehe Einreisevorschriften

Empfehlung siehe Empfohlene Impfungen

Pauschalreisen
Bei Reisen nach westlichem Standard, überwiegend in Touristikzentren, Großstädten, Essen in gehobenen Lokalen oder im Hotel.

Achtung: Bei Reisenden kommt es häufig vor, dass spontan Tagesausflüge ins Landesinnere unternommen werden. Dann könnte ein zusätzlicher Impfschutz, wie beim einfachen Reisestil, sehr wichtig sein!

Einfacher Reisestil
Zusätzlich sollte für viele Reiseländer ein ausreichender Schutz gegen Hepatitis A (Gelbsucht) vorhanden sein. Innerhalb der westlichen Industriestaaten ist die chronische Hepatitis B überwiegend auf Risikogruppen beschränkt, außerhalb jedoch steigt ihre Häufigkeit deutlich an. Sie kann dann z.B. durch Blut, Speichel und beim Sexualkontakt übertragen werden, aber auch durch unsterile (zahn-)medizinische Behandlung. Für solche Ziele ist eine Hepatitis B-Impfung zu empfehlen.

LZ: Langzeit

Botschaften

- 90-92 Hobson Street, Thorndon, 6011 Wellington, Tel.: 0064-4473 60 63, eMail: info@wellington.diplo.de
- Botschaft siehe Australien / HONORARKONSULAT Auckland: 33 Westpoint Drive, Hobsonville, Auckland 0618, Tel.: 0064-9-476 0994, eMail: austrianconsulate_auckland@xtra.co.nz
- Level 12, 10 Customhouse Quay, Wellington 6011, Tel.: 0064-4 472 15 93, eMail: wellington@eda.admin.ch

Nicaragua (NI)

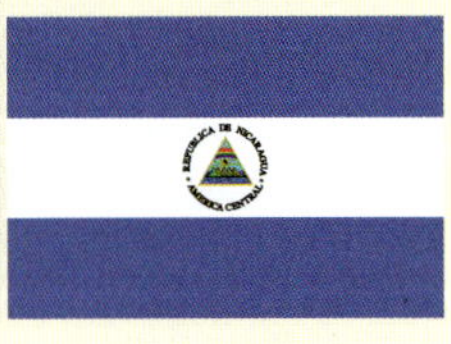

Kontinent: Nordamerika
Einwohnerzahl: 6.625 (in Tausend)
Lebenserwartung: 75 Jahre
Kindersterblichkeit: 16 pro Tausend
Amtssprache: Spanisch
Zeitverschiebung: -7 Std.
Sommerzeit: keine
Med. Notrufnummer: 128, 115

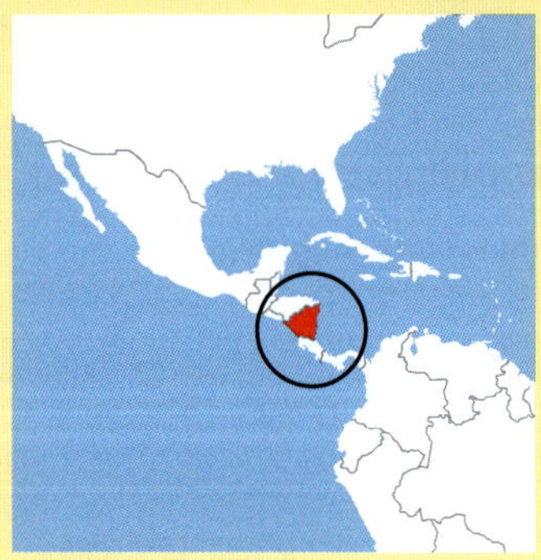

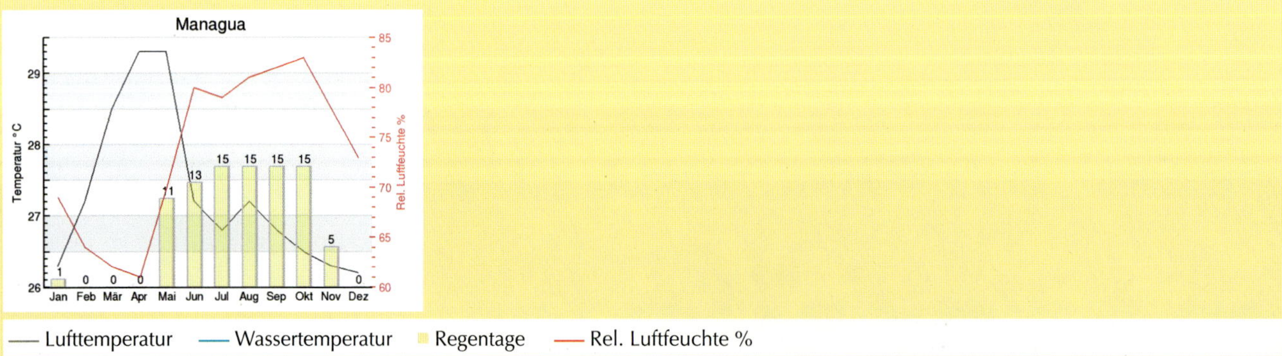

Impfpräventable Risiken

Einreisevorschriften

Gelbfieber

Keine Impfvorschriften für Reisende, die aus Europa direkt einreisen (Direktflug).Wer aus einem von Gelbfieber betroffenen Land einreist (Endemiegebiet), muss eine Gelbfieberimpfung nachweisen (Gelbfieberimpfbescheinigung). Kinder bis zum Alter von 1 Jahr, benötigen keine Gelbfieberimpfung.

Eine Impfbescheinigung wird derzeit benötigt bei der Einreise aus: Äquatorialguinea, Äthiopien, Angola, Argentinien, Benin, Bolivien, Brasilien, Burkina Faso, Burundi, Ecuador, Elfenbeinküste, Französisch-Guyana, Gabun, Gambia, Ghana, Guinea, Guinea-Bissau, Guyana, Kamerun, Kenia, Kolumbien, Kongo, Kongo, Demokratische Republik, Liberia, Mali, Mauretanien, Niger, Nigeria, Panama, Paraguay, Peru, Senegal, Sierra Leone, Sudan, Sudsudan, Suriname, Togo, Trinidad und Tobago, Tschad, Uganda, Venezuela, Zentralafrikanische Republik.

Empfohlene Impfungen

Reisende sollten über den für Deutschland empfohlenen Standardimpfschutz (STIKO) verfügen, insbesondere über eine aktuelle Impfung gegen Tetanus (Wundstarrkrampf), Diphtherie, Pertussis (Keuchhusten), Masern und eine Grundimmunisierung gegen Poliomyelitis/Kinderlähmung. Je nach Alter und Gesundheitszustand kommen weitere Empfehlungen hinzu. **Der STIKO-Impfkalender ist in Teil A des Handbuchs abgebildet.**

Welche Impfungen darüber hinaus für eine Reise empfehlenswert sind, hängt von der Art der Reise ab.

Zusätzlich sollte für viele Reiseländer ein ausreichender Schutz gegen Hepatitis A (Gelbsucht) vorhanden sein. Wer engeren Kontakt zu der einheimischen Bevölkerung hat, sollte sich zusätzlich noch gegen Hepatitis B impfen lassen. Hepatitis B kann z.B. durch Blut, Speichel und beim Sexualkontakt übertragen werden.

Impfungen

Krankheiten	Pflicht	Empfehlung	Pauschal	einf. Reisestil
Diphtherie		●	●	●
Masern		●	●	●
Pertussis (Keuchhusten)		●	●	●
Tetanus (Wundstarrkrampf)		●	●	●
Cholera				
Dengue-Fieber		serpos. oder LZ		
FSME (Frühsommer-Meningoenzephalitis)				
Gelbfieber	bedingt			
Hepatitis A		●	●	●
Hepatitis B		●	●	●
Japanische Enzephalitis				
Meningokokken-Meningitis				
Polio (Kinderlähmung / Poliomyelitis)				
Tollwut				●
Typhus				●

Erläuterungen

Pflicht siehe Einreisevorschriften

Empfehlung siehe Empfohlene Impfungen

Pauschalreisen
Bei Reisen nach westlichem Standard, überwiegend in Touristikzentren, Großstädten, Essen in gehobenen Lokalen oder im Hotel.

Achtung: Bei Reisenden kommt es häufig vor, dass spontan Tagesausflüge ins Landesinnere unternommen werden. Dann könnte ein zusätzlicher Impfschutz, wie beim einfachen Reisestil, sehr wichtig sein!

Einfacher Reisestil
Zusätzlich sollte für viele Reiseländer ein ausreichender Schutz gegen Hepatitis A (Gelbsucht) vorhanden sein. Innerhalb der westlichen Industriestaaten ist die chronische Hepatitis B überwiegend auf Risikogruppen beschränkt, außerhalb jedoch steigt ihre Häufigkeit deutlich an. Sie kann dann z.B. durch Blut, Speichel und beim Sexualkontakt übertragen werden, aber auch durch unsterile (zahn-)medizinische Behandlung. Für solche Ziele ist eine Hepatitis B-Impfung zu empfehlen.

LZ: Langzeit

Malariavorkommen

Mäßiges Risiko: In der nordöstlichen Landeshälfte in den autonomen atlantischen Provinzen.

Minimales Risiko: Im Rest des Landes.

Malariafrei: Managua Stadt

Unter üblichen Rahmenbedingungen (Reisedauer bis ca. 4 Wochen, Hotelunterbringung mit Klimaanlage, informierter und umsichtiger Reisender, wird eine medikamentöse Malariaprophylaxe **nicht empfohlen**.

Malariaerreger:

P. falciparum und Mischinfektionen 30 %, P. vivax 68 %, andere 2 %

Medikamentenauswahl:

Abweichungen von dieser Empfehlung sind bei besonders hohem/niedrigem Risiko oder bei besonderen Personengruppen erforderlich. Falls unterwegs beim Auftreten fieberhafter, malariaverdächtiger Episoden (Näheres siehe allgemeiner Teil) eine adäquate Diagnostik und/oder Therapie nicht zur Verfügung steht, ist die Mitnahme einer Notfall-Selbstbehandlung sinnvoll, die zur Resistenzsituation und ggf. zur medikamentösen Prophylaxe paßt. Dazu sollte **Atovaquone/Proguanil** oder **Artemether/Lumefantrin** eingesetzt werden, **Dihydroartemisinin/Piperaquin** wegen des Risikoprofils nur in unvorhersehbaren Notfällen.

Weitere Gesundheitsgefahren

Infektionsrisiken
Anthrax (Milzbrand), Brucellose, **Chikungunya, Denguefieber und schweres Denguefieber (früher: hämorrhagisches D.),** Leishmaniose, viscerale, Zika-Virus.

Botschaften

- (DE) Carretera a Masaya km 5, del Colegio Teresiano 1 c. al sur, 1 c. abajo Calle Erasmus de Rotterdam, Managua, Tel.: (00505) 22 55 69 20
- (AT) Botschaft: siehe Mexiko
- (CH) Botschaft: siehe Costa Rica / Oficina de cooperación suiza COSUDE y Consulado Rotonda Jean Paul Genie 900 mts al Oeste y 150 mts al Norte, Tel.: 00505 22 66 30 10

Niederlande (NL)

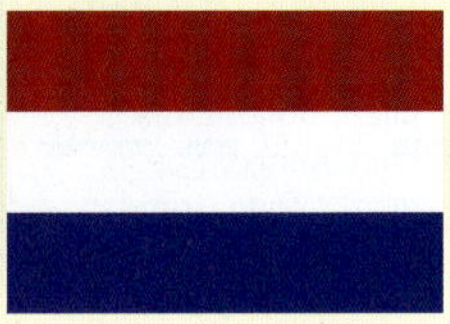

Kontinent: Europa
Andere Namen: Holland
Einwohnerzahl: 17.135 (in Tausend)
Lebenserwartung: 82 Jahre
Kindersterblichkeit: 4 pro Tausend
Amtssprache: Niederländisch
Zeitverschiebung: 0 Std.
Sommerzeit: 30.03.2025 - 26.10.2025
Med. Notrufnummer: 112

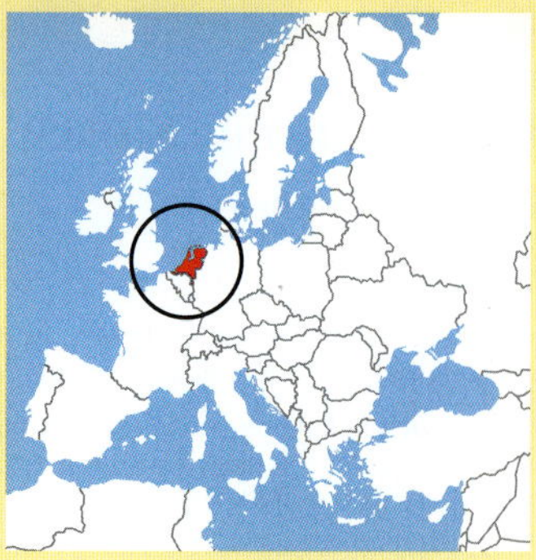

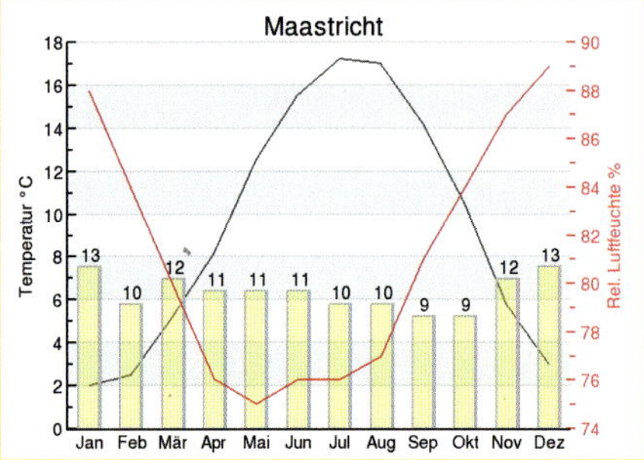

—— Lufttemperatur —— Wassertemperatur Regentage —— Rel. Luftfeuchte %

Impfpräventable Risiken

Empfohlene Impfungen

Reisende sollten über den für Deutschland empfohlenen Standardimpfschutz (STIKO) verfügen, insbesondere über eine aktuelle Impfung gegen Tetanus (Wundstarrkrampf), Diphtherie, Pertussis (Keuchhusten), Masern und eine Grundimmunisierung gegen Poliomyelitis/Kinderlähmung. Je nach Alter und Gesundheitszustand kommen weitere Empfehlungen hinzu. **Der STIKO-Impfkalender ist in Teil A des Handbuchs abgebildet.**

Welche Impfungen darüber hinaus für eine Reise empfehlenswert sind, hängt von der Art der Reise ab.

Zusätzlich sollte für viele Reiseländer ein ausreichender Schutz gegen Hepatitis A (Gelbsucht) vorhanden sein. Wer engeren Kontakt zu der einheimischen Bevölkerung hat, sollte sich zusätzlich noch gegen Hepatitis B impfen lassen. Hepatitis B kann z.B. durch Blut, Speichel und beim Sexualkontakt übertragen werden.

Impfungen

Krankheiten	Pflicht	Empfehlung	Pauschal	einf. Reisestil
Diphtherie		●	●	●
Masern		●	●	●
Pertussis (Keuchhusten)		●	●	●
Tetanus (Wundstarrkrampf)		●	●	●
Cholera				
Dengue-Fieber				
FSME (Frühsommer-Meningoenzephalitis)				●
Gelbfieber				
Hepatitis A				
Hepatitis B				●
Japanische Enzephalitis				
Meningokokken-Meningitis				
Polio (Kinderlähmung / Poliomyelitis)				
Tollwut				
Typhus				

Erläuterungen

Pflicht siehe Einreisevorschriften

Empfehlung siehe Empfohlene Impfungen

Pauschalreisen
Bei Reisen nach westlichem Standard, überwiegend in Touristikzentren, Großstädten, Essen in gehobenen Lokalen oder im Hotel.

Achtung: Bei Reisenden kommt es häufig vor, dass spontan Tagesausflüge ins Landesinnere unternommen werden. Dann könnte ein zusätzlicher Impfschutz, wie beim einfachen Reisestil, sehr wichtig sein!

Einfacher Reisestil
Zusätzlich sollte für viele Reiseländer ein ausreichender Schutz gegen Hepatitis A (Gelbsucht) vorhanden sein. Innerhalb der westlichen Industriestaaten ist die chronische Hepatitis B überwiegend auf Risikogruppen beschränkt, außerhalb jedoch steigt ihre Häufigkeit deutlich an. Sie kann dann z.B. durch Blut, Speichel und beim Sexualkontakt übertragen werden, aber auch durch unsterile (zahn-)medizinische Behandlung. Für solche Ziele ist eine Hepatitis B-Impfung zu empfehlen.

LZ: Langzeit

Botschaften

Groot Hertoginnelaan 18-20, 2517 EG Den Haag, Niederlande, Tel.: 0031-70 342 06 00, eMail: info@den-haag.diplo.de

van Alkemadelaan 342, 2597 AS Den Haag, Tel.: 0031-70-324 54 70, eMail: den-haag-ob@bmeia.gv.at

Lange Voorhout 42, 2514 EE Den Haag, Niederlande, Tel.: 0031-70-364 28 31, eMail: thehague@eda.admin.ch

Niger (NE)

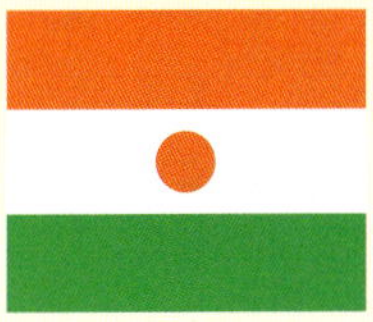

Kontinent: Afrika
Einwohnerzahl: 24.207 (in Tausend)
Lebenserwartung: 63 Jahre
Kindersterblichkeit: 78 pro Tausend
Amtssprache: Französisch
Zeitverschiebung: 0 Std.
Sommerzeit: keine
Med. Notrufnummer: 18,17

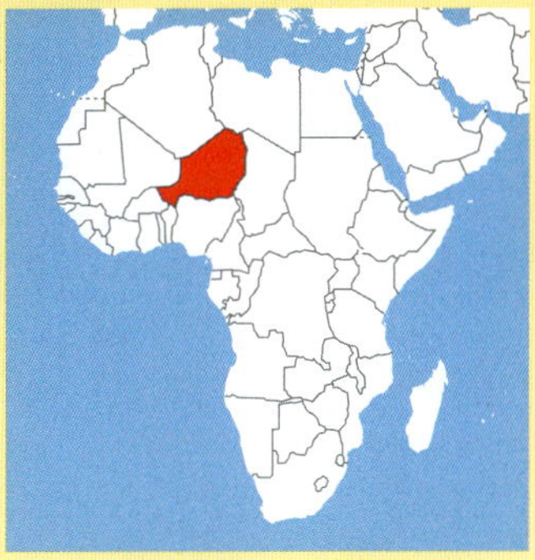

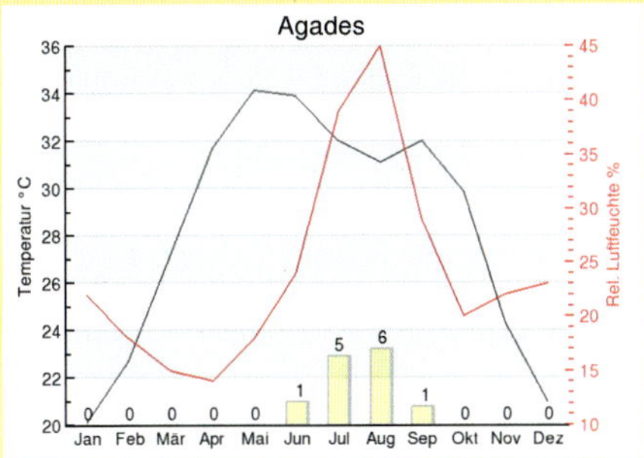

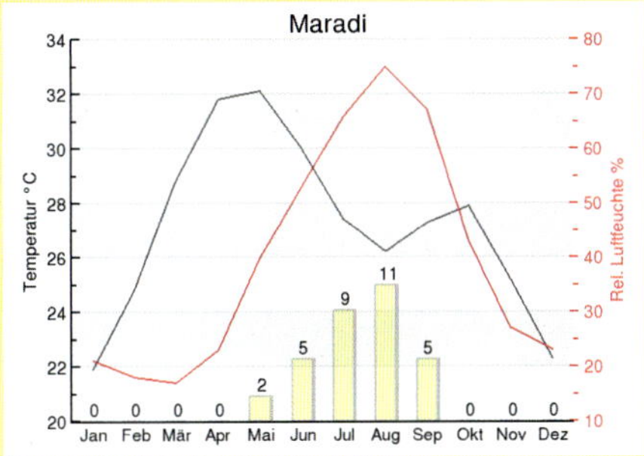

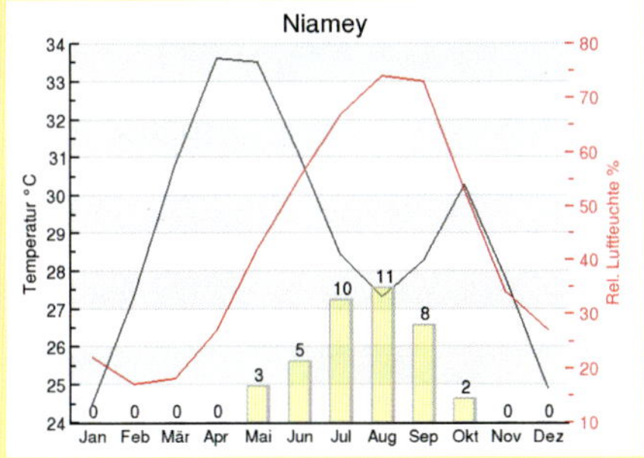

— Lufttemperatur — Wassertemperatur ▪ Regentage — Rel. Luftfeuchte %

Impfpräventable Risiken

Einreisevorschriften

Gelbfieber

Einreise nur mit Nachweis über die Gelbfieberimpfung.

Ausnahme: Kinder bis zum Alter von 9 Monaten, benötigen keine Gelbfieber-Impfung.

Bitte beachten: Gelbfiebergefahr südlich der Sahara, daher ist eine Impfung für alle ab dem Alter von 9 Monaten empfehlenswert.

Meningkokken-Meningitis

Nachweis einer Meningokokken-Impfung (Gruppen A, C, Y und W-135) ist für Reisende erforderlich, die bei der Ausreise zur Hajj und Umrah reisen.

Empfohlene Impfungen

Reisende sollten über den für Deutschland empfohlenen Standardimpfschutz (STIKO) verfügen, insbesondere über eine aktuelle Impfung gegen Tetanus (Wundstarrkrampf), Diphtherie, Pertussis (Keuchhusten), Masern und eine Grundimmunisierung gegen Poliomyelitis/Kinderlähmung.
Je nach Alter und Gesundheitszustand kommen weitere Empfehlungen hinzu. **Der STIKO-Impfkalender ist in Teil A des Handbuchs abgebildet.**

Welche Impfungen darüber hinaus für eine Reise empfehlenswert sind, hängt von der Art der Reise ab.

Zusätzlich sollte für viele Reiseländer ein ausreichender Schutz gegen Hepatitis A (Gelbsucht) vorhanden sein. Wer engeren Kontakt zu der einheimischen Bevölkerung hat, sollte sich zusätzlich noch gegen Hepatitis B impfen lassen. Hepatitis B kann z.B. durch Blut, Speichel und beim Sexualkontakt übertragen werden.

Impfungen

Krankheiten	Pflicht	Empfehlung	Pauschal	einf. Reisestil
Diphtherie		●	●	●
Masern		●	●	●
Pertussis (Keuchhusten)		●	●	●
Tetanus (Wundstarrkrampf)		●	●	●
Cholera				
Dengue-Fieber				
FSME (Frühsommer-Meningoenzephalitis)				
Gelbfieber	●	●	●	●
Hepatitis A		●	●	●
Hepatitis B		●	●	●
Japanische Enzephalitis				
Meningokokken-Meningitis	bedingt			●
Polio (Kinderlähmung / Poliomyelitis)		●	●	●
Tollwut		●	●	●
Typhus				●

Erläuterungen

Pflicht siehe Einreisevorschriften

Empfehlung siehe Empfohlene Impfungen

Pauschalreisen
Bei Reisen nach westlichem Standard, überwiegend in Touristikzentren, Großstädten, Essen in gehobenen Lokalen oder im Hotel.

Achtung: Bei Reisenden kommt es häufig vor, dass spontan Tagesausflüge ins Landesinnere unternommen werden. Dann könnte ein zusätzlicher Impfschutz, wie beim einfachen Reisestil, sehr wichtig sein!

Einfacher Reisestil
Zusätzlich sollte für viele Reiseländer ein ausreichender Schutz gegen Hepatitis A (Gelbsucht) vorhanden sein. Innerhalb der westlichen Industriestaaten ist die chronische Hepatitis B überwiegend auf Risikogruppen beschränkt, außerhalb jedoch steigt ihre Häufigkeit deutlich an. Sie kann dann z.B. durch Blut, Speichel und beim Sexualkontakt übertragen werden, aber auch durch unsterile (zahn-)medizinische Behandlung. Für solche Ziele ist eine Hepatitis B-Impfung zu empfehlen.

LZ: Langzeit

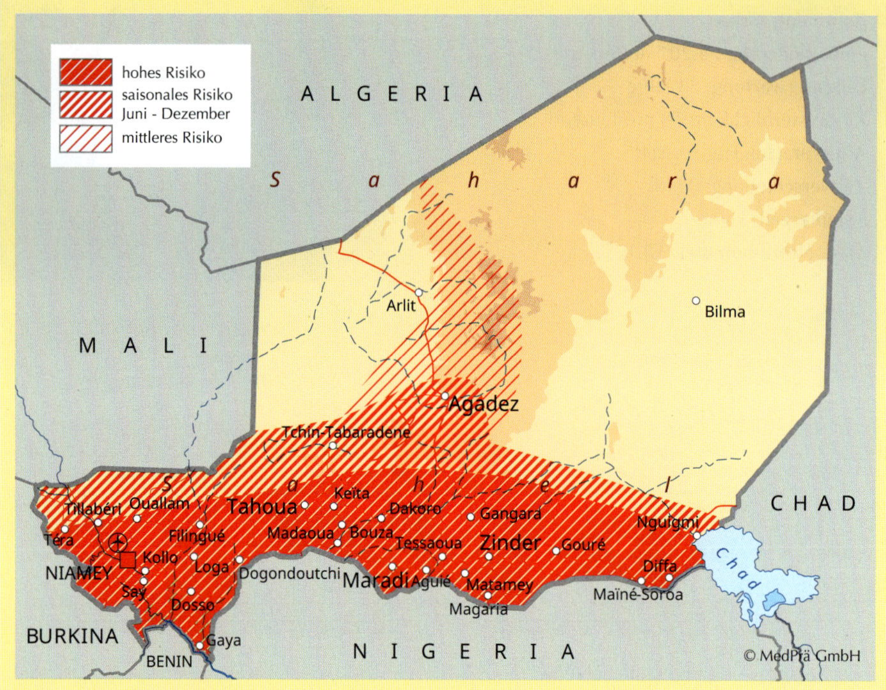

Malariavorkommen

Hohes Risiko: Ganzjährig - Bei Reisen südlich der Sahara inklusive Städte, Malariaprophylaxe **empfohlen.**

Saisonales Risiko Juni – Dez.: streifenförmiges Areal zwischen Sahara und südlichen Landesanteilen. Karte beachten.

Geringes Risiko: Bei Reisen ausschließlich in die Sahara. Mitnahme einer **Notfallselbsttherapie empfohlen.**

Unter üblichen Rahmenbedingungen (Reisedauer bis ca. 4 Wochen, Hotelunterbringung mit Klimaanlage, informierter und umsichtiger Reisender) wird für Aufenthalte südlich der Sahara eine medikamentöse Malariaprophylaxe **ganzjährig empfohlen.**

Malariaerreger: P. falciparum > 99%

Medikamentenauswahl

Dazu stehen die im allgemeinen Teil näher beschriebenen Substanzen **Atovaquone/Proguanil**, **Doxycyclin** (in Deutschland ein off-label use) und in begründeten Einzelfällen **Mefloquin** zur Verfügung.

Abweichungen von dieser Empfehlung sind bei besonders hohem/niedrigem Risiko oder bei besonderen Personengruppen erforderlich. Falls unterwegs beim Auftreten fieberhafter, malariaverdächtiger Episoden (Näheres siehe allgemeiner Teil) eine adäquate Diagnostik und/oder Therapie nicht zur Verfügung steht, ist die Mitnahme einer Notfall-Selbstbehandlung sinnvoll, die zur Resistenzsituation und ggf. zur medikamentösen Prophylaxe paßt. Dazu sollte **Atovaquone/Proguanil** oder **Artemether/Lumefantrin** eingesetzt werden, **Dihydroartemisinin/Piperaquin** wegen des Risikoprofils nur in unvorhersehbaren Notfällen.

Bitte den Beitrag Malaria beachten. Eine Tabelle mit den Medikamenten und Dosierung zur Malariaprophylaxe und der Standby-Behandlung der Malaria finden Sie ab der Seite C-36.

Weitere Gesundheitsgefahren

Infektionsrisiken

Anthrax (Milzbrand), **Blasenbilharziose durch S. haematobium,** Brucellose, **Chikungunya,** Cholera, Dracunculose (Medinawurmbefall), Filariose, lymphatische, Tropische Pulmonale Eosinophilie, Leishmaniose, viscerale, Onchozerkose, Flußblindheit

Botschaften

Avenue du Général de Gaulle, Niamey, Tel.: 002-27 20 72 35 10, eMail: info@niamey.diplo.de

Botschaft siehe Algerien / HONORARKONSULAT Niamey: 468, Avenue des Zarmakoy, Quartier Maurice delens, Plateau, 120 40 Niamey, Tel.: 00227-20 75 55 83, eMail: mandelav@intnet.ne

Botschaft siehe Nigeria / Swiss Cooperation Office SDC and Consular agency 267, rue du Souvenir Niamey, Tel.: 00227-20 73 39 16, eMail: niamey@eda.admin.ch

Nigeria (NG)

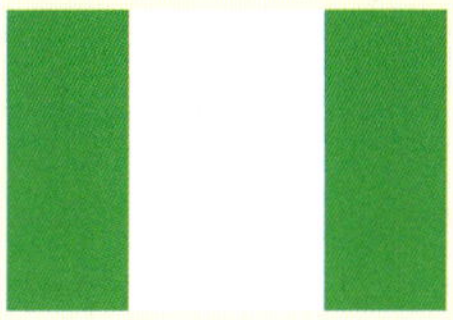

Kontinent: Afrika
Beliebte Reiseziele: Abuja, Lagos, Port Harcourt
Einwohnerzahl: 206.140 (in Tausend)
Lebenserwartung: 63 Jahre
Kindersterblichkeit: 114 pro Tausend
Amtssprache: Englisch
Zeitverschiebung: 0 Std.
Sommerzeit: keine
Med. Notrufnummer: keine

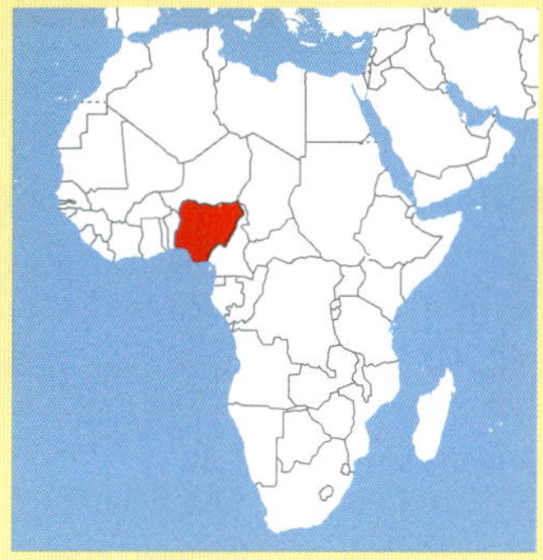

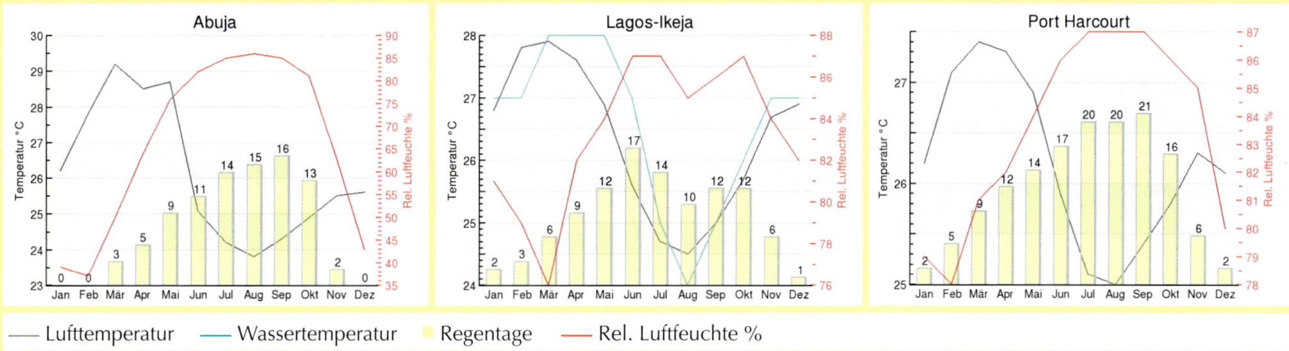

Impfpräventable Risiken

Einreisevorschriften

Gelbfieber

Keine Impfvorschriften für Reisende, die aus Europa direkt einreisen (Direktflug). Wer aus einem von Gelbfieber betroffenen Land einreist (Endemiegebiet), muss eine Gelbfieberimpfung nachweisen (Gelbfieber-Impfbescheinigung). Kinder bis zum Alter von 9 Monaten, benötigen keine Gelbfieber-Impfung.

Eine Impfbescheinigung wird derzeit benötigt bei der Einreise aus: Äquatorialguinea, Äthiopien, Angola, Argentinien, Benin, Bolivien, Brasilien, Burkina Faso, Burundi, Ecuador, Elfenbeinküste, Französisch-Guyana, Gabun, Gambia, Ghana, Guinea, Guinea-Bissau, Guyana, Kamerun, Kenia, Kolumbien, Kongo, Kongo, Demokratische Republik, Liberia, Mali, Mauretanien, Niger, Panama, Paraguay, Peru, Senegal, Sierra Leone, Sudan, Südsudan, Suriname, Togo, Trinidad und Tobago, Tschad, Uganda, Venezuela, Zentralafrikanische Republik.

Empfohlene Impfungen

Reisende sollten über den für Deutschland empfohlenen Standardimpfschutz (STIKO) verfügen, insbesondere über eine aktuelle Impfung gegen Tetanus (Wundstarrkrampf), Diphtherie, Pertussis (Keuchhusten), Masern und eine Grundimmunisierung gegen Poliomyelitis/Kinderlähmung. Je nach Alter und Gesundheitszustand kommen weitere Empfehlungen hinzu. **Der STIKO-Impfkalender ist in Teil A des Handbuchs abgebildet.**

Welche Impfungen darüber hinaus für eine Reise empfehlenswert sind, hängt von der Art der Reise ab.

Zusätzlich sollte für viele Reiseländer ein ausreichender Schutz gegen Hepatitis A (Gelbsucht) vorhanden sein. Wer engeren Kontakt zu der einheimischen Bevölkerung hat, sollte sich zusätzlich noch gegen Hepatitis B impfen lassen. Hepatitis B kann z.B. durch Blut, Speichel und beim Sexualkontakt übertragen werden.

Impfungen

Krankheiten	Pflicht	Empfehlung	Pauschal	einf. Reisestil
Diphtherie		●	●	●
Masern		●	●	●
Pertussis (Keuchhusten)		●	●	●
Tetanus (Wundstarrkrampf)		●	●	●
Cholera				
Dengue-Fieber				
FSME (Frühsommer-Meningoenzephalitis)				
Gelbfieber	bedingt	●	●	●
Hepatitis A		●	●	●
Hepatitis B		●	●	●
Japanische Enzephalitis				
Meningokokken-Meningitis				●
Polio (Kinderlähmung / Poliomyelitis)		●	●	●
Tollwut				●
Typhus				●

Erläuterungen

Pflicht siehe Einreisevorschriften

Empfehlung siehe Empfohlene Impfungen

Pauschalreisen
Bei Reisen nach westlichem Standard, überwiegend in Touristikzentren, Großstädten, Essen in gehobenen Lokalen oder im Hotel.

Achtung: Bei Reisenden kommt es häufig vor, dass spontan Tagesausflüge ins Landesinnere unternommen werden. Dann könnte ein zusätzlicher Impfschutz, wie beim einfachen Reisestil, sehr wichtig sein!

Einfacher Reisestil
Zusätzlich sollte für viele Reiseländer ein ausreichender Schutz gegen Hepatitis A (Gelbsucht) vorhanden sein. Innerhalb der westlichen Industriestaaten ist die chronische Hepatitis B überwiegend auf Risikogruppen beschränkt, außerhalb jedoch steigt ihre Häufigkeit deutlich an. Sie kann dann z.B. durch Blut, Speichel und beim Sexualkontakt übertragen werden, aber auch durch unsterile (zahn-)medizinische Behandlung. Für solche Ziele ist eine Hepatitis B-Impfung zu empfehlen.

LZ: Langzeit

Malariavorkommen

Hohes Risiko: Ganzjährig - Im ganzen Land inklusive Städte.

Unter üblichen Rahmenbedingungen (Reisedauer bis ca. 4 Wochen, Hotelunterbringung mit Klimaanlage, informierter und umsichtiger Reisender) wird eine medikamentöse Malariaprophylaxe ganzjährig **empfohlen**.

Malariaerreger: P. falciparum > 99%

Medikamentenauswahl

Dazu stehen die im allgemeinen Teil näher beschriebenen Substanzen **Atovaquone/Proguanil**, **Doxycyclin** (in Deutschland ein off-label use) und in begründeten Einzelfällen **Mefloquin** zur Verfügung.

Abweichungen von dieser Empfehlung sind bei besonders hohem/niedrigem Risiko oder bei besonderen Personengruppen erforderlich. Falls unterwegs beim Auftreten fieberhafter, malariaverdächtiger Episoden (Näheres siehe allgemeiner Teil) eine adäquate Diagnostik und/oder Therapie nicht zur Verfügung steht, ist die Mitnahme einer Notfall-Selbstbehandlung sinnvoll, die zur Resistenzsituation und ggf. zur medikamentösen Prophylaxe paßt. Dazu sollte **Atovaquone/Proguanil** oder **Artemether/Lumefantrin** eingesetzt werden, **Dihydroartemisinin/Piperaquin** wegen des Risikoprofils nur in unvorhersehbaren Notfällen.

Bitte den Beitrag Malaria beachten. Eine Tabelle mit den Medikamenten und Dosierung zur Malariaprophylaxe und der Standby-Behandlung der Malaria finden Sie ab der Seite C-36.

Weitere Gesundheitsgefahren

Infektionsrisiken
Anthrax (Milzbrand), **Blasenbilharziose durch S. haematobium,** Blastomycose, nordamerikanische, Brucellose, **Chikungunya,** Cholera, **Denguefieber und schweres Denguefieber (früher: hämorrhagisches D.),** Dracunculose (Medinawurmbefall), **Ebola**, Filariose, lymphatische, Tropische Pulmonale Eosinophilie, Histoplasmose, afrikanische, Krim-Kongo Fieber, hämorrhagisches, Lassa-Fieber, Loa loa-Befall, Loiasis, Onchozerkose, Flußblindheit, Trypanosomiasis, afrikanische, Schlafkrankheit, Zika-Virus

Botschaften

9 Lake Maracaibo Close, Maitama, Abuja, F.C.T., Tel.: 00234-9220 80 10, eMail: info@abuja.diplo.de

Plot 9, Usuma Street, Maitama - Abuja, Tel.: 00234-929 15 465, eMail: abuja-ob@bmeia.gv.at

157, Adetokunbo Ademola Cr. Wuse II Abuja 900288 Nigeria, Tel.: 00234-810 411 9944, eMail: abuja@eda.admin.ch

Niue (NU)

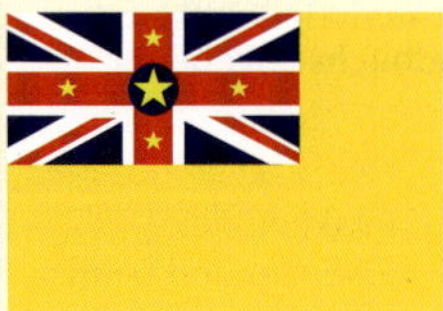

Kontinent: Ozeanien
Einwohnerzahl: 2 (in Tausend)
Lebenserwartung: 74 Jahre
Kindersterblichkeit: 25 pro Tausend
Amtssprache: Englisch
Zeitverschiebung: -12 Std.
Sommerzeit: keine
Med. Notrufnummer: keine

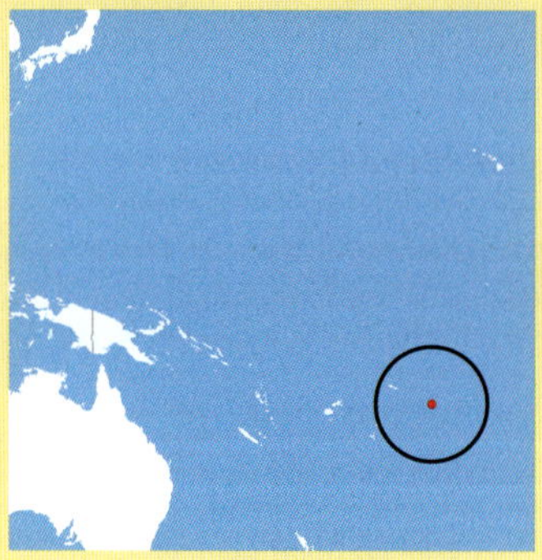

Impfpräventable Risiken

Einreisevorschriften

Gelbfieber

Keine Impfvorschriften für Reisende, die aus Europa direkt einreisen (Direktflug). Wer aus einem von Gelbfieber betroffenen Land einreist (Endemiegebiet), muss eine Gelbfieberimpfung nachweisen (Gelbfieberimpfbescheinigung). Kinder bis zum Alter von 9 Monaten, benötigen keine Gelbfieberimpfung.

Eine Impfbescheinigung wird derzeit benötigt bei der Einreise aus: Äquatorialguinea, Äthiopien, Angola, Argentinien, Benin, Bolivien, Brasilien, Burkina Faso, Burundi, Ecuador, Elfenbeinküste, Französisch-Guyana, Gabun, Gambia, Ghana, Guinea, Guinea-Bissau, Guyana, Kamerun, Kenia, Kolumbien, Kongo, Kongo, Demokratische Republik, Liberia, Mali, Mauretanien, Niger, Nigeria, Panama, Paraguay, Peru, Senegal, Sierra Leone, Sudan, Südsudan, Suriname, Togo, Trinidad und Tobago, Tschad, Uganda, Venezuela, Zentralafrikanische Republik.

Empfohlene Impfungen

Reisende sollten über den für Deutschland empfohlenen Standardimpfschutz (STIKO) verfügen, insbesondere über eine aktuelle Impfung gegen Tetanus (Wundstarrkrampf), Diphtherie, Pertussis (Keuchhusten), Masern und eine Grundimmunisierung gegen Poliomyelitis/Kinderlähmung.
Je nach Alter und Gesundheitszustand kommen weitere Empfehlungen hinzu. **Der STIKO-Impfkalender ist in Teil A des Handbuchs abgebildet.**

Welche Impfungen darüber hinaus für eine Reise empfehlenswert sind, hängt von der Art der Reise ab.

Zusätzlich sollte für viele Reiseländer ein ausreichender Schutz gegen Hepatitis A (Gelbsucht) vorhanden sein. Wer engeren Kontakt zu der einheimischen Bevölkerung hat, sollte sich zusätzlich noch gegen Hepatitis B impfen lassen. Hepatitis B kann z.B. durch Blut, Speichel und beim Sexualkontakt übertragen werden.

Impfungen

Krankheiten	Pflicht	Empfehlung	Pauschal	einf. Reisestil
Diphtherie		●	●	●
Masern		●	●	●
Pertussis (Keuchhusten)		●	●	●
Tetanus (Wundstarrkrampf)		●	●	●
Cholera				
Dengue-Fieber				
FSME (Frühsommer-Meningoenzephalitis)				
Gelbfieber	bedingt			
Hepatitis A		●	●	●
Hepatitis B		●	●	●
Japanische Enzephalitis				
Meningokokken-Meningitis				
Polio (Kinderlähmung / Poliomyelitis)				
Tollwut				
Typhus				●

Erläuterungen

Pflicht siehe Einreisevorschriften

Empfehlung siehe Empfohlene Impfungen

Pauschalreisen
Bei Reisen nach westlichem Standard, überwiegend in Touristikzentren, Großstädten, Essen in gehobenen Lokalen oder im Hotel.

Achtung: Bei Reisenden kommt es häufig vor, dass spontan Tagesausflüge ins Landesinnere unternommen werden. Dann könnte ein zusätzlicher Impfschutz, wie beim einfachen Reisestil, sehr wichtig sein!

Einfacher Reisestil
Zusätzlich sollte für viele Reiseländer ein ausreichender Schutz gegen Hepatitis A (Gelbsucht) vorhanden sein. Innerhalb der westlichen Industriestaaten ist die chronische Hepatitis B überwiegend auf Risikogruppen beschränkt, außerhalb jedoch steigt ihre Häufigkeit deutlich an. Sie kann dann z.B. durch Blut, Speichel und beim Sexualkontakt übertragen werden, aber auch durch unsterile (zahn-)medizinische Behandlung. Für solche Ziele ist eine Hepatitis B-Impfung zu empfehlen.

LZ: Langzeit

Botschaften

90-92 Hobson Street, Thorndon, 6011 Wellington, Neuseeland, Tel.: 0064-4473 60 63, eMail: info@wellington.diplo.de

Keine Vertretung: Für allgemeine konsularische Anfragen: 0043-1-90115-3775

Botschaft siehe Neuseeland

Nordkorea (KP)

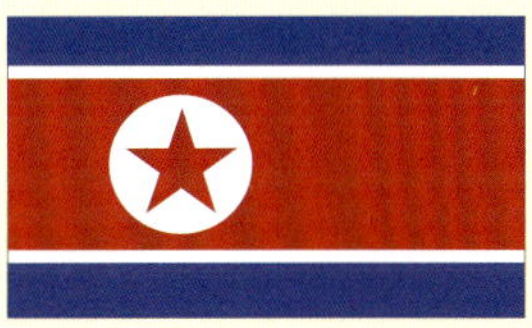

Kontinent: Asien
Andere Namen: Nordkorea
Einwohnerzahl: 25.779 (in Tausend)
Lebenserwartung: 73 Jahre
Kindersterblichkeit: 16 pro Tausend
Amtssprache: Koreanisch
Zeitverschiebung: 7,5 Std.
Sommerzeit: keine
Med. Notrufnummer: keine

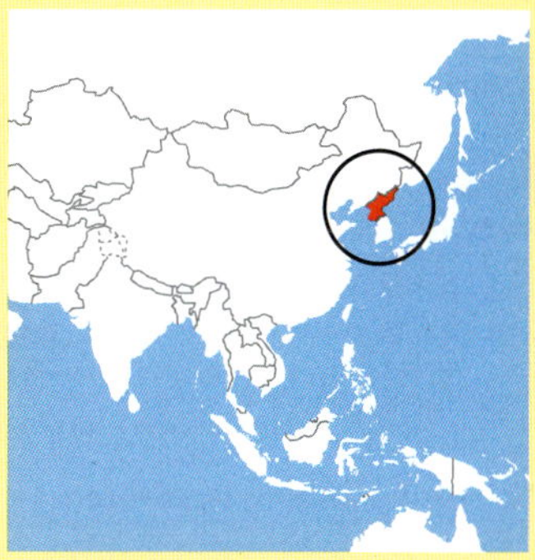

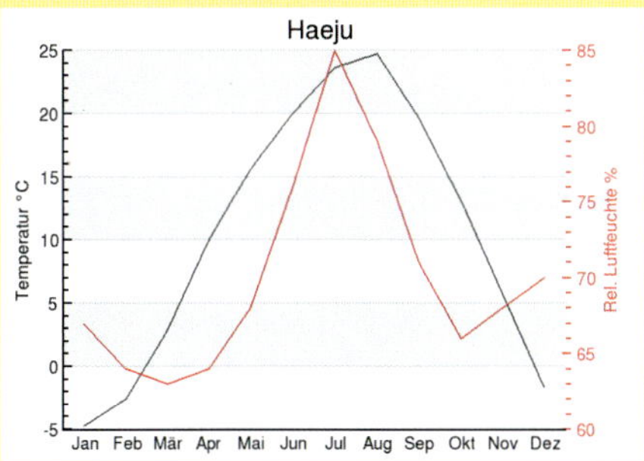

— Lufttemperatur — Wassertemperatur Regentage — Rel. Luftfeuchte %

Impfpräventable Risiken

Einreisevorschriften

Gelbfieber

Keine Impfvorschriften für Reisende, die aus Europa direkt einreisen (Direktflug). Wer aus einem von Gelbfieber betroffenen Land einreist (Endemiegebiet), muss eine Gelbfieberimpfung nachweisen (Gelbfieberimpfbescheinigung). Kinder bis zum Alter von 1 Jahr, benötigen keine Gelbfieberimpfung.

Eine Impfbescheinigung wird derzeit benötigt bei der Einreise aus: Äquatorialguinea, Äthiopien, Angola, Argentinien, Benin, Bolivien, Brasilien, Burkina Faso, Burundi, Ecuador, Elfenbeinküste, Französisch-Guyana, Gabun, Gambia, Ghana, Guinea, Guinea-Bissau, Guyana, Kamerun, Kenia, Kolumbien, Kongo, Kongo, Demokratische Republik, Liberia, Mali, Mauretanien, Niger, Nigeria, Panama, Paraguay, Peru, Senegal, Sierra Leone, Sudan, Südsudan, Suriname, Togo, Trinidad und Tobago, Tschad, Uganda, Venezuela, Zentralafrikanische Republik.

Empfohlene Impfungen

Reisende sollten über den für Deutschland empfohlenen Standardimpfschutz (STIKO) verfügen, insbesondere über eine aktuelle Impfung gegen Tetanus (Wundstarrkrampf), Diphtherie, Pertussis (Keuchhusten), Masern und eine Grundimmunisierung gegen Poliomyelitis/Kinderlähmung. Je nach Alter und Gesundheitszustand kommen weitere Empfehlungen hinzu. **Der STIKO-Impfkalender ist in Teil A des Handbuchs abgebildet.**

Welche Impfungen darüber hinaus für eine Reise empfehlenswert sind, hängt von der Art der Reise ab.

Zusätzlich sollte für viele Reiseländer ein ausreichender Schutz gegen Hepatitis A (Gelbsucht) vorhanden sein. Wer engeren Kontakt zu der einheimischen Bevölkerung hat, sollte sich zusätzlich noch gegen Hepatitis B impfen lassen. Hepatitis B kann z.B. durch Blut, Speichel und beim Sexualkontakt übertragen werden.

Impfungen

Krankheiten	Pflicht	Empfehlung	Pauschal	einf. Reisestil
Diphtherie		•	•	•
Masern		•	•	•
Pertussis (Keuchhusten)		•	•	•
Tetanus (Wundstarrkrampf)		•	•	•
Cholera				
Dengue-Fieber				
FSME (Frühsommer-Meningoenzephalitis)				
Gelbfieber	bedingt			
Hepatitis A		•	•	•
Hepatitis B		•	•	•
Japanische Enzephalitis				•
Meningokokken-Meningitis				
Polio (Kinderlähmung / Poliomyelitis)				
Tollwut				•
Typhus				•

Erläuterungen

Pflicht siehe Einreisevorschriften

Empfehlung siehe Empfohlene Impfungen

Pauschalreisen
Bei Reisen nach westlichem Standard, überwiegend in Touristikzentren, Großstädten, Essen in gehobenen Lokalen oder im Hotel.

Achtung: Bei Reisenden kommt es häufig vor, dass spontan Tagesausflüge ins Landesinnere unternommen werden. Dann könnte ein zusätzlicher Impfschutz, wie beim einfachen Reisestil, sehr wichtig sein!

Einfacher Reisestil
Zusätzlich sollte für viele Reiseländer ein ausreichender Schutz gegen Hepatitis A (Gelbsucht) vorhanden sein. Innerhalb der westlichen Industriestaaten ist die chronische Hepatitis B überwiegend auf Risikogruppen beschränkt, außerhalb jedoch steigt ihre Häufigkeit deutlich an. Sie kann dann z.B. durch Blut, Speichel und beim Sexualkontakt übertragen werden, aber auch durch unsterile (zahn-)medizinische Behandlung. Für solche Ziele ist eine Hepatitis B-Impfung zu empfehlen.

LZ: Langzeit

Malariavorkommen

Geringes Risiko: Mär. - Dez. – Im südlichen Drittel und an der innerkoreanischen Grenze.

Minimales Risiko: Mär. - Dez. – Im übrigen Land.

Unter üblichen Rahmenbedingungen (Reisedauer bis ca. 4 Wochen, Hotelunterbringung mit Klimaanlage, informierter und umsichtiger Reisender) wird eine medikamentöse Malariaprophylaxe **nicht empfohlen**.

Malariaerreger: P. vivax 100%

Weitere Gesundheitsgefahren

Infektionsrisiken:
Anthrax (Milzbrand), Brucellose

Botschaften

- Deutschland: Munsudong District, Pyongyang, Tel.: 00850-2 381 73 85, eMail: info@pjoengjang.diplo.de
- Österreich: Botschaft siehe Südkorea
- Schweiz: Botschaft siehe China / Swiss Cooperation Office SDC Daedonggang District, Munhundong, Yubo Street No. 3, Pyongyang, Tel.: 00850-2 381 76 45, eMail: pyongyang@eda.admin.ch

Nordmazedonien (MK)

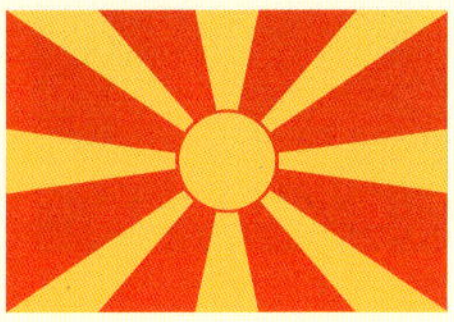

Kontinent: Europa
Einwohnerzahl: 2.083 (in Tausend)
Lebenserwartung: 65 Jahre
Kindersterblichkeit: 6 pro Tausend
Amtssprache: Albanisch, Mazedonisch
Zeitverschiebung: 0 Std.
Sommerzeit: 30.03.2025 - 26.10.2025
Med. Notrufnummer: 194

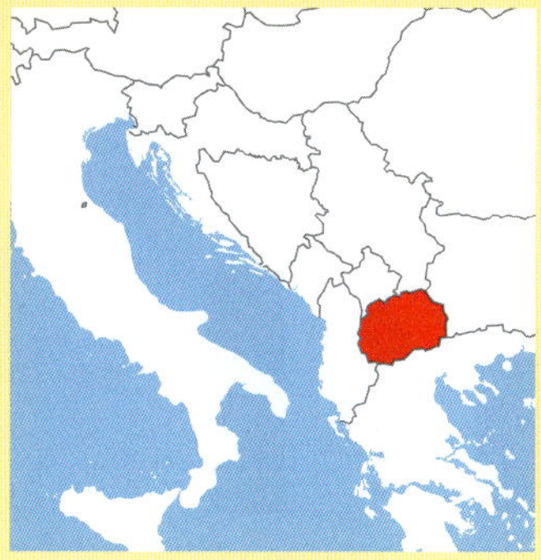

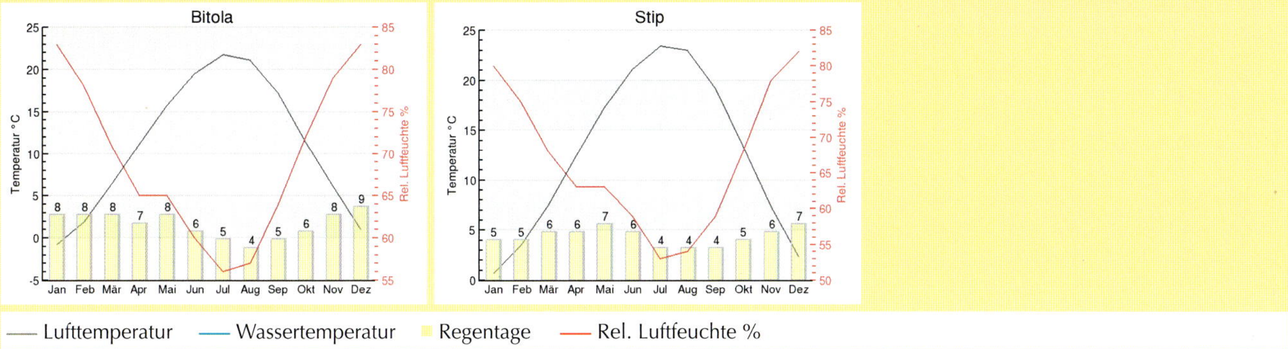

Impfpräventable Risiken

Empfohlene Impfungen

Reisende sollten über den für Deutschland empfohlenen Standardimpfschutz (STIKO) verfügen, insbesondere über eine aktuelle Impfung gegen Tetanus (Wundstarrkrampf), Diphtherie, Pertussis (Keuchhusten), Masern und eine Grundimmunisierung gegen Poliomyelitis/Kinderlähmung.
Je nach Alter und Gesundheitszustand kommen weitere Empfehlungen hinzu. **Der STIKO-Impfkalender ist in Teil A des Handbuchs abgebildet.**

Welche Impfungen darüber hinaus für eine Reise empfehlenswert sind, hängt von der Art der Reise ab.

Zusätzlich sollte für viele Reiseländer ein ausreichender Schutz gegen Hepatitis A (Gelbsucht) vorhanden sein. Wer engeren Kontakt zu der einheimischen Bevölkerung hat, sollte sich zusätzlich noch gegen Hepatitis B impfen lassen. Hepatitis B kann z.B. durch Blut, Speichel und beim Sexualkontakt übertragen werden.

Impfungen

Krankheiten	Pflicht	Empfehlung	Pauschal	einf. Reisestil
Diphtherie		●	●	●
Masern		●	●	●
Pertussis (Keuchhusten)		●	●	●
Tetanus (Wundstarrkrampf)		●	●	●
Cholera				
Dengue-Fieber				
FSME (Frühsommer-Meningoenzephalitis)		●	●	●
Gelbfieber				
Hepatitis A			●	●
Hepatitis B				●
Japanische Enzephalitis				
Meningokokken-Meningitis				
Polio (Kinderlähmung / Poliomyelitis)				
Tollwut				●
Typhus				

Erläuterungen

Pflicht siehe Einreisevorschriften

Empfehlung siehe Empfohlene Impfungen

Pauschalreisen
Bei Reisen nach westlichem Standard, überwiegend in Touristikzentren, Großstädten, Essen in gehobenen Lokalen oder im Hotel.

Achtung: Bei Reisenden kommt es häufig vor, dass spontan Tagesausflüge ins Landesinnere unternommen werden. Dann könnte ein zusätzlicher Impfschutz, wie beim einfachen Reisestil, sehr wichtig sein!

Einfacher Reisestil
Zusätzlich sollte für viele Reiseländer ein ausreichender Schutz gegen Hepatitis A (Gelbsucht) vorhanden sein. Innerhalb der westlichen Industriestaaten ist die chronische Hepatitis B überwiegend auf Risikogruppen beschränkt, außerhalb jedoch steigt ihre Häufigkeit deutlich an. Sie kann dann z.B. durch Blut, Speichel und beim Sexualkontakt übertragen werden, aber auch durch unsterile (zahn-)medizinische Behandlung. Für solche Ziele ist eine Hepatitis B-Impfung zu empfehlen.

LZ: Langzeit

Weitere Gesundheitsgefahren

Infektionsrisiken
Anthrax (Milzbrand), Brucellose, Krim-Kongo Fieber, hämorrhagisches, Sandfliegen-Fieber, West-Nil-Fieber

Botschaften

- 59, Ul. Lerinska, Skopje, Tel.: 00389-2 309 39 00, eMail: info@skopje.diplo.de
- Mile Popjordanov 8, MK-1000 Skopje, Tel.: 00389-2-3083 400, eMail: skopje-ob@bmeia.gv.at
- Maksim Gorki 19, MK-1000 Skopje, Tel.: 00389-2 310 33 00, eMail: skopje@eda.admin.ch

Norfolk Inseln (NF)

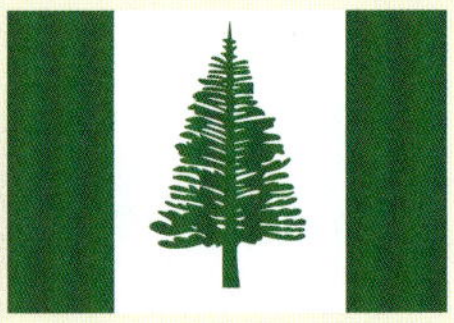

Kontinent: Ozeanien
Einwohnerzahl: 2 (in Tausend)
Amtssprache: Englisch
Zeitverschiebung: 10 Std.
Sommerzeit: 06.10.2024 - 06.04.2025
05.10.2025 - 05.04.2026
Med. Notrufnummer: keine

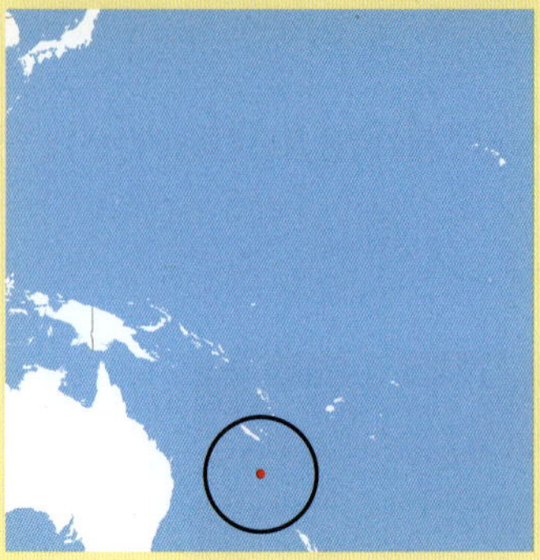

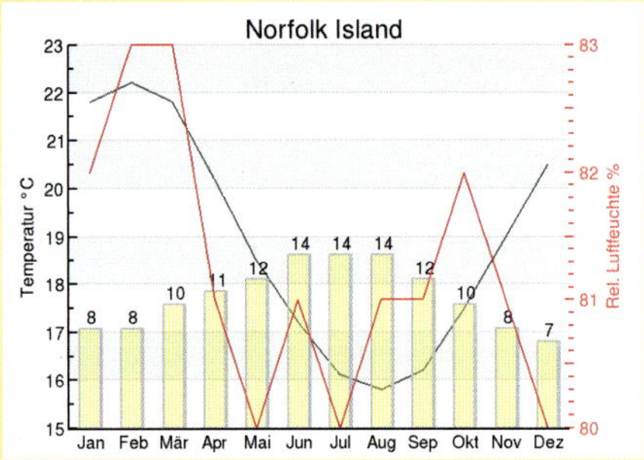

— Lufttemperatur — Wassertemperatur ▪ Regentage — Rel. Luftfeuchte %

Impfpräventable Risiken

Einreisevorschriften

Gelbfieber

Keine Impfvorschriften für Reisende, die aus Europa direkt einreisen (Direktflug). Wer aus einem von Gelbfieber betroffenen Land einreist (Endemiegebiet), muss eine Gelbfieberimpfung nachweisen (Gelbfieberimpfbescheinigung). Das gilt auch für Reisende die vorher mehr als 12 Stunden auf einem Transitflughafen in einem Endemiegebiet gewesen sind (ausgenommen davon sind die Galapagos Inseln in Ecuador). Kinder bis zum Alter von 1 Jahr benötigen keine Gelbfieberimpfung.

Eine Impfbescheinigung wird derzeit benötigt bei der Einreise aus: Äquatorialguinea, Äthiopien, Angola, Argentinien, Benin, Bolivien, Brasilien, Burkina Faso, Burundi, Ecuador, Elfenbeinküste, Französisch-Guyana, Gabun, Gambia, Ghana, Guinea, Guinea-Bissau, Guyana, Kamerun, Kenia, Kolumbien, Kongo, Kongo, Demokratische Republik, Liberia, Mali, Mauretanien, Niger, Nigeria, Panama, Paraguay, Peru, Senegal, Sierra Leone, Sudan, Südsudan, Suriname, Togo, Trinidad und Tobago, Tschad, Uganda, Venezuela, Zentralafrikanische Republik.

Empfohlene Impfungen

Reisende sollten über den für Deutschland empfohlenen Standardimpfschutz (STIKO) verfügen, insbesondere über eine aktuelle Impfung gegen Tetanus (Wundstarrkrampf), Diphtherie, Pertussis (Keuchhusten), Masern und eine Grundimmunisierung gegen Poliomyelitis/Kinderlähmung. Je nach Alter und Gesundheitszustand kommen weitere Empfehlungen hinzu. **Der STIKO-Impfkalender ist in Teil A des Handbuchs abgebildet.**

Welche Impfungen darüber hinaus für eine Reise empfehlenswert sind, hängt von der Art der Reise ab.

Zusätzlich sollte für viele Reiseländer ein ausreichender Schutz gegen Hepatitis A (Gelbsucht) vorhanden sein. Wer engeren Kontakt zu der einheimischen Bevölkerung hat, sollte sich zusätzlich noch gegen Hepatitis B impfen lassen. Hepatitis B kann z.B. durch Blut, Speichel und beim Sexualkontakt übertragen werden.

Impfungen

Krankheiten	Pflicht	Empfehlung	Pauschal	einf. Reisestil
Diphtherie		●	●	●
Masern		●	●	●
Pertussis (Keuchhusten)		●	●	●
Tetanus (Wundstarrkrampf)		●	●	●
Cholera				
Dengue-Fieber				
FSME (Frühsommer-Meningoenzephalitis)				
Gelbfieber	bedingt			
Hepatitis A		●	●	●
Hepatitis B		●	●	●
Japanische Enzephalitis				
Meningokokken-Meningitis				
Polio (Kinderlähmung / Poliomyelitis)				
Tollwut				
Typhus				●

Erläuterungen

Pflicht siehe Einreisevorschriften

Empfehlung siehe Empfohlene Impfungen

Pauschalreisen
Bei Reisen nach westlichem Standard, überwiegend in Touristikzentren, Großstädten, Essen in gehobenen Lokalen oder im Hotel.

Achtung: Bei Reisenden kommt es häufig vor, dass spontan Tagesausflüge ins Landesinnere unternommen werden. Dann könnte ein zusätzlicher Impfschutz, wie beim einfachen Reisestil, sehr wichtig sein!

Einfacher Reisestil
Zusätzlich sollte für viele Reiseländer ein ausreichender Schutz gegen Hepatitis A (Gelbsucht) vorhanden sein. Innerhalb der westlichen Industriestaaten ist die chronische Hepatitis B überwiegend auf Risikogruppen beschränkt, außerhalb jedoch steigt ihre Häufigkeit deutlich an. Sie kann dann z.B. durch Blut, Speichel und beim Sexualkontakt übertragen werden, aber auch durch unsterile (zahn-)medizinische Behandlung. Für solche Ziele ist eine Hepatitis B-Impfung zu empfehlen.

LZ: Langzeit

Botschaften

119 Empire Circuit, Yarralumla, ACT 2600, Canberra, Australien, Tel.: 0061-2 62 70 19 11, eMail: info@canberra.diplo.de

Keine Vertretung: Für allgemeine konsularische Anfragen: 0043-1-90115-3775

Keine Vertretung: Konsularische Fragen, Helpline EDA 0041-800-24-7-365

Norwegen (NO)

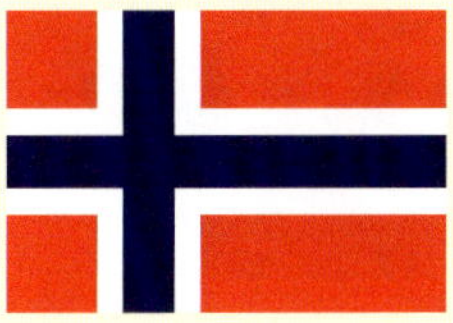

Kontinent: Europa
Beliebte Reiseziele: Bergen, Oslo, Spitzbergen
Einwohnerzahl: 5.421 (in Tausend)
Lebenserwartung: 83 Jahre
Kindersterblichkeit: 2 pro Tausend
Amtssprache: Norwegisch
Zeitverschiebung: 0 Std.
Sommerzeit: 30.03.2025 - 26.10.2025
Med. Notrufnummer: 113

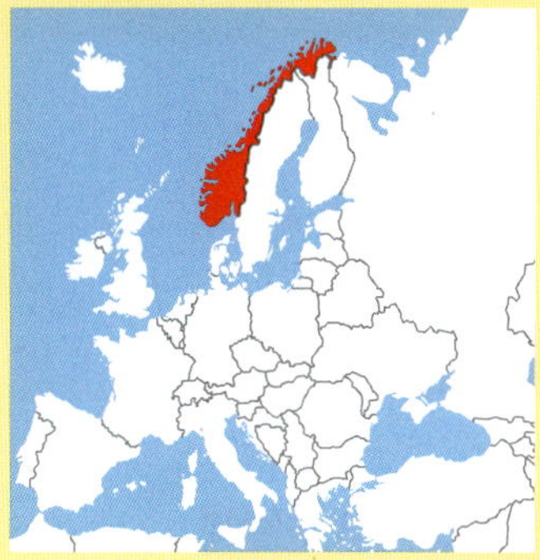

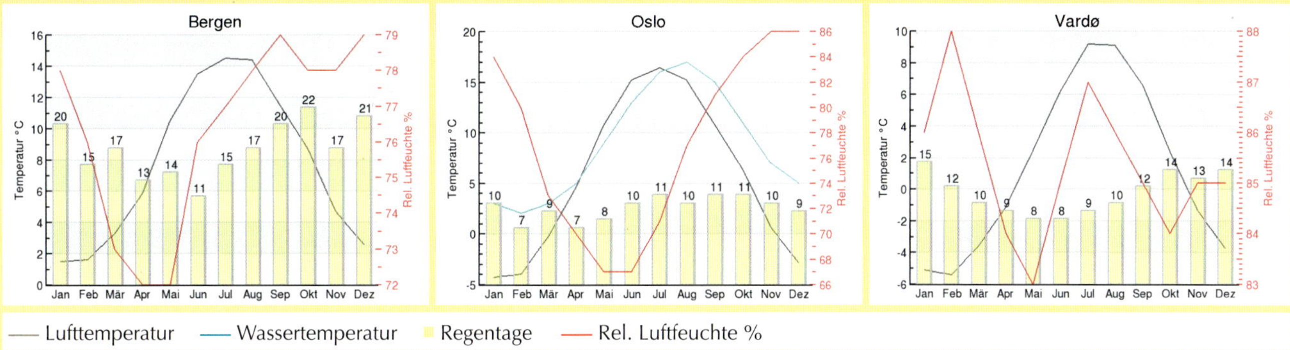

Impfpräventable Risiken

Empfohlene Impfungen

Reisende sollten über den für Deutschland empfohlenen Standardimpfschutz (STIKO) verfügen, insbesondere über eine aktuelle Impfung gegen Tetanus (Wundstarrkrampf), Diphtherie, Pertussis (Keuchhusten), Masern und eine Grundimmunisierung gegen Poliomyelitis/Kinderlähmung. Je nach Alter und Gesundheitszustand kommen weitere Empfehlungen hinzu. **Der STIKO-Impfkalender ist in Teil A des Handbuchs abgebildet.**

Welche Impfungen darüber hinaus für eine Reise empfehlenswert sind, hängt von der Art der Reise ab.

Zusätzlich sollte für viele Reiseländer ein ausreichender Schutz gegen Hepatitis A (Gelbsucht) vorhanden sein. Wer engeren Kontakt zu der einheimischen Bevölkerung hat, sollte sich zusätzlich noch gegen Hepatitis B impfen lassen. Hepatitis B kann z.B. durch Blut, Speichel und beim Sexualkontakt übertragen werden.

Impfungen

Krankheiten	Pflicht	Empfehlung	Pauschal	einf. Reisestil
Diphtherie		●	●	●
Masern		●	●	●
Pertussis (Keuchhusten)		●	●	●
Tetanus (Wundstarrkrampf)		●	●	●
Cholera				
Dengue-Fieber				
FSME (Frühsommer-Meningoenzephalitis)				●
Gelbfieber				
Hepatitis A				
Hepatitis B				●
Japanische Enzephalitis				
Meningokokken-Meningitis				
Polio (Kinderlähmung / Poliomyelitis)				
Tollwut				
Typhus				

Erläuterungen

Pflicht siehe Einreisevorschriften

Empfehlung siehe Empfohlene Impfungen

Pauschalreisen
Bei Reisen nach westlichem Standard, überwiegend in Touristikzentren, Großstädten, Essen in gehobenen Lokalen oder im Hotel.

Achtung: Bei Reisenden kommt es häufig vor, dass spontan Tagesausflüge ins Landesinnere unternommen werden. Dann könnte ein zusätzlicher Impfschutz, wie beim einfachen Reisestil, sehr wichtig sein!

Einfacher Reisestil
Zusätzlich sollte für viele Reiseländer ein ausreichender Schutz gegen Hepatitis A (Gelbsucht) vorhanden sein. Innerhalb der westlichen Industriestaaten ist die chronische Hepatitis B überwiegend auf Risikogruppen beschränkt, außerhalb jedoch steigt ihre Häufigkeit deutlich an. Sie kann dann z.B. durch Blut, Speichel und beim Sexualkontakt übertragen werden, aber auch durch unsterile (zahn-)medizinische Behandlung. Für solche Ziele ist eine Hepatitis B-Impfung zu empfehlen.

LZ: Langzeit

Weitere Gesundheitsgefahren

Infektionsrisiken
alveoläre Echinokokkose

Botschaften

Oscarsgate 45, 0244 Oslo, Tel.: 0047- 23 27 54 00, eMail: info@oslo.diplo.de

Thomas Heftyes Gate 19 - 21, N-0244 Oslo, Tel.: 0047-22 54 02, eMail: oslo-ob@bmeia.gv.at

Oscars gate 29, 0352 Oslo, Tel.: 0047-22 54 23 90, eMail: oslo@eda.admin.ch

Österreich (AT)

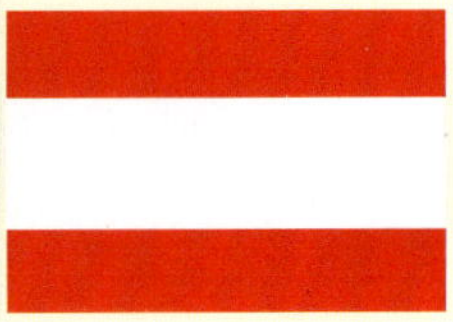

Kontinent: Europa
Beliebte Reiseziele: Alpen, Kärnten, Niederösterreich, Tirol
Einwohnerzahl: 9.006 (in Tausend)
Lebenserwartung: 82 Jahre
Kindersterblichkeit: 4 pro Tausend
Amtssprache: Deutsch
Zeitverschiebung: 0 Std.
Sommerzeit: 30.03.2025 - 26.10.2025
Med. Notrufnummer: 144

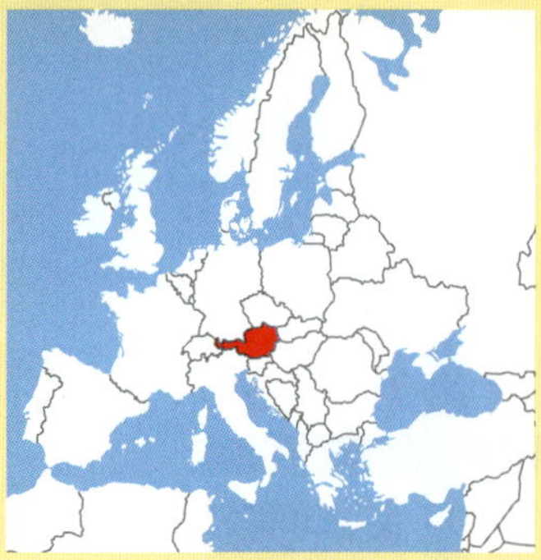

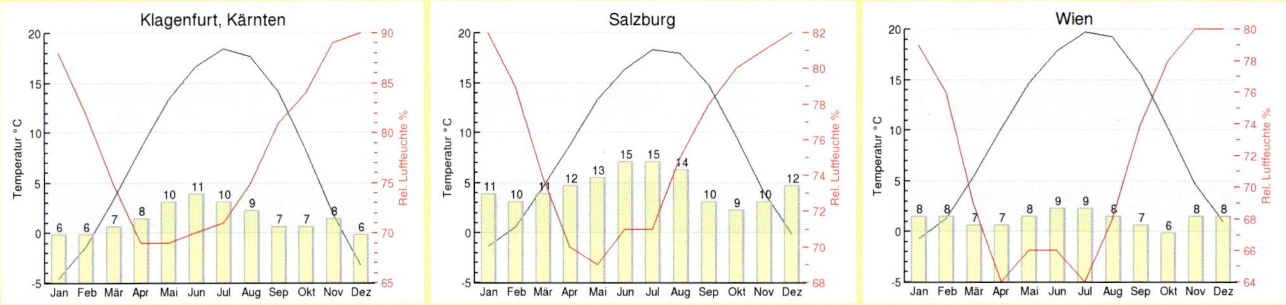

Impfpräventable Risiken

Empfohlene Impfungen

Reisende sollten über den für Deutschland empfohlenen Standardimpfschutz (STIKO) verfügen, insbesondere über eine aktuelle Impfung gegen Tetanus (Wundstarrkrampf), Diphtherie, Pertussis (Keuchhusten), Masern und eine Grundimmunisierung gegen Poliomyelitis/Kinderlähmung. Je nach Alter und Gesundheitszustand kommen weitere Empfehlungen hinzu. **Der STIKO-Impfkalender ist in Teil A des Handbuchs abgebildet.**

Welche Impfungen darüber hinaus für eine Reise empfehlenswert sind, hängt von der Art der Reise ab.

Zusätzlich sollte für viele Reiseländer ein ausreichender Schutz gegen Hepatitis A (Gelbsucht) vorhanden sein. Wer engeren Kontakt zu der einheimischen Bevölkerung hat, sollte sich zusätzlich noch gegen Hepatitis B impfen lassen. Hepatitis B kann z.B. durch Blut, Speichel und beim Sexualkontakt übertragen werden.

Impfungen

Krankheiten	Pflicht	Empfehlung	Pauschal	einf. Reisestil
Diphtherie		●	●	●
Masern		●	●	●
Pertussis (Keuchhusten)		●	●	●
Tetanus (Wundstarrkrampf)		●	●	●
Cholera				
Dengue-Fieber				
FSME (Frühsommer-Meningoenzephalitis)		●	●	●
Gelbfieber				
Hepatitis A				
Hepatitis B				●
Japanische Enzephalitis				
Meningokokken-Meningitis				
Polio (Kinderlähmung / Poliomyelitis)				
Tollwut				
Typhus				

Erläuterungen

Pflicht siehe Einreisevorschriften

Empfehlung siehe Empfohlene Impfungen

Pauschalreisen
Bei Reisen nach westlichem Standard, überwiegend in Touristikzentren, Großstädten, Essen in gehobenen Lokalen oder im Hotel.

Achtung: Bei Reisenden kommt es häufig vor, dass spontan Tagesausflüge ins Landesinnere unternommen werden. Dann könnte ein zusätzlicher Impfschutz, wie beim einfachen Reisestil, sehr wichtig sein!

Einfacher Reisestil
Zusätzlich sollte für viele Reiseländer ein ausreichender Schutz gegen Hepatitis A (Gelbsucht) vorhanden sein. Innerhalb der westlichen Industriestaaten ist die chronische Hepatitis B überwiegend auf Risikogruppen beschränkt, außerhalb jedoch steigt ihre Häufigkeit deutlich an. Sie kann dann z.B. durch Blut, Speichel und beim Sexualkontakt übertragen werden, aber auch durch unsterile (zahn-)medizinische Behandlung. Für solche Ziele ist eine Hepatitis B-Impfung zu empfehlen.

LZ: Langzeit

Weitere Gesundheitsgefahren

Infektionsrisiken
West-Nil-Fieber

Botschaften

Gauermanngasse 2-4, 1030 Wien, Tel.: 0043-171 15 40, eMail: info@wien.diplo.de

Prinz Eugen-Strasse 9a, 1030 Wien, Tel.: 0043-1 795 05, eMail: wien.cc@eda.admin.ch

Oman (OM)

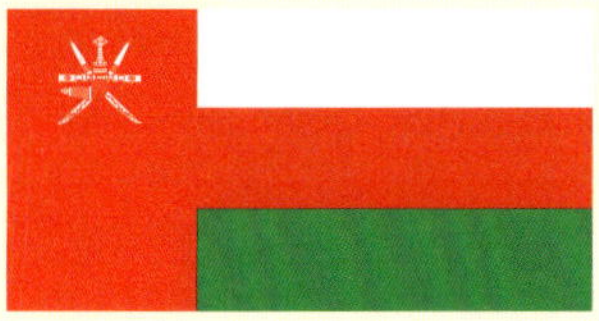

Kontinent: Asien
Einwohnerzahl: 5.107 (in Tausend)
Lebenserwartung: 74 Jahre
Kindersterblichkeit: 11 pro Tausend
Amtssprache: Arabisch
Zeitverschiebung: 3 Std.
Sommerzeit: keine
Med. Notrufnummer: 9999

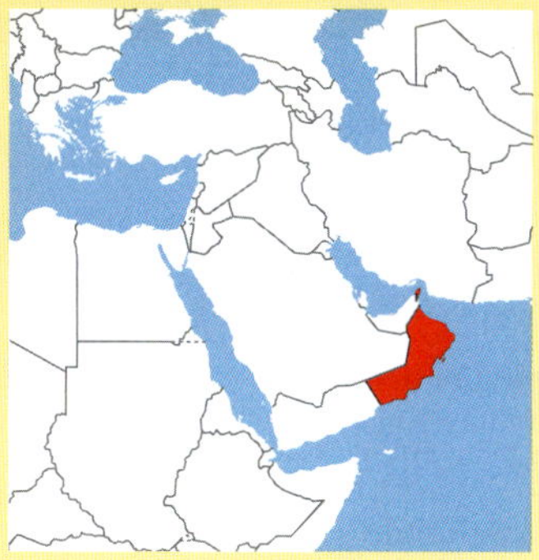

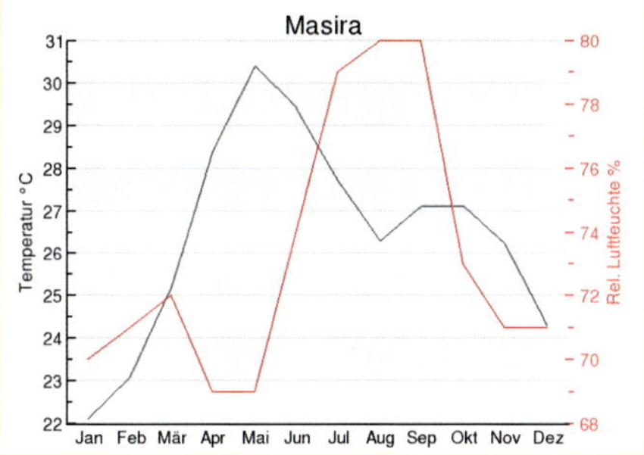

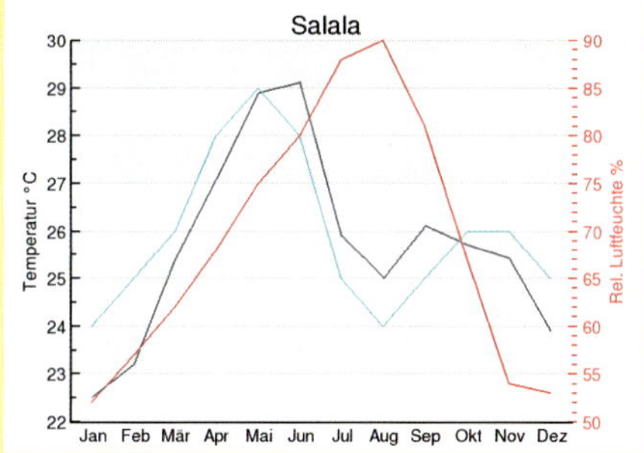

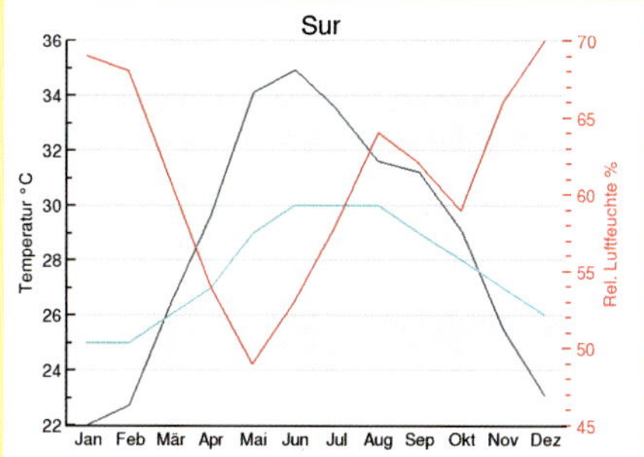

— Lufttemperatur — Wassertemperatur Regentage — Rel. Luftfeuchte %

Impfpräventable Risiken

Einreisevorschriften

Gelbfieber

Keine Impfvorschriften für Reisende, die aus Europa direkt einreisen (Direktflug). Wer aus einem von Gelbfieber betroffenen Land einreist (Endemiegebiet), muss eine Gelbfieberimpfung nachweisen (Gelbfieberimpfbescheinigung), **einschließlich Ruanda und Tansania**. Das gilt auch für Reisende die vorher mehr als 12 Stunden auf einem Transitflughafen in einem Endemiegebiet gewesen sind. Kinder bis zum Alter von 9 Monaten, benötigen keine Gelbfieberimpfung.

Eine Impfbescheinigung wird derzeit benötigt bei der Einreise aus: Äquatorialguinea, Äthiopien, Angola, Argentinien, Benin, Bolivien, Brasilien, Burkina Faso, Burundi, Ecuador, Elfenbeinküste, Französisch-Guyana, Gabun, Gambia, Ghana, Guinea, Guinea-Bissau, Guyana, Kamerun, Kenia, Kolumbien, Kongo, Kongo, Demokratische Republik, Liberia, Mali, Mauretanien, Niger, Nigeria, Panama, Paraguay, Peru,, Senegal, Sierra Leone, Sudan, Südsudan, Suriname, Togo, Trinidad und Tobago, Tschad, Uganda, Venezuela, Zentralafrikanische Republik.

Polio (Kinderlähmung / Poliomyelitis)

Bei Einreise aus Polio-exportierenden Ländern muß die Polioimpfbescheinigung vorgelegt werden.

Empfohlene Impfungen

Reisende sollten über den für Deutschland empfohlenen Standardimpfschutz (STIKO) verfügen, insbesondere über eine aktuelle Impfung gegen Tetanus (Wundstarrkrampf), Diphtherie, Pertussis (Keuchhusten), Masern und eine Grundimmunisierung gegen Poliomyelitis/Kinderlähmung.
Je nach Alter und Gesundheitszustand kommen weitere Empfehlungen hinzu. **Der STIKO-Impfkalender ist in Teil A des Handbuchs abgebildet.**

Welche Impfungen darüber hinaus für eine Reise empfehlenswert sind, hängt von der Art der Reise ab.

Zusätzlich sollte für viele Reiseländer ein ausreichender Schutz gegen Hepatitis A (Gelbsucht) vorhanden sein. Wer engeren Kontakt zu der einheimischen Bevölkerung hat, sollte sich zusätzlich noch gegen Hepatitis B impfen lassen. Hepatitis B kann z.B. durch Blut, Speichel und beim Sexualkontakt übertragen werden.

Impfungen

Krankheiten	Pflicht	Empfehlung	Pauschal	einf. Reisestil
Diphtherie		●	●	●
Masern		●	●	●
Pertussis (Keuchhusten)		●	●	●
Tetanus (Wundstarrkrampf)		●	●	●
Cholera				
Dengue-Fieber				
FSME (Frühsommer-Meningoenzephalitis)				
Gelbfieber	bedingt			
Hepatitis A		●	●	●
Hepatitis B		●	●	●
Japanische Enzephalitis				
Meningokokken-Meningitis				
Polio (Kinderlähmung / Poliomyelitis)	bedingt			
Tollwut				●
Typhus				●

Erläuterungen

Pflicht siehe Einreisevorschriften

Empfehlung siehe Empfohlene Impfungen

Pauschalreisen
Bei Reisen nach westlichem Standard, überwiegend in Touristikzentren, Großstädten, Essen in gehobenen Lokalen oder im Hotel.

Achtung: Bei Reisenden kommt es häufig vor, dass spontan Tagesausflüge ins Landesinnere unternommen werden. Dann könnte ein zusätzlicher Impfschutz, wie beim einfachen Reisestil, sehr wichtig sein!

Einfacher Reisestil
Zusätzlich sollte für viele Reiseländer ein ausreichender Schutz gegen Hepatitis A (Gelbsucht) vorhanden sein. Innerhalb der westlichen Industriestaaten ist die chronische Hepatitis B überwiegend auf Risikogruppen beschränkt, außerhalb jedoch steigt ihre Häufigkeit deutlich an. Sie kann dann z.B. durch Blut, Speichel und beim Sexualkontakt übertragen werden, aber auch durch unsterile (zahn-)medizinische Behandlung. Für solche Ziele ist eine Hepatitis B-Impfung zu empfehlen.

LZ: Langzeit

Malariavorkommen

Seit 2013 ist der Oman nach eigenen Angaben frei von autochthoner Malaria. Gemeldet werden importierte Einzelfälle.

Weitere Gesundheitsgefahren

Infektionsrisiken
Anthrax (Milzbrand), **Blasenbilharziose durch S. haematobium,** Brucellose, **Chikungunya,** Krim-Kongo Fieber, hämorrhagisches, Leishmaniose der Haut, MERS-Corona-Virus

Botschaften

- Diplomatic Area, Al-Khuwair, Jami'at Al-Duwal Al-Arabiah Street, Maskat, Tel.: 00968-24 69 12 18, eMail: info@maskat.diplo.de
- Botschaft: Maskat, Shati Al Qurum, Way 3019, Villa 1605, Tel.: 00968-240 91 600, eMail: maskat-ob@bmeia.gv.at
- Villa 1366, Way 3017, Shatti Al Qurum, Muscat, Tel.: 00968-2496 7670, eMail: muscat@eda.admin.ch

Pakistan (PK)

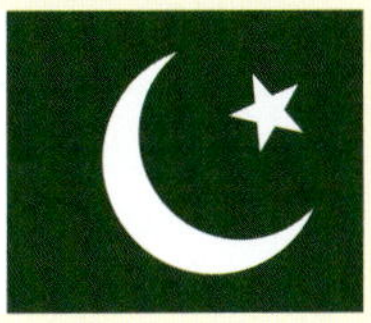

Kontinent: Asien
Einwohnerzahl: 220.892 (in Tausend)
Lebenserwartung: 66 Jahre
Kindersterblichkeit: 65 pro Tausend
Amtssprache: Urdu
Zeitverschiebung: 4 Std.
Sommerzeit: keine
Med. Notrufnummer: 15

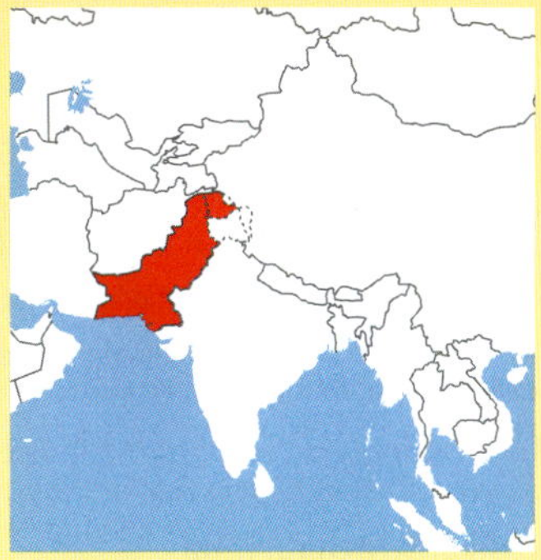

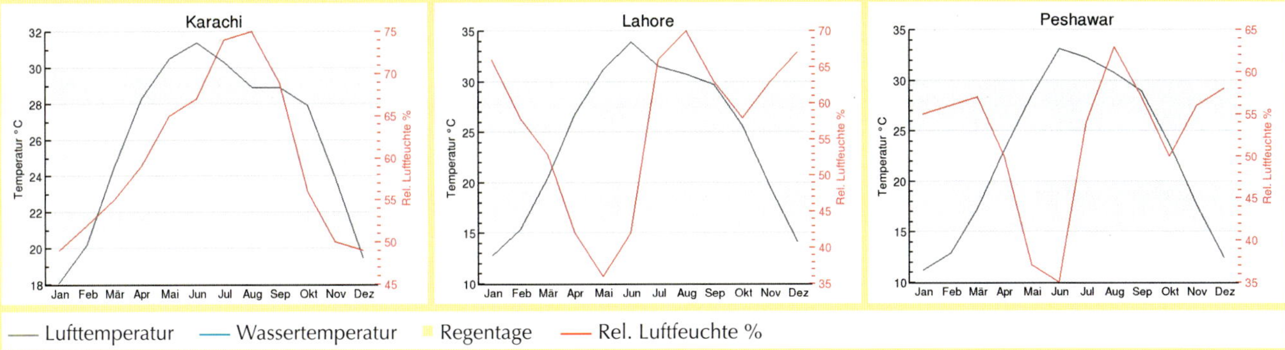

Impfpräventable Risiken

Einreisevorschriften

Gelbfieber

Keine Impfvorschriften für Reisende, die aus Europa direkt einreisen (Direktflug). Keine Impfvorschriften für Reisende, die aus Europa direkt einreisen (Direktflug). Wer aus einem von Gelbfieber betroffenen Land einreist (Endemiegebiet), muss eine Gelbfieberimpfung nachweisen (Gelbfieber-Impfbescheinigung). Kinder bis zum Alter von 1 Jahr, benötigen keine Gelbfieber-Impfung.

Eine Impfbescheinigung wird derzeit benötigt bei der Einreise aus: Äquatorialguinea, Äthiopien, Angola, Argentinien, Benin, Bolivien, Brasilien, Burkina Faso, Burundi, Ecuador, Elfenbeinküste, Französisch-Guyana, Gabun, Gambia, Ghana, Guinea, Guinea-Bissau, Guyana, Kamerun, Kenia, Kolumbien, Kongo, Kongo, Demokratische Republik, Liberia, Mali, Mauretanien, Niger, Nigeria, Panama, Paraguay, Peru, Senegal, Sierra Leone, Sudan, Südsudan, Suriname, Togo, Trinidad und Tobago, Tschad, Uganda, Venezuela, Zentralafrikanische Republik.

Polio/Kinderlähmung

Gabe einer Schluckimpfdosis bei Ausreise und für Einreisende bei Aufenthalt von mehr als 4 Wochen.

Empfohlene Impfungen

Reisende sollten über den für Deutschland empfohlenen Standardimpfschutz (STIKO) verfügen, insbesondere über eine aktuelle Impfung gegen Tetanus (Wundstarrkrampf), Diphtherie, Pertussis (Keuchhusten), Masern und eine Grundimmunisierung gegen Poliomyelitis/Kinderlähmung. Je nach Alter und Gesundheitszustand kommen weitere Empfehlungen hinzu. **Der STIKO-Impfkalender ist in Teil A des Handbuchs abgebildet.**

Welche Impfungen darüber hinaus für eine Reise empfehlenswert sind, hängt von der Art der Reise ab.

Zusätzlich sollte für viele Reiseländer ein ausreichender Schutz gegen Hepatitis A (Gelbsucht) vorhanden sein. Wer engeren Kontakt zu der einheimischen Bevölkerung hat, sollte sich zusätzlich noch gegen Hepatitis B impfen lassen. Hepatitis B kann z.B. durch Blut, Speichel und beim Sexualkontakt übertragen werden.

Impfungen

Krankheiten	Pflicht	Empfehlung	Pauschal	einf. Reisestil
Diphtherie		●	●	●
Masern		●	●	●
Pertussis (Keuchhusten)		●	●	●
Tetanus (Wundstarrkrampf)		●	●	●
Cholera				
Dengue-Fieber		seropos. oder LZ		
FSME (Frühsommer-Meningoenzephalitis)				
Gelbfieber	bedingt			
Hepatitis A		●	●	●
Hepatitis B		●	●	●
Japanische Enzephalitis				●
Meningokokken-Meningitis				●
Polio (Kinderlähmung / Poliomyelitis)	bedingt	●	●	●
Tollwut				●
Typhus			●	●

Erläuterungen

Pflicht siehe Einreisevorschriften

Empfehlung siehe Empfohlene Impfungen

Pauschalreisen
Bei Reisen nach westlichem Standard, überwiegend in Touristikzentren, Großstädten, Essen in gehobenen Lokalen oder im Hotel.

Achtung: Bei Reisenden kommt es häufig vor, dass spontan Tagesausflüge ins Landesinnere unternommen werden. Dann könnte ein zusätzlicher Impfschutz, wie beim einfachen Reisestil, sehr wichtig sein!

Einfacher Reisestil
Zusätzlich sollte für viele Reiseländer ein ausreichender Schutz gegen Hepatitis A (Gelbsucht) vorhanden sein. Innerhalb der westlichen Industriestaaten ist die chronische Hepatitis B überwiegend auf Risikogruppen beschränkt, außerhalb jedoch steigt ihre Häufigkeit deutlich an. Sie kann dann z.B. durch Blut, Speichel und beim Sexualkontakt übertragen werden, aber auch durch unsterile (zahn-)medizinische Behandlung. Für solche Ziele ist eine Hepatitis B-Impfung zu empfehlen.

LZ: Langzeit

Malariavorkommen

Hohes Risiko: Ganzjährig - < 2500 m Höhe in den nördlichen und nordwestlichen Provinzen, entlang der Grenze nach Afghanistan, dem westlichen Teil von Punjab sowie Teilgebieten im Süden des Landes. Überschwemmungsgebiete sind stets als Hochrisikogebiete zu betrachten.

Geringes Risiko: > 2500 m Höhe in den nördlichen und nordwestlichen Provinzen, dem westlichen Teil von Punjab sowie Teilgebieten im Süden des Landes.

Unter üblichen Rahmenbedingungen (Reisedauer bis ca. 4 Wochen, Hotelunterbringung mit Klimaanlage, informierter und umsichtiger Reisender) wird eine medikamentöse Malariaprophylaxe für Reisen in Regionen und Zeiträumen mit hoher Malariaübertragung **empfohlen.**

Malariaerreger: P. vivax 65 %, P. falciparum und Mischinfektionen 35 %.

Medikamentenauswahl

Dazu stehen die im allgemeinen Teil näher beschriebenen Substanzen **Atovaquone/Proguanil, Doxycyclin** (in Deutschland ein off-label use) und in begründeten Einzelfällen **Mefloquin** zur Verfügung.

Abweichungen von dieser Empfehlung sind bei besonders hohem/niedrigem Risiko oder bei besonderen Personengruppen erforderlich. Falls unterwegs beim Auftreten fieberhafter, malariaverdächtiger Episoden (Näheres siehe allgemeiner Teil) eine adäquate Diagnostik und/oder Therapie nicht zur Verfügung steht, ist die Mitnahme einer Notfall-Selbstbehandlung sinnvoll, die zur Resistenzsituation und ggf. zur medikamentösen Prophylaxe paßt. Dazu sollte **Atovaquone/Proguanil** oder **Artemether/Lumefantrin** eingesetzt werden, **Dihydroartemisinin/Piperaquin** wegen des Risikoprofils nur in unvorhersehbaren Notfällen.

Bitte den Beitrag Malaria beachten. Eine Tabelle mit den Medikamenten und Dosierung zur Malariaprophylaxe und der Standby-Behandlung der Malaria finden Sie ab der Seite C-36.

Weitere Gesundheitsgefahren

Infektionsrisiken

Anthrax (Milzbrand), Brucellose, **Chikungunya,** Cholera, **Denguefieber und schweres Denguefieber (früher: hämorrhagisches D.),** Filariose, lymphatische, Tropische Pulmonale Eosinophilie, Krim-Kongo Fieber, hämorrhagisches, Leishmaniose der Haut

Botschaften

- Ramna 5, Diplomatic Enclave, Islamabad, Tel.: 0092-51 227 94 30, eMail: info@islamabad.diplo.de
- Haus 7A, Straße 21, F 8/2 Islamabad, 0092-51-877 07 00, eMail: islamabad-ob@bmeia.gv.at
- Street 6, Diplomatic Enclave, G-5/4 Islamabad 44000, Tel.: 0041-58 4 64 18 81, eMail: islamabad@eda.admin.ch

Palau (PW)

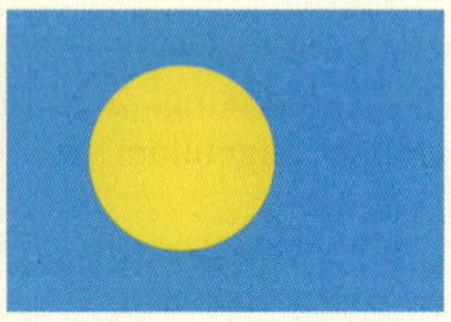

Kontinent: Ozeanien
Einwohnerzahl: 18 (in Tausend)
Lebenserwartung: 77 Jahre
Kindersterblichkeit: 17 pro Tausend
Amtssprache: Englisch
Zeitverschiebung: 8 Std.
Sommerzeit: keine
Med. Notrufnummer: 911

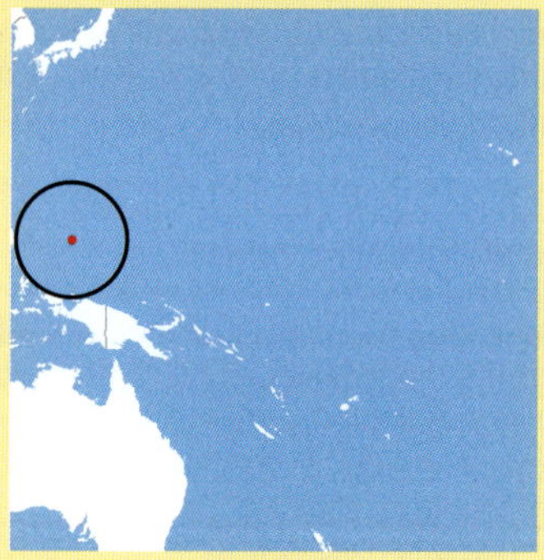

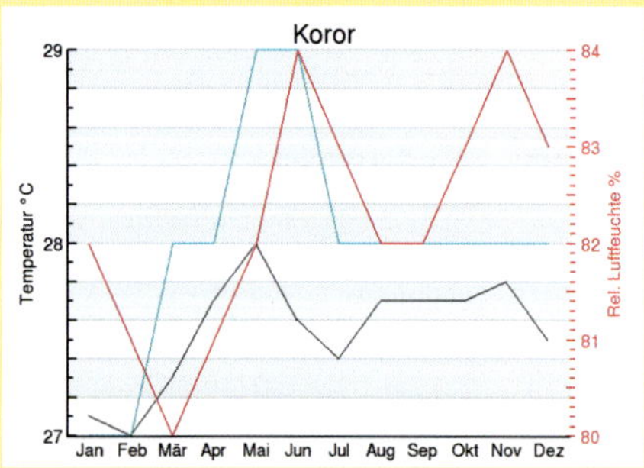

— Lufttemperatur — Wassertemperatur Regentage — Rel. Luftfeuchte %

Impfpräventable Risiken

Empfohlene Impfungen

Reisende sollten über den für Deutschland empfohlenen Standardimpfschutz (STIKO) verfügen, insbesondere über eine aktuelle Impfung gegen Tetanus (Wundstarrkrampf), Diphtherie, Pertussis (Keuchhusten), Masern und eine Grundimmunisierung gegen Poliomyelitis/Kinderlähmung. Je nach Alter und Gesundheitszustand kommen weitere Empfehlungen hinzu. **Der STIKO-Impfkalender ist in Teil A des Handbuchs abgebildet.**

Welche Impfungen darüber hinaus für eine Reise empfehlenswert sind, hängt von der Art der Reise ab.

Zusätzlich sollte für viele Reiseländer ein ausreichender Schutz gegen Hepatitis A (Gelbsucht) vorhanden sein. Wer engeren Kontakt zu der einheimischen Bevölkerung hat, sollte sich zusätzlich noch gegen Hepatitis B impfen lassen. Hepatitis B kann z.B. durch Blut, Speichel und beim Sexualkontakt übertragen werden.

Impfungen

Krankheiten	Pflicht	Empfehlung	Pauschal	einf. Reisestil
Diphtherie		●	●	●
Masern		●	●	●
Pertussis (Keuchhusten)		●	●	●
Tetanus (Wundstarrkrampf)		●	●	●
Cholera				
Dengue-Fieber		seropos. oder LZ		
FSME (Frühsommer-Meningoenzephalitis)				
Gelbfieber				
Hepatitis A		●	●	●
Hepatitis B		●	●	●
Japanische Enzephalitis				
Meningokokken-Meningitis				
Polio (Kinderlähmung / Poliomyelitis)				
Tollwut				
Typhus				●

Erläuterungen

Pflicht siehe Einreisevorschriften

Empfehlung siehe Empfohlene Impfungen

Pauschalreisen
Bei Reisen nach westlichem Standard, überwiegend in Touristikzentren, Großstädten, Essen in gehobenen Lokalen oder im Hotel.

Achtung: Bei Reisenden kommt es häufig vor, dass spontan Tagesausflüge ins Landesinnere unternommen werden. Dann könnte ein zusätzlicher Impfschutz, wie beim einfachen Reisestil, sehr wichtig sein!

Einfacher Reisestil
Zusätzlich sollte für viele Reiseländer ein ausreichender Schutz gegen Hepatitis A (Gelbsucht) vorhanden sein. Innerhalb der westlichen Industriestaaten ist die chronische Hepatitis B überwiegend auf Risikogruppen beschränkt, außerhalb jedoch steigt ihre Häufigkeit deutlich an. Sie kann dann z.B. durch Blut, Speichel und beim Sexualkontakt übertragen werden, aber auch durch unsterile (zahn-)medizinische Behandlung. Für solche Ziele ist eine Hepatitis B-Impfung zu empfehlen.

LZ: Langzeit

Weitere Gesundheitsgefahren

Zika-Virus

Botschaften

- 25/F Tower II, RCBC Plaza, 6819 Ayala Ave. 1200 Makati City, Metro Manila, Philippinen, Tel.: 0063-2 702 30 00, eMail: info@manila.diplo.de
- Botschaft: siehe Philippinen / HONORARKONSULAT Koror, Madalaii Loop, Kikai Bldg. Apartment Nr. 1, PO BOX 83, 69640 Koror, Tel.: 00680-488-66 22, eMail: tschubert@mac.com
- Botschaft: siehe Philippinen

Panama (PA)

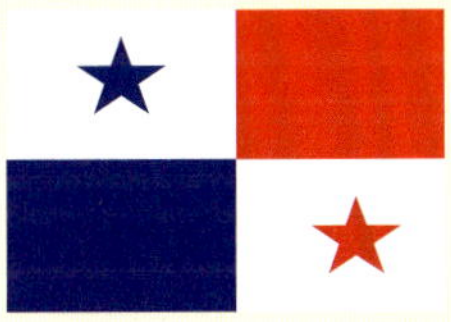

Kontinent: Nordamerika
Einwohnerzahl: 4.315 (in Tausend)
Lebenserwartung: 79 Jahre
Kindersterblichkeit: 14 pro Tausend
Amtssprache: Spanisch
Zeitverschiebung: -6 Std.
Sommerzeit: keine
Med. Notrufnummer: keine

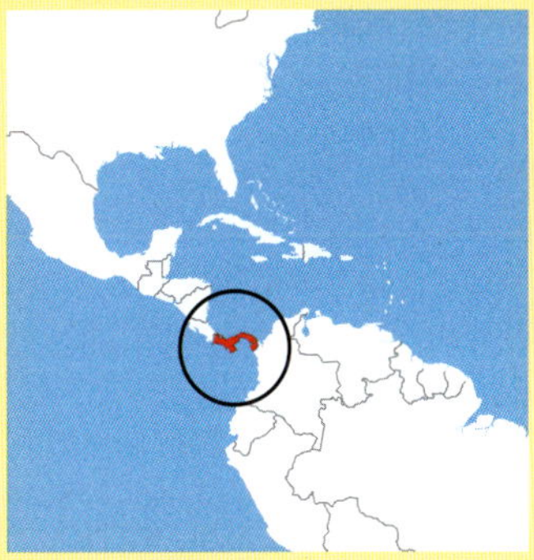

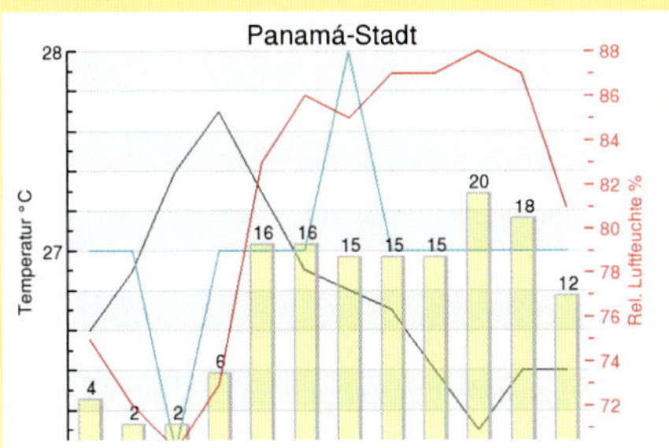

— Lufttemperatur — Wassertemperatur ▮ Regentage — Rel. Luftfeuchte %

Impfpräventable Risiken

Einreisevorschriften

Keine Impfvorschriften für Reisende, die aus Europa direkt einreisen (Direktflug). Wer aus einem von Gelbfieber betroffenen Land einreist (Endemiegebiet), muss eine Gelbfieberimpfung nachweisen (Gelbfieberimpfbescheinigung). Kinder bis zum Alter von 1 Jahr, benötigen keine Gelbfieberimpfung. Ein Gelbfieberimpfbescheinigung ist auch für Reisende aus Ländern mit aktivem Gelbfieber-Ausbruch erforderlich.

Eine Impfbescheinigung wird derzeit benötigt bei der Einreise aus:
Äquatorialguinea, Äthiopien, Angola, Argentinien, Benin, Bolivien, Brasilien, Burkina Faso, Burundi, Ecuador, Elfenbeinküste, Französisch-Guyana, Gabun, Gambia, Ghana, Guinea, Guinea-Bissau, Guyana, Kamerun, Kenia, Kolumbien, Kongo, Kongo, Demokratische Republik, Liberia, Mali, Mauretanien, Niger, Nigeria, Panama, Paraguay, Peru, Senegal, Sierra Leone, Sudan, Südsudan, Suriname, Togo, Trinidad und Tobago, Tschad, Uganda, Venezuela, Zentralafrikanische Republik.

Empfohlene Impfungen

Reisende sollten über den für Deutschland empfohlenen Standardimpfschutz (STIKO) verfügen, insbesondere über eine aktuelle Impfung gegen Tetanus (Wundstarrkrampf), Diphtherie, Pertussis (Keuchhusten), Masern und eine Grundimmunisierung gegen Poliomyelitis/Kinderlähmung. Je nach Alter und Gesundheitszustand kommen weitere Empfehlungen hinzu. **Der STIKO-Impfkalender ist in Teil A des Handbuchs abgebildet.**

Welche Impfungen darüber hinaus für eine Reise empfehlenswert sind, hängt von der Art der Reise ab.

Zusätzlich sollte für viele Reiseländer ein ausreichender Schutz gegen Hepatitis A (Gelbsucht) vorhanden sein. Wer engeren Kontakt zu der einheimischen Bevölkerung hat, sollte sich zusätzlich noch gegen Hepatitis B impfen lassen. Hepatitis B kann z.B. durch Blut, Speichel und beim Sexualkontakt übertragen werden.

Impfungen

Krankheiten	Pflicht	Empfehlung	Pauschal	einf. Reisestil
Diphtherie		●	●	●
Masern		●	●	●
Pertussis (Keuchhusten)		●	●	●
Tetanus (Wundstarrkrampf)		●	●	●
Cholera				
Dengue-Fieber	seropos. oder LZ	●	●	●
FSME (Frühsommer-Meningoenzephalitis)				
Gelbfieber	bedingt	●	●	●
Hepatitis A		●	●	●
Hepatitis B		●	●	●
Japanische Enzephalitis				
Meningokokken-Meningitis				
Polio (Kinderlähmung / Poliomyelitis)				
Tollwut				●
Typhus				●

Erläuterungen

Pflicht siehe Einreisevorschriften

Empfehlung siehe Empfohlene Impfungen

Pauschalreisen
Bei Reisen nach westlichem Standard, überwiegend in Touristikzentren, Großstädten, Essen in gehobenen Lokalen oder im Hotel.

Achtung: Bei Reisenden kommt es häufig vor, dass spontan Tagesausflüge ins Landesinnere unternommen werden. Dann könnte ein zusätzlicher Impfschutz, wie beim einfachen Reisestil, sehr wichtig sein!

Einfacher Reisestil
Zusätzlich sollte für viele Reiseländer ein ausreichender Schutz gegen Hepatitis A (Gelbsucht) vorhanden sein. Innerhalb der westlichen Industriestaaten ist die chronische Hepatitis B überwiegend auf Risikogruppen beschränkt, außerhalb jedoch steigt ihre Häufigkeit deutlich an. Sie kann dann z.B. durch Blut, Speichel und beim Sexualkontakt übertragen werden, aber auch durch unsterile (zahn-)medizinische Behandlung. Für solche Ziele ist eine Hepatitis B-Impfung zu empfehlen.

LZ: Langzeit

Malariavorkommen

Geringes Risiko: Ganzjährig - Östlich des Panamakanals.

Minimales Risiko: Ganzjährig - Westlich des Panamakanals.

Malariafrei: Panama Stadt und Kanalzone.

Unter üblichen Rahmenbedingungen (Reisedauer bis ca. 4 Wochen, Hotelunterbringung mit Klimaanlage, informierter und umsichtiger Reisender) wird eine medikamentöse Malariaprophylaxe **nicht empfohlen**.

Malariaerreger:

P. vivax > 99%, P. falciparum < 1%

Medikamentenauswahl

Abweichungen von dieser Empfehlung sind bei besonders hohem/niedrigem Risiko oder bei besonderen Personengruppen erforderlich. Falls unterwegs beim Auftreten fieberhafter, malariaverdächtiger Episoden (Näheres siehe allgemeiner Teil) eine adäquate Diagnostik und/oder Therapie nicht zur Verfügung steht, ist die Mitnahme einer Notfall-Selbstbehandlung sinnvoll, die zur Resistenzsituation und ggf. zur medikamentösen Prophylaxe paßt. Dazu sollte **Atovaquone/Proguanil** oder **Artemether/Lumefantrin** eingesetzt werden, **Dihydroartemisinin/Piperaquin** wegen des Risikoprofils nur in unvorhersehbaren Notfällen.

Bitte den Beitrag Malaria beachten. Eine Tabelle mit den Medikamenten und Dosierung zur Malariaprophylaxe und der Standby-Behandlung der Malaria finden Sie ab der Seite C-36.

Weitere Gesundheitsgefahren

Infektionsrisiken
Anthrax (Milzbrand), Brucellose, **Denguefieber und schweres Denguefieber (früher: hämorrhagisches D.),** Hantavirus, pulmonales Syndrom, Pferdeencephalitis, Zika-Virus

Botschaften

Calle 53 E, Urbanizacion Marbella, Edificio World Trade Center No. 20, Panamá, Tel.: 00507-263 77 33, eMail: info@panama.diplo.de

Botschaft siehe Kolumbien / HONORARGENERALKONSULAT Panama: Calle Alberto Boyd, Paitilla Edif. Peninsula 25 B, Panama Ciudad, Tel.: 00507-215 13 61, eMail: consulado@austriapanama.com

Botschaft siehe Costa Rica / Consulado general de Suiza, Consulado General de Suiza Avenida Balboa PH Bay Mall Local 110 Ciudad de Panamá, Tel.: 00507-395 99 22, eMail: panama@honrep.ch

Papua-Neuguinea
(PG)

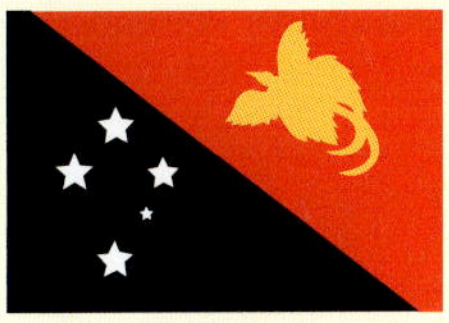

Kontinent: Ozeanien
Einwohnerzahl: 8.947 (in Tausend)
Lebenserwartung: 65 Jahre
Kindersterblichkeit: 44 pro Tausend
Amtssprache: Englisch
Zeitverschiebung: 9 Std. 10Std.
Sommerzeit: keine
Med. Notrufnummer: 111

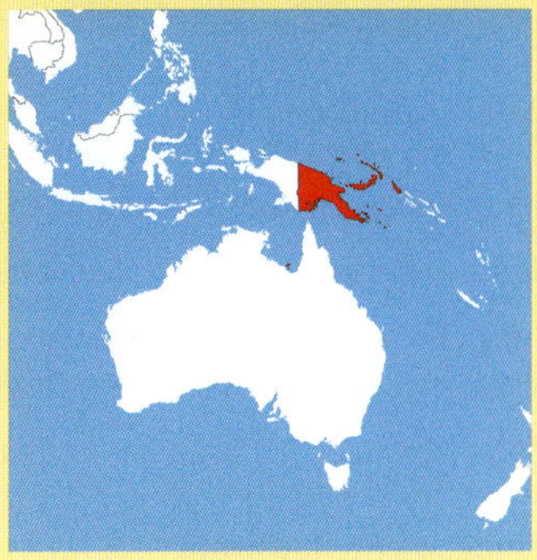

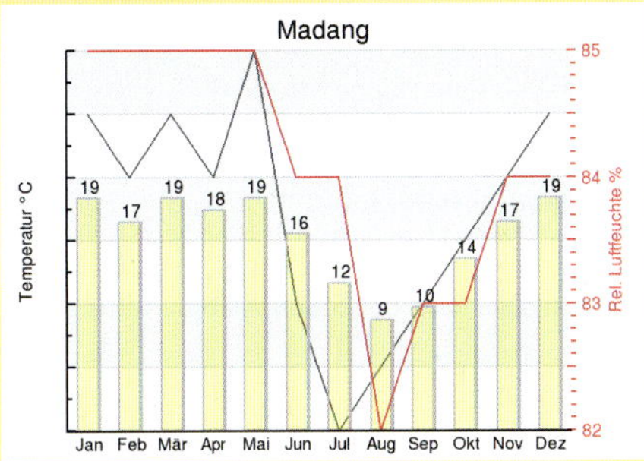

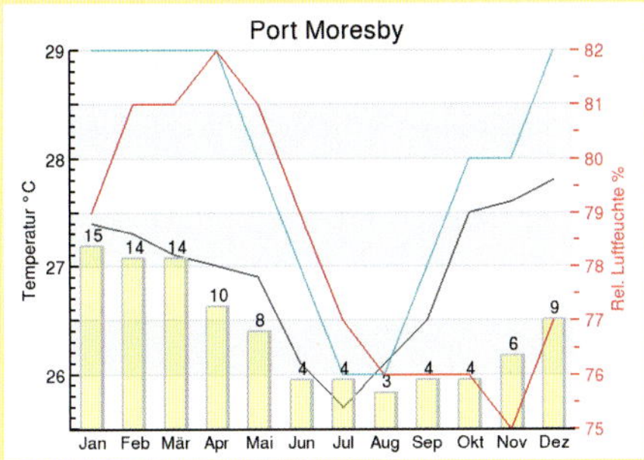

— Lufttemperatur — Wassertemperatur ▮ Regentage — Rel. Luftfeuchte %

Impfpräventable Risiken

Einreisevorschriften

Gelbfieber

Keine Impfvorschriften für Reisende, die aus Europa direkt einreisen (Direktflug). Wer aus einem von Gelbfieber betroffenen Land einreist (Endemiegebiet), muss eine Gelbfieberimpfung nachweisen (Gelbfieber-Impfbescheinigung). Das gilt auch für Reisende die vorher auf einem Transitflughafen in einem Endemiegebiet gewesen sind. Kinder bis zum Alter von 1 Jahr, benötigen keine Gelbfieber-Impfung.

Eine Impfbescheinigung wird derzeit benötigt bei der Einreise aus: Äquatorialguinea, Äthiopien, Angola, Argentinien, Benin, Bolivien, Brasilien, Burkina Faso, Burundi, Ecuador, Elfenbeinküste, Französisch-Guyana, Gabun, Gambia, Ghana, Guinea, Guinea-Bissau, Guyana, Kamerun, Kenia, Kolumbien, Kongo, Kongo, Demokratische Republik, Liberia, Mali, Mauretanien, Niger, Nigeria, Panama, Paraguay, Peru, Senegal, Sierra Leone, Sudan, Südsudan, Suriname, Togo, Trinidad und Tobago, Tschad, Uganda, Venezuela, Zentralafrikanische Republik.

Empfohlene Impfungen

Reisende sollten über den für Deutschland empfohlenen Standardimpfschutz (STIKO) verfügen, insbesondere über eine aktuelle Impfung gegen Tetanus (Wundstarrkrampf), Diphtherie, Pertussis (Keuchhusten), Masern und eine Grundimmunisierung gegen Poliomyelitis/Kinderlähmung. Je nach Alter und Gesundheitszustand kommen weitere Empfehlungen hinzu. **Der STIKO-Impfkalender ist in Teil A des Handbuchs abgebildet.**

Welche Impfungen darüber hinaus für eine Reise empfehlenswert sind, hängt von der Art der Reise ab.

Zusätzlich sollte für viele Reiseländer ein ausreichender Schutz gegen Hepatitis A (Gelbsucht) vorhanden sein. Wer engeren Kontakt zu der einheimischen Bevölkerung hat, sollte sich zusätzlich noch gegen Hepatitis B impfen lassen. Hepatitis B kann z.B. durch Blut, Speichel und beim Sexualkontakt übertragen werden.

Impfungen

Krankheiten	Pflicht	Empfehlung	Pauschal	einf. Reisestil
Diphtherie		●	●	●
Masern		●	●	●
Pertussis (Keuchhusten)		●	●	●
Tetanus (Wundstarrkrampf)		●	●	●
Cholera				
Dengue-Fieber		seropos. oder LZ		
FSME (Frühsommer-Meningoenzephalitis)				
Gelbfieber	bedingt			
Hepatitis A		●	●	●
Hepatitis B		●	●	●
Japanische Enzephalitis				●
Meningokokken-Meningitis				
Polio (Kinderlähmung / Poliomyelitis)				●
Tollwut		●	●	●
Typhus				●

Erläuterungen

Pflicht siehe Einreisevorschriften

Empfehlung siehe Empfohlene Impfungen

Pauschalreisen
Bei Reisen nach westlichem Standard, überwiegend in Touristikzentren, Großstädten, Essen in gehobenen Lokalen oder im Hotel.

Achtung: Bei Reisenden kommt es häufig vor, dass spontan Tagesausflüge ins Landesinnere unternommen werden. Dann könnte ein zusätzlicher Impfschutz, wie beim einfachen Reisestil, sehr wichtig sein!

Einfacher Reisestil
Zusätzlich sollte für viele Reiseländer ein ausreichender Schutz gegen Hepatitis A (Gelbsucht) vorhanden sein. Innerhalb der westlichen Industriestaaten ist die chronische Hepatitis B überwiegend auf Risikogruppen beschränkt, außerhalb jedoch steigt ihre Häufigkeit deutlich an. Sie kann dann z.B. durch Blut, Speichel und beim Sexualkontakt übertragen werden, aber auch durch unsterile (zahn-)medizinische Behandlung. Für solche Ziele ist eine Hepatitis B-Impfung zu empfehlen.

LZ: Langzeit

Malariavorkommen

Hohes Risiko: Ganzjährig - Im ganzen Land in Höhenlagen unter 2.000 m (Hochlandmalaria zunehmend) einschließlich Port Moresby.

Geringes Risiko: Höhenlagen über 2000 m,

Unter üblichen Rahmenbedingungen (Reisedauer bis ca. 4 Wochen, Hotelunterbringung mit Klimaanlage, informierter und umsichtiger Reisender) wird eine medikamentöse Malariaprophylaxe für die Regionen mit hohem Risiko **ganzjährig empfohlen.**

Malariaerreger: P. falciparum und Mischinfektionen 76%, P. vivax 23%, andere 1%

Medikamentenauswahl

Dazu stehen die im allgemeinen Teil näher beschriebenen Substanzen **Atovaquone/Proguanil**, **Doxycyclin** (in Deutschland ein off-label use) und in begründeten Einzelfällen **Mefloquin** zur Verfügung.

Abweichungen von dieser Empfehlung sind bei besonders hohem/niedrigem Risiko oder bei besonderen Personengruppen erforderlich. Falls unterwegs beim Auftreten fieberhafter, malariaverdächtiger Episoden (Näheres siehe allgemeiner Teil) eine adäquate Diagnostik und/oder Therapie nicht zur Verfügung steht, ist die Mitnahme einer Notfall-Selbstbehandlung sinnvoll, die zur Resistenzsituation und ggf. zur medikamentösen Prophylaxe paßt. Dazu sollte **Atovaquone/Proguanil** oder **Artemether/Lumefantrin** eingesetzt werden, **Dihydroartemisinin/Piperaquin** wegen des Risikoprofils nur in unvorhersehbaren Notfällen.

Bitte den Beitrag Malaria beachten. Eine Tabelle mit den Medikamenten und Dosierung zur Malariaprophylaxe und der Standby-Behandlung der Malaria finden Sie ab der Seite C-36.

Weitere Gesundheitsgefahren

Infektionsrisiken
Anthrax (Milzbrand), Brucellose, **Chikungunya,** Cholera, **Denguefieber und schweres Denguefieber (früher: hämorrhagisches D.),** Filariose, lymphatische, Tropische Pulmonale Eosinophilie, Zika-Virus

Botschaften

- 119 Empire Circuit, Yarralumla, ACT 2600, Canberra, Australien, Tel.: 0061-2 62 70 19 11, eMail: info@canberra.diplo.de
- Botschaft siehe Australien / HONORARKONSULAT Port Moresby: Level 1, ITI Compound, Section 140 Lots 2 & 3 Scratchley Rd Badili NCD, Port Moresby, Tel.: 00675-321 5400, eMail: gberrypng@gmail.com
- Botschaft siehe Australien / Consulate General of Switzerland, Section 64 Lot 11 Gabaka Street, Gordon / Port Moresby, Tel.: 00675-323 45 53, eMail: portmoresby@honrep.ch

Paraguay (PY)

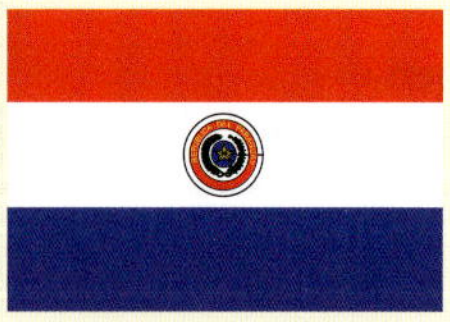

Kontinent: Südamerika
Einwohnerzahl: 7.133 (in Tausend)
Lebenserwartung: 76 Jahre
Kindersterblichkeit: 19 pro Tausend
Amtssprache: Guarani, Spanisch
Zeitverschiebung: -5 Std.
Sommerzeit: 06.10.2024 - 22.03.2025
05.10.2025 - 21.03.2026
Med. Notrufnummer: 206206, 911, 132

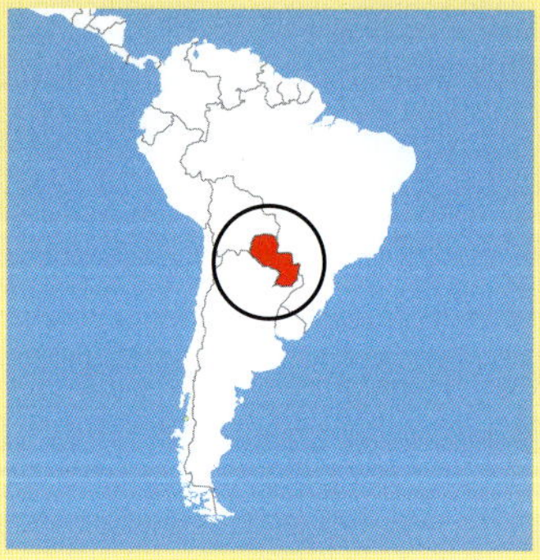

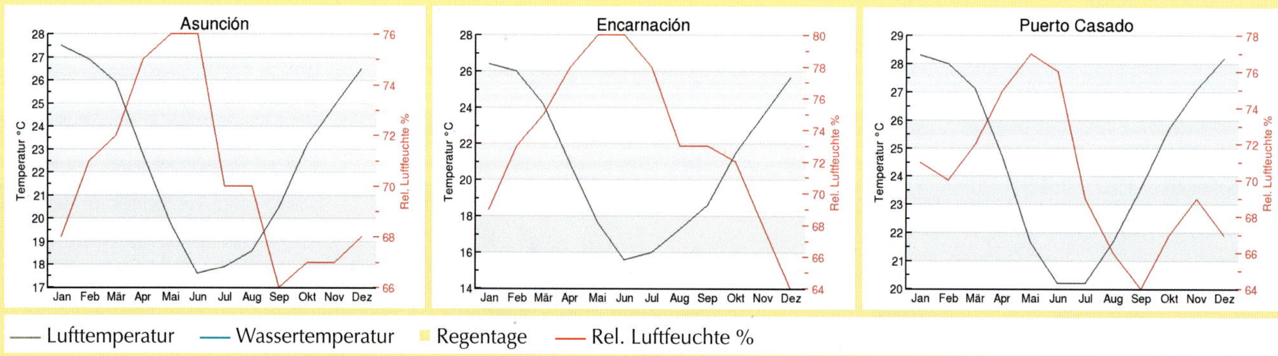

Impfpräventable Risiken

Einreisevorschriften

Gelbfieber

Keine Impfvorschriften für Reisende, die aus Europa direkt einreisen (Direktflug). Wer aus einem von Gelbfieber betroffenen Land einreist (Endemiegebiet), muss eine Gelbfieberimpfung nachweisen (Gelbfieber-Impfbescheinigung). Kinder bis zum Alter von 1 Jahr, benötigen keine Gelbfieber-Impfung.

Eine Impfbescheinigung wird derzeit benötigt bei der Einreise aus: Äquatorialguinea, Äthiopien, Angola, Argentinien, Benin, Bolivien, Brasilien, Burkina Faso, Burundi, Ecuador, Elfenbeinküste, Französisch-Guyana, Gabun, Gambia, Ghana, Guinea, Guinea-Bissau, Guyana, Kamerun, Kenia, Kolumbien, Kongo, Kongo, Demokratische Republik, Liberia, Mali, Mauretanien, Niger, Nigeria, Panama, Peru, Senegal, Sierra Leone, Sudan, Südsudan, Suriname, Togo, Trinidad und Tobago, Tschad, Uganda, Venezuela, Zentralafrikanische Republik.

Empfohlene Impfungen

Reisende sollten über den für Deutschland empfohlenen Standardimpfschutz (STIKO) verfügen, insbesondere über eine aktuelle Impfung gegen Tetanus (Wundstarrkrampf), Diphtherie, Pertussis (Keuchhusten), Masern und eine Grundimmunisierung gegen Poliomyelitis/Kinderlähmung. Je nach Alter und Gesundheitszustand kommen weitere Empfehlungen hinzu. **Der STIKO-Impfkalender ist in Teil A des Handbuchs abgebildet.**

Welche Impfungen darüber hinaus für eine Reise empfehlenswert sind, hängt von der Art der Reise ab.

Zusätzlich sollte für viele Reiseländer ein ausreichender Schutz gegen Hepatitis A (Gelbsucht) vorhanden sein. Wer engeren Kontakt zu der einheimischen Bevölkerung hat, sollte sich zusätzlich noch gegen Hepatitis B impfen lassen. Hepatitis B kann z.B. durch Blut, Speichel und beim Sexualkontakt übertragen werden.

Impfungen

Krankheiten	Pflicht	Empfehlung	Pauschal	einf. Reisestil
Diphtherie		●	●	●
Masern		●	●	●
Pertussis (Keuchhusten)		●	●	●
Tetanus (Wundstarrkrampf)		●	●	●
Cholera				
Dengue-Fieber		seropos. oder LZ		
FSME (Frühsommer-Meningoenzephalitis)				
Gelbfieber	bedingt	●	●	●
Hepatitis A		●	●	●
Hepatitis B		●	●	●
Japanische Enzephalitis				
Meningokokken-Meningitis				
Polio (Kinderlähmung / Poliomyelitis)				
Tollwut				●
Typhus				●

Erläuterungen

Pflicht siehe Einreisevorschriften

Empfehlung siehe Empfohlene Impfungen

Pauschalreisen
Bei Reisen nach westlichem Standard, überwiegend in Touristikzentren, Großstädten, Essen in gehobenen Lokalen oder im Hotel.

Achtung: Bei Reisenden kommt es häufig vor, dass spontan Tagesausflüge ins Landesinnere unternommen werden. Dann könnte ein zusätzlicher Impfschutz, wie beim einfachen Reisestil, sehr wichtig sein!

Einfacher Reisestil
Zusätzlich sollte für viele Reiseländer ein ausreichender Schutz gegen Hepatitis A (Gelbsucht) vorhanden sein. Innerhalb der westlichen Industriestaaten ist die chronische Hepatitis B überwiegend auf Risikogruppen beschränkt, außerhalb jedoch steigt ihre Häufigkeit deutlich an. Sie kann dann z.B. durch Blut, Speichel und beim Sexualkontakt übertragen werden, aber auch durch unsterile (zahn-)medizinische Behandlung. Für solche Ziele ist eine Hepatitis B-Impfung zu empfehlen.

LZ: Langzeit

Weitere Gesundheitsgefahren

Infektionsrisiken

Anthrax (Milzbrand), Brucellose, **Denguefieber und schweres Denguefieber (früher: hämorrhagisches D.),** Hantavirus, pulmonales Syndrom, Trypanosomiasis, amerikanische, Chagas-Krankheit, Zika-Virus

Botschaften

- Paseo La Galeria, Torre 2, Piso 21/22, Avda. Santa Teresa e/Aviadores del Chaco y Herminio Maldonado, 1827 Asunción, Tel.: 00595-21 695 710-12, eMail: info@asuncion.diplo.de
- Botschaft siehe Argentinien / HONORARKONSULAT Asuncion: AAv. Espana 1522 c/Gral. Santos, 1444 Asunción, Tel.: 00595-21-22 50 22, eMail: secretaria@consuladoaustria.com.py
- Botschaft siehe Argentinien / Consulado General de Suiza, Eulogio Estigarribia 5086, Asunción, Tel.: 00595-21 621 511, eMail: asuncion@honrep.ch

Peru (PE)

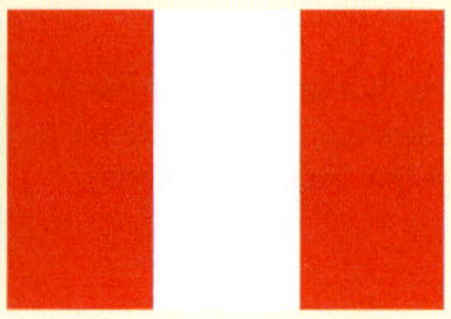

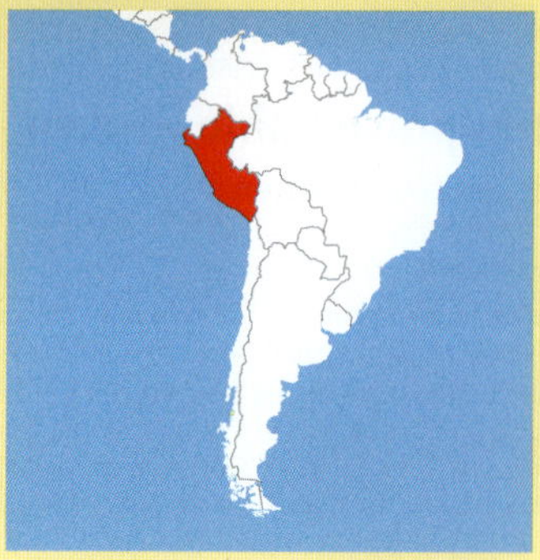

Kontinent: Südamerika

Beliebte Reiseziele: Altiplano, Anden, Cuzco, Inka-Pfad, Lima, Macchu Picchu, Titicacasee

Einwohnerzahl: 32.972 (in Tausend)

Lebenserwartung: 80 Jahre

Kindersterblichkeit: 13 pro Tausend

Amtssprache: Aymara, Quechua, Spanisch

Zeitverschiebung: -6 Std.

Sommerzeit: keine

Med. Notrufnummer: keine

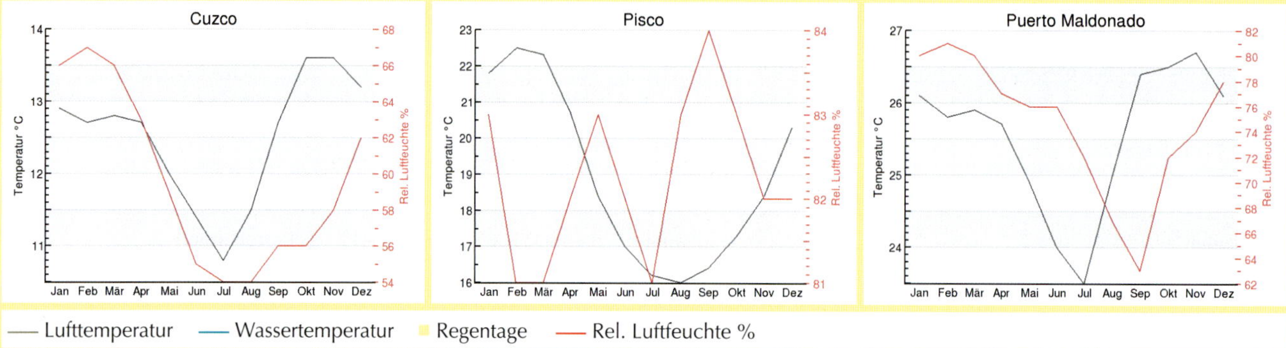

Impfpräventable Risiken

Empfohlene Impfungen

Reisende sollten über den für Deutschland empfohlenen Standardimpfschutz (STIKO) verfügen, insbesondere über eine aktuelle Impfung gegen Tetanus (Wundstarrkrampf), Diphtherie, Pertussis (Keuchhusten), Masern und eine Grundimmunisierung gegen Poliomyelitis/Kinderlähmung. Je nach Alter und Gesundheitszustand kommen weitere Empfehlungen hinzu. **Der STIKO-Impfkalender ist in Teil A des Handbuchs abgebildet.**

Gelbfieberimpfung ist nicht Pflicht, eine Gelbfiebergefahr besteht praktisch nur östlich der Anden und nicht in Höhen über 2300 m.

Welche Impfungen darüber hinaus für eine Reise empfehlenswert sind, hängt von der Art der Reise ab.

Zusätzlich sollte für viele Reiseländer ein ausreichender Schutz gegen Hepatitis A (Gelbsucht) vorhanden sein. Wer engeren Kontakt zu der einheimischen Bevölkerung hat, sollte sich zusätzlich noch gegen Hepatitis B impfen lassen. Hepatitis B kann z.B. durch Blut, Speichel und beim Sexualkontakt übertragen werden.

Impfungen

Krankheiten	Pflicht	Empfehlung	Pauschal	Einf. Reisestil
Diphtherie		●	●	●
Masern		●	●	●
Pertussis (Keuchhusten)		●	●	●
Tetanus (Wundstarrkrampf)		●	●	●
Cholera				
Dengue-Fieber		seropos. oder LZ		
FSME (Frühsommer-Meningoenzephalitis)				
Gelbfieber		●	●	●
Hepatitis A		●	●	●
Hepatitis B		●	●	●
Japanische Enzephalitis				
Meningokokken-Meningitis				
Polio (Kinderlähmung / Poliomyelitis)				
Tollwut				●
Typhus				●

Erläuterungen

Pflicht siehe Einreisevorschriften

Empfehlung siehe Empfohlene Impfungen

Pauschalreisen
Bei Reisen nach westlichem Standard, überwiegend in Touristikzentren, Großstädten, Essen in gehobenen Lokalen oder im Hotel.

Achtung: Bei Reisenden kommt es häufig vor, dass spontan Tagesausflüge ins Landesinnere unternommen werden. Dann könnte ein zusätzlicher Impfschutz, wie beim einfachen Reisestil, sehr wichtig sein!

Einfacher Reisestil
Zusätzlich sollte für viele Reiseländer ein ausreichender Schutz gegen Hepatitis A (Gelbsucht) vorhanden sein. Innerhalb der westlichen Industriestaaten ist die chronische Hepatitis B überwiegend auf Risikogruppen beschränkt, außerhalb jedoch steigt ihre Häufigkeit deutlich an. Sie kann dann z.B. durch Blut, Speichel und beim Sexualkontakt übertragen werden, aber auch durch unsterile (zahn-)medizinische Behandlung. Für solche Ziele ist eine Hepatitis B-Impfung zu empfehlen.

LZ: Langzeit

Malariavorkommen

Mittleres Risiko: Ganzjährig - im Amazonasbecken, v. a. in den Provinzen Loreto (> 20 % P. falciparum), Amazonas und den Grenzregionen zu Brasilien.

Geringes Risiko: Ganzjährig - In allen weiteren Provinzen < 2500 m Höhe im Osten der Anden und an Hochrisikogebiete angrenzende Regionen, ebenso im Stadtgebiet von Iquitos, Leticia, Puerto Maldonado.

Minimales Risiko: im Rest des Landes < 2500 m Höhe einschl. der nördlichen Provinzen im Westen der Anden (Tumbes, Piura, Lambayeque, La Libertad u. a.).

Malariafrei: Lima, Cuzco, Machu Picchu, Stadt Ayacucho, Titicacasee, Küste im Süden von Lima.

Unter üblichen Rahmenbedingungen (Reisedauer bis ca. 4 Wochen, Hotelunterbringung mit Klimaanlage, informierter und umsichtiger Reisender) wird eine medikamentöse Malariaprophylaxe für Reisen in Regionen und Zeiträumen mit hoher Malariaübertragung **nicht empfohlen**.

Malariaerreger

P. falciparum 18% (überwiegend in Regionen Loreto und Amazonas), P. vivax 82%

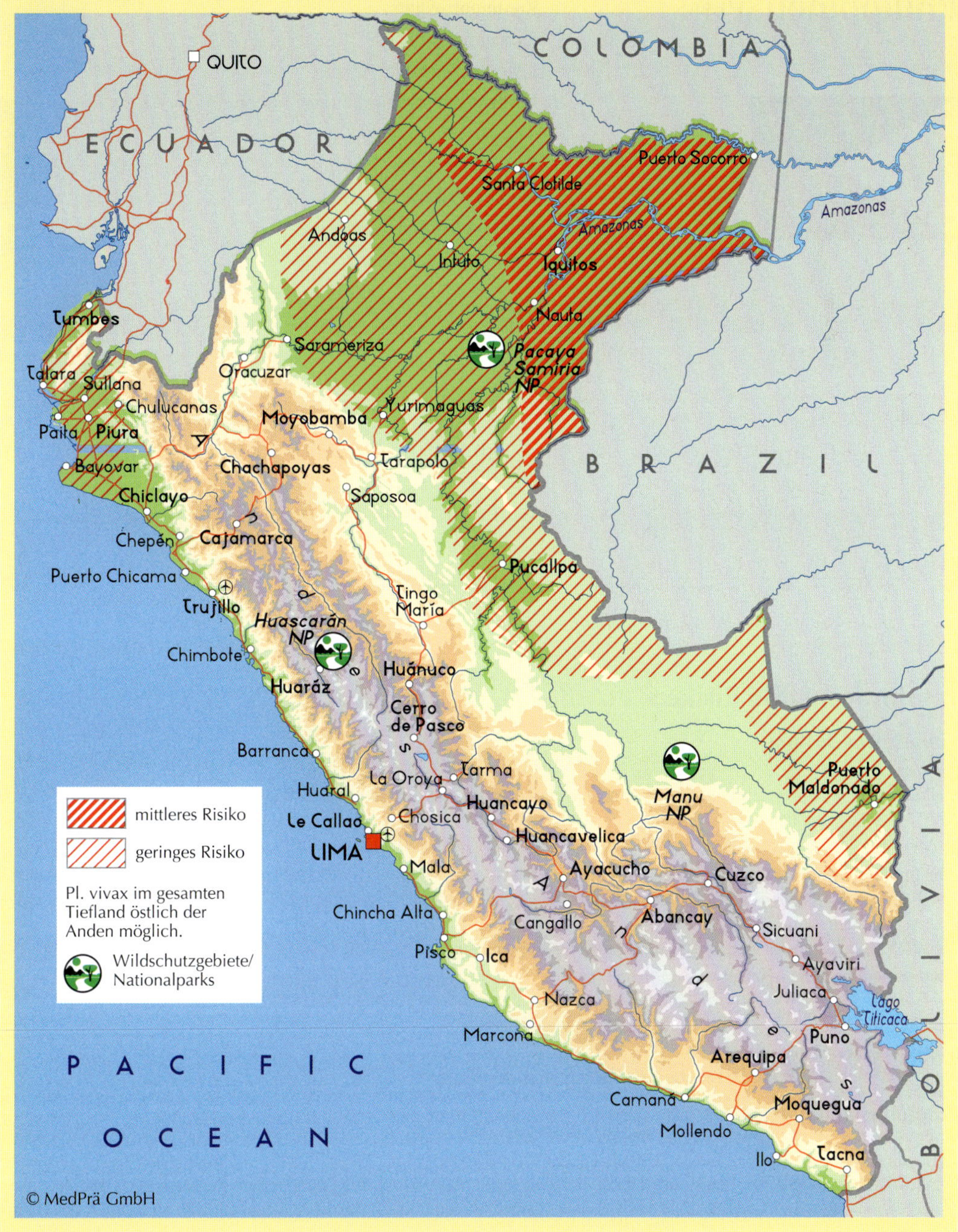

Medikamentenauswahl

Abweichungen von dieser Empfehlung sind bei besonders hohem/niedrigem Risiko oder bei besonderen Personengruppen erforderlich. Falls unterwegs beim Auftreten fieberhafter, malariaverdächtiger Episoden (Näheres siehe allgemeiner Teil) eine adäquate Diagnostik und/oder Therapie nicht zur Verfügung steht, ist die Mitnahme einer Notfall-Selbstbehandlung sinnvoll, die zur Resistenzsituation und ggf. zur medikamentösen Prophylaxe paßt. Dazu sollte **Atovaquone/Proguanil** oder **Artemether/Lumefantrin** eingesetzt werden, **Dihydroartemisinin/Piperaquin** wegen des Risikoprofils nur in unvorhersehbaren Notfällen.

Bitte den Beitrag Malaria beachten. Eine Tabelle mit den Medikamenten und Dosierung zur Malariaprophylaxe und der Standby-Behandlung der Malaria finden Sie ab der Seite C-36.

Weitere Gesundheitsgefahren

Infektionsrisiken
Anthrax (Milzbrand), Brucellose, **Denguefieber und schweres Denguefieber (früher: hämorrhagisches D.),** Egelbefall der Lunge, Histoplasmose, amerikanische, Trypanosomiasis, südamerikanische, Chagas-Krankheit, Pest, Zika-Virus

Botschaften

Av. Dionisio Derteano 144, Edificio Alto Caral, pisos 7 y 8, San Isidro, Lima 27, Tel.: 00511-203 59 40, eMail: info@lima.diplo.de

Edificio Plaza República - Torre II, 13.er nivel, districto San Isídro, Lima
Tel.: 0051-1-442 05 03, eMail: lima-ob@bmeia.gv.at

Avenida Salaverry 3240 San Isidro Lima 15076, Tel.: 0051-1 264 03 05, eMail: lima@eda.admin.ch

Philippinen (PH)

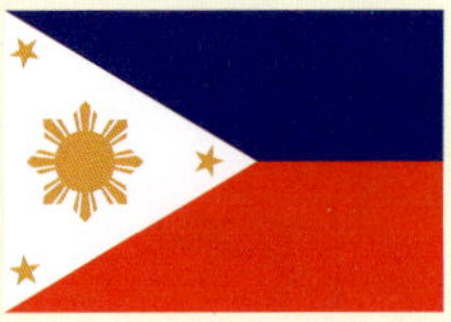

Kontinent: Asien
Einwohnerzahl: 109.581 (in Tausend)
Lebenserwartung: 70 Jahre
Kindersterblichkeit: 26 pro Tausend
Amtssprache: Tagalog
Zeitverschiebung: 7 Std.
Sommerzeit: keine
Med. Notrufnummer: keine

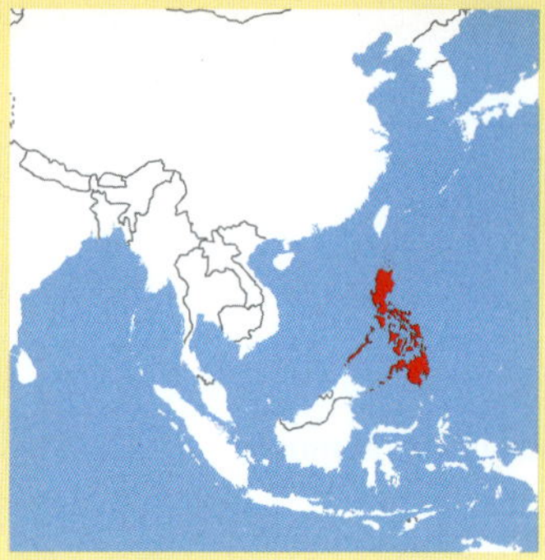

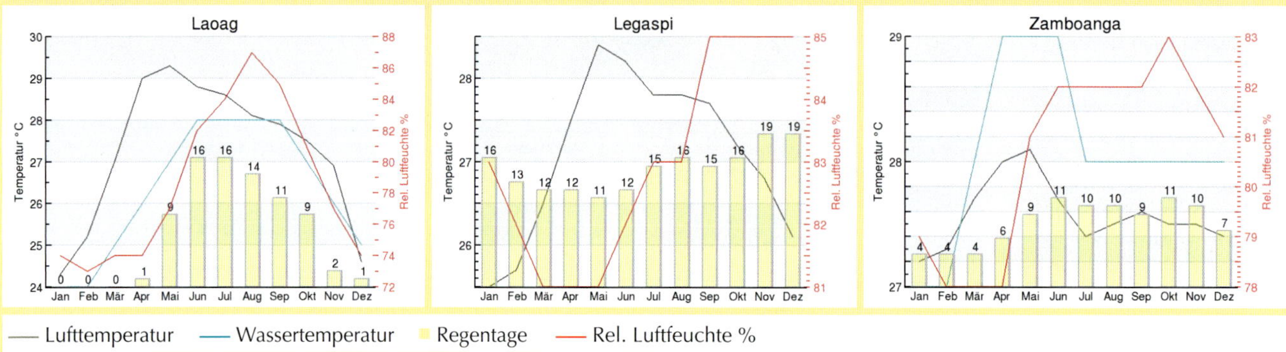

Impfpräventable Risiken

Einreisevorschriften

GelbfieberKeine Impfvorschriften für Reisende, die aus Europa direkt einreisen (Direktflug). Wer aus einem von Gelbfieber betroffenen Land einreist (Endemiegebiet), muss eine Gelbfieberimpfung nachweisen (Gelbfieber-Impfbescheinigung). Das gilt auch für Reisende die vorher mehr als 12 Stunden auf einem Transitflughafen in einem Endemiegebiet gewesen sind. Kinder bis zum Alter von 9 Monaten benötigen keine Gelbfieber-Impfung.

Eine Impfbescheinigung wird derzeit benötigt bei der Einreise aus: Äquatorialguinea, Äthiopien, Angola, Argentinien, Benin, Bolivien, Brasilien, Burkina Faso, Burundi, Ecuador, Elfenbeinküste, Französisch-Guyana, Gabun, Gambia, Ghana, Guinea, Guinea-Bissau, Guyana, Kamerun, Kenia, Kolumbien, Kongo, Kongo, Demokratische Republik, Liberia, Mali, Mauretanien, Niger, Nigeria, Panama, Paraguay, Peru, Senegal, Sierra Leone, Sudan, Südsudan, Suriname, Togo, Trinidad und Tobago, Tschad, Uganda, Venezuela, Zentralafrikanische Republik.

Polio (Kinderlähmung / Poliomyelitis)
Bei Einreise aus und Abreise nach polio-endemischen Ländern muß die Polioimpfbescheinigung vorgelegt werden.
Für Einreisen aus Afghanistan, Pakistan, Malaysia und dem Jemen.

Meningokokken-Meningitis
Hajj Pilgerer benötigen für die Einreise eine Meningokokkenimpfung.

Empfohlene Impfungen

Reisende sollten über den für Deutschland empfohlenen Standardimpfschutz (STIKO) verfügen, insbesondere über eine aktuelle Impfung gegen Tetanus (Wundstarrkrampf), Diphtherie, Pertussis (Keuchhusten), Masern und eine Grundimmunisierung gegen Poliomyelitis/Kinderlähmung.
Je nach Alter und Gesundheitszustand kommen weitere Empfehlungen hinzu. **Der STIKO-Impfkalender ist in Teil A des Handbuchs abgebildet.**

Welche Impfungen darüber hinaus für eine Reise empfehlenswert sind, hängt von der Art der Reise ab.

Zusätzlich sollte für viele Reiseländer ein ausreichender Schutz gegen Hepatitis A (Gelbsucht) vorhanden sein. Wer engeren Kontakt zu der einheimischen Bevölkerung hat, sollte sich zusätzlich noch gegen Hepatitis B impfen lassen. Hepatitis B kann z.B. durch Blut, Speichel und beim Sexualkontakt übertragen werden.

Impfungen

Krankheiten	Pflicht	Empfehlung	Pauschal	einf. Reisestil
Diphtherie		●	●	●
Masern		●	●	●
Pertussis (Keuchhusten)		●	●	●
Tetanus (Wundstarrkrampf)		●	●	●
Cholera				
Dengue-Fieber		seropos. oder LZ		
FSME (Frühsommer-Meningoenzephalitis)				
Gelbfieber	bedingt			
Hepatitis A		●	●	●
Hepatitis B		●	●	●
Japanische Enzephalitis				●
Meningokokken-Meningitis	bedingt			
Polio (Kinderlähmung / Poliomyelitis)	bedingt	●	●	●
Tollwut		●	●	●
Typhus				●

Erläuterungen

Pflicht siehe Einreisevorschriften

Empfehlung siehe Empfohlene Impfungen

Pauschalreisen
Bei Reisen nach westlichem Standard, überwiegend in Touristikzentren, Großstädten, Essen in gehobenen Lokalen oder im Hotel.

Achtung: Bei Reisenden kommt es häufig vor, dass spontan Tagesausflüge ins Landesinnere unternommen werden. Dann könnte ein zusätzlicher Impfschutz, wie beim einfachen Reisestil, sehr wichtig sein!

Einfacher Reisestil
Zusätzlich sollte für viele Reiseländer ein ausreichender Schutz gegen Hepatitis A (Gelbsucht) vorhanden sein. Innerhalb der westlichen Industriestaaten ist die chronische Hepatitis B überwiegend auf Risikogruppen beschränkt, außerhalb jedoch steigt ihre Häufigkeit deutlich an. Sie kann dann z.B. durch Blut, Speichel und beim Sexualkontakt übertragen werden, aber auch durch unsterile (zahn-)medizinische Behandlung. Für solche Ziele ist eine Hepatitis B-Impfung zu empfehlen.

LZ: Langzeit

Malariavorkommen

Hohes Risiko: Ganzjährig - Palawan, nicht aber: Nordhälfte der Insel (El Nido)

Minimales Risiko: Ganzjährig - Nordhälfte von Palawan, Mindanao, Mindoro und Inseln südlich von Mindanao.

Malariafrei: Manila und andere Großstädte, Rest des Landes.

Unter üblichen Rahmenbedingungen (Reisedauer bis ca. 4 Wochen, Hotelunterbringung mit Klimaanlage, informierter und umsichtiger Reisender) wird eine medikamentöse Malariaprophylaxe nur für die südlichen 2/3 der Insel Palawan **empfohlen.**

Malariaerreger

P. falciparum und Mischinfektionen 83%, P. vivax 16%, andere einschl. P. knowlesi 1%

Medikamentenauswahl

Abweichungen von dieser Empfehlung sind bei besonders hohem/niedrigem Risiko oder bei besonderen Personengruppen erforderlich. Falls unterwegs beim Auftreten fieberhafter, malariaverdächtiger Episoden (Näheres siehe allgemeiner Teil) eine adäquate Diagnostik und/oder Therapie nicht zur Verfügung steht, ist die Mitnahme einer Notfall-Selbstbehandlung sinnvoll, die zur Resistenzsituation und ggf. zur medikamentösen Prophylaxe paßt. Dazu sollte **Atovaquone/Proguanil** oder **Artemether/Lumefantrin** eingesetzt werden, **Dihydroartemisinin/Piperaquin** wegen des Risikoprofils nur in unvorhersehbaren Notfällen.

Bitte den Beitrag Malaria beachten. Eine Tabelle mit den Medikamenten und Dosierung zur Malariaprophylaxe und der Standby-Behandlung der Malaria finden Sie ab der Seite C-36.

Weitere Gesundheitsgefahren

Infektionsrisiken
Anthrax (Milzbrand), Brucellose, **Chikungunya,** Cholera, **Darmbilharziose, Denguefieber und schweres Denguefieber (früher: hämorrhagisches D.),** Filariose, lymphatische, Tropische Pulmonale Eosinophilie, Zika-Virus

Botschaften

- 🇩🇪 25/F Tower II, RCBC Plaza, 6819 Ayala Ave. 1200 Makati City, Metro Manila, Tel.: 0063-2 702 30 00, eMail: info@manila.diplo.de
- 🇦🇹 8th floor, One Orion building, 11th Avenue corner 38th Street, Bonifacio Global City, Taguig, Tel.: 0063-2-817 91 91, eMail: manila-ob@bmeia.gv.at
- 🇨🇭 24/F BDO Equitable Tower 8751 Paseo de Roxas 1226 Makati Metro Manila, Tel.: 0063-2 845 45 45, eMail: manila@eda.admin.ch

Pitcairninseln (PN)

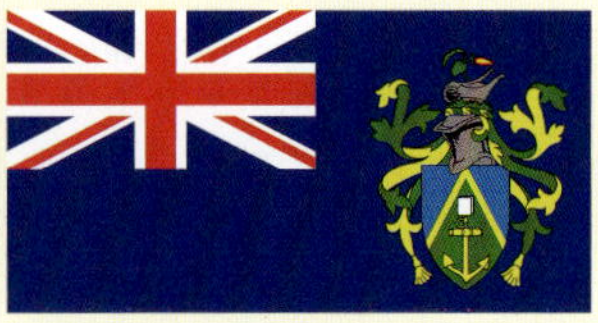

Kontinent: Ozeanien
Andere Namen: Pitkern Ailen
Einwohnerzahl: unter 1.000
Amtssprache: Englisch
Zeitverschiebung: -9 Std.
Sommerzeit: keine
Med. Notrufnummer: keine

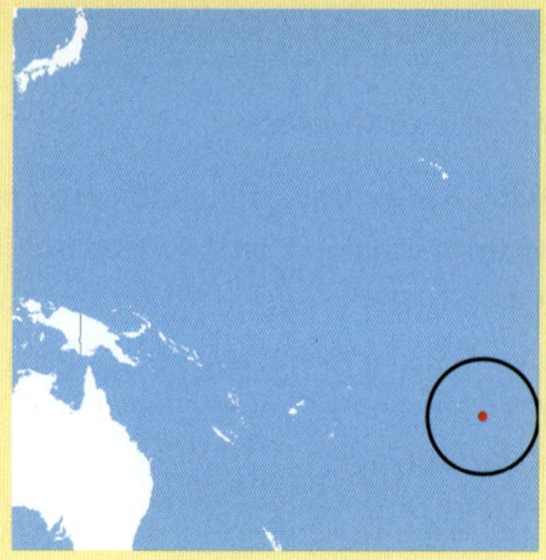

Impfpräventable Risiken

Einreisevorschriften

Gelbfieber

Keine Impfvorschriften für Reisende, die aus Europa direkt einreisen (Direktflug). Wer aus einem von Gelbfieber betroffenen Land einreist (Endemiegebiet), muss eine Gelbfieberimpfung nachweisen (Gelbfieberimpfbescheinigung). Kinder bis zum Alter von 1 Jahr, benötigen keine Gelbfieberimpfung.

Eine Impfbescheinigung wird derzeit benötigt bei der Einreise aus: Äquatorialguinea, Äthiopien, Angola, Argentinien, Benin, Bolivien, Brasilien, Burkina Faso, Burundi, Ecuador, Elfenbeinküste, Französisch-Guyana, Gabun, Gambia, Ghana, Guinea, Guinea-Bissau, Guyana, Kamerun, Kenia, Kolumbien, Kongo, Kongo, Demokratische Republik, Liberia, Mali, Mauretanien, Niger, Nigeria, Panama, Paraguay, Peru, Senegal, Sierra Leone, Sudan, Südsudan, Suriname, Togo, Trinidad und Tobago, Tschad, Uganda, Venezuela, Zentralafrikanische Republik.

Empfohlene Impfungen

Reisende sollten über den für Deutschland empfohlenen Standardimpfschutz (STIKO) verfügen, insbesondere über eine aktuelle Impfung gegen Tetanus (Wundstarrkrampf), Diphtherie, Pertussis (Keuchhusten), Masern und eine Grundimmunisierung gegen Poliomyelitis/Kinderlähmung. Je nach Alter und Gesundheitszustand kommen weitere Empfehlungen hinzu. **Der STIKO-Impfkalender ist in Teil A des Handbuchs abgebildet.**

Welche Impfungen darüber hinaus für eine Reise empfehlenswert sind, hängt von der Art der Reise ab.

Zusätzlich sollte für viele Reiseländer ein ausreichender Schutz gegen Hepatitis A (Gelbsucht) vorhanden sein. Wer engeren Kontakt zu der einheimischen Bevölkerung hat, sollte sich zusätzlich noch gegen Hepatitis B impfen lassen. Hepatitis B kann z.B. durch Blut, Speichel und beim Sexualkontakt übertragen werden.

Impfungen

Krankheiten	Pflicht	Empfehlung	Pauschal	einf. Reisestil
Diphtherie		●	●	●
Masern		●	●	●
Pertussis (Keuchhusten)		●	●	●
Tetanus (Wundstarrkrampf)		●	●	●
Cholera				
Dengue-Fieber				
FSME (Frühsommer-Meningoenzephalitis)				
Gelbfieber	bedingt			
Hepatitis A		●	●	●
Hepatitis B		●	●	●
Japanische Enzephalitis				
Meningokokken-Meningitis				
Polio (Kinderlähmung / Poliomyelitis)				
Tollwut				
Typhus				●

Erläuterungen

Pflicht siehe Einreisevorschriften

Empfehlung siehe Empfohlene Impfungen

Pauschalreisen
Bei Reisen nach westlichem Standard, überwiegend in Touristikzentren, Großstädten, Essen in gehobenen Lokalen oder im Hotel.

Achtung: Bei Reisenden kommt es häufig vor, dass spontan Tagesausflüge ins Landesinnere unternommen werden. Dann könnte ein zusätzlicher Impfschutz, wie beim einfachen Reisestil, sehr wichtig sein!

Einfacher Reisestil
Zusätzlich sollte für viele Reiseländer ein ausreichender Schutz gegen Hepatitis A (Gelbsucht) vorhanden sein. Innerhalb der westlichen Industriestaaten ist die chronische Hepatitis B überwiegend auf Risikogruppen beschränkt, außerhalb jedoch steigt ihre Häufigkeit deutlich an. Sie kann dann z.B. durch Blut, Speichel und beim Sexualkontakt übertragen werden, aber auch durch unsterile (zahn-)medizinische Behandlung. Für solche Ziele ist eine Hepatitis B-Impfung zu empfehlen.

LZ: Langzeit

Botschaften

- 🇩🇪 90-92 Hobson Street, Thorndon, 6011 Wellington, Neuseeland, Tel.: 0064-4473 60 63, eMail: info@wellington.diplo.de
- 🇦🇹 Keine Vertretung: Für allgemeine konsularische Anfragen: 0043-1-90115-3775
- 🇨🇭 Keine Vertretung: Konsularische Fragen, Helpline EDA 0041-800-24-7-365

Polen (PL)

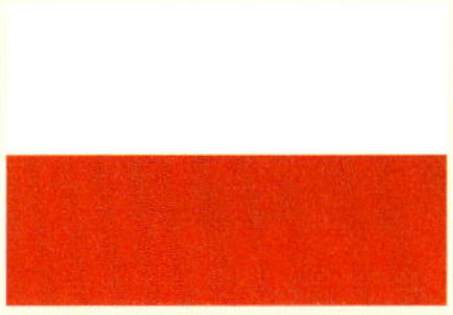

Kontinent: Europa
Einwohnerzahl: 37.847 (in Tausend)
Lebenserwartung: 78 Jahre
Kindersterblichkeit: 4 pro Tausend
Amtssprache: Polnisch
Zeitverschiebung: 0 Std.
Sommerzeit: 30.03.2025 - 26.10.2025
Med. Notrufnummer: 112

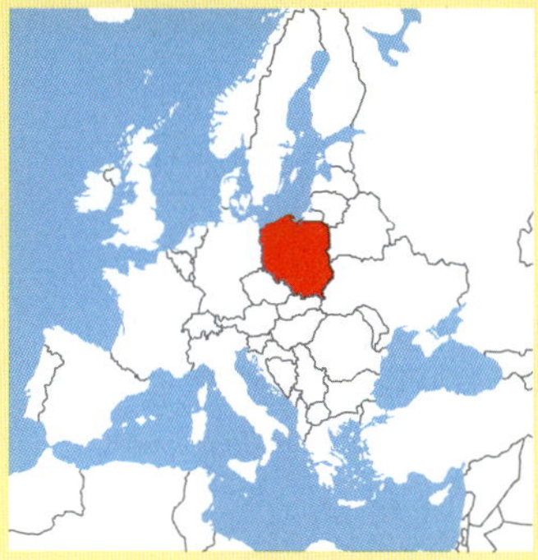

Impfpräventable Risiken

Empfohlene Impfungen

Reisende sollten über den für Deutschland empfohlenen Standardimpfschutz (STIKO) verfügen, insbesondere über eine aktuelle Impfung gegen Tetanus (Wundstarrkrampf), Diphtherie, Pertussis (Keuchhusten), Masern und eine Grundimmunisierung gegen Poliomyelitis/Kinderlähmung. Je nach Alter und Gesundheitszustand kommen weitere Empfehlungen hinzu. **Der STIKO-Impfkalender ist in Teil A des Handbuchs abgebildet.**

Welche Impfungen darüber hinaus für eine Reise empfehlenswert sind, hängt von der Art der Reise ab.

Zusätzlich sollte für viele Reiseländer ein ausreichender Schutz gegen Hepatitis A (Gelbsucht) vorhanden sein. Wer engeren Kontakt zu der einheimischen Bevölkerung hat, sollte sich zusätzlich noch gegen Hepatitis B impfen lassen. Hepatitis B kann z.B. durch Blut, Speichel und beim Sexualkontakt übertragen werden.

Impfungen

Krankheiten	Pflicht	Empfehlung	Pauschal	einf. Reisestil
Diphtherie		●	●	●
Masern		●	●	●
Pertussis (Keuchhusten)		●	●	●
Tetanus (Wundstarrkrampf)		●	●	●
Cholera				
Dengue-Fieber				
FSME (Frühsommer-Meningoenzephalitis)				●
Gelbfieber				
Hepatitis A				●
Hepatitis B				●
Japanische Enzephalitis				
Meningokokken-Meningitis				
Polio (Kinderlähmung / Poliomyelitis)				
Tollwut				●
Typhus				

Erläuterungen

Pflicht siehe Einreisevorschriften

Empfehlung siehe Empfohlene Impfungen

Pauschalreisen
Bei Reisen nach westlichem Standard, überwiegend in Touristikzentren, Großstädten, Essen in gehobenen Lokalen oder im Hotel.

Achtung: Bei a kommt es häufig vor, dass spontan Tagesausflüge ins Landesinnere unternommen werden. Dann könnte ein zusätzlicher Impfschutz, wie beim einfachen Reisestil, sehr wichtig sein!

Einfacher Reisestil
Zusätzlich sollte für viele Reiseländer ein ausreichender Schutz gegen Hepatitis A (Gelbsucht) vorhanden sein. Innerhalb der westlichen Industriestaaten ist die chronische Hepatitis B überwiegend auf Risikogruppen beschränkt, außerhalb jedoch steigt ihre Häufigkeit deutlich an. Sie kann dann z.B. durch Blut, Speichel und beim Sexualkontakt übertragen werden, aber auch durch unsterile (zahn-)medizinische Behandlung. Für solche Ziele ist eine Hepatitis B-Impfung zu empfehlen.

LZ: Langzeit

Botschaften

- ul. Jazdow 12, 00-467 Warschau, Tel.: 0048-22 584 17 00, eMail: info@warschau.diplo.de
- ul. Gagarina 34, 00-748 Warschau, Tel.: 0048-22-841 00 81, eMail: warschau-ob@bmeia.gv.at
- Aleje Ujazdowskie 27, 00-540 Warschau, Tel.: 0048-22 628 04 81, warsaw@eda.admin.ch

Portugal (PT)

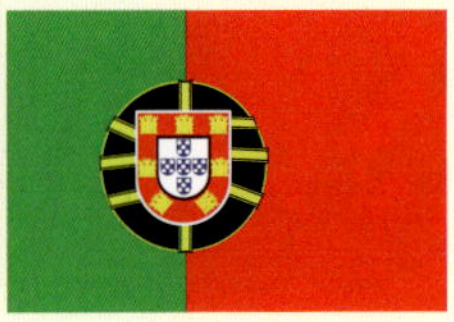

Kontinent: Europa
Einwohnerzahl: 10.197 (in Tausend)
Lebenserwartung: 82 Jahre
Kindersterblichkeit: 3 pro Tausend
Amtssprache: Portugiesisch
Zeitverschiebung: -2 Std. -1 Std.
Sommerzeit: 30.03.2025 - 26.10.2025
Med. Notrufnummer: 112

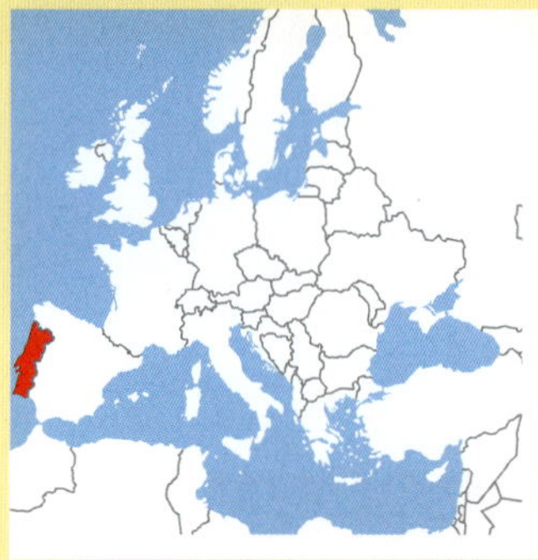

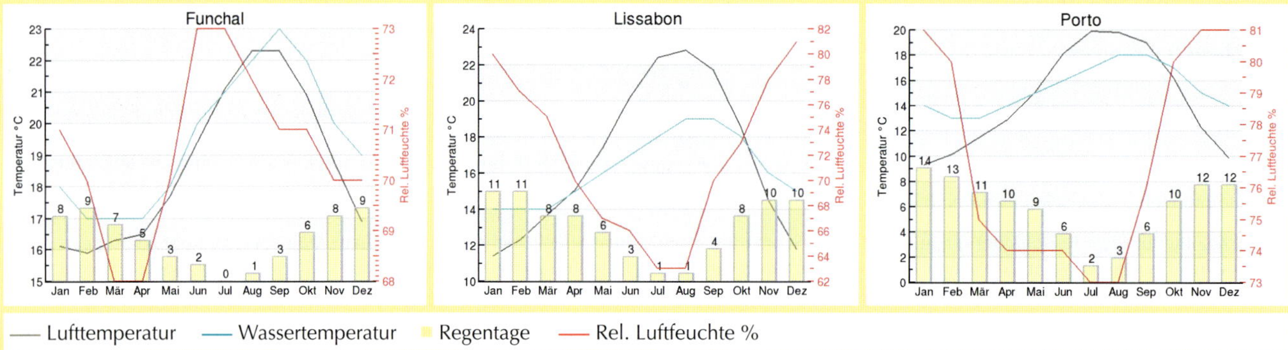

Impfpräventable Risiken

Empfohlene Impfungen

Reisende sollten über den für Deutschland empfohlenen Standardimpfschutz (STIKO) verfügen, insbesondere über eine aktuelle Impfung gegen Tetanus (Wundstarrkrampf), Diphtherie, Pertussis (Keuchhusten), Masern und eine Grundimmunisierung gegen Poliomyelitis/Kinderlähmung. Je nach Alter und Gesundheitszustand kommen weitere Empfehlungen hinzu. **Der STIKO-Impfkalender ist in Teil A des Handbuchs abgebildet.**

Welche Impfungen darüber hinaus für eine Reise empfehlenswert sind, hängt von der Art der Reise ab.

Zusätzlich sollte für viele Reiseländer ein ausreichender Schutz gegen Hepatitis A (Gelbsucht) vorhanden sein. Wer engeren Kontakt zu der einheimischen Bevölkerung hat, sollte sich zusätzlich noch gegen Hepatitis B impfen lassen. Hepatitis B kann z.B. durch Blut, Speichel und beim Sexualkontakt übertragen werden.

Impfungen

Krankheiten	Pflicht	Empfehlung	Pauschal	einf. Reisestil
Diphtherie		●	●	●
Masern		●	●	●
Pertussis (Keuchhusten)		●	●	●
Tetanus (Wundstarrkrampf)		●	●	●
Cholera				
Dengue-Fieber				
FSME (Frühsommer-Meningoenzephalitis)				
Gelbfieber				
Hepatitis A				
Hepatitis B				●
Japanische Enzephalitis				
Meningokokken-Meningitis				
Polio (Kinderlähmung / Poliomyelitis)				
Tollwut				
Typhus				

Erläuterungen

Pflicht siehe Einreisevorschriften

Empfehlung siehe Empfohlene Impfungen

Pauschalreisen
Bei Reisen nach westlichem Standard, überwiegend in Touristikzentren, Großstädten, Essen in gehobenen Lokalen oder im Hotel.

Achtung: Bei Reisenden kommt es häufig vor, dass spontan Tagesausflüge ins Landesinnere unternommen werden. Dann könnte ein zusätzlicher Impfschutz, wie beim einfachen Reisestil, sehr wichtig sein!

Einfacher Reisestil
Zusätzlich sollte für viele Reiseländer ein ausreichender Schutz gegen Hepatitis A (Gelbsucht) vorhanden sein. Innerhalb der westlichen Industriestaaten ist die chronische Hepatitis B überwiegend auf Risikogruppen beschränkt, außerhalb jedoch steigt ihre Häufigkeit deutlich an. Sie kann dann z.B. durch Blut, Speichel und beim Sexualkontakt übertragen werden, aber auch durch unsterile (zahn-)medizinische Behandlung. Für solche Ziele ist eine Hepatitis B-Impfung zu empfehlen.

LZ: Langzeit

Botschaften

- Campo dos Mártires da Pátria, 38, 1169-043 Lissabon, Tel.: 00351-21 881 02 10, eMail: info@lissabon.diplo.de
- Avenida Infante Santo, Nr. 43/4.Stock, 1399-046 Lissabon, Tel.: 00351-21-394 39, lissabon-ob@bmeia.gv.at
- Travessa do Jardim, no. 17, 1350–185 Lisboa, Portugal, Tel.: 00351-213 944 090, eMail: lisbon@eda.admin.ch

Puerto Rico (PR)

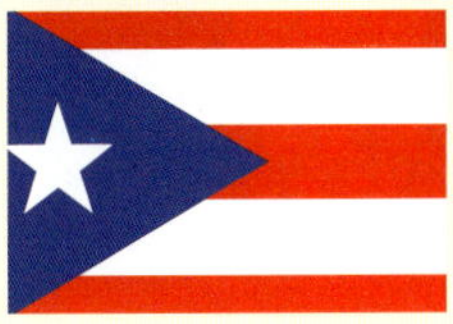

Kontinent: Nordamerika
Einwohnerzahl: 3.706 (in Tausend)
Amtssprache: Englisch, Spanisch
Zeitverschiebung: -5 Std.
Sommerzeit: keine
Med. Notrufnummer: 911

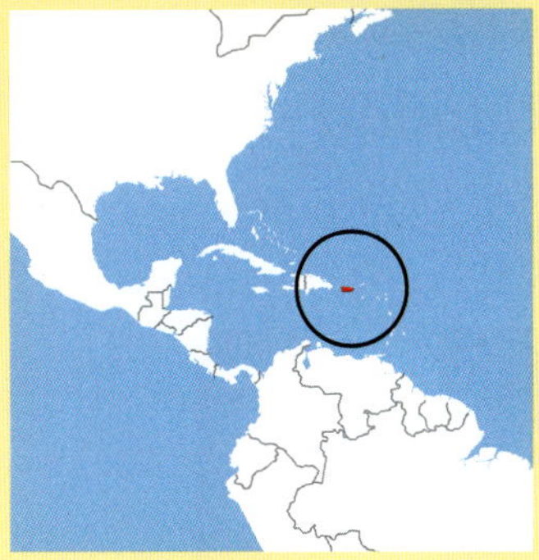

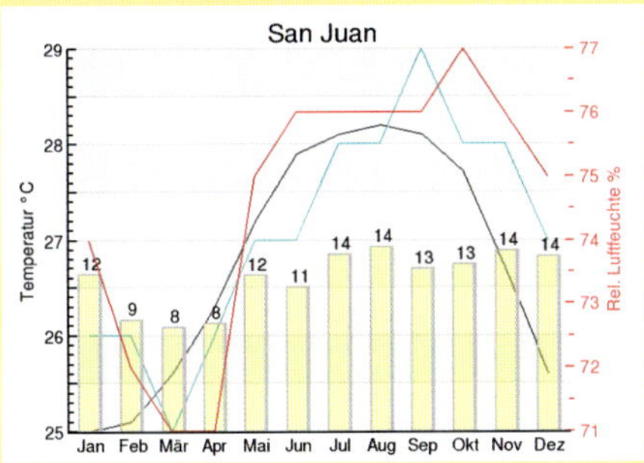

— Lufttemperatur — Wassertemperatur Regentage — Rel. Luftfeuchte %

Impfpräventable Risiken

Empfohlene Impfungen

Reisende sollten über den für Deutschland empfohlenen Standardimpfschutz (STIKO) verfügen, insbesondere über eine aktuelle Impfung gegen Tetanus (Wundstarrkrampf), Diphtherie, Pertussis (Keuchhusten), Masern und eine Grundimmunisierung gegen Poliomyelitis/Kinderlähmung. Je nach Alter und Gesundheitszustand kommen weitere Empfehlungen hinzu. **Der STIKO-Impfkalender ist in Teil A des Handbuchs abgebildet.**

Welche Impfungen darüber hinaus für eine Reise empfehlenswert sind, hängt von der Art der Reise ab.

Zusätzlich sollte für viele Reiseländer ein ausreichender Schutz gegen Hepatitis A (Gelbsucht) vorhanden sein. Wer engeren Kontakt zu der einheimischen Bevölkerung hat, sollte sich zusätzlich noch gegen Hepatitis B impfen lassen. Hepatitis B kann z.B. durch Blut, Speichel und beim Sexualkontakt übertragen werden.

Impfungen

Krankheiten	Pflicht	Empfehlung	Pauschal	einf. Reisestil
Diphtherie		●	●	●
Masern		●	●	●
Pertussis (Keuchhusten)		●	●	●
Tetanus (Wundstarrkrampf)		●	●	●
Cholera				
Dengue-Fieber		seropos. oder LZ		
FSME (Frühsommer-Meningoenzephalitis)				
Gelbfieber				
Hepatitis A		●	●	●
Hepatitis B		●	●	●
Japanische Enzephalitis				
Meningokokken-Meningitis				
Polio (Kinderlähmung / Poliomyelitis)				
Tollwut				●
Typhus				●

Erläuterungen

Pflicht siehe Einreisevorschriften

Empfehlung siehe Empfohlene Impfungen

Pauschalreisen
Bei Reisen nach westlichem Standard, überwiegend in Touristikzentren, Großstädten, Essen in gehobenen Lokalen oder im Hotel.

Achtung: Bei Reisenden kommt es häufig vor, dass spontan Tagesausflüge ins Landesinnere unternommen werden. Dann könnte ein zusätzlicher Impfschutz, wie beim einfachen Reisestil, sehr wichtig sein!

Einfacher Reisestil
Zusätzlich sollte für viele Reiseländer ein ausreichender Schutz gegen Hepatitis A (Gelbsucht) vorhanden sein. Innerhalb der westlichen Industriestaaten ist die chronische Hepatitis B überwiegend auf Risikogruppen beschränkt, außerhalb jedoch steigt ihre Häufigkeit deutlich an. Sie kann dann z.B. durch Blut, Speichel und beim Sexualkontakt übertragen werden, aber auch durch unsterile (zahn-)medizinische Behandlung. Für solche Ziele ist eine Hepatitis B-Impfung zu empfehlen.

LZ: Langzeit

Weitere Gesundheitsgefahren

Infektionsrisiken
Anthrax (Milzbrand), Brucellose, **Darmbilharziose, Denguefieber und schweres Denguefieber (früher: hämorrhagisches D.),** Melioidose, Zika-Virus

Botschaften

100 N. Biscayne Blvd., Suite 2200, Miami, FL 33132 (USA), Tel.: 001-305 358 02 90, eMail: info@miami.diplo.de

HONORARKONSULAT San Juan, 525 F. D. Roosevelt Ave., Plaza Las Américas Tower, Local 24B-, San Juan, Puerto Rico 00918, Tel.: 001-787-625 3118

Consulate of Switzerland in Puerto Rico 816 Calle Diana Urb. Dos Pinos San Juan, PR 00923-2334 United States of America, Tel.: 001-787 751 3182

Reunion (RE)

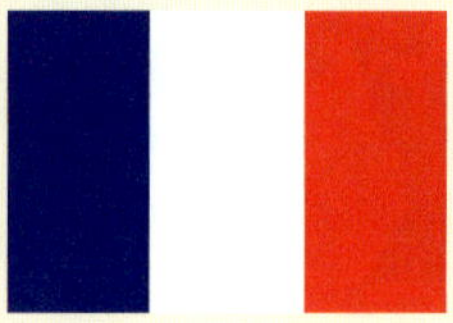

Kontinent: Afrika
Einwohnerzahl: 817 (in Tausend)
Amtssprache: Französisch
Zeitverschiebung: 3 Std.
Sommerzeit: keine
Med. Notrufnummer: keine

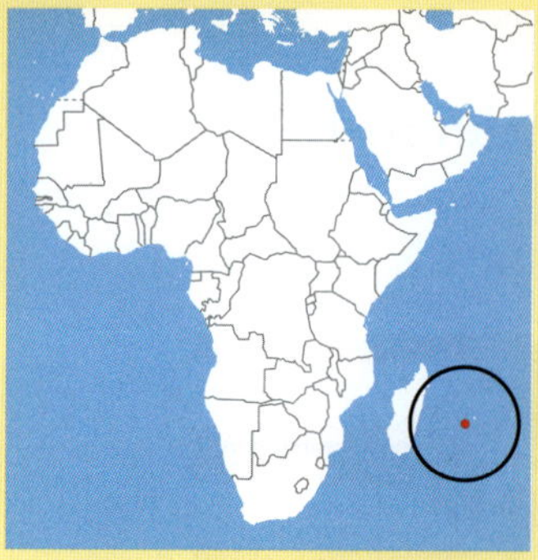

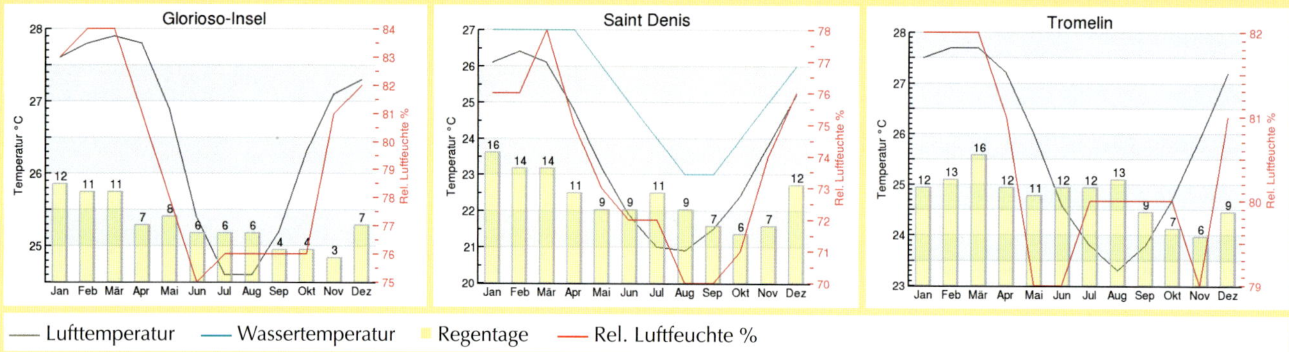

Impfpräventable Risiken

Empfohlene Impfungen

Reisende sollten über den für Deutschland empfohlenen Standardimpfschutz (STIKO) verfügen, insbesondere über eine aktuelle Impfung gegen Tetanus (Wundstarrkrampf), Diphtherie, Pertussis (Keuchhusten), Masern und eine Grundimmunisierung gegen Poliomyelitis/Kinderlähmung. Je nach Alter und Gesundheitszustand kommen weitere Empfehlungen hinzu. **Der STIKO-Impfkalender ist in Teil A des Handbuchs abgebildet.**

Welche Impfungen darüber hinaus für eine Reise empfehlenswert sind, hängt von der Art der Reise ab.

Zusätzlich sollte für viele Reiseländer ein ausreichender Schutz gegen Hepatitis A (Gelbsucht) vorhanden sein. Wer engeren Kontakt zu der einheimischen Bevölkerung hat, sollte sich zusätzlich noch gegen Hepatitis B impfen lassen. Hepatitis B kann z.B. durch Blut, Speichel und beim Sexualkontakt übertragen werden.

Impfungen

Krankheiten	Pflicht	Empfehlung	Pauschal	einf. Reisestil
Diphtherie		●	●	●
Masern		●	●	●
Pertussis (Keuchhusten)		●	●	●
Tetanus (Wundstarrkrampf)		●	●	●
Cholera				
Dengue-Fieber		seropos. oder LZ		
FSME (Frühsommer-Meningoenzephalitis)				
Gelbfieber				
Hepatitis A		●	●	●
Hepatitis B		●	●	●
Japanische Enzephalitis				
Meningokokken-Meningitis				
Polio (Kinderlähmung / Poliomyelitis)				
Tollwut				
Typhus				●

Erläuterungen

Pflicht siehe Einreisevorschriften

Empfehlung siehe Empfohlene Impfungen

Pauschalreisen
Bei Reisen nach westlichem Standard, überwiegend in Touristikzentren, Großstädten, Essen in gehobenen Lokalen oder im Hotel.

Achtung: Bei Reisenden kommt es häufig vor, dass spontan Tagesausflüge ins Landesinnere unternommen werden. Dann könnte ein zusätzlicher Impfschutz, wie beim einfachen Reisestil, sehr wichtig sein!

Einfacher Reisestil
Zusätzlich sollte für viele Reiseländer ein ausreichender Schutz gegen Hepatitis A (Gelbsucht) vorhanden sein. Innerhalb der westlichen Industriestaaten ist die chronische Hepatitis B überwiegend auf Risikogruppen beschränkt, außerhalb jedoch steigt ihre Häufigkeit deutlich an. Sie kann dann z.B. durch Blut, Speichel und beim Sexualkontakt übertragen werden, aber auch durch unsterile (zahn-)medizinische Behandlung. Für solche Ziele ist eine Hepatitis B-Impfung zu empfehlen.

LZ: Langzeit

Weitere Gesundheitsgefahren

Infektionsrisiken

Anthrax (Milzbrand), Brucellose, **Chikungunya, Denguefieber und schweres Denguefieber (früher: hämorrhagisches D.),** Filariose, lymphatische, Tropische Pulmonale Eosinophilie

Botschaften

13/15 Avenue Franklin Delano Roosevelt, 75008 Paris, Frankreich, Tel.: 0033-1 53 83 45 00, eMail: info@paris.diplo.de

Keine Vertretung: Für allgemeine konsularische Anfragen: 0043-1-90115-3775

Botschaft siehe Frankreich

Ruanda (RW)

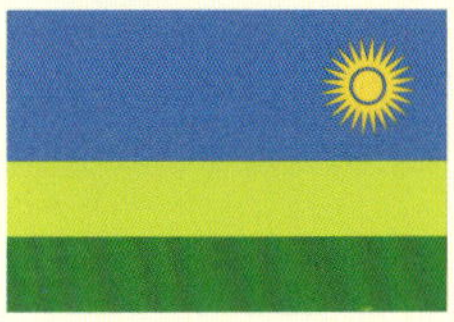

Kontinent: Afrika
Einwohnerzahl: 12.952 (in Tausend)
Lebenserwartung: 69 Jahre
Kindersterblichkeit: 40 pro Tausend
Amtssprache: Englisch, Französisch, Kijarwanda
Zeitverschiebung: 1 Std.
Sommerzeit: keine
Med. Notrufnummer: keine

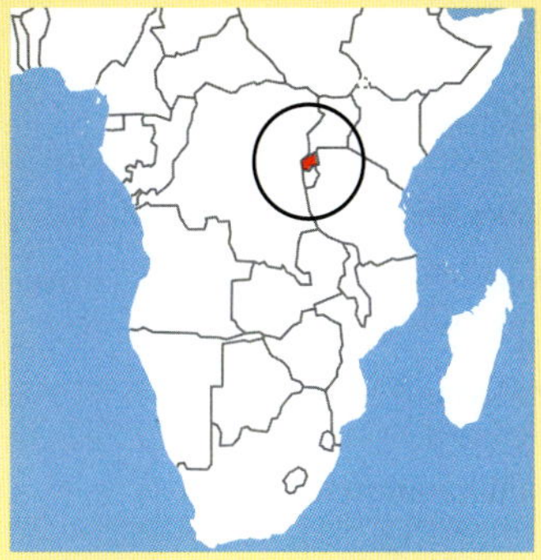

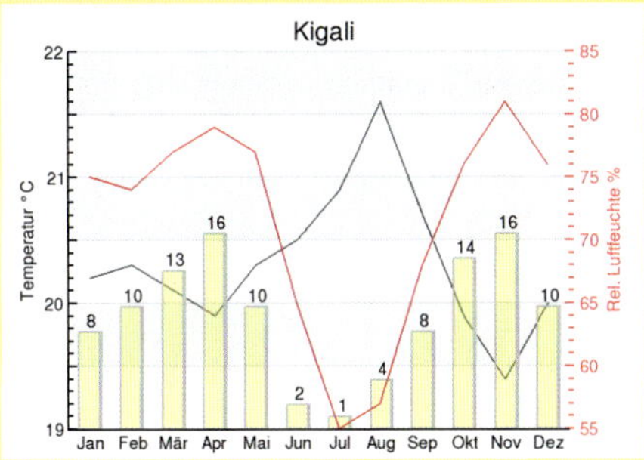

— Lufttemperatur — Wassertemperatur ▪ Regentage — Rel. Luftfeuchte %

Impfpräventable Risiken

Einreisevorschriften

Gelbfieber

Keine Impfvorschriften für Reisende, die aus Europa direkt einreisen (Direktflug). Wer aus einem von Gelbfieber betroffenen Land einreist (Endemiegebiet), muss eine Gelbfieberimpfung nachweisen (Gelbfieber-Impfbescheinigung). Kinder bis zum Alter von 1 Jahr, benötigen keine Gelbfieber-Impfung.

Eine Impfbescheinigung wird derzeit benötigt bei der Einreise aus: Aquatorialguinea, Athiopien, Angola, Argentinien, Benin, Bolivien, Brasilien, Burkina Faso, Burundi, Ecuador, Elfenbeinkuste, Franzosisch-Guyana, Gabun, Gambia, Ghana, Guinea, Guinea-Bissau, Guyana, Kamerun, Kenia, Kolumbien, Kongo, Kongo, Demokratische Republik, Liberia, Mali, Mauretanien, Niger, Nigeria, Panama, Paraguay, Peru, Senegal, Sierra Leone, Sudan, Sudsudan, Suriname, Togo, Trinidad und Tobago, Tschad, Uganda, Venezuela, Zentralafrikanische Republik.

Empfohlene Impfungen

Reisende sollten über den für Deutschland empfohlenen Standardimpfschutz (STIKO) verfügen, insbesondere über eine aktuelle Impfung gegen Tetanus (Wundstarrkrampf), Diphtherie, Pertussis (Keuchhusten), Masern und eine Grundimmunisierung gegen Poliomyelitis/Kinderlähmung.
Je nach Alter und Gesundheitszustand kommen weitere Empfehlungen hinzu. **Der STIKO-Impfkalender ist in Teil A des Handbuchs abgebildet.**

Welche Impfungen darüber hinaus für eine Reise empfehlenswert sind, hängt von der Art der Reise ab.

Zusätzlich sollte für viele Reiseländer ein ausreichender Schutz gegen Hepatitis A (Gelbsucht) vorhanden sein. Wer engeren Kontakt zu der einheimischen Bevölkerung hat, sollte sich zusätzlich noch gegen Hepatitis B impfen lassen. Hepatitis B kann z.B. durch Blut, Speichel und beim Sexualkontakt übertragen werden.

Impfungen

Krankheiten	Pflicht	Empfehlung	Pauschal	einf. Reisestil
Diphtherie		●	●	●
Masern		●	●	●
Pertussis (Keuchhusten)		●	●	●
Tetanus (Wundstarrkrampf)		●	●	●
Cholera				
Dengue-Fieber				
FSME (Frühsommer-Meningoenzephalitis)				
Gelbfieber	bedingt	●	●	●
Hepatitis A		●	●	●
Hepatitis B		●	●	●
Japanische Enzephalitis				
Meningokokken-Meningitis				●
Polio (Kinderlähmung / Poliomyelitis)				●
Tollwut				●
Typhus			●	●

Erläuterungen

Pflicht siehe Einreisevorschriften

Empfehlung siehe Empfohlene Impfungen

Pauschalreisen
Bei Reisen nach westlichem Standard, überwiegend in Touristikzentren, Großstädten, Essen in gehobenen Lokalen oder im Hotel.

Achtung: Bei Reisenden kommt es häufig vor, dass spontan Tagesausflüge ins Landesinnere unternommen werden. Dann könnte ein zusätzlicher Impfschutz, wie beim einfachen Reisestil, sehr wichtig sein!

Einfacher Reisestil
Zusätzlich sollte für viele Reiseländer ein ausreichender Schutz gegen Hepatitis A (Gelbsucht) vorhanden sein. Innerhalb der westlichen Industriestaaten ist die chronische Hepatitis B überwiegend auf Risikogruppen beschränkt, außerhalb jedoch steigt ihre Häufigkeit deutlich an. Sie kann dann z.B. durch Blut, Speichel und beim Sexualkontakt übertragen werden, aber auch durch unsterile (zahn-)medizinische Behandlung. Für solche Ziele ist eine Hepatitis B-Impfung zu empfehlen.

LZ: Langzeit

Malariavorkommen

Hohes Risiko: Ganzjährig - Im ganzen Land inklusive Städte.

Unter üblichen Rahmenbedingungen (Reisedauer bis ca. 4 Wochen, Hotelunterbringung mit Klimaanlage, informierter und umsichtiger Reisender) wird eine medikamentöse Malariaprophylaxe **ganzjährig empfohlen**.

Malariaerreger: P. falciparum > 99%

Medikamentenauswahl

Dazu stehen die im allgemeinen Teil näher beschriebenen Substanzen **Atovaquone/Proguanil**, **Doxycyclin** (in Deutschland ein off-label use) und in begründeten Einzelfällen **Mefloquin** zur Verfügung.

Abweichungen von dieser Empfehlung sind bei besonders hohem/niedrigem Risiko oder bei besonderen Personengruppen erforderlich. Falls unterwegs beim Auftreten fieberhafter, malariaverdächtiger Episoden (Näheres siehe allgemeiner Teil) eine adäquate Diagnostik und/oder Therapie nicht zur Verfügung steht, ist die Mitnahme einer Notfall-Selbstbehandlung sinnvoll, die zur Resistenzsituation und ggf. zur medikamentösen Prophylaxe paßt. Dazu sollte **Atovaquone/Proguanil** oder **Artemether/Lumefantrin** eingesetzt werden, **Dihydroartemisinin/Piperaquin** wegen des Risikoprofils nur in unvorhersehbaren Notfällen.

Bitte den Beitrag Malaria beachten. Eine Tabelle mit den Medikamenten und Dosierung zur Malariaprophylaxe und der Standby-Behandlung der Malaria finden Sie ab der Seite C-36.

Weitere Gesundheitsgefahren

Infektionsrisiken
Anthrax (Milzbrand), Brucellose, **Chikungunya,** Cholera, Filariose, lymphatische, Tropische Pulmonale Eosinophilie, Onchozerkose, Flußblindheit, Rift-Valley-Fieber, Trypanosomiasis, afrikanische, Schlafkrankheit

Botschaften

- (DE) KN 27 St No. 5, Kiyovu, Kigali, Tel.: 00250-252 57 52 22, eMail: info@kigali.diplo.de
- (AT) Botschaft siehe Kenia
- (CH) Botschaft siehe Kenia / Bureau de la coopération suisse DDC et Agence consulaire, KN 3 Av #36, Kigali, Tel.: 00250-252 57 55 34, eMail: kigali@eda.admin.ch

Rumänien (RO)

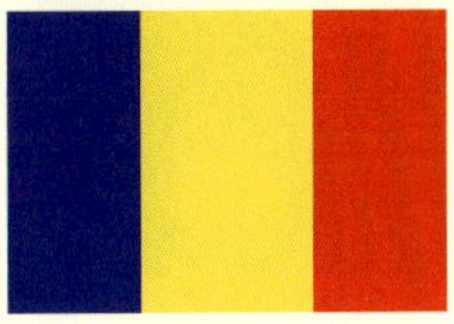

Kontinent: Europa
Einwohnerzahl: 19.238 (in Tausend)
Lebenserwartung: 76 Jahre
Kindersterblichkeit: 7 pro Tausend
Amtssprache: Rumänisch
Zeitverschiebung: 1 Std.
Sommerzeit: 30.03.2025 - 26.10.2025
Med. Notrufnummer: 112

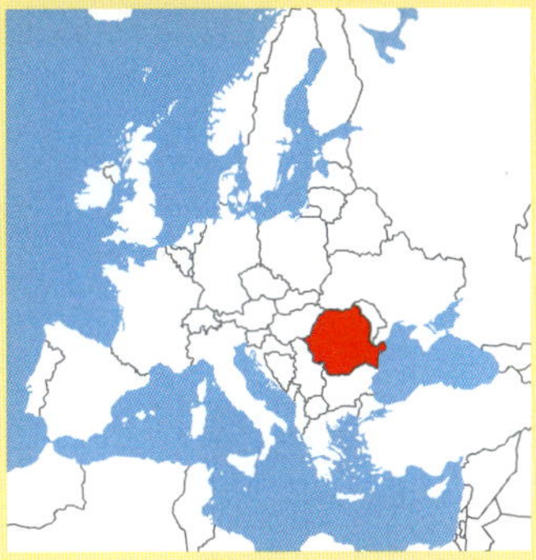

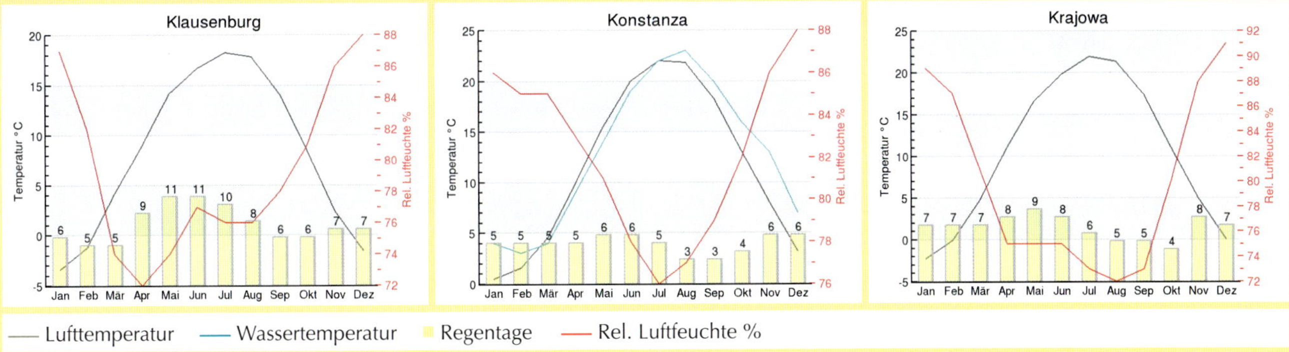

Impfpräventable Risiken

Empfohlene Impfungen

Reisende sollten über den für Deutschland empfohlenen Standardimpfschutz (STIKO) verfügen, insbesondere über eine aktuelle Impfung gegen Tetanus (Wundstarrkrampf), Diphtherie, Pertussis (Keuchhusten), Masern und eine Grundimmunisierung gegen Poliomyelitis/Kinderlähmung. Je nach Alter und Gesundheitszustand kommen weitere Empfehlungen hinzu. **Der STIKO-Impfkalender ist in Teil A des Handbuchs abgebildet.**

Welche Impfungen darüber hinaus für eine Reise empfehlenswert sind, hängt von der Art der Reise ab.

Zusätzlich sollte für viele Reiseländer ein ausreichender Schutz gegen Hepatitis A (Gelbsucht) vorhanden sein. Wer engeren Kontakt zu der einheimischen Bevölkerung hat, sollte sich zusätzlich noch gegen Hepatitis B impfen lassen. Hepatitis B kann z.B. durch Blut, Speichel und beim Sexualkontakt übertragen werden.

Impfungen

Krankheiten	Pflicht	Empfehlung	Pauschal	einf. Reisestil
Diphtherie		●	●	●
Masern		●	●	●
Pertussis (Keuchhusten)		●	●	●
Tetanus (Wundstarrkrampf)		●	●	●
Cholera				
Dengue-Fieber				
FSME (Frühsommer-Meningoenzephalitis)				●
Gelbfieber				
Hepatitis A		●	●	●
Hepatitis B		●	●	●
Japanische Enzephalitis				
Meningokokken-Meningitis				
Polio (Kinderlähmung / Poliomyelitis)				
Tollwut				●
Typhus				

Erläuterungen

Pflicht siehe Einreisevorschriften

Empfehlung siehe Empfohlene Impfungen

Pauschalreisen
Bei Reisen nach westlichem Standard, überwiegend in Touristikzentren, Großstädten, Essen in gehobenen Lokalen oder im Hotel.

Achtung: Bei Reisenden kommt es häufig vor, dass spontan Tagesausflüge ins Landesinnere unternommen werden. Dann könnte ein zusätzlicher Impfschutz, wie beim einfachen Reisestil, sehr wichtig sein!

Einfacher Reisestil
Zusätzlich sollte für viele Reiseländer ein ausreichender Schutz gegen Hepatitis A (Gelbsucht) vorhanden sein. Innerhalb der westlichen Industriestaaten ist die chronische Hepatitis B überwiegend auf Risikogruppen beschränkt, außerhalb jedoch steigt ihre Häufigkeit deutlich an. Sie kann dann z.B. durch Blut, Speichel und beim Sexualkontakt übertragen werden, aber auch durch unsterile (zahn-)medizinische Behandlung. Für solche Ziele ist eine Hepatitis B-Impfung zu empfehlen.

LZ: Langzeit

Weitere Gesundheitsgefahren

Infektionsrisiken
West-Nil-Fieber

Botschaften

Strada Cpt. Av. Gheorghe Demetriade 6 - 8, 011849 Bukarest, Tel.: 0040-21 202 98 30, eMail: info@bukarest.diplo.de

Dumbrava Rosie 7, RO-020461 Bukarest, Tel.: 0040-21-201 56 12, eMail: bukarest-ob@bmeia.gv.at

16-20, Grigore Alexandrescu Str., 4th Floor, 010626 Bucharest, Tel.: 0040-21 206 16 00, eMail: bucharest@eda.admin.ch

Russland (RU)

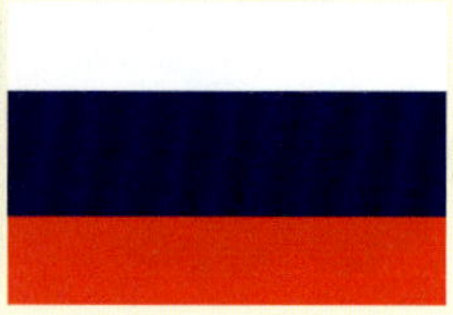

Kontinent: Europa
Einwohnerzahl: 145.934 (in Tausend)
Lebenserwartung: 73 Jahre
Kindersterblichkeit: 5 pro Tausend
Amtssprache: Russisch
Zeitverschiebung: 1 Std. 2 Std. 3 Std. 4 Std. 5 Std. 6 Std. 7 Std. 8 Std. 9 Std. 10 Std. 11 Std.
Sommerzeit: keine
Med. Notrufnummer: 112, 03

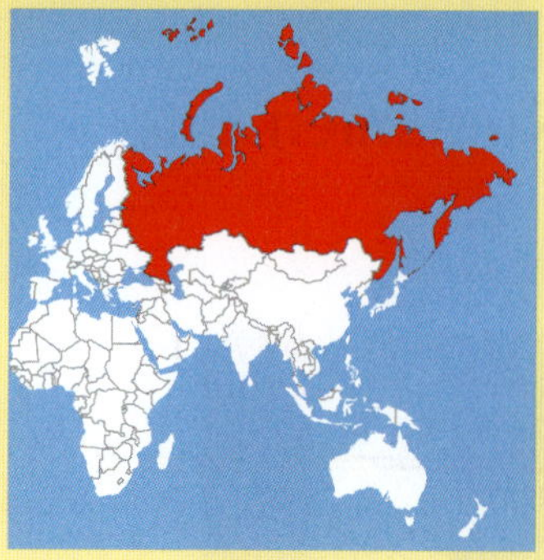

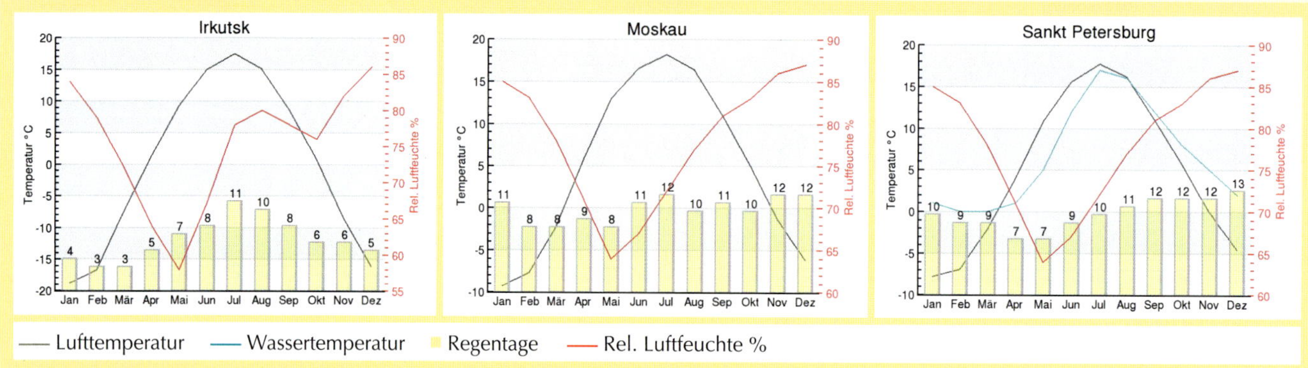

Impfpräventable Risiken
Empfohlene Impfungen

Reisende sollten über den für Deutschland empfohlenen Standardimpfschutz (STIKO) verfügen, insbesondere über eine aktuelle Impfung gegen Tetanus (Wundstarrkrampf), Diphtherie, Pertussis (Keuchhusten), Masern und eine Grundimmunisierung gegen Poliomyelitis/Kinderlähmung.
Je nach Alter und Gesundheitszustand kommen weitere Empfehlungen hinzu. **Der STIKO-Impfkalender ist in Teil A des Handbuchs abgebildet.**
Welche Impfungen darüber hinaus für eine Reise empfehlenswert sind, hängt von der Art der Reise ab.
Zusätzlich sollte für viele Reiseländer ein ausreichender Schutz gegen Hepatitis A (Gelbsucht) vorhanden sein. Wer engeren Kontakt zu der einheimischen Bevölkerung hat, sollte sich zusätzlich noch gegen Hepatitis B impfen lassen. Hepatitis B kann z.B. durch Blut, Speichel und beim Sexualkontakt übertragen werden.

Impfungen

Krankheiten	Pflicht	Empfehlung	Pauschal	einf. Reisestil
Diphtherie		●	●	●
Masern		●	●	●
Pertussis (Keuchhusten)		●	●	●
Tetanus (Wundstarrkrampf)		●	●	●
Cholera				
Dengue-Fieber				
FSME (Frühsommer-Meningoenzephalitis)			●	●
Gelbfieber				
Hepatitis A		●	●	●
Hepatitis B		●	●	●
Japanische Enzephalitis				●
Meningokokken-Meningitis				
Polio (Kinderlähmung / Poliomyelitis)				
Tollwut				●
Typhus				

Erläuterungen

Pflicht siehe Einreisevorschriften

Empfehlung siehe Empfohlene Impfungen

Pauschalreisen
Bei Reisen nach westlichem Standard, überwiegend in Touristikzentren, Großstädten, Essen in gehobenen Lokalen oder im Hotel.

Achtung: Bei Reisenden kommt es häufig vor, dass spontan Tagesausflüge ins Landesinnere unternommen werden. Dann könnte ein zusätzlicher Impfschutz, wie beim einfachen Reisestil, sehr wichtig sein!

Einfacher Reisestil
Zusätzlich sollte für viele Reiseländer ein ausreichender Schutz gegen Hepatitis A (Gelbsucht) vorhanden sein. Innerhalb der westlichen Industriestaaten ist die chronische Hepatitis B überwiegend auf Risikogruppen beschränkt, außerhalb jedoch steigt ihre Häufigkeit deutlich an. Sie kann dann z.B. durch Blut, Speichel und beim Sexualkontakt übertragen werden, aber auch durch unsterile (zahn-)medizinische Behandlung. Für solche Ziele ist eine Hepatitis B-Impfung zu empfehlen.

LZ: Langzeit

Weitere Gesundheitsgefahren

Infektionsrisiken
Anthrax (Milzbrand), Botulismus, Brucellose

Botschaften

Mosfilmowskaja 56, 115127 Moskau, Tel.: 007-495 937 95 00, eMail: emb@mosk.diplo.de

Starokonjuschennyi Per 1, 119034 Moskau, Tel.: 007-495-780 60 66, eMail: moskau-ob@bmeia.gv.at

Per. Ogorodnaya Sloboda 2/5, 101000 Moscow, Tel.: 007-495 258 38 30, eMail: moscow@eda.admin.ch

Salomon-Inseln (SB)

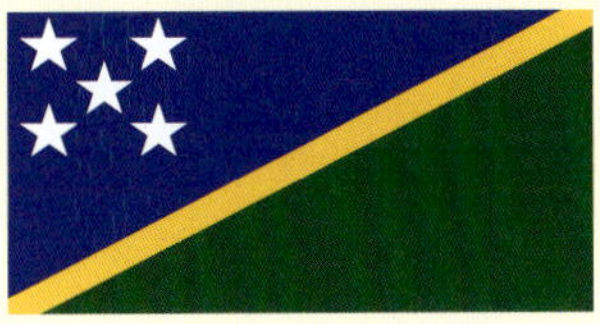

Kontinent: Ozeanien
Andere Namen: Salomonen
Einwohnerzahl: 687 (in Tausend)
Lebenserwartung: 65 Jahre
Kindersterblichkeit: 19 pro Tausend
Amtssprache: Englisch
Zeitverschiebung: 10 Std.
Sommerzeit: keine
Med. Notrufnummer: keine

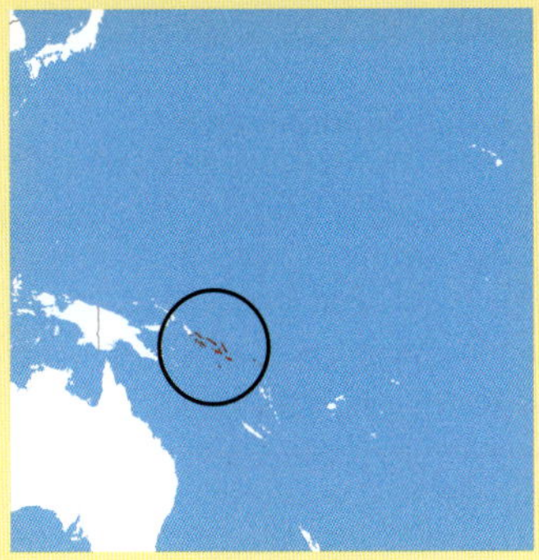

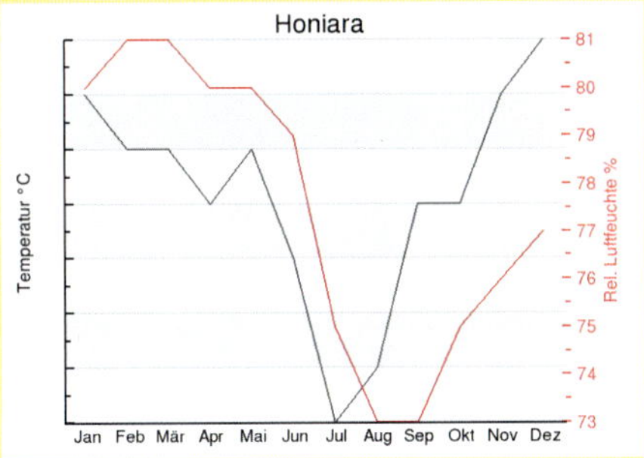

— Lufttemperatur — Wassertemperatur Regentage — Rel. Luftfeuchte %

Impfpräventable Risiken

Einreisevorschriften

Gelbfieber

Keine Impfvorschriften für Reisende, die aus Europa direkt einreisen (Direktflug). Wer aus einem von Gelbfieber betroffenen Land einreist (Endemiegebiet), muss eine Gelbfieberimpfung nachweisen (Gelbfieber-Impfbescheinigung). Kinder bis zum Alter von 9 Monaten, benötigen keine Gelbfieber-Impfung.

Eine Impfbescheinigung wird derzeit benötigt bei der Einreise aus: Äquatorialguinea, Äthiopien, Angola, Argentinien, Benin, Bolivien, Brasilien, Burkina Faso, Burundi, Ecuador, Elfenbeinküste, Französisch-Guyana, Gabun, Gambia, Ghana, Guinea, Guinea-Bissau, Guyana, Kamerun, Kenia, Kolumbien, Kongo, Kongo, Demokratische Republik, Liberia, Mali, Mauretanien, Niger, Nigeria, Panama, Paraguay, Peru, Senegal, Sierra Leone, Sudan, Südsudan, Suriname, Togo, Trinidad und Tobago, Tschad, Uganda, Venezuela, Zentralafrikanische Republik.

Empfohlene Impfungen

Reisende sollten über den für Deutschland empfohlenen Standardimpfschutz (STIKO) verfügen, insbesondere über eine aktuelle Impfung gegen Tetanus (Wundstarrkrampf), Diphtherie, Pertussis (Keuchhusten), Masern und eine Grundimmunisierung gegen Poliomyelitis/Kinderlähmung.
Je nach Alter und Gesundheitszustand kommen weitere Empfehlungen hinzu. **Der STIKO-Impfkalender ist in Teil A des Handbuchs abgebildet.**

Welche Impfungen darüber hinaus für eine Reise empfehlenswert sind, hängt von der Art der Reise ab.

Zusätzlich sollte für viele Reiseländer ein ausreichender Schutz gegen Hepatitis A (Gelbsucht) vorhanden sein. Wer engeren Kontakt zu der einheimischen Bevölkerung hat, sollte sich zusätzlich noch gegen Hepatitis B impfen lassen. Hepatitis B kann z.B. durch Blut, Speichel und beim Sexualkontakt übertragen werden.

Impfungen

Krankheiten	Pflicht	Empfehlung	Pauschal	einf. Reisestil
Diphtherie		●	●	●
Masern		●	●	●
Pertussis (Keuchhusten)		●	●	●
Tetanus (Wundstarrkrampf)		●	●	●
Cholera				
Dengue-Fieber		seropos. oder LZ		
FSME (Frühsommer-Meningoenzephalitis)				
Gelbfieber	bedingt			
Hepatitis A		●	●	●
Hepatitis B		●	●	●
Japanische Enzephalitis				●
Meningokokken-Meningitis				
Polio (Kinderlähmung / Poliomyelitis)				
Tollwut				
Typhus				●

Erläuterungen

Pflicht siehe Einreisevorschriften

Empfehlung siehe Empfohlene Impfungen

Pauschalreisen
Bei Reisen nach westlichem Standard, überwiegend in Touristikzentren, Großstädten, Essen in gehobenen Lokalen oder im Hotel.

Achtung: Bei Reisenden kommt es häufig vor, dass spontan Tagesausflüge ins Landesinnere unternommen werden. Dann könnte ein zusätzlicher Impfschutz, wie beim einfachen Reisestil, sehr wichtig sein!

Einfacher Reisestil
Zusätzlich sollte für viele Reiseländer ein ausreichender Schutz gegen Hepatitis A (Gelbsucht) vorhanden sein. Innerhalb der westlichen Industriestaaten ist die chronische Hepatitis B überwiegend auf Risikogruppen beschränkt, außerhalb jedoch steigt ihre Häufigkeit deutlich an. Sie kann dann z.B. durch Blut, Speichel und beim Sexualkontakt übertragen werden, aber auch durch unsterile (zahn-)medizinische Behandlung. Für solche Ziele ist eine Hepatitis B-Impfung zu empfehlen.

LZ: Langzeit

Empfohlene Impfungen

Reisende sollten über den für Deutschland empfohlenen Standardimpfschutz (STIKO) verfügen, insbesondere über eine aktuelle Impfung gegen Tetanus (Wundstarrkrampf), Diphtherie, Pertussis (Keuchhusten), Masern und eine Grundimmunisierung gegen Poliomyelitis/Kinderlähmung. Je nach Alter und Gesundheitszustand kommen weitere Empfehlungen hinzu. **Der STIKO-Impfkalender ist in Teil A des Handbuchs abgebildet.**

Welche Impfungen darüber hinaus für eine Reise empfehlenswert sind, hängt von der Art der Reise ab.

Zusätzlich sollte für viele Reiseländer ein ausreichender Schutz gegen Hepatitis A (Gelbsucht) vorhanden sein. Wer engeren Kontakt zu der einheimischen Bevölkerung hat, sollte sich zusätzlich noch gegen Hepatitis B impfen lassen. Hepatitis B kann z.B. durch Blut, Speichel und beim Sexualkontakt übertragen werden.

Malariavorkommen

Hohes Risiko: Ganzjährig - Im ganzen Land

Unter üblichen Rahmenbedingungen (Reisedauer bis ca. 4 Wochen, Hotelunterbringung mit Klimaanlage, abendlicher Aufenthalt in mosquitogeschützten Innenräumen, Verständnis und Kooperationsbereitschaft des Reisenden) ist eine medikamentöse Malariaprophylaxe in Regionen mit hohem Risiko **ganzjährig empfohlen**.

Malariaerreger: P. vivax 59%, P. falciparum und Mischinfektionen 41%

Medikamentenauswahl

Dazu stehen die im allgemeinen Teil näher beschriebenen Substanzen **Atovaquone/Proguanil**, **Doxycyclin** (in Deutschland ein off-label use) und in begründeten Einzelfällen **Mefloquin** zur Verfügung.

Abweichungen von dieser Empfehlung sind bei besonders hohem/niedrigem Risiko oder bei besonderen Personengruppen erforderlich. Falls unterwegs beim Auftreten fieberhafter, malariaverdächtiger Episoden (Näheres siehe allgemeiner Teil) eine adäquate Diagnostik und/oder Therapie nicht zur Verfügung steht, ist die Mitnahme einer Notfall-Selbstbehandlung sinnvoll, die zur Resistenzsituation und ggf. zur medikamentösen Prophylaxe paßt. Dazu sollte **Atovaquone/Proguanil** oder **Artemether/Lumefantrin** eingesetzt werden, **Dihydroartemisinin/Piperaquin** wegen des Risikoprofils nur in unvorhersehbaren Notfällen.

Bitte den Beitrag Malaria beachten. Eine Tabelle mit den Medikamenten und Dosierung zur Malariaprophylaxe und der Standby-Behandlung der Malaria finden Sie ab der Seite C-36.

Weitere Gesundheitsgefahren

Infektionsrisiken

Anthrax (Milzbrand), Brucellose, **Chikungunya, Denguefieber und schweres Denguefieber (früher: hämorrhagisches D.),** Filariose, lymphatische, Tropische Pulmonale Eosinophilie, Zika-Virus

Botschaften

- (Deutschland) 119 Empire Circuit, Yarralumla, ACT 2600, Canberra, Australien, Tel.: 0061-2 62 70 19 11, eMail: info@canberra.diplo.de
- (Österreich) Botschaft siehe Australien
- (Schweiz) Botschaft siehe Australien

Sambia (ZM)

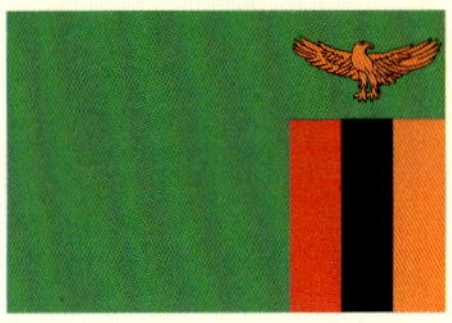

Kontinent: Afrika
Einwohnerzahl: 18.384 (in Tausend)
Lebenserwartung: 63 Jahre
Kindersterblichkeit: 61 pro Tausend
Amtssprache: Englisch
Zeitverschiebung: 1 Std.
Sommerzeit: keine
Med. Notrufnummer: 991

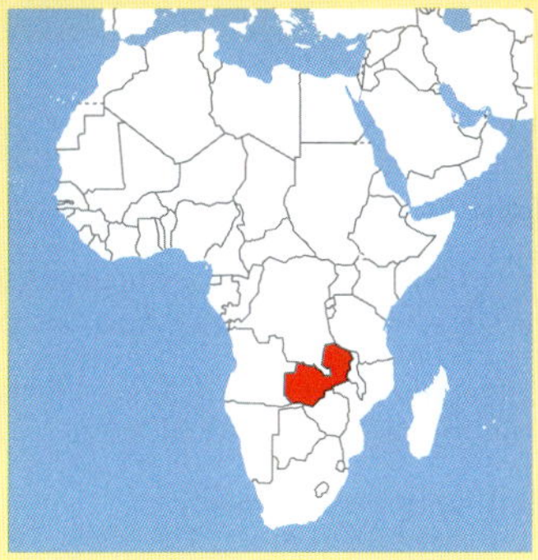

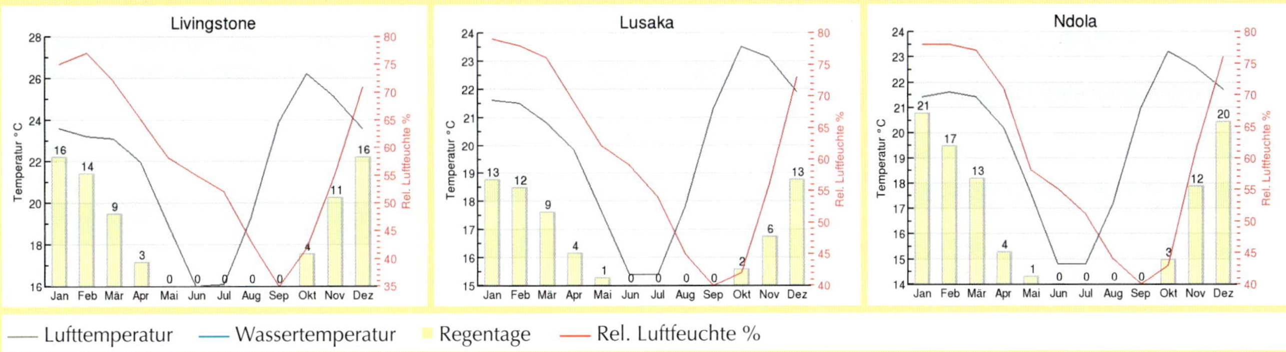

Impfpräventable Risiken

Einreisevorschriften

Gelbfieber

Keine Impfvorschriften für Reisende, die aus Europa direkt einreisen (Direktflug). Wer aus einem von Gelbfieber betroffenen Land einreist (Endemiegebiet), muss eine Gelbfieberimpfung nachweisen (Gelbfieberimpfbescheinigung). Das gilt auch für Reisende die vorher mehr als 12 Stunden auf einem Transitflughafen in einem Endemiegebiet gewesen sind. Kinder bis zum Alter von 1 Jahr benötigen keine Gelbfieberimpfung

Eine Impfbescheinigung wird derzeit benötigt bei der Einreise aus: Äquatorialguinea, Äthiopien, Angola, Argentinien, Benin, Bolivien, Brasilien, Burkina Faso, Burundi, Ecuador, Elfenbeinküste, Französisch-Guyana, Gabun, Gambia, Ghana, Guinea, Guinea-Bissau, Guyana, Kamerun, Kenia, Kolumbien, Kongo, Kongo, Demokratische Republik, Liberia, Mali, Mauretanien, Niger, Nigeria, Panama, Paraguay, Peru, Senegal, Sierra Leone, Sudan, Südsudan, Suriname, Togo, Trinidad und Tobago, Tschad, Uganda, Venezuela, Zentralafrikanische Republik.

Empfohlene Impfungen

Reisende sollten über den für Deutschland empfohlenen Standardimpfschutz (STIKO) verfügen, insbesondere über eine aktuelle Impfung gegen Tetanus (Wundstarrkrampf), Diphtherie, Pertussis (Keuchhusten), Masern und eine Grundimmunisierung gegen Poliomyelitis/Kinderlähmung.
Je nach Alter und Gesundheitszustand kommen weitere Empfehlungen hinzu. **Der STIKO-Impfkalender ist in Teil A des Handbuchs abgebildet.**

Welche Impfungen darüber hinaus für eine Reise empfehlenswert sind, hängt von der Art der Reise ab.

Zusätzlich sollte für viele Reiseländer ein ausreichender Schutz gegen Hepatitis A (Gelbsucht) vorhanden sein. Wer engeren Kontakt zu der einheimischen Bevölkerung hat, sollte sich zusätzlich noch gegen Hepatitis B impfen lassen. Hepatitis B kann z.B. durch Blut, Speichel und beim Sexualkontakt übertragen werden.

Impfungen

Krankheiten	Pflicht	Empfehlung	Pauschal	einf. Reisestil
Diphtherie		●	●	●
Masern		●	●	●
Pertussis (Keuchhusten)		●	●	●
Tetanus (Wundstarrkrampf)		●	●	●
Cholera				
Dengue-Fieber				
FSME (Frühsommer-Meningoenzephalitis)				
Gelbfieber	bedingt	●	●	●
Hepatitis A		●	●	●
Hepatitis B		●	●	●
Japanische Enzephalitis				
Meningokokken-Meningitis				●
Polio (Kinderlähmung / Poliomyelitis)		●	●	●
Tollwut				●
Typhus				●

Erläuterungen

Pflicht siehe Einreisevorschriften

Empfehlung siehe Empfohlene Impfungen

Pauschalreisen
Bei Reisen nach westlichem Standard, überwiegend in Touristikzentren, Großstädten, Essen in gehobenen Lokalen oder im Hotel.

Achtung: Bei Reisenden kommt es häufig vor, dass spontan Tagesausflüge ins Landesinnere unternommen werden. Dann könnte ein zusätzlicher Impfschutz, wie beim einfachen Reisestil, sehr wichtig sein!

Einfacher Reisestil
Zusätzlich sollte für viele Reiseländer ein ausreichender Schutz gegen Hepatitis A (Gelbsucht) vorhanden sein. Innerhalb der westlichen Industriestaaten ist die chronische Hepatitis B überwiegend auf Risikogruppen beschränkt, außerhalb jedoch steigt ihre Häufigkeit deutlich an. Sie kann dann z.B. durch Blut, Speichel und beim Sexualkontakt übertragen werden, aber auch durch unsterile (zahn-)medizinische Behandlung. Für solche Ziele ist eine Hepatitis B-Impfung zu empfehlen.

LZ: Langzeit

Malariavorkommen

Hohes Risiko: Ganzjährig - Im ganzen Land inkl. Städte, v.a. im Süden (Zambezi-Tal, Kariba-See, Viktoria Fälle).

Unter üblichen Rahmenbedingungen (Reisedauer biss ca. 4 Wochen, Hotelunterbringung mit Klimaanlage, informierter und umsichtiger Reisender) wird eine medikamentöse Malariaprophylaxe **ganzjährig empfohlen**.

Malariaerreger: P. falciparum > 99%

Medikamentenauswahl

Dazu stehen die im allgemeinen Teil näher beschriebenen Substanzen **Atovaquone/Proguanil**, **Doxycyclin** (in Deutschland ein off-label use) und in begründeten Einzelfällen **Mefloquin** zur Verfügung.

Abweichungen von dieser Empfehlung sind bei besonders hohem/niedrigem Risiko oder bei besonderen Personengruppen erforderlich. Falls unterwegs beim Auftreten fieberhafter, malariaverdächtiger Episoden (Näheres siehe allgemeiner Teil) eine adäquate Diagnostik und/oder Therapie nicht zur Verfügung steht, ist die Mitnahme einer Notfall-Selbstbehandlung sinnvoll, die zur Resistenzsituation und ggf. zur medikamentösen Prophylaxe paßt. Dazu sollte **Atovaquone/Proguanil** oder **Artemether/Lumefantrin** eingesetzt werden, **Dihydroartemisinin/Piperaquin** wegen des Risikoprofils nur in unvorhersehbaren Notfällen.

Bitte den Beitrag Malaria beachten. Eine Tabelle mit den Medikamenten und Dosierung zur Malariaprophylaxe und der Standby-Behandlung der Malaria finden Sie ab der Seite C-36.

Weitere Gesundheitsgefahren

Infektionsrisiken
Anthrax (Milzbrand), Brucellose, **Chikungunya,** Cholera, Filariose, lymphatische, Tropische Pulmonale Eosinophilie, Pest, Trypanosomiasis, afrikanische, Schlafkrankheit

Botschaften

5219 Haile Selassie Avenue, Lusaka, Tel.: 00260-211 25 06 44, eMail: info@lusaka.diplo.de

Botschaft siehe Kenia / HONORARKONSULAT Lusaka: Plot No. 2432, Chibombo, Tel.: Mobil: 00260-966 761 665, eMail: austriazambia@gmail.com

Botschaft siehe Südafrika| Consulat de Suisse / Consulate of Switzerland, 697 Kalambo Road, North-End DBD, Lusaka, Tel.: 00260-211 224 580, eMail: lusaka@honrep.ch

Samoa (WS)

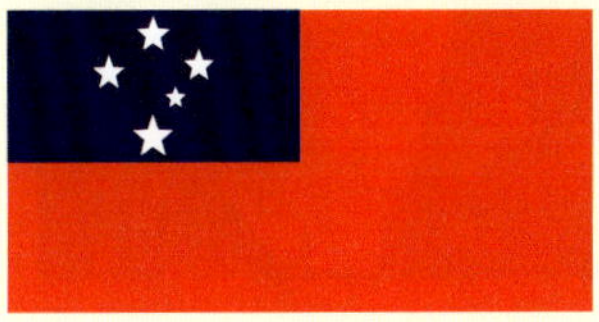

Kontinent: Ozeanien
Einwohnerzahl: 198 (in Tausend)
Lebenserwartung: 71 Jahre
Kindersterblichkeit: 17 pro Tausend
Amtssprache: Englisch, Samoanisch
Zeitverschiebung: 12 Std.
Sommerzeit: keine
Med. Notrufnummer: 996,995

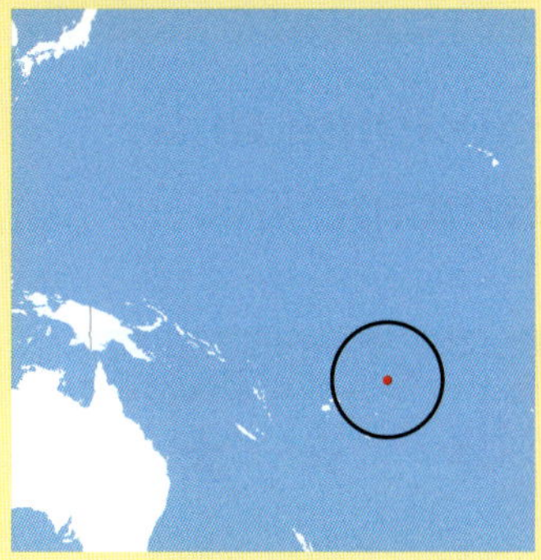

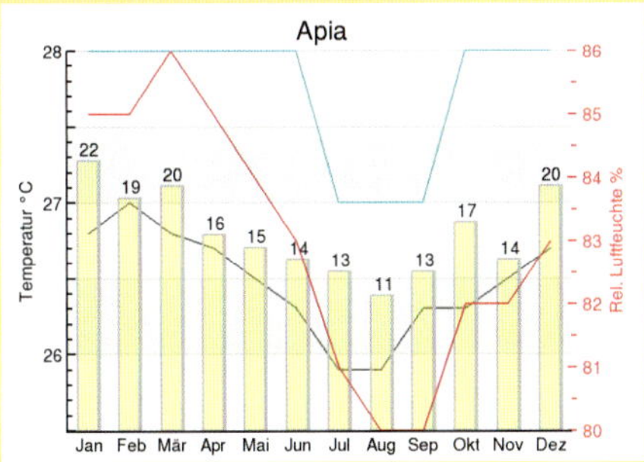

— Lufttemperatur — Wassertemperatur Regentage — Rel. Luftfeuchte %

Impfpräventable Risiken

Einreisevorschriften

Gelbfieber
Keine Impfvorschriften für Reisende, die aus Europa direkt einreisen (Direktflug). Wer aus einem von Gelbfieber betroffenen Land einreist (Endemiegebiet), muss eine Gelbfieberimpfung nachweisen (Gelbfieberimpfbescheinigung). Das gilt auch für Reisende die vorher mehr als 12 Stunden auf einem Transitflughafen in einem Endemiegebiet gewesen sind. Kinder bis zum Alter von 1 Jahr, benötigen keine Gelbfieberimpfung.
Eine Impfbescheinigung wird derzeit benötigt bei der Einreise aus: Äquatorialguinea, Äthiopien, Angola, Argentinien, Benin, Bolivien, Brasilien, Burkina Faso, Burundi, Ecuador, Elfenbeinküste, Französisch-Guyana, Gabun, Gambia, Ghana, Guinea, Guinea-Bissau, Guyana, Kamerun, Kenia, Kolumbien, Kongo, Kongo, Demokratische Republik, Liberia, Mali, Mauretanien, Niger, Nigeria, Panama, Paraguay, Peru, Senegal, Sierra Leone, Sudan, Südsudan, Suriname, Togo, Trinidad und Tobago, Tschad, Uganda, Venezuela, Zentralafrikanische Republik.

Empfohlene Impfungen

Reisende sollten über den für Deutschland empfohlenen Standardimpfschutz (STIKO) verfügen, insbesondere über eine aktuelle Impfung gegen Tetanus (Wundstarrkrampf), Diphtherie, Pertussis (Keuchhusten), Masern und eine Grundimmunisierung gegen Poliomyelitis/Kinderlähmung. Je nach Alter und Gesundheitszustand kommen weitere Empfehlungen hinzu. **Der STIKO-Impfkalender ist in Teil A des Handbuchs abgebildet.**
Welche Impfungen darüber hinaus für eine Reise empfehlenswert sind, hängt von der Art der Reise ab.
Zusätzlich sollte für viele Reiseländer ein ausreichender Schutz gegen Hepatitis A (Gelbsucht) vorhanden sein. Wer engeren Kontakt zu der einheimischen Bevölkerung hat, sollte sich zusätzlich noch gegen Hepatitis B impfen lassen. Hepatitis B kann z.B. durch Blut, Speichel und beim Sexualkontakt übertragen werden.

Impfungen

Krankheiten	Pflicht	Empfehlung	Pauschal	einf. Reisestil
Diphtherie		●	●	●
Masern		●	●	●
Pertussis (Keuchhusten)		●	●	●
Tetanus (Wundstarrkrampf)		●	●	●
Cholera				
Dengue-Fieber				
FSME (Frühsommer-Meningoenzephalitis)				
Gelbfieber	bedingt			
Hepatitis A		●	●	●
Hepatitis B		●	●	●
Japanische Enzephalitis				
Meningokokken-Meningitis				
Polio (Kinderlähmung / Poliomyelitis)				
Tollwut				
Typhus				●

Erläuterungen

Pflicht siehe Einreisevorschriften

Empfehlung siehe Empfohlene Impfungen

Pauschalreisen
Bei Reisen nach westlichem Standard, überwiegend in Touristikzentren, Großstädten, Essen in gehobenen Lokalen oder im Hotel.

Achtung: Bei Reisenden kommt es häufig vor, dass spontan Tagesausflüge ins Landesinnere unternommen werden. Dann könnte ein zusätzlicher Impfschutz, wie beim einfachen Reisestil, sehr wichtig sein!

Einfacher Reisestil
Zusätzlich sollte für viele Reiseländer ein ausreichender Schutz gegen Hepatitis A (Gelbsucht) vorhanden sein. Innerhalb der westlichen Industriestaaten ist die chronische Hepatitis B überwiegend auf Risikogruppen beschränkt, außerhalb jedoch steigt ihre Häufigkeit deutlich an. Sie kann dann z.B. durch Blut, Speichel und beim Sexualkontakt übertragen werden, aber auch durch unsterile (zahn-)medizinische Behandlung. Für solche Ziele ist eine Hepatitis B-Impfung zu empfehlen.

LZ: Langzeit

Weitere Gesundheitsgefahren

Infektionsrisiken
Zika-Virus

Botschaften

🇩🇪 90-92 Hobson Street, Thorndon, 6011 Wellington, Neuseeland, Tel.: 0064-4473 60 63, eMail: info@wellington.diplo.de

🇦🇹 Botschaft: siehe Australien

🇨🇭 Botschaft: siehe Neuseeland

Sao Tome und Principe (ST)

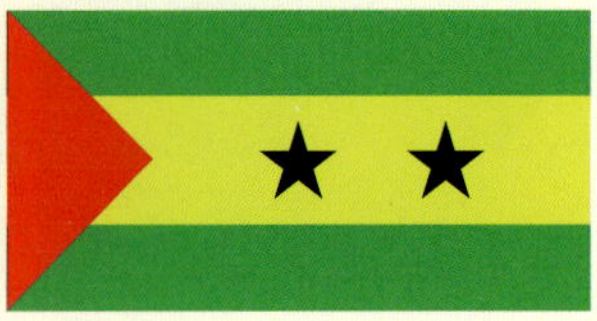

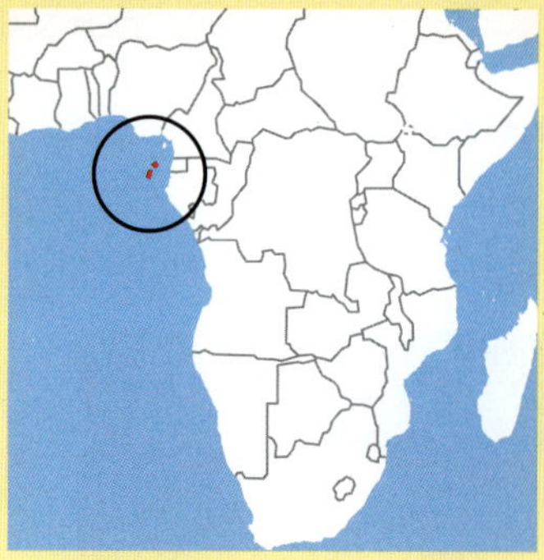

Kontinent: Afrika
Andere Namen: Sao Tome und Principe
Einwohnerzahl: 219 (in Tausend)
Lebenserwartung: 70 Jahre
Kindersterblichkeit: 16 pro Tausend
Amtssprache: Portugiesisch
Zeitverschiebung: -1 Std.
Sommerzeit: keine
Med. Notrufnummer: keine

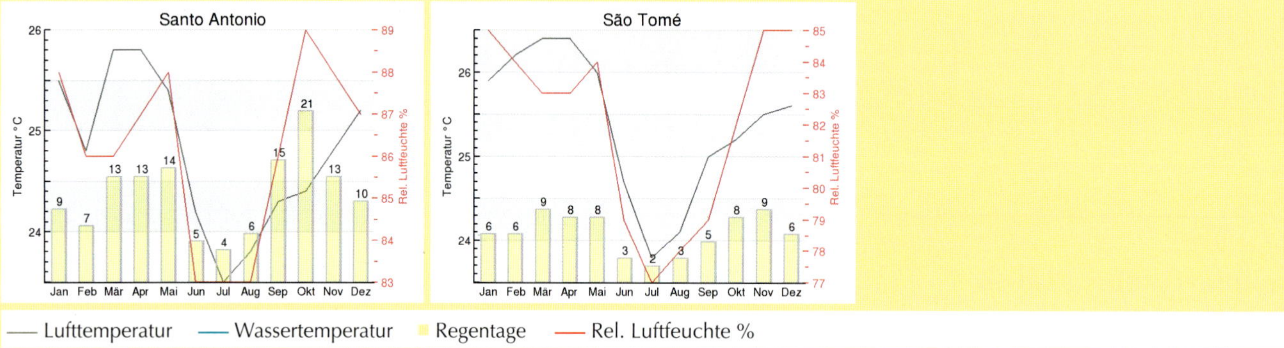

Impfpräventable Risiken

Einreisevorschriften

Gelbfieber

Keine Impfvorschriften für Reisende, die aus Europa direkt einreisen (Direktflug). Wer aus einem von Gelbfieber betroffenen Land einreist (Endemiegebiet), muss eine Gelbfieberimpfung nachweisen (Gelbfieberimpfbescheinigung). Das gilt auch für Reisende die vorher auf einem Transitflughafen in einem Endemiegebiet gewesen sind. Kinder bis zum Alter von 1 Jahr, benötigen keine Gelbfieberimpfung.

Eine Impfbescheinigung wird derzeit benötigt bei der Einreise aus: Äquatorialguinea, Äthiopien, Angola, Argentinien, Benin, Bolivien, Brasilien, Burkina Faso, Burundi, Ecuador, Elfenbeinküste, Französisch-Guyana, Gabun, Gambia, Ghana, Guinea, Guinea-Bissau, Guyana, Kamerun, Kenia, Kolumbien, Kongo, Kongo, Demokratische Republik, Liberia, Mali, Mauretanien, Niger, Nigeria, Panama, Paraguay, Peru, Senegal, Sierra Leone, Sudan, Südsudan, Suriname, Togo, Trinidad und Tobago, Tschad, Uganda, Venezuela, Zentralafrikanische Republik.

Empfohlene Impfungen

Reisende sollten über den für Deutschland empfohlenen Standardimpfschutz (STIKO) verfügen, insbesondere über eine aktuelle Impfung gegen Tetanus (Wundstarrkrampf), Diphtherie, Pertussis (Keuchhusten), Masern und eine Grundimmunisierung gegen Poliomyelitis/Kinderlähmung. Je nach Alter und Gesundheitszustand kommen weitere Empfehlungen hinzu. **Der STIKO-Impfkalender ist in Teil A des Handbuchs abgebildet.**

Welche Impfungen darüber hinaus für eine Reise empfehlenswert sind, hängt von der Art der Reise ab.

Zusätzlich sollte für viele Reiseländer ein ausreichender Schutz gegen Hepatitis A (Gelbsucht) vorhanden sein. Wer engeren Kontakt zu der einheimischen Bevölkerung hat, sollte sich zusätzlich noch gegen Hepatitis B impfen lassen. Hepatitis B kann z.B. durch Blut, Speichel und beim Sexualkontakt übertragen werden.

Impfungen

Krankheiten	Pflicht	Empfehlung	Pauschal	einf. Reisestil
Diphtherie		●	●	●
Masern		●	●	●
Pertussis (Keuchhusten)		●	●	●
Tetanus (Wundstarrkrampf)		●	●	●
Cholera				
Dengue-Fieber				
FSME (Frühsommer-Meningoenzephalitis)				
Gelbfieber	bedingt			
Hepatitis A		●	●	●
Hepatitis B		●	●	●
Japanische Enzephalitis				
Meningokokken-Meningitis				
Polio (Kinderlähmung / Poliomyelitis)				
Tollwut				●
Typhus				●

Erläuterungen

Pflicht siehe Einreisevorschriften

Empfehlung siehe Empfohlene Impfungen

Pauschalreisen
Bei Reisen nach westlichem Standard, überwiegend in Touristikzentren, Großstädten, Essen in gehobenen Lokalen oder im Hotel.

Achtung: Bei Reisenden kommt es häufig vor, dass spontan Tagesausflüge ins Landesinnere unternommen werden. Dann könnte ein zusätzlicher Impfschutz, wie beim einfachen Reisestil, sehr wichtig sein!

Einfacher Reisestil
Zusätzlich sollte für viele Reiseländer ein ausreichender Schutz gegen Hepatitis A (Gelbsucht) vorhanden sein. Innerhalb der westlichen Industriestaaten ist die chronische Hepatitis B überwiegend auf Risikogruppen beschränkt, außerhalb jedoch steigt ihre Häufigkeit deutlich an. Sie kann dann z.B. durch Blut, Speichel und beim Sexualkontakt übertragen werden, aber auch durch unsterile (zahn-)medizinische Behandlung. Für solche Ziele ist eine Hepatitis B-Impfung zu empfehlen.

LZ: Langzeit

Malariavorkommen

Hohes Risiko: Ganzjährig - Im ganzen Land inklusive Städte.

Unter üblichen Rahmenbedingungen (Reisedauer bis ca. 4 Wochen, Hotelunterbringung mit Klimaanlage, informierter und umsichtiger Reisender) wird eine medikamentöse Malariaprophylaxe **ganzjährig empfohlen.**

Malariaerreger: P. falciparum > 99%

Medikamentenauswahl

Dazu stehen die im allgemeinen Teil näher beschriebenen Substanzen **Atovaquone/Proguanil**, **Doxycyclin** (in Deutschland ein off-label use) und in begründeten Einzelfällen **Mefloquin** zur Verfügung.

Abweichungen von dieser Empfehlung sind bei besonders hohem/niedrigem Risiko oder bei besonderen Personengruppen erforderlich. Falls unterwegs beim Auftreten fieberhafter, malariaverdächtiger Episoden (Näheres siehe allgemeiner Teil) eine adäquate Diagnostik und/oder Therapie nicht zur Verfügung steht, ist die Mitnahme einer Notfall-Selbstbehandlung sinnvoll, die zur Resistenzsituation und ggf. zur medikamentösen Prophylaxe paßt. Dazu sollte **Atovaquone/Proguanil** oder **Artemether/Lumefantrin** eingesetzt werden, **Dihydroartemisinin/Piperaquin** wegen des Risikoprofils nur in unvorhersehbaren Notfällen.

Bitte den Beitrag Malaria beachten. Eine Tabelle mit den Medikamenten und Dosierung zur Malariaprophylaxe und der Standby-Behandlung der Malaria finden Sie ab der Seite C-36.

Weitere Gesundheitsgefahren

Infektionsrisiken
Anthrax (Milzbrand), Brucellose, **Chikungunya,** Filariose, lymphatische, Tropische Pulmonale Eosinophilie

Botschaften

Honorarkonsul: Campo do Milho, C.P. 749, Cidade São Tomé, Tel.: 00239-98 53 182, eMail: sao-tome@hk-diplo.de

Botschaft siehe Nigeria / HONORARKONSULAT São Tomé Bairro Campo de Milho, N°28E, Água Grande, São Tome - São Tome e Príncipe, Tel.: Mobil: 00239-981 90 00, eMail: chaust.stp@gmail.com

Botschaft siehe Angola

Saudi-Arabien (SA)

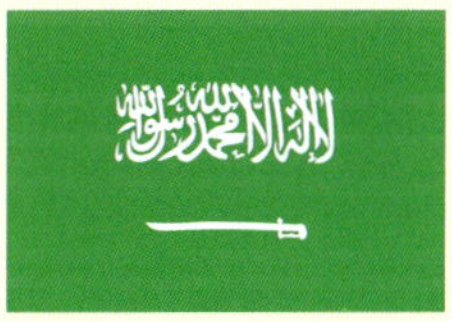

Kontinent: Asien
Beliebte Reiseziele: Dschiddah, Medina, Mekka, Riadh
Einwohnerzahl: 34.814 (in Tausend)
Lebenserwartung: 74 Jahre
Kindersterblichkeit: 7 pro Tausend
Amtssprache: Arabisch
Zeitverschiebung: 2 Std.
Sommerzeit: keine
Med. Notrufnummer: 997

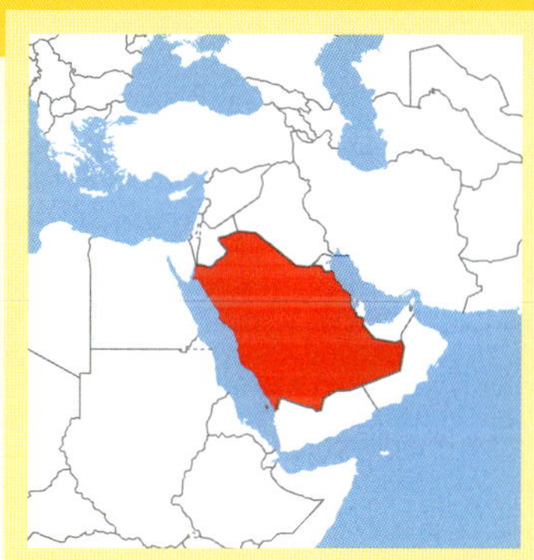

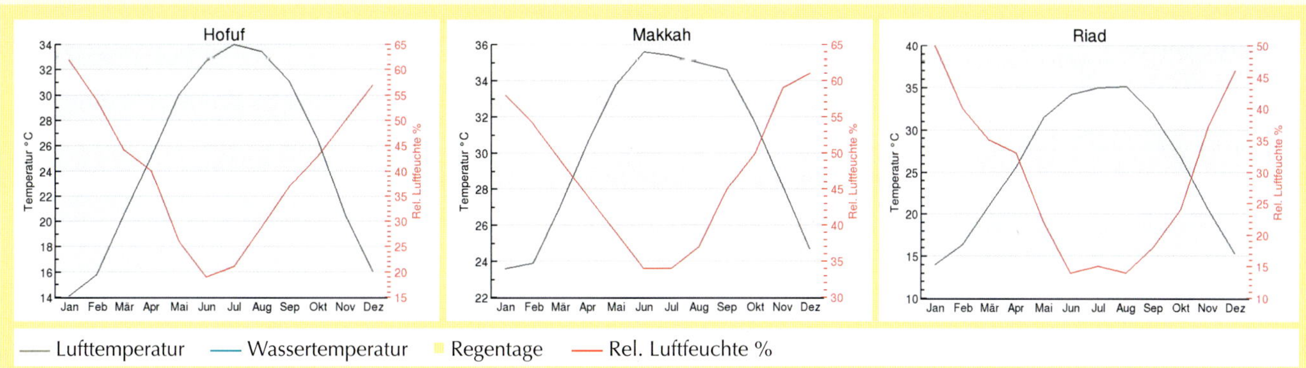

Impfpräventable Risiken

Einreisevorschriften

Gelbfieber

Keine Impfvorschriften für Reisende, die aus Europa direkt einreisen (Direktflug). Wer aus einem von Gelbfieber betroffenen Land einreist (Endemiegebiet), muss eine Gelbfieberimpfung nachweisen (Gelbfieberimpfbescheinigung). Das gilt auch für Reisende die vorher mehr als 12 Stunden auf einem Transitflughafen in einem Endemiegebiet gewesen sind. Kinder bis zum Alter von 9 Monaten, benötigen keine Gelbfieberimpfung.

Eine Impfbescheinigung wird derzeit benötigt bei der Einreise aus: Äquatorialguinea, Äthiopien, Angola, Argentinien, Benin, Bolivien, Brasilien, Burkina Faso, Burundi, Ecuador, Elfenbeinküste, Französisch-Guyana, Gabun, Gambia, Ghana, Guinea, Guinea-Bissau, Guyana, Kamerun, Kenia, Kolumbien, Kongo, Kongo, Demokratische Republik, Liberia, Mali, Mauretanien, Niger, Nigeria, Panama, Paraguay, Peru, Senegal, Sierra Leone, Sudan, Südsudan, Suriname, Togo, Trinidad und Tobago, Tschad, Uganda, Venezuela, Zentralafrikanische Republik

Meningokokken-Meningitis, Influenza

Pilgerfahrten und Saisonarbeiter: Bei Hajj und Umrah nach Mekka und Medina, sowie für Saisonarbeiter gelten besondere Impfvorschriften. Diese Personen müssen gegen Meningokokken (4 fach Impfstoff / tetravalent) geimpft sein. Ohne eine Impfbescheinigung wird die Einreise verweigert. Zwischen der Impfung und der Einreise müssen mindestens 10 Tage und höchstens 3 Jahre liegen. Im Alter zwischen 3 Monaten und 2 Jahren wird die zweimalige Impfung gegen Meningokokken der Gruppe A im Abstand von 3 Monaten verlangt (Näheres siehe: www.hajinformation.com).

Polio (Kinderlähmung / Poliomyelitis)

Bei Einreise aus polio-endemischen Ländern (Wildvirus oder rückmutiertes Impfvirus) oder aus solchen, bei denen das Risiko einer Wiederausbreitung der Polio besteht, muß eine wirksame Polioimpfung nachgewiesen werden. Bei Einreise aus bestimmten afrikantischen und asiatischen Hochrisikoländern muß eine Bescheinigung über eine Polio-Schluck- oder Injektionsimpfung vorgelegt werden, die mindestens 4 Wochen und höchstens ein Jahr alt sein darf.

Empfohlene Impfungen

Reisende sollten über den für Deutschland empfohlenen Standardimpfschutz (STIKO) verfügen, insbesondere über eine aktuelle Impfung gegen Tetanus (Wundstarrkrampf), Diphtherie, Pertussis (Keuchhusten), Masern und eine Grundimmunisierung gegen Poliomyelitis/Kinderlähmung. Je nach Alter und Gesundheitszustand kommen weitere Empfehlungen hinzu. **Der STIKO-Impfkalender ist in Teil A des Handbuchs abgebildet.**

Welche Impfungen darüber hinaus für eine Reise empfehlenswert sind, hängt von der Art der Reise ab.

Zusätzlich sollte für viele Reiseländer ein ausreichender Schutz gegen Hepatitis A (Gelbsucht) vorhanden sein. Wer engeren Kontakt zu der einheimischen Bevölkerung hat, sollte sich zusätzlich noch gegen Hepatitis B impfen lassen. Hepatitis B kann z.B. durch Blut, Speichel und beim Sexualkontakt übertragen werden.

Impfungen

Krankheiten	Pflicht	Empfehlung	Pauschal	einf. Reisestil
Diphtherie		●	●	●
Masern		●	●	●
Pertussis (Keuchhusten)		●	●	●
Tetanus (Wundstarrkrampf)		●	●	●
Cholera				
Dengue-Fieber		seropos. oder LZ	●	●
FSME (Frühsommer-Meningoenzephalitis)				
Gelbfieber	bedingt			
Hepatitis A		●	●	●
Hepatitis B		●	●	●
Japanische Enzephalitis				
Meningokokken-Meningitis	bedingt			●
Polio (Kinderlähmung / Poliomyelitis)	bedingt			
Tollwut				●
Typhus				

Erläuterungen

Pflicht siehe Einreisevorschriften

Empfehlung siehe Empfohlene Impfungen

Pauschalreisen
Bei Reisen nach westlichem Standard, überwiegend in Touristikzentren, Großstädten, Essen in gehobenen Lokalen oder im Hotel.

Achtung: Bei Reisenden kommt es häufig vor, dass spontan Tagesausflüge ins Landesinnere unternommen werden. Dann könnte ein zusätzlicher Impfschutz, wie beim einfachen Reisestil, sehr wichtig sein!

Einfacher Reisestil
Zusätzlich sollte für viele Reiseländer ein ausreichender Schutz gegen Hepatitis A (Gelbsucht) vorhanden sein. Innerhalb der westlichen Industriestaaten ist die chronische Hepatitis B überwiegend auf Risikogruppen beschränkt, außerhalb jedoch steigt ihre Häufigkeit deutlich an. Sie kann dann z.B. durch Blut, Speichel und beim Sexualkontakt übertragen werden, aber auch durch unsterile (zahn-)medizinische Behandlung. Für solche Ziele ist eine Hepatitis B-Impfung zu empfehlen.

LZ: Langzeit

Malariavorkommen

Minimales Risiko: Ganzjährig - In ländl. Gebieten der Südwest-Provinzen wie Provinzen Azir und Jizan, und entlang der Grenze zum Jemen.

Malariafrei: Jeddah, Mekka, Medina, Riad, Taïf.

In Saudi-Arabien entlang der Küste des Roten Meeres Nachweis der tagsüber stechenden Anopheles stephensi.

Unter üblichen Rahmenbedingungen (Reisedauer bis ca. 4 Wochen, Hotelunterbringung mit Klimaanlage, informierter und umsichtiger Reisender) wird eine medikamentöse Malariaprophylaxe **nicht empfohlen**.

Malariaerreger: P. falciparum > 99%

Weitere Gesundheitsgefahren

Infektionsrisiken
Anthrax (Milzbrand), Blastomycose, nordamerikanische, Brucellose, **Chikungunya, Darmbilharziose, Denguefieber und schweres Denguefieber (früher: hämorrhagisches D.),** Krim-Kongo Fieber, hämorrhagisches, Leishmaniose der Haut, MERS-Coronavirus, Rift-Valley-Fieber

Botschaften

- Diplomatic Quarter, Riad, Tel.: 00966-112 77 69 00, eMail: info@riad.diplo.de
- Diplomatic Quarter Riyadh, Tel.: 00966-1-1 480 12 17, eMail: riyadh-ob@bmeia.gv.at
- Diplomatic quarter Riyadh 11693, Saudi Arabia, Tel.: 00966-11 488 12 91, eMail: riyadh@eda.admin.ch

Schweden (SE)

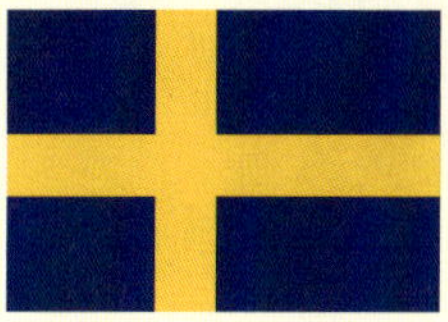

Kontinent: Europa
Beliebte Reiseziele: Bornholm
Einwohnerzahl: 10.099 (in Tausend)
Lebenserwartung: 82 Jahre
Kindersterblichkeit: 3 pro Tausend
Amtssprache: Schwedisch
Zeitverschiebung: 0 Std.
Sommerzeit: 30.03.2025 - 26.10.2025
Med. Notrufnummer: 112

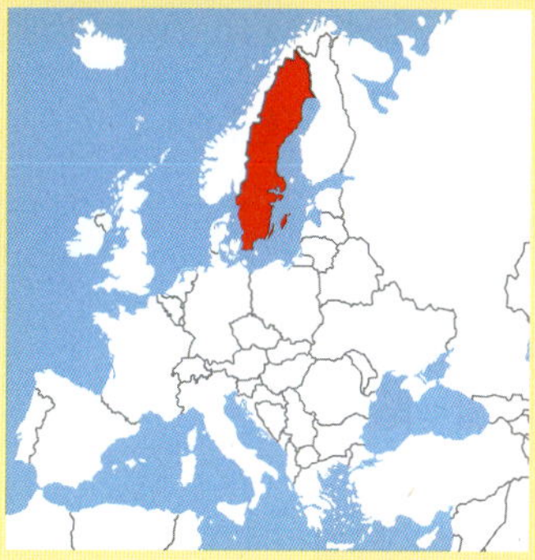

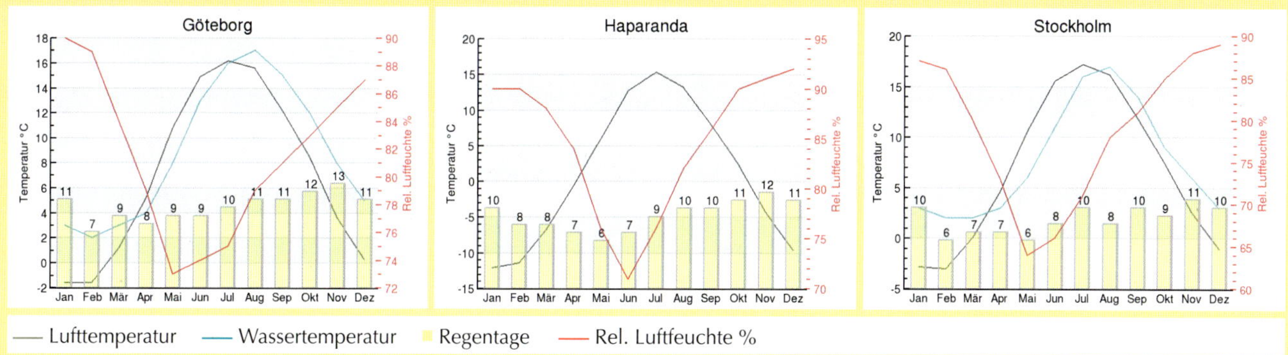

Impfpräventable Risiken

Empfohlene Impfungen

Reisende sollten über den für Deutschland empfohlenen Standardimpfschutz (STIKO) verfügen, insbesondere über eine aktuelle Impfung gegen Tetanus (Wundstarrkrampf), Diphtherie, Pertussis (Keuchhusten), Masern und eine Grundimmunisierung gegen Poliomyelitis/Kinderlähmung.
Je nach Alter und Gesundheitszustand kommen weitere Empfehlungen hinzu. **Der STIKO-Impfkalender ist in Teil A des Handbuchs abgebildet.**

Welche Impfungen darüber hinaus für eine Reise empfehlenswert sind, hängt von der Art der Reise ab.

Zusätzlich sollte für viele Reiseländer ein ausreichender Schutz gegen Hepatitis A (Gelbsucht) vorhanden sein. Wer engeren Kontakt zu der einheimischen Bevölkerung hat, sollte sich zusätzlich noch gegen Hepatitis B impfen lassen. Hepatitis B kann z.B. durch Blut, Speichel und beim Sexualkontakt übertragen werden.

Impfungen

Krankheiten	Pflicht	Empfehlung	Pauschal	einf. Reisestil
Diphtherie		●	●	●
Masern		●	●	●
Pertussis (Keuchhusten)		●	●	●
Tetanus (Wundstarrkrampf)		●	●	●
Cholera				
Dengue-Fieber				
FSME (Frühsommer-Meningoenzephalitis)				●
Gelbfieber				
Hepatitis A				
Hepatitis B				●
Japanische Enzephalitis				
Meningokokken-Meningitis				
Polio (Kinderlähmung / Poliomyelitis)				
Tollwut				
Typhus				

Erläuterungen

Pflicht siehe Einreisevorschriften

Empfehlung siehe Empfohlene Impfungen

Pauschalreisen
Bei Reisen nach westlichem Standard, überwiegend in Touristikzentren, Großstädten, Essen in gehobenen Lokalen oder im Hotel.

Achtung: Bei Reisenden kommt es häufig vor, dass spontan Tagesausflüge ins Landesinnere unternommen werden. Dann könnte ein zusätzlicher Impfschutz, wie beim einfachen Reisestil, sehr wichtig sein!

Einfacher Reisestil
Zusätzlich sollte für viele Reiseländer ein ausreichender Schutz gegen Hepatitis A (Gelbsucht) vorhanden sein. Innerhalb der westlichen Industriestaaten ist die chronische Hepatitis B überwiegend auf Risikogruppen beschränkt, außerhalb jedoch steigt ihre Häufigkeit deutlich an. Sie kann dann z.B. durch Blut, Speichel und beim Sexualkontakt übertragen werden, aber auch durch unsterile (zahn-)medizinische Behandlung. Für solche Ziele ist eine Hepatitis B-Impfung zu empfehlen.

LZ: Langzeit

Empfohlene Impfungen

Infektionsrisiken
alveoläre Echinokokkose

Botschaften

- Skarpögatan 9, 115 27 Stockholm, Tel.: 0046-8 670 15 00, eMail: info@stockholm.diplo.de
- Banérgatan 10, 115 23 Stockholm, Tel.: 0046-8-665 17 70, eMail: stockholm-ob@bmeia.gv.at
- Valhallavägen 64, 114 27 Stockholm, Sweden, Tel.: 0046-8 676 79 00, eMail: stockholm@eda.admin.ch

Schweiz (CH)

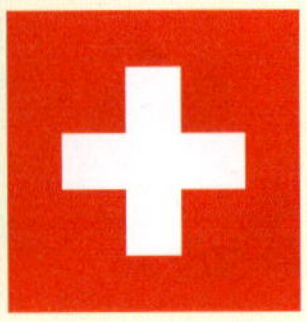

Kontinent: Europa
Beliebte Reiseziele: Alpen
Einwohnerzahl: 8.655 (in Tausend)
Lebenserwartung: 83 Jahre
Kindersterblichkeit: 4 pro Tausend
Amtssprache: Deutsch, Französisch, Italienisch, Rätoromanisch
Zeitverschiebung: 0 Std.
Sommerzeit: 30.03.2025 - 26.10.2025
Med. Notrufnummer: 144

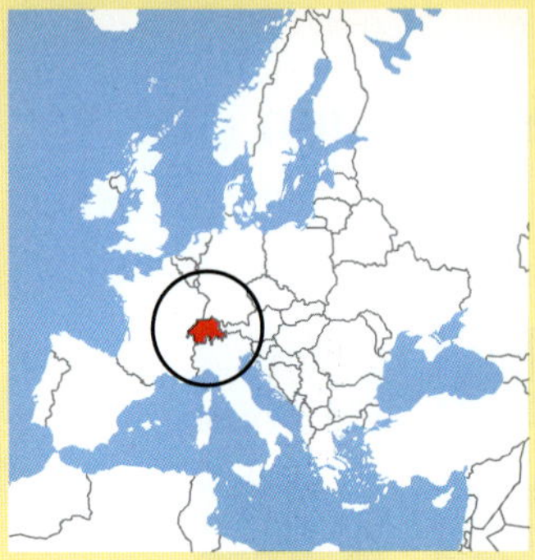

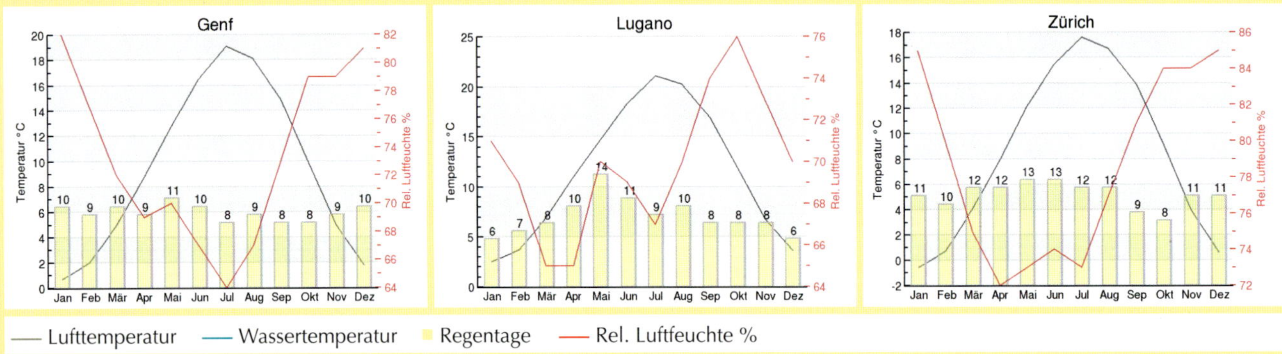

Impfpräventable Risiken

Empfohlene Impfungen

Reisende sollten über den für Deutschland empfohlenen Standardimpfschutz (STIKO) verfügen, insbesondere über eine aktuelle Impfung gegen Tetanus (Wundstarrkrampf), Diphtherie, Pertussis (Keuchhusten), Masern und eine Grundimmunisierung gegen Poliomyelitis/Kinderlähmung. Je nach Alter und Gesundheitszustand kommen weitere Empfehlungen hinzu. **Der STIKO-Impfkalender ist in Teil A des Handbuchs abgebildet.**

Welche Impfungen darüber hinaus für eine Reise empfehlenswert sind, hängt von der Art der Reise ab.

Zusätzlich sollte für viele Reiseländer ein ausreichender Schutz gegen Hepatitis A (Gelbsucht) vorhanden sein. Wer engeren Kontakt zu der einheimischen Bevölkerung hat, sollte sich zusätzlich noch gegen Hepatitis B impfen lassen. Hepatitis B kann z.B. durch Blut, Speichel und beim Sexualkontakt übertragen werden.

Impfungen

Krankheiten	Pflicht	Empfehlung	Pauschal	einf. Reisestil
Diphtherie		●	●	●
Masern		●	●	●
Pertussis (Keuchhusten)		●	●	●
Tetanus (Wundstarrkrampf)		●	●	●
Cholera				
Dengue-Fieber				
FSME (Frühsommer-Meningoenzephalitis)				●
Gelbfieber				
Hepatitis A				
Hepatitis B				●
Japanische Enzephalitis				
Meningokokken-Meningitis				
Polio (Kinderlähmung / Poliomyelitis)				
Tollwut				
Typhus				

Erläuterungen

Pflicht siehe Einreisevorschriften

Empfehlung siehe Empfohlene Impfungen

Pauschalreisen
Bei Reisen nach westlichem Standard, überwiegend in Touristikzentren, Großstädten, Essen in gehobenen Lokalen oder im Hotel.

Achtung: Bei Reisenden kommt es häufig vor, dass spontan Tagesausflüge ins Landesinnere unternommen werden. Dann könnte ein zusätzlicher Impfschutz, wie beim einfachen Reisestil, sehr wichtig sein!

Einfacher Reisestil
Zusätzlich sollte für viele Reiseländer ein ausreichender Schutz gegen Hepatitis A (Gelbsucht) vorhanden sein. Innerhalb der westlichen Industriestaaten ist die chronische Hepatitis B überwiegend auf Risikogruppen beschränkt, außerhalb jedoch steigt ihre Häufigkeit deutlich an. Sie kann dann z.B. durch Blut, Speichel und beim Sexualkontakt übertragen werden, aber auch durch unsterile (zahn-)medizinische Behandlung. Für solche Ziele ist eine Hepatitis B-Impfung zu empfehlen.

LZ: Langzeit

Botschaften

Willadingweg 83, 3006 Bern, Tel.: 0041-31 359 41 11, eMail: info@bern.diplo.de

Kirchenfeldstrasse 77/79, CH-3005 Bern, Tel.: 0041-31-3565-252, eMail: bern-ob@bmeia.gv.at

Senegal (SN)

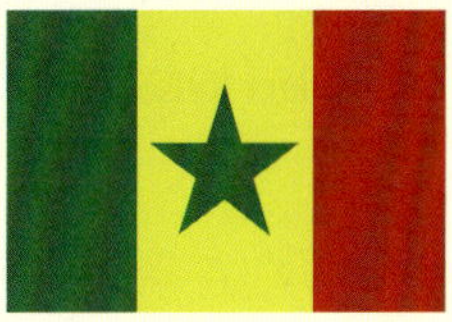

Kontinent: Afrika
Einwohnerzahl: 16.744 (in Tausend)
Lebenserwartung: 69 Jahre
Kindersterblichkeit: 38 pro Tausend
Amtssprache: Französisch
Zeitverschiebung: -1 Std.
Sommerzeit: keine
Med. Notrufnummer: 1515, 1516, 1517, 1518

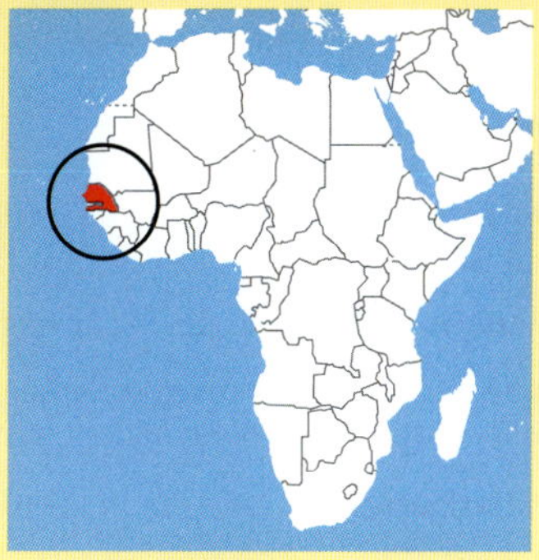

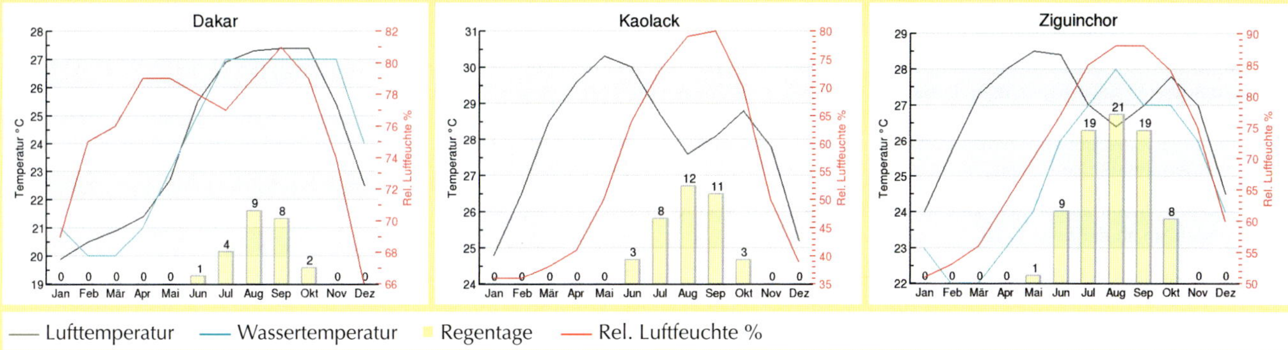

Impfpräventable Risiken

Einreisevorschriften

Gelbfieber

Keine Impfvorschriften für Reisende, die aus Europa direkt einreisen (Direktflug). Wer aus einem von Gelbfieber betroffenen Land einreist (Endemiegebiet), muss eine Gelbfieberimpfung nachweisen (Gelbfieberimpfbescheinigung). Das gilt auch für Reisende die vorher auf einem Transitflughafen in einem Endemiegebiet gewesen sind. Kinder bis zum Alter von 9 Monaten, benötigen keine Gelbfieberimpfung.

Eine Impfbescheinigung wird derzeit benötigt bei der Einreise aus: Äquatorialguinea, Äthiopien, Angola, Argentinien, Benin, Bolivien, Brasilien, Burkina Faso, Burundi, Ecuador, Elfenbeinküste, Französisch-Guyana, Gabun, Gambia, Ghana, Guinea, Guinea-Bissau, Guyana, Kamerun, Kenia, Kolumbien, Kongo, Kongo, Demokratische Republik, Liberia, Mali, Mauretanien, Niger, Nigeria, Panama, Paraguay, Peru, Sierra Leone, Sudan, Südsudan, Suriname, Togo, Trinidad und Tobago, Tschad, Uganda, Venezuela, Zentralafrikanische Republik

Empfohlene Impfungen

Reisende sollten über den für Deutschland empfohlenen Standardimpfschutz (STIKO) verfügen, insbesondere über eine aktuelle Impfung gegen Tetanus (Wundstarrkrampf), Diphtherie, Pertussis (Keuchhusten), Masern und eine Grundimmunisierung gegen Poliomyelitis/Kinderlähmung. Je nach Alter und Gesundheitszustand kommen weitere Empfehlungen hinzu. **Der STIKO-Impfkalender ist in Teil A des Handbuchs abgebildet.**

Welche Impfungen darüber hinaus für eine Reise empfehlenswert sind, hängt von der Art der Reise ab.

Zusätzlich sollte für viele Reiseländer ein ausreichender Schutz gegen Hepatitis A (Gelbsucht) vorhanden sein. Wer engeren Kontakt zu der einheimischen Bevölkerung hat, sollte sich zusätzlich noch gegen Hepatitis B impfen lassen. Hepatitis B kann z.B. durch Blut, Speichel und beim Sexualkontakt übertragen werden.

Impfungen

Krankheiten	Pflicht	Empfehlung	Pauschal	einf. Reisestil
Diphtherie		●	●	●
Masern		●	●	●
Pertussis (Keuchhusten)		●	●	●
Tetanus (Wundstarrkrampf)		●	●	●
Cholera				●
Dengue-Fieber				
FSME (Frühsommer-Meningoenzephalitis)				
Gelbfieber	bedingt	●	●	●
Hepatitis A		●	●	●
Hepatitis B		●	●	●
Japanische Enzephalitis				
Meningokokken-Meningitis				●
Polio (Kinderlähmung / Poliomyelitis)				●
Tollwut				●
Typhus				●

Erläuterungen

Pflicht siehe Einreisevorschriften

Empfehlung siehe Empfohlene Impfungen

Pauschalreisen
Bei Reisen nach westlichem Standard, überwiegend in Touristikzentren, Großstädten, Essen in gehobenen Lokalen oder im Hotel.

Achtung: Bei Reisenden kommt es häufig vor, dass spontan Tagesausflüge ins Landesinnere unternommen werden. Dann könnte ein zusätzlicher Impfschutz, wie beim einfachen Reisestil, sehr wichtig sein!

Einfacher Reisestil
Zusätzlich sollte für viele Reiseländer ein ausreichender Schutz gegen Hepatitis A (Gelbsucht) vorhanden sein. Innerhalb der westlichen Industriestaaten ist die chronische Hepatitis B überwiegend auf Risikogruppen beschränkt, außerhalb jedoch steigt ihre Häufigkeit deutlich an. Sie kann dann z.B. durch Blut, Speichel und beim Sexualkontakt übertragen werden, aber auch durch unsterile (zahn-)medizinische Behandlung. Für solche Ziele ist eine Hepatitis B-Impfung zu empfehlen.

LZ: Langzeit

Malariavorkommen

Hohes Risiko: Ganzjährig - in den südlichen 2/3 des Landes. Saisonal von Juni bis Dezember im nördlichen Drittel und der Küstenzone nördlich von Gambia.

Mittleres Risiko: Januar bis Mai im o.g. saisonalen Areal.

Unter üblichen Rahmenbedingungen (Reisedauer bis ca. 4 Wochen, Hotelunterbringung mit Klimaanlage, informierter und umsichtiger Reisender) wird eine medikamentöse Malariaprophylaxe ganzjährig bzw. in den angegebenen Hochrisikoarealen und -zeiten **empfohlen.**

Malariaerreger: P. falciparum > 99%

Medikamentenauswahl

Dazu stehen die im allgemeinen Teil näher beschriebenen Substanzen **Atovaquone/Proguanil**, **Doxycyclin** (in Deutschland ein off-label use) und in begründeten Einzelfällen **Mefloquin** zur Verfügung.

Abweichungen von dieser Empfehlung sind bei besonders hohem/niedrigem Risiko oder bei besonderen Personengruppen erforderlich. Falls unterwegs beim Auftreten fieberhafter, malariaverdächtiger Episoden (Näheres siehe allgemeiner Teil) eine adäquate Diagnostik und/oder Therapie nicht zur Verfügung steht, ist die Mitnahme einer Notfall-Selbstbehandlung sinnvoll, die zur Resistenzsituation und ggf. zur medikamentösen Prophylaxe paßt. Dazu sollte **Atovaquone/Proguanil** oder **Artemether/Lumefantrin** eingesetzt werden, **Dihydroartemisinin/Piperaquin** wegen des Risikoprofils nur in unvorhersehbaren Notfällen.

Bitte den Beitrag Malaria beachten. Eine Tabelle mit den Medikamenten und Dosierung zur Malariaprophylaxe und der Standby-Behandlung der Malaria finden Sie ab der Seite C-36.

Weitere Gesundheitsgefahren

Infektionsrisiken
Anthrax (Milzbrand), **Blasenbilharziose durch S. haematobium,** Brucellose, **Chikungunya,** Cholera, **Denguefieber und schweres Denguefieber (früher: hämorrhagisches D.),** Dracunculose (Medinawurmbefall), Filariose, lymphatische, Tropische Pulmonale Eosinophilie, Krim-Kongo Fieber, hämorrhagisches, Leishmaniose der Haut, Onchozerkose, Flußblindheit, Rift-Valley-Fieber, Trypanosomiasis, afrikanische, Schlafkrankheit, Zika-Virus

Botschaften

20, Avenue Pasteur, Angle Rue Mermoz, Dakar, Tel.: 00221-338 89 48 84, eMail: info@dakar.diplo.de

18, rue Emile Zola, Dakar, Tel.: 00221-33 849 40 00, eMail: dakar-ob@bmeia.gv.at

Rue René N'Diaye angle Rue Seydou Nourou Tall 15800 Dakar, Tel.: 00221-33 823 05 90, eMail: dakar@eda.admin.ch

Serbien (RS)

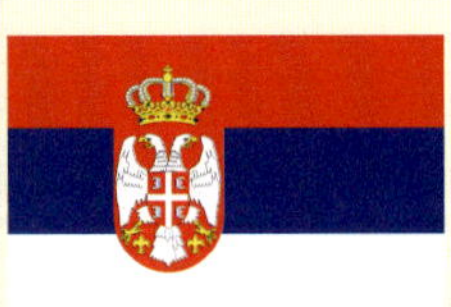

Kontinent: Europa
Einwohnerzahl: 8.737 (in Tausend)
Lebenserwartung: 76 Jahre
Kindersterblichkeit: 6 pro Tausend
Amtssprache: Serbisch
Zeitverschiebung: 0 Std.
Sommerzeit: 30.03.2025 - 26.10.2025
Med. Notrufnummer: 194

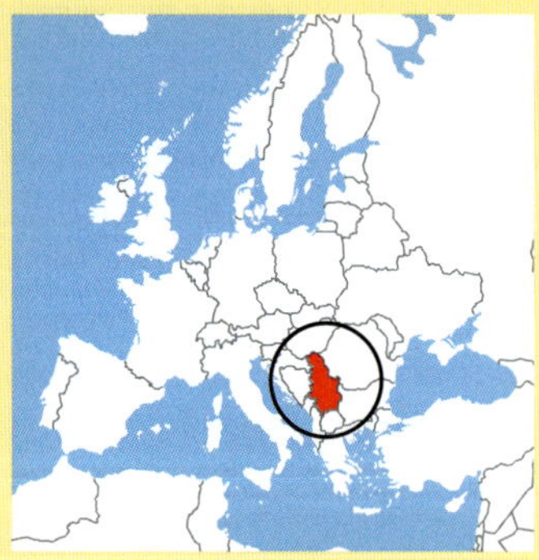

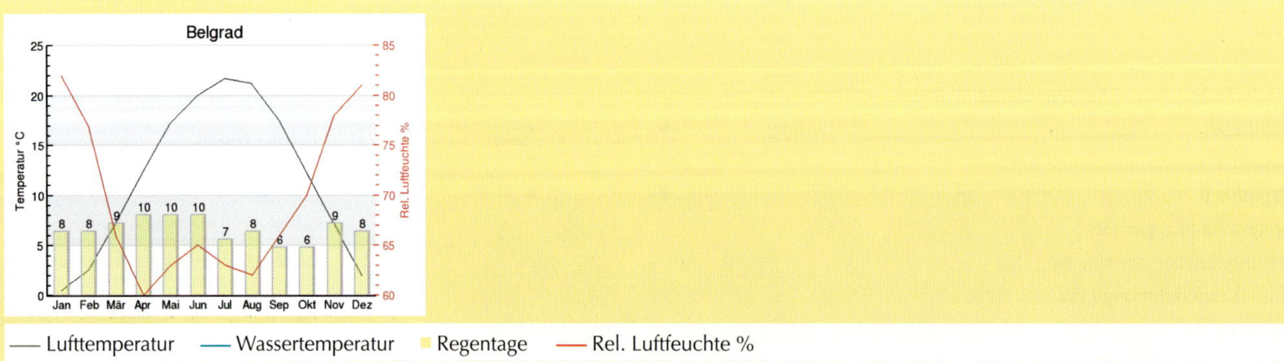

Impfpräventable Risiken

Empfohlene Impfungen

Reisende sollten über den für Deutschland empfohlenen Standardimpfschutz (STIKO) verfügen, insbesondere über eine aktuelle Impfung gegen Tetanus (Wundstarrkrampf), Diphtherie, Pertussis (Keuchhusten), Masern und eine Grundimmunisierung gegen Poliomyelitis/Kinderlähmung.
Je nach Alter und Gesundheitszustand kommen weitere Empfehlungen hinzu. **Der STIKO-Impfkalender ist in Teil A des Handbuchs abgebildet.**

Welche Impfungen darüber hinaus für eine Reise empfehlenswert sind, hängt von der Art der Reise ab.

Zusätzlich sollte für viele Reiseländer ein ausreichender Schutz gegen Hepatitis A (Gelbsucht) vorhanden sein. Wer engeren Kontakt zu der einheimischen Bevölkerung hat, sollte sich zusätzlich noch gegen Hepatitis B impfen lassen. Hepatitis B kann z.B. durch Blut, Speichel und beim Sexualkontakt übertragen werden.

Impfungen

Krankheiten	Pflicht	Empfehlung	Pauschal	einf. Reisestil
Diphtherie		●	●	●
Masern		●	●	●
Pertussis (Keuchhusten)		●	●	●
Tetanus (Wundstarrkrampf)		●	●	●
Cholera				
Dengue-Fieber				
FSME (Frühsommer-Meningoenzephalitis)				●
Gelbfieber				
Hepatitis A			●	●
Hepatitis B				●
Japanische Enzephalitis				
Meningokokken-Meningitis				
Polio (Kinderlähmung / Poliomyelitis)				
Tollwut				●
Typhus				

Erläuterungen

Pflicht siehe Einreisevorschriften

Empfehlung siehe Empfohlene Impfungen

Pauschalreisen
Bei Reisen nach westlichem Standard, überwiegend in Touristikzentren, Großstädten, Essen in gehobenen Lokalen oder im Hotel.

Achtung: Bei Reisenden kommt es häufig vor, dass spontan Tagesausflüge ins Landesinnere unternommen werden. Dann könnte ein zusätzlicher Impfschutz, wie beim einfachen Reisestil, sehr wichtig sein!

Einfacher Reisestil
Zusätzlich sollte für viele Reiseländer ein ausreichender Schutz gegen Hepatitis A (Gelbsucht) vorhanden sein. Innerhalb der westlichen Industriestaaten ist die chronische Hepatitis B überwiegend auf Risikogruppen beschränkt, außerhalb jedoch steigt ihre Häufigkeit deutlich an. Sie kann dann z.B. durch Blut, Speichel und beim Sexualkontakt übertragen werden, aber auch durch unsterile (zahn-)medizinische Behandlung. Für solche Ziele ist eine Hepatitis B-Impfung zu empfehlen.

LZ: Langzeit

Weitere Gesundheitsgefahren

Infektionsrisiken
Sandfliegen-Fieber, West-Nil-Fieber

Botschaften

Neznanog Junaka 1a, 11040 Beograd, Tel.: 00381-11 306 43 00, eMail: info@belgrad.diplo.de

Kneza Sime Markovica 2, SRB-11000 Belgrad, Tel.: 00381-11-333 65, belgrad-ob@bmeia.gv.at

Bulevar Oslobodjenja 4, 11001 Belgrad, Tel.: 00381-11 3065 820, eMail: belgrade@eda.admin.ch

Seychellen (SC)

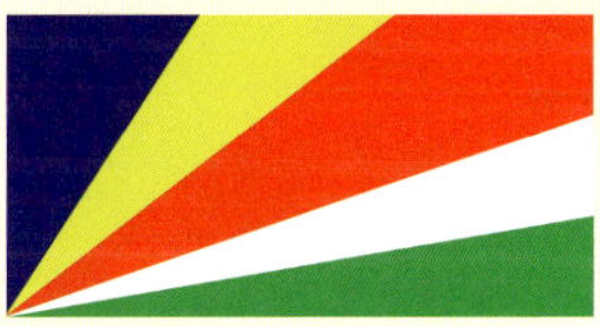

Kontinent: Afrika
Einwohnerzahl: 98 (in Tausend)
Lebenserwartung: 73 Jahre
Kindersterblichkeit: 14 pro Tausend
Amtssprache: Englisch, Französisch
Zeitverschiebung: 3 Std.
Sommerzeit: keine
Med. Notrufnummer: keine

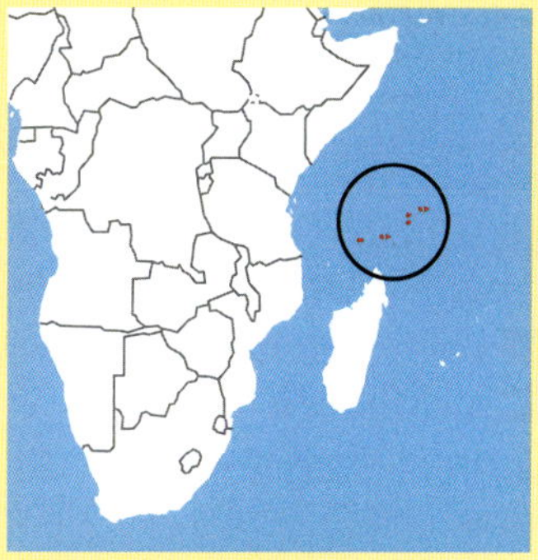

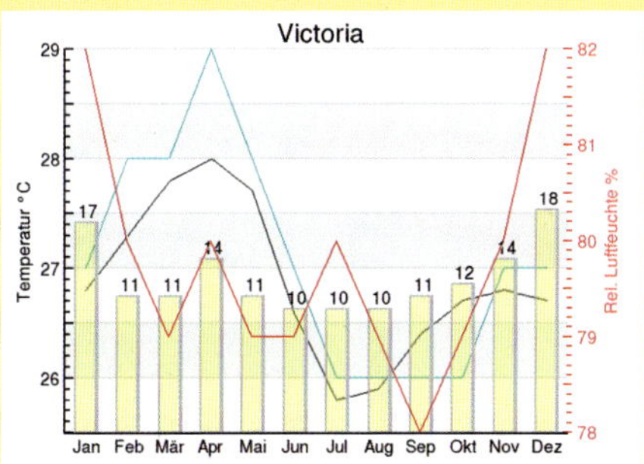

— Lufttemperatur — Wassertemperatur ▪ Regentage — Rel. Luftfeuchte %

Impfpräventable Risiken

Einreisevorschriften

Gelbfieber

Keine Impfvorschriften für Reisende, die aus Europa direkt einreisen (Direktflug). Wer aus einem von Gelbfieber betroffenen Land einreist (Endemiegebiet), muss eine Gelbfieberimpfung nachweisen (Gelbfieberimpfbescheinigung). Das gilt auch für Reisende die vorher auf einem Transitflughafen in einem Endemiegebiet gewesen sind. Kinder bis zum Alter von 1 Jahr benötigen keine Gelbfieberimpfung.

Eine Impfbescheinigung wird derzeit benötigt bei der Einreise aus: Äquatorialguinea, Äthiopien, Angola, Argentinien, Benin, Bolivien, Brasilien, Burkina Faso, Burundi, Ecuador, Elfenbeinküste, Französisch-Guyana, Gabun, Gambia, Ghana, Guinea, Guinea-Bissau, Guyana, Kamerun, Kenia, Kolumbien, Kongo, Kongo, Demokratische Republik, Liberia, Mali, Mauretanien, Niger, Nigeria, Panama, Paraguay, Peru, Senegal, Sierra Leone, Sudan, Südsudan, Suriname, Togo, Trinidad und Tobago, Tschad, Uganda, Venezuela, Zentralafrikanische Republik.

Empfohlene Impfungen

Reisende sollten über den für Deutschland empfohlenen Standardimpfschutz (STIKO) verfügen, insbesondere über eine aktuelle Impfung gegen Tetanus (Wundstarrkrampf), Diphtherie, Pertussis (Keuchhusten), Masern und eine Grundimmunisierung gegen Poliomyelitis/Kinderlähmung. Je nach Alter und Gesundheitszustand kommen weitere Empfehlungen hinzu. **Der STIKO-Impfkalender ist in Teil A des Handbuchs abgebildet.**

Welche Impfungen darüber hinaus für eine Reise empfehlenswert sind, hängt von der Art der Reise ab.

Zusätzlich sollte für viele Reiseländer ein ausreichender Schutz gegen Hepatitis A (Gelbsucht) vorhanden sein. Wer engeren Kontakt zu der einheimischen Bevölkerung hat, sollte sich zusätzlich noch gegen Hepatitis B impfen lassen. Hepatitis B kann z.B. durch Blut, Speichel und beim Sexualkontakt übertragen werden.

Impfungen

Krankheiten	Pflicht	Empfehlung	Pauschal	einf. Reisestil
Diphtherie		●	●	●
Masern		●	●	●
Pertussis (Keuchhusten)		●	●	●
Tetanus (Wundstarrkrampf)		●	●	●
Cholera				
Dengue-Fieber				
FSME (Frühsommer-Meningoenzephalitis)				
Gelbfieber	bedingt			
Hepatitis A		●	●	●
Hepatitis B		●	●	●
Japanische Enzephalitis				
Meningokokken-Meningitis				
Polio (Kinderlähmung / Poliomyelitis)				
Tollwut				●
Typhus				●

Erläuterungen

Pflicht siehe Einreisevorschriften

Empfehlung siehe Empfohlene Impfungen

Pauschalreisen
Bei Reisen nach westlichem Standard, überwiegend in Touristikzentren, Großstädten, Essen in gehobenen Lokalen oder im Hotel.

Achtung: Bei Reisenden kommt es häufig vor, dass spontan Tagesausflüge ins Landesinnere unternommen werden. Dann könnte ein zusätzlicher Impfschutz, wie beim einfachen Reisestil, sehr wichtig sein!

Einfacher Reisestil
Zusätzlich sollte für viele Reiseländer ein ausreichender Schutz gegen Hepatitis A (Gelbsucht) vorhanden sein. Innerhalb der westlichen Industriestaaten ist die chronische Hepatitis B überwiegend auf Risikogruppen beschränkt, außerhalb jedoch steigt ihre Häufigkeit deutlich an. Sie kann dann z.B. durch Blut, Speichel und beim Sexualkontakt übertragen werden, aber auch durch unsterile (zahn-)medizinische Behandlung. Für solche Ziele ist eine Hepatitis B-Impfung zu empfehlen.

LZ: Langzeit

Weitere Gesundheitsgefahren

Infektionsrisiken

Anthrax (Milzbrand), Brucellose, **Chikungunya, Denguefieber und schweres Denguefieber (früher: hämorrhagisches D.),** Filariose, lymphatische, Tropische Pulmonale Eosinophilie

Botschaften

- Ludwig Krapf House, Riverside Drive 113, Nairobi, Kenia, Tel.: 00254-20 426 21 00, eMail: info@nairobi.diplo.de
- Botschaft siehe Kenia
- Botschaft siehe Madagaskar / Consulat général de Suisse, Le Chantier Dental Clinic, Bel Etang, Building 4, Mont Fleuri, Victoria Mahé, Tel.: 00248-422 43 54, eMail: victoria@honrep.ch

Sierra Leone (SL)

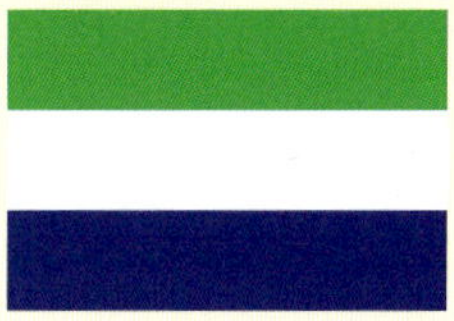

Kontinent: Afrika
Einwohnerzahl: 7.977 (in Tausend)
Lebenserwartung: 61 Jahre
Kindersterblichkeit: 108 pro Tausend
Amtssprache: Englisch
Zeitverschiebung: -1 Std.
Sommerzeit: keine
Med. Notrufnummer: keine

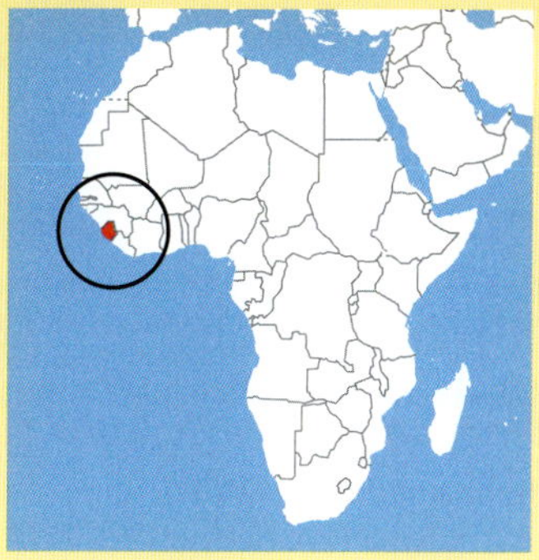

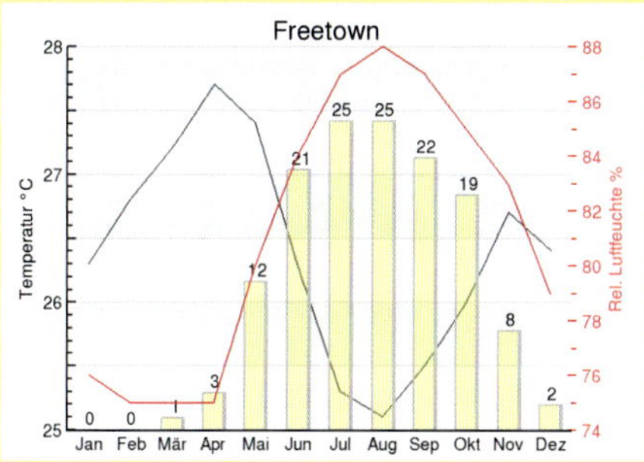

— Lufttemperatur — Wassertemperatur Regentage — Rel. Luftfeuchte %

Impfpräventable Risiken

Einreisevorschriften

Gelbfieber

Einreise nur mit Nachweis über die Gelbfieberimpfung.

Empfohlene Impfungen

Reisende sollten über den für Deutschland empfohlenen Standardimpfschutz (STIKO) verfügen, insbesondere über eine aktuelle Impfung gegen Tetanus (Wundstarrkrampf), Diphtherie, Pertussis (Keuchhusten), Masern und eine Grundimmunisierung gegen Poliomyelitis/Kinderlähmung. Je nach Alter und Gesundheitszustand kommen weitere Empfehlungen hinzu. **Der STIKO-Impfkalender ist in Teil A des Handbuchs abgebildet.**

Welche Impfungen darüber hinaus für eine Reise empfehlenswert sind, hängt von der Art der Reise ab.

Zusätzlich sollte für viele Reiseländer ein ausreichender Schutz gegen Hepatitis A (Gelbsucht) vorhanden sein. Wer engeren Kontakt zu der einheimischen Bevölkerung hat, sollte sich zusätzlich noch gegen Hepatitis B impfen lassen. Hepatitis B kann z.B. durch Blut, Speichel und beim Sexualkontakt übertragen werden.

Impfungen

Krankheiten	Pflicht	Empfehlung	Pauschal	einf. Reisestil
Diphtherie		●	●	●
Masern		●	●	●
Pertussis (Keuchhusten)		●	●	●
Tetanus (Wundstarrkrampf)		●	●	●
Cholera				
Dengue-Fieber				
FSME (Frühsommer-Meningoenzephalitis)				
Gelbfieber	●	●	●	●
Hepatitis A		●	●	●
Hepatitis B		●	●	●
Japanische Enzephalitis				
Meningokokken-Meningitis				
Polio (Kinderlähmung / Poliomyelitis)				●
Tollwut				●
Typhus				●

Erläuterungen

Pflicht siehe Einreisevorschriften

Empfehlung siehe Empfohlene Impfungen

Pauschalreisen
Bei Reisen nach westlichem Standard, überwiegend in Touristikzentren, Großstädten, Essen in gehobenen Lokalen oder im Hotel.

Achtung: Bei Reisenden kommt es häufig vor, dass spontan Tagesausflüge ins Landesinnere unternommen werden. Dann könnte ein zusätzlicher Impfschutz, wie beim einfachen Reisestil, sehr wichtig sein!

Einfacher Reisestil
Zusätzlich sollte für viele Reiseländer ein ausreichender Schutz gegen Hepatitis A (Gelbsucht) vorhanden sein. Innerhalb der westlichen Industriestaaten ist die chronische Hepatitis B überwiegend auf Risikogruppen beschränkt, außerhalb jedoch steigt ihre Häufigkeit deutlich an. Sie kann dann z.B. durch Blut, Speichel und beim Sexualkontakt übertragen werden, aber auch durch unsterile (zahn-)medizinische Behandlung. Für solche Ziele ist eine Hepatitis B-Impfung zu empfehlen.

LZ: Langzeit

Malariavorkommen

Hohes Risiko: Ganzjährig - Im ganzen Land inklusive Städte.

Unter üblichen Rahmenbedingungen (Reisedauer bis ca. 4 Wochen, Hotelunterbringung mit Klimaanlage, informierter und umsichtiger Reisender) wird eine medikamentöse Malariaprophylaxe **ganzjährig empfohlen**.

Malariaerreger: P. falciparum > 99%

Medikamentenauswahl

Dazu stehen die im allgemeinen Teil näher beschriebenen Substanzen **Atovaquone/Proguanil**, **Doxycyclin** (in Deutschland ein off-label use) und in begründeten Einzelfällen **Mefloquin** zur Verfügung.

Abweichungen von dieser Empfehlung sind bei besonders hohem/niedrigem Risiko oder bei besonderen Personengruppen erforderlich. Falls unterwegs beim Auftreten fieberhafter, malariaverdächtiger Episoden (Näheres siehe allgemeiner Teil) eine adäquate Diagnostik und/oder Therapie nicht zur Verfügung steht, ist die Mitnahme einer Notfall-Selbstbehandlung sinnvoll, die zur Resistenzsituation und ggf. zur medikamentösen Prophylaxe paßt. Dazu sollte **Atovaquone/Proguanil** oder **Artemether/Lumefantrin** eingesetzt werden, **Dihydroartemisinin/Piperaquin** wegen des Risikoprofils nur in unvorhersehbaren Notfällen.

Bitte den Beitrag Malaria beachten. Eine Tabelle mit den Medikamenten und Dosierung zur Malariaprophylaxe und der Standby-Behandlung der Malaria finden Sie ab der Seite C-36.

Weitere Gesundheitsgefahren

Infektionsrisiken
Anthrax (Milzbrand), Brucellose, **Chikungunya,** Cholera, **Denguefieber und schweres Denguefieber (früher: hämorrhagisches D.), Ebola,** Filariose, lymphatische, Tropische Pulmonale Eosinophilie, Krim-Kongo Fieber, hämorrhagisches, Lassa-Fieber, Onchozerkose, Flußblindheit, Trypanosomiasis, afrikanische, Schlafkrankheit

Botschaften

3, Middle Hill Station, Freetown, Tel.: 00232-78 73 21 20, eMail: info@freetown.diplo.de

Botschaft siehe Senegal

Botschaft siehe Elfenbeinküste

Simbabwe (ZW)

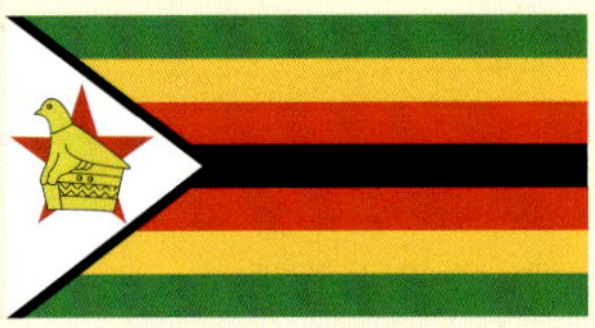

Kontinent: Afrika
Andere Namen: Simbabwe
Einwohnerzahl: 14.863 (in Tausend)
Lebenserwartung: 54 Jahre
Kindersterblichkeit: 71 pro Tausend
Amtssprache: Englisch
Zeitverschiebung: 1 Std.
Sommerzeit: keine
Med. Notrufnummer: 991

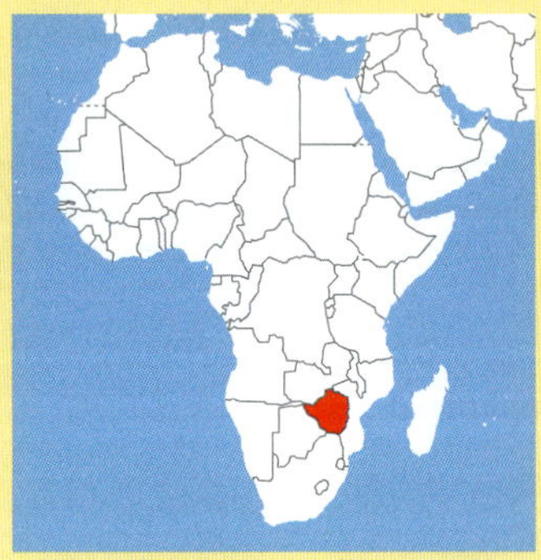

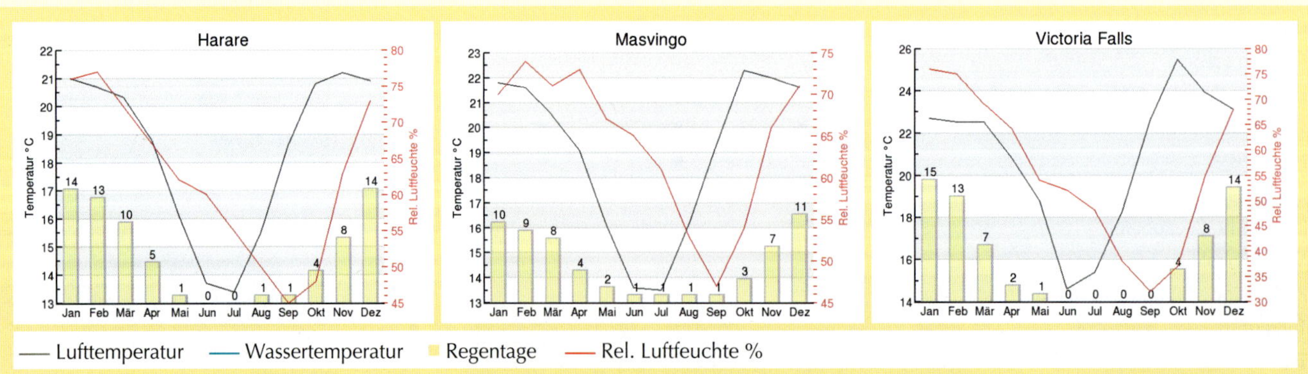

Impfpräventable Risiken

Einreisevorschriften

Gelbfieber

Keine Impfvorschriften für Reisende, die aus Europa direkt einreisen (Direktflug). Wer aus einem von Gelbfieber betroffenen Land einreist (Endemiegebiet), muss eine Gelbfieberimpfung nachweisen (Gelbfieberimpfbescheinigung). Das gilt auch für Reisende die vorher mehr als 12 Stunden auf einem Transitflughafen in einem Endemiegebiet gewesen sind. Kinder bis zum Alter von 9 Monaten, benötigen keine Gelbfieberimpfung.

Eine Impfbescheinigung wird derzeit benötigt bei der Einreise aus: Äquatorialguinea, Äthiopien, Angola, Argentinien, Benin, Bolivien, Brasilien, Burkina Faso, Burundi, Ecuador, Elfenbeinküste, Französisch-Guyana, Gabun, Gambia, Ghana, Guinea, Guinea-Bissau, Guyana, Kamerun, Kenia, Kolumbien, Kongo, Kongo, Demokratische Republik, Liberia, Mali, Mauretanien, Niger, Nigeria, Panama, Paraguay, Peru, Senegal, Sierra Leone, Sudan, Südsudan, Suriname, Togo, Trinidad und Tobago, Tschad, Uganda, Venezuela, Zentralafrikanische Republik.

Empfohlene Impfungen

Reisende sollten über den für Deutschland empfohlenen Standardimpfschutz (STIKO) verfügen, insbesondere über eine aktuelle Impfung gegen Tetanus (Wundstarrkrampf), Diphtherie, Pertussis (Keuchhusten), Masern und eine Grundimmunisierung gegen Poliomyelitis/Kinderlähmung. Je nach Alter und Gesundheitszustand kommen weitere Empfehlungen hinzu. **Der STIKO-Impfkalender ist in Teil A des Handbuchs abgebildet.**

Welche Impfungen darüber hinaus für eine Reise empfehlenswert sind, hängt von der Art der Reise ab.

Zusätzlich sollte für viele Reiseländer ein ausreichender Schutz gegen Hepatitis A (Gelbsucht) vorhanden sein. Wer engeren Kontakt zu der einheimischen Bevölkerung hat, sollte sich zusätzlich noch gegen Hepatitis B impfen lassen. Hepatitis B kann z.B. durch Blut, Speichel und beim Sexualkontakt übertragen werden.

Impfungen

Krankheiten	Pflicht	Empfehlung	Pauschal	einf. Reisestil
Diphtherie		●	●	●
Masern		●	●	●
Pertussis (Keuchhusten)		●	●	●
Tetanus (Wundstarrkrampf)		●	●	●
Cholera				●
Dengue-Fieber				
FSME (Frühsommer-Meningoenzephalitis)				
Gelbfieber	bedingt			
Hepatitis A		●	●	●
Hepatitis B		●	●	●
Japanische Enzephalitis				
Meningokokken-Meningitis				
Polio (Kinderlähmung / Poliomyelitis)				●
Tollwut				●
Typhus			●	●

Erläuterungen

Pflicht siehe Einreisevorschriften

Empfehlung siehe Empfohlene Impfungen

Pauschalreisen
Bei Reisen nach westlichem Standard, überwiegend in Touristikzentren, Großstädten, Essen in gehobenen Lokalen oder im Hotel.

Achtung: Bei Reisenden kommt es häufig vor, dass spontan Tagesausflüge ins Landesinnere unternommen werden. Dann könnte ein zusätzlicher Impfschutz, wie beim einfachen Reisestil, sehr wichtig sein!

Einfacher Reisestil

Zusätzlich sollte für viele Reiseländer ein ausreichender Schutz gegen Hepatitis A (Gelbsucht) vorhanden sein. Innerhalb der westlichen Industriestaaten ist die chronische Hepatitis B überwiegend auf Risikogruppen beschränkt, außerhalb jedoch steigt ihre Häufigkeit deutlich an. Sie kann dann z.B. durch Blut, Speichel und beim Sexualkontakt übertragen werden, aber auch durch unsterile (zahn-)medizinische Behandlung. Für solche Ziele ist eine Hepatitis B-Impfung zu empfehlen.

LZ: Langzeit

Malariavorkommen

Hohes Risiko: Ganzjährig - < 1200 m Höhe im Norden, Nordwesten und Nordosten, einschließlich Viktoriafälle, Sambesi-Tal, Nationalparks Hwange, Chizarira, Gonarezhou u. a.

Hohes Risiko: Okt. - Mai. In Höhenlagen ab 1200 m, Provinz Midlands.

Geringes Risiko: Juni bis Sep. – in der o.g. Region

Geringes Risiko: ganzjährig in Harare und Bulawayo

Unter üblichen Rahmenbedingungen (Reisedauer bis ca. 4 Wochen, Hotelunterbringung mit Klimaanlage, informierter und umsichtiger Reisender) wird eine medikamentöse Malariaprophylaxe für Reisen in Regionen und Zeiträumen mit hoher Malariaübertragung **empfohlen**.

Malariaerreger: P. falciparum > 99%

Medikamentenauswahl

Dazu stehen die im allgemeinen Teil näher beschriebenen Substanzen **Atovaquone/Proguanil**, **Doxycyclin** (in Deutschland ein off-label use) und in begründeten Einzelfällen **Mefloquin** zur Verfügung.

Abweichungen von dieser Empfehlung sind bei besonders hohem/niedrigem Risiko oder bei besonderen Personengruppen erforderlich. Falls unterwegs beim Auftreten fieberhafter, malariaverdächtiger Episoden (Näheres siehe allgemeiner Teil) eine adäquate Diagnostik und/oder Therapie nicht zur Verfügung steht, ist die Mitnahme einer Notfall-Selbstbehandlung sinnvoll, die zur Resistenzsituation und ggf. zur medikamentösen Prophylaxe paßt. Dazu sollte **Atovaquone/Proguanil** oder **Artemether/Lumefantrin** eingesetzt werden, **Dihydroartemisinin/Piperaquin** wegen des Risikoprofils nur in unvorhersehbaren Notfällen.

Bitte den Beitrag Malaria beachten. Eine Tabelle mit den Medikamenten und Dosierung zur Malariaprophylaxe und der Standby-Behandlung der Malaria finden Sie ab der Seite C-36.

Weitere Gesundheitsgefahren

Infektionsrisiken

Anthrax (Milzbrand), Brucellose, **Chikungunya,** Cholera, Filariose, lymphatische, Tropische Pulmonale Eosinophilie, Krim-Kongo Fieber, hämorrhagisches, Pest, Rift-Valley-Fieber

Botschaften

30, Ceres Road, Avondale, Harare, Tel.: 00263-430 86 55, eMail: info@harare.diplo.de

Botschaft siehe Südafrika / HONORARKONSULAT Harare: 11 Dunkirk Drive, Alexandra Park, Harare, Tel.: 00263-745 387, eMail: mid@yoafrica.com

9 Lanark Road Belgravia Harare, Tel.: 00263-24 270 3997, eMail: harare@eda.admin.ch

Singapur (SG)

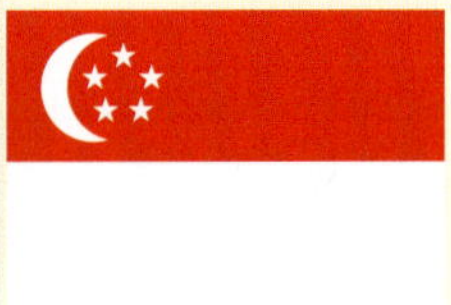

Kontinent: Asien
Einwohnerzahl: 5.850 (in Tausend)
Lebenserwartung: 83 Jahre
Kindersterblichkeit: 2 pro Tausend
Amtssprache: Chinesisch, Englisch, Malaysisch, Tamilisch
Zeitverschiebung: 7 Std.
Sommerzeit: keine
Med. Notrufnummer: 995

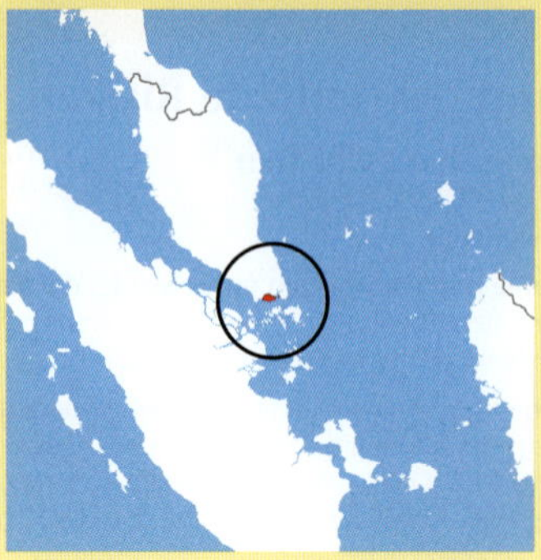

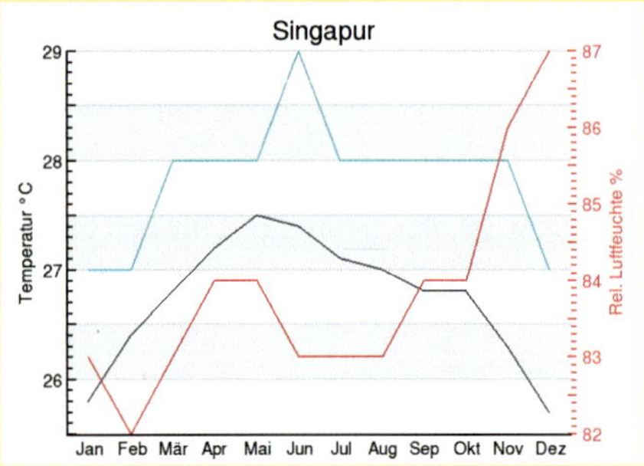

— Lufttemperatur — Wassertemperatur Regentage — Rel. Luftfeuchte %

Impfpräventable Risiken

Einreisevorschriften

Gelbfieber

Keine Impfvorschriften für Reisende, die aus Europa direkt einreisen (Direktflug). Wer aus einem von Gelbfieber betroffenen Land einreist (Endemiegebiet), muß eine Gelbfieberimpfung nachweisen (Gelbfieberimpfbescheinigung). Das gilt auch für Reisende die vorher mehr als 12 Stunden auf einem Transitflughafen in einem Endemiegebiet gewesen sind. Kinder bis zum Alter von 1 Jahr, benötigen keine Gelbfieberimpfung.

Eine Impfbescheinigung wird derzeit benötigt bei der Einreise aus: Äquatorialguinea, Äthiopien, Angola, Argentinien, Benin, Bolivien, Brasilien, Burkina Faso, Burundi, Ecuador, Elfenbeinküste, Französisch-Guyana, Gabun, Gambia, Ghana, Guinea, Guinea-Bissau, Guyana, Kamerun, Kenia, Kolumbien, Kongo, Kongo, Demokratische Republik, Liberia, Mali, Mauretanien, Niger, Nigeria, Panama, Paraguay, Peru, Senegal, Sierra Leone, Sudan, Südsudan, Suriname, Togo, Trinidad und Tobago, Tschad, Uganda, Venezuela, Zentralafrikanische Republik.

Empfohlene Impfungen

Reisende sollten über den für Deutschland empfohlenen Standardimpfschutz (STIKO) verfügen, insbesondere über eine aktuelle Impfung gegen Tetanus (Wundstarrkrampf), Diphtherie, Pertussis (Keuchhusten), Masern und eine Grundimmunisierung gegen Poliomyelitis/Kinderlähmung. Je nach Alter und Gesundheitszustand kommen weitere Empfehlungen hinzu. **Der STIKO-Impfkalender ist in Teil A des Handbuchs abgebildet.**

Welche Impfungen darüber hinaus für eine Reise empfehlenswert sind, hängt von der Art der Reise ab.

Zusätzlich sollte für viele Reiseländer ein ausreichender Schutz gegen Hepatitis A (Gelbsucht) vorhanden sein. Wer engeren Kontakt zu der einheimischen Bevölkerung hat, sollte sich zusätzlich noch gegen Hepatitis B impfen lassen. Hepatitis B kann z.B. durch Blut, Speichel und beim Sexualkontakt übertragen werden.

Impfungen

Krankheiten	Pflicht	Empfehlung	Pauschal	einf. Reisestil
Diphtherie		●	●	●
Masern		●	●	●
Pertussis (Keuchhusten)		●	●	●
Tetanus (Wundstarrkrampf)		●	●	●
Cholera				
Dengue-Fieber		seropos. oder LZ		
FSME (Frühsommer-Meningoenzephalitis)				
Gelbfieber	bedingt			
Hepatitis A				
Hepatitis B				●
Japanische Enzephalitis				●
Meningokokken-Meningitis				
Polio (Kinderlähmung / Poliomyelitis)				
Tollwut				●
Typhus				

Erläuterungen

Pflicht siehe Einreisevorschriften

Empfehlung siehe Empfohlene Impfungen

Pauschalreisen
Bei Reisen nach westlichem Standard, überwiegend in Touristikzentren, Großstädten, Essen in gehobenen Lokalen oder im Hotel.

Achtung: Bei Reisenden kommt es häufig vor, dass spontan Tagesausflüge ins Landesinnere unternommen werden. Dann könnte ein zusätzlicher Impfschutz, wie beim einfachen Reisestil, sehr wichtig sein!

Einfacher Reisestil
Zusätzlich sollte für viele Reiseländer ein ausreichender Schutz gegen Hepatitis A (Gelbsucht) vorhanden sein. Innerhalb der westlichen Industriestaaten ist die chronische Hepatitis B überwiegend auf Risikogruppen beschränkt, außerhalb jedoch steigt ihre Häufigkeit deutlich an. Sie kann dann z.B. durch Blut, Speichel und beim Sexualkontakt übertragen werden, aber auch durch unsterile (zahn-)medizinische Behandlung. Für solche Ziele ist eine Hepatitis B-Impfung zu empfehlen.

LZ: Langzeit

Weitere Gesundheitsgefahren

Infektionsrisiken
Anthrax (Milzbrand), Brucellose, **Chikungunya, Denguefieber und schweres Denguefieber (früher: hämorrhagisches D.)** Melioidose, Zika-Virus

Botschaften

50 Raffles Place, 12-00 Singapore Land Tower, Singapore 048623, Tel.: 0065-65 33 60 02, eMail: info@singapur.diplo.de

600 North Bridge Road, #24-04/05 Parkview Square, Singapore 188788, Tel.: 0065-62 29 01 90, eMail: singapur-ob@bmeia.gv.at,

1 Swiss Club Link, Singapore 288162, Tel.: 0065-6468 5788, eMail: singapore@eda.admin.ch

Slowakei (SK)

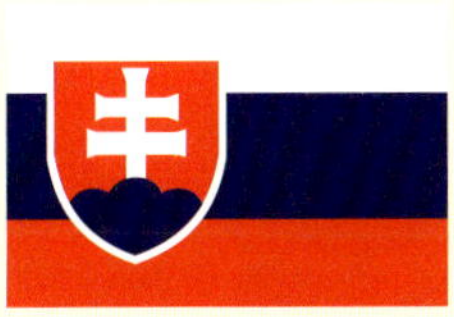

Kontinent: Europa
Einwohnerzahl: 5.460 (in Tausend)
Lebenserwartung: 78 Jahre
Kindersterblichkeit: 6 pro Tausend
Amtssprache: Slowakisch, Ungarisch
Zeitverschiebung: 0 Std.
Sommerzeit: 30.03.2025 - 26.10.2025
Med. Notrufnummer: 112

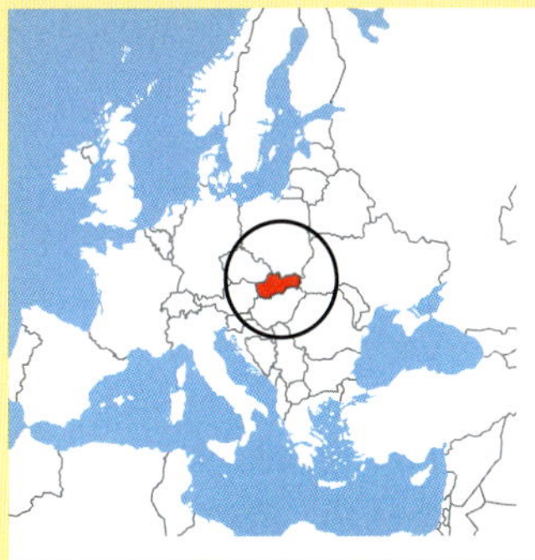

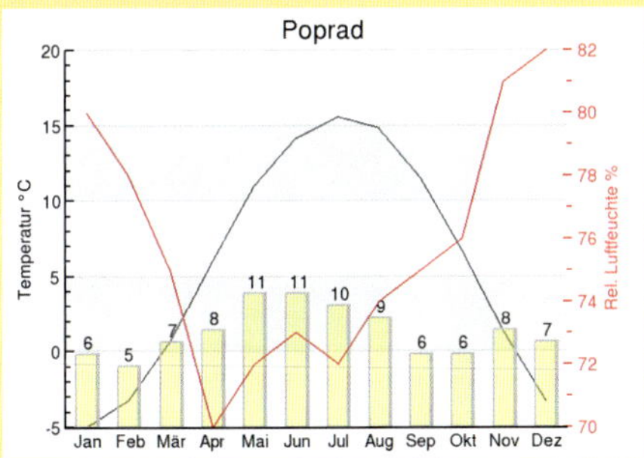

— Lufttemperatur — Wassertemperatur Regentage — Rel. Luftfeuchte %

Impfpräventable Risiken

Empfohlene Impfungen

Reisende sollten über den für Deutschland empfohlenen Standardimpfschutz (STIKO) verfügen, insbesondere über eine aktuelle Impfung gegen Tetanus (Wundstarrkrampf), Diphtherie, Pertussis (Keuchhuasten), Masern und eine Grundimmunisierung gegen Poliomyelitis/Kinderlähmung. Je nach Alter und Gesundheitszustand kommen weitere Empfehlungen hinzu. **Der STIKO-Impfkalender ist in Teil A des Handbuchs abgebildet.**

Welche Impfungen darüber hinaus für eine Reise empfehlenswert sind, hängt von der Art der Reise ab.

Zusätzlich sollte für viele Reiseländer ein ausreichender Schutz gegen Hepatitis A (Gelbsucht) vorhanden sein. Wer engeren Kontakt zu der einheimischen Bevölkerung hat, sollte sich zusätzlich noch gegen Hepatitis B impfen lassen. Hepatitis B kann z.B. durch Blut, Speichel und beim Sexualkontakt übertragen werden.

Impfungen

Krankheiten	Pflicht	Empfehlung	Pauschal	einf. Reisestil
Diphtherie		●	●	●
Masern		●	●	●
Pertussis (Keuchhusten)		●	●	●
Tetanus (Wundstarrkrampf)		●	●	●
Cholera				
Dengue-Fieber				
FSME (Frühsommer-Meningoenzephalitis)				●
Gelbfieber				
Hepatitis A				●
Hepatitis B				●
Japanische Enzephalitis				
Meningokokken-Meningitis				
Polio (Kinderlähmung / Poliomyelitis)				
Tollwut				●
Typhus				

Erläuterungen

Pflicht siehe Einreisevorschriften

Empfehlung siehe Empfohlene Impfungen

Pauschalreisen
Bei Reisen nach westlichem Standard, überwiegend in Touristikzentren, Großstädten, Essen in gehobenen Lokalen oder im Hotel.

Achtung: Bei Reisenden kommt es häufig vor, dass spontan Tagesausflüge ins Landesinnere unternommen werden. Dann könnte ein zusätzlicher Impfschutz, wie beim einfachen Reisestil, sehr wichtig sein!

Einfacher Reisestil
Zusätzlich sollte für viele Reiseländer ein ausreichender Schutz gegen Hepatitis A (Gelbsucht) vorhanden sein. Innerhalb der westlichen Industriestaaten ist die chronische Hepatitis B überwiegend auf Risikogruppen beschränkt, außerhalb jedoch steigt ihre Häufigkeit deutlich an. Sie kann dann z.B. durch Blut, Speichel und beim Sexualkontakt übertragen werden, aber auch durch unsterile (zahn-)medizinische Behandlung. Für solche Ziele ist eine Hepatitis B-Impfung zu empfehlen.

LZ: Langzeit

Botschaften

- Hviezdoslavovo nam. 10, 81303 Bratislava, Tel.: 0042-12 59 20 44 00, eMail: info@pressburg.diplo.de
- Hodzovo námestie 1/A, 81106 Bratislava, Tel.: 00421-2-59 30 15, eMail: pressburg-ob@bmeia.gv.at
- Michalská 12, 81101 Bratislava, Tel.: 00421-2 59 30 11 11, eMail: bratislava@eda.admin.ch

Slowenien (SI)

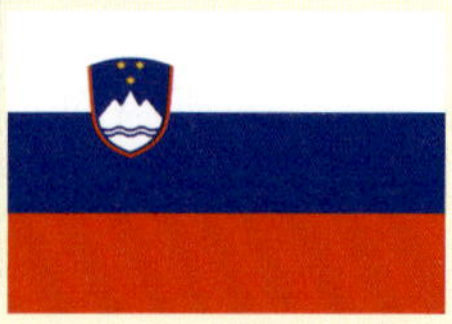

Kontinent: Europa
Einwohnerzahl: 2.079 (in Tausend)
Lebenserwartung: 81 Jahre
Kindersterblichkeit: 2 pro Tausend
Amtssprache: Slowenisch
Zeitverschiebung: 0 Std.
Sommerzeit: 30.03.2025 - 26.10.2025
Med. Notrufnummer: 112

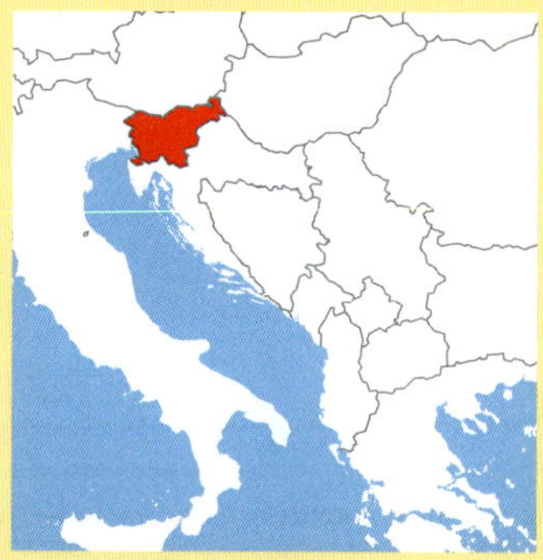

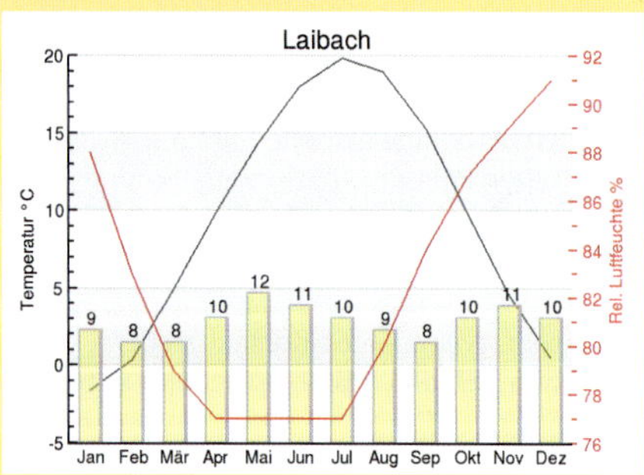

— Lufttemperatur — Wassertemperatur ▪ Regentage — Rel. Luftfeuchte %

Impfpräventable Risiken

Empfohlene Impfungen

Reisende sollten über den für Deutschland empfohlenen Standardimpfschutz (STIKO) verfügen, insbesondere über eine aktuelle Impfung gegen Tetanus (Wundstarrkrampf), Diphtherie, Pertussis (Keuchhusten), Masern und eine Grundimmunisierung gegen Poliomyelitis/Kinderlähmung.
Je nach Alter und Gesundheitszustand kommen weitere Empfehlungen hinzu. **Der STIKO-Impfkalender ist in Teil A des Handbuchs abgebildet.**

Welche Impfungen darüber hinaus für eine Reise empfehlenswert sind, hängt von der Art der Reise ab.

Zusätzlich sollte für viele Reiseländer ein ausreichender Schutz gegen Hepatitis A (Gelbsucht) vorhanden sein. Wer engeren Kontakt zu der einheimischen Bevölkerung hat, sollte sich zusätzlich noch gegen Hepatitis B impfen lassen. Hepatitis B kann z.B. durch Blut, Speichel und beim Sexualkontakt übertragen werden.

Impfungen

Krankheiten	Pflicht	Empfehlung	Pauschal	einf. Reisestil
Diphtherie		●	●	●
Masern		●	●	●
Pertussis (Keuchhusten)		●	●	●
Tetanus (Wundstarrkrampf)		●	●	●
Cholera				
Dengue-Fieber				
FSME (Frühsommer-Meningoenzephalitis)				●
Gelbfieber				
Hepatitis A			●	●
Hepatitis B				●
Japanische Enzephalitis				
Meningokokken-Meningitis				
Polio (Kinderlähmung / Poliomyelitis)				
Tollwut				●
Typhus				

Erläuterungen

Pflicht siehe Einreisevorschriften

Empfehlung siehe Empfohlene Impfungen

Pauschalreisen
Bei Reisen nach westlichem Standard, überwiegend in Touristikzentren, Großstädten, Essen in gehobenen Lokalen oder im Hotel.

Achtung: Bei Reisenden kommt es häufig vor, dass spontan Tagesausflüge ins Landesinnere unternommen werden. Dann könnte ein zusätzlicher Impfschutz, wie beim einfachen Reisestil, sehr wichtig sein!

Einfacher Reisestil
Zusätzlich sollte für viele Reiseländer ein ausreichender Schutz gegen Hepatitis A (Gelbsucht) vorhanden sein. Innerhalb der westlichen Industriestaaten ist die chronische Hepatitis B überwiegend auf Risikogruppen beschränkt, außerhalb jedoch steigt ihre Häufigkeit deutlich an. Sie kann dann z.B. durch Blut, Speichel und beim Sexualkontakt übertragen werden, aber auch durch unsterile (zahn-)medizinische Behandlung. Für solche Ziele ist eine Hepatitis B-Impfung zu empfehlen.

LZ: Langzeit

Botschaften

Presernova 27, 1000 Ljubljana, Tel.: 00386-1 479 03 00, eMail: info@laibach.diplo.de

Presernova cesta 23, SI-1000 Ljubljana, Tel.: 00386-1-479 07 00, eMail: laibach-ob@bmeia.gv.at

Trg republike 3, 6th floor, 1000 Ljubljana, Tel.: 00386-1 200 86 40, eMail: ljubljana@eda.admin.ch

Somalia (SO)

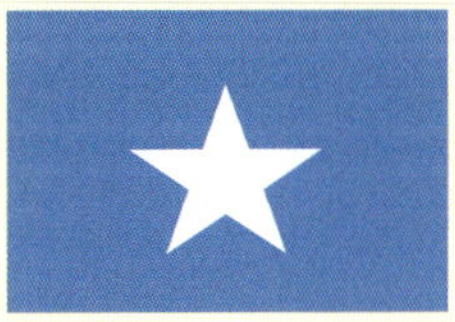

Kontinent: Afrika
Einwohnerzahl: 15.893 (in Tausend)
Lebenserwartung: 57 Jahre
Kindersterblichkeit: 115 pro Tausend
Amtssprache: Somalisch
Zeitverschiebung: 2 Std.
Sommerzeit: keine
Med. Notrufnummer: keine

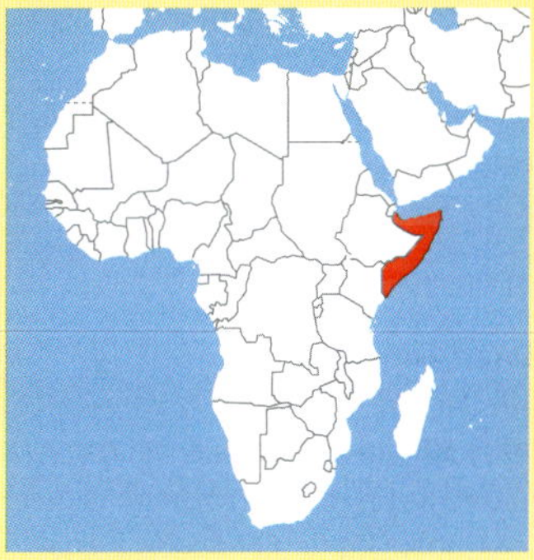

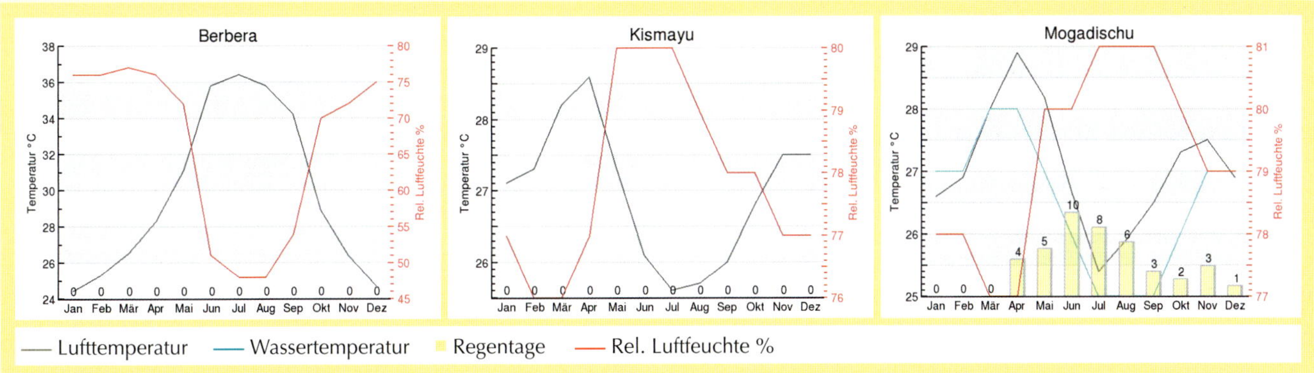

Impfpräventable Risiken

Einreisevorschriften

Gelbfieber

Keine Impfvorschriften für Reisende, die aus Europa direkt einreisen (Direktflug). Wer aus einem von Gelbfieber betroffenen Land einreist (Endemiegebiet), muss eine Gelbfieberimpfung nachweisen (Gelbfieberimpfbescheinigung). Das gilt auch für Reisende die vorher mehr als 12 Stunden auf einem Transitflughafen in einem Endemiegebiet gewesen sind. Kinder bis zum Alter von 9 Monaten, benötigen keine GelbfieberImpfung.

Eine Impfbescheinigung wird derzeit benötigt bei der Einreise aus: Äquatorialguinea, Äthiopien, Angola, Argentinien, Benin, Bolivien, Brasilien, Burkina Faso, Burundi, Ecuador, Elfenbeinküste, Französisch-Guyana, Gabun, Gambia, Ghana, Guinea, Guinea-Bissau, Guyana, Kamerun, Kenia, Kolumbien, Kongo, Kongo, Demokratische Republik, Liberia, Mali, Mauretanien, Niger, Nigeria, Panama, Paraguay, Peru, Senegal, Sierra Leone, Sudan, Südsudan, Suriname, Togo, Trinidad und Tobago, Tschad, Uganda, Venezuela, Zentralafrikanische Republik.

Polio (Kinderlähmung/Poliomyelitis)
Bei jeder Einreise muß die Internationale Polioimpfbescheinigung (Impfung innerhalb der letzten 12 Monate und mindestens 4 Wochen vor Abflug) vorgelegt werden.

Empfohlene Impfungen

Reisende sollten über den für Deutschland empfohlenen Standardimpfschutz (STIKO) verfügen, insbesondere über eine aktuelle Impfung gegen Tetanus (Wundstarrkrampf), Diphtherie, Pertussis (Keuchhusten), Masern und eine Grundimmunisierung gegen Poliomyelitis/Kinderlähmung. Je nach Alter und Gesundheitszustand kommen weitere Empfehlungen hinzu. **Der STIKO-Impfkalender ist in Teil A des Handbuchs abgebildet.**

Welche Impfungen darüber hinaus für eine Reise empfehlenswert sind, hängt von der Art der Reise ab.

Zusätzlich sollte für viele Reiseländer ein ausreichender Schutz gegen Hepatitis A (Gelbsucht) vorhanden sein. Wer engeren Kontakt zu der einheimischen Bevölkerung hat, sollte sich zusätzlich noch gegen Hepatitis B impfen lassen. Hepatitis B kann z.B. durch Blut, Speichel und beim Sexualkontakt übertragen werden.

Impfungen

Krankheiten	Pflicht	Empfehlung	Pauschal	einf. Reisestil
Diphtherie		●	●	●
Masern		●	●	●
Pertussis (Keuchhusten)		●	●	●
Tetanus (Wundstarrkrampf)		●	●	●
Cholera				
Dengue-Fieber		seropos. oder LZ		
FSME (Frühsommer-Meningoenzephalitis)				
Gelbfieber	bedingt			
Hepatitis A		●	●	●
Hepatitis B		●	●	●
Japanische Enzephalitis				
Meningokokken-Meningitis				
Polio (Kinderlähmung / Poliomyelitis)	bedingt	●	●	●
Tollwut		●	●	●
Typhus			●	●

Erläuterungen

Pflicht siehe Einreisevorschriften

Empfehlung siehe Empfohlene Impfungen

Pauschalreisen
Bei Reisen nach westlichem Standard, überwiegend in Touristikzentren, Großstädten, Essen in gehobenen Lokalen oder im Hotel.

Achtung: Bei Reisenden kommt es häufig vor, dass spontan Tagesausflüge ins Landesinnere unternommen werden. Dann könnte ein zusätzlicher Impfschutz, wie beim einfachen Reisestil, sehr wichtig sein!

Einfacher Reisestil
Zusätzlich sollte für viele Reiseländer ein ausreichender Schutz gegen Hepatitis A (Gelbsucht) vorhanden sein. Innerhalb der westlichen Industriestaaten ist die chronische Hepatitis B überwiegend auf Risikogruppen beschränkt, außerhalb jedoch steigt ihre Häufigkeit deutlich an. Sie kann dann z.B. durch Blut, Speichel und beim Sexualkontakt übertragen werden, aber auch durch unsterile (zahn-)medizinische Behandlung. Für solche Ziele ist eine Hepatitis B-Impfung zu empfehlen.

LZ: Langzeit

Malariavorkommen

Hohes Risiko: Ganzjährig - In der südlichen Hälfte des Landes inklusive Städte, etwas geringer und saisonal (Regenzeiten) im Norden.
In Somalia an der Nordküste Nachweis der tagsüber stechenden Anopheles stephensi.
Unter üblichen Rahmenbedingungen (Reisedauer bis ca. 4 Wochen, Hotelunterbringung mit Klimaanlage, informierter und umsichtiger Reisender) wird eine medikamentöse Malariaprophylaxe **ganzjährig empfohlen**.

Malariaerreger: P. falciparum 93%, P. vivax 7%

Medikamentenauswahl

Dazu stehen die im allgemeinen Teil näher beschriebenen Substanzen **Atovaquone/Proguanil**, **Doxycyclin** (in Deutschland ein off-label use) und in begründeten Einzelfällen **Mefloquin** zur Verfügung.

Abweichungen von dieser Empfehlung sind bei besonders hohem/niedrigem Risiko oder bei besonderen Personengruppen erforderlich. Falls unterwegs beim Auftreten fieberhafter, malariaverdächtiger Episoden (Näheres siehe allgemeiner Teil) eine adäquate Diagnostik und/oder Therapie nicht zur Verfügung steht, ist die Mitnahme einer Notfall-Selbstbehandlung sinnvoll, die zur Resistenzsituation und ggf. zur medikamentösen Prophylaxe paßt. Dazu sollte **Atovaquone/Proguanil** oder **Artemether/Lumefantrin** eingesetzt werden, **Dihydroartemisinin/Piperaquin** wegen des Risikoprofils nur in unvorhersehbaren Notfällen.

Bitte den Beitrag Malaria beachten. Eine Tabelle mit den Medikamenten und Dosierung zur Malariaprophylaxe und der Standby-Behandlung der Malaria finden Sie ab der Seite C-36.

Weitere Gesundheitsgefahren

Infektionsrisiken
Anthrax (Milzbrand), Brucellose, **Chikungunya,** Cholera, **Darmbilharziose, Denguefieber und schweres Denguefieber (früher: hämorrhagisches D.),** Leishmaniose der Haut, Rift-Valley-Fieber

Botschaften

Ludwig Krapf House, Riverside Drive 113, Nairobi, Kenia, Tel.: 00254-20 426 21 00, eMail: info@nairobi.diplo.de

Botschaft siehe Kenia

Botschaft siehe Kenia

Spanien (ES)

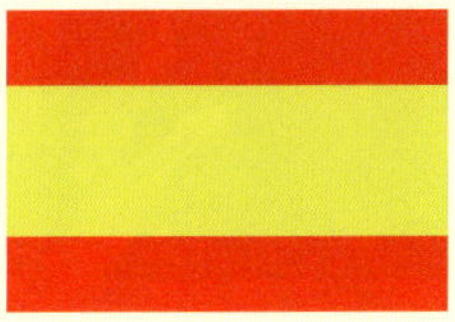

Kontinent: Europa
Einwohnerzahl: 46.755 (in Tausend)
Lebenserwartung: 83 Jahre
Kindersterblichkeit: 3 pro Tausend
Amtssprache: Spanisch
Zeitverschiebung: -1 Std. 0 Std.
Sommerzeit: 30.03.2025 - 26.10.2025
Med. Notrufnummer: 112

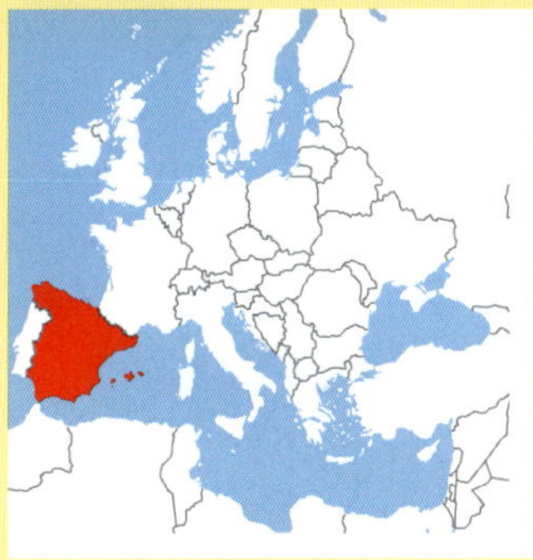

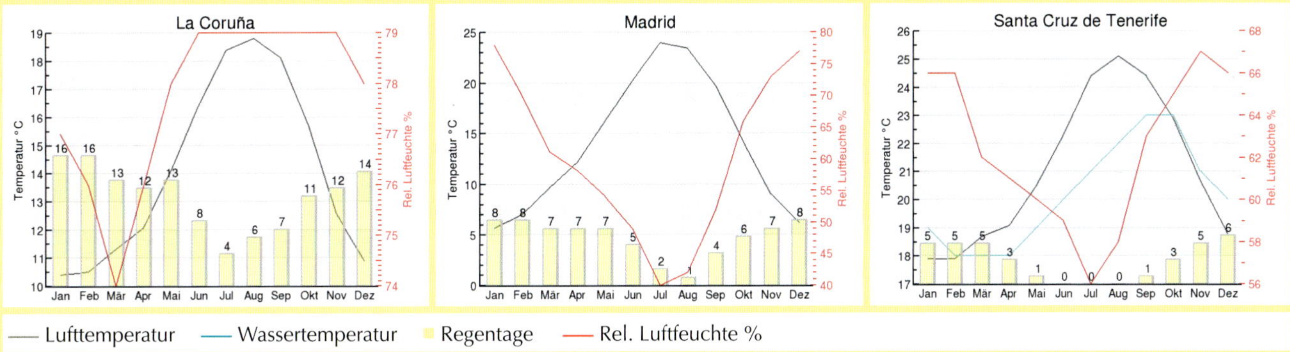

Impfpräventable Risiken

Empfohlene Impfungen

Reisende sollten über den für Deutschland empfohlenen Standardimpfschutz (STIKO) verfügen, insbesondere über eine aktuelle Impfung gegen Tetanus (Wundstarrkrampf), Diphtherie, Pertussis (Keuchhusten), Masern und eine Grundimmunisierung gegen Poliomyelitis/Kinderlähmung. Je nach Alter und Gesundheitszustand kommen weitere Empfehlungen hinzu. **Der STIKO-Impfkalender ist in Teil A des Handbuchs abgebildet.**

Welche Impfungen darüber hinaus für eine Reise empfehlenswert sind, hängt von der Art der Reise ab.

Zusätzlich sollte für viele Reiseländer ein ausreichender Schutz gegen Hepatitis A (Gelbsucht) vorhanden sein. Wer engeren Kontakt zu der einheimischen Bevölkerung hat, sollte sich zusätzlich noch gegen Hepatitis B impfen lassen. Hepatitis B kann z.B. durch Blut, Speichel und beim Sexualkontakt übertragen werden.

Impfungen

Krankheiten	Pflicht	Empfehlung	Pauschal	einf. Reisestil
Diphtherie		●	●	●
Masern		●	●	●
Pertussis (Keuchhusten)		●	●	●
Tetanus (Wundstarrkrampf)		●	●	●
Cholera				
Dengue-Fieber				
FSME (Frühsommer-Meningoenzephalitis)				
Gelbfieber				
Hepatitis A				
Hepatitis B				●
Japanische Enzephalitis				
Meningokokken-Meningitis				
Polio (Kinderlähmung / Poliomyelitis)				
Tollwut				
Typhus				

Erläuterungen

Pflicht siehe Einreisevorschriften

Empfehlung siehe Empfohlene Impfungen

Pauschalreisen
Bei Reisen nach westlichem Standard, überwiegend in Touristikzentren, Großstädten, Essen in gehobenen Lokalen oder im Hotel.

Achtung: Bei Reisenden kommt es häufig vor, dass spontan Tagesausflüge ins Landesinnere unternommen werden. Dann könnte ein zusätzlicher Impfschutz, wie beim einfachen Reisestil, sehr wichtig sein!

Einfacher Reisestil
Zusätzlich sollte für viele Reiseländer ein ausreichender Schutz gegen Hepatitis A (Gelbsucht) vorhanden sein. Innerhalb der westlichen Industriestaaten ist die chronische Hepatitis B überwiegend auf Risikogruppen beschränkt, außerhalb jedoch steigt ihre Häufigkeit deutlich an. Sie kann dann z.B. durch Blut, Speichel und beim Sexualkontakt übertragen werden, aber auch durch unsterile (zahn-)medizinische Behandlung. Für solche Ziele ist eine Hepatitis B-Impfung zu empfehlen.

LZ: Langzeit

Botschaften

Calle de Fortuny, 8, 28010 Madrid, Tel.: 0034-91 557 90 00, eMail: info@madrid.diplo.de

Paseo de la Castellana 91, 28046 Madrid, Tel.: 0034-91 55 65 315, eMail: madrid-ob@bmeia.gv.at

Calle de Núñez de Balboa, 35 A - 7°, Edificio Goya, 28001 Madrid, Tel.: 0034-91 436 39 60, eMail: madrid@eda.admin.ch

Sri Lanka (LK)

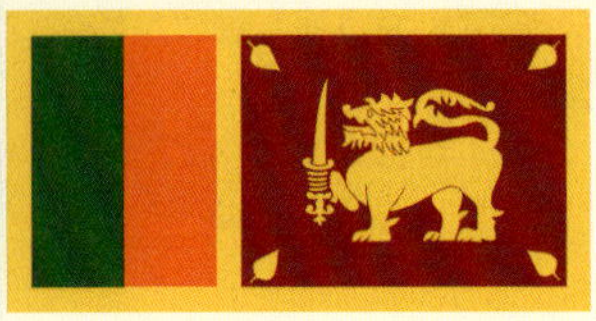

Kontinent: Asien
Einwohnerzahl: 21.413 (in Tausend)
Lebenserwartung: 77 Jahre
Kindersterblichkeit: 7 pro Tausend
Amtssprache: Singhalesisch, Tamilisch
Zeitverschiebung: 4.5 Std.
Sommerzeit: keine
Med. Notrufnummer: 110

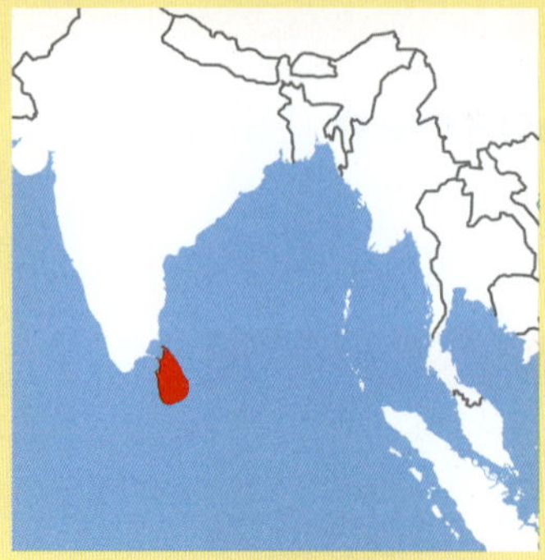

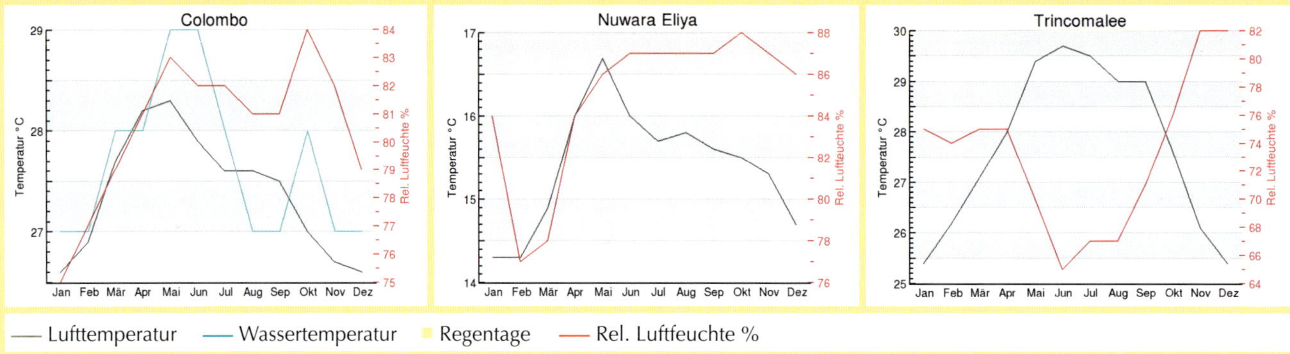

Impfpräventable Risiken

Einreisevorschriften

Gelbfieber

Keine Impfvorschriften für Reisende, die aus Europa direkt einreisen (Direktflug). Wer aus einem von Gelbfieber betroffenen Land einreist (Endemiegebiet), muss eine Gelbfieberimpfung nachweisen (Gelbfieberimpfbescheinigung). Das gilt auch für Reisende die vorher mehr als 12 Stunden auf einem Transitflughafen in einem Endemiegebiet gewesen sind. Kinder bis zum Alter von 9 Monaten, benötigen keine Gelbfieberimpfung.

Eine Impfbescheinigung wird derzeit benötigt bei der Einreise aus: Äquatorialguinea, Äthiopien, Angola, Argentinien, Benin, Bolivien, Brasilien, Burkina Faso, Burundi, Ecuador, Elfenbeinküste, Französisch-Guyana, Gabun, Gambia, Ghana, Guinea, Guinea-Bissau, Guyana, Kamerun, Kenia, Kolumbien, Kongo, Kongo, Demokratische Republik, Liberia, Mali, Mauretanien, Niger, Nigeria, Panama, Paraguay, Peru, Senegal, Sierra Leone, Sudan, Südsudan, Suriname, Togo, Trinidad und Tobago, Tschad, Uganda, Venezuela, Zentralafrikanische Republik.

Empfohlene Impfungen

Reisende sollten über den für Deutschland empfohlenen Standardimpfschutz (STIKO) verfügen, insbesondere über eine aktuelle Impfung gegen Tetanus (Wundstarrkrampf), Diphtherie, Pertussis (Keuchhusten), Masern und eine Grundimmunisierung gegen Poliomyelitis/Kinderlähmung.
Je nach Alter und Gesundheitszustand kommen weitere Empfehlungen hinzu. **Der STIKO-Impfkalender ist in Teil A des Handbuchs abgebildet.**

Welche Impfungen darüber hinaus für eine Reise empfehlenswert sind, hängt von der Art der Reise ab.

Zusätzlich sollte für viele Reiseländer ein ausreichender Schutz gegen Hepatitis A (Gelbsucht) vorhanden sein. Wer engeren Kontakt zu der einheimischen Bevölkerung hat, sollte sich zusätzlich noch gegen Hepatitis B impfen lassen. Hepatitis B kann z.B. durch Blut, Speichel und beim Sexualkontakt übertragen werden.

Impfungen

Krankheiten	Pflicht	Empfehlung	Pauschal	einf. Reisestil
Diphtherie		●	●	●
Masern		●	●	●
Pertussis (Keuchhusten)		●	●	●
Tetanus (Wundstarrkrampf)		●	●	●
Cholera				
Dengue-Fieber		serpos. oder LZ		
FSME (Frühsommer-Meningoenzephalitis)				
Gelbfieber	bedingt			
Hepatitis A		●	●	●
Hepatitis B		●	●	●
Japanische Enzephalitis				●
Meningokokken-Meningitis				
Polio (Kinderlähmung / Poliomyelitis)				
Tollwut				●
Typhus				●

Erläuterungen

Pflicht siehe Einreisevorschriften

Empfehlung siehe Empfohlene Impfungen

Pauschalreisen
Bei Reisen nach westlichem Standard, überwiegend in Touristikzentren, Großstädten, Essen in gehobenen Lokalen oder im Hotel.

Achtung: Bei Reisenden kommt es häufig vor, dass spontan Tagesausflüge ins Landesinnere unternommen werden. Dann könnte ein zusätzlicher Impfschutz, wie beim einfachen Reisestil, sehr wichtig sein!

Einfacher Reisestil
Zusätzlich sollte für viele Reiseländer ein ausreichender Schutz gegen Hepatitis A (Gelbsucht) vorhanden sein. Innerhalb der westlichen Industriestaaten ist die chronische Hepatitis B überwiegend auf Risikogruppen beschränkt, außerhalb jedoch steigt ihre Häufigkeit deutlich an. Sie kann dann z.B. durch Blut, Speichel und beim Sexualkontakt übertragen werden, aber auch durch unsterile (zahn-)medizinische Behandlung. Für solche Ziele ist eine Hepatitis B-Impfung zu empfehlen.

LZ: Langzeit

Weitere Gesundheitsgefahren

Infektionsrisiken
Anthrax (Milzbrand), Brucellose, **Chikungunya, Denguefieber und schweres Denguefieber (früher: hämorrhagisches D.),** Filariose, lymphatische, Tropische Pulmonale Eosinophilie, Melioidose

Botschaften

40, Alfred House Avenue, Colombo 3, Tel.: 0094-11 258 04 31, eMail: info@colombo.diplo.de

Botschaft siehe Indien

63, Srimath R.G. Senanayake Mawatha (Gregory's Road) Colombo 7, Tel.: 0094-11 269 51 17, eMail: colombo@eda.admin.ch

St. Helena (SH)

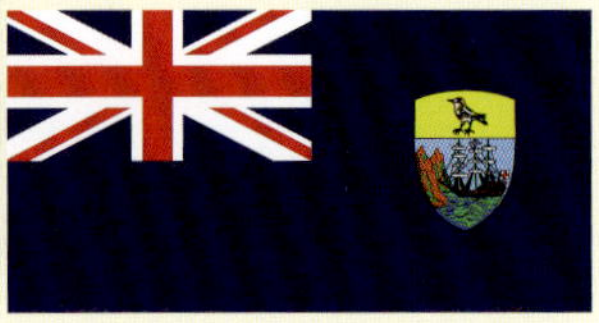

Kontinent: Afrika
Einwohnerzahl: 4 (in Tausend)
Amtssprache: Englisch
Zeitverschiebung: -1 Std.
Sommerzeit: keine
Med. Notrufnummer: keine

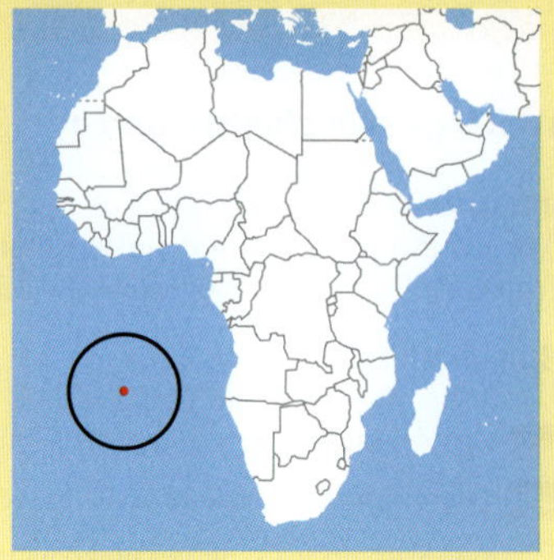

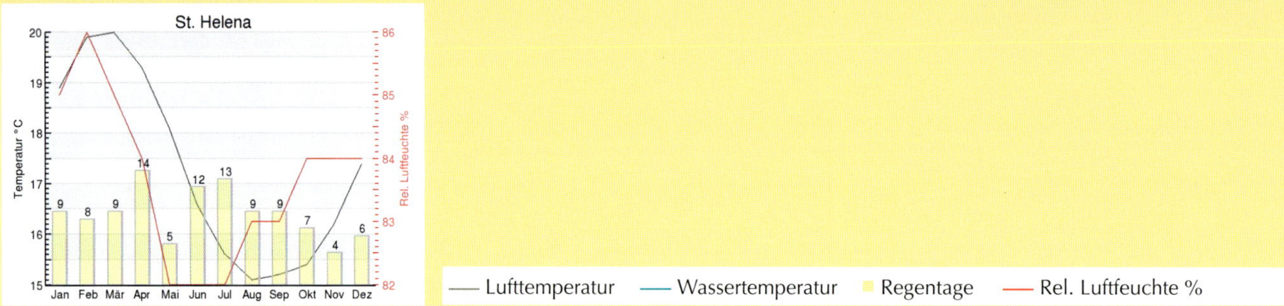

Impfpräventable Risiken

Einreisevorschriften

Gelbfieber

Keine Impfvorschriften für Reisende, die aus Europa direkt einreisen (Direktflug). Wer aus einem von Gelbfieber betroffenen Land einreist (Endemiegebiet), muss eine Gelbfieberimpfung nachweisen (Gelbfieberimpfbescheinigung). Kinder bis zum Alter von 1 Jahr, benötigen keine Gelbfieberimpfung.

Eine Impfbescheinigung wird derzeit benötigt bei der Einreise aus: Äquatorialguinea, Äthiopien, Angola, Argentinien, Benin, Bolivien, Brasilien, Burkina Faso, Burundi, Ecuador, Elfenbeinküste, Französisch-Guyana, Gabun, Gambia, Ghana, Guinea, Guinea-Bissau, Guyana, Kamerun, Kenia, Kolumbien, Kongo, Kongo, Demokratische Republik, Liberia, Mali, Mauretanien, Niger, Nigeria, Panama, Paraguay, Peru, Senegal, Sierra Leone, Sudan, Südsudan, Suriname, Togo, Trinidad und Tobago, Tschad, Uganda, Venezuela, Zentralafrikanische Republik

Empfohlene Impfungen

Reisende sollten über den für Deutschland empfohlenen Standardimpfschutz (STIKO) verfügen, insbesondere über eine aktuelle Impfung gegen Tetanus (Wundstarrkrampf), Diphtherie, Pertussis (Keuchhusten), Masern und eine Grundimmunisierung gegen Poliomyelitis/Kinderlähmung.
Je nach Alter und Gesundheitszustand kommen weitere Empfehlungen hinzu. **Der STIKO-Impfkalender ist in Teil A des Handbuchs abgebildet.**

Welche Impfungen darüber hinaus für eine Reise empfehlenswert sind, hängt von der Art der Reise ab.

Zusätzlich sollte für viele Reiseländer ein ausreichender Schutz gegen Hepatitis A (Gelbsucht) vorhanden sein. Wer engeren Kontakt zu der einheimischen Bevölkerung hat, sollte sich zusätzlich noch gegen Hepatitis B impfen lassen. Hepatitis B kann z.B. durch Blut, Speichel und beim Sexualkontakt übertragen werden.

Impfungen

Krankheiten	Pflicht	Empfehlung	Pauschal	einf. Reisestil
Diphtherie		●	●	●
Masern		●	●	●
Pertussis (Keuchhusten)		●	●	●
Tetanus (Wundstarrkrampf)		●	●	●
Cholera				
Dengue-Fieber				
FSME (Frühsommer-Meningoenzephalitis)				
Gelbfieber	bedingt			
Hepatitis A				●
Hepatitis B		●	●	●
Japanische Enzephalitis				
Meningokokken-Meningitis				
Polio (Kinderlähmung / Poliomyelitis)				
Tollwut				●
Typhus				●

Erläuterungen

Pflicht siehe Einreisevorschriften

Empfehlung siehe Empfohlene Impfungen

Pauschalreisen
Bei Reisen nach westlichem Standard, überwiegend in Touristikzentren, Großstädten, Essen in gehobenen Lokalen oder im Hotel.

Achtung: Bei Reisenden kommt es häufig vor, dass spontan Tagesausflüge ins Landesinnere unternommen werden. Dann könnte ein zusätzlicher Impfschutz, wie beim einfachen Reisestil, sehr wichtig sein!

Einfacher Reisestil
Zusätzlich sollte für viele Reiseländer ein ausreichender Schutz gegen Hepatitis A (Gelbsucht) vorhanden sein. Innerhalb der westlichen Industriestaaten ist die chronische Hepatitis B überwiegend auf Risikogruppen beschränkt, außerhalb jedoch steigt ihre a deutlich an. Sie kann dann z.B. durch Blut, Speichel und beim Sexualkontakt übertragen werden, aber auch durch unsterile (zahn-) medizinische Behandlung. Für solche Ziele ist eine Hepatitis B-Impfung zu empfehlen.

LZ: Langzeit

Botschaften

- 201 Florence Ribeiro Avenue, Groenkloof Ext 11, Pretoria 0181, Südafrika, Tel.: 0027-12 427 89 00, eMail: info@pretoria.diplo.de
- Keine Vertretung: Für allgemeine konsularische Anfragen: 0043-1-90115-3775
- Keine Vertretung: Konsularische Fragen, Helpline EDA 0041-800-24-7-365

St. Kitts und Nevis (KN)

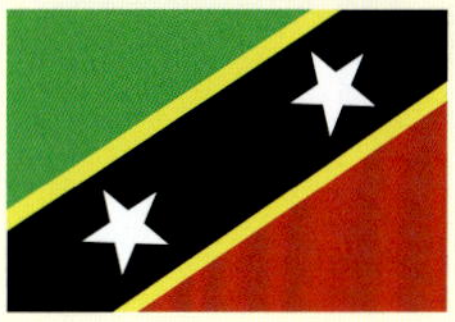

Kontinent: Nordamerika
Einwohnerzahl: 56 (in Tausend)
Lebenserwartung: 74 Jahre
Kindersterblichkeit: 15 pro Tausend
Amtssprache: Englisch
Zeitverschiebung: -5 Std.
Sommerzeit: keine
Med. Notrufnummer: keine

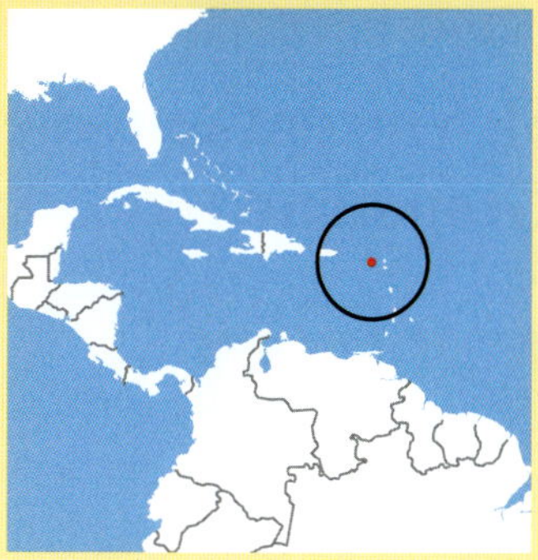

Impfpräventable Risiken

Einreisevorschriften

Gelbfieber

Keine Impfvorschriften für Reisende, die aus Europa direkt einreisen (Direktflug). Wer aus einem von Gelbfieber betroffenen Land einreist (Endemiegebiet), muss eine Gelbfieberimpfung nachweisen (Gelbfieberimpfbescheinigung). Kinder bis zum Alter von 1 Jahr, benötigen keine Gelbfieberimpfung.

Eine Impfbescheinigung wird derzeit benötigt bei der Einreise aus: Äquatorialguinea, Äthiopien, Angola, Argentinien, Benin, Bolivien, Brasilien, Burkina Faso, Burundi, Ecuador, Elfenbeinküste, Französisch-Guyana, Gabun, Gambia, Ghana, Guinea, Guinea-Bissau, Guyana, Kamerun, Kenia, Kolumbien, Kongo, Kongo, Demokratische Republik, Liberia, Mali, Mauretanien, Niger, Nigeria, Panama, Paraguay, Peru, Senegal, Sierra Leone, Sudan, Südsudan, Suriname, Togo, Trinidad und Tobago, Tschad, Uganda, Venezuela, Zentralafrikanische Republik.

Polio/Kinderlähmung

Bei Einreise aus polio-endemischen Ländern muß die Polioimpfbescheinigung vorgelegt werden.

Empfohlene Impfungen

Reisende sollten über den für Deutschland empfohlenen Standardimpfschutz (STIKO) verfügen, insbesondere über eine aktuelle Impfung gegen Tetanus (Wundstarrkrampf), Diphtherie, Pertussis (Keuchhusten), Masern und eine Grundimmunisierung gegen Poliomyelitis/Kinderlähmung. Je nach Alter und Gesundheitszustand kommen weitere Empfehlungen hinzu. **Der STIKO-Impfkalender ist in Teil A des Handbuchs abgebildet.**

Welche Impfungen darüber hinaus für eine Reise empfehlenswert sind, hängt von der Art der Reise ab.

Zusätzlich sollte für viele Reiseländer ein ausreichender Schutz gegen Hepatitis A (Gelbsucht) vorhanden sein. Wer engeren Kontakt zu der einheimischen Bevölkerung hat, sollte sich zusätzlich noch gegen Hepatitis B impfen lassen. Hepatitis B kann z.B. durch Blut, Speichel und beim Sexualkontakt übertragen werden.

Impfungen

Krankheiten	Pflicht	Empfehlung	Pauschal	einf. Reisestil
Diphtherie		●	●	●
Masern		●	●	●
Pertussis (Keuchhusten)		●	●	●
Tetanus (Wundstarrkrampf)		●	●	●
Cholera				
Dengue-Fieber		seropos. oder LZ		
FSME (Frühsommer-Meningoenzephalitis)				
Gelbfieber	bedingt			
Hepatitis A		●	●	●
Hepatitis B		●	●	●
Japanische Enzephalitis				
Meningokokken-Meningitis				
Polio (Kinderlähmung / Poliomyelitis)	bedingt			
Tollwut				●
Typhus				●

Erläuterungen

Pflicht siehe Einreisevorschriften

Empfehlung siehe Empfohlene Impfungen

Pauschalreisen
Bei Reisen nach westlichem Standard, überwiegend in Touristikzentren, Großstädten, Essen in gehobenen Lokalen oder im Hotel.

Achtung: Bei Reisenden kommt es häufig vor, dass spontan Tagesausflüge ins Landesinnere unternommen werden. Dann könnte ein zusätzlicher Impfschutz, wie beim einfachen Reisestil, sehr wichtig sein!

Einfacher Reisestil
Zusätzlich sollte für viele Reiseländer ein ausreichender Schutz gegen Hepatitis A (Gelbsucht) vorhanden sein. Innerhalb der westlichen Industriestaaten ist die chronische Hepatitis B überwiegend auf Risikogruppen beschränkt, außerhalb jedoch steigt ihre Häufigkeit deutlich an. Sie kann dann z.B. durch Blut, Speichel und beim Sexualkontakt übertragen werden, aber auch durch unsterile (zahn-)medizinische Behandlung. Für solche Ziele ist eine Hepatitis B-Impfung zu empfehlen.

LZ: Langzeit

Weitere Gesundheitsgefahren

Zika-Virus

Botschaften

Botschaft siehe Trinidad u. Tobago / Honorarkonsulat 41 A Horizons Villas, Frigate Bay, Basseterre, Saint Kitts, Tel.: 001-869 465 88 57, eMail: basseterre@hk-diplo.de

Botschaft siehe Kuba

Botschaft siehe Dominikanische Republik

St. Vincent und die Grenadinen (VC)

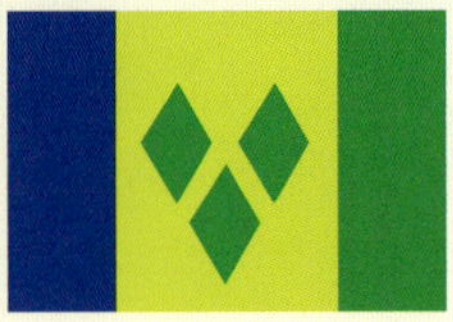

Kontinent: Nordamerika
Einwohnerzahl: 111 (in Tausend)
Lebenserwartung: 73 Jahre
Kindersterblichkeit: 14 pro Tausend
Amtssprache: Englisch
Zeitverschiebung: -5 Std.
Sommerzeit: keine
Med. Notrufnummer: keine

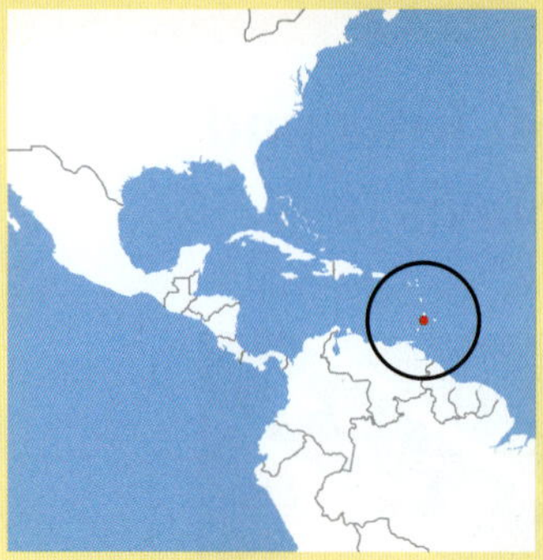

Impfpräventable Risiken

Einreisevorschriften

Gelbfieber

Keine Impfvorschriften für Reisende, die aus Europa direkt einreisen (Direktflug). Wer aus einem von Gelbfieber betroffenen Land einreist (Endemiegebiet), muss eine Gelbfieberimpfung nachweisen (Gelbfieberimpfbescheinigung). Kinder bis zum Alter von 1 Jahr, benötigen keine Gelbfieberimpfung.

Eine Impfbescheinigung wird derzeit benötigt bei der Einreise aus: Äquatorialguinea, Äthiopien, Angola, Argentinien, Benin, Bolivien, Brasilien, Burkina Faso, Burundi, Ecuador, Elfenbeinküste, Französisch-Guyana, Gabun, Gambia, Ghana, Guinea, Guinea-Bissau, Guyana, Kamerun, Kenia, Kolumbien, Kongo, Kongo, Demokratische Republik, Liberia, Mali, Mauretanien, Niger, Nigeria, Panama, Paraguay, Peru, Senegal, Sierra Leone, Sudan, Südsudan, Suriname, Togo, Trinidad und Tobago, Tschad, Uganda, Venezuela, Zentralafrikanische Republik.

Empfohlene Impfungen

Reisende sollten über den für Deutschland empfohlenen Standardimpfschutz (STIKO) verfügen, insbesondere über eine aktuelle Impfung gegen Tetanus (Wundstarrkrampf), Diphtherie, Pertussis (Keuchhusten), Masern und eine Grundimmunisierung gegen Poliomyelitis/Kinderlähmung. Je nach Alter und Gesundheitszustand kommen weitere Empfehlungen hinzu. **Der STIKO-Impfkalender ist in Teil A des Handbuchs abgebildet.**

Welche Impfungen darüber hinaus für eine Reise empfehlenswert sind, hängt von der Art der Reise ab.

Zusätzlich sollte für viele Reiseländer ein ausreichender Schutz gegen Hepatitis A (Gelbsucht) vorhanden sein. Wer engeren Kontakt zu der einheimischen Bevölkerung hat, sollte sich zusätzlich noch gegen Hepatitis B impfen lassen. Hepatitis B kann z.B. durch Blut, Speichel und beim Sexualkontakt übertragen werden.

Impfungen

Krankheiten	Pflicht	Empfehlung	Pauschal	einf. Reisestil
Diphtherie		●	●	●
Masern		●	●	●
Pertussis (Keuchhusten)		●	●	●
Tetanus (Wundstarrkrampf)		●	●	●
Cholera				
Dengue-Fieber		seropos. oder LZ		
FSME (Frühsommer-Meningoenzephalitis)				
Gelbfieber	bedingt			
Hepatitis A		●	●	●
Hepatitis B		●	●	●
Japanische Enzephalitis				
Meningokokken-Meningitis				
Polio (Kinderlähmung / Poliomyelitis)				
Tollwut				●
Typhus				●

Erläuterungen

Pflicht siehe Einreisevorschriften

Empfehlung siehe Empfohlene Impfungen

Pauschalreisen
Bei Reisen nach westlichem Standard, überwiegend in Touristikzentren, Großstädten, Essen in gehobenen Lokalen oder im Hotel.

Achtung: Bei Reisenden kommt es häufig vor, dass spontan Tagesausflüge ins Landesinnere unternommen werden. Dann könnte ein zusätzlicher Impfschutz, wie beim einfachen Reisestil, sehr wichtig sein!

Einfacher Reisestil
Zusätzlich sollte für viele Reiseländer ein ausreichender Schutz gegen Hepatitis A (Gelbsucht) vorhanden sein. Innerhalb der westlichen Industriestaaten ist die chronische Hepatitis B überwiegend auf Risikogruppen beschränkt, außerhalb jedoch steigt ihre Häufigkeit deutlich an. Sie kann dann z.B. durch Blut, Speichel und beim Sexualkontakt übertragen werden, aber auch durch unsterile (zahn-)medizinische Behandlung. Für solche Ziele ist eine Hepatitis B-Impfung zu empfehlen.

LZ: Langzeit

Weitere Gesundheitsgefahren

Zika-Virus

Botschaften

Botschaft siehe Trinidad u. Tobago

Botschaft siehe Kuba

Botschaft siehe Venezuela

Sudan (SD)

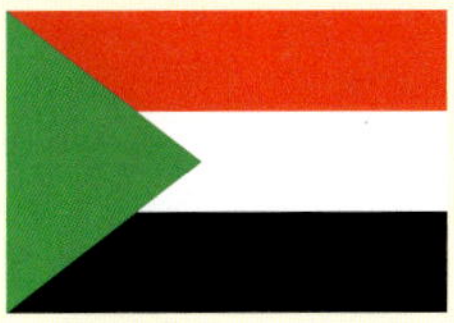

Kontinent: Afrika
Einwohnerzahl: 43.849 (in Tausend)
Lebenserwartung: 69 Jahre
Kindersterblichkeit: 57 pro Tausend
Amtssprache: Arabisch
Zeitverschiebung: 2 Std.
Sommerzeit: keine
Med. Notrufnummer: keine

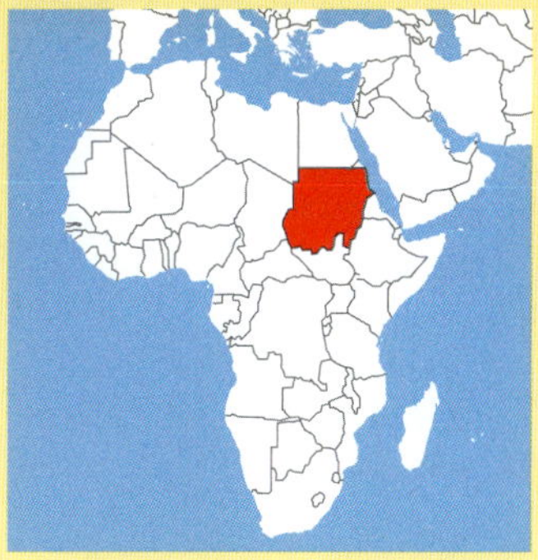

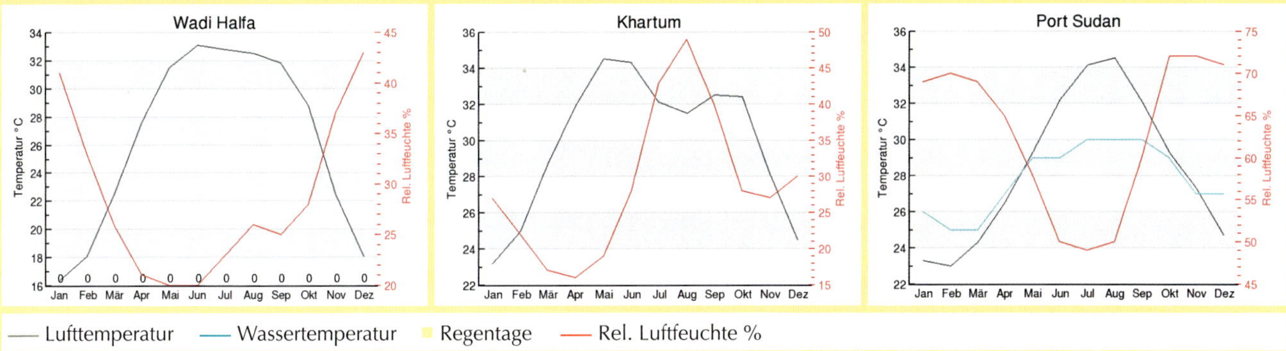

Impfpräventable Risiken

Einreisevorschriften

Gelbfieber

Impfempfehlung der WHO: Ja

Empfohlen für alle Reisenden ab 9 Monaten, die in Gebiete südlich der Sahara reisen.
Nicht empfohlen für Reisende, deren Reiseroute auf Gebiete innerhalb der Sahara und der Stadt Khartum beschränkt ist.

Empfohlene Impfungen

Reisende sollten über den für Deutschland empfohlenen Standardimpfschutz (STIKO) verfügen, insbesondere über eine aktuelle Impfung gegen Tetanus (Wundstarrkrampf), Diphtherie, Pertussis (Keuchhusten), Masern und eine Grundimmunisierung gegen Poliomyelitis/Kinderlähmung.
Je nach Alter und Gesundheitszustand kommen weitere Empfehlungen hinzu. **Der STIKO-Impfkalender ist in Teil A des Handbuchs abgebildet.**

Welche Impfungen darüber hinaus für eine Reise empfehlenswert sind, hängt von der Art der Reise ab.

Zusätzlich sollte für viele Reiseländer ein ausreichender Schutz gegen Hepatitis A (Gelbsucht) vorhanden sein. Wer engeren Kontakt zu der einheimischen Bevölkerung hat, sollte sich zusätzlich noch gegen Hepatitis B impfen lassen. Hepatitis B kann z.B. durch Blut, Speichel und beim Sexualkontakt übertragen werden.

Impfungen

Krankheiten	Pflicht	Empfehlung	Pauschal	einf. Reisestil
Diphtherie		●	●	●
Masern		●	●	●
Pertussis (Keuchhusten)		●	●	●
Tetanus (Wundstarrkrampf)		●	●	●
Cholera				
Dengue-Fieber		seropos. oder LZ		
FSME (Frühsommer-Meningoenzephalitis)				
Gelbfieber		●	●	●
Hepatitis A		●	●	●
Hepatitis B		●	●	●
Japanische Enzephalitis				
Meningokokken-Meningitis				●
Polio (Kinderlähmung / Poliomyelitis)		●	●	●
Tollwut		●	●	●
Typhus			●	●

Erläuterungen

Pflicht siehe Einreisevorschriften

Empfehlung siehe Empfohlene Impfungen

Pauschalreisen
Bei Reisen nach westlichem Standard, überwiegend in Touristikzentren, Großstädten, Essen in gehobenen Lokalen oder im Hotel.

Achtung: Bei Reisenden kommt es häufig vor, dass spontan Tagesausflüge ins Landesinnere unternommen werden. Dann könnte ein zusätzlicher Impfschutz, wie beim einfachen Reisestil, sehr wichtig sein!

Einfacher Reisestil
Zusätzlich sollte für viele Reiseländer ein ausreichender Schutz gegen Hepatitis A (Gelbsucht) vorhanden sein. Innerhalb der westlichen Industriestaaten ist die chronische Hepatitis B überwiegend auf Risikogruppen beschränkt, außerhalb jedoch steigt ihre Häufigkeit deutlich an. Sie kann dann z.B. durch Blut, Speichel und beim Sexualkontakt übertragen werden, aber auch durch unsterile (zahn-)medizinische Behandlung. Für solche Ziele ist eine Hepatitis B-Impfung zu empfehlen.

LZ: Langzeit

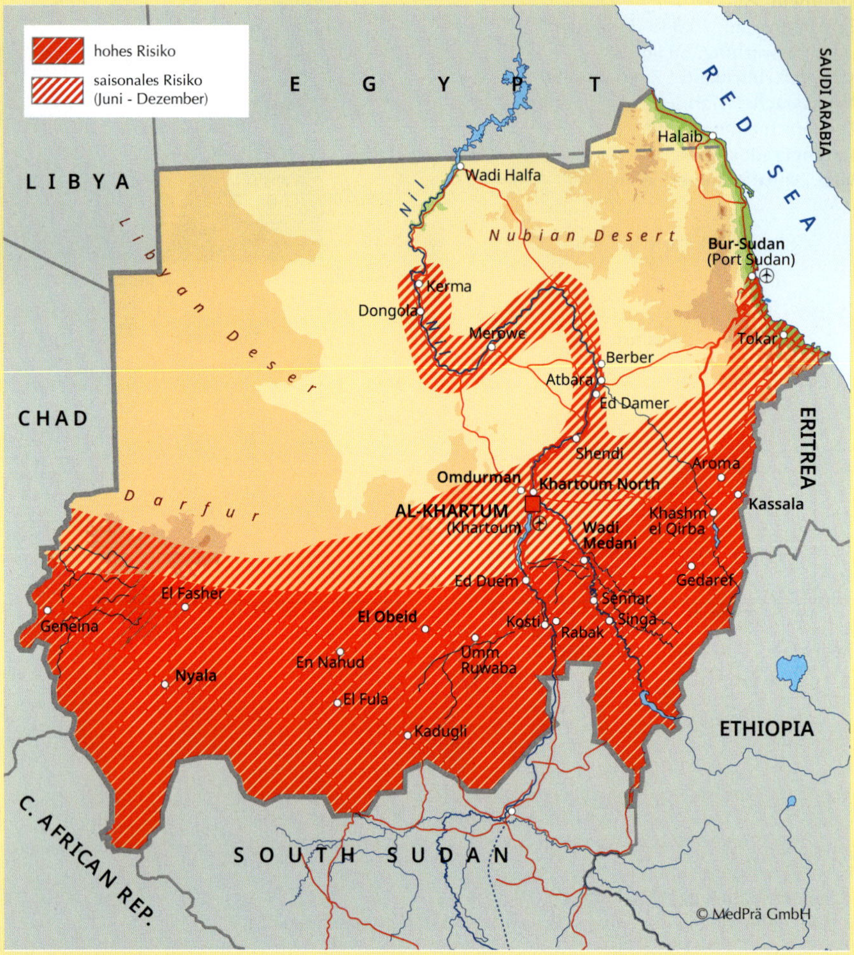

Malariavorkommen

Hohes Risiko: Ganzjährig - Im ganzen Land außer der Sahara.

Saisonales Risiko: Hohes Risiko von Juni bis Dezember - Streifen nördlich des Hochrisikos, ebenso Niltal und südlicher Küstenbereich

Surveillance und Versorgung im Fall einer Erkrankung gegenwärtig zweifelhaft.

Unter üblichen Rahmenbedingungen (Reisedauer bis ca. 4 Wochen, Hotelunterbringung mit Klimaanlage, informierter und umsichtiger Reisender) wird eine medikamentöse Malariaprophylaxe nur für Reisen in Regionen und Zeiträumen mit hoher Malariaübertragung) **ganzjährig empfohlen.**

Malariaerreger: P. falciparum und Mischinfektionen 89%, P. vivax 9%, andere 2%

Medikamentenauswahl

Dazu stehen die im allgemeinen Teil näher beschriebenen Substanzen **Atovaquone/Proguanil**, **Doxycyclin** (in Deutschland ein off-label use) und in begründeten Einzelfällen **Mefloquin** zur Verfügung.

Abweichungen von dieser Empfehlung sind bei besonders hohem/niedrigem Risiko oder bei besonderen Personengruppen erforderlich. Falls unterwegs beim Auftreten fieberhafter, malariaverdächtiger Episoden (Näheres siehe allgemeiner Teil) eine adäquate Diagnostik und/oder Therapie nicht zur Verfügung steht, ist die Mitnahme einer Notfall-Selbstbehandlung sinnvoll, die zur Resistenzsituation und ggf. zur medikamentösen Prophylaxe paßt. Dazu sollte **Atovaquone/Proguanil** oder **Artemether/Lumefantrin** eingesetzt werden, **Dihydroartemisinin/Piperaquin** wegen des Risikoprofils nur in unvorhersehbaren Notfällen.

Bitte den Beitrag Malaria beachten. Eine Tabelle mit den Medikamenten und Dosierung zur Malariaprophylaxe und der Standby-Behandlung der Malaria finden Sie ab der Seite C-36.

Weitere Gesundheitsgefahren

Infektionsrisiken
Anthrax (Milzbrand), Brucellose, **Chikungunya,** Cholera, **Denguefieber und schweres Denguefieber (früher: hämorrhagisches D.),** Dracunculose (Medinawurmbefall), Ebola, Filariose, lymphatische, Tropische Pulmonale Eosinophilie, Krim-Kongo Fieber, hämorrhagisches, Leishmaniose der Haut, Leishmaniose, viscerale, Onchozerkose, Flußblindheit, Rift-Valley-Fieber, Trypanosomiasis, afrikanische, Schlafkrankheit

Botschaften

Tel.: 00249-01 85 34 96 22, eMail: info@khartum.diplo.de

Botschaft siehe Ägypten

Street 15, House No. 7 Amarat Khartoum, Tel.: 00249-183 471 010, eMail: khartoum.visa@eda.admin.ch

Südsudan (SS)

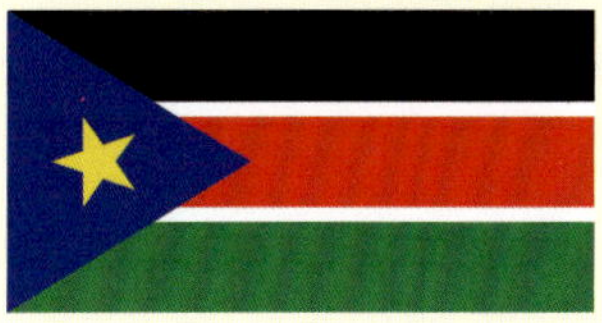

Kontinent: Afrika
Einwohnerzahl: 11.194 (in Tausend)
Lebenserwartung: 63 Jahre
Kindersterblichkeit: 98 pro Tausend
Amtssprache: Englisch
Zeitverschiebung: 2 Std.
Sommerzeit: keine
Med. Notrufnummer: keine

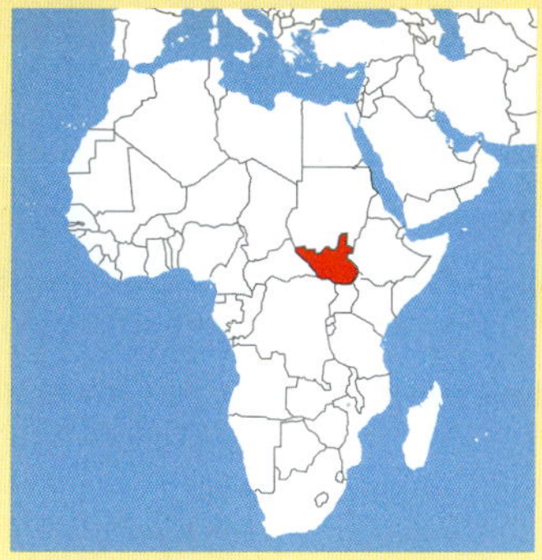

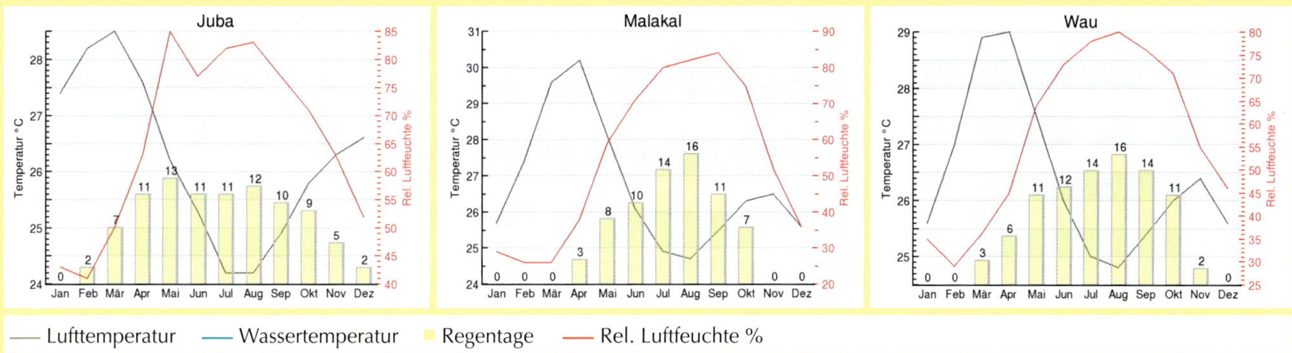

Impfpräventable Risiken

Einreisevorschriften

Gelbfieber
Einreise nur mit Nachweis über die **Gelbfieberimpfung.**
Ausnahme: Kinder bis zum Alter von 9 Monaten, benötigen keine Gelbfieberimpfung.

Empfohlene Impfungen

Reisende sollten über den für Deutschland empfohlenen Standardimpfschutz (STIKO) verfügen, insbesondere über eine aktuelle Impfung gegen Tetanus (Wundstarrkrampf), Diphtherie, Pertussis (Keuchhusten), Masern und eine Grundimmunisierung gegen Poliomyelitis/Kinderlähmung. Je nach Alter und Gesundheitszustand kommen weitere Empfehlungen hinzu. **Den STIKO-Impfkalender finden Sie unter Impfungen**.

Welche Impfungen darüber hinaus für eine Reise empfehlenswert sind, hängt von der Art der Reise und dem Reiseland ab und muss in einem Beratungsgespräch geklärt werden.

Zusätzlich sollte für viele Reiseländer ein ausreichender Schutz gegen Hepatitis A (Gelbsucht) vorhanden sein. Wer engeren Kontakt zu der einheimischen Bevölkerung hat, sollte sich zusätzlich noch gegen Hepatitis B impfen lassen. Hepatitis B kann z.B. durch Blut, Speichel und beim Sexualkontakt übertragen werden.

Impfungen

Krankheiten	Pflicht	Empfehlung	Pauschal	einf. Reisestil
Diphtherie		●	●	●
Masern		●	●	●
Pertussis (Keuchhusten)		●	●	●
Tetanus (Wundstarrkrampf)		●	●	●
Cholera				
Dengue-Fieber				
FSME (Frühsommer-Meningoenzephalitis)				
Gelbfieber	●	●	●	●
Hepatitis A		●	●	●
Hepatitis B		●	●	●
Japanische Enzephalitis				
Meningokokken-Meningitis				●
Polio (Kinderlähmung / Poliomyelitis)		●	●	●
Tollwut		●	●	●
Typhus			●	●

Erläuterungen

Pflicht siehe Einreisevorschriften

Empfehlung siehe Empfohlene Impfungen

Pauschalreisen
Bei Reisen nach westlichem Standard, überwiegend in Touristikzentren, Großstädten, Essen in gehobenen Lokalen oder im Hotel.

Achtung: Bei Reisenden kommt es häufig vor, dass spontan Tagesausflüge ins Landesinnere unternommen werden. Dann könnte ein zusätzlicher Impfschutz, wie beim einfachen Reisestil, sehr wichtig sein!

Einfacher Reisestil
Zusätzlich sollte für viele Reiseländer ein ausreichender Schutz gegen Hepatitis A (Gelbsucht) vorhanden sein. Innerhalb der westlichen Industriestaaten ist die chronische Hepatitis B überwiegend auf Risikogruppen beschränkt, außerhalb jedoch steigt ihre Häufigkeit deutlich an. Sie kann dann z.B. durch Blut, Speichel und beim Sexualkontakt übertragen werden, aber auch durch unsterile (zahn-)medizinische Behandlung. Für solche Ziele ist eine Hepatitis B-Impfung zu empfehlen.

LZ: Langzeit

Malariavorkommen

Hohes Risiko: Ganzjährig - Im gesamten Land, inklusive Städte.

Unter üblichen Rahmenbedingungen (Reisedauer bis ca. 4 Wochen, Hotelunterbringung mit Klimaanlage, informierter und umsichtiger Reisender) wird eine medikamentöse Malariaprophylaxe **ganzjährig empfohlen**.

Malariaerreger: P. falciparum 95%, P. vivax 1%, andere 4%

Medikamentenauswahl

Dazu stehen die im allgemeinen Teil näher beschriebenen Substanzen **Atovaquone/Proguanil, Doxycyclin** (in Deutschland ein off-label use) und in begründeten Einzelfällen **Mefloquin** zur Verfügung.

Abweichungen von dieser Empfehlung sind bei besonders hohem/niedrigem Risiko oder bei besonderen Personengruppen erforderlich. Falls unterwegs beim Auftreten fieberhafter, malariaverdächtiger Episoden (Näheres siehe allgemeiner Teil) eine adäquate Diagnostik und/oder Therapie nicht zur Verfügung steht, ist die Mitnahme einer Notfall-Selbstbehandlung sinnvoll, die zur Resistenzsituation und ggf. zur medikamentösen Prophylaxe paßt. Dazu sollte **Atovaquone/Proguanil** oder **Artemether/Lumefantrin** eingesetzt werden, **Dihydroartemisinin/Piperaquin** wegen des Risikoprofils nur in unvorhersehbaren Notfällen.

Bitte den Beitrag Malaria beachten. Eine Tabelle mit den Medikamenten und Dosierung zur Malariaprophylaxe und der Standby-Behandlung der Malaria finden Sie ab der Seite C-36.

Weitere Gesundheitsgefahren

Infektionsrisiken
Anthrax (Milzbrand), Brucellose, **Chikungunya,** Cholera, **Denguefieber und schweres Denguefieber (früher: hämorrhagisches D.),** Dracunculose (Medinawurmbefall), Ebola, Filariose, lymphatische, Tropische Pulmonale Eosinophilie, Krim-Kongo Fieber, hämorrhagisches, Leishmaniose der Haut, Leishmaniose, viscerale, Onchozerkose, Flußblindheit, Rift-Valley-Fieber, Trypanosomiasis, afrikanische, Schlafkrankheit

Botschaften

- EU Compound, Kololo Road, Juba, Tel.: 00211-956 00 80 21, eMail: info@dschuba.diplo.de
- Botschaft siehe Äthiopien
- Botschaft siehe Äthiopien / Cooperation Office and Consular Agency, Embassy of Switzerland, Swiss House, Hai Jerusalem, Juba, Tel.: 0041-584 621 991, eMail: juba@eda.admin.ch

Südafrika (ZA)

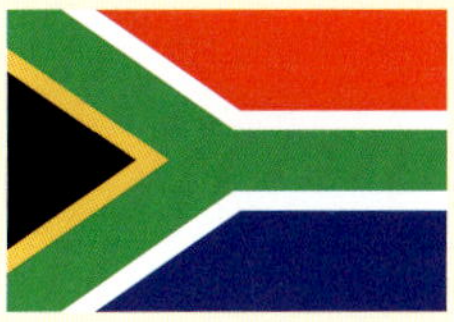

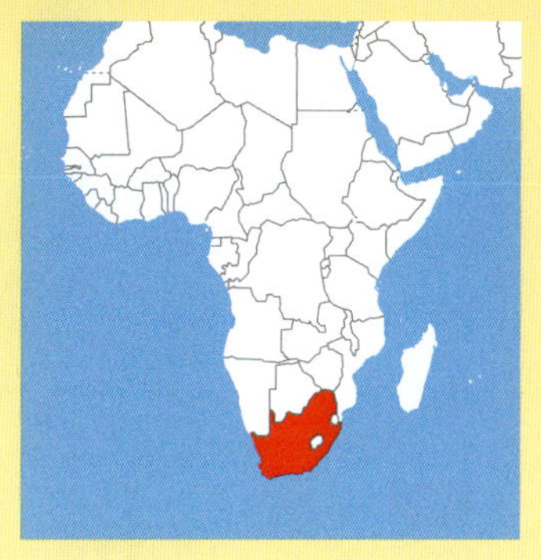

Kontinent: Afrika

Beliebte Reiseziele: Drakensberge, Durban, Johannesburg, Kapstadt, Kruger Park, Port Elizabeth

Einwohnerzahl: 59.309 (in Tausend)

Lebenserwartung: 65 Jahre

Kindersterblichkeit: 32 pro Tausend

Amtssprache: Afrikaans, Englisch, Sesothisch, Sezuan, Süd-Ndebele, Swasiländisch, Tsongaisch, Venda, Xhosa, Zulu

Zeitverschiebung: 1 Std.

Sommerzeit: keine

Med. Notrufnummer: 10177, 112

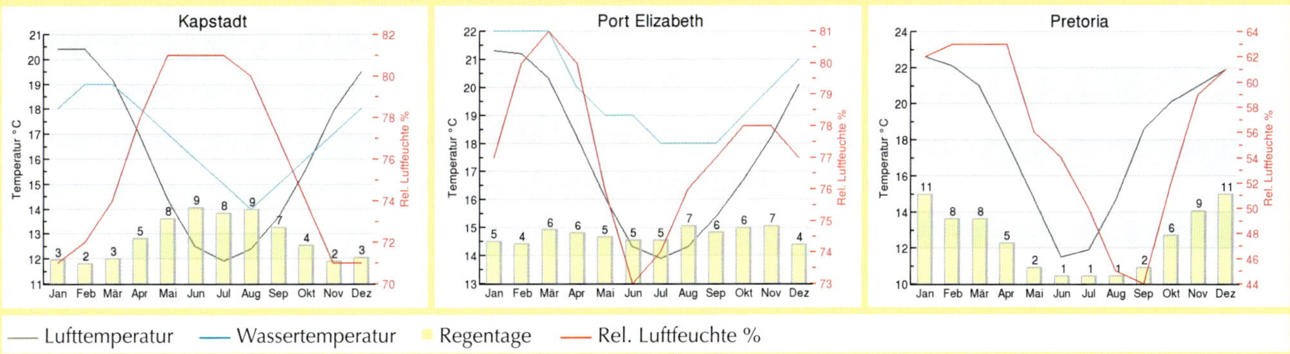

Impfpräventable Risiken

Einreisevorschriften

Gelbfieber

Keine Impfvorschriften für Reisende, die aus Europa direkt einreisen (Direktflug). Wer aus einem von Gelbfieber betroffenen Land einreist (Endemiegebiet), muss eine Gelbfieberimpfung nachweisen (Gelbfieberimpfbescheinigung). Das gilt auch für Reisende die vorher mehr als 12 Stunden auf einem Transitflughafen in einem Endemiegebiet gewesen sind. Kinder bis zum Alter von 1 Jahr, benötigen keine Gelbfieberimpfung.

Eine Impfbescheinigung wird derzeit benötigt bei der Einreise aus: Äquatorialguinea, Äthiopien, Angola, Argentinien, Benin, Bolivien, Brasilien, Burkina Faso, Burundi, Ecuador, Elfenbeinküste, Französisch-Guyana, Gabun, Gambia, Ghana, Guinea, Guinea-Bissau, Guyana, Kamerun, Kenia, Kolumbien, Kongo, Kongo, Demokratische Republik, Liberia, Mali, Mauretanien, Niger, Nigeria, Panama, Paraguay, Peru, Senegal, Sierra Leone, Sudan, Südsudan, Suriname, Togo, Trinidad und Tobago, Tschad, Uganda, Venezuela, Zentralafrikanische Republik.

Empfohlene Impfungen

Reisende sollten über den für Deutschland empfohlenen Standardimpfschutz (STIKO) verfügen, insbesondere über eine aktuelle Impfung gegen Tetanus (Wundstarrkrampf), Diphtherie, Pertussis (Keuchhusten), Masern und eine Grundimmunisierung gegen Poliomyelitis/Kinderlähmung. Je nach Alter und Gesundheitszustand kommen weitere Empfehlungen hinzu. **Der STIKO-Impfkalender ist in Teil A des Handbuchs abgebildet.**

Welche Impfungen darüber hinaus für eine Reise empfehlenswert sind, hängt von der Art der Reise ab.

Zusätzlich sollte für viele Reiseländer ein ausreichender Schutz gegen Hepatitis A (Gelbsucht) vorhanden sein. Wer engeren Kontakt zu der einheimischen Bevölkerung hat, sollte sich zusätzlich noch gegen Hepatitis B impfen lassen. Hepatitis B kann z.B. durch Blut, Speichel und beim Sexualkontakt übertragen werden.

Impfungen

Krankheiten	Pflicht	Empfehlung	Pauschal	einf. Reisestil
Diphtherie		●	●	●
Masern		●	●	●
Pertussis (Keuchhusten)		●	●	●
Tetanus (Wundstarrkrampf)		●	●	●
Cholera				
Dengue-Fieber				
FSME (Frühsommer-Meningoenzephalitis)				
Gelbfieber	bedingt			
Hepatitis A		●	●	●
Hepatitis B		●	●	●
Japanische Enzephalitis				
Meningokokken-Meningitis				
Polio (Kinderlähmung / Poliomyelitis)				●
Tollwut				●
Typhus				●

Erläuterungen

Pflicht siehe Einreisevorschriften

Empfehlung siehe Empfohlene Impfungen

Pauschalreisen
Bei Reisen nach westlichem Standard, überwiegend in Touristikzentren, Großstädten, Essen in gehobenen Lokalen oder im Hotel.

Achtung: Bei Reisenden kommt es häufig vor, dass spontan Tagesausflüge ins Landesinnere unternommen werden. Dann könnte ein zusätzlicher Impfschutz, wie beim einfachen Reisestil, sehr wichtig sein!

Einfacher Reisestil
Zusätzlich sollte für viele Reiseländer ein ausreichender Schutz gegen Hepatitis A (Gelbsucht) vorhanden sein. Innerhalb der westlichen Industriestaaten ist die chronische Hepatitis B überwiegend auf Risikogruppen beschränkt, außerhalb jedoch steigt ihre Häufigkeit deutlich an. Sie kann dann z.B. durch Blut, Speichel und beim Sexualkontakt übertragen werden, aber auch durch unsterile (zahn-)medizinische Behandlung. Für solche Ziele ist eine Hepatitis B-Impfung zu empfehlen.

LZ: Langzeit

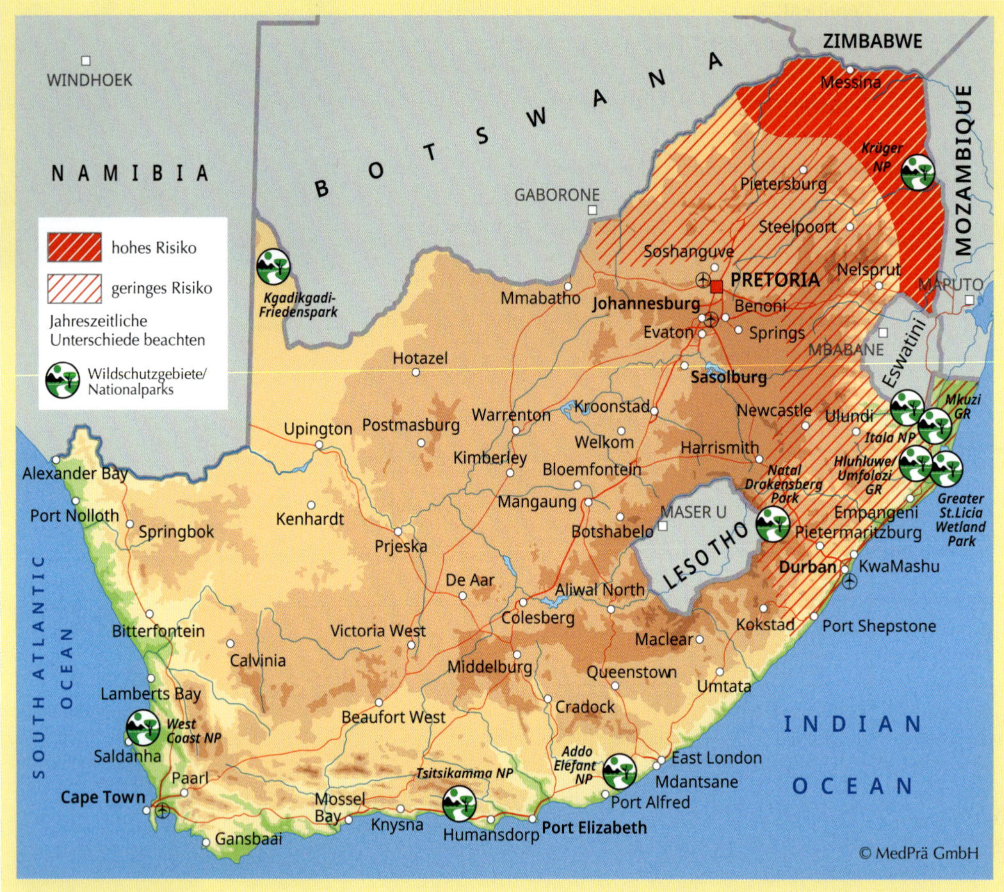

Malariavorkommen

Hohes Risiko: Sep. - Mai. - Im Nordosten und Osten der Mpumalanga Provinz (inkl. Kruger- und benachbarte Parks) sowie im Norden und Nordosten der Limpopo Provinz.

Geringes Risiko: Jun. - Aug. - Im Nordosten und Osten der Mpumalanga Provinz (inkl. Kruger- und benachbarte Parks) sowie im Norden und Nordosten der Limpopo Provinz.

Minimales Risiko: Ganzjährig - Nordosten des Landes – s. Karte.

Malariafrei: Städte und übrige Gebiete.

Unter üblichen Rahmenbedingungen (Reisedauer bis ca. 4 Wochen, Hotelunterbringung mit Klimaanlage, informierter und umsichtiger Reisender) wird eine medikamentöse Malariaprophylaxe für Reisen in Regionen und Zeiträumen mit hoher Malariaübertragung **empfohlen**.

Malariaerreger: P. falciparum 99%

Medikamentenauswahl

Dazu stehen die im allgemeinen Teil näher beschriebenen Substanzen **Atovaquone/Proguanil**, **Doxycyclin** (in Deutschland ein off-label use) und in begründeten Einzelfällen **Mefloquin** zur Verfügung.

Abweichungen von dieser Empfehlung sind bei besonders hohem/niedrigem Risiko oder bei besonderen Personengruppen erforderlich. Falls unterwegs beim Auftreten fieberhafter, malariaverdächtiger Episoden (Näheres siehe allgemeiner Teil) eine adäquate Diagnostik und/oder Therapie nicht zur Verfügung steht, ist die Mitnahme einer Notfall-Selbstbehandlung sinnvoll, die zur Resistenzsituation und ggf. zur medikamentösen Prophylaxe paßt. Dazu sollte **Atovaquone/Proguanil** oder **Artemether/Lumefantrin** eingesetzt werden, **Dihydroartemisinin/Piperaquin** wegen des Risikoprofils nur in unvorhersehbaren Notfällen.

Bitte den Beitrag Malaria beachten. Eine Tabelle mit den Medikamenten und Dosierung zur Malariaprophylaxe und der Standby-Behandlung der Malaria finden Sie ab der Seite C-36.

Weitere Gesundheitsgefahren

Infektionsrisiken

Anthrax (Milzbrand), **Blasenbilharziose durch S. haematobium,** Brucellose, **Chikungunya,** Cholera, Krim-Kongo Fieber, hämorrhagisches, Rift-Valley-Fieber

Botschaften

201 Florence Ribeiro Avenue, Groenkloof Ext 11, Pretoria 0181, Südafrika, Tel.: 0027-12 427 89 00, eMail: info@pretoria.diplo.de

454A Fehrsen Street, Brooklyn, Pretoria 0181, Tel.: 0027-12-45 29 155, eMail: pretoria-ob@bmeia.gv.at

225 Veale Street Parc Nouveau New Muckleneuk 0181, Tel.: 0027-12 452 06 60, eMail: pretoria@eda.admin.ch

Südkorea (KR)

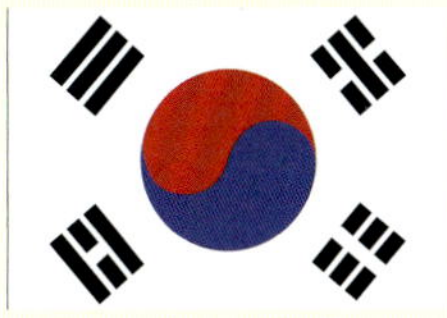

Kontinent: Asien
Andere Namen: Südkorea
Einwohnerzahl: 51.269 (in Tausend)
Lebenserwartung: 83 Jahre
Kindersterblichkeit: 3 pro Tausend
Amtssprache: Koreanisch
Zeitverschiebung: 8 Std.
Sommerzeit: keine
Med. Notrufnummer: 119

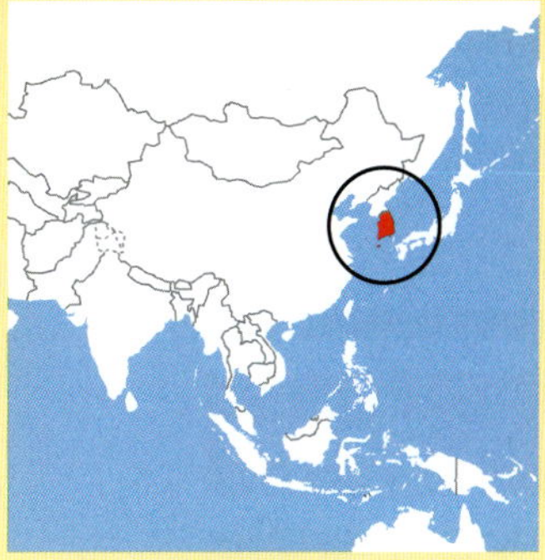

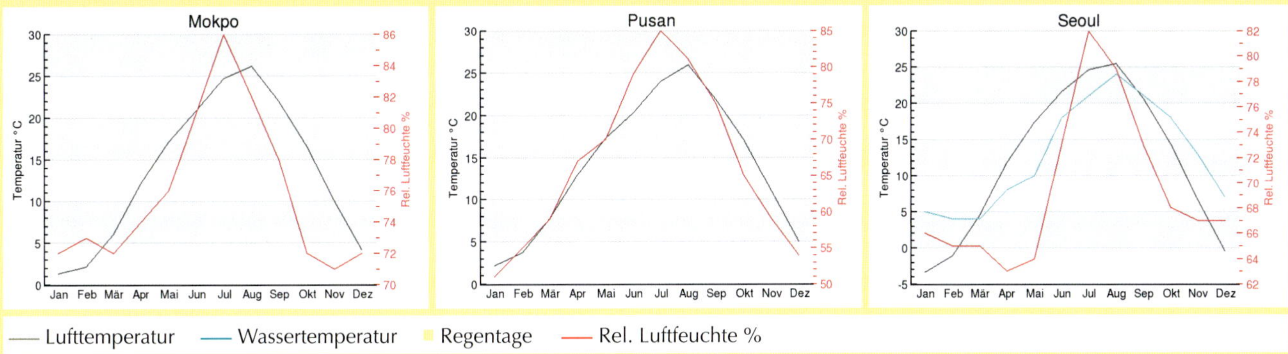

Impfpräventable Risiken

Empfohlene Impfungen

Reisende sollten über den für Deutschland empfohlenen Standardimpfschutz (STIKO) verfügen, insbesondere über eine aktuelle Impfung gegen Tetanus (Wundstarrkrampf), Diphtherie, Pertussis (Keuchhusten), Masern und eine Grundimmunisierung gegen Poliomyelitis/Kinderlähmung. Je nach Alter und Gesundheitszustand kommen weitere Empfehlungen hinzu. **Der STIKO-Impfkalender ist in Teil A des Handbuchs abgebildet.**

Welche Impfungen darüber hinaus für eine Reise empfehlenswert sind, hängt von der Art der Reise ab.

Zusätzlich sollte für viele Reiseländer ein ausreichender Schutz gegen Hepatitis A (Gelbsucht) vorhanden sein. Wer engeren Kontakt zu der einheimischen Bevölkerung hat, sollte sich zusätzlich noch gegen Hepatitis B impfen lassen. Hepatitis B kann z.B. durch Blut, Speichel und beim Sexualkontakt übertragen werden.

Impfungen

Krankheiten	Pflicht	Empfehlung	Pauschal	einf. Reisestil
Diphtherie		●	●	●
Masern		●	●	●
Pertussis (Keuchhusten)		●	●	●
Tetanus (Wundstarrkrampf)		●	●	●
Cholera				
Dengue-Fieber				
FSME (Frühsommer-Meningoenzephalitis)				●
Gelbfieber				
Hepatitis A				●
Hepatitis B				●
Japanische Enzephalitis				●
Meningokokken-Meningitis				
Polio (Kinderlähmung / Poliomyelitis)				
Tollwut				●
Typhus				●

Erläuterungen

Pflicht siehe Einreisevorschriften

Empfehlung siehe Empfohlene Impfungen

Pauschalreisen
Bei Reisen nach westlichem Standard, überwiegend in Touristikzentren, Großstädten, Essen in gehobenen Lokalen oder im Hotel.

Achtung: Bei Reisenden kommt es häufig vor, dass spontan Tagesausflüge ins Landesinnere unternommen werden. Dann könnte ein zusätzlicher Impfschutz, wie beim einfachen Reisestil, sehr wichtig sein!

Einfacher Reisestil
Zusätzlich sollte für viele Reiseländer ein ausreichender Schutz gegen Hepatitis A (Gelbsucht) vorhanden sein. Innerhalb der westlichen Industriestaaten ist die chronische Hepatitis B überwiegend auf Risikogruppen beschränkt, außerhalb jedoch steigt ihre Häufigkeit deutlich an. Sie kann dann z.B. durch Blut, Speichel und beim Sexualkontakt übertragen werden, aber auch durch unsterile (zahn-)medizinische Behandlung. Für solche Ziele ist eine Hepatitis B-Impfung zu empfehlen.

LZ: Langzeit

Malariavorkommen

Minimales Risiko: Mär. - Dez. - In ländlichen Gebieten im Norden der Provinzen Incheon, Gangwon-do, Gyeonggi-do, einschließlich der entmilitarisierten Zone.

Unter üblichen Rahmenbedingungen (Reisedauer bis ca. 4 Wochen, Hotelunterbringung mit Klimaanlage, informierter und umsichtiger Reisender) wird eine medikamentöse Malariaprophylaxe **nicht empfohlen**.

Malariaerreger: P. vivax 100%

Botschaften

- 8F, Seoul Square, 46, Hangang-daero, Jung-gu, Seoul 04637, Tel.: 0082-2 748 41 14, eMail: info@seoul.diplo.de
- Kyobo Bldg., 21 Floor, 1, Jong-ro, Jongno-gu, Seoul 03154, Tel.: 0082-2-73 29 071, eMail: seoul-ob@bmeia.gv.at
- 77 Songwol-gil, Jongno-gu, Seoul 03165, Tel.: 0082-2 739 9511, eMail: seoul@eda.admin.ch

Suriname (SR)

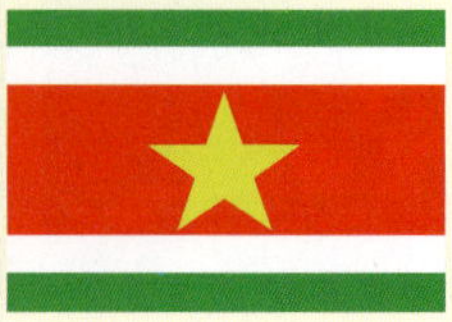

Kontinent: Südamerika
Einwohnerzahl: 587 (in Tausend)
Lebenserwartung: 72 Jahre
Kindersterblichkeit: 18 pro Tausend
Amtssprache: Niederländisch
Zeitverschiebung: -4 Std.
Sommerzeit: keine
Med. Notrufnummer: 113

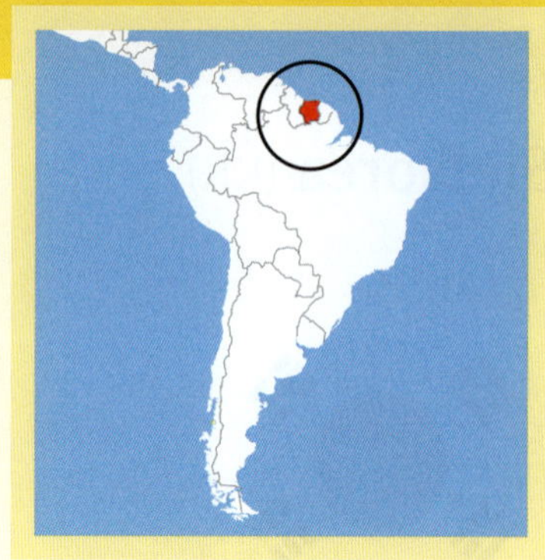

Impfpräventable Risiken

Einreisevorschriften

Gelbfieber

Keine Impfvorschriften für Reisende, die aus Europa direkt einreisen (Direktflug). Wer aus einem von Gelbfieber betroffenen Land einreist (Endemiegebiet), muss eine Gelbfieberimpfung nachweisen (Gelbfieberimpfbescheinigung). Das gilt auch für Reisende die vorher mehr als 12 Stunden auf einem Transitflughafen in einem Endemiegebiet gewesen sind. Kinder bis zum Alter von 1 Jahr, benötigen keine Gelbfieberimpfung.

Eine Impfbescheinigung wird derzeit benötigt bei der Einreise aus: Äquatorialguinea, Äthiopien, Angola, Argentinien, Benin, Bolivien, Brasilien, Burkina Faso, Burundi, Ecuador, Elfenbeinküste, Französisch-Guyana, Gabun, Gambia, Ghana, Guinea, Guinea-Bissau, Guyana, Kamerun, Kenia, Kolumbien, Kongo, Kongo, Demokratische Republik, Liberia, Mali, Mauretanien, Niger, Nigeria, Panama, Paraguay, Peru, Senegal, Sierra Leone, Sudan, Südsudan, Togo, Trinidad und Tobago, Tschad, Uganda, Venezuela, Zentralafrikanische Republik

Empfohlene Impfungen

Reisende sollten über den für Deutschland empfohlenen Standardimpfschutz (STIKO) verfügen, insbesondere über eine aktuelle Impfung gegen Tetanus (Wundstarrkrampf), Diphtherie, Pertussis (Keuchhusten), Masern und eine Grundimmunisierung gegen Poliomyelitis/Kinderlähmung.
Je nach Alter und Gesundheitszustand kommen weitere Empfehlungen hinzu. **Der STIKO-Impfkalender ist in Teil A des Handbuchs abgebildet.**

Welche Impfungen darüber hinaus für eine Reise empfehlenswert sind, hängt von der Art der Reise ab.

Zusätzlich sollte für viele Reiseländer ein ausreichender Schutz gegen Hepatitis A (Gelbsucht) vorhanden sein. Wer engeren Kontakt zu der einheimischen Bevölkerung hat, sollte sich zusätzlich noch gegen Hepatitis B impfen lassen. Hepatitis B kann z.B. durch Blut, Speichel und beim Sexualkontakt übertragen werden.

Impfungen

Krankheiten	Pflicht	Empfehlung	Pauschal	einf. Reisestil
Diphtherie		●	●	●
Masern		●	●	●
Pertussis (Keuchhusten)		●	●	●
Tetanus (Wundstarrkrampf)		●	●	●
Cholera				
Dengue-Fieber		seropos. oder LZ		
FSME (Frühsommer-Meningoenzephalitis)				
Gelbfieber	bedingt	●	●	●
Hepatitis A		●	●	●
Hepatitis B		●	●	●
Japanische Enzephalitis				
Meningokokken-Meningitis				
Polio (Kinderlähmung / Poliomyelitis)				
Tollwut				●
Typhus				●

Erläuterungen

Pflicht siehe Einreisevorschriften

Empfehlung siehe Empfohlene Impfungen

Pauschalreisen
Bei Reisen nach westlichem Standard, überwiegend in Touristikzentren, Großstädten, Essen in gehobenen Lokalen oder im Hotel.

Achtung: Bei Reisenden kommt es häufig vor, dass spontan Tagesausflüge ins Landesinnere unternommen werden. Dann könnte ein zusätzlicher Impfschutz, wie beim einfachen Reisestil, sehr wichtig sein!

Einfacher Reisestil
Zusätzlich sollte für viele Reiseländer ein ausreichender Schutz gegen Hepatitis A (Gelbsucht) vorhanden sein. Innerhalb der westlichen Industriestaaten ist die chronische Hepatitis B überwiegend auf Risikogruppen beschränkt, außerhalb jedoch steigt ihre Häufigkeit deutlich an. Sie kann dann z.B. durch Blut, Speichel und beim Sexualkontakt übertragen werden, aber auch durch unsterile (zahn-)medizinische Behandlung. Für solche Ziele ist eine Hepatitis B-Impfung zu empfehlen.

LZ: Langzeit

Malariavorkommen

Geringes Risiko: Ganzjährig - Im Landesinneren, insbesondere im Ostteil des Landes.

Malariafrei: Küstenregion, inkl. Paramaribo.

Unter üblichen Rahmenbedingungen (Reisedauer bis ca. 4 Wochen, Hotelunterbringung mit Klimaanlage, informierter und umsichtiger Reisender) wird eine medikamentöse Malariaprophylaxe für Reisen in Regionen und Zeiträumen mit hoher Malariaübertragung **nicht empfohlen.**

Malariaerreger: P. vivax 100%

Weitere Gesundheitsgefahren

Infektionsrisiken

Anthrax (Milzbrand), Brucellose, **Denguefieber und schweres Denguefieber (früher: hämorrhagisches D.),** Filariose, lymphatische, Tropische Pulmonale Eosinophilie

Botschaften

- (Deutschland) Botschaft siehe Trinidad u. Tobago / Honorarkonsulat: Prof. W. J. Kernkampweg 52 - 54, Paramaribo, Tel.: 001-868 628 16 30, eMail: paramaribo@hk-diplo.de
- (Österreich) Botschaft siehe Brasilien
- (Schweiz) Botschaft siehe Venezuela / Consulate of Switzerland, Coesewijnestraat 19, Nieuw Industriepark, Paramaribo Tel.: 00597-463 118, eMail: suriname@honrep.ch

Syrien (SY)

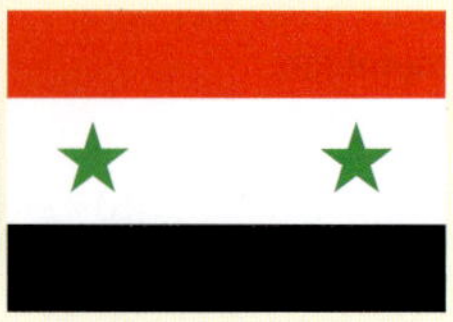

Kontinent: Asien
Einwohnerzahl: 17.501 (in Tausend)
Lebenserwartung: 72 Jahre
Kindersterblichkeit: 22 pro Tausend
Amtssprache: Arabisch
Zeitverschiebung: 1 Std.
Sommerzeit: keine
Med. Notrufnummer: 110

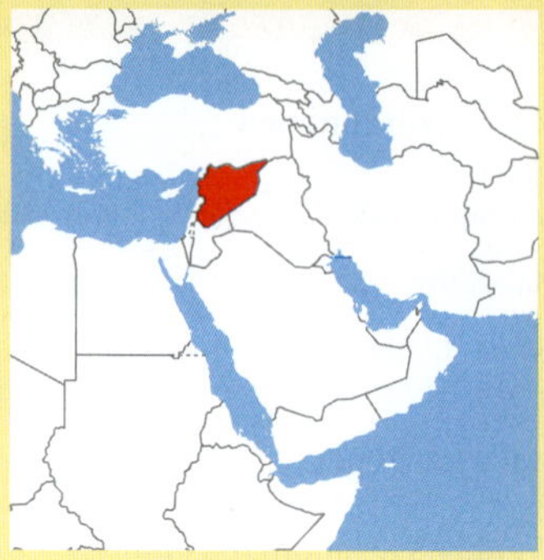

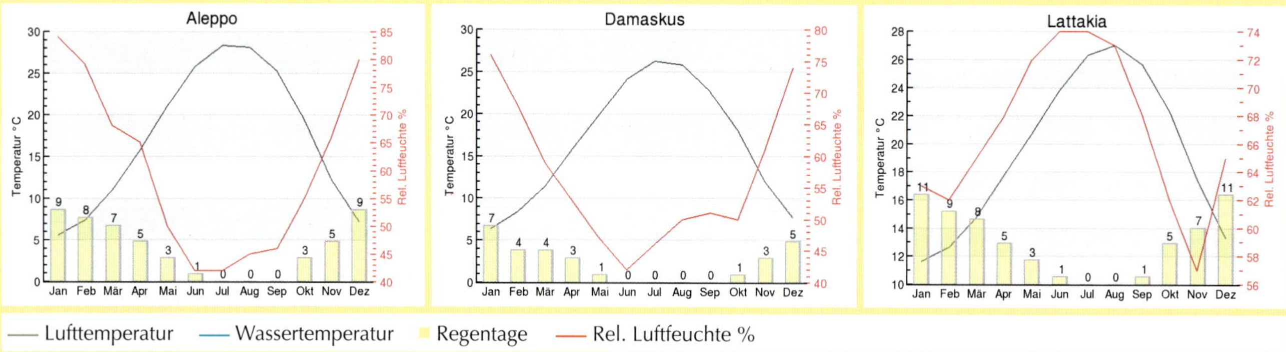

Impfpräventable Risiken

Einreisevorschriften

Polio
Nachweis einer Impfung gegen Meningokokken-Meningitis für abreisende Reisende erforderlich.

Empfohlene Impfungen

Reisende sollten über den für Deutschland empfohlenen Standardimpfschutz (STIKO) verfügen, insbesondere über eine aktuelle Impfung gegen Tetanus (Wundstarrkrampf), Diphtherie, Pertussis (Keuchhusten), Masern und eine Grundimmunisierung gegen Poliomyelitis/Kinderlähmung.
Je nach Alter und Gesundheitszustand kommen weitere Empfehlungen hinzu. **Der STIKO-Impfkalender ist in Teil A des Handbuchs abgebildet.**

Welche Impfungen darüber hinaus für eine Reise empfehlenswert sind, hängt von der Art der Reise ab.

Zusätzlich sollte für viele Reiseländer ein ausreichender Schutz gegen Hepatitis A (Gelbsucht) vorhanden sein. Wer engeren Kontakt zu der einheimischen Bevölkerung hat, sollte sich zusätzlich noch gegen Hepatitis B impfen lassen. Hepatitis B kann z.B. durch Blut, Speichel und beim Sexualkontakt übertragen werden.

Impfungen

Krankheiten	Pflicht	Empfehlung	Pauschal	einf. Reisestil
Diphtherie		●	●	●
Masern		●	●	●
Pertussis (Keuchhusten)		●	●	●
Tetanus (Wundstarrkrampf)		●	●	●
Cholera				
Dengue-Fieber				
FSME (Frühsommer-Meningoenzephalitis)				
Gelbfieber				
Hepatitis A		●	●	●
Hepatitis B		●	●	●
Japanische Enzephalitis				
Meningokokken-Meningitis				
Polio (Kinderlähmung / Poliomyelitis)	bedingt			
Tollwut				●
Typhus				●

Erläuterungen

Pflicht siehe Einreisevorschriften

Empfehlung siehe Empfohlene Impfungen

Pauschalreisen
Bei Reisen nach westlichem Standard, überwiegend in Touristikzentren, Großstädten, Essen in gehobenen Lokalen oder im Hotel.

Achtung: Bei Reisenden kommt es häufig vor, dass spontan Tagesausflüge ins Landesinnere unternommen werden. Dann könnte ein zusätzlicher Impfschutz, wie beim einfachen Reisestil, sehr wichtig sein!

Einfacher Reisestil
Zusätzlich sollte für viele Reiseländer ein ausreichender Schutz gegen Hepatitis A (Gelbsucht) vorhanden sein. Innerhalb der westlichen Industriestaaten ist die chronische Hepatitis B überwiegend auf Risikogruppen beschränkt, außerhalb jedoch steigt ihre Häufigkeit deutlich an. Sie kann dann z.B. durch Blut, Speichel und beim Sexualkontakt übertragen werden, aber auch durch unsterile (zahn-)medizinische Behandlung. Für solche Ziele ist eine Hepatitis B-Impfung zu empfehlen.

LZ: Langzeit

Malariavorkommen

Minimales Risiko: Im nördlichen Grenzgebiet (v.a. Al Hasakah). Keine Fälle mehr seit 2005. Nach eigenen Angaben war Syrien malariafrei, bis von 2010 an die Überwachung nicht mehr möglich war.

Unter üblichen Rahmenbedingungen (Reisedauer bis ca. 4 Wochen, Hotelunterbringung mit Klimaanlage, informierter und umsichtiger Reisender) wird eine medikamentöse Malariaprophylaxe **nicht empfohlen.**

Malariaerreger: P. vivax 100%

Weitere Gesundheitsgefahren

Infektionsrisiken
Anthrax (Milzbrand), Brucellose, Krim-Kongo Fieber, hämorrhagisches, Leishmaniose der Haut

Botschaften

Botschaft der Bundesrepublik Deutschland (derzeit geschlossen).

Farabi Street 7, Mezzeh, East Villas, Damascus | Ausweichquartier Libanon: Saifi Tower, Nahr Ibrahim Street, Saifi, Beirut, Tel.: 00961-1- 213 011, (Ausweichquartier Beirut), eMail: damaskus-ob@bmeia.gv.at

Botschaft siehe Libanon, Tel.: 00961-1 324 129, eMail: beirut@eda.admin.ch

Tadschikistan (TJ)

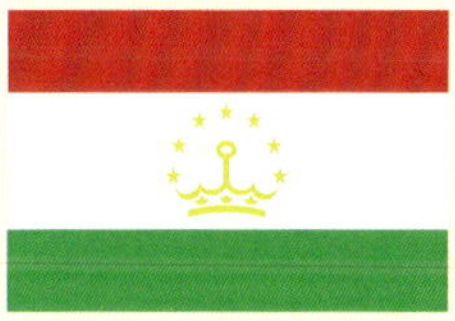

Kontinent: Asien
Einwohnerzahl: 9.538 (in Tausend)
Lebenserwartung: 70 Jahre
Kindersterblichkeit: 32 pro Tausend
Amtssprache: Tadschikisch
Zeitverschiebung: 4 Std.
Sommerzeit: keine
Med. Notrufnummer: 03

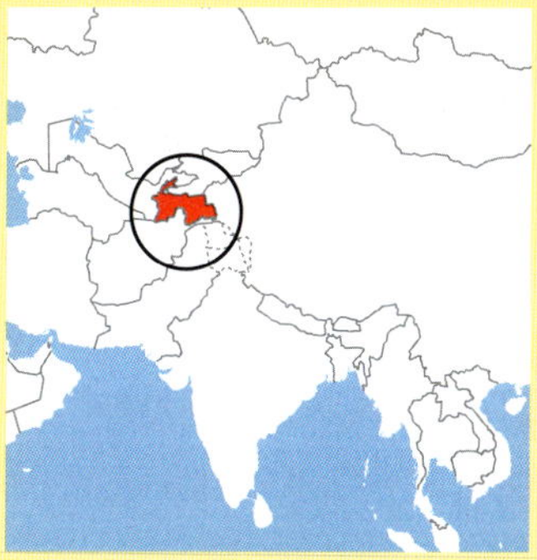

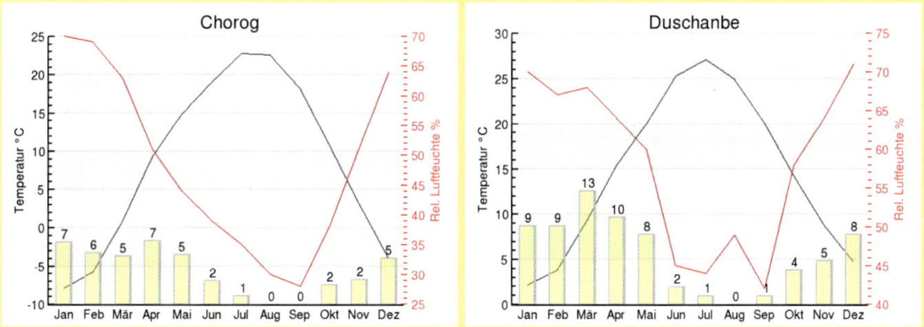

Impfpräventable Risiken

Empfohlene Impfungen

Reisende sollten über den für Deutschland empfohlenen Standardimpfschutz (STIKO) verfügen, insbesondere über eine aktuelle Impfung gegen Tetanus (Wundstarrkrampf), Diphtherie, Pertussis (Keuchhusten), Masern und eine Grundimmunisierung gegen Poliomyelitis/Kinderlähmung.
Je nach Alter und Gesundheitszustand kommen weitere Empfehlungen hinzu. **Der STIKO-Impfkalender ist in Teil A des Handbuchs abgebildet.**

Welche Impfungen darüber hinaus für eine Reise empfehlenswert sind, hängt von der Art der Reise ab.

Zusätzlich sollte für viele Reiseländer ein ausreichender Schutz gegen Hepatitis A (Gelbsucht) vorhanden sein. Wer engeren Kontakt zu der einheimischen Bevölkerung hat, sollte sich zusätzlich noch gegen Hepatitis B impfen lassen. Hepatitis B kann z.B. durch Blut, Speichel und beim Sexualkontakt übertragen werden.

Impfungen

Krankheiten	Pflicht	Empfehlung	Pauschal	einf. Reisestil
Diphtherie		●	●	●
Masern		●	●	●
Pertussis (Keuchhusten)		●	●	●
Tetanus (Wundstarrkrampf)		●	●	●
Cholera				
Dengue-Fieber				
FSME (Frühsommer-Meningoenzephalitis)				
Gelbfieber				
Hepatitis A		●	●	●
Hepatitis B		●	●	●
Japanische Enzephalitis				
Meningokokken-Meningitis				
Polio (Kinderlähmung / Poliomyelitis)		●	●	●
Tollwut				●
Typhus				●

Erläuterungen

Pflicht siehe Einreisevorschriften

Empfehlung siehe Empfohlene Impfungen

Pauschalreisen
Bei Reisen nach westlichem Standard, überwiegend in Touristikzentren, Großstädten, Essen in gehobenen Lokalen oder im Hotel.

Achtung: Bei Reisenden kommt es häufig vor, dass spontan Tagesausflüge ins Landesinnere unternommen werden. Dann könnte ein zusätzlicher Impfschutz, wie beim einfachen Reisestil, sehr wichtig sein!

Einfacher Reisestil
Zusätzlich sollte für viele Reiseländer ein ausreichender Schutz gegen Hepatitis A (Gelbsucht) vorhanden sein. Innerhalb der westlichen Industriestaaten ist die chronische Hepatitis B überwiegend auf Risikogruppen beschränkt, außerhalb jedoch steigt ihre Häufigkeit deutlich an. Sie kann dann z.B. durch Blut, Speichel und beim Sexualkontakt übertragen werden, aber auch durch unsterile (zahn-)medizinische Behandlung. Für solche Ziele ist eine Hepatitis B-Impfung zu empfehlen.

LZ: Langzeit

Malariavorkommen

Malariafrei: Letzte autochthone Fälle 2014. Nach eigenen Angaben ist Tadschikistan seit 2017 malariafrei.

Weitere Gesundheitsgefahren

Infektionsrisiken
Anthrax (Milzbrand), Brucellose, Krim-Kongo Fieber, hämorrhagisches

Botschaften

ul. Somoni 59/1, 734064 Duschanbe, Tel.: 00992-43 377 30 00, eMail: info@duschanbe.diplo.de

Botschaft siehe Kasachstan

Botschaft siehe Kasachstan / Swiss Cooperation Office SDC and Consular Agency 3, Tolstoj Street, 734003 Dushanbe, eMail: dushanbe@eda.admin.ch

Taiwan (TW)

Kontinent: Asien
Einwohnerzahl: 23.128 Tausend
Amtssprache: Chinesisch
Zeitverschiebung: 7 Std.
Sommerzeit: keine
Med. Notrufnummer: keine

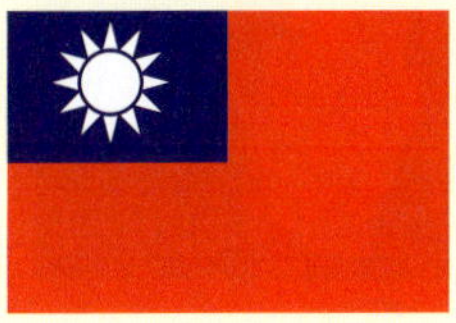

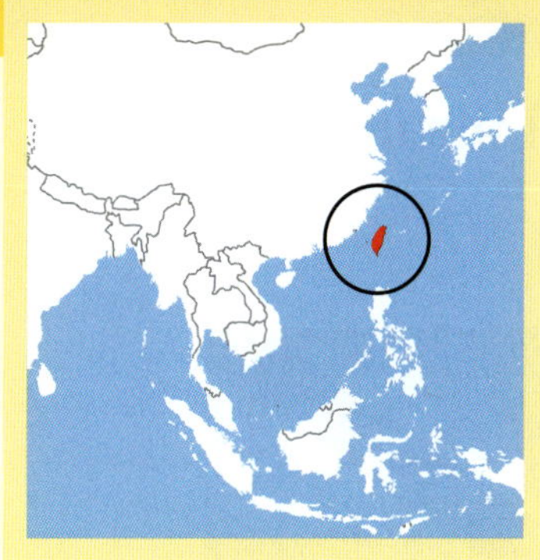

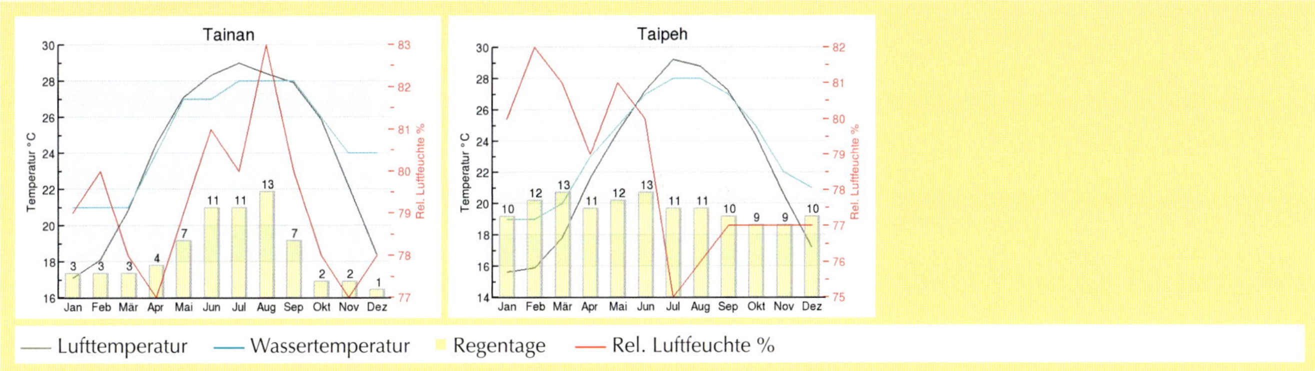

Impfpräventable Risiken

Empfohlene Impfungen

Reisende sollten über den für Deutschland empfohlenen Standardimpfschutz (STIKO) verfügen, insbesondere über eine aktuelle Impfung gegen Tetanus (Wundstarrkrampf), Diphtherie, Pertussis (Keuchhusten), Masern und eine Grundimmunisierung gegen Poliomyelitis/Kinderlähmung. Je nach Alter und Gesundheitszustand kommen weitere Empfehlungen hinzu. **Der STIKO-Impfkalender ist in Teil A des Handbuchs abgebildet.**

Welche Impfungen darüber hinaus für eine Reise empfehlenswert sind, hängt von der Art der Reise ab.

Zusätzlich sollte für viele Reiseländer ein ausreichender Schutz gegen Hepatitis A (Gelbsucht) vorhanden sein. Wer engeren Kontakt zu der einheimischen Bevölkerung hat, sollte sich zusätzlich noch gegen Hepatitis B impfen lassen. Hepatitis B kann z.B. durch Blut, Speichel und beim Sexualkontakt übertragen werden.

Impfungen

Krankheiten	Pflicht	Empfehlung	Pauschal	einf. Reisestil
Diphtherie		●	●	●
Masern		●	●	●
Pertussis (Keuchhusten)		●	●	●
Tetanus (Wundstarrkrampf)		●	●	●
Cholera				
Dengue-Fieber		seropos. oder LZ		
FSME (Frühsommer-Meningoenzephalitis)				
Gelbfieber				
Hepatitis A		●	●	●
Hepatitis B		●	●	●
Japanische Enzephalitis				●
Meningokokken-Meningitis				
Polio (Kinderlähmung / Poliomyelitis)				
Tollwut				●
Typhus				●

Erläuterungen

Pflicht siehe Einreisevorschriften

Empfehlung siehe Empfohlene Impfungen

Pauschalreisen
Bei Reisen nach westlichem Standard, überwiegend in Touristikzentren, Großstädten, Essen in gehobenen Lokalen oder im Hotel.

Achtung: Bei Reisenden kommt es häufig vor, dass spontan Tagesausflüge ins Landesinnere unternommen werden. Dann könnte ein zusätzlicher Impfschutz, wie beim einfachen Reisestil, sehr wichtig sein!

Einfacher Reisestil
Zusätzlich sollte für viele Reiseländer ein ausreichender Schutz gegen Hepatitis A (Gelbsucht) vorhanden sein. Innerhalb der westlichen Industriestaaten ist die chronische Hepatitis B überwiegend auf Risikogruppen beschränkt, außerhalb jedoch steigt ihre Häufigkeit deutlich an. Sie kann dann z.B. durch Blut, Speichel und beim Sexualkontakt übertragen werden, aber auch durch unsterile (zahn-)medizinische Behandlung. Für solche Ziele ist eine Hepatitis B-Impfung zu empfehlen.

LZ: Langzeit

Weitere Gesundheitsgefahren

Infektionsrisiken

Anthrax (Milzbrand), Brucellose, **Chikungunya, Denguefieber und schweres Denguefieber (früher: hämorrhagisches D.)**

Botschaften

Inoffizielle Vertretung: Deutsches Institut: 33F, No. 7, Xinyi Rd., Section 5, Taipei 11049, Tel.: 00886-2 87 22 28 00, eMail: info@taipei.diplo.de

ÖSTERREICH BÜRO Taipei: 10F, No. 167 Dunhua North Road, Taipei 105, Taiwan, eMail: taipeh-ot@bmeia.gv.at

Keine Vertretung: Konsularische Fragen, Helpline EDA 0041-800-24-7-365

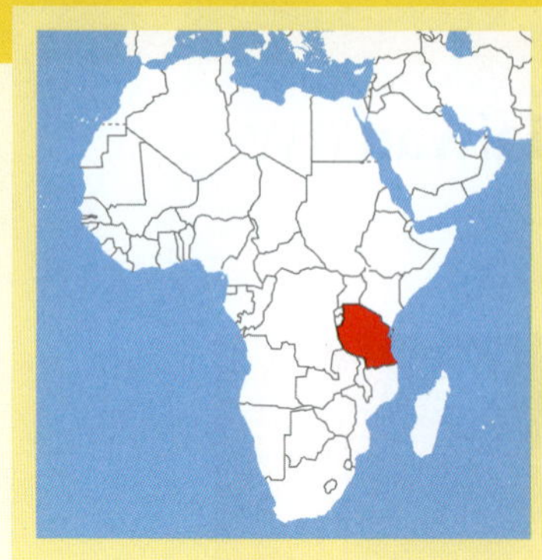

Tansania (TZ)

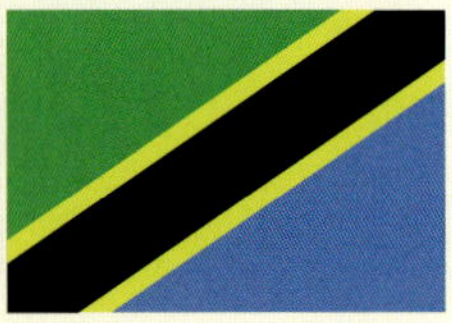

Kontinent: Afrika

Andere Namen: Tanzania

Beliebte Reiseziele: Kilimandscharo, Ngorongoro-Krater, Sansibar, Serengeti, Victoriasee

Einwohnerzahl: 59.734 (in Tausend)

Lebenserwartung: 67 Jahre

Kindersterblichkeit: 49 pro Tausend

Amtssprache: Suaheli

Zeitverschiebung: 2 Std.

Sommerzeit: keine

Med. Notrufnummer: keine

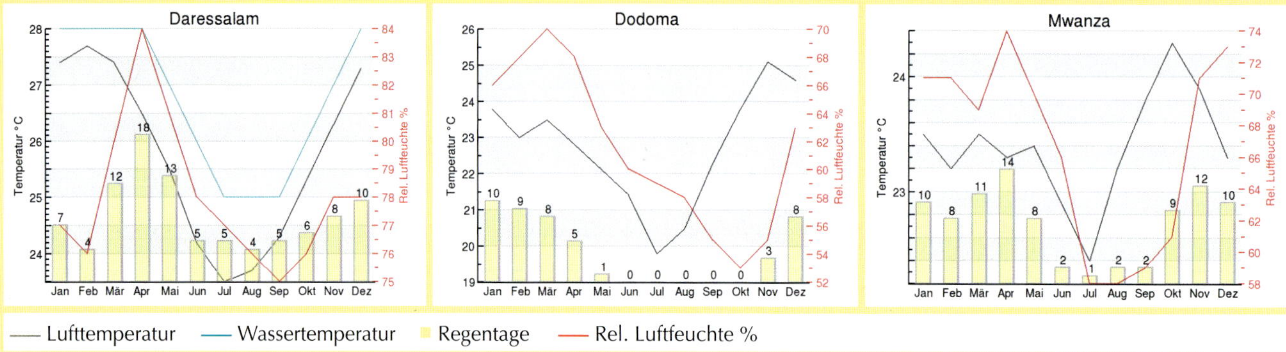

Impfpräventable Risiken

Einreisevorschriften

Gelbfieber

Keine Impfvorschriften für Reisende, die aus Europa direkt einreisen (Direktflug). Wer aus einem von Gelbfieber betroffenen Land einreist (Endemiegebiet), muss eine Gelbfieberimpfung nachweisen (Gelbfieberimpfbescheinigung). Das gilt auch für Reisende die vorher mehr als 12 Stunden auf einem Transitflughafen in einem Endemiegebiet gewesen sind. Kinder bis zum Alter von 9 Monaten, benötigen keine Gelbfieberimpfung.

BITTE BEACHTEN! Wer nach Sansibar vom Festland (Tansania) oder per Boot bzw. mit dem Flugzeug einreist, benötigt wieder eine Gelbfieberimpfbescheinigung.

Eine Impfbescheinigung wird derzeit benötigt bei der Einreise aus: Äquatorialguinea, Äthiopien, Angola, Argentinien, Benin, Bolivien, Brasilien, Burkina Faso, Burundi, Ecuador, Elfenbeinküste, Französisch-Guyana, Gabun, Gambia, Ghana, Guinea, Guinea-Bissau, Guyana, Kamerun, Kenia, Kolumbien, Kongo, Kongo, Demokratische Republik, Liberia, Mali, Mauretanien, Niger, Nigeria, Panama, Paraguay, Peru, Senegal, Sierra Leone, Sudan, Südsudan, Suriname, Togo, Trinidad und Tobago, Tschad, Uganda, Venezuela, Zentralafrikanische Republik.

Empfohlene Impfungen

Reisende sollten über den für Deutschland empfohlenen Standardimpfschutz (STIKO) verfügen, insbesondere über eine aktuelle Impfung gegen Tetanus (Wundstarrkrampf), Diphtherie, Pertussis (Keuchhusten), Masern und eine Grundimmunisierung gegen Poliomyelitis/Kinderlähmung.
Je nach Alter und Gesundheitszustand kommen weitere Empfehlungen hinzu. **Der STIKO-Impfkalender ist in Teil A des Handbuchs abgebildet.**

Welche Impfungen darüber hinaus für eine Reise empfehlenswert sind, hängt von der Art der Reise ab.

Zusätzlich sollte für viele Reiseländer ein ausreichender Schutz gegen Hepatitis A (Gelbsucht) vorhanden sein. Wer engeren Kontakt zu der einheimischen Bevölkerung hat, sollte sich zusätzlich noch gegen Hepatitis B impfen lassen. Hepatitis B kann z.B. durch Blut, Speichel und beim Sexualkontakt übertragen werden.

Impfungen

Krankheiten	Pflicht	Empfehlung	Pauschal	einf. Reisestil
Diphtherie		●	●	●
Masern		●	●	●
Pertussis (Keuchhusten)		●	●	●
Tetanus (Wundstarrkrampf)		●	●	●
Cholera				
Dengue-Fieber		seropos. oder LZ		
FSME (Frühsommer-Meningoenzephalitis)				
Gelbfieber	bedingt			
Hepatitis A		●	●	●
Hepatitis B		●	●	●
Japanische Enzephalitis				
Meningokokken-Meningitis				●
Polio (Kinderlähmung / Poliomyelitis)				●
Tollwut		●	●	●
Typhus				●

Erläuterungen

Pflicht siehe Einreisevorschriften

Empfehlung siehe Empfohlene Impfungen

Pauschalreisen
Bei Reisen nach westlichem Standard, überwiegend in Touristikzentren, Großstädten, Essen in gehobenen Lokalen oder im Hotel.

Achtung: Bei Reisenden kommt es häufig vor, dass spontan Tagesausflüge ins Landesinnere unternommen werden. Dann könnte ein zusätzlicher Impfschutz, wie beim einfachen Reisestil, sehr wichtig sein!

Einfacher Reisestil
Zusätzlich sollte für viele Reiseländer ein ausreichender Schutz gegen Hepatitis A (Gelbsucht) vorhanden sein. Innerhalb der westlichen Industriestaaten ist die chronische Hepatitis B überwiegend auf Risikogruppen beschränkt, außerhalb jedoch steigt ihre Häufigkeit deutlich an. Sie kann dann z.B. durch Blut, Speichel und beim Sexualkontakt übertragen werden, aber auch durch unsterile (zahn-)medizinische Behandlung. Für solche Ziele ist eine Hepatitis B-Impfung zu empfehlen.

LZ: Langzeit

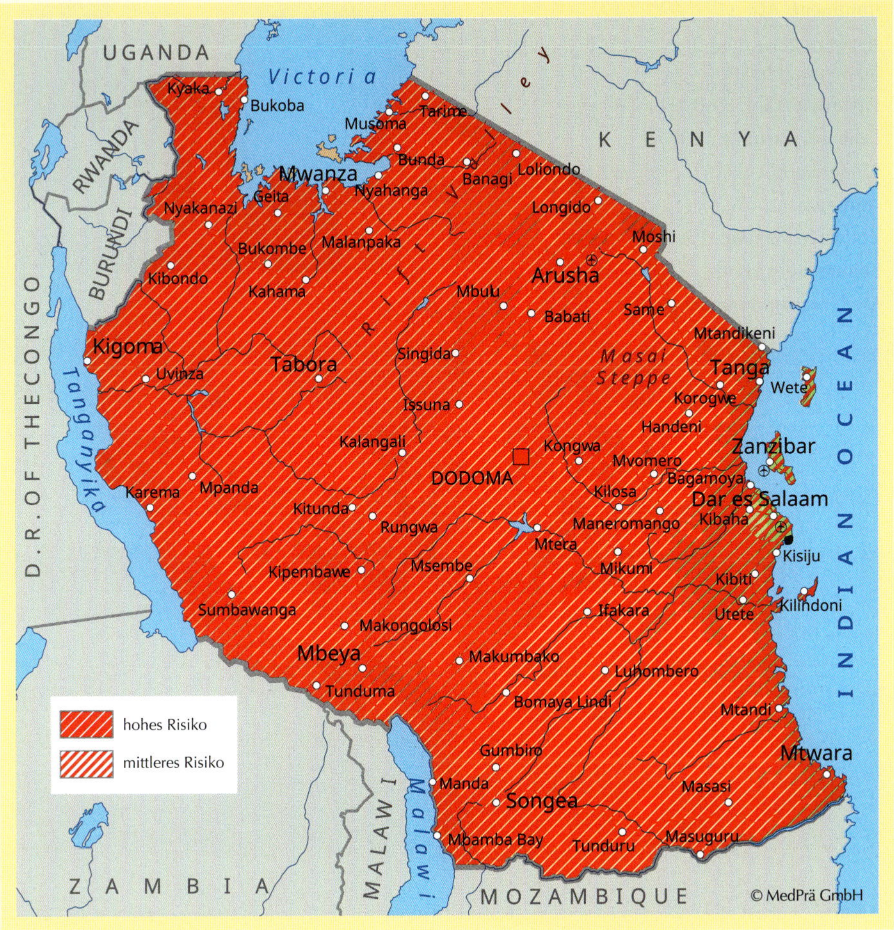

Malariavorkommen

Hohes Risiko: Ganzjährig - Im ganzen Land unter 2500 m Höhe inklusive Städte und Nationalparks einschl. Insel Sansibar, Pemba und Mafia.

Geringes Risiko: Ganzjährig > 2.500 m Höhe.

Unter üblichen Rahmenbedingungen (Reisedauer bis ca. 4 Wochen, Hotelunterbringung mit Klimaanlage, informierter und umsichtiger Reisender) wird eine medikamentöse Malariaprophylaxe für Reisen in Regionen und Zeiträumen mit hoher Malariaübertragung **empfohlen.**

Malariaerreger: P. falciparum > 99%

Medikamentenauswahl

Dazu stehen die im allgemeinen Teil näher beschriebenen Substanzen **Atovaquone/Proguanil**, **Doxycyclin** (in Deutschland ein off-label use) und in begründeten Einzelfällen **Mefloquin** zur Verfügung.

Abweichungen von dieser Empfehlung sind bei besonders hohem/niedrigem Risiko oder bei besonderen Personengruppen erforderlich. Falls unterwegs beim Auftreten fieberhafter, malariaverdächtiger Episoden (Näheres siehe allgemeiner Teil) eine adäquate Diagnostik und/oder Therapie nicht zur Verfügung steht, ist die Mitnahme einer Notfall-Selbstbehandlung sinnvoll, die zur Resistenzsituation und ggf. zur medikamentösen Prophylaxe paßt. Dazu sollte **Atovaquone/Proguanil** oder **Artemether/Lumefantrin** eingesetzt werden, **Dihydroartemisinin/Piperaquin** wegen des Risikoprofils nur in unvorhersehbaren Notfällen.

Bitte den Beitrag Malaria beachten. Eine Tabelle mit den Medikamenten und Dosierung zur Malariaprophylaxe und der Standby-Behandlung der Malaria finden Sie ab der Seite C-36.

Weitere Gesundheitsgefahren

Infektionsrisiken
Anthrax (Milzbrand), **Blasenbilharziose durch S. haematobium,** Brucellose, **Chikungunya,** Cholera, **Darmbilharziose, Denguefieber und schweres Denguefieber (früher: hämorrhagisches D.),** Filariose, lymphatische, Tropische Pulmonale Eosinophilie, Krim-Kongo Fieber, hämorrhagisches, Onchozerkose, Flußblindheit, Pest, Trypanosomiasis, afrikanische, Schlafkrankheit

Botschaften

Umoja House, Mirambo Street/Garden Ave., 2nd Floor, Daressalam, Tel.: 00255-22 211 74 09, eMail: info@daressalam.diplo.de

Botschaft siehe Kenia

Kinondoni Road, Plot 79 Dar es Salaam, Tel.: 00255 22 266 60 08, eMail: daressalaam@eda.admin.ch

Thailand (TH)

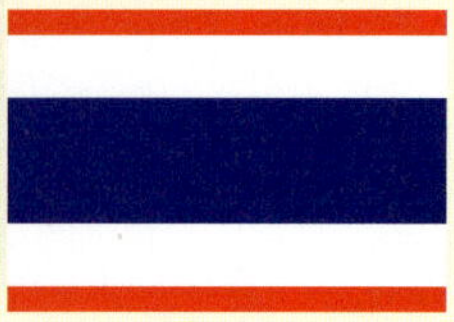

Kontinent: Asien

Beliebte Reiseziele: Bangkok, Chiang Mai, Ko Samui, Phuket

Einwohnerzahl: 69.800 (in Tausend)

Lebenserwartung: 78 Jahre

Kindersterblichkeit: 9 pro Tausend

Amtssprache: Thai

Zeitverschiebung: 6 Std.

Sommerzeit: keine

Med. Notrufnummer: 1669

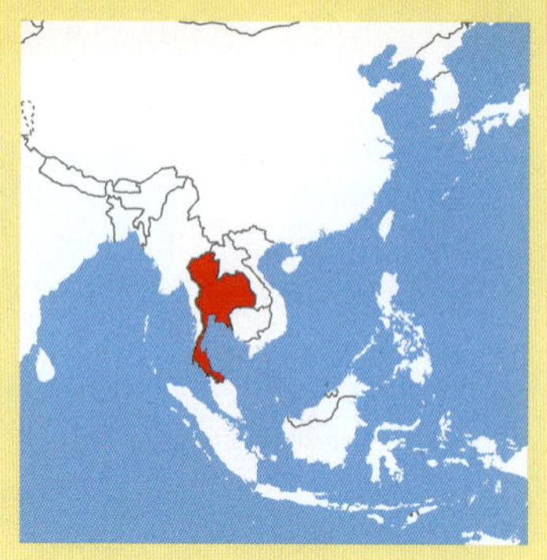

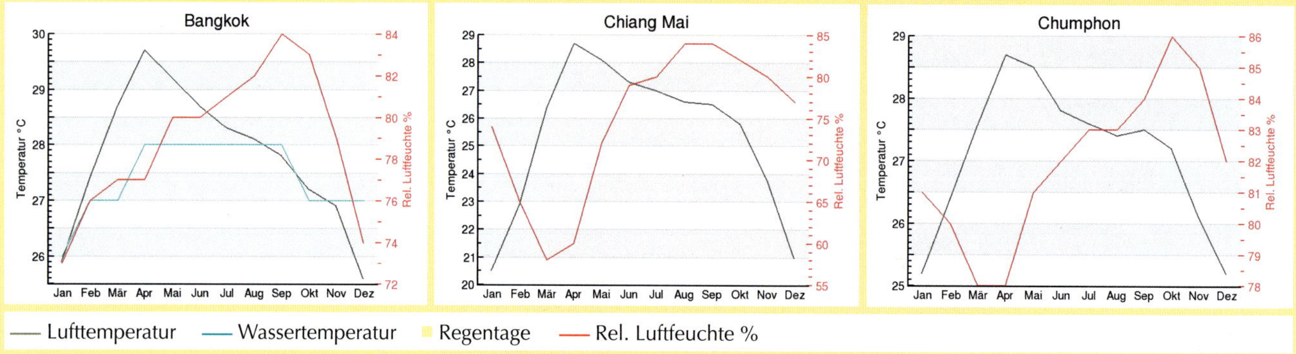

Impfpräventable Risiken

Einreisevorschriften

Gelbfieber

Keine Impfvorschriften für Reisende, die aus Europa direkt einreisen (Direktflug). Wer aus einem von Gelbfieber betroffenen Land einreist (Endemiegebiet), muss eine Gelbfieberimpfung nachweisen (Gelbfieber-Impfbescheinigung). Das gilt auch für Reisende die vorher mehr als 12 Stunden auf einem Transitflughafen in einem Endemiegebiet gewesen sind. Kinder bis zum Alter von 9 Monaten, benötigen keine Gelbfieber-Impfung.

Eine Impfbescheinigung wird derzeit benötigt bei der Einreise aus: Äquatorialguinea, Äthiopien, Angola, Argentinien, Benin, Bolivien, Brasilien, Burkina Faso, Burundi, Ecuador, Elfenbeinküste, Französisch-Guyana, Gabun, Gambia, Ghana, Guinea, Guinea-Bissau, Guyana, Kamerun, Kenia, Kolumbien, Kongo, Kongo, Demokratische Republik, Liberia, Mali, Mauretanien, Niger, Nigeria, Panama, Paraguay, Peru, Senegal, Sierra Leone, Sudan, Südsudan, Suriname, Togo, Trinidad und Tobago, Tschad, Uganda, Venezuela, Zentralafrikanische Republik.

Empfohlene Impfungen

Reisende sollten über den für Deutschland empfohlenen Standardimpfschutz (STIKO) verfügen, insbesondere über eine aktuelle Impfung gegen Tetanus (Wundstarrkrampf), Diphtherie, Pertussis (Keuchhusten), Masern und eine Grundimmunisierung gegen Poliomyelitis/Kinderlähmung. Je nach Alter und Gesundheitszustand kommen weitere Empfehlungen hinzu. **Der STIKO-Impfkalender ist in Teil A des Handbuchs abgebildet.**

Welche Impfungen darüber hinaus für eine Reise empfehlenswert sind, hängt von der Art der Reise ab.

Zusätzlich sollte für viele Reiseländer ein ausreichender Schutz gegen Hepatitis A (Gelbsucht) vorhanden sein. Wer engeren Kontakt zu der einheimischen Bevölkerung hat, sollte sich zusätzlich noch gegen Hepatitis B impfen lassen. Hepatitis B kann z.B. durch Blut, Speichel und beim Sexualkontakt übertragen werden.

Impfungen

Krankheiten	Pflicht	Empfehlung	Pauschal	einf. Reisestil
Diphtherie		●	●	●
Masern		●	●	●
Pertussis (Keuchhusten)		●	●	●
Tetanus (Wundstarrkrampf)		●	●	●
Cholera				
Dengue-Fieber		seropos. oder LZ		
FSME (Frühsommer-Meningoenzephalitis)				
Gelbfieber	bedingt			
Hepatitis A		●	●	●
Hepatitis B		●	●	●
Japanische Enzephalitis				●
Meningokokken-Meningitis				
Polio (Kinderlähmung / Poliomyelitis)				
Tollwut				●
Typhus				●

Erläuterungen

Pflicht siehe Einreisevorschriften

Empfehlung siehe Empfohlene Impfungen

Pauschalreisen
Bei Reisen nach westlichem Standard, überwiegend in Touristikzentren, Großstädten, Essen in gehobenen Lokalen oder im Hotel.

Achtung: Bei Reisenden kommt es häufig vor, dass spontan Tagesausflüge ins Landesinnere unternommen werden. Dann könnte ein zusätzlicher Impfschutz, wie beim einfachen Reisestil, sehr wichtig sein!

Einfacher Reisestil
Zusätzlich sollte für viele Reiseländer ein ausreichender Schutz gegen Hepatitis A (Gelbsucht) vorhanden sein. Innerhalb der westlichen Industriestaaten ist die chronische Hepatitis B überwiegend auf Risikogruppen beschränkt, außerhalb jedoch steigt ihre Häufigkeit deutlich an. Sie kann dann z.B. durch Blut, Speichel und beim Sexualkontakt übertragen werden, aber auch durch unsterile (zahn-)medizinische Behandlung. Für solche Ziele ist eine Hepatitis B-Impfung zu empfehlen.

LZ: Langzeit

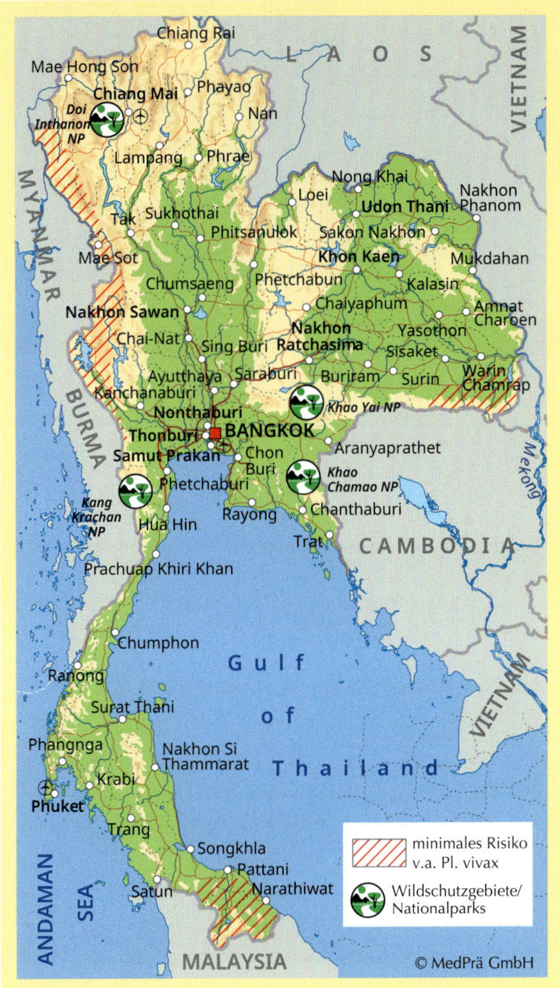

Malariavorkommen

Geringes Risiko: Ganzjährig - In den Grenzregionen zu Myanmar (Provinz Tak), Kambodscha und Malaysia.

Minimales Risiko: Im Rest des Landes einschl. Phuket, Koh Samui, Kho Phangan und andere Inseln.

Malariafrei: Städte Bangkok, Chiang Mai, Chiang Rai, Pattaya.

Unter üblichen Rahmenbedingungen (Reisedauer bis ca. 4 Wochen, Hotelunterbringung mit Klimaanlage, informierter und umsichtiger Reisender) wird eine medikamentöse Malariaprophylaxe **nicht empfohlen**.

Malariaerreger

P. vivax 96%, P. falciparum und Mischinfektionen 3%, andere 1%, auch P. knowlesi (insbesondere auf Little Koh Chang in der Andamanensee); Mefloquin-Resistenz wurde berichtet.

Medikamentenauswahl

Abweichungen von dieser Empfehlung sind bei besonders hohem/niedrigem Risiko oder bei besonderen Personengruppen erforderlich. Falls unterwegs beim Auftreten fieberhafter, malariaverdächtiger Episoden (Näheres siehe allgemeiner Teil) eine adäquate Diagnostik und/oder Therapie nicht zur Verfügung steht, ist die Mitnahme einer Notfall-Selbstbehandlung sinnvoll, die zur Resistenzsituation und ggf. zur medikamentösen Prophylaxe paßt. Dazu sollte **Atovaquone/ Proguanil eingesetzt werden.** Artemether/Lumefantrin und Dihydroartemisinin/ Piperaquin sollten wegen aufkommender Artemisia-Resistenzen **nicht** mehr zur Notfall-Selbstbehandlung mitgegeben werden.

Bitte den Beitrag Malaria beachten. Eine Tabelle mit den Medikamenten und Dosierung zur Malariaprophylaxe und der Standby-Behandlung der Malaria finden Sie ab der Seite C-36.

Weitere Gesundheitsgefahren

Infektionsrisiken

Anthrax (Milzbrand), Brucellose, **Chikungunya,** Cholera, **Denguefieber und schweres Denguefieber (früher: hämorrhagisches D.),** Egelbefall der Lunge, Filariose, lymphatische, Tropische Pulmonale Eosinophilie, Melioidose, Zika-Virus

Botschaften

- 9 South Sathorn Road, Bangkok 10120, Tel.: 0066-2287 9000, eMail: info@bangkok.diplo.de
- 14, Soi Nantha-Mozart, Soi 1, Sathorn Tai Road, Thungmahamek, Sathorn, Bangkok 10120, Tel.: 0066-2-105 67 00, eMail: bangkok-ob@bmeia.gv.at
- 35 North Wireless Road (Thanon Witthayu Nuea), Lumphini, Pathum Wan, Bangkok 10330, Tel.: 0066-2 674 6900, eMail: bangkok@eda.admin.ch

Timor Leste (TL)

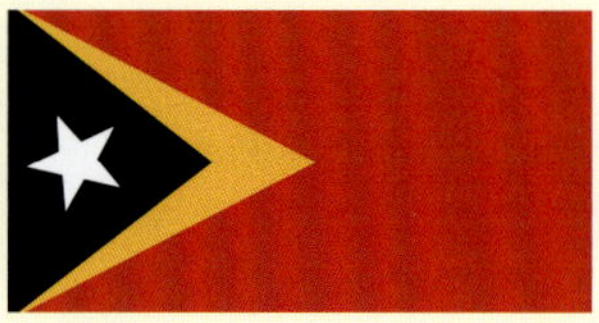

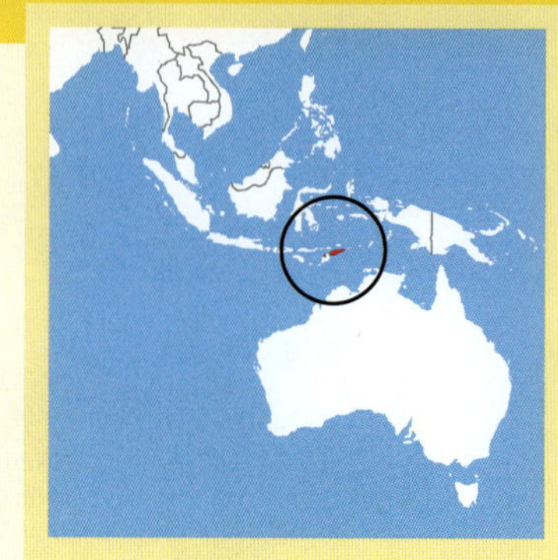

Kontinent: Asien
Andere Namen: Osttimor
Einwohnerzahl: 1.318 (in Tausend)
Lebenserwartung: 70 Jahre
Kindersterblichkeit: 42 pro Tausend
Amtssprache: Portugiesisch
Zeitverschiebung: 8 Std.
Sommerzeit: keine
Med. Notrufnummer: 110

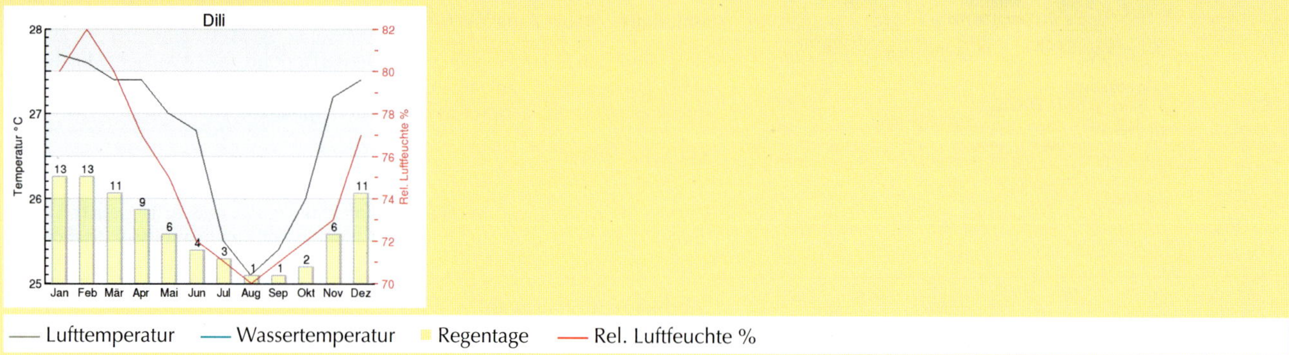

ImpfpräventableRisiken

EmpfohleneImpfungen

Reisende sollten über den für Deutschland empfohlenen Standardimpfschutz (STIKO) verfügen, insbesondere über eine aktuelle Impfung gegen Tetanus (Wundstarrkrampf), Diphtherie, Pertussis (Keuchhusten), Masern und eine Grundimmunisierung gegen Poliomyelitis/Kinderlähmung. Je nach Alter und Gesundheitszustand kommen weitere Empfehlungen hinzu. **Der STIKO-Impfkalender ist in Teil A des Handbuchs abgebildet.**

Welche Impfungen darüber hinaus für eine Reise empfehlenswert sind, hängt von der Art der Reise ab.

Zusätzlich sollte für viele Reiseländer ein ausreichender Schutz gegen Hepatitis A (Gelbsucht) vorhanden sein. Wer engeren Kontakt zu der einheimischen Bevölkerung hat, sollte sich zusätzlich noch gegen Hepatitis B impfen lassen. Hepatitis B kann z.B. durch Blut, Speichel und beim Sexualkontakt übertragen werden.

Impfungen

Krankheiten	Pflicht	Empfehlung	Pauschal	einf. Reisestil
Diphtherie		●	●	●
Masern		●	●	●
Pertussis (Keuchhusten)		●	●	●
Tetanus (Wundstarrkrampf)		●	●	●
Cholera				
Dengue-Fieber		seropos. oder LZ		
FSME (Frühsommer-Meningoenzephalitis)				
Gelbfieber				
Hepatitis A		●	●	●
Hepatitis B		●	●	●
Japanische Enzephalitis				●
Meningokokken-Meningitis				
Polio (Kinderlähmung / Poliomyelitis)				
Tollwut				●
Typhus				●

Erläuterungen

Pflicht siehe Einreisevorschriften

Empfehlung siehe Empfohlene Impfungen

Pauschalreisen
Bei Reisen nach westlichem Standard, überwiegend in Touristikzentren, Großstädten, Essen in gehobenen Lokalen oder im Hotel.

Achtung: Bei Reisenden kommt es häufig vor, dass spontan Tagesausflüge ins Landesinnere unternommen werden. Dann könnte ein zusätzlicher Impfschutz, wie beim einfachen Reisestil, sehr wichtig sein!

Einfacher Reisestil
Zusätzlich sollte für viele Reiseländer ein ausreichender Schutz gegen Hepatitis A (Gelbsucht) vorhanden sein. Innerhalb der westlichen Industriestaaten ist die chronische Hepatitis B überwiegend auf Risikogruppen beschränkt, außerhalb jedoch steigt ihre Häufigkeit deutlich an. Sie kann dann z.B. durch Blut, Speichel und beim Sexualkontakt übertragen werden, aber auch durch unsterile (zahn-)medizinische Behandlung. Für solche Ziele ist eine Hepatitis B-Impfung zu empfehlen.

LZ: Langzeit

Malariavorkommen

Minimales Risiko: Ganzjährig - Im ganzen Land. Seit 2018 hat Timor Leste nach eigenen Angaben keine autochthonen Fälle mehr. Zuletzt P. falciparum 81%, P. vivax 18%

Weitere Gesundheitsgefahren

Infektionsrisiken

Denguefieber und schweres Denguefieber (früher: hämorrhagisches D.)

Botschaften

Jalan M. H. Thamrin Nr. 1, Jakarta 10310, Indonesien, Tel.: 0062-21 39 85 50 00, eMail: info@jakarta.diplo.de

Botschaft siehe Idonesien

Botschaft siehe Indonesien

Togo (TG)

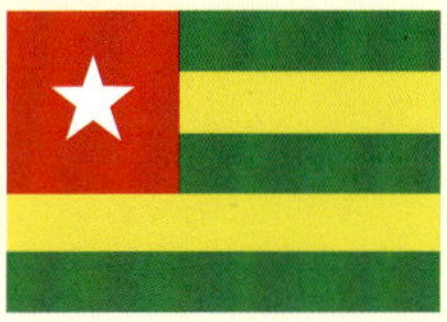

Kontinent: Afrika
Einwohnerzahl: 8.279 (in Tausend)
Lebenserwartung: 64 Jahre
Kindersterblichkeit: 64 pro Tausend
Amtssprache: Französisch
Zeitverschiebung: -1 Std.
Sommerzeit: keine
Med. Notrufnummer: 17,18

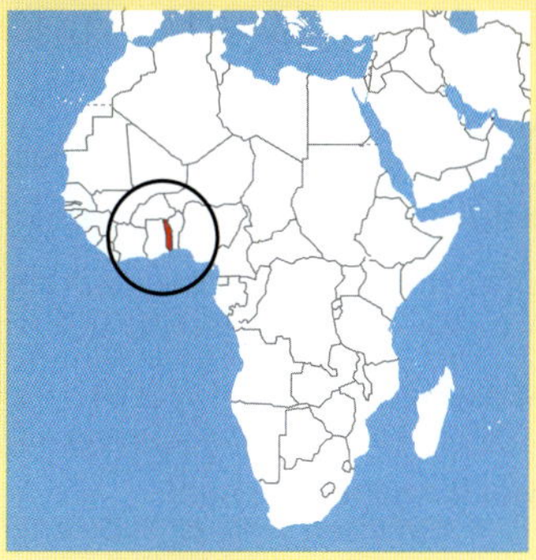

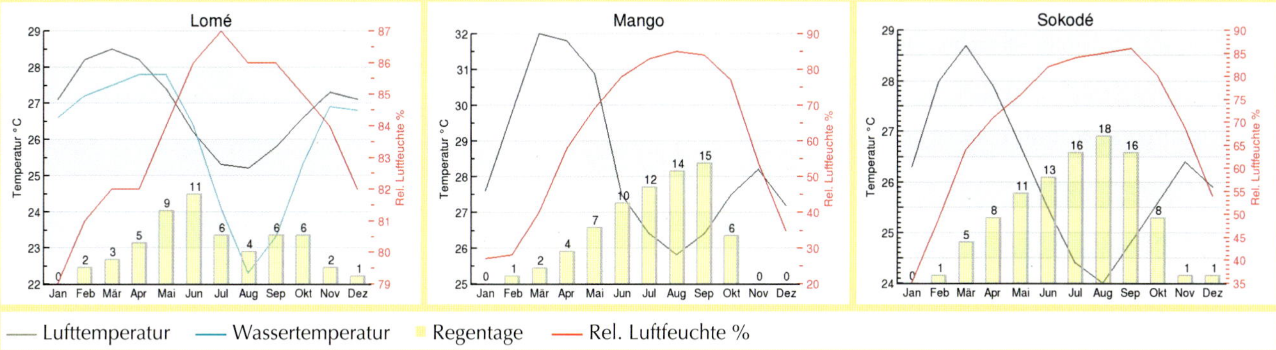

Impfpräventable Risiken

Einreisevorschriften

Gelbfieber

Einreise nur mit Nachweis über die Gelbfieberimpfung.

Ausnahme: Kinder bis zum Alter von 9 Monaten, benötigen keine Gelbfieberimpfung.

Empfohlene Impfungen

Reisende sollten über den für Deutschland empfohlenen Standardimpfschutz (STIKO) verfügen, insbesondere über eine aktuelle Impfung gegen Tetanus (Wundstarrkrampf), Diphtherie, Pertussis (Keuchhusten), Masern und eine Grundimmunisierung gegen Poliomyelitis/Kinderlähmung. Je nach Alter und Gesundheitszustand kommen weitere Empfehlungen hinzu. **Der STIKO-Impfkalender ist in Teil A des Handbuchs abgebildet.**

Welche Impfungen darüber hinaus für eine Reise empfehlenswert sind, hängt von der Art der Reise ab.

Zusätzlich sollte für viele Reiseländer ein ausreichender Schutz gegen Hepatitis A (Gelbsucht) vorhanden sein. Wer engeren Kontakt zu der einheimischen Bevölkerung hat, sollte sich zusätzlich noch gegen Hepatitis B impfen lassen. Hepatitis B kann z.B. durch Blut, Speichel und beim Sexualkontakt übertragen werden.

Impfungen

Krankheiten	Pflicht	Empfehlung	Pauschal	einf. Reisestil
Diphtherie		●	●	●
Masern		●	●	●
Pertussis (Keuchhusten)		●	●	●
Tetanus (Wundstarrkrampf)		●	●	●
Cholera				
Dengue-Fieber				
FSME (Frühsommer-Meningoenzephalitis)				
Gelbfieber	●	●	●	●
Hepatitis A		●	●	●
Hepatitis B		●	●	●
Japanische Enzephalitis				
Meningokokken-Meningitis				●
Polio (Kinderlähmung / Poliomyelitis)		●	●	●
Tollwut		●	●	●
Typhus				●

Erläuterungen

Pflicht siehe Einreisevorschriften

Empfehlung siehe Empfohlene Impfungen

Pauschalreisen
Bei Reisen nach westlichem Standard, überwiegend in Touristikzentren, Großstädten, Essen in gehobenen Lokalen oder im Hotel.

Achtung: Bei Reisenden kommt es häufig vor, dass spontan Tagesausflüge ins Landesinnere unternommen werden. Dann könnte ein zusätzlicher Impfschutz, wie beim einfachen Reisestil, sehr wichtig sein!

Einfacher Reisestil
Zusätzlich sollte für viele Reiseländer ein ausreichender Schutz gegen Hepatitis A (Gelbsucht) vorhanden sein. Innerhalb der westlichen Industriestaaten ist die chronische Hepatitis B überwiegend auf Risikogruppen beschränkt, außerhalb jedoch steigt ihre Häufigkeit deutlich an. Sie kann dann z.B. durch Blut, Speichel und beim Sexualkontakt übertragen werden, aber auch durch unsterile (zahn-)medizinische Behandlung. Für solche Ziele ist eine Hepatitis B-Impfung zu empfehlen.

LZ: Langzeit

Malariavorkommen

Hohes Risiko: Ganzjährig - Im ganzen Land inklusive Städte.

Unter üblichen Rahmenbedingungen (Reisedauer bis ca. 4 Wochen, Hotelunterbringung mit Klimaanlage, informierter und umsichtiger Reisender) wird eine medikamentöse Malariaprophylaxe **ganzjährig empfohlen.**

Malariaerreger: P. falciparum > 99%

Medikamentenauswahl

Dazu stehen die im allgemeinen Teil näher beschriebenen Substanzen **Atovaquone/Proguanil**, **Doxycyclin** (in Deutschland ein off-label use) und in begründeten Einzelfällen **Mefloquin** zur Verfügung.

Abweichungen von dieser Empfehlung sind bei besonders hohem/niedrigem Risiko oder bei besonderen Personengruppen erforderlich. Falls unterwegs beim Auftreten fieberhafter, malariaverdächtiger Episoden (Näheres siehe allgemeiner Teil) eine adäquate Diagnostik und/oder Therapie nicht zur Verfügung steht, ist die Mitnahme einer Notfall-Selbstbehandlung sinnvoll, die zur Resistenzsituation und ggf. zur medikamentösen Prophylaxe paßt. Dazu sollte **Atovaquone/Proguanil** oder **Artemether/Lumefantrin** eingesetzt werden, **Dihydroartemisinin/Piperaquin** wegen des Risikoprofils nur in unvorhersehbaren Notfällen.

Bitte den Beitrag Malaria beachten. Eine Tabelle mit den Medikamenten und Dosierung zur Malariaprophylaxe und der Standby-Behandlung der Malaria finden Sie ab der Seite C-36.

Weitere Gesundheitsgefahren

Infektionsrisiken
Anthrax (Milzbrand), **Blasenbilharziose durch S. haematobium,** Brucellose, **Chikungunya,** Cholera, **Darmbilharziose, Denguefieber und schweres Denguefieber (früher: hämorrhagisches D.),** Dracunculose (Medinawurmbefall), Filariose, lymphatische, Tropische Pulmonale Eosinophilie, Onchozerkose, Flußblindheit, Trypanosomiasis, afrikanische, Schlafkrankheit

Botschaften

Boulevard de la République, Lomé, Tel.: 00228-22 23 32 32, eMail: info@lome.diplo.de

Botschaft siehe Nigeria / HONORARKONSULAT Lomé: 02 Angles des Rues Thompson et Koumore, gegenüber Place de la foire (Agbadahounou) Immeuble SALAKOR 2em étage, Lomé, Togo, Tel.: 00228-222 08 935, eMail: consulatautriche@yahoo.fr

Botschaft siehe Ghana / Consulat Général de Suisse, Résidence Millénium Plaza, Rue Kilemou / face entrée Cité Millénium Derrière le CEG Wuiti, Lomé,

Tonga (TO)

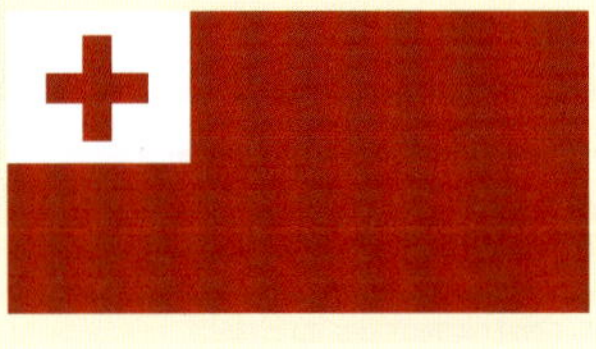

Kontinent: Ozeanien
Einwohnerzahl: 106 (in Tausend)
Lebenserwartung: 73 Jahre
Kindersterblichkeit: 11 pro Tausend
Amtssprache: Englisch, Tongaisch
Zeitverschiebung: 12 Std.
Sommerzeit: keine
Med. Notrufnummer: keine

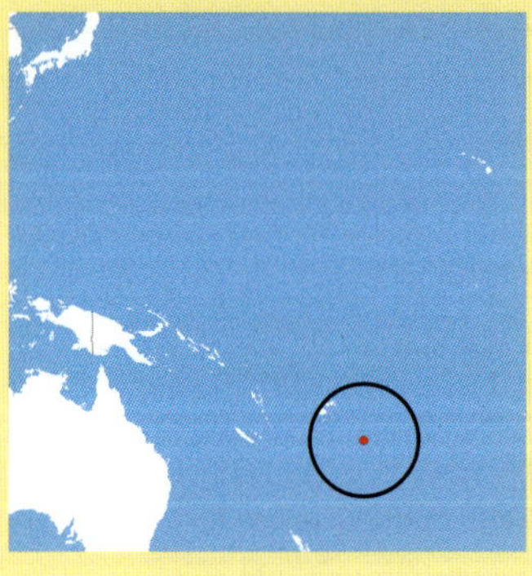

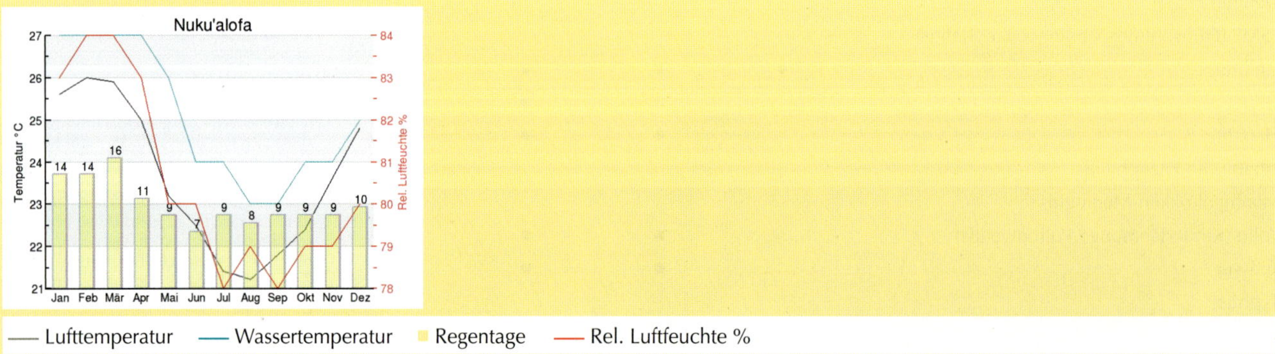

Tonga

Impfpräventable Risiken

Empfohlene Impfungen

Reisende sollten über den für Deutschland empfohlenen Standardimpfschutz (STIKO) verfügen, insbesondere über eine aktuelle Impfung gegen Tetanus (Wundstarrkrampf), Diphtherie, Pertussis (Keuchhusten), Masern und eine Grundimmunisierung gegen Poliomyelitis/Kinderlähmung. Je nach Alter und Gesundheitszustand kommen weitere Empfehlungen hinzu. **Der STIKO-Impfkalender ist in Teil A des Handbuchs abgebildet.**

Welche Impfungen darüber hinaus für eine Reise empfehlenswert sind, hängt von der Art der Reise ab.

Zusätzlich sollte für viele Reiseländer ein ausreichender Schutz gegen Hepatitis A (Gelbsucht) vorhanden sein. Wer engeren Kontakt zu der einheimischen Bevölkerung hat, sollte sich zusätzlich noch gegen Hepatitis B impfen lassen. Hepatitis B kann z.B. durch Blut, Speichel und beim Sexualkontakt übertragen werden.

Impfungen

Krankheiten	Pflicht	Empfehlung	Pauschal	einf. Reisestil
Diphtherie		●	●	●
Masern		●	●	●
Pertussis (Keuchhusten)		●	●	●
Tetanus (Wundstarrkrampf)		●	●	●
Cholera				
Dengue-Fieber		seropos. oder LZ		
FSME (Frühsommer-Meningoenzephalitis)				
Gelbfieber				
Hepatitis A		●	●	●
Hepatitis B		●	●	●
Japanische Enzephalitis				
Meningokokken-Meningitis				
Polio (Kinderlähmung / Poliomyelitis)				
Tollwut				
Typhus				●

Erläuterungen

Pflicht siehe Einreisevorschriften

Empfehlung siehe Empfohlene Impfungen

Pauschalreisen
Bei Reisen nach westlichem Standard, überwiegend in Touristikzentren, Großstädten, Essen in gehobenen Lokalen oder im Hotel.

Achtung: Bei Reisenden kommt es häufig vor, dass spontan Tagesausflüge ins Landesinnere unternommen werden. Dann könnte ein zusätzlicher Impfschutz, wie beim einfachen Reisestil, sehr wichtig sein!

Einfacher Reisestil
Zusätzlich sollte für viele Reiseländer ein ausreichender Schutz gegen Hepatitis A (Gelbsucht) vorhanden sein. Innerhalb der westlichen Industriestaaten ist die chronische Hepatitis B überwiegend auf Risikogruppen beschränkt, außerhalb jedoch steigt ihre Häufigkeit deutlich an. Sie kann dann z.B. durch Blut, Speichel und beim Sexualkontakt übertragen werden, aber auch durch unsterile (zahn-)medizinische Behandlung. Für solche Ziele ist eine Hepatitis B-Impfung zu empfehlen.

LZ: Langzeit

Weitere Gesundheitsgefahren

Infektionsrisiken
Zika-Virus

Botschaften

- (DE) 90-92 Hobson Street, Thorndon, 6011 Wellington, Neuseeland, Tel.: 0064-4473 60 63, eMail: info@wellington.diplo.de
- (AT) Botschaft siehe Australien
- (CH) Botschaft siehe Neuseeland / Consulate General of Switzerland, Taufa'ahau Road, Nuku'alofa, Kingdom of Tonga, Tel.: 00676-23477, eMail: tonga@honrep.ch

Trinidad und Tobago

Trinidad und Tobago (TT)

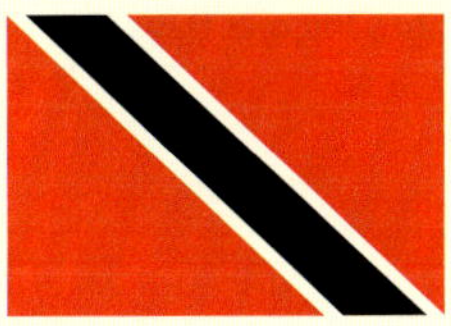

Kontinent: Nordamerika
Einwohnerzahl: 1.399 (in Tausend)
Lebenserwartung: 64 Jahre
Kindersterblichkeit: 17 pro Tausend
Amtssprache: Englisch
Zeitverschiebung: -5 Std.
Sommerzeit: keine
Med. Notrufnummer: 811

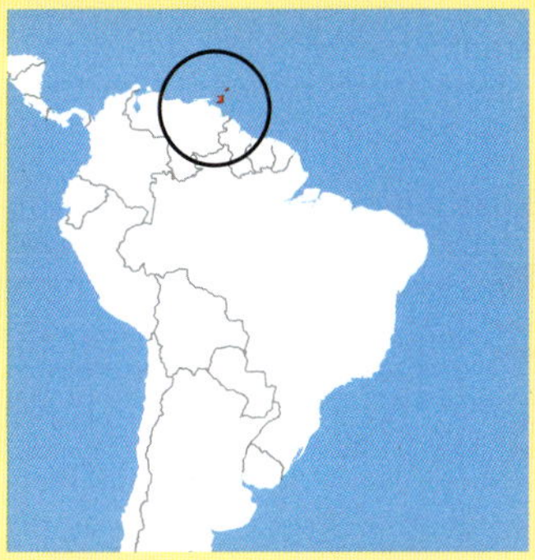

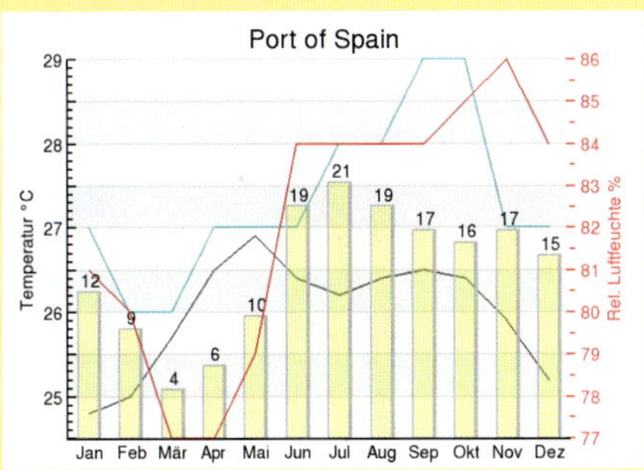

— Lufttemperatur — Wassertemperatur ▪ Regentage — Rel. Luftfeuchte %

Impfpräventable Risiken

Einreisevorschriften

Gelbfieber

Impfempfehlung der WHO: Ja

Empfohlen für alle Reisenden ab 9 Monaten, die sich in dicht bewaldete Gebiete auf der Insel Trinidad begeben.

Nicht empfohlen für Kreuzfahrtpassagiere und Flugpassagiere auf der Durchreise oder Reisende, deren Reiseroute auf die Insel Tobago beschränkt ist.

Empfohlene Impfungen

Reisende sollten über den für Deutschland empfohlenen Standardimpfschutz (STIKO) verfügen, insbesondere über eine aktuelle Impfung gegen Tetanus (Wundstarrkrampf), Diphtherie, Pertussis (Keuchhusten), Masern und eine Grundimmunisierung gegen Poliomyelitis/Kinderlähmung.
Je nach Alter und Gesundheitszustand kommen weitere Empfehlungen hinzu. **Der STIKO-Impfkalender ist in Teil A des Handbuchs abgebildet.**

Welche Impfungen darüber hinaus für eine Reise empfehlenswert sind, hängt von der Art der Reise ab.

Zusätzlich sollte für viele Reiseländer ein ausreichender Schutz gegen Hepatitis A (Gelbsucht) vorhanden sein. Wer engeren Kontakt zu der einheimischen Bevölkerung hat, sollte sich zusätzlich noch gegen Hepatitis B impfen lassen. Hepatitis B kann z.B. durch Blut, Speichel und beim Sexualkontakt übertragen werden.

Impfungen

Krankheiten	Pflicht	Empfehlung	Pauschal	einf. Reisestil
Diphtherie		●	●	●
Masern		●	●	●
Pertussis (Keuchhusten)		●	●	●
Tetanus (Wundstarrkrampf)		●	●	●
Cholera				
Dengue-Fieber		seropos. oder LZ		
FSME (Frühsommer-Meningoenzephalitis)				
Gelbfieber		●	●	●
Hepatitis A		●	●	●
Hepatitis B		●	●	●
Japanische Enzephalitis				
Meningokokken-Meningitis				
Polio (Kinderlähmung / Poliomyelitis)				
Tollwut				●
Typhus				●

Erläuterungen

Pflicht siehe Einreisevorschriften

Empfehlung siehe Empfohlene Impfungen

Pauschalreisen
Bei Reisen nach westlichem Standard, überwiegend in Touristikzentren, Großstädten, Essen in gehobenen Lokalen oder im Hotel.

Achtung: Bei Reisenden kommt es häufig vor, dass spontan Tagesausflüge ins Landesinnere unternommen werden. Dann könnte ein zusätzlicher Impfschutz, wie beim einfachen Reisestil, sehr wichtig sein!

Einfacher Reisestil
Zusätzlich sollte für viele Reiseländer ein ausreichender Schutz gegen Hepatitis A (Gelbsucht) vorhanden sein. Innerhalb der westlichen Industriestaaten ist die chronische Hepatitis B überwiegend auf Risikogruppen beschränkt, außerhalb jedoch steigt ihre Häufigkeit deutlich an. Sie kann dann z.B. durch Blut, Speichel und beim Sexualkontakt übertragen werden, aber auch durch unsterile (zahn-)medizinische Behandlung. Für solche Ziele ist eine Hepatitis B-Impfung zu empfehlen.

LZ: Langzeit

Weitere Gesundheitsgefahren

Infektionsrisiken
Anthrax (Milzbrand), Brucellose, **Denguefieber und schweres Denguefieber (früher: hämorrhagisches D.),** Filariose, lymphatische, Tropische Pulmonale Eosinophilie, Zika-Virus

Botschaften

19 St. Clair Avenue, St. Clair, Port of Spain, Tel.: 001-868 628 16 30, eMail: info@ports.diplo.de

Botschaft siehe Kolumbien / HONORARKONSULAT Scarborough: Blue Haven Hotel, Robinson Crusoe Beach Resort Ltd., Bacolet Bay, Scarborough, Tobago, W. I., Tel.: 001868-660 7400, eMail: kpilstl@yahoo.com

Botschaft siehe Venezuela

Tschad (TD)

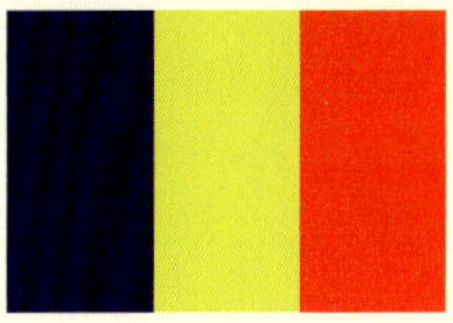

Kontinent: Afrika
Einwohnerzahl: 16.426 (in Tausend)
Lebenserwartung: 60 Jahre
Kindersterblichkeit: 110 pro Tausend
Amtssprache: Arabisch, Französisch
Zeitverschiebung: 0 Std.
Sommerzeit: keine
Med. Notrufnummer: keine

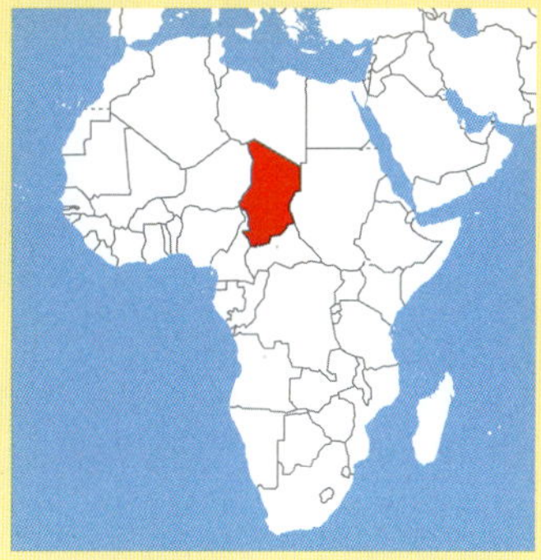

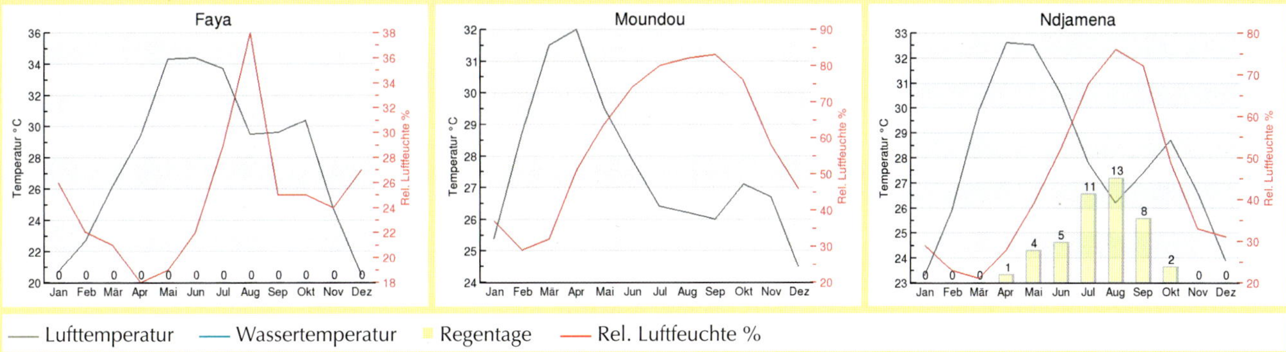

Impfpräventable Risiken

Einreisevorschriften

Gelbfieber

Keine Impfvorschriften für Reisende, die aus Europa direkt einreisen (Direktflug). Wer aus einem von Gelbfieber betroffenen Land einreist (Endemiegebiet), muss eine Gelbfieberimpfung nachweisen (Gelbfieber-Impfbescheinigung). Kinder bis zum Alter von 9 Monaten, benötigen keine Gelbfieber-Impfung.

Eine Impfbescheinigung wird derzeit benötigt bei der Einreise aus: Äquatorialguinea, Äthiopien, Angola, Argentinien, Benin, Bolivien, Brasilien, Burkina Faso, Burundi, Ecuador, Elfenbeinküste, Französisch-Guyana, Gabun, Gambia, Ghana, Guinea, Guinea-Bissau, Guyana, Kamerun, Kenia, Kolumbien, Kongo, Kongo, Demokratische Republik, Liberia, Mali, Mauretanien, Niger, Nigeria, Panama, Paraguay, Peru, Senegal, Sierra Leone, Sudan, Südsudan, Suriname, Togo, Trinidad und Tobago, Uganda, Venezuela, Zentralafrikanische Republik.

Empfohlene Impfungen

Reisende sollten über den für Deutschland empfohlenen Standardimpfschutz (STIKO) verfügen, insbesondere über eine aktuelle Impfung gegen Tetanus (Wundstarrkrampf), Diphtherie, Pertussis (Keuchhusten), Masern und eine Grundimmunisierung gegen Poliomyelitis/Kinderlähmung. Je nach Alter und Gesundheitszustand kommen weitere Empfehlungen hinzu. **Der STIKO-Impfkalender ist in Teil A des Handbuchs abgebildet.**

Welche Impfungen darüber hinaus für eine Reise empfehlenswert sind, hängt von der Art der Reise ab.

Zusätzlich sollte für viele Reiseländer ein ausreichender Schutz gegen Hepatitis A (Gelbsucht) vorhanden sein. Wer engeren Kontakt zu der einheimischen Bevölkerung hat, sollte sich zusätzlich noch gegen Hepatitis B impfen lassen. Hepatitis B kann z.B. durch Blut, Speichel und beim Sexualkontakt übertragen werden.

Impfungen

Krankheiten	Pflicht	Empfehlung	Pauschal	einf. Reisestil
Diphtherie		●	●	●
Masern		●	●	●
Pertussis (Keuchhusten)		●	●	●
Tetanus (Wundstarrkrampf)		●	●	●
Cholera				
Dengue-Fieber				
FSME (Frühsommer-Meningoenzephalitis)				
Gelbfieber	bedingt	●	●	●
Hepatitis A		●	●	●
Hepatitis B		●	●	●
Japanische Enzephalitis				
Meningokokken-Meningitis				●
Polio (Kinderlähmung / Poliomyelitis)		●	●	●
Tollwut				●
Typhus				●

Erläuterungen

Pflicht siehe Einreisevorschriften

Empfehlung siehe Empfohlene Impfungen

Pauschalreisen
Bei Reisen nach westlichem Standard, überwiegend in Touristikzentren, Großstädten, Essen in gehobenen Lokalen oder im Hotel.

Achtung: Bei Reisenden kommt es häufig vor, dass spontan Tagesausflüge ins Landesinnere unternommen werden. Dann könnte ein zusätzlicher Impfschutz, wie beim einfachen Reisestil, sehr wichtig sein!

Einfacher Reisestil
Zusätzlich sollte für viele Reiseländer ein ausreicheader Schutz gegen Hepatitis A (Gelbsucht) vorhanden sein. Innerhalb der westlichen Industriestaaten ist die chronische Hepatitis B überwiegend auf Risikogruppen beschränkt, außerhalb jedoch steigt ihre Häufigkeit deutlich an. Sie kann dann z.B. durch Blut, Speichel und beim Sexualkontakt übertragen werden, aber auch durch unsterile (zahn-)medizinische Behandlung. Für solche Ziele ist eine Hepatitis B-Impfung zu empfehlen.

LZ: Langzeit

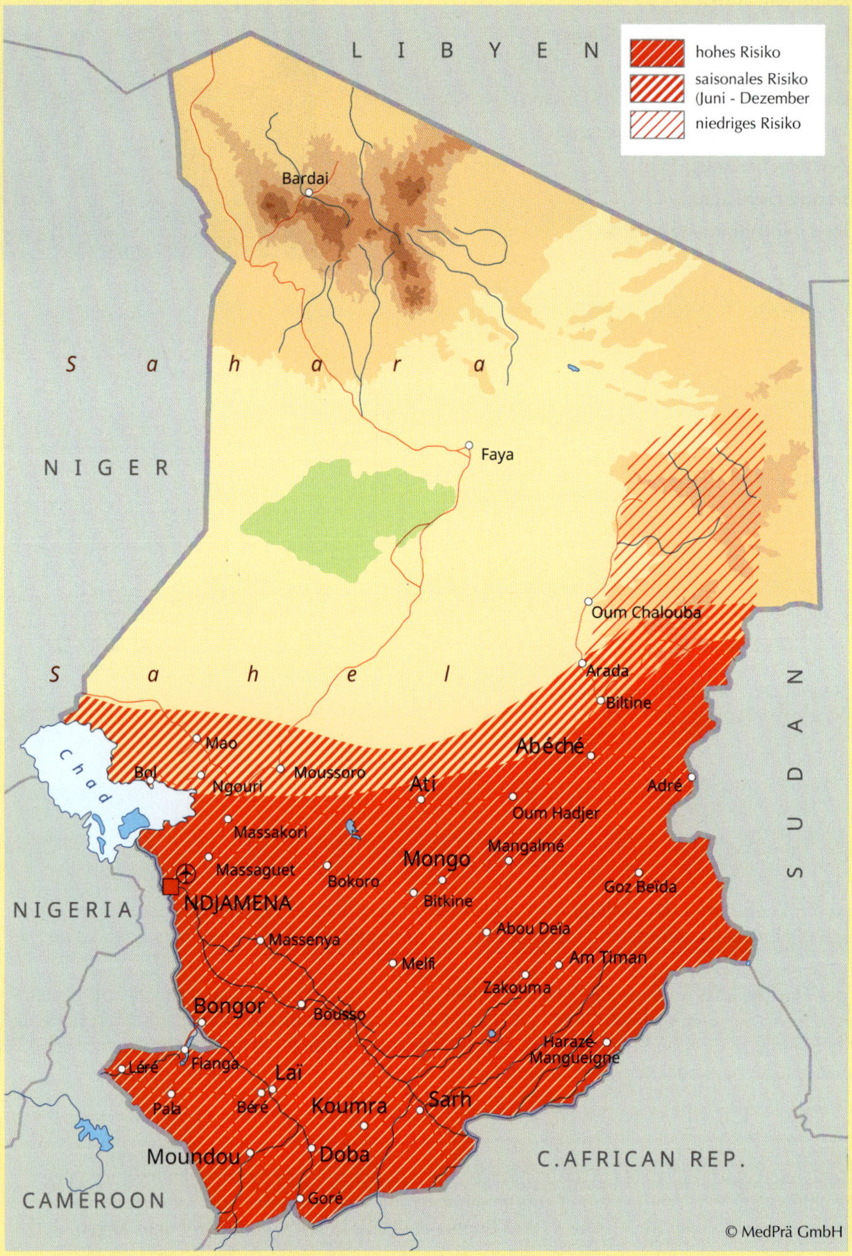

Malariavorkommen

Hohes Risiko: Ganzjährig - Südliche Landeshälfte inkl. Städte. Hier **Malariaprophylaxe empfohlen.**

Saisonales Risiko: nördlich an Hochrisikogebiet angrenzend, hier hohes Risiko von Juni bis Dezember.

Niedriges Risiko: Ganzjährig - Bei Reisen in die Wüstenregionen. Hier Mitnahme einer **Notfallselbsttherapie empfohlen.**

Saisonales Risiko: nördlich an Hochrisikogebiet angrenzend, hier hohes Risiko von Juni bis Dezember.

Unter üblichen Rahmenbedingungen (Reisedauer bis ca. 4 Wochen, Hotelunterbringung mit Klimaanlage, informierter und umsichtiger Reisender) wird eine medikamentöse Malariaprophylaxe nur für die Regionen mit hohem Malariarisiko **ganzjährig empfohlen.**

Malariaerreger: P. falciparum > 99%

Medikamentenauswahl

Dazu stehen die im allgemeinen Teil näher beschriebenen Substanzen **Atovaquone/Proguanil**, **Doxycyclin** (in Deutschland ein off-label use) und in begründeten Einzelfällen **Mefloquin** zur Verfügung.

Abweichungen von dieser Empfehlung sind bei besonders hohem/niedrigem Risiko oder bei besonderen Personengruppen erforderlich. Falls unterwegs beim Auftreten fieberhafter, malariaverdächtiger Episoden (Näheres siehe allgemeiner Teil) eine adäquate Diagnostik und/oder Therapie nicht zur Verfügung steht, ist die Mitnahme einer Notfall-Selbstbehandlung sinnvoll, die zur Resistenzsituation und ggf. zur medikamentösen Prophylaxe paßt. Dazu sollte **Atovaquone/Proguanil** oder **Artemether/Lumefantrin** eingesetzt werden, **Dihydroartemisinin/Piperaquin** wegen des Risikoprofils nur in unvorhersehbaren Notfällen.

Bitte den Beitrag Malaria beachten. Eine Tabelle mit den Medikamenten und Dosierung zur Malariaprophylaxe und der Standby-Behandlung der Malaria finden Sie ab der Seite C-36.

Weitere Gesundheitsgefahren

Infektionsrisiken

Anthrax (Milzbrand), Blasenbilharziose **durch S. haematobium**, Brucellose, **Chikungunya,** Cholera, Dracunculose (Medinawurmbefall), Filariose, lymphatische, Tropische Pulmonale Eosinophilie, Onchozerkose, Flußblindheit, Rift-Valley-Fieber, Trypanosomiasis, afrikanische, Schlafkrankheit

Botschaften

- Av. Félix Eboué, N'Djamena, Tel.: 00235-22 51 62 02, eMail: info@ndjamena.diplo.de
- Botschaft siehe Nigeria
- Botschaft siehe Nigeria Botschaft siehe Nigeria / Bureau de la coopération suisse DDC et Agence consulaire Quartier Sabangali B.P. 1102 N'Djaména, Tel.: 0041-58 4 62 18 76, eMail: ndjamena@eda.admin.ch

Tschechische Republik (CZ)

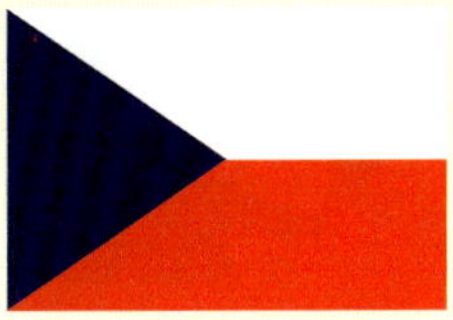

Kontinent: Europa
Einwohnerzahl: 10.709 (in Tausend)
Lebenserwartung: 79 Jahre
Kindersterblichkeit: 3 pro Tausend
Amtssprache: Tschechisch
Zeitverschiebung: 0 Std.
Sommerzeit: 30.03.2025 - 26.10.2025
Med. Notrufnummer: 112,155

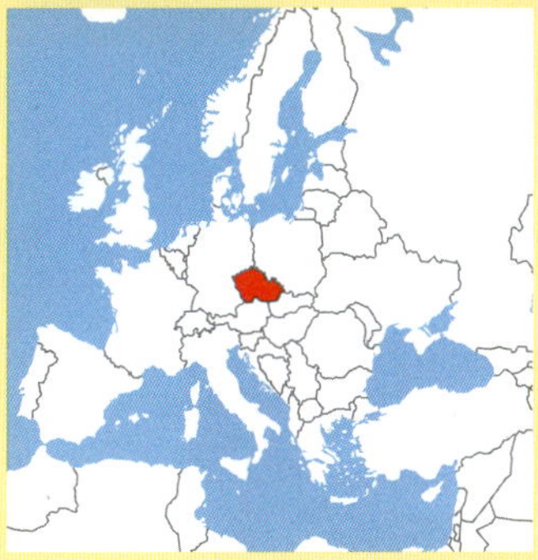

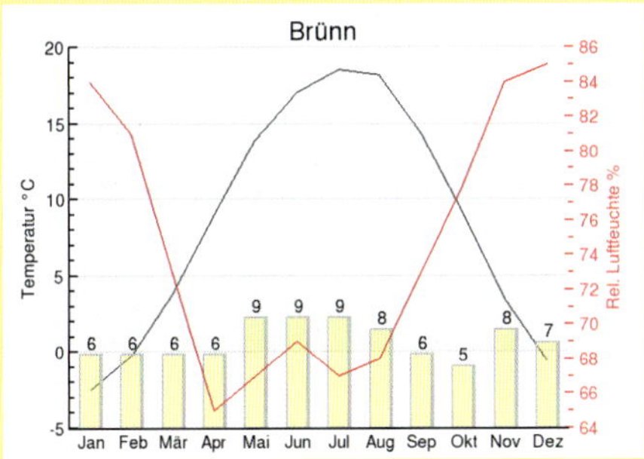

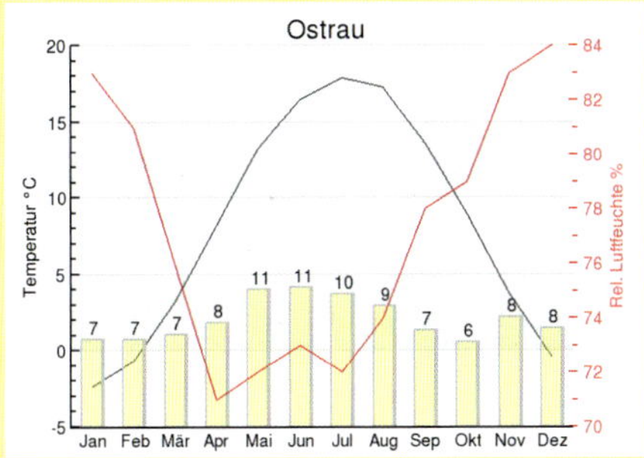

— Lufttemperatur — Wassertemperatur Regentage — Rel. Luftfeuchte %

Impfpräventable Risiken

Empfohlene Impfungen

Reisende sollten über den für Deutschland empfohlenen Standardimpfschutz (STIKO) verfügen, insbesondere über eine aktuelle Impfung gegen Tetanus (Wundstarrkrampf), Diphtherie, Pertussis (Keuchhusten), Masern und eine Grundimmunisierung gegen Poliomyelitis/Kinderlähmung. Je nach Alter und Gesundheitszustand kommen weitere Empfehlungen hinzu. **Der STIKO-Impfkalender ist in Teil A des Handbuchs abgebildet.**

Welche Impfungen darüber hinaus für eine Reise empfehlenswert sind, hängt von der Art der Reise ab.

Zusätzlich sollte für viele Reiseländer ein ausreichender Schutz gegen Hepatitis A (Gelbsucht) vorhanden sein. Wer engeren Kontakt zu der einheimischen Bevölkerung hat, sollte sich zusätzlich noch gegen Hepatitis B impfen lassen. Hepatitis B kann z.B. durch Blut, Speichel und beim Sexualkontakt übertragen werden.

Impfungen

Krankheiten	Pflicht	Empfehlung	Pauschal	einf. Reisestil
Diphtherie		●	●	●
Masern		●	●	●
Pertussis (Keuchhusten)		●	●	●
Tetanus (Wundstarrkrampf)		●	●	●
Cholera				
Dengue-Fieber				
FSME (Frühsommer-Meningoenzephalitis)				●
Gelbfieber				
Hepatitis A				●
Hepatitis B				●
Japanische Enzephalitis				
Meningokokken-Meningitis				
Polio (Kinderlähmung / Poliomyelitis)				
Tollwut				●
Typhus				

Erläuterungen

Pflicht siehe Einreisevorschriften

Empfehlung siehe Empfohlene Impfungen

Pauschalreisen
Bei Reisen nach westlichem Standard, überwiegend in Touristikzentren, Großstädten, Essen in gehobenen Lokalen oder im Hotel.

Achtung: Bei Reisenden kommt es häufig vor, dass spontan Tagesausflüge ins Landesinnere unternommen werden. Dann könnte ein zusätzlicher Impfschutz, wie beim einfachen Reisestil, sehr wichtig sein!

Einfacher Reisestil
Zusätzlich sollte für viele Reiseländer ein ausreichender Schutz gegen Hepatitis A (Gelbsucht) vorhanden sein. Innerhalb der westlichen Industriestaaten ist die chronische Hepatitis B überwiegend auf Risikogruppen beschränkt, außerhalb jedoch steigt ihre Häufigkeit deutlich an. Sie kann dann z.B. durch Blut, Speichel und beim Sexualkontakt übertragen werden, aber auch durch unsterile (zahn-)medizinische Behandlung. Für solche Ziele ist eine Hepatitis B-Impfung zu empfehlen.

LZ: Langzeit

Botschaften

Vlašská 19, Malá Strana, 118 01 Prag 1, Tel.: 00420-2 57 11 31 11, eMail: info@prag.diplo.de

Viktora Huga 10, CZ-15115 Prag 5 - Smíchov, Tel.: 00420-257 09 05-11, eMail: prag-ob@bmeia.gv.at

Pevnostni 7 (Eingang via Delostrelecka ul.), 16201 Prag 6, Tel.: 00420-220 400 611, eMail: prague@eda.admin.ch

Türkei (TR)

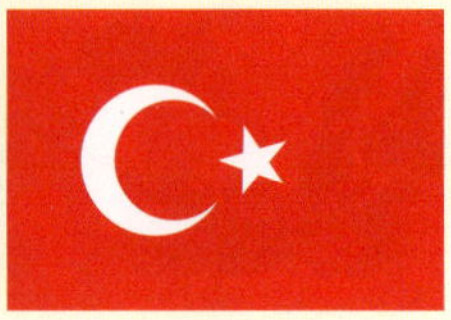

Kontinent: Asien

Beliebte Reiseziele: Anatolien, Ankara, Antalya, Istanbul

Einwohnerzahl: 84.339 (in Tausend)

Lebenserwartung: 79 Jahre

Kindersterblichkeit: 9 pro Tausend

Amtssprache: Türkisch

Zeitverschiebung: 1 Std.

Sommerzeit: keine

Med. Notrufnummer: 112

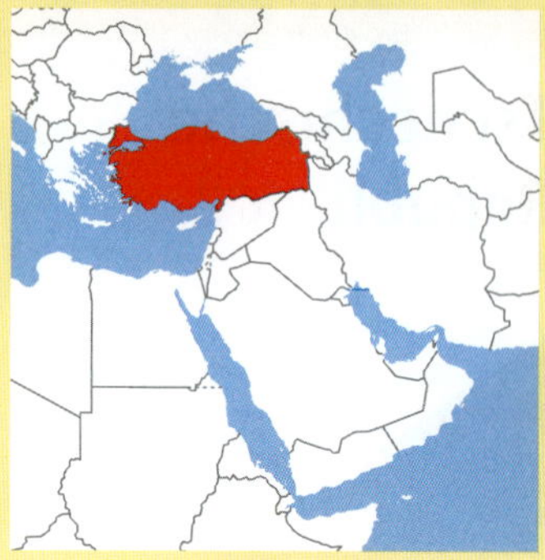

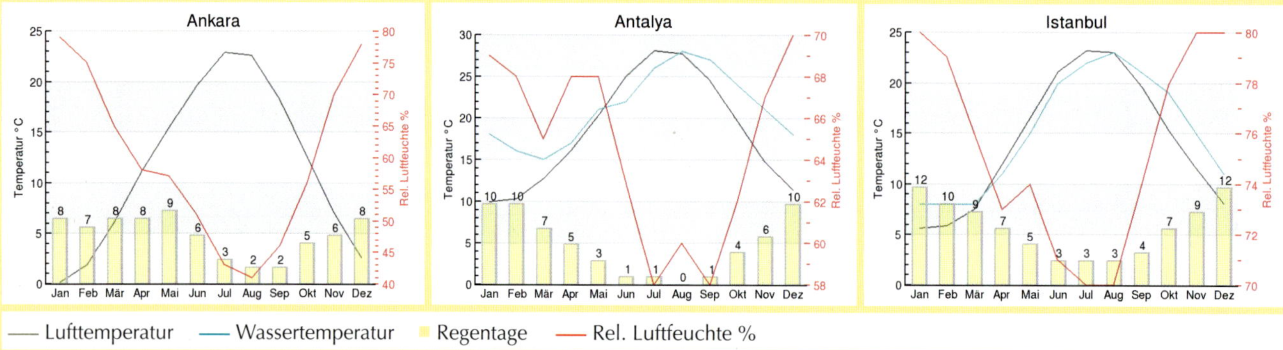

Impfpräventable Risiken

Empfohlene Impfungen

Reisende sollten über den für Deutschland empfohlenen Standardimpfschutz (STIKO) verfügen, insbesondere über eine aktuelle Impfung gegen Tetanus (Wundstarrkrampf), Diphtherie, Pertussis (Keuchhusten), Masern und eine Grundimmunisierung gegen Poliomyelitis/Kinderlähmung. Je nach Alter und Gesundheitszustand kommen weitere Empfehlungen hinzu. **Der STIKO-Impfkalender ist in Teil A des Handbuchs abgebildet.**

Welche Impfungen darüber hinaus für eine Reise empfehlenswert sind, hängt von der Art der Reise ab.

Zusätzlich sollte für viele Reiseländer ein ausreichender Schutz gegen Hepatitis A (Gelbsucht) vorhanden sein. Wer engeren Kontakt zu der einheimischen Bevölkerung hat, sollte sich zusätzlich noch gegen Hepatitis B impfen lassen. Hepatitis B kann z.B. durch Blut, Speichel und beim Sexualkontakt übertragen werden.

Impfungen

Krankheiten	Pflicht	Empfehlung	Pauschal	einf. Reisestil
Diphtherie		●	●	●
Masern		●	●	●
Pertussis (Keuchhusten)		●	●	●
Tetanus (Wundstarrkrampf)		●	●	●
Cholera				
Dengue-Fieber				
FSME (Frühsommer-Meningoenzephalitis)				
Gelbfieber				
Hepatitis A		●	●	●
Hepatitis B		●	●	●
Japanische Enzephalitis				
Meningokokken-Meningitis				
Polio (Kinderlähmung / Poliomyelitis)				
Tollwut				●
Typhus				●

Erläuterungen

Pflicht siehe Einreisevorschriften

Empfehlung siehe Empfohlene Impfungen

Pauschalreisen
Bei Reisen nach westlichem Standard, überwiegend in Touristikzentren, Großstädten, Essen in gehobenen Lokalen oder im Hotel.

Achtung: Bei Reisenden kommt es häufig vor, dass spontan Tagesausflüge ins Landesinnere unternommen werden. Dann könnte ein zusätzlicher Impfschutz, wie beim einfachen Reisestil, sehr wichtig sein!

Einfacher Reisestil
Zusätzlich sollte für viele Reiseländer ein ausreichender Schutz gegen Hepatitis A (Gelbsucht) vorhanden sein. Innerhalb der westlichen Industriestaaten ist die chronische Hepatitis B überwiegend auf Risikogruppen beschränkt, außerhalb jedoch steigt ihre Häufigkeit deutlich an. Sie kann dann z.B. durch Blut, Speichel und beim Sexualkontakt übertragen werden, aber auch durch unsterile (zahn-)medizinische Behandlung. Für solche Ziele ist eine Hepatitis B-Impfung zu empfehlen.

LZ: Langzeit

Weitere Gesundheitsgefahren

Infektionsrisiken

Anthrax (Milzbrand), Brucellose, Krim-Kongo Fieber, hämorrhagisches, Leishmaniose der Haut, Leishmaniose, viscerale, Trichinose, West-Nil-Fieber

Botschaften

- 114 Atatürk Bulvari, Kavaklidere, 06540 Ankara, Tel.: 0090-312 455 51 00, eMail: info@ankara.diplo.de
- Atatürk Bulvari 189, 06680 Ankara, Tel.: 0090-312-405 51 90, eMail: ankara-ob@bmeia.gv.at
- Atatürk Bulvari 247, P.K. 25, 06680 Kavaklidere, Ankara, Turkey, Tel.: 0090-312 457 31 00, ankara@eda.admin.ch

Tunesien (TN)

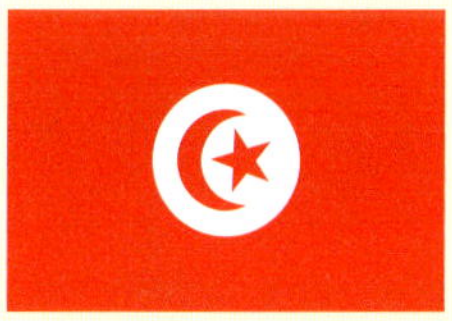

Kontinent: Afrika
Einwohnerzahl: 11.819 (in Tausend)
Lebenserwartung: 77 Jahre
Kindersterblichkeit: 17 pro Tausend
Amtssprache: Arabisch
Zeitverschiebung: 0 Std.
Sommerzeit: keine
Med. Notrufnummer: 198

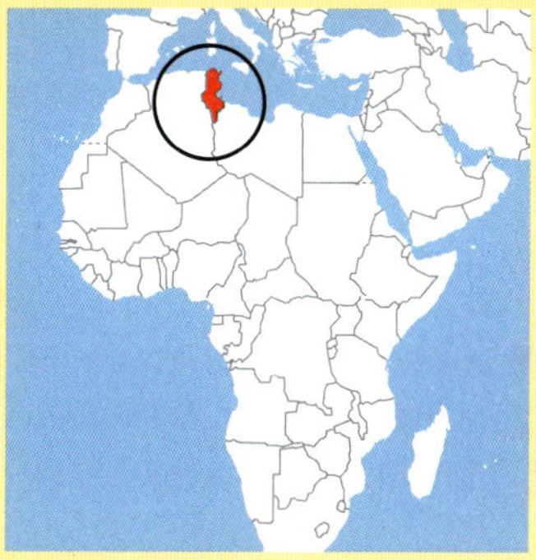

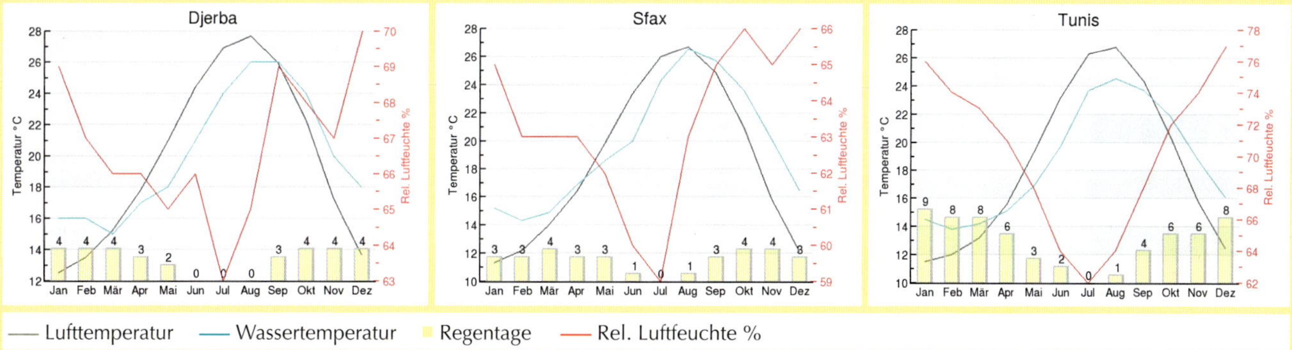

Impfpräventable Risiken

Empfohlene Impfungen

Reisende sollten über den für Deutschland empfohlenen Standardimpfschutz (STIKO) verfügen, insbesondere über eine aktuelle Impfung gegen Tetanus (Wundstarrkrampf), Diphtherie, Pertussis (Keuchhusten), Masern und eine Grundimmunisierung gegen Poliomyelitis/Kinderlähmung. Je nach Alter und Gesundheitszustand kommen weitere Empfehlungen hinzu. **Der STIKO-Impfkalender ist in Teil A des Handbuchs abgebildet.**

Welche Impfungen darüber hinaus für eine Reise empfehlenswert sind, hängt von der Art der Reise ab.

Zusätzlich sollte für viele Reiseländer ein ausreichender Schutz gegen Hepatitis A (Gelbsucht) vorhanden sein. Wer engeren Kontakt zu der einheimischen Bevölkerung hat, sollte sich zusätzlich noch gegen Hepatitis B impfen lassen. Hepatitis B kann z.B. durch Blut, Speichel und beim Sexualkontakt übertragen werden.

Impfungen

Krankheiten	Pflicht	Empfehlung	Pauschal	einf. Reisestil
Diphtherie		•	•	•
Masern		•	•	•
Pertussis (Keuchhusten)		•	•	•
Tetanus (Wundstarrkrampf)		•	•	•
Cholera				
Dengue-Fieber				
FSME (Frühsommer-Meningoenzephalitis)				
Gelbfieber				
Hepatitis A		•	•	•
Hepatitis B		•	•	•
Japanische Enzephalitis				
Meningokokken-Meningitis				
Polio (Kinderlähmung / Poliomyelitis)				•
Tollwut				•
Typhus			•	•

Erläuterungen

Pflicht siehe Einreisevorschriften

Empfehlung siehe Empfohlene Impfungen

Pauschalreisen
Bei Reisen nach westlichem Standard, überwiegend in Touristikzentren, Großstädten, Essen in gehobenen Lokalen oder im Hotel.

Achtung: Bei Reisenden kommt es häufig vor, dass spontan Tagesausflüge ins Landesinnere unternommen werden. Dann könnte ein zusätzlicher Impfschutz, wie beim einfachen Reisestil, sehr wichtig sein!

Einfacher Reisestil
Zusätzlich sollte für viele Reiseländer ein ausreichender Schutz gegen Hepatitis A (Gelbsucht) vorhanden sein. Innerhalb der westlichen Industriestaaten ist die chronische Hepatitis B überwiegend auf Risikogruppen beschränkt, außerhalb jedoch steigt ihre Häufigkeit deutlich an. Sie kann dann z.B. durch Blut, Speichel und beim Sexualkontakt übertragen werden, aber auch durch unsterile (zahn-)medizinische Behandlung. Für solche Ziele ist eine Hepatitis B-Impfung zu empfehlen.

LZ: Langzeit

Weitere Gesundheitsgefahren

Infektionsrisiken
Anthrax (Milzbrand), Brucellose, Leishmaniose der Haut, Leishmaniose, viscerale, West-Nil-Fieber

Botschaften

- 🇩🇪 Impasse du Lac Windermere, Les Berges du Lac - Tunis, Tel.: 00216-71 14 32 00, eMail: info@tunis.diplo.de
- 🇦🇹 16, Rue Ibn Hamdiss El Menzah I, 1004 Tunis, Tel.: 00216-71-23 90 38, eMail: tunis-ob@bmeia.gv.at
- 🇨🇭 22, Rue Platon, Z.A. Kheireddine, 2015 Le Kram - Tunis, Tel.: 00216-71 191 997, eMail: tunis@eda.admin.ch

Turkmenistan (TM)

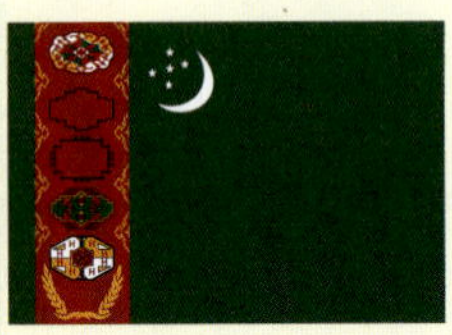

Kontinent: Asien
Einwohnerzahl: 6.031 (in Tausend)
Lebenserwartung: 70 Jahre
Kindersterblichkeit: 42 pro Tausend
Amtssprache: Turkmenisch
Zeitverschiebung: 4 Std.
Sommerzeit: keine
Med. Notrufnummer: 03

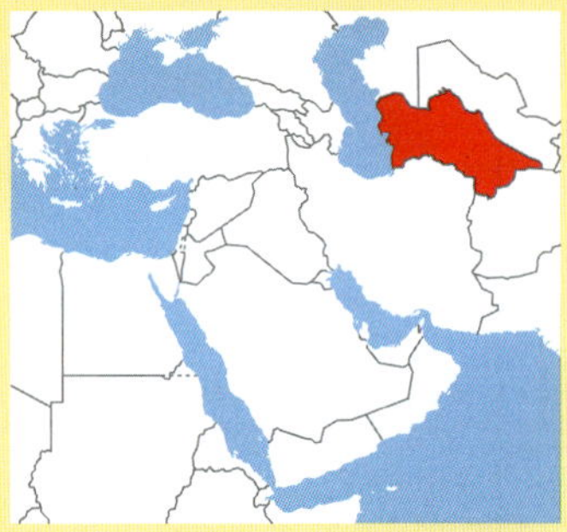

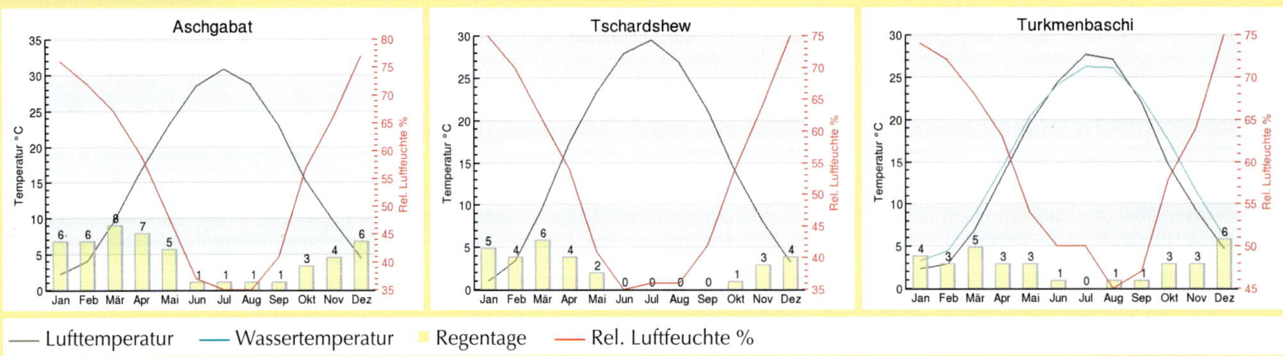

Impfpräventable Risiken

Empfohlene Impfungen

Reisende sollten über den für Deutschland empfohlenen Standardimpfschutz (STIKO) verfügen, insbesondere über eine aktuelle Impfung gegen Tetanus (Wundstarrkrampf), Diphtherie, Pertussis (Keuchhusten), Masern und eine Grundimmunisierung gegen Poliomyelitis/Kinderlähmung. Je nach Alter und Gesundheitszustand kommen weitere Empfehlungen hinzu. **Der STIKO-Impfkalender ist in Teil A des Handbuchs abgebildet.**

Welche Impfungen darüber hinaus für eine Reise empfehlenswert sind, hängt von der Art der Reise ab.

Zusätzlich sollte für viele Reiseländer ein ausreichender Schutz gegen Hepatitis A (Gelbsucht) vorhanden sein. Wer engeren Kontakt zu der einheimischen Bevölkerung hat, sollte sich zusätzlich noch gegen Hepatitis B impfen lassen. Hepatitis B kann z.B. durch Blut, Speichel und beim Sexualkontakt übertragen werden.

Impfungen

Krankheiten	Pflicht	Empfehlung	Pauschal	einf. Reisestil
Diphtherie		●	●	●
Masern		●	●	●
Pertussis (Keuchhusten)		●	●	●
Tetanus (Wundstarrkrampf)		●	●	●
Cholera				
Dengue-Fieber				
FSME (Frühsommer-Meningoenzephalitis)				
Gelbfieber				
Hepatitis A		●	●	●
Hepatitis B		●	●	●
Japanische Enzephalitis				
Meningokokken-Meningitis				
Polio (Kinderlähmung / Poliomyelitis)				
Tollwut				●
Typhus				●

Erläuterungen

Pflicht siehe Einreisevorschriften

Empfehlung siehe Empfohlene Impfungen

Pauschalreisen
Bei Reisen nach westlichem Standard, überwiegend in Touristikzentren, Großstädten, Essen in gehobenen Lokalen oder im Hotel.

Achtung: Bei Reisenden kommt es häufig vor, dass spontan Tagesausflüge ins Landesinnere unternommen werden. Dann könnte ein zusätzlicher Impfschutz, wie beim einfachen Reisestil, sehr wichtig sein!

Einfacher Reisestil
Zusätzlich sollte für viele Reiseländer ein ausreichender Schutz gegen Hepatitis A (Gelbsucht) vorhanden sein. Innerhalb der westlichen Industriestaaten ist die chronische Hepatitis B überwiegend auf Risikogruppen beschränkt, außerhalb jedoch steigt ihre Häufigkeit deutlich an. Sie kann dann z.B. durch Blut, Speichel und beim Sexualkontakt übertragen werden, aber auch durch unsterile (zahn-)medizinische Behandlung. Für solche Ziele ist eine Hepatitis B-Impfung zu empfehlen.

LZ: Langzeit

Weitere Gesundheitsgefahren

Infektionsrisiken
Anthrax (Milzbrand), Brucellose, Krim-Kongo Fieber, hämorrhagisches

Botschaften

- Hotel „Ak Altyn“, 74 40 00 Aschgabat, Tel.: 0099-312 36 35 15, eMail: info@aschgabat.diplo.de
- Botschaft siehe Aserbaidschan
- Botschaft siehe Aserbaidschan

Turks- und Caicosinseln (TC)

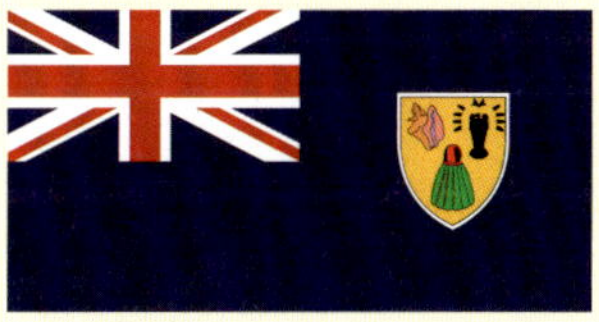

Kontinent: Nordamerika
Einwohnerzahl: 41 Tausend
Amtssprache: Englisch
Zeitverschiebung: -5 Std.
Sommerzeit: 09.03.2025 - 02.11.2025
Med. Notrufnummer: keine

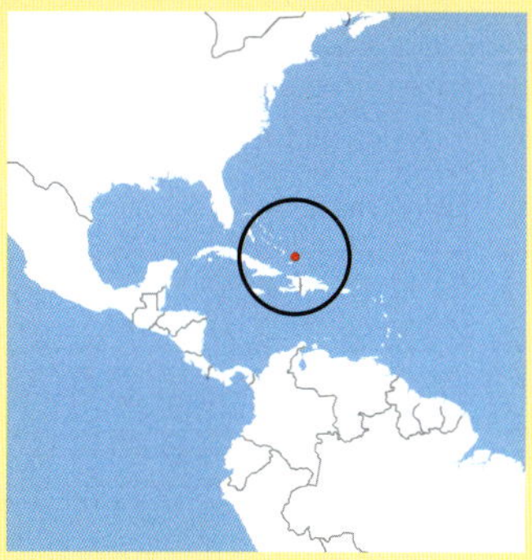

Impfpräventable Risiken

Empfohlene Impfungen

Reisende sollten über den für Deutschland empfohlenen Standardimpfschutz (STIKO) verfügen, insbesondere über eine aktuelle Impfung gegen Tetanus (Wundstarrkrampf), Diphtherie, Pertussis (Keuchhusten), Masern und eine Grundimmunisierung gegen Poliomyelitis/Kinderlähmung. Je nach Alter und Gesundheitszustand kommen weitere Empfehlungen hinzu. **Der STIKO-Impfkalender ist in Teil A des Handbuchs abgebildet.**

Welche Impfungen darüber hinaus für eine Reise empfehlenswert sind, hängt von der Art der Reise ab.

Zusätzlich sollte für viele Reiseländer ein ausreichender Schutz gegen Hepatitis A (Gelbsucht) vorhanden sein. Wer engeren Kontakt zu der einheimischen Bevölkerung hat, sollte sich zusätzlich noch gegen Hepatitis B impfen lassen. Hepatitis B kann z.B. durch Blut, Speichel und beim Sexualkontakt übertragen werden.

Impfungen

Krankheiten	Pflicht	Empfehlung	Pauschal	einf. Reisestil
Diphtherie		●	●	●
Masern		●	●	●
Pertussis (Keuchhusten)		●	●	●
Tetanus (Wundstarrkrampf)		●	●	●
Cholera				
Dengue-Fieber		serpos. oder LZ		
FSME (Frühsommer-Meningoenzephalitis)				
Gelbfieber				
Hepatitis A		●	●	●
Hepatitis B		●	●	●
Japanische Enzephalitis				
Meningokokken-Meningitis				
Polio (Kinderlähmung / Poliomyelitis)				
Tollwut				●
Typhus				●

Erläuterungen

Pflicht siehe Einreisevorschriften

Empfehlung siehe Empfohlene Impfungen

Pauschalreisen
Bei Reisen nach westlichem Standard, überwiegend in Touristikzentren, Großstädten, Essen in gehobenen Lokalen oder im Hotel.

Achtung: Bei Reisenden kommt es häufig vor, dass spontan Tagesausflüge ins Landesinnere unternommen werden. Dann könnte ein zusätzlicher Impfschutz, wie beim einfachen Reisestil, sehr wichtig sein!

Einfacher Reisestil
Zusätzlich sollte für viele Reiseländer ein ausreichender Schutz gegen Hepatitis A (Gelbsucht) vorhanden sein. Innerhalb der westlichen Industriestaaten ist die chronische Hepatitis B überwiegend auf Risikogruppen beschränkt, außerhalb jedoch steigt ihre Häufigkeit deutlich an. Sie kann dann z.B. durch Blut, Speichel und beim Sexualkontakt übertragen werden, aber auch durch unsterile (zahn-)medizinische Behandlung. Für solche Ziele ist eine Hepatitis B-Impfung zu empfehlen.

LZ: Langzeit

Weitere Gesundheitsgefahren

Infektionsrisiken
Zika-Virus

Botschaften

🇩🇪 10 Waterloo Road, Kingston 10, Jamaika, Tel.: 0018-76 926 67 28, eMail: info@kingston.diplo.de

🇦🇹 Keine Vertretung: Für allgemeine konsularische Anfragen: 0043-1-90115-3775

🇨🇭 Keine Vertretung: Konsularische Fragen, Helpline EDA 0041-800-24-7-365

Tuvalu (TV)

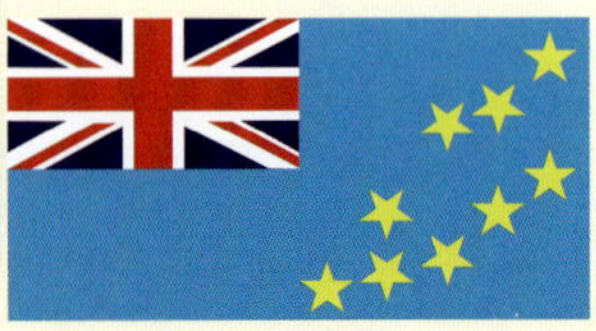

Kontinent: Ozeanien
Einwohnerzahl: 12 (in Tausend)
Lebenserwartung: 68 Jahre
Kindersterblichkeit: 22 pro Tausend
Amtssprache: Englisch
Zeitverschiebung: 11 Std.
Sommerzeit: keine
Med. Notrufnummer: 911

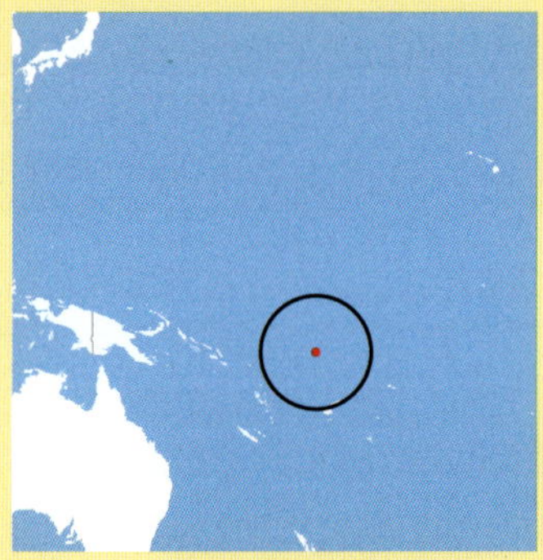

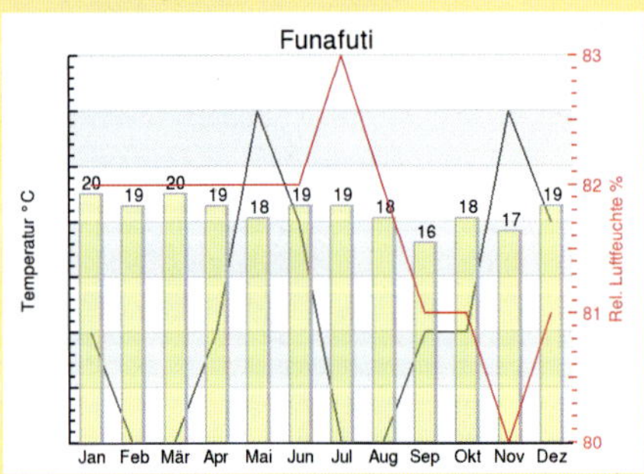

— Lufttemperatur — Wassertemperatur Regentage — Rel. Luftfeuchte %

Impfpräventable Risiken

Empfohlene Impfungen

Reisende sollten über den für Deutschland empfohlenen Standardimpfschutz (STIKO) verfügen, insbesondere über eine aktuelle Impfung gegen Tetanus (Wundstarrkrampf), Diphtherie, Pertussis (Keuchhusten), Masern und eine Grundimmunisierung gegen Poliomyelitis/Kinderlähmung. Je nach Alter und Gesundheitszustand kommen weitere Empfehlungen hinzu. **Der STIKO-Impfkalender ist in Teil A des Handbuchs abgebildet.**

Welche Impfungen darüber hinaus für eine Reise empfehlenswert sind, hängt von der Art der Reise ab.

Zusätzlich sollte für viele Reiseländer ein ausreichender Schutz gegen Hepatitis A (Gelbsucht) vorhanden sein. Wer engeren Kontakt zu der einheimischen Bevölkerung hat, sollte sich zusätzlich noch gegen Hepatitis B impfen lassen. Hepatitis B kann z.B. durch Blut, Speichel und beim Sexualkontakt übertragen werden.

Impfungen

Krankheiten	Pflicht	Empfehlung	Pauschal	einf. Reisestil
Diphtherie		●	●	●
Masern		●	●	●
Pertussis (Keuchhusten)		●	●	●
Tetanus (Wundstarrkrampf)		●	●	●
Cholera				
Dengue-Fieber				
FSME (Frühsommer-Meningoenzephalitis)				
Gelbfieber				
Hepatitis A		●	●	●
Hepatitis B		●	●	●
Japanische Enzephalitis				
Meningokokken-Meningitis				
Polio (Kinderlähmung / Poliomyelitis)				
Tollwut				
Typhus				●

Erläuterungen

Pflicht siehe Einreisevorschriften

Empfehlung siehe Empfohlene Impfungen

Pauschalreisen
Bei Reisen nach westlichem Standard, überwiegend in Touristikzentren, Großstädten, Essen in gehobenen Lokalen oder im Hotel.

Achtung: Bei Reisenden kommt es häufig vor, dass spontan Tagesausflüge ins Landesinnere unternommen werden. Dann könnte ein zusätzlicher Impfschutz, wie beim einfachen Reisestil, sehr wichtig sein!

Einfacher Reisestil
Zusätzlich sollte für viele Reiseländer ein ausreichender Schutz gegen Hepatitis A (Gelbsucht) vorhanden sein. Innerhalb der westlichen Industriestaaten ist die chronische Hepatitis B überwiegend auf Risikogruppen beschränkt, außerhalb jedoch steigt ihre Häufigkeit deutlich an. Sie kann dann z.B. durch Blut, Speichel und beim Sexualkontakt übertragen werden, aber auch durch unsterile (zahn-)medizinische Behandlung. Für solche Ziele ist eine Hepatitis B-Impfung zu empfehlen.

LZ: Langzeit

Botschaften

90-92 Hobson Street, Thorndon, 6011 Wellington, Neuseeland, Tel.: 0064-4473 60 63, eMail: info@wellington.diplo.de,

Botschaft siehe Australien

Botschaft siehe Neuseeland

Uganda (UG)

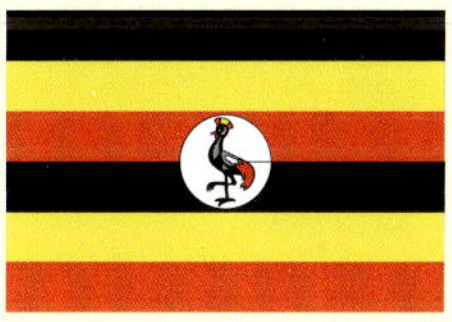

Kontinent: Afrika
Beliebte Reiseziele: Victoriasee
Einwohnerzahl: 45.741 (in Tausend)
Lebenserwartung: 67 Jahre
Kindersterblichkeit: 43 pro Tausend
Amtssprache: Englisch
Zeitverschiebung: 2 Std.
Sommerzeit: keine
Med. Notrufnummer: keine

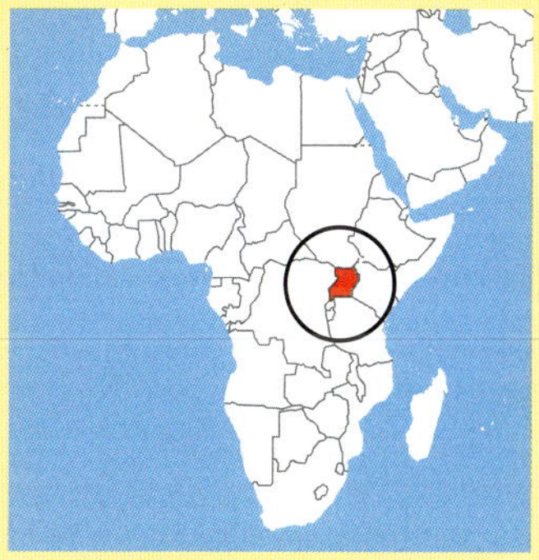

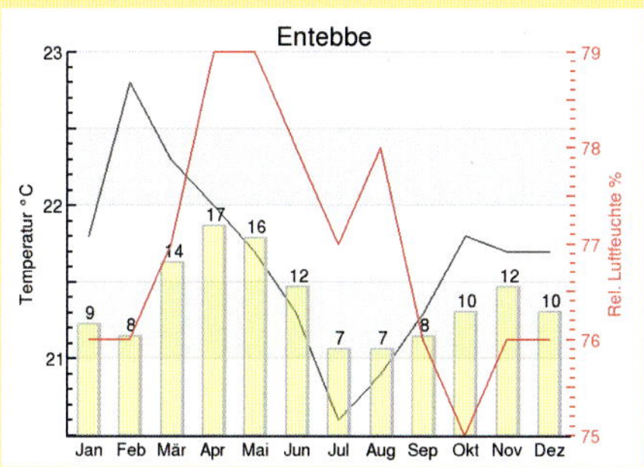

— Lufttemperatur — Wassertemperatur Regentage — Rel. Luftfeuchte %

Impfpräventable Risiken

Einreisevorschriften

Gelbfieber

Einreise nur mit Nachweis über die Gelbfieberimpfung.
Ausnahme: Kinder bis zum Alter von 1 Jahr, benotigen keine Gelbfieberimpfung.
Bitte beachten: Gelbfiebergefahr südlich der Sahara, daher ist eine Impfung fur alle ab dem Alter von 9 Monaten empfehlenswert.

Empfohlene Impfungen

Reisende sollten über den für Deutschland empfohlenen Standardimpfschutz (STIKO) verfügen, insbesondere über eine aktuelle Impfung gegen Tetanus (Wundstarrkrampf), Diphtherie, Pertussis (Keuchhusten), Masern und eine Grundimmunisierung gegen Poliomyelitis/Kinderlähmung. Je nach Alter und Gesundheitszustand kommen weitere Empfehlungen hinzu. **Der STIKO-Impfkalender ist in Teil A des Handbuchs abgebildet.**

Welche Impfungen darüber hinaus für eine Reise empfehlenswert sind, hängt von der Art der Reise ab.

Zusätzlich sollte für viele Reiseländer ein ausreichender Schutz gegen Hepatitis A (Gelbsucht) vorhanden sein. Wer engeren Kontakt zu der einheimischen Bevölkerung hat, sollte sich zusätzlich noch gegen Hepatitis B impfen lassen. Hepatitis B kann z.B. durch Blut, Speichel und beim Sexualkontakt übertragen werden.

Impfungen

Krankheiten	Pflicht	Empfehlung	Pauschal	einf. Reisestil
Diphtherie		•	•	•
Masern		•	•	•
Pertussis (Keuchhusten)		•	•	•
Tetanus (Wundstarrkrampf)		•	•	•
Cholera				
Dengue-Fieber				
FSME (Frühsommer-Meningoenzephalitis)				
Gelbfieber	•	•	•	•
Hepatitis A		•	•	•
Hepatitis B		•	•	•
Japanische Enzephalitis				
Meningokokken-Meningitis				•
Polio (Kinderlähmung / Poliomyelitis)		•	•	•
Tollwut				•
Typhus				•

Erläuterungen

Pflicht siehe Einreisevorschriften

Empfehlung siehe Empfohlene Impfungen

Pauschalreisen
Bei Reisen nach westlichem Standard, überwiegend in Touristikzentren, Großstädten, Essen in gehobenen Lokalen oder im Hotel.

Achtung: Bei Reisenden kommt es häufig vor, dass spontan Tagesausflüge ins Landesinnere unternommen werden. Dann könnte ein zusätzlicher Impfschutz, wie beim einfachen Reisestil, sehr wichtig sein!

Einfacher Reisestil
Zusätzlich sollte für viele Reiseländer ein ausreichender Schutz gegen Hepatitis A (Gelbsucht) vorhanden sein. Innerhalb der westlichen Industriestaaten ist die chronische Hepatitis B überwiegend auf Risikogruppen beschränkt, außerhalb jedoch steigt ihre Häufigkeit deutlich an. Sie kann dann z.B. durch Blut, Speichel und beim Sexualkontakt übertragen werden, aber auch durch unsterile (zahn-)medizinische Behandlung. Für solche Ziele ist eine Hepatitis B-Impfung zu empfehlen.

LZ: Langzeit

Malariavorkommen

Hohes Risiko: Ganzjährig - Im ganzen Land inklusive Städte.

Unter üblichen Rahmenbedingungen (Reisedauer bis ca. 4 Wochen, Hotelunterbringung mit Klimaanlage, informierter und umsichtiger Reisender) wird eine medikamentöse Malariaprophylaxe **ganzjährig empfohlen**.

Malariaerreger: P. falciparum > 99%

Medikamentenauswahl

Dazu stehen die im allgemeinen Teil näher beschriebenen Substanzen **Atovaquone/Proguanil**, **Doxycyclin** (in Deutschland ein off-label use) und in begründeten Einzelfällen **Mefloquin** zur Verfügung.

Abweichungen von dieser Empfehlung sind bei besonders hohem/niedrigem Risiko oder bei besonderen Personengruppen erforderlich. Falls unterwegs beim Auftreten fieberhafter, malariaverdächtiger Episoden (Näheres siehe allgemeiner Teil) eine adäquate Diagnostik und/oder Therapie nicht zur Verfügung steht, ist die Mitnahme einer Notfall-Selbstbehandlung sinnvoll, die zur Resistenzsituation und ggf. zur medikamentösen Prophylaxe paßt. Dazu sollte **Atovaquone/Proguanil** oder **Artemether/Lumefantrin** eingesetzt werden, **Dihydroartemisinin/Piperaquin** wegen des Risikoprofils nur in unvorhersehbaren Notfällen.

Bitte den Beitrag Malaria beachten. Eine Tabelle mit den Medikamenten und Dosierung zur Malariaprophylaxe und der Standby-Behandlung der Malaria finden Sie ab der Seite C-36.

Weitere Gesundheitsgefahren

Infektionsrisiken
Anthrax (Milzbrand), **Blasenbilharziose durch S. haematobium,** Brucellose, **Chikungunya,** Cholera, Dracunculose (Medinawurmbefall), Ebola, Filariose, lymphatische, Tropische Pulmonale Eosinophilie, Krim-Kongo Fieber, hämorrhagisches, Leishmaniose, viscerale, Marburg-Fieber, hämorrhagisches, Onchozerkose, Flußblindheit, Pest, Trypanosomiasis, afrikanische, Schlafkrankheit, Zika-Virus

Botschaften

- 15 Philip Road, Kololo, Kampala, Tel.: 00256-41 450 11 11, eMail: info@kampala.diplo.de
- Botschaft siehe Äthiopien
- Botschaft siehe Kenia

Ukraine (UA)

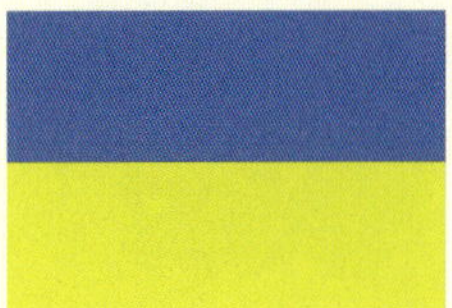

Kontinent: Europa
Einwohnerzahl: 43.734 (in Tausend)
Lebenserwartung: 73 Jahre
Kindersterblichkeit: 8 pro Tausend
Amtssprache: Ukrainisch
Zeitverschiebung: 1 Std.
Sommerzeit: 30.03.2025 - 26.10.2025
Med. Notrufnummer: 112, 103

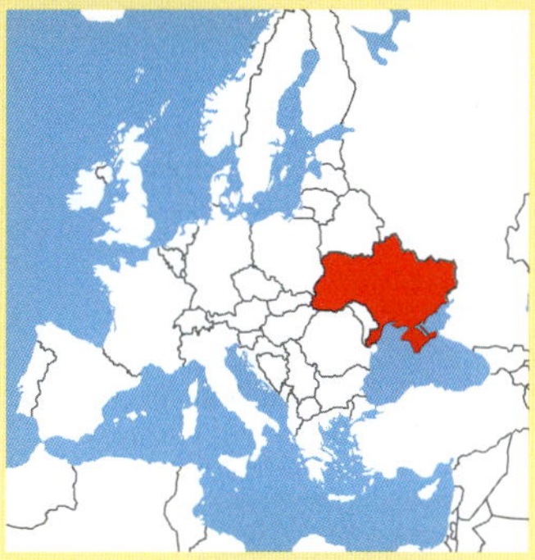

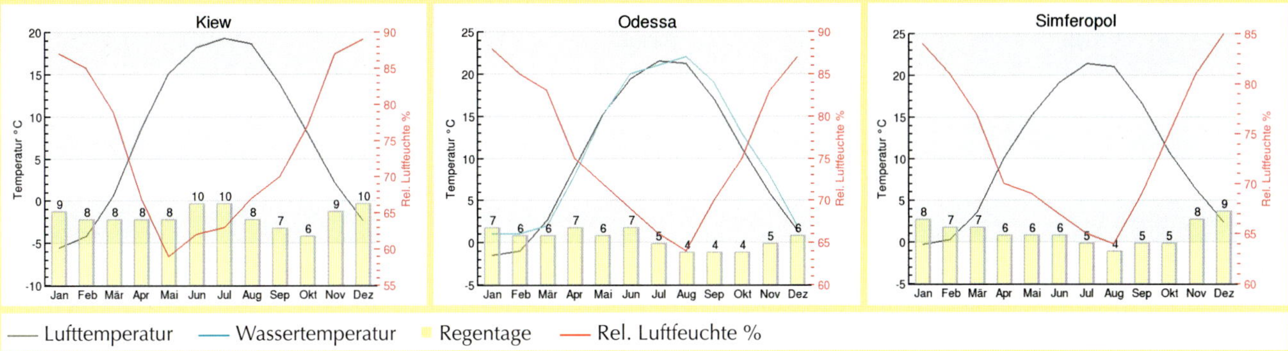

Impfpräventable Risiken

Empfohlene Impfungen

Reisende sollten über den für Deutschland empfohlenen Standardimpfschutz (STIKO) verfügen, insbesondere über eine aktuelle Impfung gegen Tetanus (Wundstarrkrampf), Diphtherie, Pertussis (Keuchhusten), Masern und eine Grundimmunisierung gegen Poliomyelitis/Kinderlähmung. Je nach Alter und Gesundheitszustand kommen weitere Empfehlungen hinzu. **Der STIKO-Impfkalender ist in Teil A des Handbuchs abgebildet.**

Welche Impfungen darüber hinaus für eine Reise empfehlenswert sind, hängt von der Art der Reise ab.

Zusätzlich sollte für viele Reiseländer ein ausreichender Schutz gegen Hepatitis A (Gelbsucht) vorhanden sein. Wer engeren Kontakt zu der einheimischen Bevölkerung hat, sollte sich zusätzlich noch gegen Hepatitis B impfen lassen. Hepatitis B kann z.B. durch Blut, Speichel und beim Sexualkontakt übertragen werden.

Impfungen

Krankheiten	Pflicht	Empfehlung	Pauschal	einf. Reisestil
Diphtherie		●	●	●
Masern		●	●	●
Pertussis (Keuchhusten)		●	●	●
Tetanus (Wundstarrkrampf)		●	●	●
Cholera				
Dengue-Fieber				
FSME (Frühsommer-Meningoenzephalitis)				●
Gelbfieber				
Hepatitis A		●	●	●
Hepatitis B		●	●	●
Japanische Enzephalitis				
Meningokokken-Meningitis				
Polio (Kinderlähmung / Poliomyelitis)				●
Tollwut				●
Typhus				●

Erläuterungen

Pflicht siehe Einreisevorschriften

Empfehlung siehe Empfohlene Impfungen

Pauschalreisen
Bei Reisen nach westlichem Standard, überwiegend in Touristikzentren, Großstädten, Essen in gehobenen Lokalen oder im Hotel.

Achtung: Bei Reisenden kommt es häufig vor, dass spontan Tagesausflüge ins Landesinnere unternommen werden. Dann könnte ein zusätzlicher Impfschutz, wie beim einfachen Reisestil, sehr wichtig sein!

Einfacher Reisestil
Zusätzlich sollte für viele Reiseländer ein ausreichender Schutz gegen Hepatitis A (Gelbsucht) vorhanden sein. Innerhalb der westlichen Industriestaaten ist die chronische Hepatitis B überwiegend auf Risikogruppen beschränkt, außerhalb jedoch steigt ihre Häufigkeit deutlich an. Sie kann dann z.B. durch Blut, Speichel und beim Sexualkontakt übertragen werden, aber auch durch unsterile (zahn-)medizinische Behandlung. Für solche Ziele ist eine Hepatitis B-Impfung zu empfehlen.

LZ: Langzeit

Weitere Gesundheitsgefahren

Infektionsrisiken
West-Nil-Fieber

Botschaften

Wul. Bohdana Chmelnyzkoho 25, 01901 Kiew, Tel.: 00380-44 281 11 00, eMail: info@kiew.diplo.de

Ivana Franka 33, 01030 Kiew, Tel.: 00380-50 310 14 14, eMail: kiew-ob@bmeia.gv.at

Vul. Kozyatynska 12, 01015 Kyiv

Ungarn (HU)

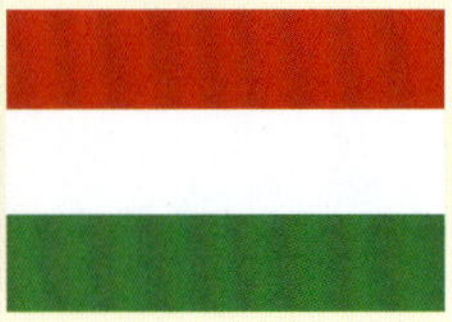

Kontinent: Europa
Beliebte Reiseziele: Balaton, Plattensee
Einwohnerzahl: 9.660 (in Tausend)
Lebenserwartung: 76 Jahre
Kindersterblichkeit: 4 pro Tausend
Amtssprache: Ungarisch
Zeitverschiebung: 0 Std.
Sommerzeit: 30.03.2025 - 26.10.2025
Med. Notrufnummer: 112

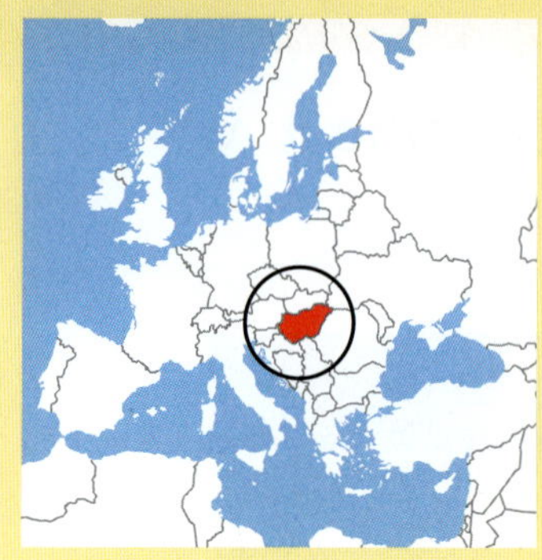

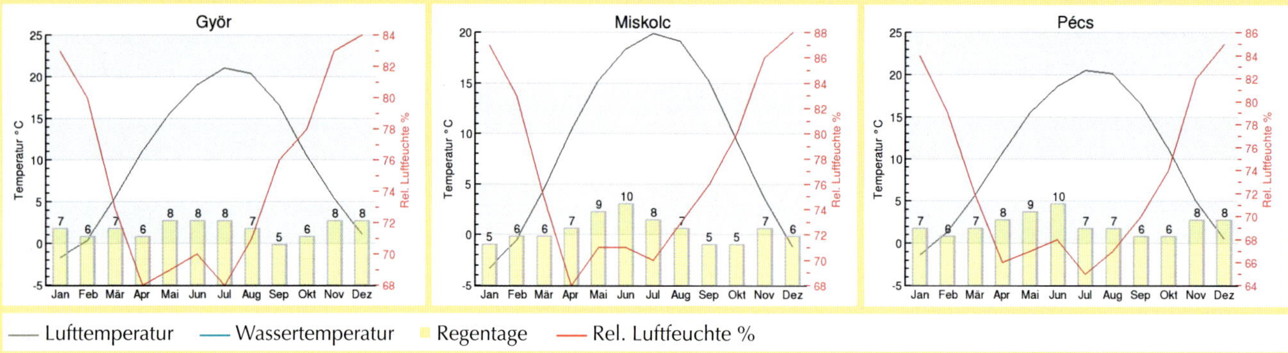

Impfpräventable Risiken

Empfohlene Impfungen

Reisende sollten über den für Deutschland empfohlenen Standardimpfschutz (STIKO) verfügen, insbesondere über eine aktuelle Impfung gegen Tetanus (Wundstarrkrampf), Diphtherie, Pertussis (Keuchhusten), Masern und eine Grundimmunisierung gegen Poliomyelitis/Kinderlähmung. Je nach Alter und Gesundheitszustand kommen weitere Empfehlungen hinzu. **Der STIKO-Impfkalender ist in Teil A des Handbuchs abgebildet.**

Welche Impfungen darüber hinaus für eine Reise empfehlenswert sind, hängt von der Art der Reise ab.

Zusätzlich sollte für viele Reiseländer ein ausreichender Schutz gegen Hepatitis A (Gelbsucht) vorhanden sein. Wer engeren Kontakt zu der einheimischen Bevölkerung hat, sollte sich zusätzlich noch gegen Hepatitis B impfen lassen. Hepatitis B kann z.B. durch Blut, Speichel und beim Sexualkontakt übertragen werden.

Impfungen

Krankheiten	Pflicht	Empfehlung	Pauschal	einf. Reisestil
Diphtherie		●	●	●
Masern		●	●	●
Pertussis (Keuchhusten)		●	●	●
Tetanus (Wundstarrkrampf)		●	●	●
Cholera				
Dengue-Fieber				
FSME (Frühsommer-Meningoenzephalitis)				●
Gelbfieber				
Hepatitis A				●
Hepatitis B				●
Japanische Enzephalitis				
Meningokokken-Meningitis				
Polio (Kinderlähmung / Poliomyelitis)				
Tollwut				●
Typhus				

Erläuterungen

Pflicht siehe Einreisevorschriften

Empfehlung siehe Empfohlene Impfungen

Pauschalreisen
Bei Reisen nach westlichem Standard, überwiegend in Touristikzentren, Großstädten, Essen in gehobenen Lokalen oder im Hotel.

Achtung: Bei Reisenden kommt es häufig vor, dass spontan Tagesausflüge ins Landesinnere unternommen werden. Dann könnte ein zusätzlicher Impfschutz, wie beim einfachen Reisestil, sehr wichtig sein!

Einfacher Reisestil
Zusätzlich sollte für viele Reiseländer ein ausreichender Schutz gegen Hepatitis A (Gelbsucht) vorhanden sein. Innerhalb der westlichen Industriestaaten ist die chronische Hepatitis B überwiegend auf Risikogruppen beschränkt, außerhalb jedoch steigt ihre Häufigkeit deutlich an. Sie kann dann z.B. durch Blut, Speichel und beim Sexualkontakt übertragen werden, aber auch durch unsterile (zahn-)medizinische Behandlung. Für solche Ziele ist eine Hepatitis B-Impfung zu empfehlen.

LZ: Langzeit

Weitere Gesundheitsgefahren

Infektionsrisiken
West-Nil-Fieber

Botschaften

Úri utca 64-66, 1014 Budapest I, Tel.: 0036-1488 35 00, eMail: info@budapest.diplo.de

Benczúr utca 16, 1068 Budapest, Tel.: 0036-1-479 70-10, eMail: budapest-ob@bmeia.gv.at

Stefánia ùt. 107, 1143 Budapest, Hongrie, Tel.: 0036-1 460 70 40, eMail: budapest@eda.admin.ch

Uruguay (UY)

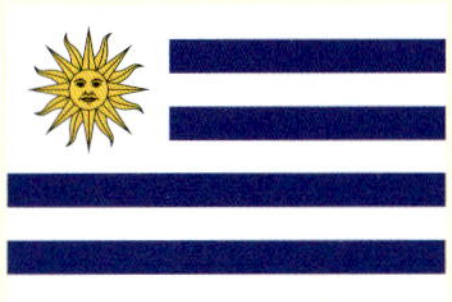

Kontinent: Südamerika
Einwohnerzahl: 3.474 (in Tausend)
Lebenserwartung: 77 Jahre
Kindersterblichkeit: 6 pro Tausend
Amtssprache: Spanisch
Zeitverschiebung: -4 Std.
Sommerzeit: Keine
Med. Notrufnummer: keine

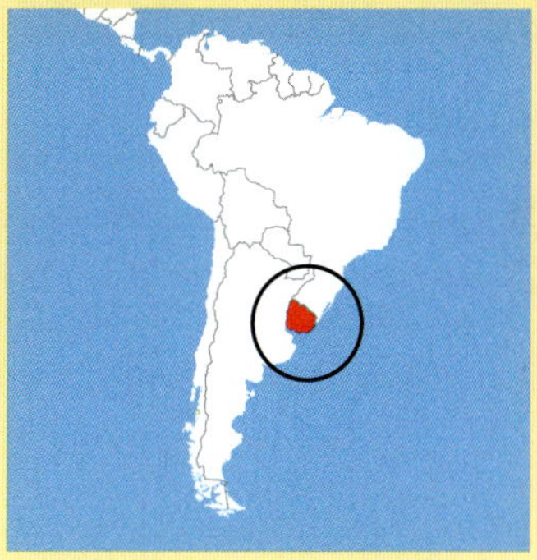

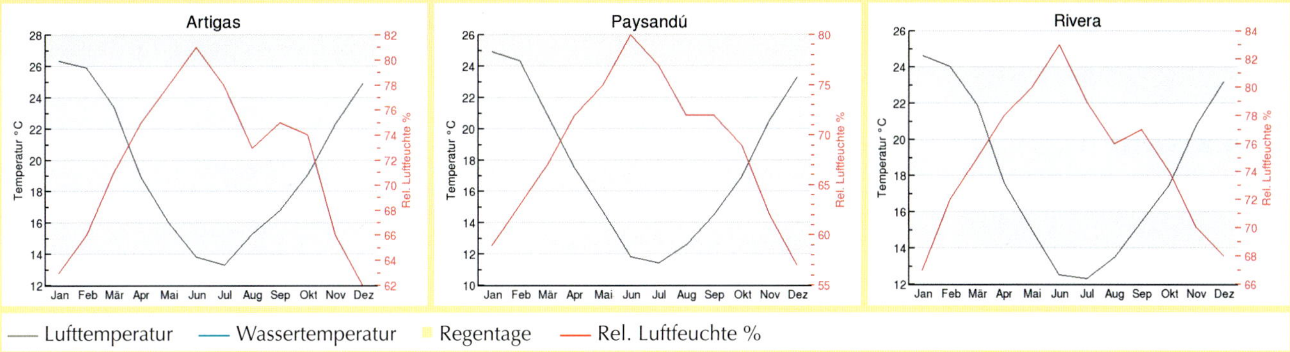

Impfpräventable Risiken

Einreisevorschriften

Gelbfieber

Keine Impfvorschriften für Reisende, die aus Europa direkt einreisen (Direktflug). Wer aus Brasilien einreist (Endemiegebiet), muss eine Gelbfieberimpfung nachweisen (Gelbfieber-Impfbescheinigung). Das gilt auch für Reisende die vorher mehr als 12 Stunden auf einem Transitflughafen in Brasilien gewesen sind. Kinder bis zum Alter von 1 Jahr benötigen keine Gelbfieber-Impfung.

Eine Impfbescheinigung wird derzeit benötigt bei der Einreise aus: Äquatorialguinea, Äthiopien, Angola, Argentinien, Benin, Bolivien, Brasilien, Burkina Faso, Burundi, Ecuador, Elfenbeinküste, Französisch-Guyana, Gabun, Gambia, Ghana, Guinea, Guinea-Bissau, Guyana, Kamerun, Kenia, Kolumbien, Kongo, Kongo, Demokratische Republik, Liberia, Mali, Mauretanien, Niger, Nigeria, Panama, Paraguay, Peru, Senegal, Sierra Leone, Sudan, Südsudan, Suriname, Togo, Trinidad und Tobago, Tschad, Uganda, Venezuela, Zentralafrikanische Republik.

Empfohlene Impfungen

Reisende sollten über den für Deutschland empfohlenen Standardimpfschutz (STIKO) verfügen, insbesondere über eine aktuelle Impfung gegen Tetanus (Wundstarrkrampf), Diphtherie, Pertussis (Keuchhusten), Masern und eine Grundimmunisierung gegen Poliomyelitis/Kinderlähmung. Je nach Alter und Gesundheitszustand kommen weitere Empfehlungen hinzu. **Der STIKO-Impfkalender ist in Teil A des Handbuchs abgebildet.**

Welche Impfungen darüber hinaus für eine Reise empfehlenswert sind, hängt von der Art der Reise ab.

Zusätzlich sollte für viele Reiseländer ein ausreichender Schutz gegen Hepatitis A (Gelbsucht) vorhanden sein. Wer engeren Kontakt zu der einheimischen Bevölkerung hat, sollte sich zusätzlich noch gegen Hepatitis B impfen lassen. Hepatitis B kann z.B. durch Blut, Speichel und beim Sexualkontakt übertragen werden.

Impfungen

Krankheiten	Pflicht	Empfehlung	Pauschal	einf. Reisestil
Diphtherie		●	●	●
Masern		●	●	●
Pertussis (Keuchhusten)		●	●	●
Tetanus (Wundstarrkrampf)		●	●	●
Cholera				
Dengue-Fieber				
FSME (Frühsommer-Meningoenzephalitis)				
Gelbfieber	bedingt			
Hepatitis A		●	●	●
Hepatitis B		●	●	●
Japanische Enzephalitis				
Meningokokken-Meningitis				
Polio (Kinderlähmung / Poliomyelitis)				
Tollwut				●
Typhus				●

Erläuterungen

Pflicht siehe Einreisevorschriften

Empfehlung siehe Empfohlene Impfungen

Pauschalreisen
Bei Reisen nach westlichem Standard, überwiegend in Touristikzentren, Großstädten, Essen in gehobenen Lokalen oder im Hotel.

Achtung: Bei Reisenden kommt es häufig vor, dass spontan Tagesausflüge ins Landesinnere unternommen werden. Dann könnte ein zusätzlicher Impfschutz, wie beim einfachen Reisestil, sehr wichtig sein!

Einfacher Reisestil
Zusätzlich sollte für viele Reiseländer ein ausreichender Schutz gegen Hepatitis A (Gelbsucht) vorhanden sein. Innerhalb der westlichen Industriestaaten ist die chronische Hepatitis B überwiegend auf Risikogruppen beschränkt, außerhalb jedoch steigt ihre Häufigkeit deutlich an. Sie kann dann z.B. durch Blut, Speichel und beim Sexualkontakt übertragen werden, aber auch durch unsterile (zahn-)medizinische Behandlung. Für solche Ziele ist eine Hepatitis B-Impfung zu empfehlen.

LZ: Langzeit

Weitere Gesundheitsgefahren

Infektionsrisiken

Anthrax (Milzbrand), Brucellose, Hantavirus, pulmonales Syndrom

Botschaften

- 🇩🇪 La Cumparsita 1435, Plaza Alemania, 11200 Montevideo, Tel.: 00598-29 02 52 22, eMail: info@montevideo.diplo.de
- 🇦🇹 Botschaft siehe Argentinien / HONORARGENERALKONSULAT Montevideo: Misiones 1381, Oficina 102, 11000 Montevideo, Tel.: 00598-2-915 54 31, eMail: consaustria_mvd@hotmail.com
- 🇨🇭 Calle Ing. Federico Abadie 2936/40 - Piso 11 11300 Montevideo, Tel.: 00598-2 711 55 45, eMail: montevideo@eda.admin.ch

Usbekistan (UZ)

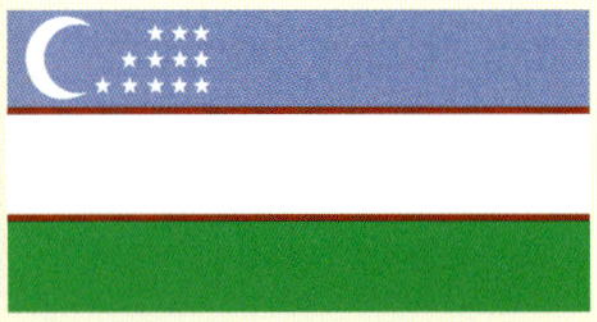

Kontinent: Asien
Einwohnerzahl: 33.469 (in Tausend)
Lebenserwartung: 73 Jahre
Kindersterblichkeit: 14 pro Tausend
Amtssprache: Usbekisch
Zeitverschiebung: 4 Std.
Sommerzeit: keine
Med. Notrufnummer: 03

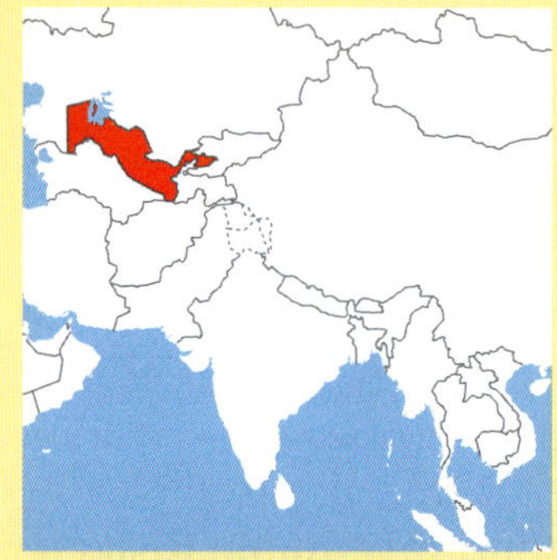

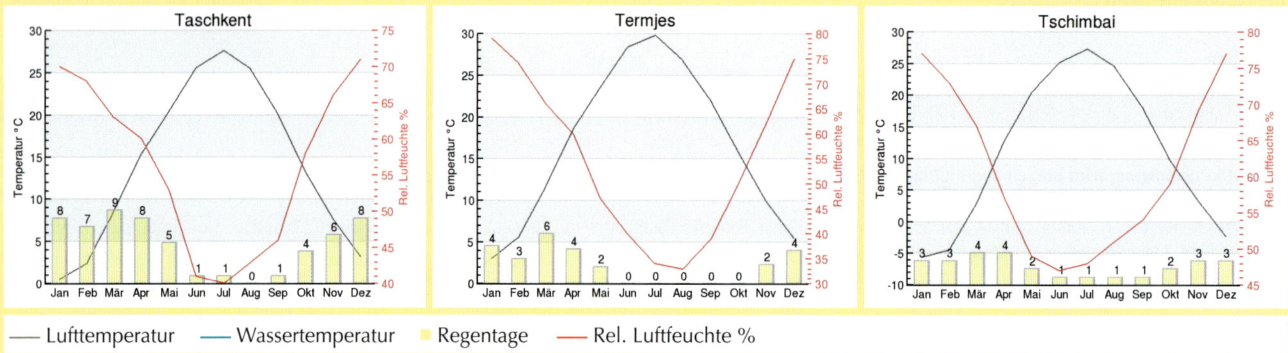

Impfpräventable Risiken

Empfohlene Impfungen

Reisende sollten über den für Deutschland empfohlenen Standardimpfschutz (STIKO) verfügen, insbesondere über eine aktuelle Impfung gegen Tetanus (Wundstarrkrampf), Diphtherie, Pertussis (Keuchhusten), Masern und eine Grundimmunisierung gegen Poliomyelitis/Kinderlähmung. Je nach Alter und Gesundheitszustand kommen weitere Empfehlungen hinzu. **Der STIKO-Impfkalender ist in Teil A des Handbuchs abgebildet.**

Welche Impfungen darüber hinaus für eine Reise empfehlenswert sind, hängt von der Art der Reise ab.

Zusätzlich sollte für viele Reiseländer ein ausreichender Schutz gegen Hepatitis A (Gelbsucht) vorhanden sein. Wer engeren Kontakt zu der einheimischen Bevölkerung hat, sollte sich zusätzlich noch gegen Hepatitis B impfen lassen. Hepatitis B kann z.B. durch Blut, Speichel und beim Sexualkontakt übertragen werden.

Impfungen

Krankheiten	Pflicht	Empfehlung	Pauschal	einf. Reisestil
Diphtherie		●	●	●
Masern		●	●	●
Pertussis (Keuchhusten)		●	●	●
Tetanus (Wundstarrkrampf)		●	●	●
Cholera				
Dengue-Fieber				
FSME (Frühsommer-Meningoenzephalitis)				
Gelbfieber				
Hepatitis A		●	●	●
Hepatitis B		●	●	●
Japanische Enzephalitis				
Meningokokken-Meningitis				
Polio (Kinderlähmung / Poliomyelitis)		●	●	●
Tollwut				●
Typhus				●

Erläuterungen

Pflicht siehe Einreisevorschriften

Empfehlung siehe Empfohlene Impfungen

Pauschalreisen
Bei Reisen nach westlichem Standard, überwiegend in Touristikzentren, Großstädten, Essen in gehobenen Lokalen oder im Hotel.

Achtung: Bei Reisenden kommt es häufig vor, dass spontan Tagesausflüge ins Landesinnere unternommen werden. Dann könnte ein zusätzlicher Impfschutz, wie beim einfachen Reisestil, sehr wichtig sein!

Einfacher Reisestil
Zusätzlich sollte für viele Reiseländer ein ausreichender Schutz gegen Hepatitis A (Gelbsucht) vorhanden sein. Innerhalb der westlichen Industriestaaten ist die chronische Hepatitis B überwiegend auf Risikogruppen beschränkt, außerhalb jedoch steigt ihre Häufigkeit deutlich an. Sie kann dann z.B. durch Blut, Speichel und beim Sexualkontakt übertragen werden, aber auch durch unsterile (zahn-)medizinische Behandlung. Für solche Ziele ist eine Hepatitis B-Impfung zu empfehlen.

LZ: Langzeit

Weitere Gesundheitsgefahren

Infektionsrisiken

Anthrax (Milzbrand), Brucellose, Krim-Kongo Fieber, hämorrhagisches

Botschaften

- 🇩🇪 Sharaf Rashidov Ko'chasi 15, Taschkent 700017, Tel.: 00998-71 120 84 40, eMail: info@taschkent.diplo.de
- 🇦🇹 BOTSCHAFT Wien: c/o BMeiA, Minoritenplatz 8, A-1010 Wien, Tel.: 0043-501150-3263, eMail: usbekistan-ob@bmeia.gv.at
- 🇨🇭 Shota Rustaveli, Impass1, House 4, 100070 Tashkent, Tel.: 00998-78 120 54 54, eMail: tashkent@eda.admin.ch

Vanuatu (VU)

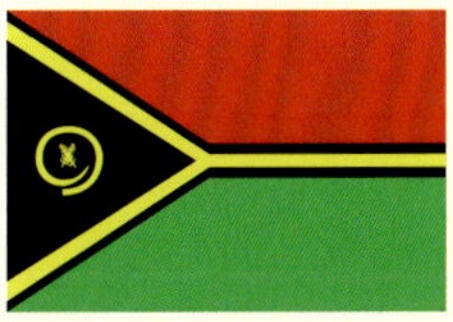

Kontinent: Ozeanien
Einwohnerzahl: 307 (in Tausend)
Lebenserwartung: 65 Jahre
Kindersterblichkeit: 25 pro Tausend
Amtssprache: Bislamisch, Englisch, Französisch
Zeitverschiebung: 10 Std.
Sommerzeit: keine
Med. Notrufnummer: 112

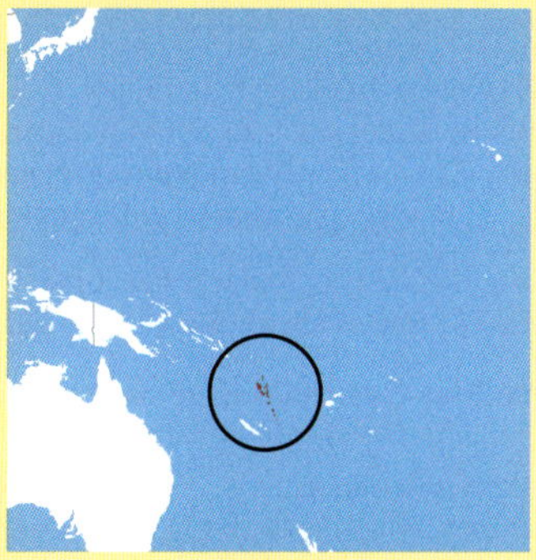

Impfpräventable Risiken

Empfohlene Impfungen

Reisende sollten über den für Deutschland empfohlenen Standardimpfschutz (STIKO) verfügen, insbesondere über eine aktuelle Impfung gegen Tetanus (Wundstarrkrampf), Diphtherie, Pertussis (Keuchhusten), Masern und eine Grundimmunisierung gegen Poliomyelitis/Kinderlähmung. Je nach Alter und Gesundheitszustand kommen weitere Empfehlungen hinzu. **Der STIKO-Impfkalender ist in Teil A des Handbuchs abgebildet.**

Welche Impfungen darüber hinaus für eine Reise empfehlenswert sind, hängt von der Art der Reise ab.

Zusätzlich sollte für viele Reiseländer ein ausreichender Schutz gegen Hepatitis A (Gelbsucht) vorhanden sein. Wer engeren Kontakt zu der einheimischen Bevölkerung hat, sollte sich zusätzlich noch gegen Hepatitis B impfen lassen. Hepatitis B kann z.B. durch Blut, Speichel und beim Sexualkontakt übertragen werden.

Impfungen

Krankheiten	Pflicht	Empfehlung	Pauschal	einf. Reisestil
Diphtherie		●	●	●
Masern		●	●	●
Pertussis (Keuchhusten)		●	●	●
Tetanus (Wundstarrkrampf)		●	●	●
Cholera				
Dengue-Fieber				
FSME (Frühsommer-Meningoenzephalitis)				
Gelbfieber				
Hepatitis A		●	●	●
Hepatitis B		●	●	●
Japanische Enzephalitis				
Meningokokken-Meningitis				
Polio (Kinderlähmung / Poliomyelitis)				
Tollwut				
Typhus				●

Erläuterungen

Pflicht siehe Einreisevorschriften

Empfehlung siehe Empfohlene Impfungen

Pauschalreisen
Bei Reisen nach westlichem Standard, überwiegend in Touristikzentren, Großstädten, Essen in gehobenen Lokalen oder im Hotel.

Achtung: Bei Reisenden kommt es häufig vor, dass spontan Tagesausflüge ins Landesinnere unternommen werden. Dann könnte ein zusätzlicher Impfschutz, wie beim einfachen Reisestil, sehr wichtig sein!

Einfacher Reisestil
Zusätzlich sollte für viele Reiseländer ein ausreichender Schutz gegen Hepatitis A (Gelbsucht) vorhanden sein. Innerhalb der westlichen Industriestaaten ist die chronische Hepatitis B überwiegend auf Risikogruppen beschränkt, außerhalb jedoch steigt ihre Häufigkeit deutlich an. Sie kann dann z.B. durch Blut, Speichel und beim Sexualkontakt übertragen werden, aber auch durch unsterile (zahn-)medizinische Behandlung. Für solche Ziele ist eine Hepatitis B-Impfung zu empfehlen.

LZ: Langzeit

Malariavorkommen

Hohes Risiko: Nordhälfte der Insel Espiritu Santo. Anteile der Insel Malakula.

Mittleres Risiko: Ganzjährig - Auf den meisten Inseln.

Minimales Risiko: Port Vila, Éfaté, Erromango, Tanna, Aneityum.

Unter üblichen Rahmenbedingungen (Reisedauer bis ca. 4 Wochen, Hotelunterbringung mit Klimaanlage, informierter und umsichtiger Reisender) wird eine medikamentöse Malariaprophylaxe nur für den Aufenthalt in Hochrisikoarealen **empfohlen**.

Malariaerreger: P. falciparum 5%, P. vivax 95%

Medikamentenauswahl

Dazu stehen die im allgemeinen Teil näher beschriebenen Substanzen **Atovaquone/Proguanil, Doxycyclin** (in Deutschland ein off-label use) und in begründeten Einzelfällen **Mefloquin** zur Verfügung.

Abweichungen von dieser Empfehlung sind bei besonders hohem/niedrigem Risiko oder bei besonderen Personengruppen erforderlich. Falls unterwegs beim Auftreten fieberhafter, malariaverdächtiger Episoden (Näheres siehe allgemeiner Teil) eine adäquate Diagnostik und/oder Therapie nicht zur Verfügung steht, ist die Mitnahme einer Notfall-Selbstbehandlung sinnvoll, die zur Resistenzsituation und ggf. zur medikamentösen Prophylaxe paßt. Dazu sollte **Atovaquone/Proguanil** oder **Artemether/Lumefantrin** eingesetzt werden, **Dihydroartemisinin/Piperaquin** wegen des Risikoprofils nur in unvorhersehbaren Notfällen.

Bitte den Beitrag Malaria beachten. Eine Tabelle mit den Medikamenten und Dosierung zur Malariaprophylaxe und der Standby-Behandlung der Malaria finden Sie ab der Seite C-36.

Weitere Gesundheitsgefahren

Infektionsrisiken
Anthrax (Milzbrand), Brucellose, **Denguefieber und schweres Denguefieber (früher: hämorrhagisches D.),** Filariose, lymphatische, Tropische Pulmonale Eosinophilie, Zika-Virus

Botschaften

- 119 Empire Circuit, Yarralumla, ACT 2600, Canberra, Australien, Tel.: 0061-2 62 70 19 11, eMail: info@canberra.diplo.de
- Botschaft siehe Australien / HONORARKONSULAT Port Vila Ocean View House, Rue René Pujol, Port Vila, Vanuatu, Tel.: Mobil: 00678-555 222 5, eMail: austria@vanuatu1.com
- Botschaft siehe Australien

Venezuela (VE)

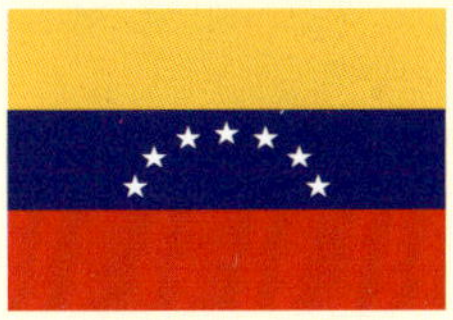

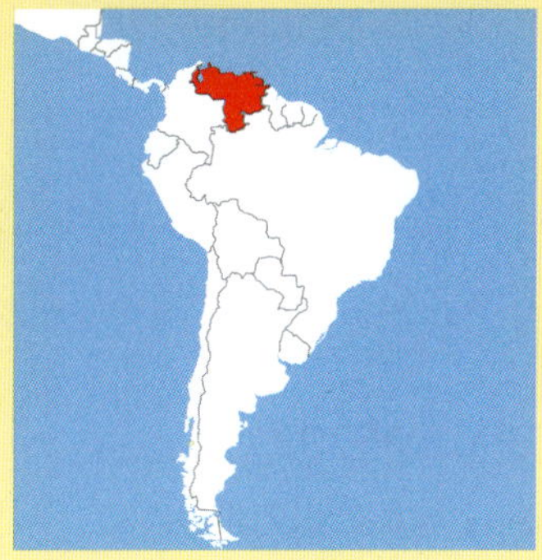

Kontinent: Südamerika
Beliebte Reiseziele: Angel-Fälle, Caracas, Insel Margarita, Orinoco-Delta
Einwohnerzahl: 28.436 (in Tausend)
Lebenserwartung: 74 Jahre
Kindersterblichkeit: 24 pro Tausend
Amtssprache: Spanisch
Zeitverschiebung: -5 Std.
Sommerzeit: keine
Med. Notrufnummer: 171

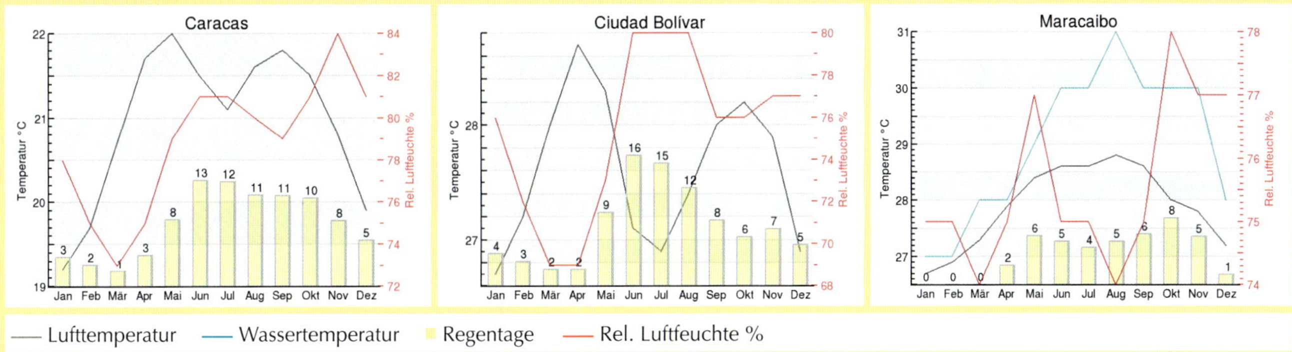

Impfpräventable Risiken

Einreisevorschriften

Gelbfieber

Keine Impfvorschriften für Reisende, die aus Europa direkt einreisen (Direktflug). Wer aus Brasilien einreist (Endemiegebiet), muss eine Gelbfieberimpfung nachweisen (Gelbfieber-Impfbescheinigung). Das gilt auch für Reisende die vorher mehr als 12 Stunden auf einem Transitflughafen in Brasilien gewesen sind. Kinder bis zum Alter von 1 Jahr benötigen keine Gelbfieber-Impfung.

Eine Impfbescheinigung wird derzeit benötigt bei der Einreise aus:
Äquatorialguinea, Äthiopien, Angola, Argentinien, Benin, Bolivien, Brasilien, Burkina Faso, Burundi, Ecuador, Elfenbeinküste, Französisch-Guyana, Gabun, Gambia, Ghana, Guinea, Guinea-Bissau, Guyana, Kamerun, Kenia, Kolumbien, Kongo, Kongo, Demokratische Republik, Liberia, Mali, Mauretanien, Niger, Nigeria, Panama, Paraguay, Peru, Senegal, Sierra Leone, Sudan, Südsudan, Suriname, Togo, Trinidad und Tobago, Tschad, Uganda, Venezuela, Zentralafrikanische Republik.

Empfohlene Impfungen

Reisende sollten über den für Deutschland empfohlenen Standardimpfschutz (STIKO) verfügen, insbesondere über eine aktuelle Impfung gegen Tetanus (Wundstarrkrampf), Diphtherie, Pertussis (Keuchhusten), Masern und eine Grundimmunisierung gegen Poliomyelitis/Kinderlähmung. Je nach Alter und Gesundheitszustand kommen weitere Empfehlungen hinzu. **Der STIKO-Impfkalender ist in Teil A des Handbuchs abgebildet.**

Welche Impfungen darüber hinaus für eine Reise empfehlenswert sind, hängt von der Art der Reise ab.

Zusätzlich sollte für viele Reiseländer ein ausreichender Schutz gegen Hepatitis A (Gelbsucht) vorhanden sein. Wer engeren Kontakt zu der einheimischen Bevölkerung hat, sollte sich zusätzlich noch gegen Hepatitis B impfen lassen. Hepatitis B kann z.B. durch Blut, Speichel und beim Sexualkontakt übertragen werden.

Impfungen

Krankheiten	Pflicht	Empfehlung	Pauschal	einf. Reisestil
Diphtherie		●	●	●
Masern		●	●	●
Pertussis (Keuchhusten)		●	●	●
Tetanus (Wundstarrkrampf)		●	●	●
Cholera				
Dengue-Fieber		seropos. oder LZ		
FSME (Frühsommer-Meningoenzephalitis)				
Gelbfieber	bedingt	●	●	●
Hepatitis A		●	●	●
Hepatitis B		●	●	●
Japanische Enzephalitis				
Meningokokken-Meningitis				
Polio (Kinderlähmung / Poliomyelitis)				●
Tollwut		●	●	●
Typhus				●

Erläuterungen

Pflicht siehe Einreisevorschriften

Empfehlung siehe Empfohlene Impfungen

Pauschalreisen
Bei Reisen nach westlichem Standard, überwiegend in Touristikzentren, Großstädten, Essen in gehobenen Lokalen oder im Hotel.

Achtung: Bei Reisenden kommt es häufig vor, dass spontan Tagesausflüge ins Landesinnere unternommen werden. Dann könnte ein zusätzlicher Impfschutz, wie beim einfachen Reisestil, sehr wichtig sein!

Einfacher Reisestil
Zusätzlich sollte für viele Reiseländer ein ausreichender Schutz gegen Hepatitis A (Gelbsucht) vorhanden sein. Innerhalb der westlichen Industriestaaten ist die chronische Hepatitis B überwiegend auf Risikogruppen beschränkt, außerhalb jedoch steigt ihre Häufigkeit deutlich an. Sie kann dann z.B. durch Blut, Speichel und beim Sexualkontakt übertragen werden, aber auch durch unsterile (zahn-)medizinische Behandlung. Für solche Ziele ist eine Hepatitis B-Impfung zu empfehlen.

LZ: Langzeit

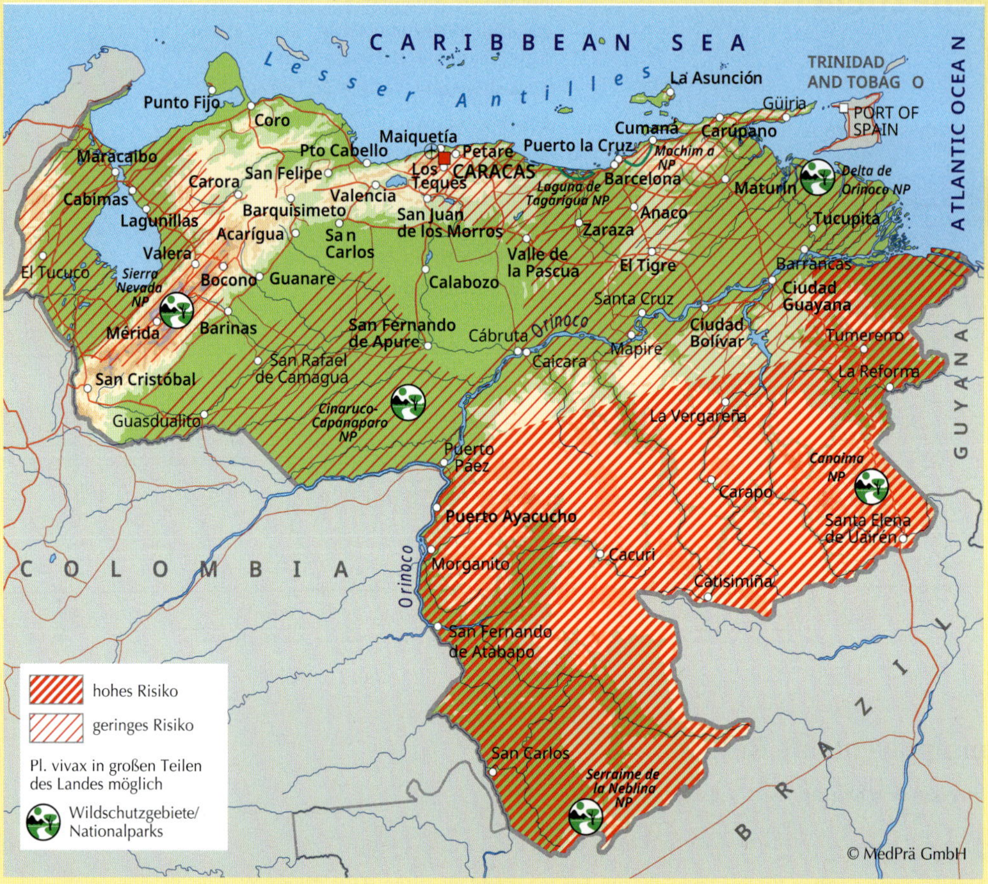

Malariavorkommen

Hohes Risiko: Ganzjährig - entlang des Orinoco und südlich davon, Bundesstaaten Bolívar, Amazonas, Sucre, Delta Amacuro. Datenlage und Medizinsystem für zahlreiche Provinzen unzuverlässig.

Geringes Risiko: Ganzjährig - In den übrigen Bundesstaaten.

Unter üblichen Rahmenbedingungen (Reisedauer bis ca. 4 Wochen, Hotelunterbringung mit Klimaanlage, informierter und umsichtiger Reisender) wird eine medikamentöse Malariaprophylaxe für Reisen in Regionen und Zeiträumen mit hoher Malariaübertragung **empfohlen**.

Malariaerreger

P. vivax 80%, P. falciparum und Mischinfektionen 20%.

Medikamentenauswahl

Dazu stehen die im allgemeinen Teil näher beschriebenen Substanzen **Atovaquone/Proguanil**, **Doxycyclin** (in Deutschland ein off-label use) und in begründeten Einzelfällen **Mefloquin** zur Verfügung.

Abweichungen von dieser Empfehlung sind bei besonders hohem/niedrigem Risiko oder bei besonderen Personengruppen erforderlich. Falls unterwegs beim Auftreten fieberhafter, malariaverdächtiger Episoden (Näheres siehe allgemeiner Teil) eine adäquate Diagnostik und/oder Therapie nicht zur Verfügung steht, ist die Mitnahme einer Notfall-Selbstbehandlung sinnvoll, die zur Resistenzsituation und ggf. zur medikamentösen Prophylaxe paßt. Dazu sollte **Atovaquone/Proguanil** oder **Artemether/Lumefantrin** eingesetzt werden, **Dihydroartemisinin/Piperaquin** wegen des Risikoprofils nur in unvorhersehbaren Notfällen.

Bitte den Beitrag Malaria beachten. Eine Tabelle mit den Medikamenten und Dosierung zur Malariaprophylaxe und der Standby-Behandlung der Malaria finden Sie ab der Seite C-36.

Weitere Gesundheitsgefahren

Infektionsrisiken
Anthrax (Milzbrand), Brucellose, **Darmbilharziose, Denguefieber und schweres Denguefieber (früher: hämorrhagisches D.),** Histoplasmose, amerikanische, Leishmaniose, viscerale, Onchozerkose, Flußblindheit, Pferdeencephalitis, Trypanosomiasis, amerikanische, Chagas-Krankheit, Zika-Virus

Botschaften

Avenida Eugenio Mendoza (Principal de la Castellana) y Avenida José Angel Lamas, Edif. La Castellana, 10. Stock - La Castellana, Caracas, Tel.: 0058-212 219 25 00, eMail: info@caracas.diplo.de

Botschaft siehe Kuba

Centro Letonia Torre Ing-Bank, piso 15 Av. Eugenio Mendoza y San Felipe La Castellana Caracas 1060, Tel.: 0058-212 267 95 85, eMail: caracas@eda.admin.ch

Vereinigte Arabische Emirate (AE)

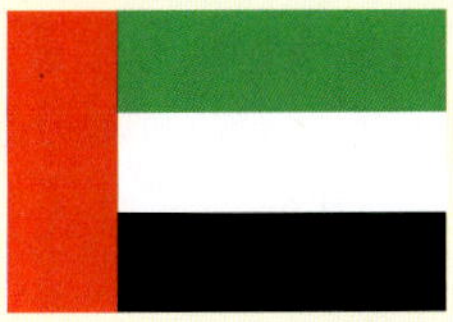

Kontinent: Asien
Einwohnerzahl: 9.890 (in Tausend)
Lebenserwartung: 77 Jahre
Kindersterblichkeit: 7 pro Tausend
Amtssprache: Avestisch
Zeitverschiebung: 3 Std.
Sommerzeit: keine
Med. Notrufnummer: 999

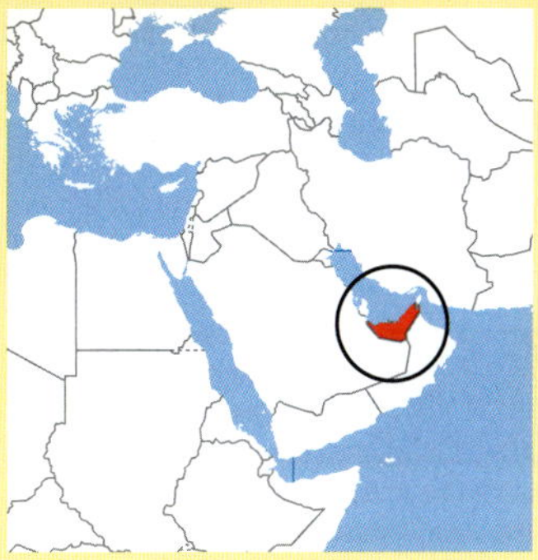

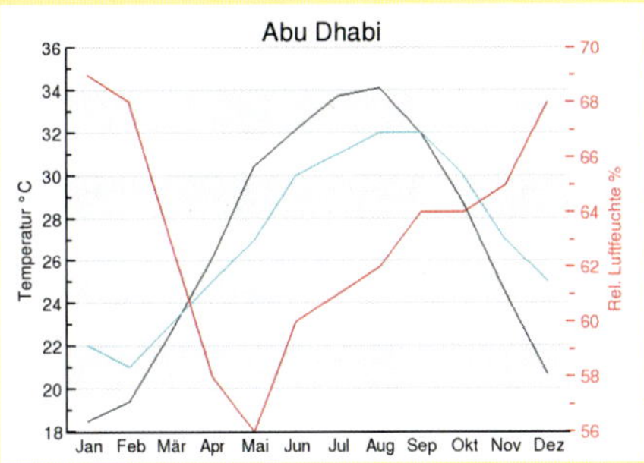

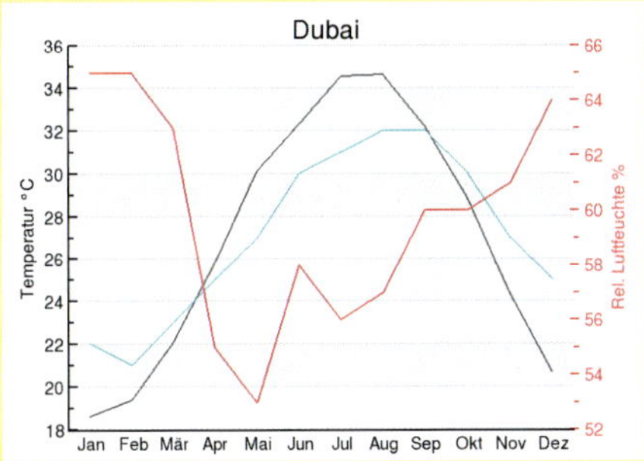

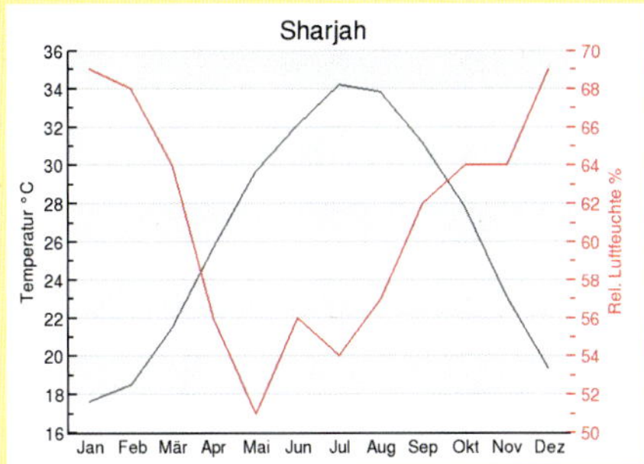

— Lufttemperatur — Wassertemperatur Regentage — Rel. Luftfeuchte %

Impfpräventable Risiken

Einreisevorschriften

Gelbfieber
Keine Impfvorschriften für Reisende, die aus Europa direkt einreisen (Direktflug). Wer aus einem von Gelbfieber betroffenen Land einreist (Endemiegebiet), muss eine Gelbfieberimpfung nachweisen (Gelbfieber-Impfbescheinigung). Das gilt auch für Reisende die vorher mehr als 12 Stunden auf einem Transitflughafen in einem Endemiegebiet gewesen sind. Kinder bis zum Alter von 9 Monaten, benötigen keine Gelbfieber-Impfung.

Eine Impfbescheinigung wird derzeit benötigt bei der Einreise aus: Äquatorialguinea, Äthiopien, Angola, Argentinien, Benin, Bolivien, Brasilien, Burkina Faso, Burundi, Ecuador, Elfenbeinküste, Französisch-Guyana, Gabun, Gambia, Ghana, Guinea, Guinea-Bissau, Guyana, Kamerun, Kenia, Kolumbien, Kongo, Kongo, Demokratische Republik, Liberia, Mali, Mauretanien, Niger, Nigeria, Panama, Paraguay, Peru, Senegal, Sierra Leone, Sudan, Südsudan, Suriname, Togo, Trinidad und Tobago, Tschad, Uganda, Venezuela, Zentralafrikanische Republik

Empfohlene Impfungen

Reisende sollten über den für Deutschland empfohlenen Standardimpfschutz (STIKO) verfügen, insbesondere über eine aktuelle Impfung gegen Tetanus (Wundstarrkrampf), Diphtherie, Pertussis (Keuchhusten), Masern und eine Grundimmunisierung gegen Poliomyelitis/Kinderlähmung. Je nach Alter und Gesundheitszustand kommen weitere Empfehlungen hinzu. **Der STIKO-Impfkalender ist in Teil A des Handbuchs abgebildet.**

Welche Impfungen darüber hinaus für eine Reise empfehlenswert sind, hängt von der Art der Reise ab.

Zusätzlich sollte für viele Reiseländer ein ausreichender Schutz gegen Hepatitis A (Gelbsucht) vorhanden sein. Wer engeren Kontakt zu der einheimischen Bevölkerung hat, sollte sich zusätzlich noch gegen Hepatitis B impfen lassen. Hepatitis B kann z.B. durch Blut, Speichel und beim Sexualkontakt übertragen werden.

Impfungen

Krankheiten	Pflicht	Empfehlung	Pauschal	einf. Reisestil
Diphtherie		•	•	•
Masern		•	•	•
Pertussis (Keuchhusten)		•	•	•
Tetanus (Wundstarrkrampf)		•	•	•
Cholera				
Dengue-Fieber				
FSME (Frühsommer-Meningoenzephalitis)				
Gelbfieber	bedingt			
Hepatitis A		•	•	•
Hepatitis B		•	•	•
Japanische Enzephalitis				
Meningokokken-Meningitis				
Polio (Kinderlähmung / Poliomyelitis)				
Tollwut				•
Typhus				•

Erläuterungen

Pflicht siehe Einreisevorschriften

Empfehlung siehe Empfohlene Impfungen

Pauschalreisen
Bei Reisen nach westlichem Standard, überwiegend in Touristikzentren, Großstädten, Essen in gehobenen Lokalen oder im Hotel.

Achtung: Bei Reisenden kommt es häufig vor, dass spontan Tagesausflüge ins Landesinnere unternommen werden. Dann könnte ein zusätzlicher Impfschutz, wie beim einfachen Reisestil, sehr wichtig sein!

Einfacher Reisestil
Zusätzlich sollte für viele Reiseländer ein ausreichender Schutz gegen Hepatitis A (Gelbsucht) vorhanden sein. Innerhalb der westlichen Industriestaaten ist die chronische Hepatitis B überwiegend auf Risikogruppen beschränkt, außerhalb jedoch steigt ihre Häufigkeit deutlich an. Sie kann dann z.B. durch Blut, Speichel und beim Sexualkontakt übertragen werden, aber auch durch unsterile (zahn-)medizinische Behandlung. Für solche Ziele ist eine Hepatitis B-Impfung zu empfehlen.

LZ: Langzeit

Weitere Gesundheitsgefahren

Infektionsrisiken
Anthrax (Milzbrand), Brucellose, **Chikungunya,** Krim-Kongo Fieber, hämorrhagisches

Botschaften

- The Towers at the Trade Center, West Tower, 14 th Floor, Abu Dhabi Mall, Tel.: 00971-25 96 77 00, eMail: info@abu-dhabi.diplo.de
- Sky Tower, 5. Stock, Büro Nr. 504, Reem Island, Abu Dhabi, Tel.: 00971-2-69 44 999, eMail: abu-dhabi-ob@bmeia.gv.at
- Al Khaleej Al Arabi Street, Centro Captial Bdg, 17th floor, Office Building Adjacent to Rotana Centro Hotel, ADNEC / Exhibition Centre Area, Abu Dhabi, Tel.: 00971-2 627 46 36, eMail: abudhabi@eda.admin.ch

Vereinigte Staaten von Amerika (US)

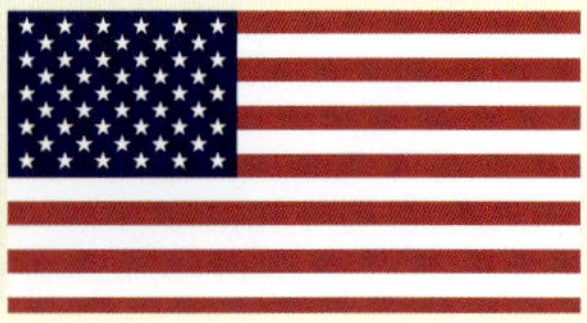

Kontinent: Nordamerika
Andere Namen: USA
Einwohnerzahl: 331.003 (in Tausend)
Lebenserwartung: 79 Jahre
Kindersterblichkeit: 6 pro Tausend
Amtssprache: Englisch
Zeitverschiebung: -11 Std. -10 Std. -9 Std. -8 Std. -7 Std. -6 Std.
Sommerzeit: 09.03.2025 - 02.11.2025
Med. Notrufnummer: 911

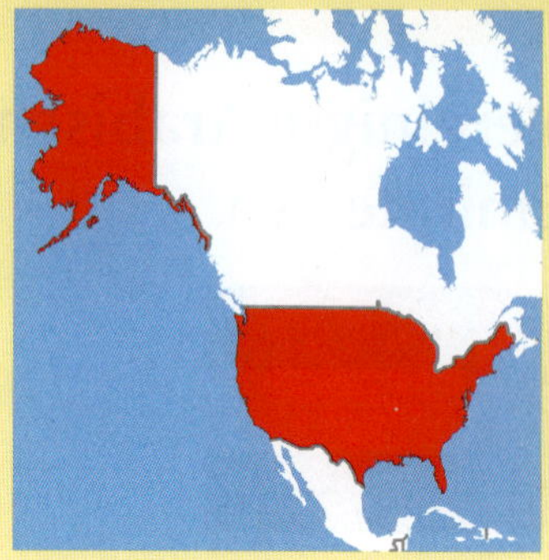

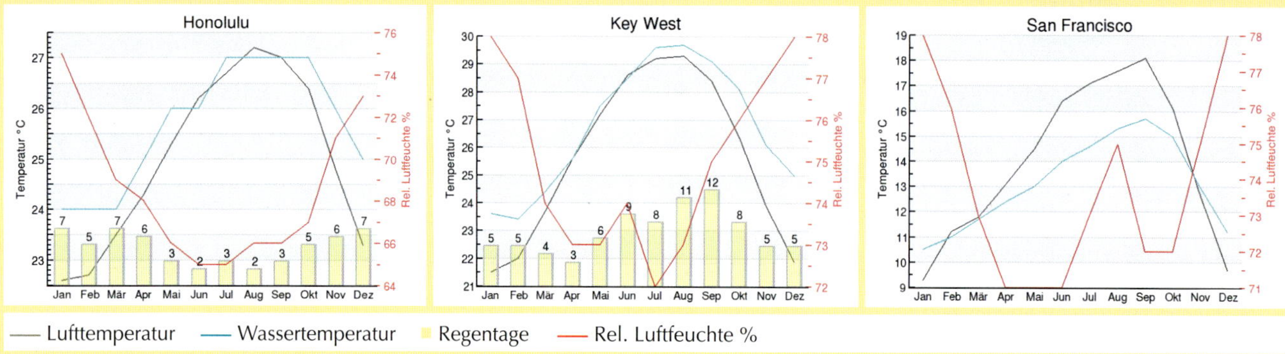

Impfpräventable Risiken

Empfohlene Impfungen

Reisende sollten über den für Deutschland empfohlenen Standardimpfschutz (STIKO) verfügen, insbesondere über eine aktuelle Impfung gegen Tetanus (Wundstarrkrampf), Diphtherie, Pertussis (Keuchhusten), Masern und eine Grundimmunisierung gegen Poliomyelitis/Kinderlähmung. Je nach Alter und Gesundheitszustand kommen weitere Empfehlungen hinzu. **Der STIKO-Impfkalender ist in Teil A des Handbuchs abgebildet.**

Welche Impfungen darüber hinaus für eine Reise empfehlenswert sind, hängt von der Art der Reise ab.

Zusätzlich sollte für viele Reiseländer ein ausreichender Schutz gegen Hepatitis A (Gelbsucht) vorhanden sein. Wer engeren Kontakt zu der einheimischen Bevölkerung hat, sollte sich zusätzlich noch gegen Hepatitis B impfen lassen. Hepatitis B kann z.B. durch Blut, Speichel und beim Sexualkontakt übertragen werden.

Impfungen

Krankheiten	Pflicht	Empfehlung	Pauschal	einf. Reisestil
Diphtherie		●	●	●
Masern		●	●	●
Pertussis (Keuchhusten)		●	●	●
Tetanus (Wundstarrkrampf)		●	●	●
Cholera				
Dengue-Fieber				
FSME (Frühsommer-Meningoenzephalitis)				
Gelbfieber				
Hepatitis A				●
Hepatitis B				●
Japanische Enzephalitis				
Meningokokken-Meningitis				
Polio (Kinderlähmung / Poliomyelitis)				
Tollwut				●
Typhus				

Erläuterungen

Pflicht siehe Einreisevorschriften

Empfehlung siehe Empfohlene Impfungen

Pauschalreisen
Bei Reisen nach westlichem Standard, überwiegend in Touristikzentren, Großstädten, Essen in gehobenen Lokalen oder im Hotel.

Achtung: Bei Reisenden kommt es häufig vor, dass spontan Tagesausflüge ins Landesinnere unternommen werden. Dann könnte ein zusätzlicher Impfschutz, wie beim einfachen Reisestil, sehr wichtig sein!

Einfacher Reisestil
Zusätzlich sollte für viele Reiseländer ein ausreichender Schutz gegen Hepatitis A (Gelbsucht) vorhanden sein. Innerhalb der westlichen Industriestaaten ist die chronische Hepatitis B überwiegend auf Risikogruppen beschränkt, außerhalb jedoch steigt ihre Häufigkeit deutlich an. Sie kann dann z.B. durch Blut, Speichel und beim Sexualkontakt übertragen werden, aber auch durch unsterile (zahn-)medizinische Behandlung. Für solche Ziele ist eine Hepatitis B-Impfung zu empfehlen.

LZ: Langzeit

Weitere Gesundheitsgefahren

Infektionsrisiken
Alveoläre Echinokokkose, Blastomycose, Botulismus, nordamerikanische, Brucellose, **Denguefieber und schweres Denguefieber (früher: hämorrhagisches D.),** Hantavirus, pulmonales Syndrom, Pest, West-Nil-Enzephalitis, Zika-Virus

Botschaften

4645 Reservoir Road NW, Washington, DC 20007, Tel.: 001-202 298 40 00, eMail: info@washington.diplo.de

3524 International Court N.W., Washington D.C. 20008, Tel.: 001-202-895 67 00, eMail: washington-ob@bmeia.gv.at

Embassy of Switzerland , 2900 Cathedral Ave. N.W. Washington, DC 20008-3499, Tel.: 001-202 745 7900, eMail: washington-ob@bmeia.gv.at

Vietnam (VN)

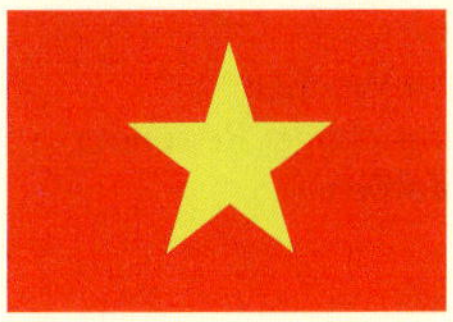

Kontinent: Asien
Beliebte Reiseziele: Hanoi, Ho Chi Minh City, Mekong-Delta, Saigon
Einwohnerzahl: 97.339 (in Tausend)
Lebenserwartung: 74 Jahre
Kindersterblichkeit: 21 pro Tausend
Amtssprache: Vietnamesisch
Zeitverschiebung: 6 Std.
Sommerzeit: keine
Med. Notrufnummer: 115

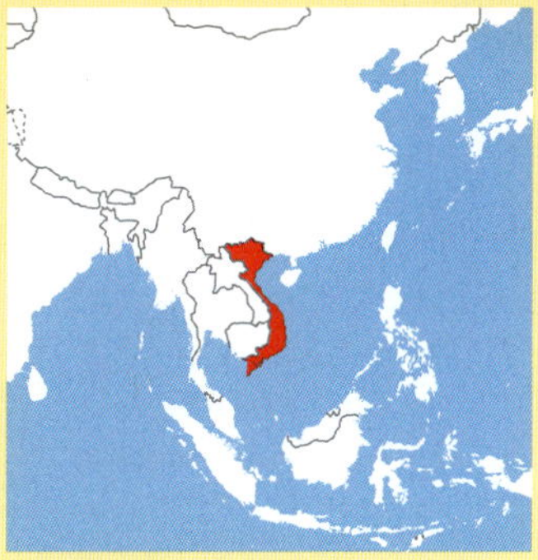

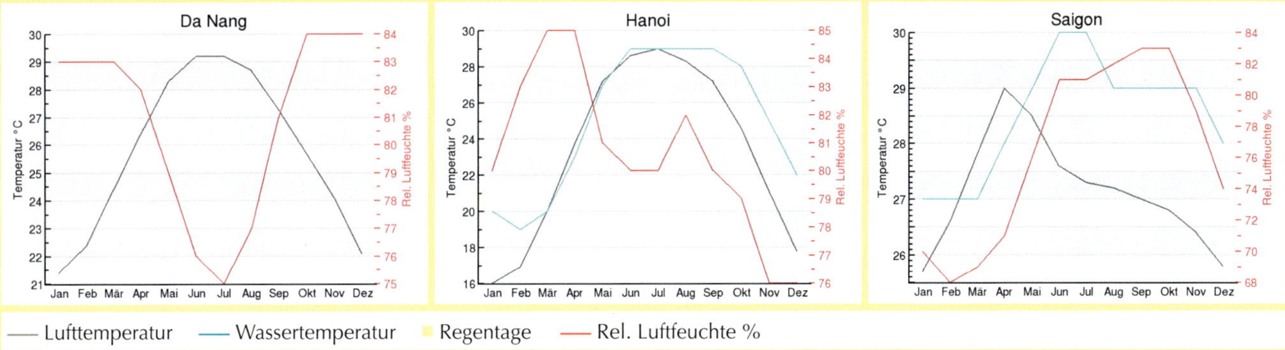

Impfpräventable Risiken

Empfohlene Impfungen

Reisende sollten über den für Deutschland empfohlenen Standardimpfschutz (STIKO) verfügen, insbesondere über eine aktuelle Impfung gegen Tetanus (Wundstarrkrampf), Diphtherie, Pertussis (Keuchhusten), Masern und eine Grundimmunisierung gegen Poliomyelitis/Kinderlähmung.
Je nach Alter und Gesundheitszustand kommen weitere Empfehlungen hinzu. **Der STIKO-Impfkalender ist in Teil A des Handbuchs abgebildet.**

Welche Impfungen darüber hinaus für eine Reise empfehlenswert sind, hängt von der Art der Reise ab.

Zusätzlich sollte für viele Reiseländer ein ausreichender Schutz gegen Hepatitis A (Gelbsucht) vorhanden sein. Wer engeren Kontakt zu der einheimischen Bevölkerung hat, sollte sich zusätzlich noch gegen Hepatitis B impfen lassen. Hepatitis B kann z.B. durch Blut, Speichel und beim Sexualkontakt übertragen werden.

Impfungen

Krankheiten	Pflicht	Empfehlung	Pauschal	einf. Reisestil
Diphtherie		●	●	●
Masern		●	●	●
Pertussis (Keuchhusten)		●	●	●
Tetanus (Wundstarrkrampf)		●	●	●
Cholera				
Dengue-Fieber		seropos. oder LZ		
FSME (Frühsommer-Meningoenzephalitis)				
Gelbfieber				
Hepatitis A		●	●	●
Hepatitis B		●	●	●
Japanische Enzephalitis				●
Meningokokken-Meningitis				
Polio (Kinderlähmung / Poliomyelitis)				
Tollwut				●
Typhus				●

Erläuterungen

Pflicht siehe Einreisevorschriften

Empfehlung siehe Empfohlene Impfungen

Pauschalreisen
Bei Reisen nach westlichem Standard, überwiegend in Touristikzentren, Großstädten, Essen in gehobenen Lokalen oder im Hotel.

Achtung: Bei Reisenden kommt es häufig vor, dass spontan Tagesausflüge ins Landesinnere unternommen werden. Dann könnte ein zusätzlicher Impfschutz, wie beim einfachen Reisestil, sehr wichtig sein!

Einfacher Reisestil
Zusätzlich sollte für viele Reiseländer ein ausreichender Schutz gegen Hepatitis A (Gelbsucht) vorhanden sein. Innerhalb der westlichen Industriestaaten ist die chronische Hepatitis B überwiegend auf Risikogruppen beschränkt, außerhalb jedoch steigt ihre Häufigkeit deutlich an. Sie kann dann z.B. durch Blut, Speichel und beim Sexualkontakt übertragen werden, aber auch durch unsterile (zahn-)medizinische Behandlung. Für solche Ziele ist eine Hepatitis B-Impfung zu empfehlen.

LZ: Langzeit

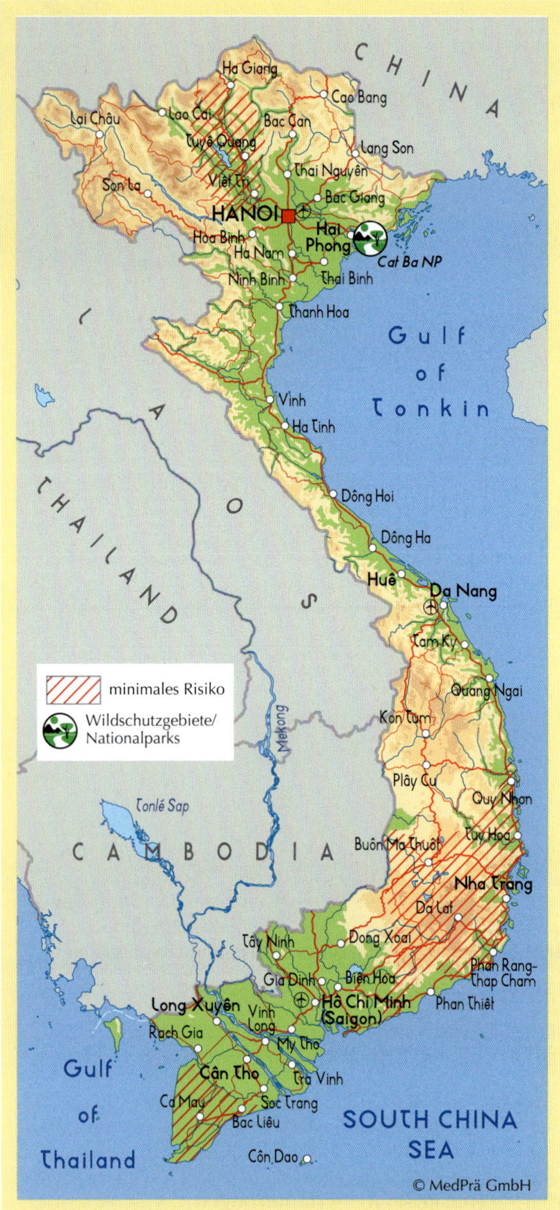

Malariavorkommen

Minimales Risiko: Ganzjährig - Grenzregion zu Kambodscha zu Laos und zu China.

Malariafrei: Große Stadtzentren, Mekongdelta.

Unter üblichen Rahmenbedingungen (Reisedauer bis ca. 4 Wochen, Hotelunterbringung mit Klimaanlage, informierter und umsichtiger Reisender) wird eine medikamentöse Malariaprophylaxe **nicht empfohlen**.

Malariaerreger

P. vivax 57 %, P. falciparum und Mischinfektionen 40 %, selten P. knowlesi, Mefloquin- Resistenz wurde berichtet.

Weitere Gesundheitsgefahren

Infektionsrisiken
Anthrax (Milzbrand), Brucellose, **Chikungunya,** Cholera, **Denguefieber und schweres Denguefieber (früher: hämorrhagisches D.),** Egelbefall der Leber, Egelbefall der Lunge, Filariose, lymphatische, Tropische Pulmonale Eosinophilie, Leishmaniose, viscerale, Melioidose, Pest, Zika-Virus

Botschaften

29, Tran Phu, Hanoi, Tel.: 0084-24 32 67 33 35, eMail: info@hanoi.diplo.de

c/o "Prime Center", 53, Quang Trung, 8. Stock, Hai Ba Trung District, Hanoi, VN, Tel.: 0084-4-3943 3050-3, eMail: hanoi-ob@bmeia.gv.at

Weißrussland (BY)

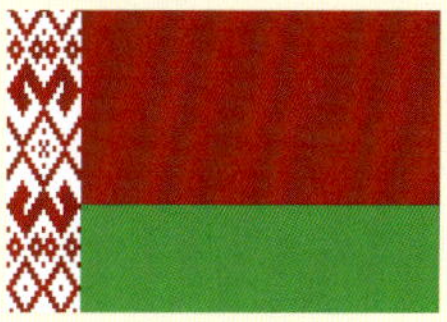

Kontinent: Europa
Einwohnerzahl: 9.449 (in Tausend)
Lebenserwartung: 75 Jahre
Kindersterblichkeit: 5 pro Tausend
Amtssprache: Russisch, Weißrussisch
Zeitverschiebung: 2 Std.
Sommerzeit: keine
Med. Notrufnummer: 103

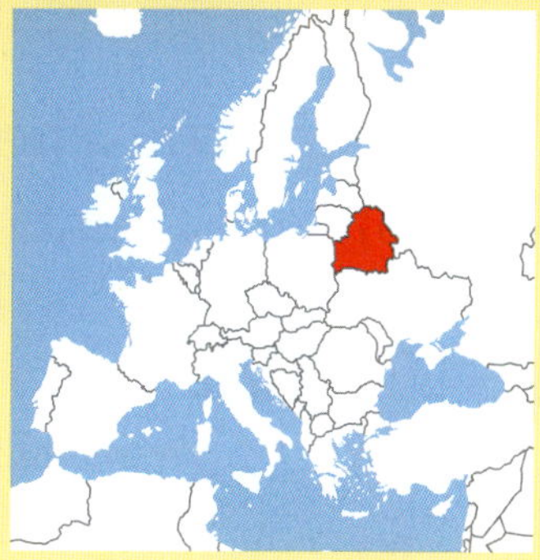

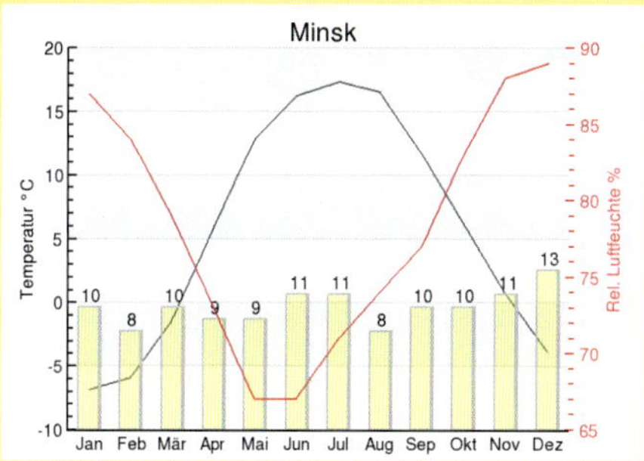

— Lufttemperatur — Wassertemperatur ▪ Regentage — Rel. Luftfeuchte %

Impfpräventable Risiken

Empfohlene Impfungen

Reisende sollten über den für Deutschland empfohlenen Standardimpfschutz (STIKO) verfügen, insbesondere über eine aktuelle Impfung gegen Tetanus (Wundstarrkrampf), Diphtherie, Pertussis (Keuchhusten), Masern und eine Grundimmunisierung gegen Poliomyelitis/Kinderlähmung. Je nach Alter und Gesundheitszustand kommen weitere Empfehlungen hinzu. **Der STIKO-Impfkalender ist in Teil A des Handbuchs abgebildet.**

Welche Impfungen darüber hinaus für eine Reise empfehlenswert sind, hängt von der Art der Reise ab.

Zusätzlich sollte für viele Reiseländer ein ausreichender Schutz gegen Hepatitis A (Gelbsucht) vorhanden sein. Wer engeren Kontakt zu der einheimischen Bevölkerung hat, sollte sich zusätzlich noch gegen Hepatitis B impfen lassen. Hepatitis B kann z.B. durch Blut, Speichel und beim Sexualkontakt übertragen werden.

Impfungen

Krankheiten	Pflicht	Empfehlung	Pauschal	einf. Reisestil
Diphtherie		●	●	●
Masern		●	●	●
Pertussis (Keuchhusten)		●	●	●
Tetanus (Wundstarrkrampf)		●	●	●
Cholera				
Dengue-Fieber				
FSME (Frühsommer-Meningoenzephalitis)				●
Gelbfieber				
Hepatitis A		●	●	●
Hepatitis B		●	●	●
Japanische Enzephalitis				
Meningokokken-Meningitis				
Polio (Kinderlähmung / Poliomyelitis)				
Tollwut				●
Typhus				

Erläuterungen

Pflicht siehe Einreisevorschriften

Empfehlung siehe Empfohlene Impfungen

Pauschalreisen
Bei Reisen nach westlichem Standard, überwiegend in Touristikzentren, Großstädten, Essen in gehobenen Lokalen oder im Hotel.

Achtung: Bei Reisenden kommt es häufig vor, dass spontan Tagesausflüge ins Landesinnere unternommen werden. Dann könnte ein zusätzlicher Impfschutz, wie beim einfachen Reisestil, sehr wichtig sein!

Einfacher Reisestil
Zusätzlich sollte für viele Reiseländer ein ausreichender Schutz gegen Hepatitis A (Gelbsucht) vorhanden sein. Innerhalb der westlichen Industriestaaten ist die chronische Hepatitis B überwiegend auf Risikogruppen beschränkt, außerhalb jedoch steigt ihre Häufigkeit deutlich an. Sie kann dann z.B. durch Blut, Speichel und beim Sexualkontakt übertragen werden, aber auch durch unsterile (zahn-)medizinische Behandlung. Für solche Ziele ist eine Hepatitis B-Impfung zu empfehlen.

LZ: Langzeit

Botschaften

- ul. Sacharowa 26, Minsk 220034, Tel.: 00375-17 217 59 00, eMail: info@minsk.diplo.de
- Belinskogo Str. 23-329a, gegenüber Leonida Bedi Str. 30, 220113 Minsk, Tel.: 00375-319 05 41, eMail: minsk-ob@bmeia.gv.at
- 11, Ploshchad Svobody, BY-220030 Minsk, Tel.: 00375-17 222 44 72, eMail: minsk@eda.admin.ch

Zentralafrikanische Republik (CF)

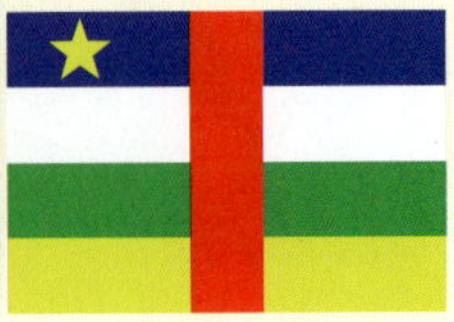

Kontinent: Afrika
Einwohnerzahl: 4.830 (in Tausend)
Lebenserwartung: 53 Jahre
Kindersterblichkeit: 103 pro Tausend
Amtssprache: Französisch, Sango
Zeitverschiebung: 0 Std.
Sommerzeit: keine
Med. Notrufnummer: keine

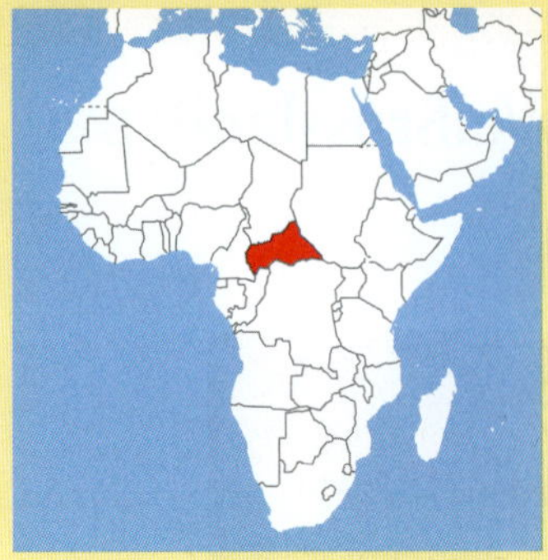

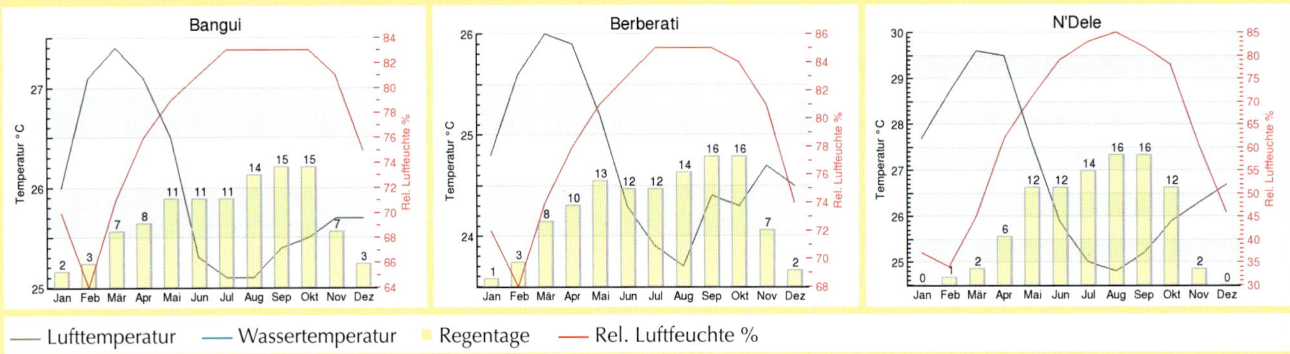

Impfpräventable Risiken

Einreisevorschriften

Gelbfieber

Einreise nur mit Nachweis über die Gelbfieberimpfung.

Ausnahme: Kinder bis zum Alter von 9 Monaten, benötigen keine Gelbfieberimpfung.

Empfohlene Impfungen

Reisende sollten über den für Deutschland empfohlenen Standardimpfschutz (STIKO) verfügen, insbesondere über eine aktuelle Impfung gegen Tetanus (Wundstarrkrampf), Diphtherie, Pertussis (Keuchhusten), Masern und eine Grundimmunisierung gegen Poliomyelitis/Kinderlähmung. Je nach Alter und Gesundheitszustand kommen weitere Empfehlungen hinzu. **Der STIKO-Impfkalender ist in Teil A des Handbuchs abgebildet.**

Welche Impfungen darüber hinaus für eine Reise empfehlenswert sind, hängt von der Art der Reise ab.

Zusätzlich sollte für viele Reiseländer ein ausreichender Schutz gegen Hepatitis A (Gelbsucht) vorhanden sein. Wer engeren Kontakt zu der einheimischen Bevölkerung hat, sollte sich zusätzlich noch gegen Hepatitis B impfen lassen. Hepatitis B kann z.B. durch Blut, Speichel und beim Sexualkontakt übertragen werden.

Impfungen

Krankheiten	Pflicht	Empfehlung	Pauschal	einf. Reisestil
Diphtherie		●	●	●
Masern		●	●	●
Pertussis (Keuchhusten)		●	●	●
Tetanus (Wundstarrkrampf)		●	●	●
Cholera				
Dengue-Fieber				
FSME (Frühsommer-Meningoenzephalitis)				
Gelbfieber	●	●	●	●
Hepatitis A		●	●	●
Hepatitis B		●	●	●
Japanische Enzephalitis				
Meningokokken-Meningitis				●
Polio (Kinderlähmung / Poliomyelitis)				●
Tollwut				●
Typhus				●

Erläuterungen

Pflicht siehe Einreisevorschriften

Empfehlung siehe Empfohlene Impfungen

Pauschalreisen
Bei Reisen nach westlichem Standard, überwiegend in Touristikzentren, Großstädten, Essen in gehobenen Lokalen oder im Hotel.

Achtung: Bei Reisenden kommt es häufig vor, dass spontan Tagesausflüge ins Landesinnere unternommen werden. Dann könnte ein zusätzlicher Impfschutz, wie beim einfachen Reisestil, sehr wichtig sein!

Einfacher Reisestil
Zusätzlich sollte für viele Reiseländer ein ausreichender Schutz gegen Hepatitis A (Gelbsucht) vorhanden sein. Innerhalb der westlichen Industriestaaten ist die chronische Hepatitis B überwiegend auf Risikogruppen beschränkt, außerhalb jedoch steigt ihre Häufigkeit deutlich an. Sie kann dann z.B. durch Blut, Speichel und beim Sexualkontakt übertragen werden, aber auch durch unsterile (zahn-)medizinische Behandlung. Für solche Ziele ist eine Hepatitis B-Impfung zu empfehlen.

LZ: Langzeit

Malariavorkommen

Hohes Risiko: Ganzjährig - Im ganzen Land inklusive Städte.

Unter üblichen Rahmenbedingungen (Reisedauer bis ca. 4 Wochen, Hotelunterbringung mit Klimaanlage, informierter und umsichtiger Reisender) wird eine medikamentöse Malariaprophylaxe **ganzjährig empfohlen.**

Malariaerreger: P. falciparum > 99%

Medikamentenauswahl

Dazu stehen die im allgemeinen Teil näher beschriebenen Substanzen **Atovaquone/Proguanil**, **Doxycyclin** (in Deutschland ein off-label use) und in begründeten Einzelfällen **Mefloquin** zur Verfügung.

Abweichungen von dieser Empfehlung sind bei besonders hohem/niedrigem Risiko oder bei besonderen Personengruppen erforderlich. Falls unterwegs beim Auftreten fieberhafter, malariaverdächtiger Episoden (Näheres siehe allgemeiner Teil) eine adäquate Diagnostik und/oder Therapie nicht zur Verfügung steht, ist die Mitnahme einer Notfall-Selbstbehandlung sinnvoll, die zur Resistenzsituation und ggf. zur medikamentösen Prophylaxe paßt. Dazu sollte **Atovaquone/Proguanil** oder **Artemether/Lumefantrin** eingesetzt werden, **Dihydroartemisinin/Piperaquin** wegen des Risikoprofils nur in unvorhersehbaren Notfällen.

Bitte den Beitrag Malaria beachten. Eine Tabelle mit den Medikamenten und Dosierung zur Malariaprophylaxe und der Standby-Behandlung der Malaria finden Sie ab der Seite C-36.

Weitere Gesundheitsgefahren

Infektionsrisiken
Anthrax (Milzbrand), Brucellose, **Chikungunya,** Dracunculose (Medinawurmbefall), Filariose, lymphatische, Tropische Pulmonale Eosinophilie, Krim-Kongo Fieber, hämorrhagisches, Loa loa-Befall, Loiasis, Onchozerkose, Flußblindheit, Trypanosomiasis, afrikanische, Schlafkrankheit, Zika-Virus

Botschaften

Nouvelle Route Bastos, Bastos-Usine, Jaunde, Kamerun, Tel.: 00237-22 21 00 56, eMail: info@jaunde.diplo.de

Botschaft siehe Nigeria / HONORARKONSULAT Bangui: 13 - 15, rue de la Colline bis droite, 1er Arrondissement, Bangui, Tel.: 00236-21-61 69 99, eMail: cc_aa_bg@yahoo.fr

Botschaft siehe Kamerun

Zypern (CY)

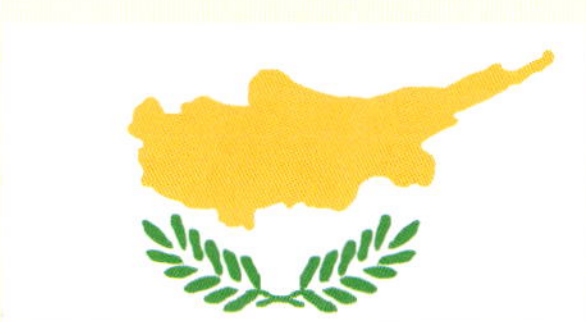

Kontinent: Asien
Einwohnerzahl: 1.207 (in Tausend)
Lebenserwartung: 83 Jahre
Kindersterblichkeit: 3 pro Tausend
Amtssprache: Griechisch, Türkisch
Zeitverschiebung: 1 Std.
Sommerzeit: 30.03.2025 - 26.10.2025
Med. Notrufnummer: 199,112

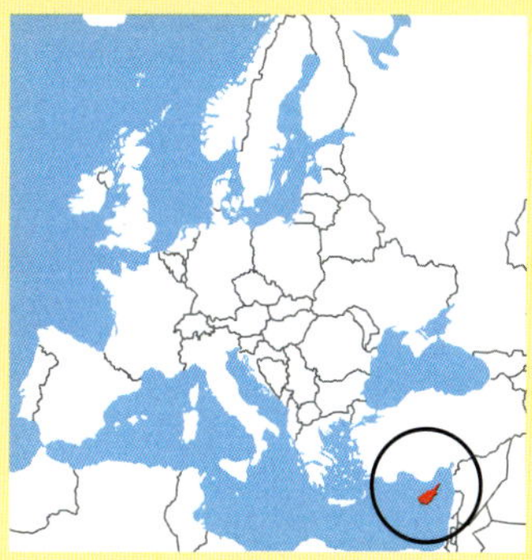

Impfpräventable Risiken

Empfohlene Impfungen

Reisende sollten über den für Deutschland empfohlenen Standardimpfschutz (STIKO) verfügen, insbesondere über eine aktuelle Impfung gegen Tetanus (Wundstarrkrampf), Diphtherie, Pertussis (Keuchhusten), Masern und eine Grundimmunisierung gegen Poliomyelitis/Kinderlähmung. Je nach Alter und Gesundheitszustand kommen weitere Empfehlungen hinzu. **Der STIKO-Impfkalender ist in Teil A des Handbuchs abgebildet.**

Welche Impfungen darüber hinaus für eine Reise empfehlenswert sind, hängt von der Art der Reise ab.

Zusätzlich sollte für viele Reiseländer ein ausreichender Schutz gegen Hepatitis A (Gelbsucht) vorhanden sein. Wer engeren Kontakt zu der einheimischen Bevölkerung hat, sollte sich zusätzlich noch gegen Hepatitis B impfen lassen. Hepatitis B kann z.B. durch Blut, Speichel und beim Sexualkontakt übertragen werden.

Zypern

Impfungen

Krankheiten	Pflicht	Empfehlung	Pauschal	einf. Reisestil
Diphtherie		•	•	•
Masern		•	•	•
Pertussis (Keuchhusten)		•	•	•
Tetanus (Wundstarrkrampf)		•	•	•
Cholera				
Dengue-Fieber				
FSME (Frühsommer-Meningoenzephalitis)				
Gelbfieber				
Hepatitis A				•
Hepatitis B				•
Japanische Enzephalitis				
Meningokokken-Meningitis				
Polio (Kinderlähmung / Poliomyelitis)				
Tollwut				•
Typhus				

Erläuterungen

Pflicht siehe Einreisevorschriften

Empfehlung siehe Empfohlene Impfungen

Pauschalreisen
Bei Reisen nach westlichem Standard, überwiegend in Touristikzentren, Großstädten, Essen in gehobenen Lokalen oder im Hotel.

Achtung: Bei Reisenden kommt es häufig vor, dass spontan Tagesausflüge ins Landesinnere unternommen werden. Dann könnte ein zusätzlicher Impfschutz, wie beim einfachen Reisestil, sehr wichtig sein!

Einfacher Reisestil
Zusätzlich sollte für viele Reiseländer ein ausreichender Schutz gegen Hepatitis A (Gelbsucht) vorhanden sein. Innerhalb der westlichen Industriestaaten ist die chronische Hepatitis B überwiegend auf Risikogruppen beschränkt, außerhalb jedoch steigt ihre Häufigkeit deutlich an. Sie kann dann z.B. durch Blut, Speichel und beim Sexualkontakt übertragen werden, aber auch durch unsterile (zahn-)medizinische Behandlung. Für solche Ziele ist eine Hepatitis B-Impfung zu empfehlen.

LZ: Langzeit

Weitere Gesundheitsgefahren

Infektionsrisiken
Brucellose, Leishmaniose der Haut

Botschaften

10 Nikitaras Street, 1080 Nikosia, Tel.: 00357-22 45 11 45, eMail: info@nikosia.diplo.de

34, Dimosthenous Severi Avenue, 1st Floor, Office 101, 1080 Nikosia, Tel.: 00357-22 41 01 51, nikosia-ob@bmeia.gv.at

Prodromou / 2 Dimitrakopoulou Street, 2nd floor, 1090 Nicosia Tel.: 00357-22 466800, Mail: nicosia@eda.admin.ch

Spezielle Aspekte der Prävention und der Reisemedizin

Die folgenden Fachbeiträge sollen kurz und nur so ausführlich, wie im Beratungsgespräch erforderlich einzelne Themen ansprechen. Sie können nicht die umfangreiche Begründung für jede Maßnahme bieten und brauchen zu ihrer vollen "Wirksamkeit" auch der Einschätzung, die ein geschulter Berater mit einbringt. Daher sind sie auch nicht primär als "Kopiervorlage" gedacht, sondern als Zusammenfassung der im Gespräch zu erwähnenden Aspekte.

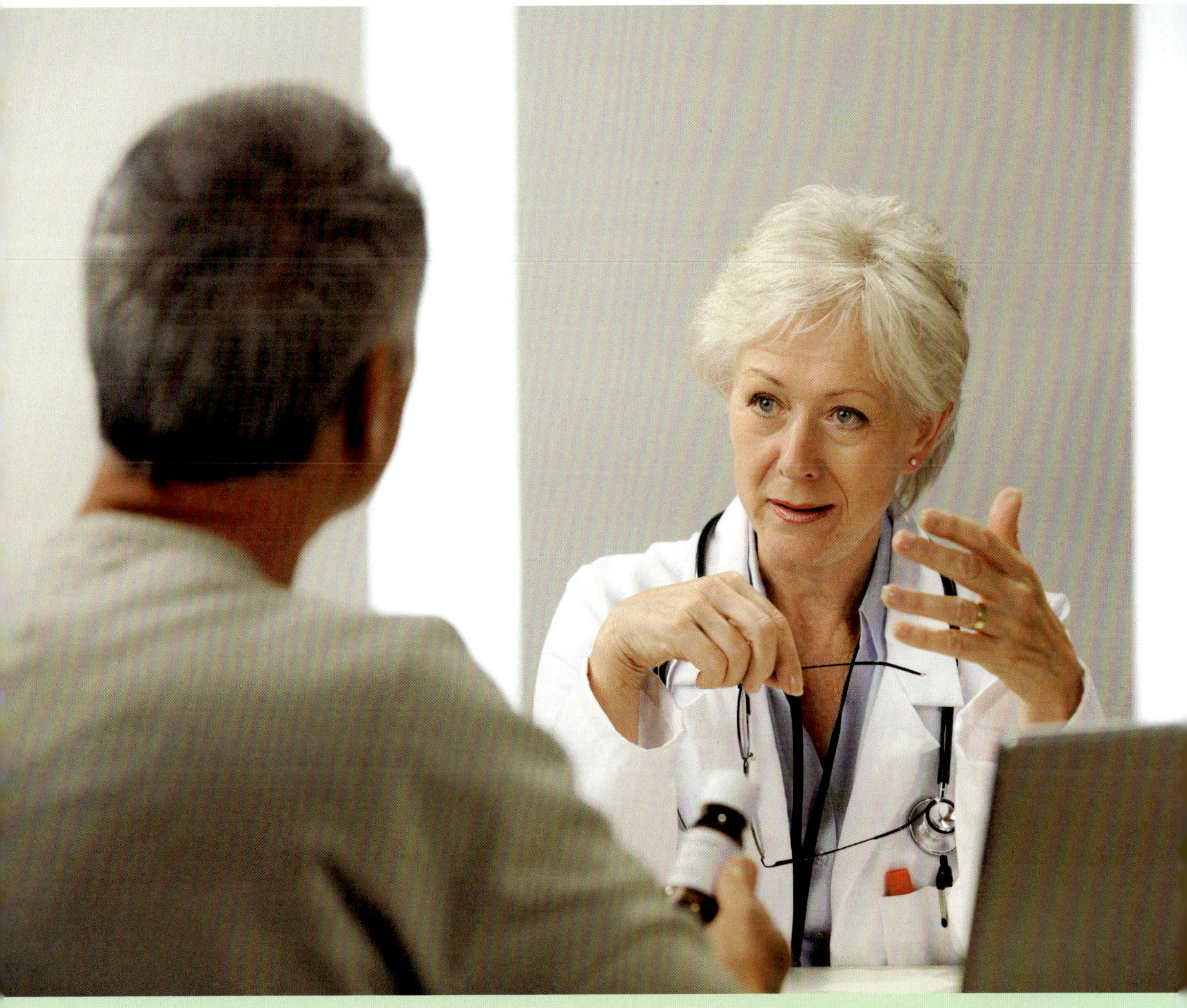

Reisen in Zeiten von COVID-19

Burkhard Rieke

Seit dem 5. Mai 2023 ist die Pandemie vorbei. So hat es die WHO jedenfalls bekanntgegeben. Kontakt- und Reiserestriktionen, Schulschließungen und Maskenpflicht, Impfzentren und leere Stadien liegen hinter uns und sind dann auch erstaunlich rasch wieder vergessen. Dennoch: das SARS-CoV-2 in seiner weiterentwickelten Omikron-Variante bleibt unter uns. Seit seinem ersten Erscheinen in Wuhan hat es an Infektiosität zu- und an Pathogenität abgenommen, so wie das Viren bei der „Erschließung" neuer Verbreitungsräume tun. Damit aber zirkuliert es jetzt weitgehend unbemerkt und dürfte sich so verhalten wie die anderen humanen Corona-Viren („hCoV"), die in jedem Herbst vor der Influenza-Welle und parallel zu RSV umlaufen. Welche klinischen Konsequenzen daraus resultieren, können wir heute noch nicht absehen. Nach den bisherigen Erfahrungen scheinen Ausbrüche unter älteren Personen, besonders wenn sie in Heimen leben und Grunderkrankungen haben, eine realistische Annahme zu sein. Wir wissen, dass die Immunreaktion auf Corona-Viren kurzlebig ist, was ja auch in den Empfehlungen der STIKO zur Gabe von Booster-Impfungen zum Ausdruck kommt.

Für internationale Reisen bedeutet das, dass wir heute noch nicht absehen können, ob unterschiedliche oder allein schon wieder ansteigende Inzidenzen gegen Jahresende zu neuen Impf-Anforderungen führen werden. Länder könnten die Einreise wieder vom Nachweis einer solchen Booster-Impfung oder von negativen Tests abhängig machen, ebenso auch die Betreiber von Verkehrsmitteln. Besonders gilt dies für Kreuzfahrtschiffe, die ja eine hohe „Bevölkerungsdichte", oft ein eher älteres Publikum und besondere Meldepflichten bei Ausbrüchen an Bord haben. Es wird sich daher auch in den kommenden Wintern lohnen, auf die jeweiligen Reise- und Gesundheitshinweise des Auswärtigen Amtes oder auch auf die Seite der IATA zu Einreisebestimmungen zu achten – ohnehin natürlich auf die Hinweise, die Reiseveranstalter ihren Kunden geben. Die entsprechenden Links haben wir hier aufgeführt.

www.auswaertiges-amt.de/de/ReiseUndSicherheit/reise-gesundheit

www.iatatravelcentre.com/world.php

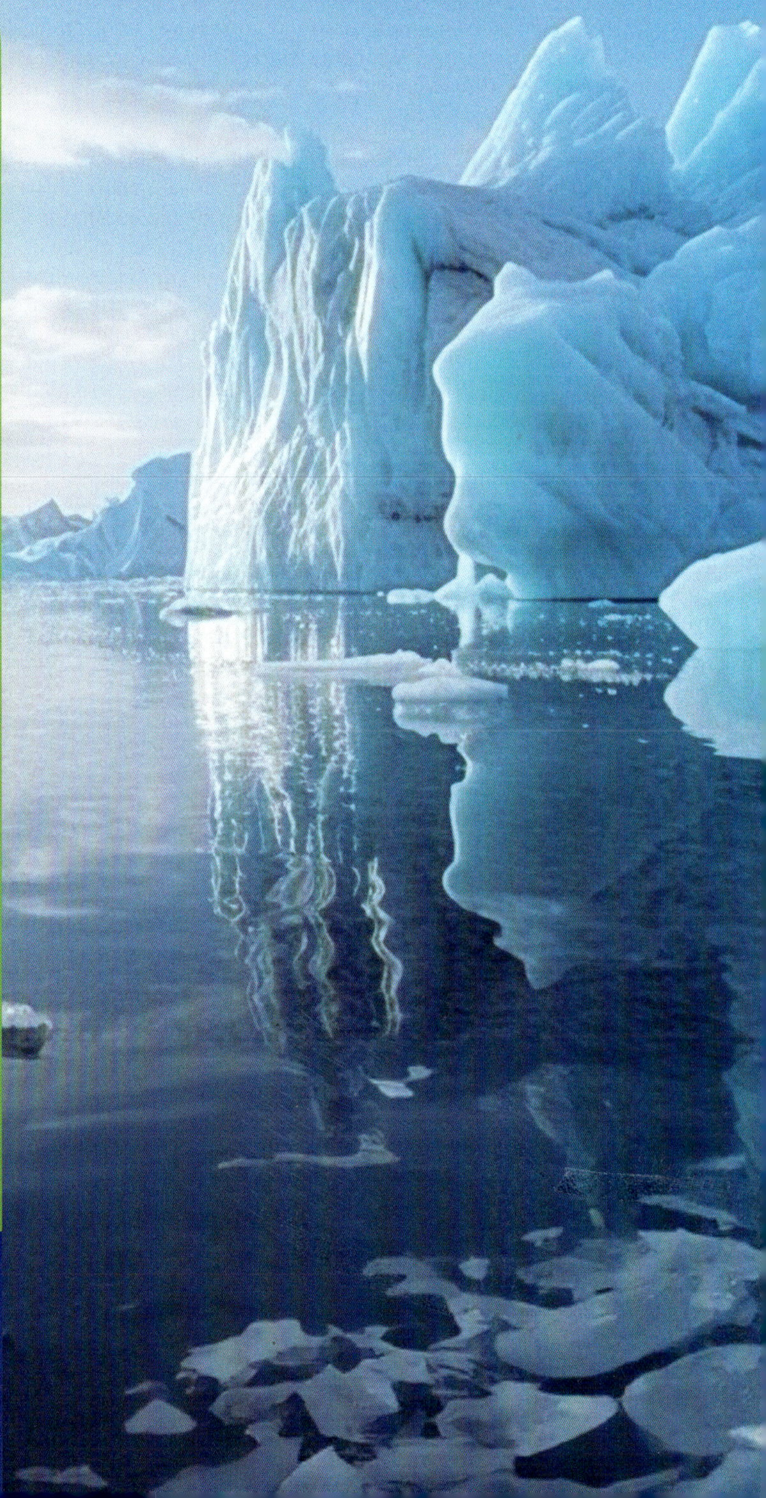

Dengue

Burkhard Rieke

Dengue ist eine hochfieberhafte Infektionskrankheit, die durch ein Flavivirus verursacht wird, das es in vier verschiedenen Serotypen gibt. Nach einer Inkubationszeit von 2-11 Tagen kommt es zu einem zweigipfligen Fieberverlauf, Kopf-, Gelenk- und retroorbitalen Schmerzen sowie einem Exanthem, das auf Fingerdruck länger als üblich nicht zurückkehrt („negativer Dermographismus"). Nicht jeder Infektionsfall wird krank, CDC gibt den Anteil inapparenter Verläufe sogar mit 75% an. Die Infektion erfolgt durch den Stich einer Aedes-Mücke, wobei Aedes aegypti und Ae. albopictus die wichtigsten sind, selten wohl auch durch Sexualkontakte oder Blut und Blutprodukte. Somit kommt es in den Tropen und zunehmend Subtropen zu millionenfachen Infekten, wobei Südamerika, die Karibik, Süd- und Südostasien im Vordergrund stehen.

Diagnostisch lassen sich das NS1-Antigen des Virus selbst, dann IgM und IgG-Antikörper nachweisen, wobei die Serologie von Flaviviren bekanntermaßen anfällig für Kreuzreaktionen ist, also auch Antikörper den Dengue-Test positiv werden lassen können, die auf FSME, Gelbfieber, Japanische Encephalitis, West Nil oder ggf. die jeweiligen Impfstoffe dagegen entstanden sind. Differentialdiagnostisch ist je nach dem Ort der Exposition an andere Arboviren (Zika, Chikungunya, West Nil) und an die Malaria zu denken.

Die auf Infektion entstehenden Dengue-Antikörper sind für kurze Zeit auch protektiv gegen die anderen Dengue-Serotypen, langfristig aber nur noch gegen den Typ, auf den hin sie entstanden sind. Somit sind auf die Dauer vier Dengue-Infektionen möglich. Hier aber kommt es zu einer Besonderheit: trifft ein Folgeinfekt in eine nachlassende Antikörperkonzentration, so kommt es zu einer Krankheitsverstärung. Dies erklärt, warum Zweitinfekte oft, aber nicht zwingend, deutlich schwerer verlaufen, also mit Hämorrhagien, Ergüssen in serösen Hohlräumen, gravierenden Funktionsstörungen von Leber oder Niere und weiteren Komplikationen. Dieser Mechanismus einer antikörperbedingten Krankheitsverstärkung könnte auch erklären, warum Kinder, die ja während der Schwangerschaft mit einiger Wahrscheinlichkeit Dengue-Antikörper von der Mutter mitbekommen haben, oft sehr schwer erkranken.

Als vor einigen Jahren ein erster Dengue-Impfstoff auf den Markt kam, zeigten sich schon während der Zulassungsstudien Signale, dass auch nach der Impfung eine schwache Immunreaktion zu einem schwereren Verlauf des ersten Dengue-Infektes im Leben führen konnte, der Geimpfte also gegenüber dem Ungeimpften einen Nachteil hatte. Das Produkt hat heute nur noch einen sehr begrenzten Indikationsbereich und ist in Deutschland nicht auf dem Markt.

Im Februar 2023 jedoch kam mit dem Qdenga® ein weiterer Impfstoff auf dem Markt, der einen Konstruktionsfehler des ersten vermied und in den Zulassungsstudien sowie der Nachbeobachtung über 4,5 Jahre kein Gefahrensignal im Sinne der beschriebenen Krankheitsverstärkung zeigte. Allerdings sind die Schutzquoten vor Dengue-Infekten und stationärer Behandlung solcher Infekte serotypenabhängig und für eine zweimalige Lebendimpfung durchaus begrenzt. Wenn dann die zweite, nach Ablauf von 3 Monaten fällige Dosis verpaßt und nicht nachgeholt wird, dann könnte es, und sei es bei einer Folgereise, zu dem oben beschriebenen Nachteil für Geimpfte auch bei Qdenga® kommen, auch wenn das bislang noch nicht passiert zu sein scheint. Das erklärt, warum sich viele Gremien etwas winden, eine klare Impfempfehlung auszusprechen, die zu einem unkritischen Gebrauch schon für den Zwei-Wochen Urlaub animieren könnte. Einig ist man sich, wenn es um die Vermeidung eines Zweitinfektes geht. Wer dokumentiert einen ersten Dengue-Infekt durchgemacht hat, soll geimpft werden, bevor er sich erneut exponiert. Doch was heißt „dokumentiert"? Die STIKO erwartet einen Labortest in der Fieberphase. Die aber liegt oft im Ausland, oft werden dort auch ein Hämatokritanstieg oder eine Thrombopenie schon als diagnostisch angesehen - und asymptomatisch Infizierte werden wir mit diesem Konzept nicht finden können. Was wir benötigen, sind serologische Tests, die z.B. nach einem längeren Aufenthalt ohne Kreuzreaktion einen durchgemachten Infekt anzeigen können. Es gibt sie (Neutralisationstests), aber in Deutschland bietet sie bislang niemand an, vermutlich wegen behördlicher Auflagen.

In dieser Situation kann die Impfung ihr Potential nicht voll entfalten. Viele bieten sie inzwischen auch denen an, die „länger", z.B. 3 Monate oder mehr, in Hochrisikogebiete reisen, zumal auch Erstinfekte schwer und protrahiert verlaufen können. Hier ist das letzte Wort noch nicht gesprochen, und es mag sein, dass ein weiterer, besserer Impfstoff noch folgt. Wichtig ist nur, dem Reisenden gegenüber sehr deutlich zu machen, dass es sich um einen Teilschutz handelt und - sehr gegen die Erwartung des Laien - auch zweimal mit Lebendimpfstoff Geimpfte anschließend wegen Dengue im Krankenhaus liegen können.

Prävention am Arbeitsplatz

Wolfgang Weiß

> *Das Verhüten von Unfällen darf nicht als eine Vorschrift des Gesetzes aufgefasst werden, sondern als ein Gebot menschlicher Verpflichtung und wirtschaftlicher Vernunft*
>
> *Werner von Siemens, 1880*

Die Bedeutung von Impfungen in der Arbeitswelt Zum Krankheitsgeschehen des jüngeren Erwachsenen, zu früher Invalidität und frühem Tod hat noch vor 50 Jahren die Arbeitswelt ganz maßgeblich beigetragen. Der unfallträchtige Bergbau, ungesicherte Baustellen oder schadstoffbelastete Fabrikationsanlagen seien hier nur beispielhaft genannt. Diese Verhältnisse, bei uns schon fast vergessen, sind in vielen ärmeren Ländern noch völlig alltäglich: wackelige Gerüste, die Einwirkung von Chemikalien oder Hitze, der Transport von Lasten in Sandalen – Gefährdung hat viele Aspekte. Ursprünglich ausgehend vom Gedanken der Entschädigung gesundheitlicher Dauerschäden hat sich bei uns ein ganzes System der technischen Absicherung, der Eignungsbeurteilung und der Früherkennung typischer Gefährdungsfolgen entwickelt. Dabei tritt neben die Abwehr berufstypischer Gefahren zunehmend auch der Aspekt der Aufrechterhaltung von Arbeitskraft und Gesundheit ganz generell, auch etwa durch Bewegung, Ernährung und Entspannung. "Work-Life Balance" wurde zum Modewort und Indikator unserer heutigen Arbeitswelt. Die Erkenntnis, dass der körperlich und psychisch gesunde Mitarbeiter mit hoher Motivation die Basis des Geschäftserfolges darstellt, setzt sich in den Unternehmen zunehmend durch. Es liegt in der (gesetzlich verankerten) Fürsorgepflicht des Arbeitgebers, seine Mitarbeiter gesund zu erhalten und vor arbeitsbedingten Risiken zu schützen. Diese Vorsorge erweitert sich auch zunehmend auf den Privatbereich (Health-Management-Programme z. B. mit Sport und Entspannung), umso mehr als Arbeit und Freizeit miteinander verschmelzen (neue Medien, Home-Office, Smartphones).

Beim betrieblichen Arbeitsschutz kommen im wesentlichen technischer, sozialer und medizinischer Arbeitsschutz zur Anwendung. Die Umsetzung des medizinischen Arbeitsschutzes basiert auf gesetzlichen Grundlagen, wie *Arbeitsschutz- u. Arbeitssicherheitsgesetz, Biostoffverordnung, Gentechnikgesetz, Jugendarbeitsschutz- u. Mutterschutzgesetz, Gefahrstoff- u. Druckluftverordnung, Röntgen- u. Strahlenschutzverordnung.* Die erst 2013 novellierte *Verordnung zur arbeitsmedizinischen Vorsorge (ArbMedVV)* regelt, bei welchen Gefährdungen eine arbeitsmedizinische Vorsorge durchzuführen oder anzubieten ist. Betroffen sind z. B. Arbeiten mit Gefahrstoffen, mit biologischen Arbeitsstoffen und mit physikalischen Einwirkungen. Auch der Einsatz von Mitarbeitern in Ländern mit besonderen klimatischen und gesundheitlichen Belastungen erfordert eine arbeitsmedizinische Vorsorge, die der Arbeitgeber zu veranlassen hat. Bestimmte Tätigkeiten sind mit einem erhöhten Risiko für einige durch Impfung vermeidbare Krankheiten assoziiert. So können Impfungen auch durch arbeitsmedizinische Indikation begründet sein, sei es wegen Exposition gegenüber den untengenannten biologischen Arbeitsstoffen, soweit man dagegen überhaupt impfen kann, sei es durch einen beruflichen Reiseanlass.

Impfungen gehören zu den kosteneffektivsten und wirksamsten Maßnahmen zur Prävention der Erkrankung. Unmittelbares Ziel der Impfung ist es, den Geimpften vor einer ansteckenden Krankheit zu schützen. Bei Erreichen hoher Durchimpfungsraten ist es möglich, einzelne Krankheitserreger lokal zu eliminieren und schließlich weltweit auszurotten. Die Durchführung von Impfungen zur Verringerung bzw. Vermeidung arbeitsbedingter Gesundheitsgefahren (Gefährdungsbeurteilung) gehören zum originären Aufgabenbereich von Betriebsärzten, die auch gezielt wichtige Lücken in der allgemeinen Impfprävention schließen können.

Während die öffentlich empfohlenen Impfungen von den Krankenkassen getragen werden, sind Impfungen zur Abwehr berufsbedingter Risiken durch den Arbeitgeber zu bezahlen. Von ihm wird auch der Auftrag erteilt. Eine Impfung zu Lasten der Krankenversicherung, insbesondere bei freiwilligen Satzungsleistungen, ist demgegenüber stets nachrangig.

Impfungen verhindern nicht nur Erkrankungen mit teilweise schwer- wiegenden Folgen und Leid für den Betroffenen und seine Angehörigen. Sie sind Teil eines Gesundheitsmanagements in Betrieben, und können durchaus einen Wettbewerbsfaktor darstellen.

Beispiele durch Impfung verhinderbarer beruflicher Gefährdung

Biologischer Arbeitsstoff	Tätigkeitsbereiche	Expositionsbedingungen
Bordetella pertussis **Masernvirus** **Mumpsvirus** **Rubivirus** **Varizella-Zoster-Virus (VZV)**	Einrichtungen zur medizinischen Untersuchung, Behandlung und Pflege von Kindern sowie zur vorschulischen Kinderbetreuung	Regelmäßiger, direkter Kontakt zu Kindern.
	Forschungseinrichtungen/Laboratorien	Regelmäßige Tätigkeiten mit Kontaktmöglichkeit zu infizierten Proben oder Verdachtsproben bzw. zu erregerhaltigen oder kontaminierten Gegenständen oder Materialien.
Bacillus anthracis* **Francisella tularensis*** **Influenza A+B-Virus** **Japanenzephalitisvirus** **Leptospira spp.*** **Neisseria meningitidis** **Yersinia pestis*** **Poliomyelitisvirus** **Streptococcus pneumoniae** **Vibrio cholera**	Forschungseinrichtungen/Laboratorien	Regelmäßige Tätigkeiten mit Kontaktmöglichkeiten zu infizierten Tieren/Proben, Verdachtsproben bzw. krankheitsverdächtigen Tieren sowie zu erregerhaltigen oder kontaminierten Gegenständen oder Materialien, wenn dabei der Übertragungsweg gegeben ist.
Frühsommermeningo-enzephalitis (FSME)-Virus	In Verbreitungsgebiete: Land-, Forst- und Holzwirtschaft, Gartenbau, Tierhandel, Jagd	Regelmäßige Tätigkeiten in niederer Vegetation und in Wäldern, Tätigkeiten mit regelmäßigem direkten Kontakt zu freilebenden Tieren.
	Forschungseinrichtungen/Laboratorien	Regelmäßige Tätigkeiten mit Kontaktmöglichkeiten zu infizierten Proben oder Verdachtsproben bzw. zu erregerhaltigen oder kontaminierten Gegenständen oder Materialien, wenn der Übertragungsweg gegeben ist.

Prävention in Deutschland

Burkhard Rieke

Alle sind sich einig: am besten wäre es, wenn jemand gar nicht erst krank würde, wenn "das Kind nicht erst in den Brunnen fällt". Doch das Verständnis der Medizin als – respektlos – Reparaturbetrieb und der Krankenversicherung als Solidargemeinschaft Leidender ist tief verwurzelt. Da fällt es allen Beteiligten schwer, ihre Rolle neu zu finden, Ärzte als „Risikomanager", Krankenversicherungen als Finanzier von Leistungen an „Gesunde" und Bürger, die meinen, am besten selbst zu wissen, ob es ihnen gut geht. Dabei kann man durchaus an der Schicksalhaftigkeit der Entwicklung zweifeln, wenn sich nach jahrelangem Übergewicht der Diabetes manifestiert oder beim langjährigen Raucher die COPD oder der Lungenkrebs. Bei der Beurteilung technischer Betriebsrisiken sehen wir das ganz anders: Niemand hätte Verständnis, wenn jemand sein Auto trotz zahlreicher roter Warnlämpchen bis zum Stillstand weiterfahren wollte.

Schon besser ausgeprägt ist die Vorsorgementalität bei Eltern, die für die Entwicklung ihres Kindes das beste erreichen wollen und gleichzeitig wissen, dass sie aus der Beobachtung des Kindes allein noch keine ausreichende Sicherheit gewinnen können. Doch die Teilnahme an den Vorsorgeuntersuchungen U1 bis J1 nimmt mit der Zeit langsam ab, und die Jugendlichen verschwinden vom Radarschirm des Gesundheitswesens, um – wenn es nicht eine Schwangerschaft oder einen Unfall in der Zwischenzeit gibt – mit Mitte 40 und den ersten langfristigen Erkrankungen wieder aufzutauchen. Eine Ausnahme sind hier nur die Besuche junger Frauen in der Gynäkologie-Praxis zu Vorsorge- und Kontrazeptionsthemen.

Einer der seltenen Kontakte Gesunder mit dem Gesundheitswesen ist die bevorstehende Auslandsreise aus privaten oder beruflichen Motiven, bei denen es um Fragen rund um die Prävention reisemedizinischer Gesundheitsgefahren geht. Hier bietet sich die Chance, das Präventionsthema direkt anzusprechen. Daher wollen wir einen kurzen Überblick über die – altersabhängig – in der Gesetzlichen Krankenversicherung in Deutschland geleistete Prävention geben.

Früherkennungsuntersuchungen die von der GKV in Deutschland bezahlt werden

Alter	Rhythmus	Untersuchung	Frauen	Männer
bis 66. Lebensmonat	10 Untersuchungen	Früherkennung von Krankheiten	Untersuchungen zur Früherkennung von Krankheiten einschließlich Beratung zur Zahngesundheit (Kinderuntersuchungsheft), Erweitertes Neugeborenen-Screening, Screening auf Mukoviszidose, kritische Herzfehler, Hüftgelenksdysplasie und -luxation sowie Neugeborenen-Hörscreening	
0-6 Jahre	6 zahnärztliche Untersuchungen	Zähne und Kiefer	Früherkennungsuntersuchungen auf Zahn-, Mund- und Kieferkrankheiten: sechs Untersuchungen ab dem 6. Lebensmonat, Beratung und Aufklärung der Betreuungspersonen unter anderem zu Kariesrisiken und zur richtigen Mundhygiene des Kindes, Auftragen von Fluoridlack zur Schmelzhärtung bzw. bei hohem Kariesrisiko	
6 bis 18 Jahre	jährlich	Zähne	Maßnahmen zur Verhütung von Zahnerkrankungen (Individualprophylaxe)	
13/14 Jahre	einmalig	Gesundheitsuntersuchung	Jugendgesundheitsuntersuchung	
keine Altersbegrenzung	sechster oder siebter Schwangerschaftsmonat		Screening auf Schwangerschaftsdiabetes durch zweizeitigen Glukosetoleranztest (Vortest und ggf. zweiter Test) mit Venenblutabnahme	
	grundsätzlich dreimal während der Schwangerschaft		Basis-Ultraschalluntersuchungen bei schwangeren Frauen zur Früherkennung von Schwangerschaftskomplikationen Alternativ zum Basis-Ultraschall: erweitertes Ultraschall-Screening im zweiten Schwangerschaftsdrittel	
	einmal während der Schwangerschaft		Chlamydien-Screening: Untersuchung auf genitale Chlamydia trachomatis-Infektion	
	einmal während der Schwangerschaft		HIV-Antikörper-Test für Schwangere zur Früherkennung einer HIV-Infektion	
ab 18 Jahre	zwischen 18 u. 35 einmalig; ab dem 35. Geburtstag alle 3 Jahre	Check-up: Früherkennung u.a. von Herz-Kreislauf-Erkrankungen und Diabetes	Gesundheits-Check für Frauen und Männer mit Schwerpunkt Früherkennung von gesundheitlichen Risiken und Belastungen und von häufigen Krankheiten mit präventionsorientierter Beratung und Überprüfung des Impfstatus	
20 bis 34 Jahre	jährlich	Krebsfrüherkennung	Krebsfrüherkennung für Frauen: gezielte Anamnese, Abstrich vom Gebärmutterhals, Untersuchung der inneren und äußeren Geschlechtsorgane	
bis 25 Jahre	jährlich		Chlamydien-Screening: Untersuchung auf genitale Chlamydia trachomatis-Infektionen bei Mädchen und jungen Frauen ab erstem Geschlechtsverkehr bis zum abgeschlossenen 25. Lebensjahr	
ab 30 Jahre	jährlich	Erweiterte Krebsfrüherkennung	• Fragen nach Veränderung von Haut oder Brust • zusätzliches Abtasten von Brust und Achselhöhlen • Anleitung zur regelmäßigen Selbstuntersuchung der Brust	
ab 35 Jahre	einmalig		Screening auf Hepatitis B und Hepatitis C für Frauen und Männer	
	alle drei Jahre	Krebsfrüherkennung	Krebsfrüherkennung für Frauen: gezielte Anamnese, Abstrich vom Gebärmutterhals in Kombination mit einem Test auf Infektion mit Humanen Papillomviren (HPV), Untersuchung der inneren und äußeren Geschlechtsorgane	
	alle zwei Jahre	Früherkennung Hautkrebs	Hautkrebs-Screening für Frauen und Männer	
ab 45 Jahre	jährlich	Früherkennung Krebserkrankungen der Prostata und des äußeren Genitales		Krebsfrüherkennung für Männer: gezielte Anamnese, Tastuntersuchung der Prostata, der regionären Lymphknoten und des äußeren Genitale
50 bis 75 Jahre	alle 2 Jahre	Brustkrebsfrüherkennung	Brustkrebsfrüherkennung durch das Mammographie-Screening: Einladung zum Screening in einer zertifizierten medizinischen Einrichtung, Röntgen der Brüste durch Mammographie	
ab 50 Jahre	jährlich, alternativ für Männer: alle 10 Jahre	Früherkennung Darmkrebs Darmkrebs-Screening	Frauen von 50 bis 54 Jahren können sich für einen jährlichen Test auf occultes Blut im Stuhl entscheiden.	Männer von 50 bis 54 Jahren können zwischen einem jährlichen Test auf occultes Blut im Stuhl und einer Darmspiegelung (Koloskopie) entscheiden.
ab 55 Jahre	Entweder alle zwei Jahre Stuhluntersuchung auf Blut oder zweimal im Abstand von 10 Jahren Vorsorge-Darmspiegelung	Darmkrebsfrüherkennung Darmkrebs-Screening	Darmkrebsfrüherkennung: Frauen und Männer ab 55 Jahren können zwischen einem Test auf occultes Blut im Stuhl, der alle 2 Jahre durchgeführt wird, und maximal 2 Früherkennungs-Darmspiegelungen (Koloskopien) im Abstand von 10 Jahren entscheiden.	
ab 65 Jahre	einmalig	Früherkennung Bauchaortenaneurysmen		Ultraschalluntersuchung für Männer auf Bauchaortenaneurysma

Quelle: Gemeinsamer Bundesausschuss (G-BA)

Beispiele durch Impfung verhinderbarer beruflicher Gefährdung Fortsetzung

Biologischer Arbeitsstoff	Tätigkeitsbereiche	Expositionsbedingungen
Hepatitis-A-Virus (HAV)	Einrichtungen für behinderte Menschen, Kinderstationen	Tätigkeiten mit regelmäßigem Kontakt mit Stuhl im Rahmen • der Pflege von Kleinkindern, • der Betreuung von behinderten Menschen.
	Stuhllaboratorien	Regelmäßige Tätigkeiten mit Stuhlproben.
	Kläranlagen, Kanalisation	Tätigkeiten mit regelmäßigem Kontakt zu fäkalienhaltigen Abwässern oder mit fäkalienkontaminierten Gegenständen.
	Forschungseinrichtungen/Laboratorien	Regelmäßige Tätigkeiten mit Kontaktmöglichkeit zu infizierten Proben oder Verdachtsproben bzw. zu erregerhaltigen oder kontaminierten Gegenständen oder Materialien.
Hepatitis-B-Virus (HBV)	Einrichtungen zur medizinischen Untersuchung, Behandlung und Pflege von Menschen und Betreuung von behinderten Menschen einschließlich der Bereiche, die der Versorgung bzw. der Aufrechterhaltung dieser Einrichtungen dienen	Tätigkeiten, bei denen es regelmäßig und in größerem Umfang zu Kontakt mit Körperflüssigkeiten, -ausscheidungen oder -gewebe kommen kann; insbesondere Tätigkeiten mit erhöhter Verletzungsgefahr oder Gefahr von Verspritzen und Aerosolbildung.
	Notfall- und Rettungsdienste	
	Pathologie	
	Forschungseinrichtungen/Laboratorien	Regelmäßige Tätigkeiten mit Kontaktmöglichkeit zu infizierten Proben oder Verdachtsproben bzw. zu erregerhaltigen oder kontaminierten Gegenständen oder Materialien.
Salmonella Typhi	Stuhllaboratorien	Regelmäßige Tätigkeiten mit Stuhlproben.
Tollwutvirus	Forschungseinrichtungen/Laboratorien	Tätigkeiten mit regelmäßigem Kontakt zu erregerhaltigen oder kontaminierten Gegenständen, Materialien und Proben oder infizierten Tieren.
	Gebiete mit Wildtollwut	Tätigkeiten mit regelmäßigem Kontakt zu freilebenden Tieren.

Quelle: Verordnung zur arbeitsmedizinischen Vorsorge vom 18.12.2008, Novellierung 23.10.2013, BGBl. I S. 3882

Bei "Tätigkeiten in Tropen, Subtropen und sonstigen Auslandsaufenthalten mit besonderen klimatischen Belastungen und Infektionsgefährdungen" ist eine Pflichtvorsorge vorgeschrieben. Auch hier sind Impfungen, entsprechend der Gefährdung, eine wichtige Präventionsmaßnahme.

Gesundheitsvorsorge – dazu gehört auch der Versicherungscheck!

Susanne Reuter

Krank im Ausland – das wünscht man keinem Reisenden. Und dennoch passiert es jeden Tag. Ein Krankenhausaufenthalt und Krankenrücktransport nach Deutschland können schnell mehrere Zehntausend Euro kosten. Da gesetzliche Krankenkassen nicht einspringen, wird eine Auslandskrankenversicherung dringend empfohlen.

Viele Urlauber wähnen sich allein deshalb in Sicherheit, weil sie über eine gesetzliche Krankenversicherung versichert sind. Das ist ein Irrtum, denn häufig deckt dieser Schutz nur Teile der tatsächlich entstehenden Kosten ab.

Richtig ist, dass gesetzlich Versicherte im europäischen Ausland die sogenannten EHIC-Leistungen bei Krankenhäusern und Praxen, die dem öffentlichen Gesundheitssystem angeschlossen sind, in Anspruch nehmen können.

Bei bestehendem Sozialversicherungsabkommen mit dem jeweiligen Land werden die Kosten für ambulante und stationäre Behandlung sowie die Kosten für Medikamente und Heilmittel entsprechend der Vereinbarung übernommen. Privatkliniken hingegen akzeptieren die EHIC-Vereinbarung nicht, hier muss der Erkrankte/Verletzte in jedem Fall für ausreichend Versicherungsschutz sorgen bzw. die Kosten selbst tragen.

Krankenrücktransport: Im schlimmsten Fall finanzieller Ruin

Weitere Knackpunkte: Außerhalb von Europa übernehmen die gesetzlichen Krankenversicherungen überhaupt keine Kosten mehr. Und ein möglicherweise notwendiger Krankenrücktransport nach Deutschland ist generell nicht über die gesetzliche Krankenkasse abgedeckt – unabhängig vom Urlaubsland. Wer keinen zusätzlichen Auslandskrankenschutz abgeschlossen hat, riskiert im schlimmsten Fall den finanziellen Ruin. Deshalb raten sämtliche Verbraucherschutzorganisationen, das Auswärtige Amt und die Krankenkassen selbst, bei Auslandsreisen auf jeden Fall eine entsprechende Versicherung abzuschließen. Grundsätzlich gilt: Je länger der Flug, desto teurer wird er. So schlägt ein Intensivtransport aus Australien oder Neuseeland mittlerweile mit 350.000 Euro, aus Nord- und Südamerika mit 180.000 Euro und von den Kanarischen Inseln mit 60.000 Euro zu Buche. Aber auch ein bodengebundener Transport im Krankenwagen aus einem der Nachbarländer belastet die Urlaubskasse über die Massen. So kostet ein Rettungstransport mit Arztbegleitung aus St. Moritz in der Schweiz nach München 2.450 Euro. Die Kosten für einen Auslandskrankenschutz nehmen sich angesichts dessen gering aus. Bei der Auswahl der richtigen Auslandskrankenversicherung sollte man noch prüfen, ob der Anbieter einen Krankenrücktransport übernimmt, der medizinisch sinnvoll und vertretbar ist.

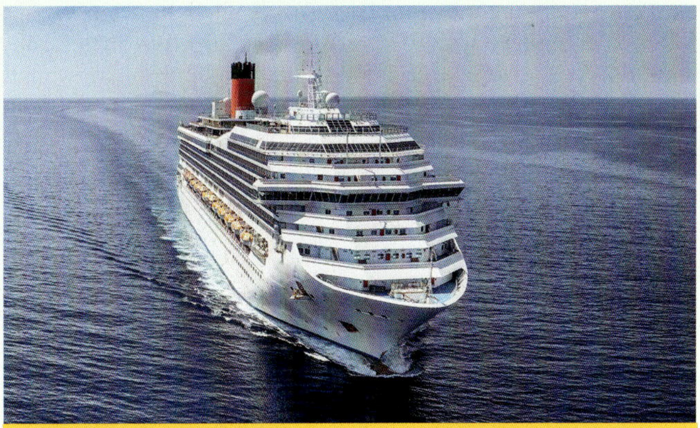

Kreuzfahrtreisen liegen im Trend.

Laut aktuellen Statistiken haben im Jahr 2023 etwa 3,7 Millionen Personen aus Deutschland eine Hochsee oder Flusskreuzfahrt unternommen. Dies ist ein deutlicher Anstieg gegenüber den 2,6 Millionen Passagieren im Jahr 2019.

Trübt jedoch ein medizinischer Notfall das Erlebnis, sollte man sich der Möglichkeiten an Bord bewusst sein. Trotz gut ausgestatteter Notfallstationen kann es bei einer medizinischen Behandlung auch schnell zu einer Ausschiffung ins nächstgelegene Krankenhaus kommen. Die Versicherungskarte der gesetzlichen Krankenkasse wird an Bord nicht angenommen, da die ärztliche Behandlung auf den Schiffen als Privatleistung abgerechnet wird.

Der ADAC Ambulanz-Service rät:

- **Für Menschen mit Vorerkrankungen ist dringend zu empfehlen, vor einer Reise mit dem Hausarzt zu sprechen, ob die Reise geeignet ist.**
- **Medikamente und Notfallausstattung mit an Bord nehmen.**
- **Vor der Reise sollte eine weltweit gültige Auslandskrankenversicherung abgeschlossen werden. Reiserücktritt- und Reiseabbruchversicherung schützen vor unerwarteten Kosten, wenn die Reise aus gesundheitlichen Gründen abgebrochen werden muss.**

Beratung im Vorfeld beim Hausarzt oder/und Reisemediziner

Wenn mit einer Behandlungsbedürftigkeit während einer Reise zu rechnen ist, gilt besondere Vorsicht. Eine Versicherung kann von ihrem Recht Gebrauch machen, einen Teil oder die Gesamtheit der Kosten nicht zu übernehmen. Sofern also der Zustand des Rei-

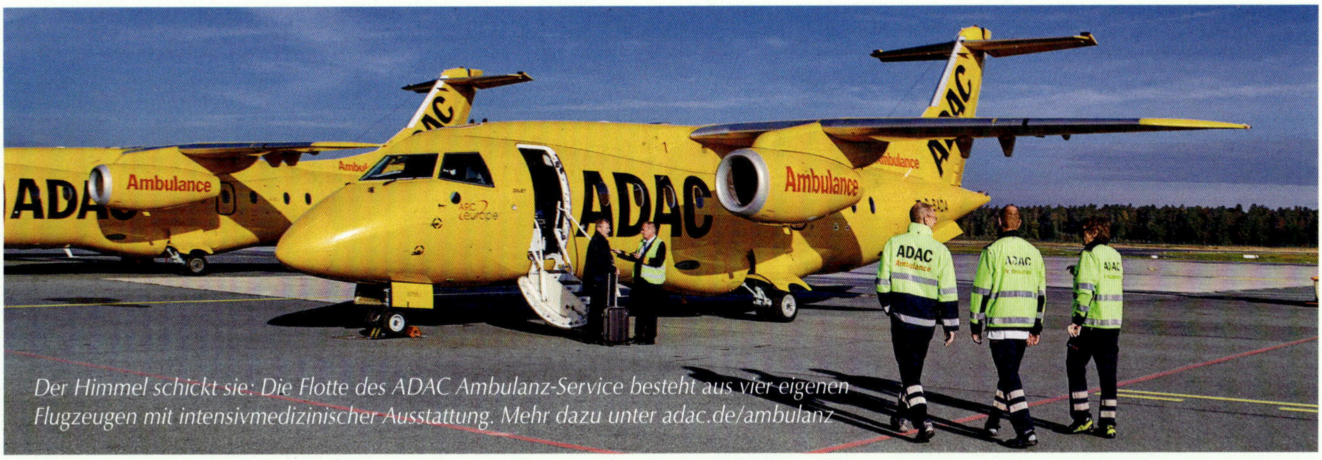

Der Himmel schickt sie: Die Flotte des ADAC Ambulanz-Service besteht aus vier eigenen Flugzeugen mit intensivmedizinischer Ausstattung. Mehr dazu unter adac.de/ambulanz

senden schon vor Reisebeginn nicht gut ist, sollte er nicht reisen. Ganz generell gilt: Wer ins Ausland reist, sollte sich möglichst schon vor Beginn der Reise über die medizinische Versorgung in der Ferienregion informieren. Dies gilt vor allem für Familien mit Kindern, denn in vielen Urlaubsregionen mangelt es an geeigneten Kinderarztpraxen, Kinderkliniken oder Fachpraxen. Im Notfall dauert es oft zu lange, bis der richtige Arzt oder das optimale Krankenhaus gefunden ist. Die Tipps von Hotelangestellten oder Ferienhausvermietenden sind in vielen Fällen keine gute Lösung. Da sich mit ausländischen Patienten viel Geld verdienen lässt, werden erkrankte Touristen in manchen Urlaubsregionen nur zu ganz bestimmten Arztpraxen oder Kliniken gebracht.

Bei Kleinigkeiten, die man selbst versorgen kann, hilft eine gut ausgestattete Reiseapotheke u.a. mit Pflaster verschiedener Größen, Mittel gegen Fieber, Erkältung und Durchfall, Insekten/Zekkenabwehrmittel und ggf. einem Malariamedikament.

www.adac.de/auslandskrankenschutz

Flugreisetauglichkeit

Besonderes physiologisches Milieu an Bord und mögliche Belastungsfaktoren

Der Luftdruck nimmt mit zunehmender Höhe ab und beträgt in den Flughöhen moderner Passagierflugzeuge (10.000 – 12.000 m) nur noch insgesamt ein Viertel bis ein Drittel des am Boden herrschenden Drucks. Ein Aufenthalt in dieser Höhe, die außerdem durch Temperaturen von unter – 50 ° C gekennzeichnet ist, wird erst durch Druckkabinen möglich. Der Druck wird als Zapfluft aus den Verdichterstufen der Triebwerke entnommen und durch Druckminderung und Kühlung auf den gewünschten Bereich eingestellt. Für den Insassen der Druckkabine und insbesondere den aktuellen pO_2 ist der dort herrschende, aktuelle Luftdruck, der Kabinendruck maßgebend. Dieser wird in der Fliegerei als Druckhöhe angegeben: dies ist die Höhe, die dem entsprechenden Druck in einer Normalatmosphäre entspricht. Der Gesetzgeber schreibt eine maximale Kabinendruckhöhe von 8000 ft, entsprechend ca. 2.400 m vor. In der Praxis betragen die Druckhöhen zwischen **1600 und 2400 m** [1].

Bei Veränderungen des Außendrucks verhalten sich Druck und Volumen eingeschlossener Gase gegensinnig, Abnahme des Außendrucks beim Aufstieg führt zur Ausdehnung, Zunahme beim Abstieg zur Volumenabnahme. Dies betrifft die Nasennebenhöhlen, das Mittelohr und auch Darmgase. Durch Verbindungen wie Ostien, Eustachi´sche Tuben etc. findet ein Druckausgleich statt. Falls dies durch entzündliche oder allergische Schleimhautschwellungen nicht mehr möglich sein sollte, kann es zum **Barotrauma** kommen. Dies betrifft meist den Sinkflug: hier kommt es zur Kompression der eingeschlossenen Gase. Valsalva-Manöver und abschwellende Nasentropfen (ca. 20 Min. vor der Landung) können helfen, sicherer ist es hingegen, bei erfolglosem Valsalva-Versuch einen Flug gar nicht erst anzutreten. Ausdehnung von Darmgasen (Gegenmaßnahme: Vermeiden blähender Nahrung und kohlensäurehaltiger Getränke) sowie Barotraumen der Zähne durch Ödem und Gefäßinjektion entzündlich veränderten Gewebes unter abnehmendem Druck machen sich hingegen im Steigflug bemerkbar.

Weitere Beanspruchungen sind eine nur sehr geringe Luftfeuchtigkeit, eingeschränkte Mobilität, Zeitverschiebung auf transmeridionalen Langstreckenflügen, reisebedingter Streß, Flugangst, Lärm und Vibrationen und dreidimensionale Schwingungen. Die Exposition gegenüber Höhenstrahlung ist für Flugpassagiere nicht von Bedeutung [1]. Die niedrige Luftfeuchtigkeit von ca. 5 – 15 % resultiert aus der in Flughöhe sehr trockenen Außenluft, die aus technischen Gründen nicht angefeuchtet werden kann, und deren Erwärmung. Ausreichende Trinkmengen von ca. 0,25 l Flüssigkeit stündlich sind deshalb auf Langstreckenflügen zu empfehlen.

Bei den üblichen Kabinendruckhöhen sind alle Flugzeuginsassen einer milden Hypoxie ausgesetzt. Die Veränderungen des umgebenden Milieus werden aber aufgrund der ausreichenden homöostatischen Reaktionsbreite von fast allen toleriert, können aber Passagiere, die durch Vorerkrankungen schwer eingeschränkt sind, gefährden [2], da deren Toleranzbreite nicht ausreichend sein kann. Dies ist insbesondere bei solchen mit eingeschränkter cardiopulmonaler Leistungsfähigkeit zu beachten [3]. Das gilt insbesondere bei cardialen, pulmonalen und hämatologischen Erkankungen [4].

Vorgehen bei Beurteilung der Flugreisetauglichkeit

Nach Vorgaben der IATA (IATA-Resolution, Section 2 – Medical Clearance, 2.2) ist eine sog. Medical Clearance, also die Freigabe des Transports durch einen von der Fluggesellschaft beauftragten Flugmediziner, nötig, wenn übertragbare Erkrankungen oder Gesundheitsstörungen vorliegen, die potentielle Gefahren für Mitreisende und / oder Crew, Flugsicherheit, Pünktlichkeit des Fluges (Risiko einer außerplanmäßigen Landung) darstellen, evtl. eine medizinische Behandlung oder spezielle Ausrüstung erfordern oder sich während oder durch den Flug verschlimmern können. Vor der Reise muß deshalb abgeklärt werden, ob der Patient überhaupt flugreisetauglich ist. Bei bestimmten Vorerkrankungen liegt die Entscheidung letztendlich bei einem von der Fluggesellschaft beauftragten Arzt, oft beim **medizinischen Dienst** der jeweiligen Airline [5]. Ob bei Sauerstoff-Bedarf eigene Ausrüstung benutzt werden darf, ist wiederum mit der jeweiligen Fluggesellschaft abzuklären. Hinweise hierzu sind im Internet verfügbar (z.B. für Patienten mit pulmonalen Erkrankungen: http://www.de.european-lung-foundation.org).

Das international einheitliche **MEDA**-Formblatt erfaßt die für die Beurteilung der Flugreisetauglichkeit wichtigen Angaben. Es ist beim Reisebüro erhältlich oder im Internet verfügbar, wird vom behandelnden Arzt ausgefüllt und an die Fluggesellschaft übermittelt. Bei chronischen oder langfristigen Behinderungen und häufigeren Flugreisen kann eine sog. **FREMEC**-Karte (Frequent Traveller´s Medical Card) von der Fluggesellschaft ausgestellt werden. Diese bescheinigt durch Vorlage bei der Buchung für die Dauer ihrer Gültigkeit von bis zu etwa 2 Jahren die Tauglichkeit für alle Flüge, ohne daß jeweils eine erneute Prüfung oder Rückfragen erforderlich wären.

Nach den aktuellen europäischen Bestimmungen ist der Luftfahrtunternehmer verpflichtet, Verfahren für den Transport Behinderter (Persons with reduced mobility = PRMs) zu entwickeln. Fluggesellschaften sind jedoch rechtlich **nicht verpflichtet, jeden** Passagier zu transportieren, wenn die Flugsicherheit dagegen spricht, und sind insofern vom Disability / Discrimination Act befreit, der ansonsten eine Benachteiligung Behinderter verhindern soll.

Entsprechend der aktuellen europäischen Rechtslage (Regulation (EC) 1007 (2006)), müssen neben den Fluggesellschaften auch Flughäfen Vorkehrungen treffen, die nötige Ausrüstung und das Personal zur Verfügung stellen, um Behinderten (persons with reduced mobility - PRM) das An-Bord-Gehen und Erreichen des Sitzplatzes zu ermöglichen. Wenn dies vom Hausarzt für nötig gehalten wird, sollten Passagiere mit Vorerkrankungen frühzeitig die Fluggesellschaft kontaktieren, um neben der Beurteilung der Flugreisetauglichkeit ggf. spezielle Maßnahmen wie Hilfe beim Boarding und Verlassen des Flugzeuges und auf dem Flughafen, Zusatz-Sauerstoff etc. rechtzeitig ordern zu können.

Beurteilung der Flugreisetauglichkeit

Die Beurteilung der Flugreisetauglichkeit soll verhindern, dass sich Vorerkrankung durch einen Flug verschlimmern (Transporttrauma), Sitznachbarn oder Crew infiziert oder anderweitig gefährdet werden und dass es durch vermeidbare Notsituationen zu außerplanmäßigen Zwischenlandungen kommt. Weiterhin muß abgeklärt werden, ob der Kranke, wie aus Sicherheitsgründen erforderlich, bei Start und Landung in aufrechter Position sitzen und sich bei einem eventuellen Notfall in Sicherheit bringen, während des Fluges selbständig essen, trinken oder die Toilette aufsuchen kann.

Als praktische Orientierungshilfe für die Flugreisetauglichkeit kann die Frage gelten, ob der betreffende Patient 50 –100 m gehen oder mindestens über ein Stockwerk (12 Stufen) Treppen steigen kann.

Internistische Erkrankungen

Herzerkrankungen

Als Reaktion auf milde Hypoxie wird die Herzleistung gesteigert und selbst Patienten mit schwerer, jedoch stabiler Herzinsuffizienz können das Auswurfvolumen bei leichter Belastung um bis zu 50 % erhöhen [6]. Bei Hypoxie steigt auch die Coronardurchblutung aufgrund der konsekutiven peripheren Vasodilatation an, wegen der Erhöhung der cardialen Auswurfleistung (Zunahme von Herzfrequenz und Füllungsvolumen und damit der Herzarbeit) nimmt jedoch insgesamt die Coronarreserve ab. Die physiologischen Kompensationsmöglichkeiten durch Hyperventilation und Steigerung des Herzzeitvolumens können bei cardialen Vorerkrankungen evtl. nicht ausreichen und Sauerstoffgabe während des Fluges erforderlich machen.

Herzinsuffizienz: Die hypoxiebedingte Rechtsherzbelastung durch Erhöhung des pulmonalarteriellen Drucks (Euler-Liljestrand Mechanismus) hat insbesondere Auswirkungen bei Erkrankungen mit Rechtsherzbelastung (primäre pulmonale Hypertonie, chronisches Cor pulmonale, cyanotische Herzfehler, Pulmonalstenose etc.) [7].

Bei **koronarer Herzkrankheit** kann sich die Coronardurchblutung bis in den kritischen Bereich vermindern. Weiterhin ist zu beachten, daß die Einnahme von Nitropräparaten zu einer hypämischen Hypoxie führen kann. Außerdem kann es unter Hypoxie zu deutlicheren Blutdruckabfällen kommen. Nicht zu vergessen sind reisebedingte Umstände wie körperliche Belastung durch Transport von schweren Gepäckstücken oder psychosozialer Streß durch ungewohnte, fremde Umgebung etc. Durch eine Ergometrie kann die individuelle Ischämieschwelle bestimmt werden. Linksventrikuläre Ejektionsfraktion und PA-Druck (abschätzbar in Echokardiographie: Trikuspidal-Insuffizienz?) sind die besten Prädiktoren für KHK, aber auch Herzinsuffizienz bei Höhenexposition. Bei Schrittmacherpatienten stellen die Sicherheitskontrollen in der Regel kein Problem dar. Nichtsdestotrotz sollten starke Magnetfelder vermieden und immer möglichst eine Armlänge Abstand gehalten werden. Torbogen-Scanner sind zügig zu durchqueren, es sollte in ihnen nicht stehengeblieben werden. Insbesondere bei Auftreten von Schwindel sollten die entsprechenden Patienten schnell weitergehen [8].

Lungenerkrankungen

Bei pulmonalen Erkrankungen ist oft bereits in Meereshöhe der arterielle Sauerstoffpartialdruck erniedrigt. Mit dem abnehmenden Kabinendruck nimmt auch der Sauerstoffpartialdruck der Atemluft proportional ab, es besteht potentiell das Risiko eines kritischen Abfalls des arteriellen Sauerstoffpartialdrucks, wenn die Kompensation durch Hyperventilation insuffizient ist. Die Flugreisetauglichkeit kann mittels Blutgasanalyse und Lungenfunktion (Spirometrie) beurteilt werden. Mindestvoraussetzungen für eine Flugreise sind SO_2 von 85 %, p_aO_2 von 70 mm Hg, VK von 3 l und FEV1 von 70 %*. Bei Unterschreitung der Grenzwerte ist während des Fluges die Gabe von Sauerstoff nötig. Unterhalb eines p_aO_2 von 60 mm Hg in Meereshöhe wird empfohlen, von einer Flugreise Abstand zu nehmen (vitale Bedrohung bei evtl. Funktionsstörung oder Ausfall der Sauerstoffversorgung). COPD-Patienten weisen oft bereits am Boden niedrige pO_2- und SaO_2-Werte auf, bei einer Kabinendruckhöhe von 2400 m fallen diese Werte dann dramatisch ab. Insbesondere bei Patienten, die bereits in Meereshöhe hypoxisch sind, kann sich die Hypoxie deutlich verschlechtern [9]. In verschiedenen Studien äußerten die Betroffenen jedoch meist keine Beschwerden [10]. Dies mag zum einen an der fehlenden körperlichen Belastung bei überwiegend Sitzposition und hypoxiebedingter Schläfrigkeit liegen. Zum anderen wird dies mit einer erleichterten Adaptation an eine aggravierte Hypoxie aufgrund der bereits vorbestehenden Hypoxie gedeutet [11]. Wenn ein $p_aO_2 < 55$ mm Hg erwartet wird, ist die Gabe von Sauerstoff (Additional Oxygen = ADDOX) indiziert [12]. Die O_2–Gabe darf jedoch nicht zur CO_2-Retention führen.

Bei cystischer Fibrose (Mukoviszidose) sollte die Medikation zur Hand sein, Physiotherapie wird bei Zwischenlandungen empfohlen. Vernebler-Therapie mit Antibiotika oder DNAse ist während des Fluges nicht möglich und nicht nötig [13]. Ansonsten gelten die physiologischen Limits wie bei anderen Lungenerkrankungen.

Sonstige Erkrankungen

Bei einer **Anämie** mit einem Hb von 8 g/dl beträgt die O_2-Transportkapazität am Boden nur 110, in der Höhe 100 ml O_2/l Blut, also etwa halb so viel wie bei einem Gesunden am Boden! Der Hb-Wert sollte deshalb 9 g/dl nicht unterschreiten.

Infektionserkrankungen: Fieber führt zu verminderter Hypoxietoleranz durch Rechtsverlagerung der Sauerstoffbindungskurve und Steigerung des Metabolismus. Um keine Exacerbation der Erkrankung zu riskieren und die geringe Infektionsgefahr durch direkten Kontakt mit Sitznachbarn oder Kabinenpersonal zu vermeiden, verbietet sich deshalb bei akuten Infektionen eine Flugreise. Außerdem sind Fluggesellschaften gesetzlich verpflichtet, den Transport von kontagiösen Patienten zu verhindern. Bei **Pneumonie** kommt eine stark verminderte Gasaustauschfläche hinzu, da die betroffenen Lungensegmente von entzündlichem Sekret bedeckt sind und durch Kapillardilatation ein ausgeprägter funktioneller shunt vorliegt.

Chirurgische Patienten

Frischoperierte befinden sich in einem Zustand vermehrten Sauerstoffverbrauchs durch Operationsstreß, mögliche Sepsis, erhöhte Katecholamin-Spiegel. Ferner sind Exsikkose, postoperative Anämie (verminderter Gebrauch von Transfusionen), Vorerkrankungen zu berücksichtigen.

Für Frischoperierte im Flugzeug können sich ferner Besonderheiten ergeben, da sich das Volumen von eingeschlossenen Gasen mit dem Umgebungsdruck verändert (s.o.). Beim Steigflug kommt es zur Ausdehnung, beim Sinkflug zur Volumenabnahme. Dieses betrifft in erster Linie Eingriffe an Nasennebenhöhlen, Mittelohr und Gastrointestinaltrakt. Gleiches gilt auch für freies Gas im Thoraxraum wie nach Thorakotomie, Thorakoskopie oder bei Pneu, in der Bauchhöhle (nach Laparoskopie oder Laparotomie, bei endoskopischen und sonstigen Eingriffen an Gelenken und sonstigen Körperhöhlen) oder bei Darmnähten durch sich ausdehnendes Darmgas sowie bei Gasplomben bei Netzhaut-Ablösung. Die Gasausdehnung beim Steigflug kann postoperativ also insbesondere nach diagnostischen oder therapeutischen Eingriffen im Thorax- oder Abdominalbereich oder am Auge zu Problemen durch ein Barotrauma führen.

Neurologische und psychiatrische Patienten

Bei Affektionen des ZNS bzw. Neurotraumen wie apoplektischer Insult, subarachnoidale oder intracerebrale Blutung, epiduralen oder subduralen Hämatomen, Commotio oder Contusio cerebri ist zu beachten, dass zum einen die leichte Hypoxie in der Flugzeugkabine begünstigend für ein Hirnödem ist, zum anderen, dass die Affektion selbst potentiell ein Hirnödem verursachen kann. Außerdem ist die unter Hypoxie gesteigerte cerebrale Krampfbereitschaft zu beachten. Bei vorbekanntem cerebralem Krampfleiden sollte deshalb die antiepileptische Medikation erhöht werden.

Die Beförderung von psychotischen Patienten verbietet sich nach dem Warschauer Abkommen und dessen Nachfolgeabkommen,

um eine Gefährdung des Luftverkehrs zu vermeiden. Um dennoch einen Transport solcher Patienten zu ermöglichen, ist die Begleitung durch einen Facharzt und erfahrenes Pflegepersonal erforderlich. Analog ist, je nach Ausprägung der Klinik, bei Neurosen zu verfahren.
Tavor expidet® (Lorazepam) kann ggf. als Notfallmedikament auch von Mitreisenden appliziert werden, wenn diese über eine evtl. bukkale Gabe für den Notfall vom Betreffenden instruiert werden).

Ophthalmologische Patienten

Bei Z.n. Ablatio retinae wird oftmals eine Gasplombe gelegt, um die Retina an die Sklera zu adaptieren. Diese würde sich beim Steigflug ausdehnen und könnte zu Drucknekrosen an der Papille führen. Vor einer Flugreise sollte deshalb kontrolliert werden, ob die Plombe zwischenzeitlich resorbiert wurde.
Die trockene Luft in der Flugzeugkabine kann auch beim gesunden Auge zu Bindehautreizung führen. Künstliche Tränen können hier Abhilfe schaffen, ebenso bei Kontaktlinsenträgern – insbesondere bei weichen Kontaklinsen. Im Fluge werden harte Kontaktlinsen empfohlen, da hier die Versorgung der Hornhaut mittels der Tränenflüssigkeit – im Gegensatz zu weichen Kontaktlinsen – gewährleistet bleibt.

Schwangerschaft

Die vulnerabelste Phase der Schwangerschaft ist die Organogenese zwischen 3. und 8. Schwangerschaftswoche [14]. Oftmals wird jedoch gerade in dieser Phase oft aus den verschiedensten Gründen beruflich geflogen, z.B. wegen einer verzögerten Diagnose der Schwangerschaft. Eine Flugreise während der Schwangerschaft bedingt grundsätzlich kein erhöhtes Risiko für Mutter und Kind. In der Literatur ist keine erhöhte Wahrscheinlichkeit für Abort, vorzeitigen Blasensprung oder Placenta-Lösung bekannt. Durch die physiologischen Adaptationsmechanismen der Schwangerschaft unterscheidet sich der mütterliche Organismus nicht wesentlich von dem eines anderen Passagiers [14]. Aufgrund des physiologisch vorhandenen HbF und des Bohr-Effekts findet sich beim Kind kein nennenswerter pO_2-Abfall in der Höhe. Bei normal verlaufender und unkomplizierter Schwangerschaft ist ein Flug bis zur 36. Schwangerschaftswoche möglich. Bei Frühgeburten ist die fehlende Lungenreife zu beachten.

Bei komplizierten Schwangerschaften (s. Tab.) liegt die Grenze bei 32 Wochen, bei Risikoschwangerschaften sollte hingegen nicht geflogen werden.

Kinder

Aufgrund des geringeren Kalibers der oberen Luftwege von **Kindern** ergeben sich gelegentlich Probleme beim Druckausgleich. Säuglingen sollte deshalb beim Sinkflug die Flasche gegeben werden, bei größeren Kindern kann durch Gabe von Kaugummi oder Bonbons nachgeholfen werden. Je nach Auffassungsgabe kann auch das Valsalva-Manöver vor dem Flug trainiert und bei Bedarf angewandt werden. Hilfreich sind Luftballons mit einer Olive, die über ein Nasenloch aufzublasen sind (Otovent®).

Flugreisetauglichkeit bei ausgewählten Krankheitsbildern
(keine Flugreisetauglichkeit für die nachfolgend genannten Zeiträume bzw. zu beachtende Gesichtspunkte) [15].

Operative Eingriffe	**Bauchraum**	im Allgemeinen Flugreisetauglichkeit, wenn • Umstellung auf orale Ernährung erfolgreich • Mobilisierung • geregelte Darmtätigkeit (Stuhl und Winde) • unkomplizierte Wundheilung • mindestens 10 d
	• Appendektomie	10 d
	• Herniotomie	10 d
	• Gastrektomie	6 w
	• Darmresektion	6 w
	• sonstige viszeralchirurg. Eingriffe	10 d
	• laparoskopische Diagnostik und Eingriffe	10 d, kein Restgas intraabdominell, (sonographische Kontrolle)
	• endoskopische Polypektomie	1 w
	Schädel	cave "trapped gases" bei intracraniellen Eingriffen
	✓ SDH / EDH (subdurales oder epidurales Hämatom), intracerebrale Blutung	6 w (danach Arztbegleitung bis 3 m)
	✓ SAB (subarachnoidale Blutung)	10 d (coiling) bzw. 6 w (Trepanation) (danach Arztbegleitung bis 3m)
Frakturen (ggf. individuelle Abwägung je nach Lokalisation und Art der Ruhigstellung)		im Allgemeinen ggf. Stretcher oder Extrasitz bei Ruhigstellung der unteren Extremität, cave Thromboseneigung (niedermolekulares Heparin), Hb (nach Becken- oder Femurfraktur)
	• Flüge < 2h	24 h, bei gespaltenem Gips oder Gipsschiene
	• Flüge > 2h	48 h, bei gespaltenem Gips oder Gipsschiene
Anämie	• Hb < 9 - 10	nicht flugreisetauglich, evtl. Auftransfusion oder O_2 - Gabe während Flug
	• Sichelzellanämie, Sichelkrise	10 d

Infektions-krankheiten	allgemein	im akuten Stadium nicht flugreisetauglich bei akuter Kontagiosität nicht flugreisetauglich (z.B. Varizellen, Meningitis, Hepatitis A)
Herz-Kreislauf-Erkrankungen	• KHK - CCS I (keine Beschwerden) - II (Beschwerden bei stärkerer körperlicher Belastung) - III (Beschwerden bei leichter körperlicher Belastung) - IV (in Ruhe) - instabile Angina pectoris • Myokardinfarkt - unkompliziert / leicht - schwer • Herzinsuffizienz - NYHA I (keine Beschwerden) - NYHA II (Beschwerden bei stärkerer körperlicher Belastung) - NYHA III (Beschwerden bei leichter körperlicher Belastung) - NYHA IV (Beschwerden in Ruhe) - dekompensiert	 keine Einschränkung im Allgemeinen flugreisetauglich bedingt flugreisetauglich, O_2 ausnahmsweise flugreisetauglich, ärztl. Begleitung, O_2 keine Flugreisetauglichkeit 6 w ggf. 10 d (nach Rücksprache mit behandelndem Cardiologen) 10 w (wenn ohne Begleitung) keine Einschränkung im Allgemeinen flugreisetauglich bedingt flugreisetauglich, O_2 nur ausnahmsweise flugreisetauglich, sofern ärztl. Begleitung und O_2 keine Flugreisetauglichkeit
Pulmonale Erkrankungen (Mindest-anforderungen: VK = 3 l, FEV1 = 70%, SO_2 = 85 %, pO_2=70 mm Hg, bei Unterschreiten ggf. unter O_2 möglich)	• respiratorische Partial- oder Globalin-suffizienz, schwere COLD, Cor pulmonale, Emphysem (Ruhe-Dyspnoe, - Zyanose) • Asthma bronchiale • Infektexacerbation • Pneu • rez. Spontanpneu • traumatischer Pneu • Schlafapnoe • Pneumonie	 nicht flugreisetauglich, • wenn während des Fluges O_2-Gabe > 4l/min erforderlich • wenn unter 4 l / min O_2 pO_2 < 70 mm Hg • wenn bei path. pCO_2 (> 45 mm Hg) unter O_2- Gabe Zunahme des pCO_2 > 5 mm Hg • bei O_2-Dauertherapie >3 l bereits am Boden je nach Klinik, Med. im Handgepäck 48 h nach Anfall nicht flugreisetauglich 6 w (Lunge vollständig entfaltet?) 6 - 8 w (Lunge vollständig entfaltet?) 14 d Karenz und 7d nach radiologisch kontrollierter Resorption, wenn erneute Röntgen-Kontrolle unauffällig flugreisetauglich im Wachzustand, Langstreckenflüge vermeiden, da CPAP während des Fluges nicht möglich nicht flugreisetauglich, bis Fieberfreiheit und CRP-Normalisierung
HNO	• akute Otitis media • akute Sinusitis • Operationen im Mittelohr-Bereich • Tonsillektomie	nicht flugreisetauglich, anschließend Flugreisetauglichkeit bei • intaktem Druckausgleich (Valsalva) nicht flugreisetauglich, anschließend Flugreisetauglichkeit bei • ausreichender Belüftung NNH 10 d 7 d bei Kindern, 3 w bei Erwachsenen (höheres Nachblutungsrisiko)
Psychiatrische Erkrankungen	• Psychose - wenn Entäußerungen nicht auszuschließen • Neurosen - wenn Entäußerungen nicht auszuschließen	Arztbegleitung, möglichst Facharzt, ggf. nötige Medikation griffbereit zur Injektion, zusätzlich erfahrenes Pflegepersonal keine Flugreisetauglichkeit abhängig von Klinik keine Flugreisetauglichkeit
Schwanger-schaft	• unkomplizierte Schwangerschaft • komplizierte Schwangerschaft (anamn. Früh-, Mangel-, Fehl-, Totgeburt, habituelle Neigung zu Frühabort) • letzter Monat • Neugeborene • Frühgeborene	bei komplikationslosem Verlauf bis zur 36. SSW Flug ohne Einschränkungen möglich bis zur 32. Woche flugreisetauglich bzw. nur Kurzstrecke (Rücksprache Gynäkologe) keine Flugreisetauglichkeit 7 d (mindestens aber 48 h), wenn komplikationslose Geburt keine Flugreisetauglichkeit, Flugreisetauglichkeit erst 6 Monate nach dem errechneten Termin (Reife, Pädiater)

Sonstige		
	• Nephrolithiasis, Blasensteine, Cholecystolithiasis (rez. Koliken)	kein Flug im akuten Stadium
	• entzündliche Zahnveränderungen	im akuten Stadium Gefahr der Barodontalgie
	• Anticoagulation	problemlos, wenn INR / Quick stabil
	• Tumorerkrankungen	abhängig von Klinik und evtl. funktionellen Einschränkungen (Herz-Kreislauf, Lunge)
	• Behinderungen	individuelle Entscheidung, abhängig von Klinik • uneingeschränkte Flugreisetauglichkeit, wenn Pat. ohne fremde Hilfe essen, Toilette benutzen, Sitzplatz erreichen und verlassen kann • ansonsten ggf. flugreisetauglich wenn Vorkehrungen wie Extrasitz, Stretcher, Begleitperson, begleitender Arzt etc.
	• Tauchen	24 h, bei dekompressionspflichtigen Tauchgängen ggf. länger (s. Tauchtabelle)

Reisethrombose

Immobilität – sei es auf Reisen in Bussen oder Flugzeugen oder bei anderen Gelegenheiten – kann bei verschiedenartigen dispositionellen Faktoren (Thromboembolien in der Vorgeschichte, Adipositas, Alter, Dehydratation, Malignom, Östrogene, Gravidität, thrombotische Diathese, vorangegangene, größere operative Eingriffe oder Traumata der unteren Extremitäten etc.) eine auslösende Ursache thromboembolischer Ereignisse sein. Reisethrombosen sind als tiefe Beinvenenthrombosen definiert, die im Anschluß an eine mindestens fünf Stunden andauernde, nicht länger als zwei Wochen zurückliegende Reise diagnostiziert werden. Das freie Intervall beträgt zwischen 2 und 14 Tage. Das Risiko älterer Reisender ist, analog zum Spontanrisiko thromboembolischer Ereignisse, höher als das jüngerer Reisender.

Flugreisen an sich oder das Milieu der Flugzeugkabine mit der dabei auftretenden milden Hypoxie stellen allerdings keinen spezifischen Risikofaktor dar, die relativ niedrige Inzidenz thromboembolischer Ereignisse legt vielmehr ein multifaktorielles Geschehen nahe. Begünstigend für Reisethrombosen sind enge Sitzreihen mit daraus resultierender, mangelnder Bewegung der unteren Extremitäten, lang anhaltende Flexion im Knie- und Hüftgelenk und fehlende Wadenmuskel-Pumpe mit reduziertem venösem Fluß, Kompression der V. poplitea durch die Sitzkante (Abknicken, Stauchung und Einfaltung der dorsalen Wand des Gefäßes), Dehydratation durch trockene Kabinenluft bei zu geringer Trinkmenge oder Trinken diuretisch wirkender (z.B. coffeinhaltiger) Getränke sowie Flüssigkeitsverschiebungen (Unterschenkeloedem aufgrund des reduzierten Luftdrucks und des erhöhten hydrostatischen Drucks bei reduziertem venösen und lymphatischen Abfluß). Auch glukosehaltige Getränke tragen durch eine verzögerte Magenentleerung zur Dehydratation bei.

Flugreisen an sich sind keine Indikation für weitergehende Prophylaxemaßnahmen, die über Allgemeinmaßnahmen wie intermittierende Bewegung der unteren Extremitäten und Aufstehen (jeweils stündlich für ca. 5 Minuten) sowie ausreichende Flüssigkeitszufuhr hinausgehen. Erst bei mittlerem Risiko werden Kompressionsstrümpfe (Unterschenkelstrümpfe mit Kompressionsdruck von 25 – 30 mm Hg im Knöchelbereich oder Dreizug-Kurzzug-Kompressionsstrumpfhosen der Kompressionsklasse II) oder gar niedermolekulares Heparin bei hohem Risiko (NMH in Prophylaxedosis, 2 h vor Reiseantritt in Hochrisikodosierung, nach anderen Autoren eine zusätzliche Injektion 24 h nach Reisebeginn bzw. erster Applikation) empfohlen. Fondaparinux oder die neueren oralen antithrombotischen Medikamente wie direkte Thrombininhibitoren (DTI) oder direkte Faktor-X-inhibitoren (DXI) sind derzeit nicht für die Indikation Reisethrombose zugelassen (Zulassung von DTI und DXI nur für chirurgischen Patienten mit mittlerem Risiko bei nicht reisemedizinischer Indikation). Auch bei der Verschreibung von NMH sollte über den off label-Gebrauch aufgeklärt werden.

Prophylaxe der Reisethrombose (nach Konsensuspapier Reisethrombose, 2001, Phlebologie 4/2001)

Risiko	Kennzeichen	Prophylaxe
niedrig	mehrstündiges Sitzen (>4 – 6 h)	Bewegung (bes. Übungen untere Extremitäten, regelmäßiges Aufstehen, Vermeidung Dehydratation (Trinkmenge), enge Kleidung und Schuzeug sowie Übereinanderschlagen der Beine vermeiden
mittel	Alter >40, Adipositas (BMI > 30), akute Entzündung, Polycythämie, kleinere OP (<3 d), Varizen, klinisch manifeste Herz-Insuffizienz, kürzl. HI, Hormontherapie, orale Kontrazeptiva, Schwangerschaft / Wöchnerin, Lähmung untere Extremität, Verletzung untere Extremität (< 6 w)	zusätzlich Kompressionsstrümpfe oder -strumpfhose
hoch	Alter > 70 a, anamn. Thromboembolie in Eigen- oder i. Familienanamnese, bek. thrombophile Diathese, größere Op (< 6 w), vorangegangener apopl. Insult, Malignom	zusätzlich niedermolekulares Heparin

Flugangst

Flugangst (Aviophobie, Aerophobie) ist ein weitverbreitetes Phänomen, 10 – 20 % der Bevölkerung sollen betroffen sein. Insbesondere bei Personen, die im Rahmen der immer globaleren Wirtschaft auf das Verkehrsmittel Flugzeug angewiesen sind, kann Flugangst zu schwerwiegenden beruflichen Problemen führen.

Begünstigende Faktoren sind ängstliche Grundhaltung, Gefühl des Ausgeliefertseins, mangelnde Erfahrung und das unbekannte Umfeld beim Fliegen, Überforderung, Inkompetenz, Zeitdruck, Frust und schlechtes Gewissen im täglichen Berufs- und Privatleben, umweltbedingte Einflüsse wie Lärm und Turbulenzen. Verstärkt werden diese Grunddispositionen durch Nachrichten von Flugunfällen in oftmals reißerischer Aufmachung in den Medien, die zur Überschätzung von tatsächlich eher zu vernachlässigenden Risiken führen.

Oftmals wird versucht, die Flugangst durch Sedativa oder Alkoholgenuß zu "betäuben", was letztlich nur zu erneuten Frustrationserlebnissen und Perpetuierung der Flugangst führt oder sogar zu aggressiven Entgleisungen während des Fluges. Lediglich die einmalige Einnahme von Lorazepam wird von einigen Autoren empfohlen. Selbstbeschäftigung durch Lesen, Gespräche mit Sitznachbarn, Musik und Filme aus dem Unterhaltungsprogramm, Schreiben oder andere Aktivitäten können zur Ablenkung dienen. Angenehme Phantasie-Vorstellungen und Versuche, sichtbar entspannte Personen in der Umgebung als Vorbilder nachzuahmen sollen ebenfalls hilfreich sein, genauso wie die mentale Konzentration auf positive und angenehme Stimuli (Farbe, Situationen und / oder eine Umgebung vergegenwärtigen), die mit angenehmen Gefühlen assoziiert werden. Die Assoziation von Entspannungsgefühlen mit solchen Stimuli und vorher trainierten Entspannungstechniken (Atemübungen, autogenes Training, progressive Muskel- relaxation) ist ebenfalls hilfreich.

Als langfristig orientierte Maßnahmen werden eine Reihe von psychologischen Trainingsmaßnahmen angeboten (Flugangst-seminare). Diese führen in mehr als 90 % zum Erfolg und verfolgen einen rationalen Ansatz zum Abbau von Ängsten. Hintergrund ist wie bei anderen Angststörungen die Exposition gegenüber dem angstauslösenden Reiz, jeweils in Verbindung mit Entspannungsverfahren. Bibliotherapie – also das selbständige Studieren von Selbsthilfe-Literatur – ist ein weiterer erfolgreicher Ansatz. Erste Erfahrungen bestehen auch mit dem Einsatz virtueller Welten im Rahmen der Konfrontationstherapie oder mit entsprechenden Apps.

Zeitverschiebung

Bei einer Erdumrundung würde der Reisende 24 Zeitzonen durchqueren, jeweils 15 Längengrade entsprechen einer Zeitverschiebung um eine Stunde. Hierbei wird die Uhr bei Reisen nach Osten jeweils vorgestellt (sie zeigt danach eine spätere Uhrzeit an), bei Reisen nach Westen umgekehrt (die Uhr zeigt anschließend eine frühere Zeit an). Aus Praktikabilitätsgründen folgen die Grenzen der Zeitzonen nicht immer den Meridianen, sondern oft auch geographischen oder politischen Grenzen.

Viele physiologische Vorgänge (wie Hormonsekretion, Serumspiegel von Elektrolyten, Enzymen, Metaboliten, Körpertemperatur, Puls und Blutdruck, Atemminutenvolumen, Schlaf- und Eßverhalten etc.) sind auf einen Tag-Nacht-Rhythmus mit einer Phasendauer von ca. 24 Stunden eingestellt (circadianer Rhythmus), ebenso physische und psychische Leistungsfähigkeit, Vigilanz etc.

Jetlag

Jetlag ist eine Störung von Leistungsfähigkeit und Befindlichkeit nach schnellen Reisen über mehrere Zeitzonen aufgrund einer Desynchronisation zwischen innerer Uhr und externen Zeitgebern (entsprechend der Ortszeit am Zielort) sowie einer innere Dissoziation (die verschiedenen internen Cyclen laufen nicht mehr synchron, da sie sich unterschiedlich schnell an die neue Ortszeit anpassen). Symptome sind Schlafstörungen, Müdigkeit, Erschöpfung am Tage und Störungen der Verdauungsfunktionen, verminderte Leistungsfähigkeit und psychische Veränderungen wie Gereiztheit und Depression. Ausmaß und Auftreten sind von individueller Disposition, aktueller Kondition, dem Ausmaß und der Richtung der Zeitverschiebung sowie den Beanspruchungen am Zielort abhängig. Flüge in westlicher Richtung werden besser toleriert als solche in Ostrichtung. Die Resynchronisationsdauer hängt vom Ausmaß der Zeitverschiebung ab (ca. 2 d, um die Hälfte der Zeitverschiebung auszugleichen bzw. ein Tag, um ca. 90 Minuten bei West- und 60 Minuten bei Ostflügen auszugleichen). Zur **Optimierung der Resynchronisation** werden empfohlen: bewußte Ernährung (Kohlenhydrate machen müde: Tryptophan → Serotonin → schlaffördernd, Eiweiß hingegen wach: Tyrosin → Adrenalin → Wachheit gefördert), Einsatz externer Zeitgeber (Mahlzeiten, soziale Kontakte, Gespräche, Telephonate, turnusmäßige Aktivitäten während des Tagesablaufs, mentale und physische Aktivitäten, Tageslicht → Spaziergang oder sportliche Aktivitäten an der Sonne), Vermeidung größerer physischer Belastungen am Ankunftstag, ggf. Voradaptation an Ortszeit des Zielortes bereits zu Hause oder auf dem Flug (auf Flug nach Westen den Tag verlängern und nicht schlafen, auf Flügen nach Osten durch Schlafen eine verkürzte Nacht einschieben). Unterstützend ist eine optimierte Schlafhygiene: Vermeiden schwerer Mahlzeiten vor dem Schlafengehen, bestimmte Schlafrituale einhalten, keine laute Musik oder Fernsehen vor dem Einschlafen, kein Tagschlaf, regelmäßiges Schlafengehen und Aufstehen. Auch Entspannungstechniken wie Autogenes Training oder Progressive Muskelrelaxation sind hilfreich.

Von der Benutzung von Hypnotika (Schlafmitteln) wird allgemein abgeraten, kurzwirksame Hypnotika wie Zopiclon (Zopiclon®) oder Zolpidem (z.B. Stilnox®) können ggf. als Einschlafhilfe für maximal zwei Tage eingesetzt werden. Auch die Einnahme von Melatonin (ca. 1 - 3 mg um ca. 23.00 Uhr über 4 - 5 d bei Westflügen ca., bei Ostflügen ca. 19.00 Uhr) ist umstritten und wird **nicht** allgemein empfohlen. Das neuartige, melatoninerg und dual noradrenerg-dopaminerg wirkende Antidepressivum Agomelatin, das neben der antidepressiven auch schlaffördernde und den circadianenen Rhythmus stabilisierende Effekte hat, ohne sedierende Nebenwirkungen oder Beeinträchtigung der Tagesvigilanz, kann für die Indikation Jetlag derzeit noch nicht empfohlen werden.

Medikamenteneinnahme

Vor einer geplanten Reise sollte eine medikamentöse Therapie optimiert werden, eine Liste der aktuellen Medikation (Bezeichnung der Generika, Wirkstoffmenge und der entsprechenden Dosierung in mg) sollte dem Patienten möglichst in Landessprache, zumindest aber in Englisch mitgegeben werden. Bei der Einnahme ist die Zeitverschiebung zu beachten. Langwirksame, einen ausreichenden Wirkstoffspiegel gewährleistende Präparate sind zu bevorzugen. Bei **Substitutionstherapie mit Glucocorticoiden** ist bei Reisen nach Westen die Hälfte der täglichen Dosis über 5 Tage zusätzlich zu verordnen. **Orale Kontrazeptiva** sind umso sicherer, je höher der Östrogen-Anteil ist. Kontrazeptiva der ersten Generation (Östrogene und Gestagene) haben eine Verspätungstoleranz von maximal 12 Stunden ohne Verlust der kontrazeptiven Wirkung. Bei Kontrazeptiva der zweiten Generation oder Mikropillen (<50 µg Ostradiol) beträgt die Verspätungstoleranz 6 Stunden, bei Kontrazeptiva der dritten Generation oder Minipillen (reines Gestagen) 3 Stunden, es sollte aber auf einen 24-stündigen Einnahmeabstand geachtet werden (ansonsten unzuverlässiger Schutz und Möglichkeit von Mikroblutungen). Wird die Verspätungstoleranz überschritten, sollte eine Zusatzpille ca. 12 Stunden nach der letzten regulären Einnahme eingenommen werden, um dann mit der Einnahme zur gewohnten Uhrzeit - jedoch nach Ortszeit - fortzufahren. Keinen Einfluß hat die Zeitverschiebung bei Hormon-Implantaten oder NUVA-Ringen. Diese haben weiterhin den Vorteil, dass bei Reisediarrhoe (immerhin ca. ein Drittel aller Reisenden leidet darunter) kein Wirkspiegelabfall auftritt (bei Diarrhoe wird die intravaginale Applikation der oralen Kontrazeptiva empfohlen). Diese alternativen Kontrazeptionsmöglichkeiten sind also in dieser Hinsicht weniger anfällig.

Bei **insulinpflichtigen Diabetikern** steigt bei Flügen nach Westen der Insulinbedarf, umgekehrt ist es bei Flügen nach Osten. Die entsprechende Anpassung kann durch verschiedene Systeme von Faustregeln errechnet werden. Bei Einnahme oraler Antidiabetika muß die Dosierung bei Ostflügen reduziert werden. Allgemein sollte der Blutzucker auf Reisen etwas großzügiger eingestellt werden (Reisestreß und vermehrte körperliche Belastungen berücksichtigen), es gilt in erster Linie eine Hypoglykämie zu vermeiden. Rechtzeitig vor dem Flug kann eine entsprechende Diät bei der Fluggesellschaft geordert werden.

Faustregel für Anpassung bei insulinpflichtigen Diabetikern

Flugrichtung	Zeitverschiebung in Stunden	Anpassung
West	0 – 3	Keine
	4 – 7	Altinsulin 1 x zusätzlich
	8 – 12	Intermediär- oder Mischinsulin 1 x zusätzlich
Ost	0 – 3	Keine Änderung
	4 – 7	1 x Altinsulin weglassen oder 1 x Intermediär- oder Mischinsulin durch Altinsulin ersetzen
	8 – 12	1 x Intermediär- oder Mischinsulin weglassen

Kinetosen, Luftkrankheit

Kinetosen sind häufig (bei Busreisen kommt es bei 30%, beim PKW bei 20 %, bei der Eisenbahn in 10 % und im Verkehrsflugzeug bei 1,6 % der Reisenden zur Kinetose), ca. 20 % der Bevölkerung sind anfällig. Empfänglich sind besonders Jüngere, Frauen (insbesondere während Schwangerschaft und Menstruation) und Patienten mit bekannter Migräne, auch ethnische (besonders bei Chinesen und Asiaten) und genetische Faktoren (ca. 50 % sollen genetisch beeinflußt sein) spielen eine Rolle. Weniger anfällig sind ältere Menschen, die Empfindlichkeit soll nach dem 50. Lebensjahr wegen abnehmender Empfindlichkeit der beteiligten Sinnesorgane abnehmen. Es handelt sich um Störungen des Wohl- befindens, die in Verbindung mit oder als Reaktion auf ungewohnte, reale oder simulierte Bewegungsreize auftreten.

Die Entwicklung einer Kinetose wird gefördert durch visuelle Reize, unangenehme Gerüche, Lärm, Hypoxie, Alkohol, verzögert oder gar verhindert durch aktive geistige Betätigung, etwa durch ablenkende Gespräche, Ansehen von Filmen, Lesen etc. Symptomatik und Begleitumstände sind interindividuell verschieden: Unbehagen, Druckgefühl im Bauchraum, Schwindel, perioral beginnende Blässe, evtl. Gähnen oder Cephalgien, Müdigkeit. Es folgen kalter Schweiß, vermehrter Speichelfluß, Geruchsempfindlichkeit, Kopfschmerz und schließlich Nausea (Übelkeit), Würgereiz, Erbrechen und motorische Koordinationsstörungen, Antriebs- und Konzentrationsverlust bis hin zu Apathie und Vernichtungsangst; die kognitive und psychomotorische Leistungsfähigkeit nimmt ab.

Prophylaktisch sollten bekannte Auslöser vermieden werden (z.B. Lesen während des Autofahrens, von der Bewegungsrichtung abweichende Blickrichtung, Fixierung von Objekten außerhalb des Fahrzeugs oder Flugzeuges, Kopfdrehungen bei nichtgradliniger Bewegung, bei Schiffsreisen mitschiffs, bei Flugreisen in Höhe der Tragflächen in Rumpfmitte, bei Busreisen vorne im Bus aufhalten, wo am wenigsten Bewegungsreize zu erwarten sind).

Psychologisches Training kann hilfreich sein, insbesondere bei antizipatorischer Genese helfen Entspannungs- und mentales Training. Auch Desensibilisierung durch kontinuierlich gesteigerte Bewegungsreize, Kreislauf- und Expositionstraining (z.B. mit dem Rhönrad) wurden erfolgreich eingesetzt. Hochdosiertes Vitamin C (2 g täglich) kann als erste Stufe prophylaktisch eingesetzt werden. Medikamentös ist die Verwendung von Antihistaminika (Diphenhydramin z.B. Reisedragee Eu Rho®, Reisegold®, Dimenhydrinat, z.B. Vomex A® - als Prophylaxe bei der israelischen Luftwaffe 3 Tbl.), Anticholinergika (Scopolamin TTS® Membranpflaster ca. 6 – 8 h vor Reiseantritt), Antiemetika (Metoclopramid, z.B. Paspertin®), nur in Extremfällen Psychopharmaka (Promethazin z.B. Atosil®, Levopromazin z.B. Neurocil®) möglich. Auch Cinnarizin, Meclozin, B-Vitamine und als alternative Präparate Tee aus Ingwerwurzelextrakten, 5HT3-Antagonisten, Pyridoxin und Cocculus-haltige Präparate werden beschrieben. Ergänzend wirksam sind Entspannungsübungen und mentales Training.

Bei akuter Kinetose auf Seereisen werden frische Luft, körperliche Ruhe, Liegen, Stabilisierung des Kopfes, stabilisierter Blick auf den Horizont (wg. der visuellen Dominanz, beim Autofahren hingegen in Fahrtrichtung sehen), Schließen der Augen, Aufenthalt in den mittleren und unteren Decks (weniger Bewegung), Meiden körperlicher Anstrengungen, kleine kohlenhydratreiche Mahlzeiten, Meiden von Alkohol und Fruchtsäften, ausreichende Flüssigkeitszufuhr und Cola empfohlen, im Anfall Dimenhydrinat-Supp., Metoclopramid oder Dimenhydrinat i.m., nur im Ausnahmefall ggf. niedrigpotente Neuroleptika empfohlen.

Quellen

[1] Siedenburg J (2010): Kompendium Flug- und Reisemedizin. BOD, Norderstedt

[2] Cocks R, Liew M (2007): Commercial aviation in-flight emergencies and the physician. Emerg Med Australas 2007; 19: 1 – 8

[3] Aerospace Medical Association. Aviation Safety Committee, Civil Aviation Subcommittee. Cabin cruising altitude for regular transport aircraft AvSpaceEnvironMed 2008; 79, 4: 433 – 439)

[4] Aldrette JA, Aldrette LE (1984): Oxygen concentrations in commercial aircraft flights. South Med J 1983; 76: 12- 14

[5+15] Ausschnitte aus Siedenburg J. (2010) Kompendium Flug- und Reisemedizin. Books on Demand, Norderstedt

[6+10] Coker RK et al (2002): Managing passengers with respiratory disease planning airtravel: British Thoracic Society recommendations. Thorax 57: 289 – 304

[7] Bachmann K (1999) Herzkrankheiten und Fliegen. ZaeFQ 93: 528 – 532

[8] Janicke I, pers. Mitteilung, 2004

[9] Coker R, Partridge M (2004): What happens to patients with respiratory disease when they fly? Thorax 2004; 59: 966 – 970. Comment inThorax 2004; 59: 919 – 920

[11] Graham WGB, Houston CS (1978): Short-term adaptation to moderate altitude. Patients with chronic obstructive pulmonary disease. JAMA 240: 1491 – 1494

[12] Mortazavi A, Eisenberg M, Langleben D (2003): Altitude-related hypoxia: risk assessment and management for passengers on commercial aircraft. AvSpaceEnvironMed 2007; 74: 922 – 927

[13] Coker R (2002): Air Travel and Respiratory Disease. Presentation at IATA Conference on Cabin Health, Geneva, 2002

[14] (Huch R (1999): Flugreisen in der Schwangerschaft. ZaeFQ 93: 495 – 501)

Weiterführende Literatur:

DeHart RL, Davis JR (eds) (2002): Fundamentals of Aerospace Medicine. Lippincott Williams and Wilkins, Philadelphia

Rainford DJ, Gradwell DP (Eds) (2006): Ernsting´s Aviation Medicine. Hodder Arnold, London

Siedenburg J (2010) Kompendium Flug- und Reisemedizin. Books on Demands, Norderstedt

Siedenburg J, Küpper T (2015): Moderne Flugmedizin. Gentner Verlag, Stuttgart

Lebensmittel- und Trinkwasserhygiene

Burkhard Rieke

Unter den reisebedingten Erkrankungen rangiert die Diarrhoe an vorderster Stelle. Bezogen auf einen Monat Aufenthalt in einem Entwicklungsland stellte Steffen in seinen großen Studien der 80er und 90er Jahre bereits fest, dass zwischen 20 und 80% der Reisenden betroffen waren. Eine Differenzierung nach dem Zielgebiet ergab hohe Risiken für Südasien, insbesondere Indien, Westafrika und Mittelamerika. Ob dies wirklich ein mit der Geographie verbundenes Risiko ist oder ob dort risikobehaftete Reisearten (meist als "Rucksackreisen" bezeichnet) einen höheren Marktanteil haben oder hatten, muß offenbleiben. Es mag hinzukommen, dass Reisende, die in den Industriestaaten eine einigermaßen dichte Überwachung von Lebensmittelbetrieben, Großküchen und Wassergewinnungsanlagen erwarten, zu vertrauensselig an die Verhältnisse im Gastland herangehen. Auch in Europa sind Lebensmittel nicht keimfrei. Jeder Reisende sollte aber willens und in der Lage sein, die größten Fettnäpfchen zu erkennen, da es niemand sonst für ihn tut.

Kausalität

Durchfall ist auch deswegen so häufig, weil es sich um die gemeinsame Reaktionsform des Darmes auf eine Vielzahl von störenden Faktoren handelt. Es sind dies insbesondere:

Infektionen:
- Bakterien: Salmonellen, Campylobacter, Yersinien, Aeromonas, Vibrionen etc.
- Viren: Enteroviren, Noroviren, Rotaviren etc.
- Parasiten: Giardien, Amöben etc.

Toxine:
- Enterotoxinbildende Escherichia coli (ETEC), Shigellen, Clostridien, Ciguatera, Cholera etc.,
- Endotoxine aus abgetöteten Bakterien in verkeimten Lebensmitteln

Reizstoffe:
- insbesondere Gewürze, zumeist Capsaicin-haltig

Vorbestehende Lebensmittelunverträglichkeiten:
- Lactoseintoleranz
- Lebensmittelallergien

Infektinduzierte Malassimilation

- z. B. durch Disaccharidasenmangel, "postenteritische Diarrhoe"

Reiseunabhängige Ursachen
- wie chronisch-entzündliche Darmerkrankungen, Hyperthyreose, Tumoren, Reizdarm

Die raschesten Abläufe zeigen toxinbedingte Diarrhoen, die im typischen Fall auch nur einen Tag lang dauern. Mit zunehmendem Abstand zum Beginn der Symptomatik verschieben sich die Ursachen von den oberen zu den unteren Posten der Liste. Das erklärt auch, warum nur wenige nach Rückkehr untersuchte Durchfallepisoden kausal wirklich geklärt werden können, auch wenn die Betroffenen dies anders erwarten. Auch mit wissenschaftlichen Mitteln, die in der Routinediagnostik nicht zur Verfügung stehen, und bei Probenentnahme noch unterwegs ließen sich in verschiedenen Untersuchungen rund 50% der Ursachen nicht benennen.

Gefahren für Lebensmittel

Lebensmittel sind immer dann problematisch, wenn sie fäkal kontaminiert oder in Zersetzung übergegangen sind. Methoden, die das verhindern, sind Sauberkeit, Schnelligkeit der Verarbeitung, Kühlung und Konservierung. Die Transportkette von Lebensmitteln erinnert an das Würfelspiel, bei dem reihum verdeckt gewürfelt und dann behauptet wird, man habe mehr Augen erreicht als der Vorgänger, bis jemand den Mut zum Aufdecken hat. Hier wie da gibt es Punkte für Dreistigkeit und für die richtige Dosis an Mißtrauen.

Produktion

Fäkalkontamination kommt vor allem beim Düngen mit Abwasser oder aus Gewässern mit hoher Abwasserbeimengung vor. Problematisch sind daher vor allem Gartengemüse, zumal dann, wenn sie nicht geschält werden und die Oberfläche für eine gründliche Reinigung ungeeignet ist. Paradebeispiel ist der Salatkopf.

Kranke Tiere werden oft kurz vor dem spontanen Verenden noch geschlachtet, um den wirtschaftlichen Verlust zu mindern. Das hat bei der Vogelgrippe A/H5N1 in Südostasien und bei Anthraxausbrüchen eine Rolle gespielt.

Transport

Fisch, der auf Eis in der Markthalle liegt, ist nicht schon deswegen auch auf Eis transportiert worden. (Zudem ist die Frage sinnvoll, aus welchem Wasser das Eis ist.) Gelegentlich ist die Unterbrechung der Kühlkette auch für den Kunden sichtbar, etwa bei auffallendem Eisbesatz auf Tiefkühlpackungen.

Zubereitung

Hier ist die Kontamination von Flächen, Händen und Utensilien eine Gefahr. Wenn Hühnchen auf demselben Tisch ausgenommen und dann weiterverarbeitet werden, ist die Schmierinfektion mit Kot sehr wahrscheinlich. Wie oft werden die Hände gewaschen – und mit welcher Seife? An Straßenständen gibt es oft keine Möglichkeit zum Händewaschen, wobei von einer gewissen Defäkationsrate auch bei Straßenstandpersonal auszugehen ist. Welche Aufgaben kommen reihum auf den dienstältesten Putzlappen der Küche zu? Auch Fliegen sind ein besonderes Problem, da sie stets zwischen Lebensmitteln und kothaltigen Böden pendeln. Jede Zufallskontamination aber hat mehr Konsequenzen, wenn die Umgebungstemperatur eines Landes dem Wachstumsoptimum von Darmkeimen bei 37°C näher kommt, als dies in Europa der Fall ist. Geht man daher von einer Verdopplungszeit von 20 Minuten aus, so ist ein um 18.00 Uhr aufgestelltes Büffet um 21.20 Uhr gut 1000 mal keimhaltiger als zu Beginn.

Es ist utopisch zu glauben, ein Touristenhotel habe besondere Möglichkeiten, sich von diesen Gegebenheiten abzukoppeln. Oft werden aber die Deutschkenntnisse des Weinkellners als Indiz dafür genommen, dass in der Küche freiwillig die bundesdeutsche Hackfleischverordnung eingehalten werde.

Daher gilt außerhalb der Industriestaaten zunächst immer die alte Regel:

Cook it, peel it or forget it.

Wer davon abweichen will, muß das so intensiv wollen, dass er auch bereit ist, dafür eine Durchfallepisode klaglos durchzustehen. Als sicher gelten somit:

- Gekochte, durchgegarte Lebensmittel
- Selbstgeschältes Obst
- Industriell abgepackte Lebensmittel
- Trockene Lebensmittel (Brot, Gebäck etc.)
- Industriell abgefüllte Getränke, besonders solche mit Kohlensäure, bei unverfälschtem Verschluß

Methoden der Trinkwasseraufbereitung im Vergleich

Methode	Beschreibung	Hauptvorteil	Hauptnachteil(e)
Abkochen	Erhitzen bis zum sprudelnden Kochen für eine Minute	Abtöten aller bedeutsamen Keime	zeit- und kostenaufwendig, nur stationär möglich, Geschmack leidet
Chloren	2 – 8 ppm Chlordioxid zufügen, 15 min bis 4 h warten	preiswert, transportabel, "wirkt", auch während die Tour weitergeht	konzentrations- und temperaturabhängige Wirkung, schlechter Effekt auf Lamblien und v.a. Cryptosporidien, Geschmack leidet sehr
Keramikfilter	Passage durch einen offenporigen Ton, Porengröße max. 0,5 µm	gut wirksam gegen Schwebstoffe, Lamblien, Wurmeier	Verkeimen des Filters möglich, daher regelmäßig ausbauen, abbürsten, auskochen **Tipp:** erst filtern, dann chloren!
Keramikfilter mit Silberbeimengung	Passage durch einen offenporigen Ton, dem Silber beigegeben wurde. Porengröße max. 0,5 µm	Verkeimungsgefahr geringer	Preis
UV-Licht	Wasser in Kunststofflaschen in die Sonne legen. Dauer der Einwirkung? Verhalten bei (Teil-) Bewölkung? Abhängigkeit vom Breitengrad?	preiswert	mangelhafte Standardisierung, nur stationär möglich, Geschmack leidet
UVC-Bestrahlung	Trinkwasser in Flaschen wird UVC-bestrahlt, indem ein Schraubdeckel mit einer Art von Leuchtstoffröhre aufgeschraubt wird. Einwirkungszeit beachten!	ein physikalisches Verfahren ohne Verbrauchsmaterialien und Chemikalien	Abschattung durch Flaschengeometrie oder Trübung im Wasser möglich. Bruchgefahr. Batterien oder Akkus nötig. Preis.

Trinkwasser

Verläßliches Trinkwasser ist auch deswegen von großer Bedeutung, da ein Aufenthalt in warmen Ländern, körperliche Aktivität, jeder Durchfall und jeder fieberhafte Infekt zu einer Erhöhung der täglichen Trinkmenge führen muß. Von der täglichen Verfügbarkeit von 2- 5 Litern Wasser mit Trinkwasserstandard ist man abhängig! Gleichzeitig sind wir davon verwöhnt, zu Hause Wasser im geprüften Trinkwasserstandard so reichlich zur Verfügung zu haben, dass wir es sogar für die Toilettenspülung verwenden. Hier ist ein Umdenken nötig: Leitungswasser ist in warmen Ländern, in denen Wasserknappheit herrscht und deswegen Lieferunterbrechungen vorkommen, und in denen man Leitungen wegen fehlender Frostgefahr auch knapp unter der Oberfläche verlegt, kein Trinkwasser. Das liegt an der unvermeidlichen Ausbreitung eines Biofilms auf der Rohrinnenseite, aus dem auf Dauer stets Keime ins Wasser abgegeben werden.

Daher ist Trinkwasser eine Qualität, die man aus Leitungs- oder anderem keimarm erscheinendem Rohwasser herstellt – oder eben kauft. Die Desinfektion in Eigenregie ist nur möglich mit klarem Wasser. Offensichtliche Störfaktoren wie Tierställe, Latrinen, Industriebetriebe o.ä. sollte es im Einzugsbereich der Entnahmestelle nicht geben. Trübungen kann man durch Sedimentierung entfernen, wenn man die Zeit hat. Dies geht nicht, wenn man unterwegs ist und das Wasser stets bewegt wird. Die verschiedenen Techniken haben Vor- und Nachteile, die oben kurz zusammengestellt sind.

Durchfall(selbst)behandlung

Als Selbstreinigungsmethode des Darmes ist der Durchfall ja gar nicht so ganz sinnlos. Die Hauptgefahren des unkomplizierten Durchfalls liegen insofern im Wasser- und Elektrolytverlust. Sie kann man mit entsprechenden Beutelchen (zu Hause bekannt etwa als Elotrans® oder Oralpädon®) behandeln, die Salze und Zucker für ein Glas oder einen Liter Wasser enthalten. Diese von der WHO standardisierte und empfohlene Behandlung ist die wichtigste Maßnahme bei Durchfall. Sie stoppt den Durchfall nicht, wohl aber die genannten Folgen.

Da diese Inhaltsstoffe unterwegs nur zum Teil zur Verfügung stehen, sollte man genügend Beutelchen mitnehmen oder unter dem Namen Oral Rehydration Treatment (ORT) nachbesorgen. Sind sie nicht (mehr) vorhanden, so kann man diese Rehydratationsbehandlung in vereinfachter Form selbst durchführen. Dazu mischt man 1 Liter Trinkwasser mit ½ gestrichenem Teelöffel Salz und kontrolliert durch Geschmacksvergleich mit den eigenen Tränen, dass die Lösung nicht zu salzig ist. Dann fügt man 8 gestrichene Teelöffel Haushaltszucker hinzu.

Handelt es sich um eine erst wenige Tage dauernde Diarrhoe, fehlen die zu weiteren Untersuchungen zwingenden Symptome Fieber (Malaria bedenken!) und Blut im Stuhl, und gehört der Patient nicht zu einer Gruppe mit erhöhtem Risiko (Kleinkinder, Schwangere, Senioren, Niereninsuffiziente, Herzkranke, Diabetiker), so ist diese Behandlung ausreichend. Das Angebot von Adsorptionsoberfläche für Toxine im Darm durch Gabe von Kohle oder Kaolin mag helfen, ist aber völlig unselektiv und kann auch Medikamente, Vitamine etc. binden.

WHO-Rehydratationslösung
3,5 g Kochsalz
2,5 g Natriumbicarbonat
1,5 g Kaliumchlorid
20 g Traubenzucker
in 1 Liter Trinkwasser.
Pro flüssiger Stuhlentleerung 350 – 400 ml davon trinken (Erwachsene)

In Länder mit schlechter Versorgung wird dem Reisenden oft ein Antibiotikum mitgegeben, etwa Azithromycin. Das kann man tun, muß dann aber das Einsatzszenario genau durchsprechen, damit z.B. nicht bei einer fieberhaften Erkrankung mit etwas Durchfall der Malariatest unterbleibt.

Diagnostik nach Rückkehr

Burkhard Rieke, Gerd-Dieter Burchard

Wer Beratung vor der Reise anbietet, kann gewollt oder ungewollt auch damit konfrontiert werden, dass der unterwegs Erkrankte sich nun mit einer diagnostisch-therapeutischen Fragestellung wieder vorstellt. Ohne jeden Reisenden gleich als Tropenreise-Rückkehrer zu vereinnahmen und ohne unterwegs entstehende Probleme von vornherein pauschal als infektionsbedingt zu bezeichnen, stellt doch die Situation des fieberhaft erkrankten Tropenrückkehrers eine von allen Beteiligten als bedrohlich erlebte Situation dar. Die Diagnostik hat unvermittelt und mit Zeitdruck Erkrankungen zu berücksichtigen, die den ärztlichen Alltag sonst nicht prägen. Dieses Kapitel soll einen kurzen Einstieg in den Ablauf geben, wie er quasi als Alarmplan für solche Fälle auch in der Notaufnahme eines Krankenhauses umgesetzt werden sollte. Dabei unterbleiben hier die detaillierten Begründungen, wie sie in umfangreicheren Handbüchern dargelegt werden (vgl. etwa: Burchard, G.-D.: Diagnostik fieberhafter Erkrankungen in Rieke, B., Küpper, Th., Muth, C.-M.: Moderne Reisemedizin, Stuttgart, 2. Aufl. 2013).

Fiebernder Tropenrückkehrer?

Kurzabklärung:

- Fieber über 38,5°C? Seit wann? Andere unmittelbar deutliche Symptome?
- Tropenaufenthalt? (Anhaltsweise kann hier die Definition der Berufsgenossenschaften dienen, s. Karte rechts)
- Hin- und Rückreisezeitpunkt?
- COVID-19-kompatible Symptome? Dann PCR auf SARS-CoV-2, O2-Sat.
- Hautsymptome, v.a. Bläschen, Kopf-, Muskelschmerzen, LK-Schwellungen, Sexualkontakte oder Tierkontakte im Verbreitungsgebiet? Dann Test auf Mpox. Selbstschutz! Isolation, bis Ergebnis vorliegt.

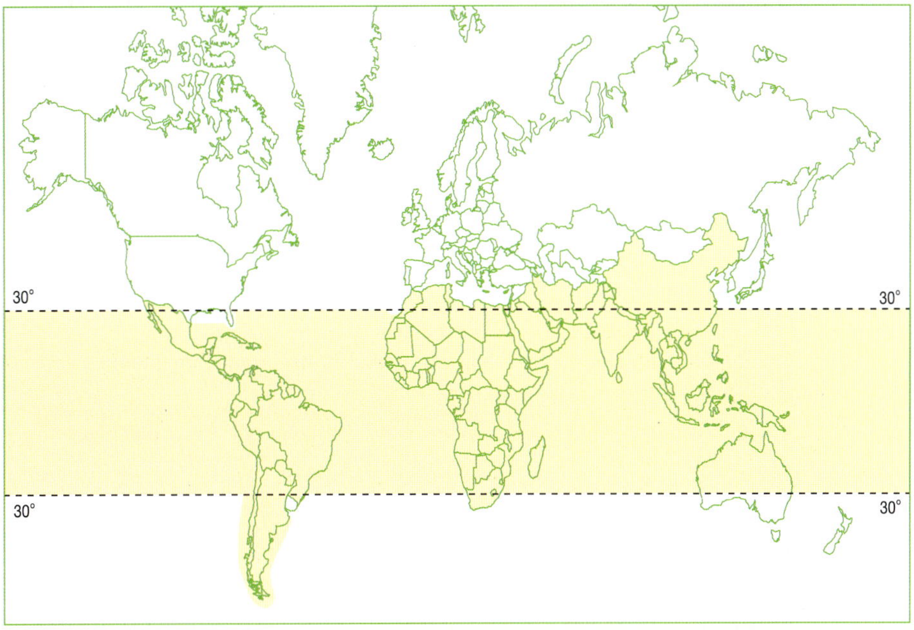

Besondere Gefahren erkennbar?

- Vital bedrohter Patient? Stationäre oder intensivmedizinische Behandlung erforderlich?
- Meningismus?
- Malaria möglich? Dann sofort Diagnostik einleiten (Dicker Tropfen und Ausstrich oder Schnelltest, **keine** Serologie!), sofortigen Probentransport, sofortige Bearbeitung und sofortige Rückmeldung sicherstellen
- Hinweise auf Amöbenleberabszess? Bei Fieber und Schmerzen im Oberbauch Sonographie veranlassen

Weltkarte des Malariarisikos 2025

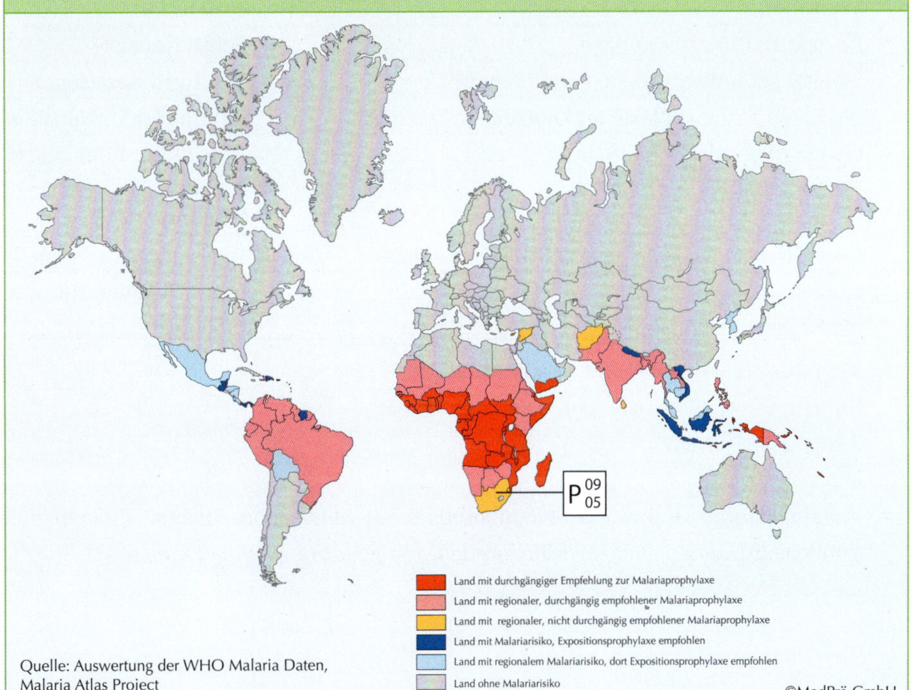

Quelle: Auswertung der WHO Malaria Daten, Malaria Atlas Project

Virales hämorrhagisches Fieber (VHF) möglich?

An ein VHF muss man insbesondere denken bei einem Patienten mit Fieber >38,5 C, der sich in den letzten drei Wochen in Afrika südlich der Sahara aufgehalten hat und an einer hämorrhagischen Diathese oder einem ungeklärten Schock leidet, darüber hinaus auch bei allen Patienten mit Fieber und epidemiologischen Risikofaktoren:

Lassa und Ebola/Marburg

- Patient hat in Westafrika in Behausungen gewohnt, zu denen Ratten Zugang hatten oder Lebensmittel gegessen, die möglicherweise durch Rattenurin kontaminiert waren
- Patient hat in West- oder Zentralafrika mit toten Menschenaffen Kontakt gehabt
- Patient war in Höhlen oder Behausungen, in denen Fledermäuse nisten
- Patient hat Kontakt mit möglichen Lassa- bzw. Ebola-Patienten gehabt (also insbesondere medizinisches Personal in Krankenhäusern in West-, Ost- und Zentralafrika)

Krim-Kongo hämorrhagisches Fieber (CCHF):

- Kontakt mit Zecken im Endemiegebiet (Südost-Europa, Afrika, Mittlerer Osten, Zentralasien)
- Teilnahme an Tierschlachtungen im Endemiegebiet
- Kontakt zu möglichen CCHF-Patienten im Endemiegebiet

Bei Aufenthalt im Verbreitungsgebiet (vgl. Kartenteil) in den vorangegangenen drei Wochen und Vorliegen von Hämorrhagien ist auch an die Arbovirosen Gelbfieber, Dengue-Fieber und Chikungunya zu denken. Ein zweifelsfreier Impfschutz (Gelbfieber) ist zu berücksichtigen.

Wenn VHF möglich, dann:

- Provisorische Isolation des Patienten am gegenwärtigen Aufenthaltsort
- Information des zuständigen Gesundheitsamtes
- Kontaktaufnahme mit dem nächstgelegenen Behandlungs- und Kompetenzzentrum (Adressen unter www.stakob.org)
- Notieren von möglichen Kontaktpersonen
- Ebola-Kontaktpersonen kann man im Prinzip impfen: Ervebo(R), Fa. MSD, Impfstoff jedoch nicht regulär im Handel"

Basisdiagnostik

- **Anamnese:**

  Reiseverlauf mit Daten. (Bei Vielreisenden kann auch die vorletzte Reise von Bedeutung sein!).
  Bei Migranten: Fluchtroute und -dauer. Bekannte Ausbrüche in Lagern oder entlang dieser Route?

  Spezielle Exposition

Exposition	spricht für
Kontakt zu Binnengewässern	Schistosomiasis
Erhalt von Bluttransfusionen und Blutprodukten	HIV-Infektion, Hepatitis B und C, Malaria, Chagas-Krankheit
unsichere Sexualkontakte und Kontakt zu Erkrankten	HIV-Infektion, Hepatitis B und C, Lues, Mpox
Genuß roher Milchprodukte	Brucellose, Tuberkulose
Tierkontakte	Tollwut, Q-Fieber, Leptospirose, Pest, Tularämie, Brucellose, Pasteurella multocida, Milzbrand, Vogelgrippe, Mpox
offene Trinkwassersysteme und Spray-Exposition	Leptospirose, Legionellose
Höhlenbesuche	Histoplasmose, Tollwut, VHF
Medikamenteneinnahme	drug fever

  Symptome und deren Auftreten mit Datum.

  Bisherige Untersuchungen und deren Resultate

  Bisherige Medikation

  Impfstatus

  Vorerkrankungen, insbesondere immunsuppressive Medikation, Allergien, Suchtmittelexposition

  Ähnliche Exposition auch bei Mitreisenden? Ähnliche Erkrankung bei diesen?

- **Klinischer Befund**
  Hauterscheinungen, z. B. Exanthem, Erythema migrans, Erythema nodosum, Urtikaria, Eschar, Roseolen, Ikterus, subkutane Knoten, Kaposi-Sarkome, Operationsnarben, Einblutungen
  Veränderungen der Schleimhäute, z. B. Aphthen, Ulzera, Blässe (gerade bei farbigen Patienten)
  Augenveränderungen, z. B. haemorrhagische Herde in der Retina bei Endokarditis, Denguefieber oder Malaria tropica
  Lymphknotenschwellungen, lokalisiert oder generalisiert
  Rasselgeräusche oder andere Atemnebengeräusche, Tachypnoe
  Herzgeräusche, Arrhythmie, fieberinadäquate Tachy- oder Bradykardie
  Thoraxkompressionsschmerz (Verdacht auf Leberabszess)
  Hepatomegalie, Splenomegalie
  Resistenzen im Abdomen
  Gelenkschwellungen
  Veränderungen des Skrotums, z.B. druckschmerzhafte Knoten bei Tuberkulose,
  neurologische Symptome, z. B. Nackensteifigkeit

↓

- **Laborwerte**
  Basislabor mit Blutbild, Leber- und Nierenwerten, LDH, CRP und ggf. zusätzlich Procalcitonin, Urinstatus, -sediment
  Blutkultur aerob/anaerob, Stuhlkultur, Urinkultur, auch mehrfach
  ggf. Knochenmarksuntersuchung (auch wegen hämatologischer DD), ggf. virologische Probenentnahme, z. B. Rachenspülwasser
  Dicker Tropfen und Ausstrich auf Plasmodien, Trypanosomen, Rückfallfieber-Borrelien
  Serologische Ausgangsproben zurückstellen und einfrieren
  Ggf. weitere Proben je nach Hypothese und Befund, etwa Liquor cerebrospinalis

↓

- **Technische Untersuchungen**
  Sonographie des Abdomens
  Röntgenaufnahme des Thorax in 2 Ebenen, auch ohne konkreten klinischen Befund am Thorax
  EKG

↓

- **Spezielle Diagnostik**
  Diese richtet sich nach den Hypothesen, die aus den Ergebnissen der bisherigen Schritte entwickelt werden, Dabei wird man sich auch an den Wahrscheinlichkeiten orientieren, wie sie in großen Serien von Tropenrückkehreruntersuchungen festgestellt wurden.

Fieberursachen entsprechend der geographischen Anamese

Region	Häufig	Gelegentlich	Selten aber wichtig
Subsaharisches Afrika	Malaria, Rickettsiosen, akute HIV-Infektion	Amöbenleberabszess, Katayama-Syndrom, Dengue, Brucellose, Meningokokken-Meningitis, akute HIV-Infektion	Kala-Azar, Trypanosomiasis, VHF, Rift-Valley-Fieber, West Nile Fieber, Läuserückfallfieber
Mittelmeer, Mittlerer Osten	Kala-Azar	Amöbenleberabszess, Sandfliegenfieber West-Nil-Fieber	Brucellose, Q-Fieber
Süd- und Zentralasien	Dengue, Typhus, Malaria	Amöbenleberabszess, Chikungunya, Kala-Azar, Läuserückfallfieber	Krim-Kongo-Fieber, Rickettsiosen
Südostasien	Dengue, Chikungunya, Typhus, Malaria	Amöbenleberabszess, Leptospirose, Tsutsugamushifieber Zika	Hantavirus-Infektion, Melioidose, Japanische Enzephalitis
Lateinamerika, Karibik	Dengue, Chikungunya, Typhus, Malaria (Haiti) Zikavirus-Infektion	Amöbenleberabszess, Brucellose, Coccidioidomykose, Histoplasmose, Leptospirose Zika	Akute Chagas-Krankheit, Gelbfieber

Burchard, G.-D.: Diagnostik fieberhafter Erkrankungen in Rieke, B., Küpper, Th., Muth, C.-M.: Moderne Reisemedizin, 2. Auflage, Stuttgart 2013

Diese Wahrscheinlichkeiten verschieben sich wegen der unterschiedlichen Inkubationszeiten mit zunehmendem Abstand zur Rückreise, wie in folgender Abbildung deutlich wird:

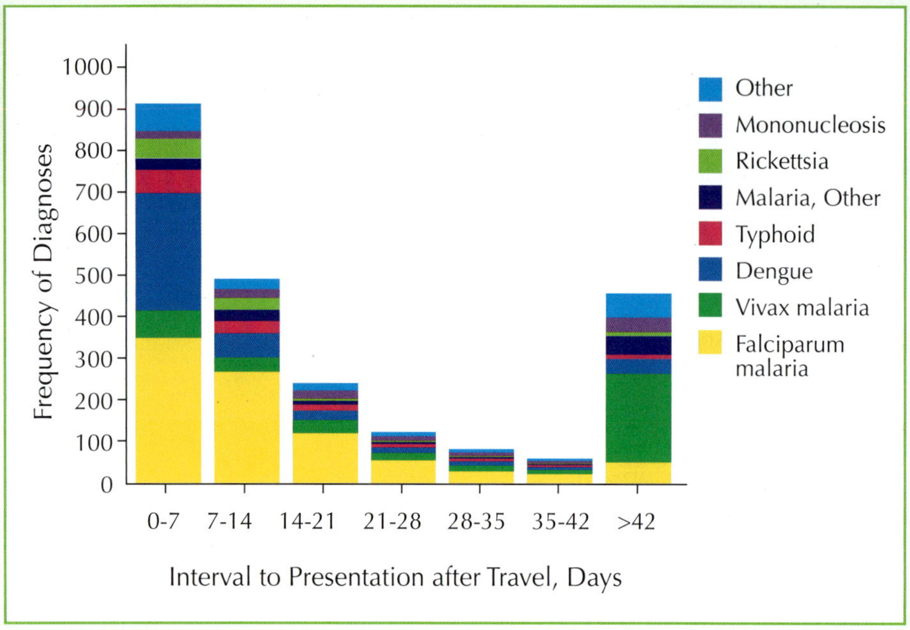

Aus: Wilson, ME et al: Clin Infect Dis 44 (12) 2007; 1560-8

Tauchtauglichkeit

Claus-Martin Muth

Die Tauchtauglichkeitsuntersuchung ist für Sporttaucher in den meisten Ländern gesetzlich nicht vorgeschrieben, wird aber von vielen Tauchsportverbänden gefordert, denn die Analyse von tödlichen Tauchunfällen zeigt in bis zu 50 % der Fälle vorbestehende medizinische Risikofaktoren als Hauptursache für den Unfall bzw. als ursächlich beteiligt. Die Tauchtauglichkeitsuntersuchung dient daher dazu, medizinische Konditionen, die eine Kontraindikation zum Tauchen darstellen, aufzudecken, bzw. bei Erkrankungen eine Risikoabwägung vorzunehmen.

In Deutschland ist jeder approbierte Arzt dazu berechtigt, eine Tauchtauglichkeitsuntersuchung durchzuführen und ein entsprechendes Attest auszustellen. Dies entspricht auch den (fehlenden) Regelungen in den meisten anderen Ländern. Auch die Art und der Umfang der Untersuchung sind nicht nur in Deutschland nicht gesetzlich bindend geregelt. Allerdings kann der untersuchende Arzt haftungsrechtlich in Anspruch genommen werden, wenn es beim Tauchen zu einem Zwischenfall gekommen ist, der zumindest mittelbar mit einer vorbestehenden gesundheitlichen Störung in Zusammenhang steht. Es ist daher günstig, wenn der untersuchende Arzt zumindest über tauchmedizinische Grundkenntnisse verfügt.

Die Tauchtauglichkeit ist gegeben, wenn der Tauchkandidat gesund ist und alle erhobenen Befunde unauffällig sind. Aber auch bei Abweichungen von der Norm kann das Tauchen mit Einschränkungen möglich sein. Hierbei ist allerdings anzumerken, dass es medizinische Grenzfälle gibt, bei denen die Expertenmeinungen zur Tauchtauglichkeit uneinheitlich sind. Teilweise ist eine generelle Aussage nicht möglich, sondern es muss eine sorgfältige Einzelentscheidung von Fall zu Fall erfolgen. Hier tragen sowohl der untersuchende Arzt, als auch der (die) untersuchte Taucher(in) ein hohes Maß an Verantwortung! Die Gesellschaft für Tauch- und Überdruckmedizin (GTÜM e.V.) hat zusammen mit der Österreichischen Gesellschaft für Tauch- und Hyperbarmedizin (ÖGTH) dazu als Hilfestellung für den Arzt Empfehlungen zur Untersuchung von Sporttauchern erstellt, die als "Checkliste Tauchtauglichkeit" in Buchform erschienen sind (siehe unten).

Diese Bewertung der Tauchtauglichkeit sollte im Einvernehmen mit dem Taucher stattfinden. Dabei ist es erst einmal völlig unerheblich, ob "nur" ein Anfängerkurs absolviert werden soll oder ob unbegrenztes Tauchen und größere Tauchtiefen anstehen. Das grundsätzliche Risiko ist immer das gleiche, sobald mit einer Atemgasversorgung getaucht wird.

GTÜM und ÖGTH empfehlen für gesunde Personen bis zum 40. Lebensjahr einvernehmlich ein Untersuchungsintervall von 3 Jahren. Bei bestehenden oder neu aufgetretenen Erkrankungen sollte der Zeitraum verkürzt werden. Ab dem 40. Lebensjahr erfolgt die Untersuchung dann jährlich, da ab hier die Wahrscheinlichkeit von Erkrankungen des Herz-Kreislauf-Systems deutlich ansteigt.

Zur Tauchtauglichkeitsuntersuchung gehören die Befragung zur Krankheitsgeschichte (standardisierte Fragebögen sind über die GTÜM Website – **www.gtuem.org** – erhältlich) sowie eine körperliche Untersuchung. Neben der **allgemeinen körperlichen Untersuchung** sind die Untersuchung der **Bruchpforten** sowie die sorgfältige Prüfung und Dokumentation des Reflexstatus inklusive des **Pupillenstatus** wichtig. Beides kann im Falle des Verdachts auf einen stattgehabten Tauchunfall bei der Entscheidungsfindung hilfreich sein. Ebenfalls wichtig ist die Inspektion der Ohren einschließlich der Spiegelung der **Trommelfelle**. Ergeben sich hieraus Auffälligkeiten, so ist eine konsiliarische HNOärztliche Untersuchung zu veranlassen. Außerdem sollte auf eine ausreichende **Sehfähigkeit** sowohl für die Ferne, als auch **für die Nähe** (Ablesen der Instrumente!) geachtet werden, weil beides der Sicherheit beim Tauchen dient.

Die Messung der **Lungenfunktion** sollte bei jeder Tauchtauglichkeitsuntersuchung erfolgen. Hierbei sollten mindestens die Lungenvolumina bestimmt und möglichst auch Parameter der forcierten Ausatmung (exspiratorische Flusswerte) erhoben werden. Die Darstellung erfolgt in der Regel als grafische Aufzeichnung der Fluss Volumen-Kurve. Ergeben sich bei der Untersuchung und Lungenfunktionsprüfung Hinweise auf Funktionsstörungen der Lunge, so ist auch hier die fachärztliche Abklärung dringend angeraten. Des Weiteren ist ein Ruhe-Elektrokardiogramm (**EKG**) zur Prüfung der Funktion des Herzens durchzuführen. Bei Be-schwerden oder Vorerkrankungen des Herz-Kreislaufsystems und unabhängig davon bei allen Tauchkandidaten ab dem 40. Lebens- jahr wird die Durchführung einer Belastungsuntersuchung mit EKG, zum Beispiel auf dem **Fahrradergometer**, empfohlen.

Organbezogene Themen der Tauchtauglichkeit

Es ist an dieser Stelle nicht möglich, eine ausführliche Darstellung aller gesundheitlichen Probleme und deren Auswirkung auf die Tauchtauglichkeit vorzunehmen. Hier sei auf die schon mehrfach angesprochenen Empfehlungen der Fachgesellschaften GTÜM und ÖGTH (Checkliste Tauchtauglichkeit – Untersuchungsstandards und Empfehlungen für Ärzte, 2. Auflage. Gentner Verlag, Stuttgart 2014) hingewiesen. Einige wichtige Punkte seien aber kurz besprochen:

Augenheilkunde

Hier ist, wie weiter oben bereits erwähnt, zunächst eine ausreichende Sehfähigkeit sowohl für die Ferne, als auch für die Nähe zwingend gefordert, wobei diese ausreichende Sehfähigkeit selbstverständlich auch mit Sehkorrekturen (optische Gläser in der Taucherbrille, Kontaktlinsen) erreicht werden kann.

Wichtige ophthalmologische Kontraindikationen

- Floride bakterielle und virale Infektionen
- Sehschärfe des besseren Auges mit und ohne Korrektion weniger als 0,5
- Enger Kammerwinkel
- Weitwinkelglaukom mit Sehnervenschaden und /oder Z.n. fistulierender Operation
- Fortgeschrittene Angiopathien /sklerotische Gefäß- und Netzhautveränderungen, proliferative diabetische Retinopathie,
  Thrombosen der Augen, TIA der Augen, Morbus Horton u.a.)

Bereich Hals, Nasen und Ohren (HNO)

In diesem Bereich, in dem es sich regelhaft um gasgefüllte Hohlräume handelt, führt jede Form einer Belüftungsstörung zumindest vorübergehend zum Tauchverbot, weil dies die wesentlichen Prädilektionsstellen für Barotraumen sind. Daher führen chronische Belüftungsstörungen auch dauerhaft zur Tauchuntauglichkeit. Aus diesem Grund sollte im Zweifel bei pathologischen Befunden ein HNO Facharzt in der Beurteilung der Tauchtauglichkeit hinzu gezogen werden. **Achtung! In der Regel ist in diesem Bereich eine Tiefenlimitierung als Einschränkung nicht sinnvoll!** Das Problem ist hier selten die absolute Druckzunahme, sondern die relative Druckzunahme mit der entsprechenden Volumenreduktion des eingeschlossenen Gases. Hier ist aber bereits der Tiefenbereich bis 10 m Tauchtiefe mit der relativ größten Druckzunahme (Druckverdoppelung!) verbunden!

Wichtige HNO-ärztliche Kontraindikationen

- Floride bakterielle und virale Infektionen
- Offene Trommelfellperforationen
- Chronische Otitis media
- Cholesteatom
- Ruptur des Runden oder Ovalen Fensters
- Laryngozelen

- Doppelseitige Rekurrensparese
- Chronische Tubenfunktionsstörung

Lunge

Die Beurteilung der Lunge ist wichtig, da Einschränkungen ihrer Funktion die Belastbarkeit unter Wasser begrenzen und pathologische Veränderungen eine wesentliche Rolle in der Entstehung und Ursache schwerer Tauchunfälle spielen. Höhergradige obstruktive und restriktive Ventilationsstörungen, sowie emphysematische Veränderungen des Lungengewebes mit Überblähung der Lunge insgesamt, oder isolierte Bullae und cystische Veränderungen stellen in der Regel absolute Kontraindikationen zum Tauchen dar, weil durch diese Schwachstellen das Lungenrissrisiko drastisch erhöht ist.

Herz und Kreislauf

Ein Mindestmaß kardiozirkulatorischer Belastbarkeit ist unabdingbar. Zudem können die immersionsbedingten Kreislaufveränderungen beim vorgeschädigten Herzen zu einer erheblichen Belastung führen.

Hypertonus

Bei der essentiellen Hypertonie mit Folgeschäden an den Organen ist vom Tauchen abzuraten. Bei einer essentiellen Hypertonie ohne Folgeerkrankungen sowie stabiler Blutdruckeinstellung (auch unter Therapie) und guter Belastbarkeit ist Tauchen prinzipiell möglich.

Myokardinfarkt

Ein stattgehabter Myokardinfarkt gilt prinzipiell als Ausschlussgrund vom Tauchen. Ist aber die Funktion des linken Ventrikels nicht beeinträchtigt und der Patient asymptomatisch, so darf unter bestimmten Bedingungen getaucht werden. Dabei sollte das Infarktereignis länger als 1 Jahr zurück liegen und auch unter Belastung weder eine Angina pectoris noch Rhythmusstörungen bestehen. Auch ein Zustand nach aorto-koronarer Bypass-Operation kann unter den gleichen Bedingungen wieder mit einer Tauchtauglichkeit einhergehen.

Vitien

Alle hämodynamisch wirksamen Vitien, besonders aber Klappenstenosen, insbesondere von Aorten- und Mitralklappe, sind mit dem Tauchen nicht vereinbar. Bei einer Klappeninsuffizienz, die hämodynamisch nicht von Bedeutung ist, besteht hingegen nur relative Kontraindikation.

Foramen ovale (PFO)

Ein "funktionell offenes Foramen ovale" (PFO) wird zu den Faktoren gerechnet, die das Risiko erhöhen, einen Tauchunfall zu bekommen. Eine Routine-Untersuchung auf ein PFO im Rahmen der Tauchtauglichkeitsuntersuchung ist jedoch grundsätzlich nicht erforderlich. Stattdessen gilt die Empfehlung zu einem konservativen Tauchverhalten mit Tauchtiefen weniger als 30 m, Vermeiden von Tauchgängen, bei denen Deko-Stufen eingehalten werden müssen (nur Nullzeittauchgänge erlaubt!), maximal zwei Tauchgänge pro Tag mit einer Pause von mindestens 4 Stunden zwischen den Tauchgängen und eine reduzierte Auftauchgeschwindigkeit von 5 m/min auf den letzten 10 m bis zur Oberfläche.

weitere wichtige kardiozirkulatorische Kontraindikationen:

- komplexe ventrikuläre Arrhythmien
- Status nach Schrittmacher-Implantation bei eingeschränkter Leistungsfähigkeit, bzw. immer nach ICD-Implantation
- Dilatative Kardiomyopathie mit eingeschränkter Ejektionsfraktion
- Latentes oder manifestes Cor pulmonale, pulmonale Hypertonie
- Latente, kompensierte, oder manifeste Herzinsuffizienz
- Akute entzündliche Herzkrankheiten
- Periphere arterielle Verschlusskrankheit Stadien IIb-IV nach Fontaine, einschließlich Ulcus cruris
- Tiefe Venenthrombose (Wiederzulassung zum Tauchen erst 6 Monate nach voller Mobilisation und Abheilung, wenn dies durch Duplexsonographie überprüft wurde und sich keine Lungenembolie ereignet hat)

Diabetes mellitus

Ein insulinpflichtiger Diabetes mellitus ist grundsätzlich zunächst eine Kontraindikation gegen das Tauchen.

Handelt es sich bei diesen Patienten aber um aktive Sportler mit sonst guter Gesundheit, kann bei nachweislich guter Einstellung der Blutzuckerwerte über längere Zeit, Abwesenheit von Hypoglykämien auch unter intensiver körperlicher Belastung, sportlicher Aktivität und guter Leistungsfähigkeit sowie guter Selbstkontrolle das Tauchen mit Einschränkungen erlaubt werden.

Neurologie

Als absolute Kontraindikationen gelten:

- Floride bakterielle und virale Infektionen
- Zerebrovaskuläre Erkrankungen mit Folgeerscheinungen (apoplektischer Insult, Transistorische ischämische Attacke)
- Epilepsie
- Myasthenia gravis
- Multiple Sklerose im akuten Schub
- Erkrankung des Gehirns, Kleinhirns, Hirnstamms, Rückenmarks und des peripheren Nervensystems mit erheblichem permanentem Defektzustand, auch Zustand nach Dekompressionserkrankungen mit bleibenden Restschäden

Schwangerschaft

Es gilt, dass trotz fehlender wissenschaftlicher Eindeutigkeit schwangere Frauen ohne Ausnahmen ab Beginn des Bekanntwerdens der Schwangerschaft auf das Tauchen mit Gerät komplett verzichten sollten.

Kindertauchen

Das Kind muss sicher über und unter der Wasseroberfläche schwimmen können, in der Lage sein, sich über längere Zeit zu konzentrieren und wesentliches der Tauchtheorie zu begreifen. Dazu muss es Anweisungen gewissenhaft und zuverlässig folgen. Als Einschränkung sind die Tauchtiefe und auch die Tauchzeit streng zu limitieren.

Tauchunfall-Hotlines

DAN-Hotline, international:

Tel. +39 06 4211-8685 oder +39 06 4211-5685

DAN-Hotline, Deutschland und Österreich:

Tel. 00800 326 668 783 (00800 DAN NOTRUF)

Schifffahrtmedizinisches Institut der Marine:

Tel. +49 (0)431 5409 1441

Hotline des VDST: Tel. +49 (0)69 800 88 616

Taucherhotline von aqua med: Tel. +49 (0)700 348 354 63

Weiterführende Literatur:

Klingmann Ch, Tetzlaff K, Muth CM. (Hrsg). Moderne Tauchmedizin, 3. Auflage. Gentner Verlag, Stuttgart 2019

Muth CM, Radermacher P (Hrsg.) Kompendium der Tauchmedizin, 2. Auflage. Deutscher Ärzteverlag, Köln, 2007

Gesellschaft für Tauch- und Überdruckmedizin (GTÜM) e.V., Österreichische Gesellschaft für Tauch- und Hyperbarmedizin (ÖGTH), Klingmann Ch, Muth CM, Piepho T, Prohaska R, Tetzlaff K, Welslau W (Hrsg). Checkliste Tauchtauglichkeit – Untersuchungsstandards und Empfehlungen für Ärzte, 2. Auflage. Gentner Verlag, Stuttgart 2014

Medizin in großen und extremen Höhen beim Bergsteigen

Ulf Gieseler

Große und extreme Höhen stellen für unseren Körper eine große Herausforderung dar, die oft auch tödlich endet. Aus Sicht des Alpinisten und Expeditionsarztes möchte ich im Folgenden auf die diversen medizinischen Probleme an hohen Bergen eingehen.

Kälteschäden - Hypothermie und Erfrierungen

Kälteschäden in Form von Hypothermie und lokalen Erfrierungen sind im Gebirge und bei Expeditionen nicht ungewöhnlich. An hohen und kalten Bergen wie im Himalaya, in der Antarktis oder Alaska sind sie ein häufiges und ernst zu nehmendes medizinisches Problem.

Zunächst einige Anmerkungen zu den alpinistischen Anforderungen am Denali und Mount Vinson. Durch ihre Nähe zu den Polen ist ihre Besteigung anspruchsvoller, als die Gipfel nahe am Äquator, also z.B. der Kilimanjaro oder der Cotopaxie in Ecuador. Der Grund liegt in der unterschiedlichen Ausdehnung der Troposphäre sowie Erdbeschleunigung an den Polen im Vergleich zum Äquator. Das Verhältnis beträgt ca. 16:8 km, das bedeutet, die Luftsäule über jedem Alpinisten und damit auch der Luftdruck, ist an den Polen nur halb so hoch wie am Äquator. Somit hat man neben einem verminderten Luftdruck auch nur die Hälfte des Sauerstoffpartialdruckes zur Verfügung. Dies ist der Grund warum der Denali einem 7000-der und der Mount Vinson etwa einem 6000-der im Himalaya entspricht (28. Breitengrat).

Der Denali ist aus meiner Sicht nicht nur der alpinistisch anspruchsvollere, sondern auch interessantere Berg. Nach offiziellen Statistiken erreichen jährlich etwa 50 % aller Bergsteiger den Gipfel, in manchen Jahren aber auch nur 30 %. Man ist länger unterwegs, ca.18 Tage, am Mount Vinson sollte man etwa 10 Tage einplanen. Die Distanzen über den Kahiltna Gletscher sind deutlich länger als am Mount Vinson, der Gipfelgrat ausgesetzter und wesentlich steiler, die Temperaturen mit - 45 °C jedoch deutlich tiefer als am Denali.

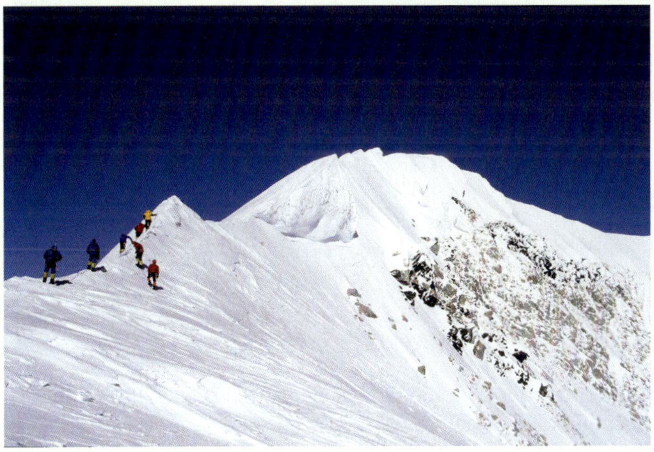

Abb. 1: Gipfelgrat des Denali / Alaska

Für beide Berge jedoch gilt: Sie sind hoch, sehr kalt und sturmumtost. Mit hohen Schneemengen muss man am Mount Vinson im Vergleich zum Denali nicht rechnen. Nie vergessen sollte man aber, man befindet sich an beiden Bergen in einer der extremsten und menschenfeindlichsten Regionen dieser Erde.

An beiden Bergen trägt man die komplette Ausrüstung und die Nahrungmittel selbst, es gibt keine Träger wie im Himalaya. Verteilt auf Rucksack und Schlitten kommen für jeden gut 45 kg zusammen.

Kälteschäden

Eines der Hauptprobleme in der Kälte sowie in großen Höhen sind neben den Höhenerkrankungen die Kälteschäden. So ist der Mount Vinson in der Antarktis nur noch 1100 km vom Südpol entfernt. Der Denali ca. 3000 km vom Nordpol. Aber auch in Europa werden am Elbrus (5664 m) und Mont Blanc (4800 m) Kälte und Wind sehr häufig unterschätzt.

Beide Berge können ebenfalls sehr kalt und stürmisch sein. Sie sind von der Höhe und den alpinistischen Anforderungen in etwa gleich einzuschätzen, jedoch von den Schwierigkeiten deutlich unterhalb von Denali und Mount Vinson angesiedelt. Im akklimatisierten Zustand kann man beide Gipfel einschließlich Hüttenzustieg in zwei Tagen erreichen.

Die Kältetoleranz ist individuell sehr unterschiedlich, abhängig von körperlicher und mentaler Konstitution, Nässe, Wind, Ernährungszustand und Muskelmasse. Der ständige Wind zerrt nicht nur an Kleidung und Zeltwänden, sondern ganz gewaltig auch an der Psyche. Bergsteigen in Wind, Kälte und großer Höhe erfordert von den Alpinisten daher eine weit überdurchschnittliche Leidensfähigkeit und eine hohe psychische Stabilität!

Der wichtigste Kälteparameter ist neben der gemessenen Minustemperatur also der Wind. Kälteschäden teilt man ein in eine Hypothermie und lokale Erfrierungen.

Kälteschäden - Hypothermie

Die Ursachen einer Unterkühlung sind in der Regel alpine Unfälle wie z.B. ein Sturz in eine Gletscherspalte, Verschüttung durch eine Lawine oder einfach körperliche Erschöpfung. Sie führt zur Zentralisation mit zunehmender Minderdurchblutung der Peripherie. Nach Empfehlungen der ICAR MedCom (1) hat sich eine einfache Stadieneinteilung der Hypothermie im Gelände bewährt.

Stadium	Leitsymtom	Körperkern-temperatur
HT 1	Bewusstsein klar mit Muskelzittern	35 - 32°C
HT 2	Verlangsamt, kein Zittern mehr	32 - 28°C
HT 3	bewusstlos	28 - 24°C
HT 4	Klinisch tot, Wiederbelebung in Einzelfällen möglich	24 - 13,7°C
HT 5	Tod (irreversible Hypothermie)	< 13°C

Tabelle 1: Stadien der Hypothermie

Die tiefste, klinisch dokumentierte Kerntemperatur eines Menschen betrug 13,7 °C nach Sturz in einen zugefrorenen Gebirgsbach. Erst knapp drei Stunden nach dem Unfall konnte eine erfolgreiche Wiedererwärmung in einer Klinik eingeleitet werden. Das Ereignis wurde ohne Folgeschäden überlebt. (2)

Lang anhaltendes Muskelzittern ist ein Prozess der einem Energie- verbrauch und der Entleerung der Glykogenspeicher einhergeht. Ein Nachlassen bedeutet daher keine Besserung des Hypothermie. Diabetiker können durch Muskelzittern, bei fehlender oder aber nicht adäquater Kohlenhydrat- und Wärmezufuhr sehr schnell in eine Hypoglykämie abrutschen.

Im Gelände wird man sich überwiegend auf rein klinische Zeichen der Hypothermie verlassen müssen. Die Beurteilung durch Ersthelfer oder Arzt orientiert sich daher zunächst einmal an der simplen Frage: Muskelzittern: ja - nein?

Sofortmaßnahmen bei Hypothermie

Die wesentliche Sofortaßnahme der HT 1 ist der Schutz des Patienten vor Wind und weiterer Auskühlung sowie einer aktiven Bewegung solange die Muskeln noch zittern. Die Zufuhr von warmen, gezuckerten Getränken oder Schokolade und Müsliriegeln füllen die entleerten Depots wieder auf. Diabetikern muss der Blutzucker kontrolliert werden und bei zusätzlicher diabetischer Polyneuropathie muß man auch an Erfrierungen denken.

Im HT 2 ist insbesondere bei stärkerer Verlangsamung oder Orientierungslosigkeit immer eine Klinikeinweisung erforderlich. Ein Wiedererwärmen im Gelände ist nicht möglich, sondern nur Schutz vor weiterer Auskühlung.

Bei der Notfallversorgung ist besonderes Augenmerk auf Schutz vor Wind und weiterer Auskühlung zu legen. Dazu eignen sich ein Biwaksack oder Schlafsack und Lagerung der Patienten auf einer Isomatte. Ist der Patient noch ansprechbar, so gibt man ebenfalls Kohlenhydrate und warme Getränke. Eine aktive oder auch passive Bewegung sollte jedoch vermieden werden, da dies zum Bergungstod durch Kammerflimmern führen kann. Vor der Feststellung des Todes im HT 4 und 5 gilt immer noch das Gregory's Prinzip von 1972: Nobody is dead until rewarmed and dead! (3)

Prophylaxe der Hypothermie

Die Prophylaxe der Hypothermie besteht aus Fleece- oder Wollbekleidung oder auch Daune sowie Goretex als Windschutz, Handschuhen, Kopfbedeckung, Biwaksack, warmen Getränken und Kohlenhydraten sowie einem guten Trainingszustand und regelmäßiger Bewegung.

Auf den hohen Bergen empfindet man z. B. eine Temperatur von -20 °C nicht identisch wie in der Ebene oder auf den Gipfeln der Alpen. Die hypobare Hypoxie in der Höhe führt zu einer Vasokonstriktion über eine sympatikotone Reaktion, sie ist an tieferen Bergen viel geringer ausgeprägt.

Auch führt die typische Hyperventilation in der Höhe zu einer weiteren, starken Auskühlung des Körpers, da vermehrt Wärme über die Lungen abgeführt wird.

Kälteschäden - Erfrierungen

Erfrierungen sind im Gegensatz zur Hypothermie lokale Kälteschäden, die ein verschieden starkes Ausmaß erreichen können. Ursächlich spielen neben den Minustemperaturen Faktoren wie Wind, Luftfeuchtigkeit und die Hypothermie eine entscheidende Rolle. Auf der unbedeckten Hautoberfläche entwickeln sich unter Windeinfluss und Feuchtigkeit sehr schnell extrem tiefe Temperaturen, die innerhalb weniger Minuten an der unbedeckten Haut zu Erfrierungen führen. Besonders betroffen sind Finger, Zehen, Nasenspitze Ohrmuscheln und Wangen.

Am Denali treten laut Angabe der Parkverwaltung 3-4 % Erfrierungen bei etwa 1000 Bergsteigern pro Saison auf, die von April bis Ende Juni dauert. Im Vergleich sind am Mount Vinson in der kurzen Saison Dezember - Januar nur etwa 200 Bergsteiger aus aller Welt unterwegs. Gesehen habe ich in dieser Woche am Berg eine schwere Erfrierung der Nasenspitze durch alpinistisches Fehlverhalten.

Das Hospital in Chamonix beziffert seine Anzahl der Erfrierungen mit 80 pro Jahr und 1750 in 22 Jahren. 57 % betrafen die Fußregion, 46 % Hand - Fingerregion.

An den hohen Bergen sind Windgeschwindigkeiten von 100 und mehr Kilometern pro Stunde nicht ungewöhnlich. Diese Beziehung wird in der Meteorologie durch den Wind-Chill-Faktor beschrieben.

Windstärke	km/h	Temperaturen in - C°									
		9	12	15	18	21	24	26	29	31	34
2	8	12	15	18	21	24	26	29	31	34	37
3	16	18	24	26	29	31	37	40	42	45	51
4	24	24	29	31	34	40	42	45	51	54	56
5	32	26	31	34	37	42	45	51	54	60	62
6	45	31	34	40	45	47	54	56	62	65	71
7	56	34	37	40	45	51	54	60	62	68	73

Tabelle 2: Windchillfaktor

Innerhalb des rot markierten Temperaturbereiches können Erfrierungen an der ungeschützten Haut innerhalb von ein bis drei Minuten auftreten.

Weitere Risikofaktoren für Erfrierungen sind die Behinderung der peripheren Zirkulation durch Steigeisenriemen auf Lederschuhen, zu kleine Schuhe sowie Handschuhe und natürlich Immobilisation. Ein Anstieg des Hämatokrits bei nicht adäquater Flüssigkeitszufuhr führt zu einer Viskositätserhöhung und damit zu einer Verschlechterung der Mikroperfusion in der Peripherie. Alkohol, Schlafmittel und Nikotin erhöhen das Risiko zusätzlich.

Nicht vergessen sollte man aber auch bestimmte internistische Erkrankungen, wie eine periphere Neuropathie bei langjährigem Diabetes mellitus oder den Morbus Raynaud, der mit einem Vasospasmus der peripheren Gefäße der Finger einhergeht.

In Verbindung mit Nikotin verstärkt sich die Kälteempfindlichkeit deutlich. Diese Patienten sind durch ihre geringe Kältetoleranz sehr anfällig für Erfrierungen.

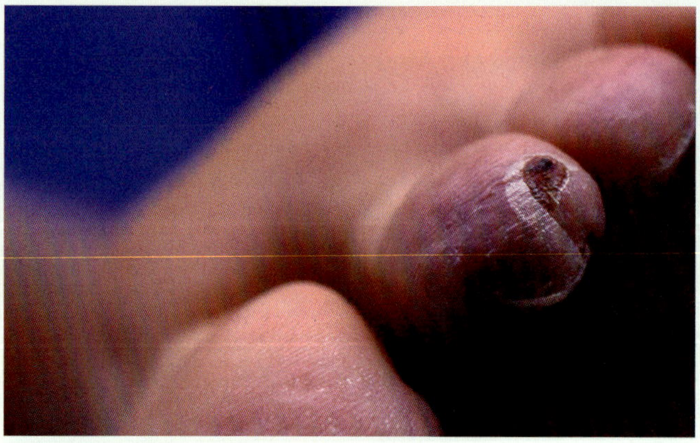

Abb. 2: Leichte Erfrierungen der Zehen eines Diabetikers mit peripherer Neuropathie

Nach dem Absturz in einem Geröllhang mit schmerzhafter Unterschenkelverletzung, hatte dieser täglich mehrere Tage hintereinander seine Füße in einem sehr kalten Gebirgsbach gebadet – auf telefonisches Anraten seines behandelnden Internisten!

Schweregrade von Erfrierungen

Erfrierungen kann man schulmedizinisch in 3 Stadien einteilen, nur hilft dies bei der Akutversorgung nicht weiter. Denn die Nekrosen einer Erfrierung 3. Grades sind nicht sofort erkennbar. Zu Recht ist eine solche Unterteilung im Laufe der Jahre wieder mehr in den Hintergrund getreten. (4) Bei der Erstdiagnose ist daher niemals eine sichere Angabe der Schwere der Erfrierungen möglich. Erst nach mehreren Tagen bis zu einer Woche lässt sich eine einigermaßen sichere prognostische Aussage treffen.

Zur Akutversorgung ist die einfache Einteilung in oberflächliche und tiefe Erfrierungen ausreichend.

- Oberflächliche Erfrierungen
  - Betroffen sind Haut und die Subcutis
  - Nach Wiedererwärmung treten Blasen auf, die mit klarer Flüssigkeit gefüllt sind und ein prognostisch gutes Zeichen darstellen.
- Tiefe Erfrierungen
  - Betroffen sind Muskulatur, Bänder und Gelenke
  - Nach Wiedererwärmung treten ebenfalls Blasen auf, die jetzt jedoch blutgefüllt sind und damit auf tiefe Erfrierungen hinweisen und somit ein prognostisch schlechteres Zeichen sind.

Akutversorgung von lokalen Kälteschäden

Bei Erfrierungen und Hypothermie werden beide Kälteschäden simultan versorgt, wobei der Hypothermie immer der Vorrang eingeräumt wird. Die Wiedererwärmung einer Erfrierung erfolgt im ansteigend handwarmen Wasserbad von etwa 37 °C. In Amerika erwärmt man mit über 40 °C warmen Wasser, was aber nur nach Applikation eines Sedativums oder nach Applikation von Schmerzmitteln möglich ist.

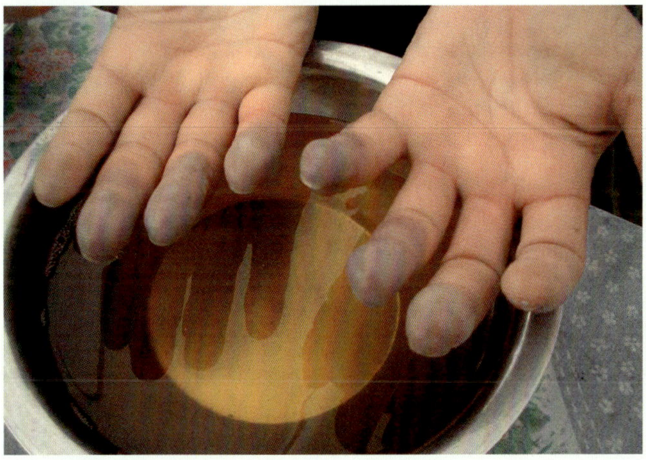

Abb. 3: Erfrierungen auf 8000 m

Man erkennt in Abbildung 3 Blasen mit klarer bis leicht blutig tingierter Flüssigkeit der End- u. Mittelglieder beider Hände nach Wiedererwärmung im Basecamp des Cho Oyu in Tibet.

Die Therapie erfolgte mit Aspirin® und Antibiotika sowie sterilen Verbänden. Blasen werden am Berg niemals geöffnet, zu groß wäre die Gefahr einer schweren Infektion. man verbindet sie lediglich steril. Eine erneute Erfrierung der geschädigten Areale, z.B. bei einem langwierigen Abtransport eines Verletzten, muss unter allen Umständen vermieden werden. Erst wenn dies sicher ausgeschlossen ist, darf mit der Wiedererwärmung begonnen werden. Die Bergschuhe dürfen bei Erfrierungen am Berg erst dann ausgezogen werden, wenn kein weiterer Weg mehr zurück gelegt werden muss, da der Fuß sofort anschwillt und man in den Schuh nicht mehr rein käme.

Falls möglich ist eine Hämodilution hilfreich zur Senkung des Hämatokrits und damit Verbesserung der Fließeigenschaften des Blutes. Medikamentös haben sich Aspirin®, ein Breitbandantibiotikum und Ibuprofen als Schmerzmittel bewährt. Effektiv ist aus eigener klinischer Erfahrung auch eine Stellatumblockade. Die Vasokonstriktion löst sich durch eine Stellatumblockade, was zu einer deutlichen Verbesserung der Durchblutung führt.

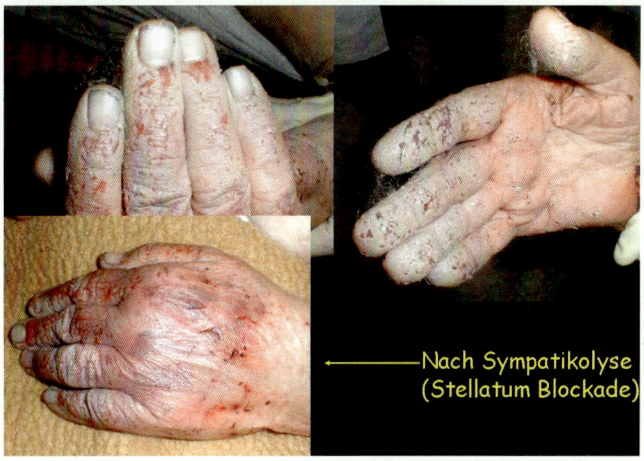

Abb. 4: Erfrierungen vor und nach Stellatumblockade.

Man sieht in Abbildung 4 oben die deutlich weiß verfärbten "Leichenfinger" als Folge der Vasokonstriktion. Im Bild unten die wieder gut durchblutete Hand nach Sympathikolyse. Es handelte sich um eine ältere Patientin mit Erfrierungen nach einem nächtlichen Aufenthalt im Freien bei - 15 °C. Zusätzlich zur Stellatumblockade gaben wir Aspirin®, Breibandantibiotikum sowie eine lokale Wundversorgung. Die Schäden heilten folgenlos ab.

Auch Patienten mit Morbus Raynaud leiden sehr stark unter der Kälte. Eine medikamentöse Behandlung mit einem Phosphodiesterase Hemmer wie Cialis® oder Viagra® wurde in der Literatur als effektiv beschrieben (5). Für einen Alpinisten eignen sie sich jedoch nur bedingt wegen Nebenwirkungen wie Kopfschmerzen und einer verstopften Nase. Als sehr effektiv erwies sich bei mir im Selbstversuch am Mount Vinson die Einnahme von 20 mg Nifedipin retard. Eine halbe Stunde nach Einnahme am Gipfeltag waren sowohl Finger und Zehen sehr warm. Das hielt den ganzen Auf- und Abstieg über 10 Stunden an. Nifedipin hat eine vasodilatierende Wirkung. Bei Hypoxie und großer Kälte (hier -45 °C) reagiert unser Körper über eine sympatikotone Zentralisation mit Engstellung der peripheren Gefäße. Dies lässt sich zumindest teilweise mit einem Ca-Antagonisten kompensieren. Menschen mit der Neigung zu einer überschießenden Vasokonstriktion werden in der Regel von dieser Behandlung profitieren. Nebenwirkungen im Sinne einer Hypotonie hatte ich nicht, was eben durch die Aktivierung des Sympathikus bei Kälte und hypobarer Hypoxie auch nicht zu erwarten war.

Prophylaxe von Erfrierungen

Da schwere Erfrierungen sehr oft mit einem Verlust von Gliedmaßen einhergehen, kommt der Prophylaxe eine entscheidende Bedeutung zu. Handschuhe mit Daunen- oder Primaloftfüllung sowie ein winddichter Gesichtsschutz leisten gute Hilfe. Die Augen sind unter einer mit der Haut abschließenden Skibrille gut geschützt. In kalten Regionen wie am Mc Kinley oder Mount Vinson haben sich Vapor barrierer für Hände und Füße bewährt. Das sind Dampfsperrschichten, die verhindern, dass das Innere eines Handschuhs oder eine Wollsocke feucht werden, denn sie trocknen in großer Kälte nicht! Über eine dünne Socke zieht man einen Plastikbeutel und über ihn die Wollsocke. Dadurch verdunstet keine Feuchtigkeit mehr, die der Haut die Wärme entzieht und Ursache der kalten Zehen ist. Für die Hände verwende ich Seidenhandschuhe und darüber einfache Erste Hilfe Handschuhe aus Plastik. Beides hat sich bewährt und wurde an vielen hohen Bergen von mir und anderen Alpinisten erfolgreich eingesetzt. Allerdings überwiegt häufig noch die Skepsis unter ihnen.

Egal welchen der Seven Summits oder anderen hohen Berg man besteigt, für jeden Bergsteiger sind sie ein großes Erlebnis. Natürlich bieten die beiden Giganten, der Denali in Alaska und der Mount Vinson in der Antarktis, ein unvergessliches Abenteuer in einer der noch ursprünglichsten Regionen dieser Erde, von dem man lange zehren wird.

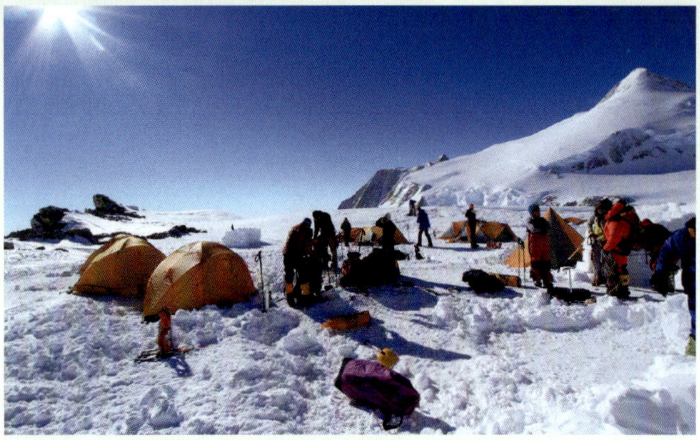

Abb. 5 High Camp Mount Vinson / Antarktis

Die Probleme in großen und extremen Höhen

Im Folgenden möchte ich auf die Probleme der großen und extremen Höhen näher eingehen.

Ausgehend von den höchsten Gipfeln aller Kontinente liegen die vierzehn 8000er in Nepal, Pakistan und Tibet. Sie dehnen sich teilweise jedoch auf die angrenzenden Nachbarländer aus. Mit acht 8000er hat Nepal den größten Anteil dieser Giganten. Alle 7 und 8000er liegen ausschließlich auf dem asiatischen Kontinent.

Der erste bestiegene Achttausender war die im Westen Nepals gelegene Annapurna im Jahre 1950 durch eine französische Expedition unter Leitung von Maurice Herzog. 1953 folgte dann schon die erste Besteigung des Mount Everest durch Tensing Norgay und Edmund Hillary, nachdem sich schon in den Jahren 1921 - 47 mehrere britische Expeditionen an diesem Berg versucht hatten und sogar ohne Sauerstoff bis 8600 m vorgestoßen waren.

In der legendären Everest Expedition erreichten am 08. Mai 1978 Reinhold Messner und Peter Habeler den Gipfel erstmals ohne Sauerstoff. Sie wagten diesen Gang trotz größter Bedenken von Physiologen und Ärzten weltweit, die ihr Vorhaben für schlicht unmöglich hielten und ihnen schwerste cerebrale Schäden prognostizierten. Nach ihrem Erfolg schickten beide dem damaligen Chef der Innsbrucker Physiologie, ihrem größten Kritiker, eine Postkarte mit folgendem Text: "Allen Unkenrufens zum Trotz, wir sind noch bei Trost".

Der höchste Berg unseres Globus der außerhalb Asiens liegt, ist der knapp 7000 m hohe Aconcagua in den Anden von Argentinien.

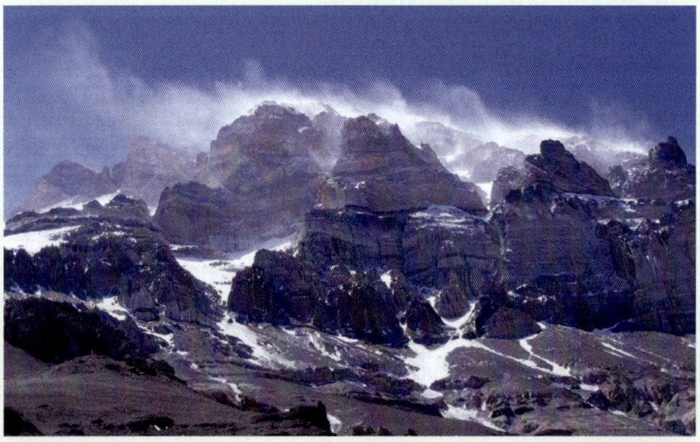

Abb. 6: Aconcagua (6962 m) in Argentinien

Die Höhenstufen

Mit zunehmender Höhe nimmt der Luftdruck nicht linear ab, sondern in Form einer Exponentialfunktion. Dies drückt die barometrische Höhenformel aus. Die Kenntnis der verschiedenen Höhenstufen ist für das Verständnis von Physiologie und Akklimatisation eine entscheidende Voraussetzung.

- Mittlere Höhe: 0 - 3000 m (Schwellenhöhe liegt bei 2500 m)
- Große Höhen: 3000 - 5000 m, vollständige Akklimatisation noch möglich
- Sehr große Höhe: 5000 - 7500 m , nur noch unvollständige Anpassung des Körpers möglich durch weitere Steigerung der Ventilation.
- Todeszone: oberhalb von 7500 m mit akutem Kräfteverfall, sogenannte Deterioration. Oberhalb von 8000 m ist nur noch ein Aufenthalt über wenige Stunden möglich.

In den mittleren Höhen unserer Alpen hat man eine sehr gute Infrastruktur durch bewirtschaftete Hütten mit einer Übernachtungsmöglichkeit. Sie sind daher die bevorzugte Region aller Bergwanderer. Das Risiko einer Höhenerkrankung ist sehr gering. Die großen und sehr großen Höhen jedoch sind das Terrain der ambitionierten Trekkingtouristen und Expeditionsbergsteiger.

Wie schon oben ausgeführt, muss sich der Körper ab einer Schwellenhöhe von 2500 m an die jeweilige Höhenstufe anpassen, will man sich länger dort aufhalten. Hierbei handelt es sich immer um Schlafhöhen. Ein kurzer Auf- und Abstieg z.B. auf 3000 m, ist natürlich auch ohne vorherige Akklimatisation möglich. Bei einer Übernachtung auf dieser Höhe können bei empfindlichen Menschen durchaus schon gewisse Symptome einer Bergkrankheit auftreten.

Physiologische Veränderungen in der Höhe

Die schnellste und wesentlichste Veränderung in akuter Hypoxie ist die Zunahme der Atemfrequenz über eine Stimulation der Chemorezeptoren am Glomus Caroticum und des Atemzentrums. Zeitgleich tritt eine Sympathikus getriggerte Tachykardie auf. Man kann dies leicht nachvollziehen, wenn man in nicht akklimatisiertem Zustand mit einer Seilbahn auf 3000 m oder höher hinauffährt. Die Ursache ist nicht etwa wie immer wieder zu hören, eine Abnahme des Sauerstoffgehaltes der Luft, sondern die Abnahme des Luftdrucks und damit des Sauerstoffpartialdrucks mit zunehmender Höhe. Die 21 Vol% Sauerststoff in der Atmosphäre bleiben bis in Höhen von > 10 km konstant.

Die Hyperventilation in Hypoxie führt zu einer respiratorischen Alkalose, die durch eine vermehrte Ausscheidung von Bikarbonat über die Nieren kompensiert wird.

Die physiologischen Abläufe im menschlichen Körper unter Hypoxie sind einerseits äußerst komplex, andererseits aber bis heute nicht in allen Details geklärt. Im Rahmen dieses Beitrages würde es jedoch den Rahmen sprengen, auf alle Details näher eingehen zu wollen. Es sei deshalb auf die weiterführende Literatur in (1) verwiesen.

Höhenerkrankungen

Biologische Prozesse, wie die physiologischen Abläufe im menschlichen Körper in akuter hypoxischer Umgebung benötigen Zeit. Da wir Menschen jedoch sehr unterschiedlich auf Hypoxie reagieren, ist es nicht verwunderlich, dass der Körper auf diese Stresssituation mit bestimmten Symptomen reagiert. Jeder, der für seine individuellen Verhältnisse zu schnell zu hoch aufsteigt und so seinem Körper nicht die erforderliche Zeit zur Akklimatisation gewährt, der wird unweigerlich höhenkrank werden. Es handelt sich hierbei um akut auftretende gesundheitliche Störungen eines bis dato gesunden Menschen.

Die wichtigsten Höhenerkrankungen sind:

- Akute Bergkrankheit (AMS)
- Höhenlungenödem (HAPE)
- Höhenhirnödem (HACE)

Akute Bergkrankheit (Acute Mountain Sickness)

Sie ist eine Reaktion des Körpers auf die Höhe, die ab 2500 m auftreten kann und sich nach einer Latenzzeit von 6 - 24 Stunden durch diverse Symptome äußert. Es handelt sich also um eine rein klinische Diagnose ohne einen speziellen Laborbefund oder andere technische Hilfsmittel. AMS findet man nicht nur in fernab hoch gelegenen Regionen, sondern auch in unseren Alpen. Die Diagnose AMS ergibt sich aus der Kombination mehrerer der folgenden Symptome. Einen speziellen Laborbefund oder andere technische Hilfsmittel existieren nicht. Wesentlich ist das Leitsymptom Kopfschmerz plus weitere Beschwerden wie:

- Appetitlosigkeit
- Übelkeit, Brechreiz
- Schlaflosigkeit
- nächtliche Apnoephasen
- Tachykardie
- Schwindel
- Periphere Ödeme
- Oligurie (< 500 ml)

Die Häufigkeit der AMS beträgt weltweit zwischen 30 - 50 % Sie ist abhängig von Schlafhöhe, Aufstiegsgeschwindigkeit, früheren Episoden einer AMS, individueller Empfindlichkeit und einer Vorakklimatisation.

Zeichen einer AMS sieht man beim Trekking oder auf Expeditionen recht häufig. Die Betroffenen klagen über Kopfschmerzen und sind oft teilnahmslos. Als begleitender Arzt sollte man diese Symptome immer ernst nehmen und sie genau beobachten. Viele verdrängen ihre Beschwerden unterwegs einfach oder sie führen sie auf andere Ursachen zurück, "Ich habe nur schlecht geschlafen", oder "was schlechtes gegessen". Gerade sehr ambitionierte Menschen wollen sich keine "Schwäche" eingestehen und ignorieren bewusst ihre Beschwerden, manchmal mit fatalem Ausgang. Oft sind sie dann fassungslos, dass gerade sie höhenkrank wurden. "Ich habe doch so viel trainiert, das kann doch gar nicht sein", ist ein oft zu hörender Satz. Auch ein noch so intensives Training schützt jedoch nicht vor einer Höhenkrankheit!

Verschwinden die Symptome nicht bis zum nächsten Tag, sollte abgestiegen werden in tiefere Regionen, denn bei allen Höhenerkrankungen ist der Abstieg die wichtigste Therapie überhaupt. Gegen Kopfschmerzen hilft sehr gut Ibuprofen. Sind diese sehr stark und mit heftiger Übelkeit und Brechreiz verbunden, kann nach neueren Studien zusätzlich 4-8 mg Cortison hilfreich sein.

Diamox®, ein mildes Diuretikum, wird häufig zur Prophylaxe der Symptome einer AMS eingesetzt. In vielen Studien konnte nachgewiesen werden, dass Diamox® durch eine Hemmung der Carboanhydrase die Ventilation in Ruhe, also vor allem nachts im Schlaf, aber auch unter Belastung steigert und so den Gasaustausch verbessert und die respiratorische Alkalose renal kompensiert. Daraus ergibt sich eine verbesserte Ventilation und O_2 - Sättigung, mit der Folge von selteneren nächtlichen Apnoephasen sowie eines qualitativ besseren Schlafes.

Allerdings sollte man die Nebenwirkungen von Diamox® nicht unterschätzen. Aus eigener Erfahrung und vielen Berichten von Bergsteigern, kommt es recht häufig durch die milde Diurese zu einer überschießenden nächtlichen Diurese von 2 Litern pro Nacht und mehr. Dadurch ist die Schlafqualität erheblich gestört, ganz abgesehen von der am folgenden Tag reduzierten körperlichen Leistung als Folge des Flüssigkeitsverlustes. Sehr unangenehm ist auch ein Taubheitsgefühl der peripheren Extremitäten.

Diamox® ist sicher nicht für jeden ein probates Mittel zur Prophylaxe von AMS. Ich selbst habe es wegen dieser inadäquaten Diurese schon Jahre nicht mehr verwendet.

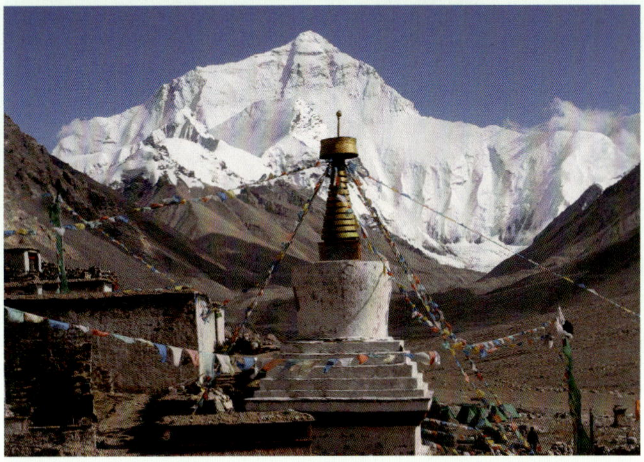

Abb. 7:
Mount Everest Nordseite / Tibet mit Kloster Rongbuk auf 5200 m

Höhenlungenödem (High Altitude Pulmonary Edema)

HAPE ist eine sehr ernsthafte Erkrankung, mit einer Letalität von 50 % bei inadäquater Therapie. Was ist nun die Ursache eines Lungenödems? Radiologisch findet man Flüssigkeit in den Lungen, meistens rechts, jedoch auch beidseits (Abb. 8). Im Gegensatz zum kardialen Lungenödem ist die Ursache keine myokardiale Insuffizienz, sondern Folge des pulmonalen Druckanstiegs in der Höhe. Dieser Anstieg ist zunächst einmal bei jedem Menschen unter hypoxischen Bedingungen eine physiologische Reaktion (Euler-Liljestrand-Reflex). Nun steigt aber der PA Druck bei manchen Individuen überschießend an, wohl genetisch bedingt. So können PA Drucke von 60 - 80 mm Hg gemessen werden. Dies ist die eigentliche Ursache des Lungenödems, nicht aber eine Linksherzinsuffizienz, was für die Therapie entscheidend ist.

Wodurch erkennt man frühzeitig ein HAPE? Typisch dafür ist der plötzliche Leistungsabfall während einer Tour, gemessen an der Leistungsfähigkeit der Tage zuvor. Oft wird der Rucksack an einen der begleitenden Träger abgegeben oder jemand entdeckt unterwegs plötzlich sein großes Interesse an der Macrofotografie von Bergblumen, somit kann er ja immer wieder stehen bleiben. Bergsteiger sind oft erstaunlich kreativ im Verschleiern ihrer Höhenbeschwerden!

Da unterwegs nur sehr selten eine Röntgenaufnahme zur Verfügung steht, ist man auf die typischen Symptome angewiesen. Diese sind jedoch so charakteristisch, dass in der Regel keine zusätzlichen diagnostischen Maßnahmen erforderlich sind. Für den Erfahrenen kann das Messen der Sauerstoffsättigung im Blut mit Hilfe eines kleinen Pulsoxymeters durchaus hilfreich sein, z.B. bei einem interstitiellen Ödem der Lungen, bei dem ein pulmonaler Auskultationsbefund fehlt. Richtig angewandt sind anhaltende Werte < 70 % als kritisch einzustufen.

Wie schon erwähnt ist das **Leitsymptom der plötzliche Leistungsabfall** plus weitere Symptome:

- Tachykardie > 100 / min
- Retrosternaler Schmerz (durch erhöhten PA Druck)
- Dyspnoe in Ruhe und bei Belastung
- Lippenzyanose
- Trockener Reizhusten
- Blutig tingierter Auswurf
- Rasselgeräusche, ein- oder beidseitig bis zum Distanzrasseln
- Oligurie < 500 ml

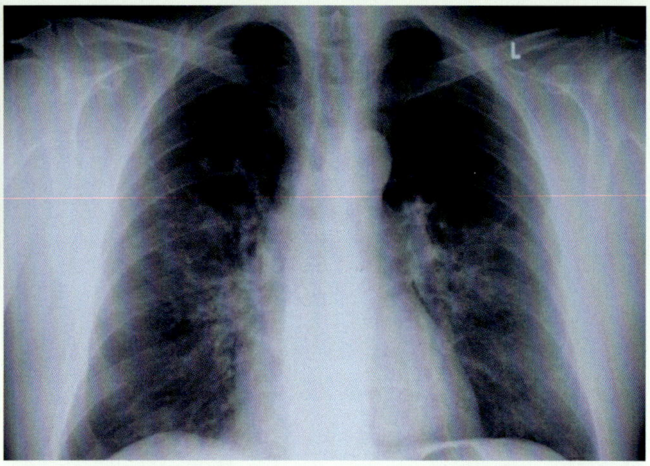

Abb. 8: Zentrales HAPE beidseits nach Übernachtung auf 3800 m am Mont Blanc

Der Abstieg, soweit noch möglich, ist wiederum die wichtigste therapeutische Maßnahme. Sollte dies aus welchen Gründen auch immer nicht mehr machbar sein, gibt es weitere effektive Möglichkeiten.

- Applikation von Sauerstoff mit 2-4 l/min
- Ca-Antagonisten vom Nifedipin Typ
- Überdrucksack (Certag oder Gamow Bag)
- Kombination dieser Maßnahmen

Schon sehr lange bekannt ist der positive Effekt von Nifedipin, das besonders in Kombination mit Sauerstoff den PA Druck schnell und anhaltend senkt. Die Behandlung mit einem Diuretikum ist nicht indiziert, da der pathophysiologische Ansatz einerseits die schnelle Senkung des PA Druckes ist und andererseits in der Höhe immer von einer Exsikkose auszugehen ist, wodurch es zu einem weiteren Verlust an Plasmaflüssigkeit käme mit dem Risiko von Lungenembolien.

Aus eigener Erfahrung mit der Therapie vieler HAPE's, ist gerade bei fehlendem O2 der Einsatz des Überdrucksackes (Abb. 9) sehr effektiv. Da in der Umgebungsluft der O2-Partialdruck wie beschrieben vermindert ist, wird durch eine Druckerhöhung in dem Sack durch ständiges Pumpen ebenfalls auch der Sauerstoffpartialdruck erhöht. Damit wird der Patient für einen gewissen Zeitraum von bis zu 2 Stunden künstlich in eine niedrigere Höhe verbracht, vergleichbar mit einem Flugzeug, das in Höhen von 11 000 m fliegt, wobei der Druck im Inneren aber nur einer Höhe von etwa 2000 m entspricht. Damit erreicht man bei dem Erkrankten ein Besserung seiner Symptome und die Möglichkeit eines Abstieges mit Hilfe anderer. Die Kombination von Nifedipin, Sauerstoff und Überdrucksack ist äußerst effektiv in der Therapie des HAPE. Nach erfolgreicher Behandlung in der Höhe muss jedoch immer weiter abgestiegen werden. Ein sofortiger weiterer Aufstieg ist absolut kontraindiziert.

In letzter Zeit wurden zur Prophylaxe eines HAPE auch Phosphodiesterase-5-Hemmer (Viagra® oder Cialis®) eingesetzt. Bei der Therapie eines HAPE gibt es jedoch für ihren alleinigen, alternativen Einsatz zum Nifedipin bisher keine Indikation, da entsprechende Studien fehlen.

Aus eigener Erfahrung in einem Selbstversuch mit Viagra® (50 mg) am Alpamayo und am Huascaran in Peru in Höhen zwischen 6-6700 m konnte ich jedoch keine Steigerung meiner Leistungsfähigkeit nachweisen, wie auf Grund von Studien mehrfach postuliert wurde. Es überwogen jedoch die Nebenwirkungen mit heftigen Kopfschmerzen, die bis zu 3 Tagen anhielten und einer verstopften Nase, beides in der Höhe weder angenehm noch sehr erstrebenswert. In einem weiteren Selbstversuch am Mount Vinson in der Antarktis erwies sich jedoch die Einnahme von Nifedipin als sehr effektiv. Da wie im ersten Beitrag schon beschrieben, dieser 4897 m hohe Berg durch seine Nähe zum Südpol einem 6000er im Himalaya oder Südamerika entspricht, sind Vergleiche durchaus erlaubt. Die Leistungsfähigkeit beim Gipfelgang stieg nach Einnahme von 20 mg retard deutlich an und der retrosternale Druck als Folge des PA-Anstieges verschwand völlig, beides jedoch ohne die unangenehmen Nebenwirkungen der Phosphodiesterase-5-Hemmer.

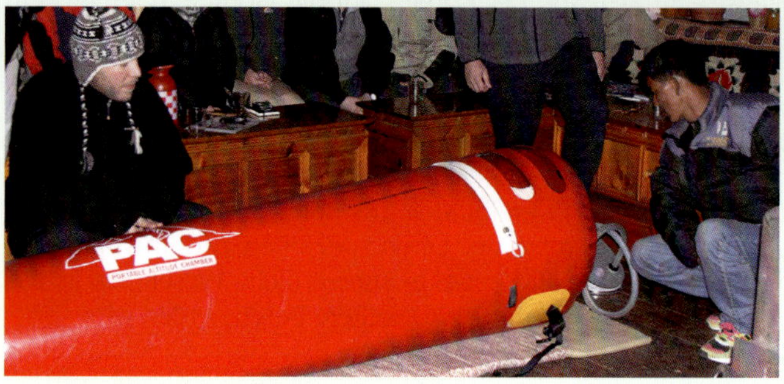

Abb. 9: Demonstration eines Überdrucksackes in Nepal

Höhenhirnödem (High Altitude Cerebral Edema)

Ein HACE ist deutlich seltener als eine AMS oder das HAPE. In der Regel wird man es erst oberhalb von 5000 m antreffen. Ein klinisch voll ausgeprägtes Hirnödem verläuft mit oder ohne Therapie in der Regel tödlich. Überlebte, schwere Hirnödeme stellen eine extreme Ausnahme dar. Mir bekannt ist ein dokumentierter Fall auf der Nordseite des Mount Everest (Abb. 7), wo auf 7800 m am Nordgrat ein Japaner durch eine gezielte Therapie einer gelernten Krankenschwester dies überlebte. Direkt zuvor hatte dieser bereits einen 8000er erfolgreich bestiegen, war also bestens akklimatisiert.

Das Hirnödem ist ebenfalls Folge einer schweren Anpassungsstörung an die Hypoxie in großen Höhen. Es wird in der Literatur immer wieder betont, dass das HACE nie plötzlich, quasi aus heiterem Himmel heraus auftrete. Aus eigener Erfahrung kann ich dies nicht bestätigen. Sowohl bei dem eben beschriebenen Fall des Japaners, als auch bei einem selbst erlebten HACE am Aconcagua auf 5670 m, traten die Symptome ohne Vorwarnung auf. So fiel uns ein 50-jähriger dadurch auf, dass er beim Lastentransport von 5100 m auf 5900 m eine zunehmende Ataxie entwickelte. Außerdem wusste er nicht mehr woher er im Moment kam, bzw. wohin wir mit ihm gemeinsam aufsteigen wollten. Auch später konnte er sich an nichts mehr erinnern, auch nicht als wir ihm die Fotos von diesem Tag zeigten. Durch eine sofortige Cortisongabe und Abstieg überlebte er das Ereignis folgenlos. Er hatte vor dem Aufstieg nie über irgendwelche Symptome geklagt, er fühlte sich morgens noch sehr gut.

Das **Leitsymptom ist die Ataxie** plus weitere Symptome:

- Schwere, Schmerzmittel resistente Kopfschmerzen
- Übelkeit und Erbrechen
- Schwindelattacken
- Vernunftwidriges Handeln (z.B. mit Steigeisen im Zelt herum gehen)
- Lichtscheu und Sehstörungen
- Halbseitenschwäche
- Bewusstseinsstörungen bis zum Koma
- Oligurie < 500 ml

Die Therapie besteht in der sofortigen und hoch dosierten Applikation von Cortison (Fortecortin®), entweder i.m. auch durch eine Goretex- oder Daunenhose hindurch in den Oberschenkel oder falls möglich i.v. sowie der Gabe von Sauerstoff. Ein Überdrucksack wird in großen Höhen meistens aus Gewichtsgründen nicht zur Verfügung stehen.

Frühformen, die überlebt wurden lassen sich im MRT durch Eisenablagerungen als Folge von Microblutungen im Gehirn auch nach vielen Monaten noch nachweisen. Dies kann relevant sein zur Abgrenzung einer durchgemachten schweren Form der AMS.

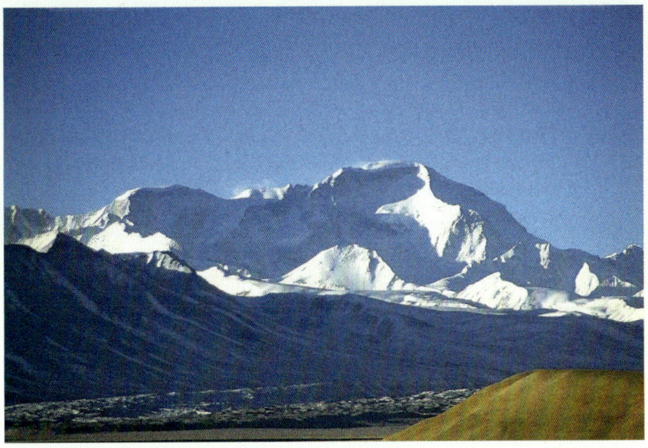

Abb. 10: Cho Oyu / Tibet

Literaturverzeichnis zu Kälteschäden:

1 **Ken Zafren** Prehospital diagnosis and staging of hypothermia (ICAR)
Jahrbuch 2001: 11-15
Österreichische Gesellschaft für Alpin- & Höhenmedizin

2 **A. Skagseth, M. Gilbert et al** Reanimation nach akzidenteller Hypothermie von 13,7 °C mit Herz-Kreislauf-Stillstand
Jahrbuch 2001: 31 - 38
Österreichische Gesellschaft für Alpin- & Höhenmedizin

3 **Günther Suman** Grenzen der Kältetoleranz
Jahrbuch 2005: 31 - 44
Österreichische Gesellschaft für Alpin- & Höhenmedizin

4 **Th. Küpper, K. Ebel, U. Gieseler**
Moderne Berg- & Höhenmedizin 2010: 396 - 410
Gentner Verlag

5 **Günther Suman** Grenzen der Kältetoleranz
Jahrbuch 2005: 31 - 44
Österreichische Gesellschaft für Alpin- & Höhenmedizin

6 **L. Caspary** A. Creutzig Raynaud-Phänomen – Aktuelle Diagnostik und Therapie Dtsch Med Wochenschr 2006, 131: 1223 - 1227

Literatur zu Höhenerkrankungen:

Th. Küpper, K. Ebel, U. Gieseler
Moderne Berg- und Höhenmedizin
Gentner Verlag Stuttgart, 1. korrigierter Nachdruck 2011

Dr. Ulf Gieseler, Internist-Kardiologe-Angiologe-Intensiv-,Sport- & Reisemedizin, Diplom Alpin- & Expeditionsmedizin
www.high-mountains.de

Malariaschutz

Burkhard Rieke

Malaria – das klingt mehr nach Medizin- und Kolonialgeschichte als nach einem aktuellen Problem für Reisende und vor allem für die örtliche Bevölkerung. Und doch entzieht sich diese in fünf humanpathogenen Arten vorkommende Blutparasitose den Bemühungen von WHO und zahlreichen Regierungs- und Nichtregierungsorganisationen um Eindämmung, wenn nicht gar Ausrottung.

Die Bekämpfungsmaßnahmen bestehen aus einem Portfolio an Methoden, die für den Reisenden nur zum geringen Teil von Bedeutung sind. Sie sollen daher hier nicht erläutert werden.

Dennoch führt uns der Weltmalariabericht der WHO gegen Ende eines jeden Jahres vor Augen, welche Dimensionen das Problem weiterhin hat. Die Fortschritte der letzten Jahre sind in der Corona-Pandemie zum Teil wieder verlorengegangen. Die Zahl der Malaria-Episoden liegt wieder so hoch wie vor 20 Jahren und die Zahl der Todesfälle ist wieder auf über 600.000 pro Jahr angestiegen. Dabei steht die Malaria tropica durch Pl. falciparum mit rund 97% der Episoden im Vordergrund des Geschehens und ist im übrigen für die meisten der Todesfälle verantwortlich.

Doch die Malaria tertiana durch Pl. vivax und Pl. ovale bekommt in letzter Zeit vermehrt Aufmerksamkeit, da das Zählen der Malariaepisoden das Problem wohl nicht richtig beschreibt. Vielmehr scheint es Manifestationsformen außerhalb der Zirkulation zu geben, einen Parasitenbefall des Knochenmarks – und ohnehin ja die über Monate und Jahre hinweg persistierenden Leberschizonten, Was das für die betroffene Bevölkerung bedeutet, vor allem in Südasien, in Äthiopien oder im Randbereich der Tropica-Verbreitung, ist noch nicht völlig klar. Reisende werden nur selten an einer Vivax-Malaria krank, aber wir wissen nicht so genau, ob und wie oft es auch bei ihnen eine Art Langzeit-Problematik gibt. Hier könnte es in absehbarer Zeit eine Neubewertung auch von Schutzmaßnahmen und Empfehlungen nach Rückkehr geben.

In jedem Falle kommt die Malaria normalerweise über Mosquitostiche zustande – sofern man nicht infizierte Bluttransfusionen erhält oder als Drogennutzer Spritzen mit einem Malariapatienten tauscht. Damit aber können Maßnahmen der Expositionsprophylaxe einen großen Unterschied machen, also der Schutz vor den nachts stechenden Anopheles-Weibchen. Das kann durch bauliche Maßnahmen wie Netze in den Fenstern oder eine Air condition erfolgen, aber auch, wenn man diesen gesicherten Bau nach Sonnenuntergang noch verläßt, durch lange Kleidung und Repellentien-Anwendung auf allen dann noch sichtbaren Hautpartien. Auch für Schwangere und Kleinkinder gibt es inzwischen zugelassene Repellentien. Für Unruhe sorgen Nachweise von tagsüber stechenden Anophelen in Südasien und Ostafrika. Diese sind bislang noch zu selten, als dass man das Schutzkonzept darauf abstellen müßte.

Medikamente zur Malariaprophylaxe (Diese Zusammenstellung ersetzt nicht die Lektüre der jeweiligen Fachinformationen)

Wirkstoff	Handelsname	Anwendungsgebiete	Dosierung	Schwangere	Kinder	Einnahmebegin
Atovaquone/ Proguanil	Malarone® und Generika (1 Tabl. = 250 mg Atovaquone und 100 mg Proguanil) Malarone junior® (1 Tabl. = 62,5 mg Atovaquone und 25 mg Proguanil)	weltweit	250/100 mg pro Tag	keine ausreichenden Erfahrungen	11-20 kg: 1 Kindertabl./Tag 21-30 kg: 2 Kindertabl./Tag 31-40 kg: 3 Kindertabl./Tag ab 40 kg: 1 Erw.-Tabl. pro Tag	1 Tag vor Malariaexpositi
Doxycyclin	zahlreiche Generikumshersteller 1 Tabl. = 100 mg	weltweit	100 mg pro Tag	kontraindiziert	Nicht für Kinder unter 8 J. Danach 1,5 mg/kg KG pro Tag, max. 100 mg pro Tag	1 Tag vor Malariaexpositi
Mefloquin	Lariam® (1 Tabl. = 250 mg) Das Originalpräparat ist in D nicht mehr zugelassen. In der Schweiz auch: Mephaquine®	weltweit, außer Südostasien. Reistenzen kommen vor.	250 mg / <u>Woche</u>	gilt trotz begrenzter Erfahrungen als die sicherste Prophylaxe in der gesamten Schwangerschaft (vgl. z.B. www.dtg.org)	ab 5 kg KG: 5 mg/kg KG pro <u>Woche</u>, maximal 250 mg pro Woche	1 Woche vor Malariaexpositi (bei erstmaliger Einnahme 2-3 Wochen vor Malariaexpositi um Verträglichk zu prüfen)
Primaquin	Malafree®, A-PQ®, Primaquine (Import aus USA, GB o.ä. nötig) (1 Tabl. = 15 mg)	weltweit, v.a. in Regionen mit überwiegender Malaria tertiana	30 mg pro Tag	nicht empfohlen wg. Hämolyse beim Fetus	0,5 mg/kg KG pro Tag	1 Tag vor Malariaexpositi
Tafenoquin	Arakoda® (1 Tabl. = 100 mg Tafenoquin-Succinat) (Import aus USA o.ä. nötig)	weltweit, Kenntnisstand jedoch noch begrenzt	In der Woche vor Abreise an 3 Tagen je 2 Tabl. Unterwegs einmal pro Woche 2 Tabl. In der Woche nach Rückkehr einmalig 2 Tabl.	nicht empfohlen wg. evtl. Hämolyse beim Fetus	Bislang keine Empfehlung zur Kinderdosierung verfügbar.	In der Woche vo Abreise

Schärfstes Schwert im Kampf gegen die Malaria bei Reisenden ist aber weiterhin die Einnahme von prophylaktisch wirksamen Medikamenten. Sie greifen die Parasitenformen in der Leber, vor allem aber im zirkulierenden Blut an und sind im Grunde eine Art von Frühtherapie vor Auftreten der ersten Symptome. Eine effektive medikamentöse Prophylaxe reduziert die Zahl der Malariaepisoden um über 90%, wobei die letzten Effektivitätsstudien, die ja meist bei Einführung neuer Medikamente in die Prophylaxe durchgeführt werden, jetzt viele Jahre alt sind.

Dennoch muß in jedem Beratungsgespräch vor Reise in ein Land mit empfohlener Chemoprophylaxe die Bedeutung dieser Schutzmaßnahme deutlich dargestellt werden. Allzu oft meinen Reisende, Medikamente seien doch nur für den Krankheitsfall gedacht. Gerade das Konzept der Notfallselbstbehandlung darf nicht gegen das der medikamentösen Prophylaxe ausgespielt werden. Die Chemoprophylaxe fängt eine hohe Gefahr ab. Die Notfallselbstbehandlung ist dann sinnvoll, wenn ein Malariaverdacht entlang der Reiseroute nicht durchgängig innerhalb von 48 h abgeklärt werden kann. Dann und nur dann ist eine „blinde" Therapie begründet. Hier hat es in den vergangenen Jahren einen zu laxen Umgang mit dem „Malariaverdacht" gegeben, was dazu führte, dass vielerlei Symptome von den Reisenden als Malariaverdacht bezeichnet und behandelt wurden. Dieser Abschnitt soll die Schutzmaßnahmen unter praktischen Aspekten rekapitulieren, kann sie aber nicht im einzelnen begründen. Grundlage des Verständnisses ist daher die Lektüre eines reisemedizinischen Handbuches oder der Besuch eines Basiskurses nach dem Curriculum "Reisemedizinische Gesundheitsberatung" der Bundesärztekammer. Anspruch dieses Curriculums ist die Vermittlung von Kenntnissen, die für die Beratung von Kurzzeitreisenden erforderlich sind, zumeist touristische Aufenthalte von maximal 6 Wochen Dauer. Jenseits dessen muß auch der Reisende tiefer in die Materie eindringen und sich Kenntnisse in der Sicherung des Hauses gegen Mosquitos oder der Bekämpfung von Brutstätten aneignen. Zudem ändern sich die Empfehlungen zur Prophylaxeeinnahme im Langzeitaufenthalt.

Erster Schritt: Charakteristika der Reise

Zunächst ist die **Reiseroute** und die **Reisezeit** zu klären. Auch die **Rahmenbedingungen** der Reise, von der Trekking-Tour bis zum Aufenthalt im Luxushotel, und die **Höhenlage** sind zu klären. Im Länderteil findet man dann heraus, ob und wann mit einer Malariaexposition zu rechnen ist. Auch die Einschätzung der **medizinischen Infrastruktur** entlang der Reiseroute gehört hierher. Wird es Test- und Versorgungsmöglichkeiten unterwegs regelmäßig geben? Oder führt die Tour auf eine Insel, in unbewohntes Gebiet, auf ein tagelang fahrendes Schiff oder ähnlich isolierte Situationen?

Zweiter Schritt: Charakteristika des Reisenden

Hier sollten die **Merkmale des Reisenden** erfragt werden. Alter und Begleiterkrankungen, insbesondere mit rhythmuswirksamen

nahmeende	UAW	Kontraindikation	Hauptvorteil	Hauptnachteil	Hinweis	Kombination mit Notfall-Selbstbehandlung
age nach laria- position	Übelkeit, Diarrhoe, Kopfschmerzen, Depressivität, Angst, Haarausfall, Aphthen	schwere Niereninsuffizienz	kurze Einnahmedauer nach Verlassen des Malariagebietes	Preis	Packungsgrößen bis 36 Tabl. nutzen!	nicht empfohlen, aber nur kurze HWZ
Vochen ch laria- position	gesteigerte Lichtempfindlichkeit, Vaginalmykose	schwere Leberfunktionsstörung	Preis	lange Einnahme- dauer nach Verlassen des Malariagebietes	kann Wirkung der "Pille" stören	problemlos möglich
Vochen nach laria- position	Gereiztheit, schlechte Träume, Schwindel, Depressivität, Angst	Einnahme von rhythmuswirksamen Medikamenten, Epilepsie, psychiatrische Vorerkrankungen KI per Fragebogen ausschließen, der der Packung beiliegt, und dokumentieren	einmal wöchentliche Einnahme	Nebenwirkungsspektrum, Beschaffung	laut Fachinfo in D (nicht aber in CH) Kontrazeption bis 3 Monate nach letzter Einnahme empfohlen.	nicht empfohlen, Behandlung unter Überwachung nötig
age nach laria- position	Methämoglobinbildung	G-6-PDH-Mangel		Beschaffung, G-6-PDH-Vortestung	G-6-PDH-Vortestung erforderlich. Nachrangig zu erwägende Prophylaxe bei Undurchführbarkeit von Alternativen	problemlos möglich
der Woche ch Verlassen s lariagebietes	Methämoglobinbildung, gastrointestinale Beschwerden, Rückenschmerzen	schwerer G-6-PDH-Mangel		Beschaffung, G-6-PDH-Vortestung	G-6-PDH-Vortestung erforderlich. Neues Medikament mit Potential	Bislang keine Erfahrungen

Mitteln behandelte Herzerkrankungen, die Formen der Epilepsie, immunsuppressive Erkrankung oder Behandlung einschließlich einer evtl. Milzentfernung, eine anderweitige störungsempfindliche Medikation (z.B. antiretrovirale Therapie bei HIV-Infektion), Schwangerschaft und Stillzeit, Allergien und Unverträglichkeiten, insbesondere bei früherer Einnahme von Malariamedikamenten sind wichtige Punkte. Bei gravierenden Gründen, etwa einer touristischen Reise in der Schwangerschaft oder mit Kleinkindern in ein Malariagebiet, sollte man klar gegen die Reise Stellung nehmen und dies auch dokumentieren.

Dritter Schritt: Indikationsstellung zur medikamentösen Prophylaxe

Nun sollte festgelegt werden, welches **Schutzkonzept** der Malariagefährdung adäquat ist. Unter Berücksichtigung der Malaria-Übersichts- und -Detailkarten im Kartenteil bzw. in der Länderliste und den länderbezogenen Angaben auch zur Saisonalität sollte eine Festlegung möglich sein. Die medikamentöse Malariaprophylaxe hat den Sinn, in Gegenden mit hohem Risiko für die oft rasch bedrohliche Malaria tropica deren Manifestationswahrscheinlichkeit um über 90% zu reduzieren. Wir beziehen uns bei der Beschreibung des Risikos zumeist auf das Malaria Atlas Project, das einen extrem arbeitsaufwendigen Datensatz zum Risiko erstellt und auch eine Grundlage der WHO-Karten ist. Das Risiko in der Allgemeinbevölkerung ist jedoch nur einer von vielen Parametern, die hier berücksichtigt werden müssen.

So kann die Möglichkeit zum Mückenschutz bei einer Motorradtour durch Südamerika so schlecht sein, dass man sich für medikamentöse Prophylaxe auch dort entschließt, wo sie für Urlaubsreisende nicht empfohlen wird. Andersherum kann es auch sein, dass bei einem Aufenthalt in einem Malariagebiet mit Empfehlung zur Malariaprophylaxe eine solche unnötig erscheint, wenn zum Beispiel eine realistische Exposition nicht besteht. Das könnte der Zwischenaufenthalt einer Flugzeugcrew in einem Hotel der Hauptstadt für 24 Stunden sein oder der Stop eines Kreuzfahrtschiffes, in dessen mit Air condition gekühltem Inneren jemand zwei oder drei Nächte im Malariagebiet verbringt. Diese abweichende Empfehlung ist eine Versuchung. Sie sollte nicht dazu verleiten, den Weg des geringsten Widerstandes zu gehen. Schließlich senkt die medikamentö-

Notfall-Selbstbehandlung der Malaria

Wirkstoff	Handelsname	Anwendung	Dosierung	Schwangere	Kinder	UAW	Kontraindikationen
Atovaquone/ Proguanil	Malarone® und entsprechende Generika (1 Tabl. = 250 mg Atovaquone und 100 mg Proguanil)	weltweit	4 – 0 – 0 Tabl. für 3 Tage	keine ausreichenden Erfahrungen	5 – 10 kg KG: s. Beipackzettel Malarone junior® Sonst: Therapie mit Erw.-Tabletten! 11 – 20 kg KG: 1 – 0 – 0 Tabl. für 3 Tage 21 – 30 kg KG: 2 – 0 – 0 Tabl. für 3 Tage 31 – 40 kg KG: 3 – 0 – 0 Tabl. für 3 Tage	Übelkeit, Schwindel, lebhafte Träume, Depressivität, Angst	schwere Niereninsuffizienz
Artemether/ Lumefantrin	Riamet® (international auch: Co-Artem®) (1 Tabl. = 120 mg Artemether und 20 mg Lumefantrin)	weltweit mit Ausnahme von Indochina wegen Artemisia-Resistenzen dort	4 – 0 – 4 Tabl. für 3 Tage Cave: bei im Ausland gekauften Tabletten gibt es auch solche mit vierfachem Wirkstoffgehalt, so dass die Standardtherapie 1 - 0 - 1 Tabletten für 3 Tage betragen kann!	Kontraindikation im 1. Trimenon	5 - <15 kg: 1 – 0 – 1 Tabl. für 3 Tage 15 - <25 kg: 2 – 0 – 2 Tabl. für 3 Tage 25 - <35 kg: 3 – 0 – 3 Tabl. für 3 Tage	Übelkeit, Erbrechen, Kopfschmerzen, Palpitationen	schwere Nieren- oder Leberinsuffizienz, Elektrolytstörungen, QTc-Verlängerung (auch medikamentös), Familienanamnese des plötzlichen Herztodes
Dihydroartemisinin= Artenimol/ Piperaquintetraphosphat (DHA/PQP) **(Anwendung zur Notfallselbstbehandlung ist zulassungswidrig)** trotz aktueller Zulassung offensichtlich Import erforderlich, z.B. aus UK	Eurartesim®, kommt in zwei Tablettenstärken: 20 mg DHA/160 mg PQP oder 40 mg DHA/320 mg PQP Einnahme mindestens 3 h nach der vorangegangenen Mahlzeit	weltweit mit Ausnahme von Indochina wegen Artemisia-Resistenzen dort	Einnahme der angegebenen Dosis an drei aufeinanderfolgenden Tagen 36 – 74 kg KG: 3 Tabl. zu 40 mg/320 mg 75 – 100 kg KG: 4 Tabl. zu 40 mg/320 mg ab 100 kg KG: keine Daten	keine ausreichenden Daten	Einnahme der angegebenen Dosis jeweils an drei aufeinanderfolgenden Tagen ab 5 kg KG: ½ Tabl. zu 20 mg/160 mg ab 7 kg KG: 1 Tabl. zu 20 mg/160 mg ab 13 kg KG: 1 Tabl. zu 40 mg/320 mg ab 24 kg KG: 2 Tabl. zu 40 mg/320 mg	In Studien leicht und temporär. Husten, Kopfschmerzen, Anämie, Kraftlosigkeit, Anorexie, Blutbildveränderungen, Durchfall oder Erbrechen. Dennoch QTc-Verlängerung möglich mit Arrhythmiegefahr, auch bei Kombination mit anderen gleichsinnig wirkenden Medikamenten.	zahlreiche Herzerkrankungen, z.T. auch bei Verwandten. Bei QTc-Verlängerungen im EKG ist das Mittel kontraindiziert. Fachinfo beachten!

se Prophylaxe die Malariainzidenz um über 90%. In Regionen mit hoher Wahrscheinlichkeit der Malaria erscheint es daher gerechtfertigt, auch das begrenzte Risiko von Nebenwirkungen in Kauf zu nehmen, um dem Reisenden diesen beträchtlichen Vorteil zu verschaffen. Wenn eine Prophylaxe also indiziert ist, besteht je nach Region und unter Berücksichtigung der Gegebenheiten des Reisenden die Wahl zwischen den unten aufgelisteten Medikamenten.

In bestimmten Situationen (bei Kindern, Schwangeren) ist Mefloquin zur Malariaprophylaxe weiter wichtig und nicht gleichwertig zu ersetzen. Daher enthält die StAR-Empfehlung weiterhin die Option Mefloquin.

Vierter Schritt: Indikationsstellung zur Mitnahme einer notfallmäßigen Malaria-Selbsttherapie

Als nächstes ist zu entscheiden, ob die Mitnahme einer **Malaria-Notfallselbstbehandlung** (NSB, früher: standby-Therapie) sinnvoll erscheint. Das ist dann der Fall, wenn im Rahmen der geplanten Tour ein auftretendes Fieber nach Ablauf der Mindestinkubationszeit der Malaria von 5 Tagen (die DTG ist aktuell wieder auf die Angabe von 7 Tagen zurückgegangen) nicht sicher innerhalb von 24-48 Stunden abgeklärt und behandelt werden kann. Ist dies möglich, so sollte man diese Untersuchung wahrnehmen, da sie ja auch noch andere gravierende Erkrankungen als Fieberursache finden kann. In einer funktionierenden Großstadt mit einem qualifizierten medizinischen Angebot läßt sich somit ein Szenario für die Notfallselbstbehandlung nur schwer vorstellen. Eine übermäßige Mitgabe von Malariamedikamenten leistet der Fehlanwendung Vorschub und sollte vermieden werden. Auch geht ein Schutzeffekt gegen die Malaria von der Therapiemitnahme ja nicht aus. Und: leider ist nicht jede Malaria zur Selbstbehandlung geeignet, etwa dann, wenn der Betroffene durch eine initial cerebrale Manifestation nicht mehr zur abgewogenen Entscheidung oder auch nur zum Schlucken in der Lage ist. Nicht jede Kombination aus Prophylaxe und Therapie ist möglich, so dass ohnehin die standby-Auswahl nachrangig zur Entscheidung über die Prophylaxe ist.

Eine Malaria-Selbsttherapie ist möglich, wenn

- keine medikamentöse Malariaprophylaxe genommen wurde
- Doxycyclin oder Primaquin zur Prophylaxe genommen wurden

In den anderen Fällen einer Prophylaxeeinnahme gibt es hinsichtlich der Kombinierbarkeit der Medikamente, zumal ohne erreichbare medizinische Hilfe, keine ausreichenden Erkenntnisse.

Unter diesen Voraussetzungen, unter Berücksichtigung der Gegebenheiten des Reisenden und der Resistenzlage können die unten erwähnten Medikamente zur Selbsttherapie verordnet werden.

Fünfter Schritt: Besprechung mit dem Reisenden

Hier sollten die Methoden der nicht-medikamentösen Prophylaxe angesprochen werden. Diese sind im Abschnitt "Schutz vor Insekten und Zecken als Krankheitsvektoren" dargestellt. Im einzelnen geht es stichpunktartig, wenn wir von den besonderen Anforderungen an Langzeitreisende absehen, vor allem um

- Verhalten: Motivation zu Compliance. Aufsuchen mosquitosicherer Räume bei Sonnenuntergang
- Kleidung: langärmelige Kleidung und lange Hosenbeine, wenn abends und nachts noch Aufenthalt außerhalb des Hauses ansteht
- Repellentieneinsatz auf den Hautpartien, die durch diese Kleidung nicht bedeckt werden (s. hierzu auch den Beitrag "Schutz vor Insekten und Zecken").
- Nächtlicher Schutz vor Mosquitos durch
  - mosquitosicheren Schlafraum mit Netzen in den Fenstern oder Air condition
  - Verwendung von Mosquitonetzen über dem Bett
  - Falls anders nicht möglich, gelegentlichen Insektizideinsatz
- Im Langzeitaufenthalt:
  - Vermeiden von übermäßigem Bewuchs rund um das Wohnhaus
  - Elimination möglicher Mosquito-Brutstätten
  - Ermitteln von Informationen zur saisonalen und regionalen Variation der Gefährdung
  - Anpassen der evtl. Prophylaxemedikation an diese Gefährdung
  - Insektizidimprägnierung von Mosquitonetzen
  - Klärung der Fahrtrouten und -zeiten bzw. der Test- und Therapiemöglichkeiten in den Krankenhäusern rundum auch schon vor dem Ernstfall

Dann wird, falls erforderlich, die die Medikation zur Prophylaxe und/oder Notfallselbstbehandlung erläutert. Gerade der Einsatzfall für die Behandlung wird oft nicht geklärt, so dass die mitgeführte Medikation zur Notfallselbstbehandlung keinen großen Nutzen entfalten kann.

Unterwegs gilt für den Einsatz der standby-Medikation folgender Entscheidungsablauf:

Habe ich Fieber?

Klärung per Thermometer, als Fieber gilt eine axillär gemessene Temperatur von über 38°C.

Kann es Malaria sein?
Habe ich mich vor 5 Tagen oder davor bereits im Malariagebiet aufgehalten? Wenn ja, dann ist die Mindestinkubationszeit der Malaria bereits abgelaufen und eine Malaria möglich geworden. Selten kann auch die auf einer kurz zurückliegenden Reise erworbene Malaria während der ersten Tage der neuen Reise ausbrechen.

Bekomme ich in den nächsten 24 - 48 h einen verläßlichen Malariatest?
Wenn ja, durchführen lassen. Wenn nein, dann Einnahme der Notfall-Selbstbehandlung.

Sechster Schritt: Verhalten nach Rückkehr

Wichtig ist hier auch noch die Information über das Verhalten nach der Rückkehr, insbesondere die Veranlassung einer umgehenden parasitologischen Untersuchung oder eines Schnelltests auf Malaria bei Fieber im ersten Jahr nach Rückkehr. Die Serologie hilft hier nicht weiter! Der Reisende sollte den jeweils behandelnden Arzt von sich aus auf den Aufenthalt im Malariagebiet hinweisen.

Im Idealfall faßt man die gegebenen Empfehlungen in einem Merkblatt oder einem Gesprächsprotokoll zusammen, das man dem Reisenden aushändigt.

Schutz vor Insekten und Zecken als Krankheitsvektoren

Burkhard Rieke

Insekten und Zecken haben eine erhebliche Bedeutung als Vektoren zahlreicher Infektionskrankheiten. Die Blutmahlzeit, die die Weibchen zur Eireifung benötigen, die aber in manchen Fällen auch die Männchen zu sich nehmen (Tse-Tse-Fliegen, Raubwanzen, Zecken), beginnt vielfach mit der Injektion von gerinnungshemmenden Substanzen. Wenn es also einem Erreger gelingt, die Speicheldrüsen des Insekts oder der Zecke zu infizieren, dann kann er mit der nächsten Blutmahlzeit übertragen werden. Dazu müssen Erreger und Vektor zueinander passen, was durchaus nicht selbstverständlich ist.

Es handelt sich ja schließlich nicht um eine passive Kontamination der Stechwerkzeuge, sondern um eine reguläre Infektion des Arthropoden einschließlich Vermehrung des Keims, die im Inneren des Vektors stattfindet. Der Schutz vor diesen Stichen setzt Kenntnisse dessen voraus, was man verhindern will. Die unspezifische und dennoch 100%ige "Käseglocke" gibt es nicht.

Insekten

Der Mechanismus, mit dem Insekten ihren Wirt finden, ist kompliziert, multifaktoriell und abhängig von der Vektorart. "Störmaßnahmen" sind daher ebenso vielgestaltig. Dabei ist der Schutz umso besser, je mehr Schutzmaßnahmen man kombiniert, von denen dann eine die Lückenhaftigkeit der anderen kompensiert. Im einzelnen sind folgende Methoden sinnvoll:

Kleidung

Helle Kleidung ist für viele Insekten schlechter wahrzunehmen als dunkle. Dichte Stoffe verhindern, dass Insekten durchstechen. Zudem kann man grundsätzlich Kleidung auch mit Insektiziden (z.B. Pyrethroiden) oder Repellentien imprägnieren. Diese Maßnahmen sind natürlich nur dann wirksam, wenn die Attacken der abzuwehrenden Insekten mit den Zeiten zusammenfallen, an denen diese Kleidungsstücke getragen werden. Eine Anophelesmücke mit Stichmaximum nachts um 2 Uhr kann man somit nicht dadurch abwehren, dass man das Oberhemd imprägniert.

Mosquito- oder Bettnetze

Hängt man über dem Bett ein Netz auf, so verhindert man den Zutritt von Insekten zum Schläfer. Diese Methode hilft natürlich nur gegen Insekten, die nachts Blut saugen. Dies aber sind von den Anopheles- über die Culex-Mosquitos zu den (Raub-)Wanzen, den Phlebotomen und den Flöhen doch einige. Die Wirksamkeit ist recht gut, hängt aber von einigen Parametern ab:

- Die Maschenweite muß passen. Geht es um Stechmücken, also den häufigen Fall einer Netzverwendung zur Mosquitoabwehr, so können die Maschen weiter sein als zur Abwehr von Phlebotomen, die wegen ihrer Größe nur von engmaschigem Gewebe abgefangen werden können. Im allgemeinen kann man dies visuell beurteilen, wenn man ein Netz kauft, oder die Information zum Anwendungsbereich des Netzes vom Hersteller oder Händler erhalten. Ist das Netz zu dicht, so reduziert es die Luftzirkulation, was gelegentlich dazu führt, dass es nicht benutzt wird.
- Mosquitonetze müssen ausreichend weit sein, damit der Schläfer nicht so leicht das Netz berührt. In diesem Fall könnte eine Blutmahlzeit durch die Maschen des Netzes hindurch stattfinden. Große Netze, die an den Pfosten der 4 Ecken des Bettes aufgehängt werden, sind vorteilhaft.
- Wenn man darunter schläft, sollte das Netz rundum unter die Matratze gesteckt werden, damit keine Mosquitos oder Wanzen durch locker hängende Falten eindringen können.
- Bettnetze können durch Auftrocknung von Insektiziden (vor allem Pyrethroide mit Langzeitwirkung wie Permethrin, Deltamethrin und Cyfluthrin) imprägniert und damit zu Mosquitofallen werden, in denen der Schläfer als Köder fungiert. Diese Imprägnierung wird nur für den Langzeitaufenthalt in einem Gebiet mit hoher Malariagefahr empfohlen und dann einmal im Jahr vor der Hauptregenzeit oder, bei ganzjähriger Gefährdung, zweimal jährlich wiederholt, jeweils nach einer Wäsche. Es gibt auch Netzgewebe, die das Insektizid in sich tragen und in kleinen Mengen über Jahre freisetzen. Diese kann man sogar waschen, ohne die Wirkung einzubüßen.
- Einrisse in den Netzen müssen umgehend und sorgfältig repariert werden, um nicht den Effekt weitgehend zu verlieren. Fluginsekten wie Mosquitos suchen über lange Zeit nach einem Einlaß und werden ihn sonst finden.

Repellentien

Repellentien sind Stoffe, die mit dem Suchverhalten der Insekten nach einem Wirt so interferieren, dass sie nicht mehr anfliegen oder zum Stich ansetzen. Die genaue Wirkungsweise ist jedoch nicht geklärt. Meist werden sie als Kontaktrepellens auf die Haut aufgetragen, wobei auf ein lückenloses Auftragen geachtet werden muß. Eine Behandlung von Netzen oder von Kleidung ist möglich und je nach abzuwehrender Gefahr gelegentlich auch sinnvoll. Die Substanzen haben aber keine Distanzwirkung, so dass Repellens enthaltende Armbänder etwa keinen Schutz für die Person insgesamt vermitteln. Unter den Stechmücken als wahrscheinlich häufigstem Anwendungsgrund sind die Culex-Arten besonders leicht mit Repellentien abzuwehren, gefolgt von den vor allem tagsüber stechenden Aedes- und den nachtaktiven Anopheles-Arten. Tse-Fliegen sind mit Repellentien nur schwer fernzuhalten.

Unter den Wirkstoffen liegen drei synthetische und ein naturidentisch synthetisierter mit Abstand vor den Naturwirkstoffen wie ätherischen Ölen und Extrakten aus Zitronengras, Nelken, Kokospalmen oder ähnlichen (Details in [1] und [2]). In der Bilanz sind 4 Substanzen zu empfehlen, die in entsprechenden wissenschaftlichen oder Verbrauchertests auch verläßlich die vorderen Plätze belegen.

Repellentien im Vergleich. Ausschnitt aus den Testergebnissen aus [2].
Die Mittel mit sehr gutem Mückenschutz enthielten DEET, die mit gutem in einem Falle Icaridin und in drei Fällen PMD.

Produkt	Wirkstoff	Insektenschutz	Bewertung Stiftung Warentest
Autan Insektenschutz Protection Plus	Icaridin	gut (1,7)	gut (2,0)
AntiBrumm Forte	DEET	sehr gut (1,5)	gut (2,2)
NoBite Hautspray DEET 50%	DEET	sehr gut (1,3)	gut (2,2)
Anti Brumm Naturel	PMD	gut (2,1)	gut (2,5)
Greensect Anti Insekten Spray	PMD	gut (1,8)	befriedigend (2,8)
Noskito Intensiv-Schutz vor Mücken	PMD	gut (2,0)	befriedigend (2,9)

Quelle: Stiftung Warentest www.test.de Suchwort: Mückenmittel, Testbericht vom 13.06.2014

Diethyltoluamid (DEET) in einer Konzentration von ca. 25% oder höher schützt zuverlässig. Es gibt Präparate bis 80% Konzentration, bei empfindlicher Haut können dann Reizungen entstehen. Die Präparate können Kunststoffe angreifen, da sie Lösungsmittel enthalten.

Icaridin (auch Picaridin, KBR 3023) ist ebenfalls über Stunden wirksam, Anopheles-Mosquitos zeigten in einzelnen Feldversuchen aber zum Teil eine verringerte Wirkung. Diese Gattung ist aber oft der Grund für die Anwendung. Daher sollte in solchen Fällen eine höhere (20%) Konzentration gewählt werden.

Ethyl-Butyl-Acetyl-Amino-Propionat (EBAAP oder IR3535) fällt in der Wirkung gegenüber den erstgenannten etwas ab, hat aber ein gutes Sicherheitsprofil. Mit neueren Formulierungen ("controlled release") ist ein stundenlanger Schutz möglich.

Para-Menthan-Diol (PMD) ist ein naturidentisch synthetisiertes Produkt und schützt ab mindestens 16% Konzentration über Stunden vor Stechmücken.

Insektizide

Werden in einem Raum zahlreiche Insekten vorgefunden, so kann ein Insektizid eine große Hilfe sein. Dazu werden Pyrethroide (hier zum Beispiel das kurzwirksame Allethrin) versprüht bzw. verdampft. Für die zweite Technik kann man die nötige Hitze mit elektrischen Verdampfern erzeugen oder Räucherspiralen abbrennen, deren Glutzone das Mittel in die Luft heizt. Toxikologisch ist die inhalative Exposition auch des Reisenden nicht ganz unproblematisch, so dass die Methode ein "Lückenbüßer" ist. In der Anwesenheit von Schwangeren und Kleinkindern sollte sie möglichst nicht angewandt werden und auch sonst nicht als regelmäßiges Verfahren.

Verhalten

Schutz entsteht nicht nur durch Produkte und wissenschaftliche Daten. Es ist auch Kooperation und eine gewisse Einsicht nötig, besonderen Gefahren aus dem Weg zu gehen. So sollte man in einem Malariagebiet nach Sonnenuntergang in einem mosquitosicheren Raum sein, wie er etwa durch effektive Air condition entsteht oder durch Netze in den Fenstern. Langärmlige Kleidung maskiert die Wärmestrahlung und die Ausdünstungen der Haut, was ebenfalls die Stichraten reduziert.
Für den längerfristigen Aufenthalt gilt, dass auch Brutstätten von Vektoren identifiziert und beseitigt werden müssen. Dazu bedarf es umfassenderer Informationen als sie die übliche reisemedizinische Beratung vermitteln kann. Vektorschutz entsteht weiterhin auch durch Aktivitäten, die ein Öffentliches Gesundheitswesen durchführen muß. Auch auf dieses Methodenspektrum wird hier nicht eingegangen.

Zecken

Auch bei Zecken sind verschiedene Aspekte für den Schutz bedeutsam.

Kleidung

Werden Zecken von der Vegetation abgestreift, so wandern sie längere Zeit auf der Suche nach einer geeigneten Stelle für die Blutmahlzeit auf dem Wirt umher. Diese Wanderung beginnt auf der Oberfläche, mit der sie abgestreift wurden, was schon für lange Hosenbeine spricht. Die Zecke versucht dann, Hautpartien wie die Kniekehle, die Leistenregion oder die Nabelgegend zu erreichen.

Das wird schwer, wenn elastische Bündchen oder Strümpfe, in die die Hosenbeine gesteckt werden können, den Vormarsch versperren. Geschlossene Schuhe helfen ebenfalls. Auch die Farbe der Kleidung ist von Bedeutung: wer helle Kleidung trägt, hat leichter die Möglichkeit, Zecken auf dem Weg zur Einstichstelle zu entdecken und loszuwerden.

Repellentien

Die oben genannten Kriterien für die Wirksamkeit von Repellentien gelten auch für Zecken, doch sind diese schwerer abzuwehren als Fluginsekten. Daher können die genannten Substanzen auch hier empfohlen werden, doch nur in den jeweils oberen Konzentrationsbereichen und mit einer kürzeren Wirkdauer als für Insekten angegeben. Man wendet sie auf den Hautpartien an, die für Zecken erreichbar sein könnten, was aber die Empfehlung zu langen Hosen auf Wanderungen nicht relativieren soll, wenn es um Zeckenhabitate geht. Zusätzlich kann es hier sinnvoll sein, Kleidungsstücke einzusprühen.

Verhalten

Vermeidbare Zeckenexposition sollte auch vermieden werden, also etwa Wege durch Gras und Unterholz, zu denen es Alternativen gibt. Auch die Kontrolle auf Zecken nach einer Exposition ist wichtig. Dazu müssen die Prädilektionsstellen in den Beugen, im Genitalbereich und periumbilikal inspiziert werden, gerade bei Kindern auch der Haaransatz.

Literatur

[1] Rose, A., Kröckel, U., Prävention vektoriell übertragener Infektionen. In: Rieke, B., Küpper, Th., Muth, C.-M. (Hg.): Moderne Reisemedizin, 2. Auflage, Stuttgart 2013
[2] www.test.de Suchwort: Mückenmittel, Testbericht vom 13.06.2014

Vektorschutz bei Kindern und Schwangeren

Mindestalter zur Anwendung	Präparat	Wirkstoff und Konzentration	Anwendbar in der Schwangerschaft?
Repellentien			
6 Monate	Doctan® Kinder	Icaridin 20%	keine Angaben
2 Jahre	Anti Brumm® Classic	Icaridin 20%	Möglich (auch in Stillzeit)
	Autan® Tropical Pumpspray	Icaridin 20%	keine Angaben
	Nobite® Haut Sensitive	Icaridin 30%	Möglich
	Nobite® Hautspray	DEET 50%	Möglich
3 Jahre	Anti Brumm® forte	DEET 30%	Keine ausreichenden Erkenntnisse
13 Jahre	Care Plus® anti-Insekt DEET	DEET 30%, 40%	Nicht empfohlen
18 Jahre	Care Plus® anti-Insekt DEET	DEET 50%	Nicht empfohlen
Insektizid			
2 Jahre	Nobite® Kleidung	Permethrin 2%	Möglich

Mod. nach: Rothe C et al. Empfehlungen zur Malariaprophylaxe Flug u Reisemed 2019; 26: 105–132, DOI10.1055/a-0916-5128

Diagnostik und Therapie der Reisediarrhoe

Prof. Dr. Thomas Weinke

Infektiöse Darmerkrankungen beinhalten im Wesentlichen die durch Bakterien, Viren und Parasiten hervorgerufenen Durchfallerkrankungen. Besondere Konstellationen und auch Therapieanforderungen stellen sich beim Bild der Reisediarrhoe, welches als häufigste infektiöse Komplikation bei Fernreisen gilt.
Die wichtigsten Erreger infektiöser Durchfallserkrankungen sollen im Folgenden genauer beschrieben werden:

Unter den **pathogenen Escherichia coli Stämmen** müssen besonders die Enterotoxin-bildenden E. coli (ETEC) herausgestellt werden; entero-hämorrhagische E. coli (EHEC) haben im Rahmen von Ausbrüchen eine erhebliche Bedeutung erlangt, treten sonst aber eher sporadisch als Einzelfälle auf.

Die **ETEC**-Stämme sind besonders in den Tropen verbreitet und gelten als häufigster Durchfallerreger der Reisediarrhoe. Sie machen 25-75% aller Durchfallepisoden von Reisediarrhoe aus. Über die Aktivierung von Cyclo-AMP in den Enterozyten kommt es zum Flüssigkeitseinstrom in das Darmlumen und somit zur sekretorischen Diarrhoe. Diese dauert in der Regel nur wenige Tage an und ist selbstlimitierend. Symptomatische Massnahmen mit oraler Rehydrierung stehen therapeutisch im Vordergrund.
Erregerreservoir für **EHEC**-Stämme sind landwirtschaftliche Nutztiere, so dass Lebensmittel wie Milchprodukte und Fleisch für die Übertragung bedeutsam sind. Bei einem EHEC-Ausbruch (Stamm O104) in Norddeutschland im Jahr 2011 wurden Sprossen als Infektionsvehikel definiert; es sind mehr als 3800 Fälle gemeldet worden, von denen 855 ein hämolytisch-urämisches Syndrom (HUS) als Komplikation entwickelt haben (mit 35 Todesfällen). Die Infektionen mit EHEC-Stämmen werden meist symptomatisch behandelt; der Einsatz von Antibiotika führt möglicherweise zu gesteigerter Toxinbildung und verlängerter Ausscheidung der Erreger.

Shigellen sind Erreger der bakteriellen Ruhr und werden besonders in tropischen Gebieten übertragen. In Deutschland wurden im Jahr 2019 mehr als 620 Erkrankungsfälle gemeldet, von denen 70 bis 80 % als Importinfektion zu betrachten sind. Durch die COVID-Pandemie waren es im Jahr 2021 nur noch 145 Shigellose-Fälle, 2022 waren es 331. 2023 sind es schon wieder mehr als 1.087 Shigellose-Fälle. 2024 sind es mehr als 2.000 Fälle. Die Erkrankung beginnt meist als wässrige Diarrhoe und kann in eine entzündliche Kolitis übergehen. Neben leichten Verlaufsformen mit geringer wässriger Diarrhoe kann es zu schweren Erkrankungen mit Fieber, blutigen und eitrigen Stuhlabgängen kommen. Abdominelle Krämpfe (Koliken und Tenesmen) sind typisch für eine Shigellose. Die Antibiotikatherapie verkürzt die Dauer der klinischen Symptome sowie die Dauer der Erregerausscheidung. Zur Anwendung kommen Chinolone, Cotrimoxazol oder Ampicillin (eine Resistenztestung sollte routinemäßig durchgeführt werden).

Campylobacter-Spezies sind in vielen Gebieten SO-Asiens, aber auch in Mittel-Europa die häufigste bakterielle Ursache einer Enteritis infectiosa (in Deutschland wurden dem RKI 2019 knapp 61.000 Fälle gemeldet, 2021 waren es knapp 48.000). In den Jahren 2022 und 2023 waren es jeweils mehr als 40.000 Fälle. Im Jahr 2024 sind es mehr als 42.000 Fälle. Campylobacter-Spezies sind in der Natur ubiquitär verbreitet. Sie kolonisieren als enterale Kommensalen ein breites Spektrum von Wild- und Haustieren. Die Übertragung ist daher durch Milch und Milchprodukte, kontaminiertes Fleisch aber auch durch Trinkwasser möglich.
Das Krankheitsspektrum der Infektion reicht von der akuten Gastroenteritis und Colitis bis zur systemischen Erkrankung mit Bakteriämien und Vaskulitiden. Als Folgezustand kann es nach einer durchgemachten intestinalen Infektion zu einer reaktiven Arthritis kommen. Insbesondere bei schweren Verläufen kann eine antibiotische Therapie mit Makroliden (Azithromycin, Erythromycin) den Krankheitsverlauf abkürzen.

Enteritis-Salmonellen kommen weltweit vor und sind der zweithäufigste bakterielle Durchfallerreger in Mitteleuropa. Da die Enteritis-Salmonellen im Tierreich weit verbreitet sind, kommt es beim Menschen zu Infektionen durch den Verzehr kontaminierter Nahrungsmittel, insbesondere von Geflügel und Eierspeisen. In Deutschland wurden im Jahr 2019 knapp 13.000 Salmonellen-Fälle gemeldet (2021 waren es noch gut 8.200). 2022 kam es zu einem leichten Anstieg auf gut 9.000, der sich 2023 auf mehr als 10.000 Fälle fortsetzte. 2024 sind es mehr als 11.000 Fälle. Enteritis-Salmonellen verursachen eine in der Regel selbst limitierende Durchfallerkrankung. Bei Immunsupprimierten kann es zu hämatogener Aussaat und Absiedlung der Salmonellen in andere Organsysteme kommen. Für die Antibiotika-Therapie bei Immunsuppression stehen insbesondere Azithromycin, Cotrimoxazol und ß-Lactam Antibiotika zur Verfügung.

Yersinia enterocolitica wird meist durch kontaminierte Nahrungsmittel übertragen; als Erregerreservoir dienen verschiedene Tierspezies. Besonders Kleinkinder sind häufig von diesem Erreger betroffen. Neben dem Bild einer Enterocolitis kann es zu abdominellen Beschwerden kommen, die von einer akuten Appendizitis nicht zu unterscheiden sind. Bei Immunsupprimierten sind septische Verläufe mit Erregeraussaat möglich. Bei schweren Verläufen sollte eine Antibiotikatherapie mit Cotrimoxazol oder Drittgenerations-Cephalosporinen durchgeführt werden.

Beim **Typhus abdominalis** (Erreger Salmonella Typhi) handelt es sich nicht um eine Lokalinfektion des Darms, sondern um eine zyklische Infektionskrankheit (Erregeraufnahme über die Mukosa, Weiterleitung ins Lymphsystem, schließlich hämatogene Aussaat, dann auch in den Darm). Zur Klinik gehören eine Fieberkontinua, zunächst eine Obstipation sowie schweres Krankheitsgefühl. Erst in der 2.-3. Krankheitswoche kann eine Durchfallsymptomatik auftreten. Zur Therapie werden Chinolone, Cotrimoxazol, Beta-Lactam-Antibiotika und auch Chloramphenicol eingesetzt. Zur aktiven Immunisierung stehen parenterale Totimpfstoffe (z. B. Typhim®) oder orale Lebendimpfstoffe (Typhoral®) zur Verfügung. Die Impfstoffe führen zu einem 60-80%igen Impfschutz für etwa 3 Jahre. Die Impfung ist sinnvoll für Fernreisende, die sich in einfachen hygienischen Verhältnissen aufhalten.

Noroviren sind die wichtigsten viralen Durchfallerreger. Besonders auf Kreuzfahrtschiffen sind immer wieder Ausbrüche beschrieben worden. In Mittel-Europa kommt es zu einer Häufung in den Wintermonaten. In Deutschland wurden 2019 mehr als 78.000 Norovirus-Fälle dem RKI gemeldet (2021 noch 32.000). 2022 gab es 45.000 Fälle und 2023 waren es 53.000 Fälle, 2024 sind es mehr als 67.000 Fälle. Die Viren werden nicht nur über den Stuhl (fäko-oral), sondern potentiell auch über Erbrochenes (aerogen) weiterverbreitet. Weil der Mensch das einzige Reservoir ist, sind überwiegend Infektketten von Mensch zu Mensch bedeutsam. Die Inkubationszeit ist mit 1-3 Tagen kurz, die Therapie ist rein symptomatisch.

Rotaviren sind weltweit die häufigste Ursache schwerer Durchfallerkrankungen bei Kindern. In Deutschland wurden 2019 etwa 37.000 Rotavirus-Infektionen gemeldet (2021 nur noch 6.000). 2022 stieg dies wieder auf 23.000 Fälle an und 2023 auf 25.000. 2024 ging es leicht zurück auf gut 20.000 Fälle. Bei nicht adäquater Flüssigkeitszufuhr kommt es rasch zur Exsikkose und komplizierten Verläufen. Die Therapie verläuft rein symptomatisch. Für Säuglinge sind zwei Impfstoffe zur Bekämpfung dieser Infektion auf dem Markt (RotaTeq®, Rotarix®).

Der **Morbus Whipple** gilt als seltene Erkrankung, die durch das Bakterium Tropheryma whippelii hervorgerufen wird. Es handelt sich um eine Systemerkrankung, die mit Gewichtsverlust, Diarrhoe, Gelenkbeschwerden, abdominellen Schmerzen oder Fieber einhergeht. Zur Therapie der intrazellulären Bakterien hat sich eine

Initialtherapie mit Penicillin G und Streptomycin über 2 Wochen bewährt, gefolgt von einer Cotrimoxazol-Therapie für mindestens 1 Jahr.

Die **Reisediarrhoe** gilt als die häufigste Krankheit bei Fernreisen, von der etwa jeder Dritte betroffen ist. Das Risiko steigt mit der Größe der Unterschiede im Hygienestandard zwischen Heimat und Reiseland. Das Erkrankungsrisiko ist vom Reiseland aber auch vom Reisestil abhängig, da z. B. Rucksacktouristen sehr viel häufiger Diätfehler begehen und somit öfter Beschwerden entwickeln. Daneben spielen konstitutionelle Faktoren eine Rolle, wie fehlende Magensäurebarriere (nach Gastrektomie, Einnahme von PPI), eine Immunsuppression oder Motilitätsstörungen, die das Angehen von Infektionserregern begünstigen.

Wichtigster Erreger der akuten Reisediarrhoe sind die Enterotoxin-bildenden Escherichia coli Stämme (ETEC), aber auch andere bakterielle und virale Erreger können vorkommen. Bei der chronischen Reisediarrhoe sind intestinale Parasiten, wie z. B. Entamoeba histolytica und Giardia lamblia zu bedenken.

Wenn die Symptome länger als 10-14 Tage andauern, spielen Parasiten eine größere Bedeutung als bei der akuten Diarrhoe. Dies erfordert eine subtilere Diagnostik, da nach Lamblien, Amöben, Kryptosporidien aber auch Helminthen gesucht werden muss. Die Schwierigkeit besteht in der Abgrenzung, ob der Durchfall in direktem Zusammenhang mit der Reise steht oder nur zufällig mit dieser assoziiert ist. Bei der chronischen Reisediarrhoe ist eine exakte mikrobiologische Diagnostik erforderlich, um gegebenenfalls antiparasitäre Medikamente (Nitroimidazolderivate wie Metronidazol, Tinidazol oder Albendazol) einzusetzen.

Die symptomatische Therapie der Durchfallerkrankungen beinhaltet vor allem die orale (ggf. auch parenterale) Rehydratation. Dafür sind Glukose und elektrolythaltige Trinklösungen erforderlich (z. B. Elotrans®). Als weitere symptomatische Maßnahmen gelten der Einsatz von Motilitätshemmern (z. B. Loperamid), der jedoch bei invasiven Erregern kontraindiziert ist, weil er zu einer längeren Verweildauer der Keime im Darm führt.

Antibiotika sind empirisch immer bei fieberhaften oder blutigen Diarrhoen indiziert oder wenn Alter und Komorbidität dies erforderlich machen. Nach erfolgter Stuhldiagnostik wird meist Azithromycin empfohlen; alternativ kann Rifamycin bei nicht fieberhaften Verläufen eingesetzt werden. Der Einsatz von Antibiotika kann nach sorgfältiger Information der Reisenden auch während der Reise die Erkrankungsdauer abkürzen; dafür bieten sich Rifamycin oder Rifaximin an. Chinolone sind aufgrund möglicher Nebenwirkungen nicht mehr Mittel der ersten Wahl.

Klinisch-anamnestische Hinweise für Durchfallerreger

Reise in Entwicklungsländer (Tropen)	ETEC, Shigellen, Salmonellen, Campylobacter, E. histolytica, Lamblien, Kryptosporidien
Reise in Industrienationen	S. aureus, B. cereus, Campylobacter, Noroviren, Salmonellen
Vorangegangene Einnahme von Antibiotika	Cl. difficile
HIV-Infizierte	CMV, HSV, MAi, M.tb, Kryptosporidien, E. histolytica, Lamblien, Cyclospora, Isospora belli, Str. stercoralis, Mikrosporidien
Plötzlicher Beginn mit Erbrechen (IKZ < 6 h)	Noroviren, S. aureus, B. cereus
Fieber, Bauchkrämpfe, Tenesmen, blutige Diarrhoe	Shigellen, E. histolytica, EHEC
Chronisch-wässrige Diarrhoe	Lamblien, Kryptosporidien
Chronische Diarrhoe, oft mit Blut	E. histolytica, Campylobacter, Yersinien
Diarrhoe mit appendizitisähnlichen Schmerzen	Yersinien
Wässrige Diarrhoe mit neurologischer Symptomatik	Botulismus, neurotoxin-produzierender Fisch (Ciguatera)

www.handbuch-reisemedizin.de

Fachfortbildungen Reise- und Tropenmedizin

Jetzt anmelden!

Anmeldung 2025

per Fax an: 0211-93899-117

oder per E-Mail an: **fortbildung@medprae.de**

oder per Brief an: **MedPrä GmbH, Jägerei 2, 40593 Düsseldorf**

Refresherkurs Reise- und Tropenmedizin 2025 (8 Std.)

Der Refresherkurs wird u.a. in Bayern, Baden-Württemberg, NRW und Rheinland-Pfalz für die Gelbfieberimpfstelle benötigt.

- ❍ 05.04.2025 Sa. Hamburg* **8 CME Punkte** zertifiziert
- ❍ 12.04.2025 Sa. Stuttgart* **8 CME Punkte** zertifiziert
- ❍ 26.04.2025 Sa. Düsseldorf* **8 CME Punkte** zertifiziert
- ❍ 19.07.2025 Sa. München* **8 CME Punkte** beantragt
- ❍ 06.09.2025 Sa. Heidelberg* **8 CME Punkte** zertifiziert
- ❍ 13.09.2025 Sa. Düsseldorf* **8 CME Punkte** zertifiziert

Termine Auslandsfortbildungen 2025 unter:

www.handbuch-reisemedizin.de
dann auf den Reiter Fortbildungen

Kursgebühr Refresherkurs: **240 Euro* (inkl. 19% MwSt.)**

SONDERPREIS
für Abonnenten des Referenzhandbuche Impf- und Reisemedizin, Premium oder Onlinesystems:
200 Euro (inkl. 19% MwSt.)**

* Seminargebühren inkl. Essen, Getränke und Schulungsmaterialien.
** Informationen zu dem reisemedizinischem Abonnement unter: *www.handbuch-reisemedizin.de*

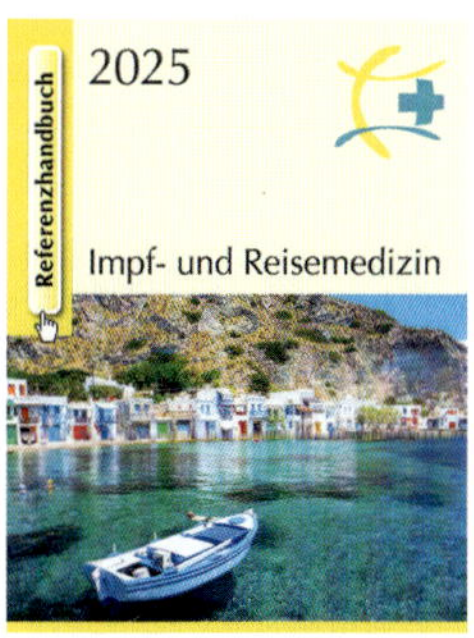

Abonnement Referenzhandbuch Impf- und Reisemedizin Druckversion: **35,00 €** (inkl. MwSt.) zzgl. **5,00 €** Versandkostenpauschale pro Jahr, **e-book: 35,00 €** (inkl. MwSt.) pro Jahr | portofrei

Online Beratungstool Abonnement (Praxislizenz) **84,00 € pro Vertragsjahr** Preis inkl. MwSt.

Premium-Abonnement Druckversion oder e-book (Portofrei) des Referenz-Handbuches Impf- und Reisemedizin
+ Online Beratungstool Abonnement (Praxislizenz) **104,00 € pro Vertragsjahr** Preis inkl. MwSt. **zzgl. 5,00 € Versandkostenpauschale**

32-stündiger Grundkurs Reise- und Tropenmedizin 2025

(4 Tg., 2 Wochenendtermine) 34 CME Punkte zertifiziert

- ❍ 12.+13.07.2025 1.+2.Tag | Sa.+So. | Düsseldorf*
- ❍ 26.+27.07.2025 3.+4.Tag | Sa.+So. | Düsseldorf*

Kursgebühr Grundkurs (4 Tage): 680 Euro* (inkl. 19% MwSt.)

Sonderpreis
für Abonnenten des Referenzhandbuches Impf- und Reisemedizin, Premium oder Onlinesystems:
580 Euro (inkl. 19% MwSt.)**

Referenten:

Erfahrene Reise- und Tropenmedizinische Referenten
Wissenschaftliche Leitung: Dr. med. Burkhard Rieke

Anmeldebestätigung
Nach Erhalt Ihrer Anmeldung senden wir Ihnen eine Anmeldebestätigung zu.

Allgemeine Geschäftsbedingungen (AGBs)
Die AGBs erhalten Sie unter www.handbuch-reisemedizin.de

Auf Wunsch können wir Ihnen diese auch per Mail oder Fax zusenden.

Durchführungsgarantie!
Alle Fortbildungen werden durchgeführt, unabhängig davon, wieviele Teilnehmer sich angemeldet haben!

Keine Sponsoren!
Wir verzichten auf Sponsoren um die Unabhängigkeit der Fortbildungen zu garantieren!

CME 8 Fortbildungspunkte — **CME Punkte**
Für alle Refresherkurse 2025 wurden, bei der jeweiligen Ärztekammer, 8 CME Punkte beantragt.

CME 34 Fortbildungspunkte — Der Grundkurs in Düsseldorf wurde mit 34 CME Punkten zertifiziert. **Der Grundkurs wurde von der Ärztekammer Nordrhein, für die „Reisemedizinische Gesundheitsberatung", anerkannt.**

BITTE IN DRUCKBUCHSTABEN AUSFÜLLEN!

Titel/Vorname/Name: ______________________

Fachrichtung: ______________________

Adresse (Straße, PLZ, Ort): ______________________

Telefon: __________ Fax: __________ E-Mail: __________

❍ Die allgemeinen Geschäftsbedingungen (AGBs) habe ich gelesen und zur Kenntnis genommen.

❍ Ich bin Abonnent des Referenzhandbuches Impf- und Reisemedizin / Online Version / Premium / Platin Abonnement

❍ **Abonnement: Hiermit abonniere ich das Referenzhandbuch Impf- und Reisemedizin ab 2025**
❍ **Druckversion** 35,00 € (inkl. MwSt.) zzgl. 5,00 € Versandpauschale pro Jahr ❍ **e-book** 35,00 € (inkl. MwSt.) pro Jahr

Datum: __________ Unterschrift: __________

Weitere Informationen zu den Fachfortbildungen erhalten Sie unter www.handbuch-reisemedizin.de

Veranstalter: MedPrä GmbH · Jägerei 2 · 40593 Düsseldorf · E-Mail: fortbildung@medprae.de · Tel.: 0049-211-93899-115 · www.handbuch-reisemedizin.de

Meldepflicht in Deutschland

Tabelle 1
Namentliche Meldepflicht des Arztes
(§ 6 Infektionsschutzgesetz)

Die in § 6 aufgeführten Krankheiten werden durch den behandelnden Arzt oder andere zur Meldung verpflichteten Personen unter Angabe des Namens des Patienten, der Diagnose und einiger weiterer Daten (§ 9 IfSG) an das für den Aufenthalt des Patienten zuständige Gesundheitsamt gemeldet.

1. Krankheitsverdacht, Erkrankung und Tod:
a) Botulismus
b) Cholera
c) Diphtherie
d) humane spongiforme Encephalopathie*
e) akute Virushepatitis,
f) enteropathisches hämolytisch-urämisches Syndrom (HUS)
g) virusbedingtes hämorrhagisches Fieber
h) Keuchhusten
i) Masern
j) Meningokokken-Meningitis oder -Sepsis
k) Milzbrand
l) Mumps
m) Pest
n) Poliomyelitis
o) Röteln einschließlich Rötelnembryopathie
p) Tollwut
q) Typhus abdominalis oder Paratyphus
r) Windpocken
s) zoonotische Influenza
t). Coronavirus-Krankheit-2019 (COVID-19)
u) durch Orthopockenviren verursachte Krankheiten

1a. Die Erkrankung und der Tod in Bezug auf folgende Krankheiten:
a) behandlungsbedürftige Tuberkulose, auch wenn ein bakteriologischer Nachweis nicht vorliegt,
b) Clostridioides-difficile-Infektion mit klinisch schwerem Verlauf; ein klinisch schwerer Verlauf liegt vor, wenn
aa) der Erkrankte zur Behandlung einer ambulant erworbenen Clostridioides- difficile-Infektion in eine medizinische Einrichtung aufgenommen wird,
bb) der Erkrankte zur Behandlung der Clostridioides-difficile-Infektion oder ihrer Komplikationen auf eine Intensivstation verlegt wird,
cc) ein chirurgischer Eingriff, zum Beispiel Kolektomie, auf Grund eines Megakolons, einer Perforation oder einer refraktären Kolitis erfolgt oder
dd) der Erkrankte innerhalb von 30 Tagen nach der Feststellung der Clostridioides-difficile-Infektion verstirbt und die Infektion als direkte Todesursache oder als zum Tode beitragende Erkrankung gewertet wurde,

2. der Verdacht auf und die Erkrankung an einer mikrobiell bedingten Lebensmittelvergiftung oder an einer akuten infektiösen Gastroenteritis, wenn
a) eine Person betroffen ist, die eine Tätigkeit im Sinne des § 42 Abs. 1 ausübt,
b) zwei oder mehr gleichartige Erkrankungen auftreten, bei denen ein epidemischer Zusammenhang wahrscheinlich ist oder vermutet wird,

3. der Verdacht einer über das übliche Ausmaß einer Impfreaktion hinausgehenden gesundheitlichen Schädigung,

4. die Verletzung eines Menschen durch ein tollwutkrankes, -verdächtiges oder -ansteckungsverdächtiges Tier sowie die Berührung eines solchen Tieres oder Tierkörpers,

5. der Verdacht einer Erkrankung, die Erkrankung sowie der Tod, in Bezug auf eine bedrohliche übertragbare Krankheit, die nicht bereits nach den Nummern 1 bis 4 meldepflichtig ist.

Die Meldung nach Satz 1 hat gemäß § 8 Absatz 1 Nummer 1, 3 bis 8, § 9 Absatz 1, 2, 3 Satz 1 oder 3 zu erfolgen.

(2) Dem Gesundheitsamt ist über die Meldung nach Absatz 1 Satz 1 Nummer 1 Buchstabe i hinaus zu melden, wenn Personen an einer subakuten sklerosierenden Panenzephalitis infolge einer Maserninfektion erkranken oder versterben. Dem Gesundheitsamt ist über die Meldung nach Absatz 1 Satz 1 Nummer 1a Buchstabe a hinaus zu melden, wenn Personen, die an einer behandlungsbedürftigen Lungentuberkulose erkrankt sind, eine Behandlung verweigern oder abbrechen. Die Meldung nach den Sätzen 1 und 2 hat gemäß § 8 Absatz 1 Nummer 1, § 9 Absatz 1 und 3 Satz 1 oder 3 zu erfolgen.

(3) Nichtnamentlich ist das Auftreten von zwei oder mehr nosokomialen Infektionen zu melden, bei denen ein epidemischer Zusammenhang wahrscheinlich ist oder vermutet wird. Die Meldung nach Satz 1 hat gemäß § 8 Absatz 1 Nummer 1, 3 oder 5, § 10 Absatz 1 zu erfolgen.

Tabelle 2
Meldeinhalte der namentlichen Meldung von Krankheiten
(Auszug aus § 9 Abs. 1 IfSG)

Die namentliche Meldung von Krankheiten nach § 6 muss folgende Angaben gut lesbar enthalten:

- Name, Vorname des Patienten,
- Geschlecht,
- Tag, Monat und Jahr der Geburt,
- Anschrift der Hauptwohnung und, falls abweichend: Anschrift des derzeitigen Aufenthaltsorts,
- Tätigkeit in Einrichtungen im Sinne des § 23 Absatz 5 oder 6 oder § 42 Abs. 1 oder 2; Tätigkeit im Sinne des § 23 Absatz 5 oder 6 § 42 Abs. 1 bei akuter Gastroenteritis, akuter Virus-hepatitis, Typhus abdominalis/ Paratyphus und Cholera, ob eine Tätigkeit in einer Gemeinschaftseinrichtung (definiert im § 36 Abs. 1 und 2) oder in einem Lebensmittel verarbeitenden Betrieb (Näheres in § 42 Abs. 1) ausgeübt wird,
- Betreuung in einer Gemeinschaftseinrichtung gemäß § 33,
- Diagnose beziehungsweise Verdachtsdiagnose,
- Tag der Erkrankung oder Tag der Diagnose, gegebene falls Tag des Todes,
- wahrscheinliche Infektionsquelle,
- Land, in dem die Infektion wahrscheinlich erworbe wurde; bei Tuberkulose Geburtsland und Staatsangehörigkeit,
- Name, Anschrift und Telefonnummer der mit der Erregerdiagnostik beauftragten Untersuchungsstelle,
- Überweisung in ein Krankenhaus beziehungsweise Aufnahme in einem Krankenhaus oder einer anderen Einrichtung der stationären Pflege und Entlassung aus der Einrichtung, soweit dem Meldepflichtigen bekannt,
- Blut-, Organ- oder Gewebespende in den letzten sechs Monaten,
- Name, Anschrift und Telefonnummer des Meldenden, (im Klartext und gut lesbar),
- bei einer Meldung nach § 6 Abs. 1 Nr. 3 (Verdacht eines Impfschadens) die Angaben nach § 22 Abs. 2 (Datumder Schutzimpfung, Bezeichnung und Chargen-Bezeichnung des Impfstoffs, Name der Krankheit gegen die geimpft wurde, Name und Anschrift des impfenden Arztes).

Eine schriftliche Meldung per FAX ist oft ausreichend. In dringenden Fällen, wenn eine besondere Gefährdung zu vermuten ist und rasch gehandelt werden muss (beispielsweise die Notwendigkeit einer raschen Umgebungsprophylaxe bei Meningokokken-Infektionen, ggf. Quarantänemaßnahmen etc.), ist ein Anruf sinnvoll. Nachts und ebenso am Wochenende, wenn das Gesundheitsamt nicht geöffnet ist, kann ein Amtsarzt auch über die Polizei oder die Integrierten Rettungsleitstellen erreicht und informiert werden.

Tabelle 3
Meldepflichtige Nachweise von Krankheitserregern (§ 7 IfSG)

(1) Namentlich ist bei folgenden Krankheitserregern, soweit nicht anders bestimmt, der direkte oder indirekte Nachweis zu melden, soweit die Nachweise auf eine akute Infektion hinweisen:

1. Adenoviren; Meldepflicht nur für den direkten Nachweis im Konjunktivalabstrich
2. Bacillus anthracis
3. Bordetella pertussis, Bordetella parapertussis
3a. humanpathogene Bornaviren; Meldepflicht nur für den direkten Nachweis
4. Borrelia recurrentis
5. Brucella sp.
6. Campylobacter sp., darmpathogen
6a. Candida auris; Meldepflicht nur für den direkten Nachweis aus Blut oder anderen normalerweise sterilen Substraten
6b. Chikungunya-Virus
7. Chlamydia psittaci
8. Clostridium botulinum oder Toxinnachweis
9. Corynebacterium spp., Toxin bildend
10. Coxiella burnetii
10a. Dengue-Virus
11. humanpathogene Cryptosporidium sp.
12. Ebolavirus
13. a) Escherichia coli, enterohämorrhagische Stämme (EHEC)
    b) Escherichia coli, sonstige darmpathogene Stämme
14. Francisella tularensis
15. FSME-Virus
16. Gelbfiebervirus
17. Giardia lamblia
18. Haemophilus influenzae; Meldepflicht nur für den direkten Nachweis aus Liquor oder Blut
19. Hantaviren
20. Hepatitis-A-Virus
21. Hepatitis-B-Virus; Meldepflicht für alle Nachweise
22. Hepatitis-C-Virus; Meldepflicht für alle Nachweise
23. Hepatitis-D-Virus; Meldepflicht für alle Nachweise
24. Hepatitis-E-Virus
25. Influenzaviren; Meldepflicht nur für den direkten Nachweis
26. Lassavirus
27. Legionella sp.
28. humanpathogene Leptospira sp.
29. Listeria monocytogenes; Meldepflicht nur für den direkten Nachweis aus Blut, Liquor oder anderen normalerweise sterilen Substraten sowie aus Abstrichen von Neugeborenen
30. Marburgvirus
31. Masernvirus
31a. Middle-East-Respiratory-Syndrome-Coronavirus (MERS-CoV)
32. Mumpsvirus
33. Mycobacterium leprae
34. Mycobacterium tuberculosis/africanum, Mycobacterium bovis; Meldepflicht für den direkten Erregernachweis sowie nachfolgend für das Ergebnis der Resistenzbestimmung; vorab auch für den Nachweis säurefester Stäbchen im Sputum
35. Neisseria meningitidis; Meldepflicht nur für den direkten Nachweis aus Liquor, Blut, hämorrhagischen Hautinfiltraten oder anderen normalerweise sterilen Substraten
36. Norovirus
36a. Orthopockenviren
36b. Plasmodium spp.
37. Poliovirus
38. Rabiesvirus
38a. Respiratorische Synzytial Viren
39. Rickettsia prowazekii
40. Rotavirus
41. Rubellavirus
42. Salmonella Paratyphi; Meldepflicht für alle direkten Nachweise
43. Salmonella Typhi; Meldepflicht für alle direkten Nachweise
44. Salmonella, sonstige
44a. Severe-Acute-Respiratory-Syndrome-Coronavirus (SARS-CoV) und Severe-Acute-Respiratory-Syndrome-Coronavirus-2 (SARS-CoV-2)
45. Shigella sp.
45a. Streptococcus pneumoniae; Meldepflicht nur für den direkten Nachweis aus Liquor, Blut, Gelenkpunktat oder anderen normalerweise sterilen Substraten
46. Trichinella spiralis
47. Varizella-Zoster-Virus
48. Vibrio spp., humanpathogen; soweit ausschließlich eine Ohrinfektion vorliegt, nur bei Vibrio cholerae
48a. West-Nil-Virus
49. Yersinia pestis
50. Yersinia spp., darmpathogen
50a. Zika-Virus und sonstige Arboviren
51. andere Erreger hämorrhagischer Fieber
52. der direkte Nachweis folgender Krankheitserreger:
    a) Staphylococcus aureus, Methicillin-resistente Stämme; Meldepflicht nur für den Nachweis aus Blut oder Liquor
    b) Enterobacterales bei Nachweis einer Carbapenemase-Determinante oder mit verminderter Empfindlichkeit gegenüber Carbapenemen außer bei natürlicher Resistenz; Meldepflicht nur bei Infektion oder Kolonisation
    c) Acinetobacter spp. bei Nachweis einer Carbapenemase-Determinante oder mit verminderter Empfindlichkeit gegenüber Carbapenemen außer bei natürlicher Resistenz; Meldepflicht nur bei Infektion oder Kolonisation.

Die Meldung nach Satz 1 hat gemäß § 8 Absatz 1 Nummer 2, 3, 4 oder Absatz 4, § 9 Absatz 1, 2, 3 Satz 1 oder 3 zu erfolgen.

(2) Namentlich sind in Bezug auf Infektionen und Kolonisationen Nachweise von in dieser Vorschrift nicht genannten Krankheitserregern zu melden, wenn unter Berücksichtigung der Art der Krankheitserreger und der Häufigkeit ihres Nachweises Hinweise auf eine schwerwiegende Gefahr für die Allgemeinheit bestehen. Die Meldung nach Satz 1 hat gemäß § 8 Absatz 1 Nummer 2, 3 oder Absatz 4, § 9 Absatz 2, 3 Satz 1 oder 3 zu erfolgen.

(3) Nichtnamentlich ist bei folgenden Krankheitserregern der direkte oder indirekte Nachweis zu melden:

1. Treponema pallidum
2. HIV
3. Echinococcus sp.
4. Toxoplasma gondii; Meldepflicht nur bei konnatalen Infektionen
5. Neisseria gonorrhoeae,
6. Chlamydia trachomatis, sofern es sich um einen der Serotypen L1 bis L3 handelt.

Die Meldung nach Satz 1 hat gemäß § 8 Absatz 1 Nummer 2, 3 oder Absatz 4, § 10 Absatz 2 zu erfolgen.

(4) Bei Untersuchungen zum direkten Nachweis des Severe-Acute-Respiratory-Syndrome-Coronavirus-2 (SARS-CoV-2) mittels Nukleinsäureamplifikationstechnik ist das Untersuchungsergebnis nichtnamentlich zu melden. Die Meldung nach Satz 1 hat gemäß § 8 Absatz 1 Nummer 2, 3 oder Absatz 4, § 10 Absatz 3 zu erfolgen.

Namentlich sind in dieser Vorschrift **nicht genannte Krankheitserreger** zu melden, soweit deren **örtliche und zeitliche Häufung** auf eine **schwerwiegende Gefahr** für die Allgemeinheit hinweist. Der Inhalt der Meldung wird im § 9 geregelt (siehe Tabelle 4), wer zur Meldung verpflichtet ist im § 8 (siehe Tabelle 5).
Nichtnamentlich ist bei folgenden Krankheitserregern der direkte oder indirekte Nachweis zu melden:
1. Treponema pallidum, 2. HIV, 3. Echinococcus sp., 4. Plasmodium sp., 5. Toxoplasma gondii, Meldepflicht nur bei konnatalen Infektionen.

Tabelle 4
Meldeinhalte der namentlichen Meldung von Nachweisen von Krankheitserregern (Auszug aus § 9 Abs. 2 IfSG)

Die namentliche Meldung nach § 7 muss folgende Angaben enthalten:
- Name, Vorname des Patienten,
- Geschlecht,
- Geburtsdatum,
- Anschrift der Hauptwohnung und, falls abweichend, Anschrift des derzeitigen Aufenthaltsorts,
- Art des Untersuchungsmaterials,
- Eingangsdatum des Untersuchungsmaterials,
- Nachweismethode vor dem
- Untersuchungsbefund einschließlich Typisierungsergebnissen, und
- erkennbare Zugehörigkeit zu einer Erkrankungshäufung,
- bei Plasmodium spp.: Angaben zu einer zum wahrscheinlichen Zeitpunkt der Infektion erfolgten Maßnahme der spezifischen Prophylaxe,
- Name, Anschrift und weitere Kontaktdaten des Einsenders und
- Name, Anschrift und weitere Kontaktdaten sowie die lebenslange Arztnummer (LANR) und die Betriebsstättennummer (BSNR) des Meldenden sowie Zuordnungsmerkmale für weitere Untersuchungen.

Der Einsender hat den Meldenden bei dessen Angaben nach Satz 1 zu unterstützen und diese Angaben gegebenenfalls zu vervollständigen. Bei einer Untersuchung auf Hepatitis C hat der Einsender dem Meldenden mitzuteilen, ob ihm eine chronische Hepatitis C bei der betroffenen Person bekannt ist.

Tabelle 5
Zur Meldung verpflichtete Personen
(§ 8 Infektionsschutzgesetz)

(1) Zur Meldung sind verpflichtet:

1. im Falle des § 6 der feststellende Arzt sowie bei der Anwendung patientennaher Schnelltests bei Dritten die feststellende Person, wenn sie nach § 24 Satz 2 oder aufgrund einer Rechtsverordnung nach § 24 Satz 3 Nummer 1 zu solchen Schnelltests befugt ist; in Einrichtungen nach § 23 Absatz 5 Satz 1 ist für die Einhaltung der Meldepflicht neben dem feststellenden Arzt auch der leitende Arzt, in Krankenhäusern mit mehreren selbständigen Abteilungen der leitende Abteilungsarzt, in Einrichtungen ohne leitenden Arzt der behandelnde Arzt verantwortlich,

2. im Falle des § 7 die Leiter von Medizinaluntersuchungsämtern und sonstigen privaten oder öffentlichen Untersuchungsstellen einschließlich von Arztpraxen mit Infektionserregerdiagnostik und Krankenhauslaboratorien sowie Zahnärzte und Tierärzte, wenn sie aufgrund einer Rechtsverordnung nach § 24 Satz 3 Nummer 2 befugt sind, im Rahmen einer Labordiagnostik den direkten oder indirekten Nachweis eines Krankheitserregers zu führen,

3. im Falle der §§ 6 und 7 auch die Leiter von Einrichtungen der pathologisch-anatomischen Diagnostik,

4. im Falle des § 6 Absatz 1 Satz 1 Nr. 4 und im Falle des § 7 Absatz 1 Satz 1 Nummer 38 bei Tieren, mit denen Menschen Kontakt gehabt haben, auch der Tierarzt,

5. im Falle des § 6 Absatz 1 Satz 1 Nr. 1, 2 und 5 und Absatz 3 auch Angehörige eines anderen Heil- oder Pflegeberufs, der für die Berufsausübung oder die Führung der Berufsbezeichnung eine staatlich geregelte Ausbildung oder Anerkennung erfordert,

6. im Falle des § 6 Absatz 1 Satz 1 Nummer 3 auch die für die Durchführung der Schutzimpfung verantwortliche Person; bei Schutzimpfungen, die durch Apotheker für öffentliche Apotheken durchgeführt werden, anstelle der für die Schutzimpfung verantwortlichen Person der Leiter der öffentlichen Apotheke,

7. im Fall des § 6 Absatz 1 Satz 1 Nummer 1, 2 und 5 auch die Leiter von den in § 35 Absatz 1 Satz 1 und § 36 Absatz 1 genannten Einrichtungen und Unternehmen,

8. im Falle des § 6 Absatz 1 Satz 1 auch der Heilpraktiker.

(2) Die Meldepflicht besteht nicht für Personen des Not- und Rettungsdienstes, wenn der Patient unverzüglich in eine ärztlich geleitete Einrichtung gebracht wurde. Die Meldepflicht besteht für die in Absatz 1 Nr. 5 bis 7 bezeichneten Personen nur, wenn ein Arzt nicht hinzugezogen wurde.

(3) Die Meldepflicht besteht nicht, wenn dem Meldepflichtigen ein Nachweis vorliegt, dass die Meldung bereits erfolgte und andere als die bereits gemeldeten Angaben nicht erhoben wurden. Eine Meldepflicht besteht ebenfalls nicht für Erkrankungen, bei denen der Verdacht bereits gemeldet wurde und andere als die bereits gemeldeten Angaben nicht erhoben wurden.

(4) Absatz 1 Nr. 2 gilt entsprechend für Personen, die die Untersuchung zum Nachweis von Krankheitserregern außerhalb des Geltungsbereichs dieses Gesetzes durchführen lassen.

Meldepflichten in einzelnen Bundesländern

Hinzu kommen in den einzelnen Bundesländern Gesetze und Verordnungen, durch die Meldepflichten nach dem Infektionsschutzgesetz erweitert werden.

Das Robert-Koch-Institut hat auf seiner Website Links zu den Ländergesetzen zusammengestellt:

https://www.rki.de/DE/Content/Infekt/IfSG/Meldepflichtige_Krankheiten/Meldepflichtige_Krankheiten_inhalt.html

Weitere Links:

Melde- und Aufzeichnungspflicht für Krankheiten und Krankheitserreger

Infektionsschutzgesetz (IfSG)
www.gesetze-im-internet.de/ifsg/

Deutsches Ärzteblatt
https://www.aerzteblatt.de/archiv/182362/Infektiologie-Neue-Meldepflichten-beachten

Robert-Koch-Institut - Informationen zum Infektionsschutzgesetz - IfSG (mit Meldebögen, statistischen Auswertungen etc.
http://www.rki.de/DE/Content/Infekt/IfSG/ifsg_node.html

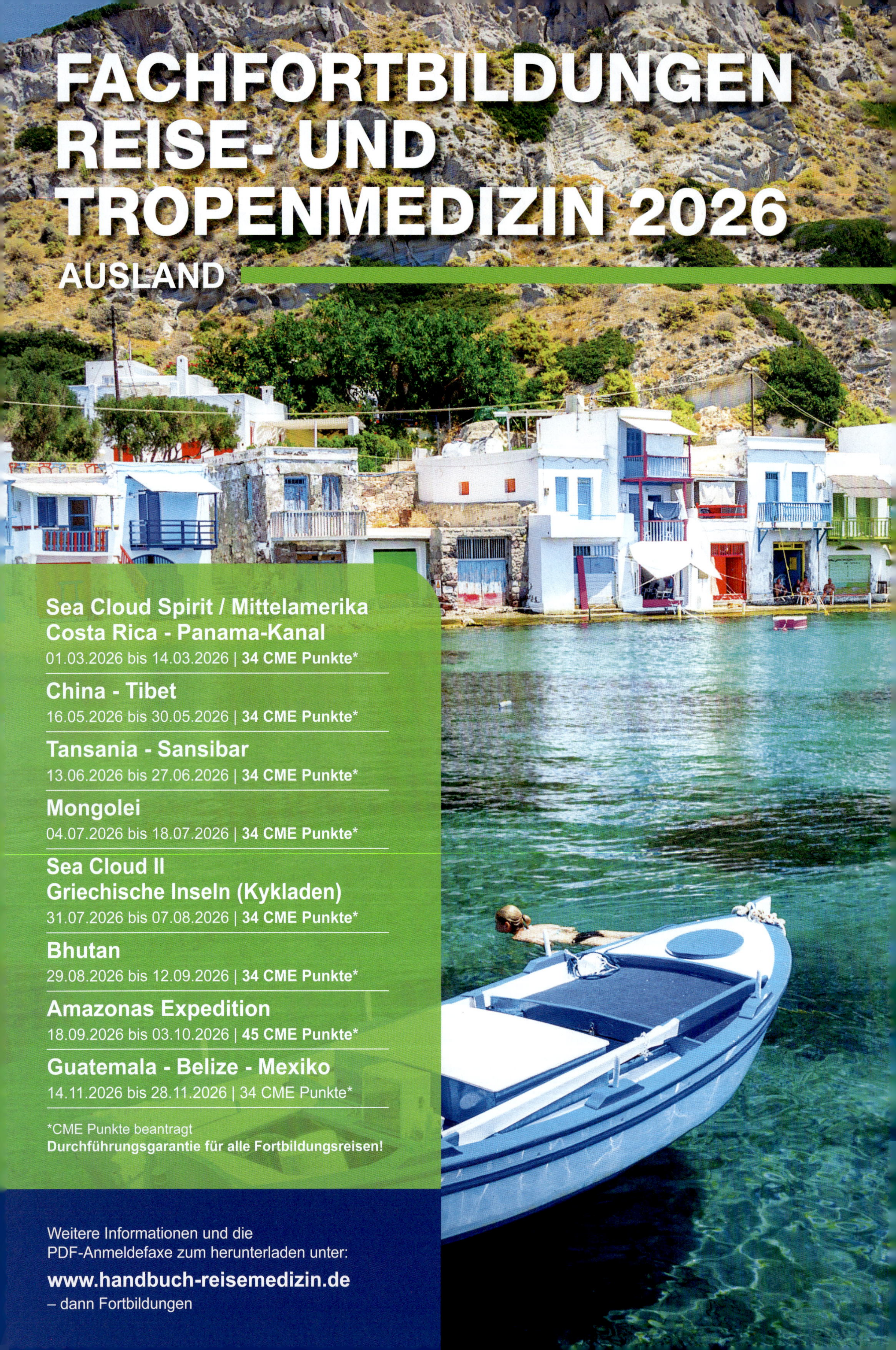
FACHFORTBILDUNGEN
REISE- UND
TROPENMEDIZIN 2026
AUSLAND
Sea Cloud Spirit / Mittelamerika
Costa Rica - Panama-Kanal
01.03.2026 bis 14.03.2026 | 34 CME Punkte*
China - Tibet
16.05.2026 bis 30.05.2026 | 34 CME Punkte*
Tansania - Sansibar
13.06.2026 bis 27.06.2026 | 34 CME Punkte*
Mongolei
04.07.2026 bis 18.07.2026 | 34 CME Punkte*
Sea Cloud II
Griechische Inseln (Kykladen)
31.07.2026 bis 07.08.2026 | 34 CME Punkte*
Bhutan
29.08.2026 bis 12.09.2026 | 34 CME Punkte*
Amazonas Expedition
18.09.2026 bis 03.10.2026 | 45 CME Punkte*
Guatemala - Belize - Mexiko
14.11.2026 bis 28.11.2026 | 34 CME Punkte*
*CME Punkte beantragt
Durchführungsgarantie für alle Fortbildungsreisen!
Weitere Informationen und die
PDF-Anmeldefaxe zum herunterladen unter:
www.handbuch-reisemedizin.de
– dann Fortbildungen

Meldepflicht in Österreich

Anzeigepflichtige Krankheiten in Österreich	**Verdacht**	**Erkrankung**	**Todesfall**
AIDS		•	•
Amöbenruhr	•	•	•
Bakterielle Lebensmittelvergiftung (z.B. Salmonella enterica, STEC/VTEC, Campylobacter, Shigellen, Listeria monocytogenes, Yersinia enterocolitica, Clostridium botulinum, usw.)	•	•	•
Bang'sche Krankheit/Brucellose		•	•
Chikungunya-Fieber		•	•
Cholera	•	•	•
schwer verlaufende Clostridium difficile assoziierte Erkrankungen		•	•
Dengue-Fieber		•	•
Diphtherie		•	•
Fuchsbandwurm (Echinococcus multilocularis)	•	•	•
Gelbfieber	•	•	•
Gonorrhöe / Tripper		siehe unten	
Hantavirus-Infektion		•	•
Hepatitis infectiosa (A, B, C, D, E)	•	•	•
Hundebandwurm (Echinococcus granolosus)	•	•	•
Infektionen mit dem Influenza A/H5N1 oder einem anderen Vogelgrippevirus	•	•	•
Invasive bakterielle Erkrankungen (Meningitiden und Sepsis) (z.B. durch Meningokokken, Pneumokokken, Haemophilus influenzae)		•	•
Keuchhusten		•	•
Kinderlähmung (Poliomyelitis)	•	•	•
Legionärskrankheit		•	•
Lepra	•	•	•
Leptospirose	•	•	•
Lymphogranuloma inguinale		siehe unten	
Malaria		•	•
Masern	•	•	•
MERS-CoV(Middle East Respiratory Syndrom Coronavirus/"neues Coronavirus")	•	•	•
Milzbrand (Anthrax)	•	•	•
Mpox	•	•	•
Paratyphus	•	•	•
Pest	•	•	•
Pocken	•	•	•
Psittakose	•	•	•
Puerperalfieber	•	•	•
Rickettsiose durch R. prowazekii	•	•	•
Röteln		•	•
Rotz / Malleus	•	•	•
Rückfallfieber		•	•
SARS (schweres akutes respiratorisches Syndrom)	•	•	•
Scharlach		•	•
Syphilis		siehe unten	
Trachom		•	•
Transmissible spongiforme Enzephalopathien (z.B. Creutzfeld-Jakob-Krankheit [CJK])	•	•	•
Trichinose		•	•
Tuberkulose (durch einen Erreger des Mycobacterium tuberculosis – Komplex)	siehe unten	•	•
Tularämie	•	•	•
Typhus (Abdominaltyphus)	•	•	•
Virusbedingtes hämorrhagisches Fieber (z.B. Ebola, Lassa, Marburg, Krim-Kongo, usw.)	•	•	•
Virale Lebensmittelvergiftungen (z.B. Noroviren, usw.)	•	•	•
Virusbedingte Meningoenzephalitiden (z.B. FSME-, Herpesviren, usw.)		•	•
Weicher Schanker		siehe unten	
West- Nil-Fieber		•	•
Wutkrankheit (Lyssa) und Bissverletzungen durch wutkranke oder - verdächtige Tiere	•	•	•
Zika-Virus-Infektionen		•	•

Meldefrist: Binnen **24 Stunden** an die zuständige Bezirksverwaltungsbehörde (BVB)

Ausnahmen:

AIDS: schriftlich innerhalb **einer Woche nach Feststehen der Diagnose** an das Gesundheitsministerium.

Gonorrhoe, Syphilis, weicher Schanker, Lymphogranuloma inguinale: wenn eine Weiterverbreitung der Krankheit zu befürchten ist oder sich die/der Kranke der ärztlichen Behandlung bzw. Beobachtung entzieht.

Tuberkulose: Laut Tuberkulosegesetz erfolgt die Meldung von TBC innerhalb von **drei Tagen nach Erstellung der Diagnose** an die zuständige BVB. Ein Verdachtsfall muss gemeldet werden, falls sich die krankheitsverdächtige Person der endgültigen diagnostischen Abklärung entzieht.

Quelle: Bundesministerium für Gesundheit Österreich (gem. Epidemiegesetz, BGBl. Nr. 186/1950 idgF, Tuberkulosegesetz BGBl. Nr. 127/1968, AIDS-Gesetz, BGBl. Nr. 728/1993 idgF, Geschlechtskrankheitengesetz, StGBl. Nr. 152/1945 idgF)

Meldepflicht in der Schweiz / Ärztinnen und Ärzte

Krankheiten	Erreger	Frist	Personendaten		Arztmeldung
			Initialen	voller Name	Meldung zum klinischen Befund
Affenpocken (Mpox)	Mpox-Virus	24 Stunden		•	•[5]
Aids[3]	HI-Virus[3]	1 Woche	•[3]		•
Anthrax/Milzbrand	Bacillus anthracis	**2 Stunden[4]**		•	•[5]
Botulismus	Clostridium botulinum	**2 Stunden[4]**		•	•[5]
Brucellose	Brucella spp.	1 Woche	•		•
Campylobacteriose	Campylobacter spp.	24 Stunden	•		
Carbapenemase-bildende Enterobacteriaceae (CPE)	Carbapenemase-bildende Enterobacteriaceae (CPE)	1 Woche	•		•
Chikungunya-Fieber	Chikungunya-Virus	24 Stunden		•	•
Chlamydiose	Chlamydia trachomatis	1 Woche	•		
Cholera	Vibrio cholerae	24 Stunden		•	•
COVID-19	SARS-CoV-2	24 Stunden		•	
Creutzfeldt-Jakob-Krankheit (CJK)	Prionen	1 Woche		•	•
Dengue-Fieber	Dengue-Virus	24 Stunden		•	•
Diphtherie	Corynebacterium diphtheriae und andere toxin-bildende Corynebakterien (C. ulcerans, C. pseudotuberculosis)	24 Stunden		•	•
Ebola-Fieber	Ebola-Virus	**2 Stunden[4]**		•	•[5]
Enterohämorrhagische Escherichia coli-Infektion (EHEC, VTEC, STEC)	Enterohämorrhagische Escherichia coli (EHEC, VTEC, STEC)	24 Stunden		•	•
Frühsommer-Meningo-Enzephalitis (FSME)	Zeckenenzephalitis-Virus	1 Woche	•		•
Gelbfieber	Gelbfieber-Virus	24 Stunden		•	•[5]
Gonorrhoe	Neisseria gonorrhoeae	1 Woche	•		•
Haemophilus influenzae -Erkrankung, invasive	Haemophilus influenzae	1 Woche	•		•
Hanta-Fieber	Hanta-Virus	1 Woche	•		•
Hepatitis A	Hepatitis-A-Virus	24 Stunden		•	•
Hepatitis B	Hepatitis-B-Virus	1 Woche		•	•
Hepatitis C	Hepatitis-C-Virus	1 Woche		•	•
Hepatitis E	Hepatitis-E-Virus	24 Stunden		•	•
HIV-Infektion[3]	HI-Virus[3]	1 Woche	•[3]		•
Influenza, neuer Subtyp	Influenza-A-Virus des Typs HxNy (neuer Subtyp mit pandemischem Potenzial)	**2 Stunden[4]**		•	•[5]
Influenza, saisonale Grippe	Influenzaviren (saisonale, nichtpandemische Typen und Subtypen)	1 Woche	•		
Krim-Kongo-Fieber	Krim-Kongo-Virus	**2 Stunden[4]**		•	•[5]
Lassa-Fieber	Lassa-Virus	**2 Stunden[4]**		•	•[5]
Legionellose	Legionella spp.	1 Woche		•	•
Listeriose	Listeria monocytogenes	24 Stunden		•	•
Malaria	Plasmodium spp.	1 Woche	•		•
Marburg-Fieber	Marburg-Virus	**2 Stunden[4]**		•	•[5]
Masern	Masernvirus	24 Stunden		•	•[17]
Meningokokken-Erkrankung, invasive	Neisseria meningitidis	24 Stunden		•	•
Middle East respiratory syndrome (MERS)	MERS Coronavirus	**Labor: 2 Stunden[4]** **Arzt: 24 Stunden**		•	•[5]
Pest	Yersinia pestis	**2 Stunden[4]**		•	•[5]
Pneumokokken-Erkrankung, invasive	Streptococcus pneumoniae	1 Woche	•		•
Pocken	Pockenvirus (Variola/Vaccinia)	**2 Stunden[4]**		•	•[5]
Poliomyelitis (Kinderlähmung)	Poliovirus	24 Stunden		•	•[5]
Q-Fieber	Coxiella burnetii	1 Woche		•	•
Röteln	Rötelnvirus	24 Stunden		•	•[17]

Krankheiten		Frist	Personendaten[2]		Arztmeldung
			Initialen	voller Name	Meldung zum klinischen Befund
Salmonellose	Salmonella spp.	24 Stunden		•	
Schweres Aktues Respiratorisches Syndrom (SARS)	SARS Coronavirus	2 Stunden[4]		•	•[5]
Shigellose	Shigella spp.	24 Stunden		•	
Syphilis	Treponema pallidum	1 Woche	•		•
Tetanus (Wundstarrkrampf)	Clostridium tetani	1 Woche	•		•
Tollwut	Rabiesvirus	24 Stunden		•	•[5]
Trichinellose	Trichinella spiralis	1 Woche	•		•
Tuberkulose	Mycobacterium tuberculosis -Komplex	Arzt: 1 Woche, Labor: 24 Std.		•	•[17]
Tularämie (Hasenpest)	Francisella tularensis	1 Woche	•		•
Typhus abdominalis/Paratyphus	Salmonella Typhi/Paratyphi	24 Stunden		•	•
West-Nil-Fieber	West-Nil-Virus	24 Stunden	•		•
Zika-Virus-Infektion	Zika-Virus	24 Stunden		•	•
Häufung von klinischen oder laboranalytischen Befunden		24 Stunden		•	•
Aussergewöhnlicher klinischer oder laboranalytischer Befund		2 Stunden[4]		•	•[5]
Ausbruch von Vancomycin-resistenten Enterokokken in Spitälern[19]		24 Stunden			•[19]
Aussergewöhnlicher Ausbruch in Spitäler [19]		24 Stunden			•[19]
Aussergewöhnlicher Epidemiologischer Befund in Spitälern[19]		24 Stunden			•[19]

Quelle: Eidgenössisches Departement des Innern EDI / Bundesamt für Gesundheit BAG

3) bei HIV/Aids unter Initialen den ersten Buchstaben und die Anzahl der Buchstaben des Vornamens eintragen. Falls dieser länger ist als 9 Buchstaben, ist die Zahl 0. Bei mehrteiligen Vornamen mit Bindestrich oder in zwei Wörtern wird nur der erste Teil verwendet.

4) telefonisch zu melden

5) Meldung zusätzlich direkt an das BAG

17) zusätzlich: Ergänzungsmeldung zum klinischen Befund

19) Meldung zum epidemiologischen Befund

Meldeformulare können unter **www.bag.admin.ch/infreporting** herunter geladen werden.

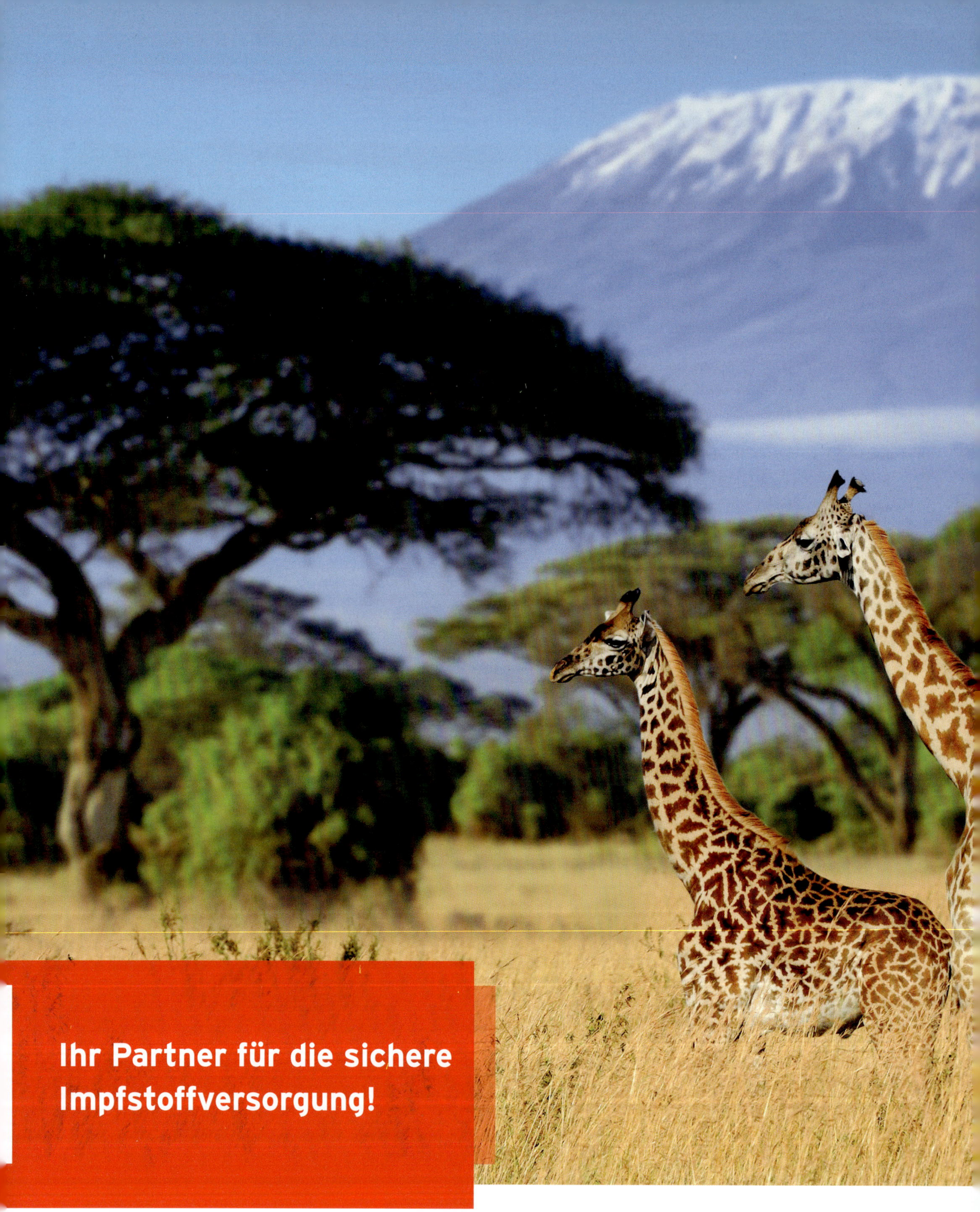
Ihr Partner für die sichere
Impfstoffversorgung!

Charakteristika reisemedizinisch bedeutsamer Infektionserkrankungen

Legende

Infektionsweg:	GI = gastrointestinal übertragen I = Inhalation v = vektoriell übertragen
Meldepflicht nach IfSG in D:	§6 = Meldung durch den klinisch Behandelnden §7 = Meldung durch das Labor wenn Zeichen einer aktuellen Infektion vorliegen V = Verdacht E = Erkrankung T = Todesfall

Amoebiasis

Synonym:	Amöbenruhr
Erreger:	Entamoeba histolytica
Infektionsweg:	GI
Verbreitung:	weltweit, vor allem unter schlechten hygienischen Verhältnissen
Inkubationszeit:	Tage bis Monate, selten Jahre
Klinik:	asymptomatischer Lumeninfekt oder bei Eindringen in die Darmwand blutig-schleimige Diarrhoe ("himbeergeleeartig") wechselnder Akuität. Lokal Perforation oder chronisch-fibrosierende Entzündung (Amöbom) möglich. Hämatogene Aussaat, oft versetzt ggü. intestinalem Infekt, mit Fieber und Abszeßbildung in anderen Organen, meist in der Leber
Diagnostik:	Stuhlmikroskopie, differenziert aber nicht ggü. anderen, apathogenen Amöben. PCR. Serologie (spricht für invasiven Infekt)
Therapie:	Darmlumeninfekt: Paromomycin, Diloxanid. Invasiver Infekt: Metronidazol, dann Paromomycin
Meldepflicht nach IfSG in D:	./.
Prophylaxe:	Lebensmittel-, Trinkwasser- und persönliche Hygiene

Ankylostomiasis

Synonym:	Hakenwurmkrankheit
Erreger:	Ancylostoma duodenale, Necator americanus, Hakenwurm
Infektionsweg:	Hautkontakt zu stuhlkontaminierten Böden
Verbreitung:	weltweit, vor allem in den Tropen
Inkubationszeit:	1 Woche (pulmonale Symptomatik), 5 Wochen Präpatenz
Klinik:	Eindringen in die Haut kann juckende Lokalreaktion auslösen, Lungendurchwanderung mit asthmaähnlichen Beschwerden, Eosinophilie. Parasitierung im Darm führt nur bei dichtem Besatz zu Bauchschmerzen, Meteorismus, Anämie, Eiweißverlust
Diagnostik:	Nachweis der Larven oder Eier in der Stuhlmikroskopie
Therapie:	Mebendazol, Albendazol
Meldepflicht nach IfSG in D:	./.
Prophylaxe:	Tragen von Schuhen, Vermeiden von Hautkontakt zu stuhlkontaminierten Böden, Textilien etc.

Babesiose

Synonym:	./.
Erreger:	Babesia microti, divergens
Infektionsweg:	v (Zecken)
Verbreitung:	B. microti: O der USA, B. divergens: Frankreich, Irland, GUS, vereinzelt Kalifornien, Mexiko
Inkubationszeit:	1 Woche - 1 Jahr
Klinik:	Schwere Krankheitsverläufe in Europa mit hohem Fieber, Hämolyse, Nierenversagen stets bei Splenektomierten, hier hohe Letalität. In den USA protrahierte Verläufe, schwerer bei Splenektomierten, mit Fieber, Myalgien, hämolytischer Anämie. Lang anhaltende Parasitämie
Diagnostik:	Mikroskopie von Dickem Tropfen, Ausstrich mit Nachweis der intraerythrozytären Parasiten
Therapie:	Versuch mit Clindamycin + Chinin oder Pentamidin + TMP/SMZ
Meldepflicht nach IfSG in D:	./.
Prophylaxe:	Schutz vor Zecken, Splenektomierte: Vermeiden von Enzootiegebieten in den Sommermonaten

Bartonellosis

Synonym:	Carrion'sche Krankheit, Oroya Fieber, Verruga peruviana
Erreger:	Bartonella bacilliformis
Infektionsweg:	v (Sandfliegen)
Verbreitung:	Peru, Kolumbien und Ecuador, zwischen 500 und 2500 m Höhe
Inkubationszeit:	2 - 3 (- 12) Wochen
Klinik:	Akute Form: Oroya-Fieber: Fieber, Lymphknotenschwellungen, Hepatosplenomegalie, hämolytische Anämie durch Erreger in Erythrozyten. Unbehandelt in 10 - 40% letal, oft durch bakterielle Superinfektion (Salmonellen!). Überlebende der Akutphase und selten auch Neuinfizierte können die chronische Form entwickeln, oft mit einer vorangehenden Phase schwerer, wandernder Muskel- und Gelenkschmerzen. Chronische Form: Papeln oder s.c.-Knoten mit Tendenz zur Vergrößerung und Ulceration, vor allem im Gesicht und an den Streckseiten der Gelenke
Diagnostik:	Akute Form: Mikroskopie eines Blutausstriches, Blutkultur. PCR aus Hautbiopsien, Serologie
Therapie:	Ampicillin, Chloramphenicol, Tetracyclin, Streptomycin. Ggf. Transfusion
Meldepflicht nach IfSG in D:	./.
Prophylaxe:	Schutz vor nachtaktiven Sandfliegen (Repellentien, dichte Mosquitonetze, Schlafen in oberen Etagen)

Botulismus

Synonym:	./.
Erreger:	Toxin von Clostridium botulinum
Infektionsweg:	GI, v.a. unzureichend durchgegarte Lebensmittel als Konserven. Toxinbildung auch bei Verkeimung von Wunden oder des GI-Traktes durch Clostridium botulinum möglich, aber selten
Verbreitung:	weltweit
Inkubationszeit:	12 - 36 Stunden, je nach Toxindosis
Klinik:	Übelkeit, Erbrechen, Durchfall. Dann Verschwommensehen, Doppelbilder, Lichtscheu, trockener Mund, Schluckstörungen. Kein Fieber. Dann symmetrische, absteigende, schlaffe Parese. Letalität 10%, v.a. durch Ateminsuffizienz, Sekundärinfektion
Diagnostik:	Toxinnachweis aus Serum, Erbrochenem, Nahrungsmitteln. Erregeranzucht aus Stuhl (Säuglinge)
Therapie:	Antitoxin, ggf. Beatmung
Meldepflicht nach IfSG in D:	§6 (V, E, T), §7 (Erreger- und Toxinnachweis)
Prophylaxe:	Durchgaren von Lebensmitteln für Konservenherstellung

Brucellose

Synonym:	Morbus Bang, Maltafieber, Mittelmeerfieber
Erreger:	Brucella abortus, B. melitensis, B. suis und andere
Infektionsweg:	GI (Rohmilch, -produkte, rohes Fleisch), I (Tierkontakte)
Verbreitung:	B. abortus: weltweit bei Rinderhaltung, B. melitensis: Mittelmeerregion bei Schafs- und Ziegenhaltung, B. suis: N-Amerika und Europa bei Schweinehaltung
Inkubationszeit:	5 - 60 Tage
Klinik:	Meistens asymptomatisch. Sonst unspezifischer fieberhafter Infekt, dann plötzliches Auffiebern und Polyserositis, Hepatosplenomegalie, Lymphknotenvergrößerung. B. melitensis und B. suis: undulierendes Fieber mit Pausen. In 5% Chronifizierung mit Hepatitis, Meningoenzephalitis, Osteomyelitis u.a. Manifestationen. Letalität ohne Behandlung 2%
Diagnostik:	Blutkulturen, Serologie
Therapie:	Rifampicin und Doxycyclin, Rifampicin und TMP/SMZ
Meldepflicht nach IfSG in D:	§7
Prophylaxe:	Vermeiden von roher Milch und rohem Fleisch im Verbreitungsgebiet und von Kontakt zu erkrankten Menschen und Tieren

Chikungunya

Synonym:	breakbone fever
Erreger:	Chikungunya-Virus
Infektionsweg:	v (Aedes-Arten)
Verbreitung:	Afrika, Anrainerstaaten des Indischen Ozeans, Indochina, Philippinen, Karibik und Südamerika. Kurzfristig Italien (2007)
Inkubationszeit:	3 - 12 Tage
Klinik:	symmetrische Gelenkschmerzen, plötzliches Fieber, oft auch Hautausschlag, gel. mit Petechien. Bei 5 - 10%: Gelenkschmerzen über Monate, selten über Jahre
Diagnostik:	3. bis 5. Krankheitstag: PCR. Serologie
Therapie:	symptomatisch
Meldepflicht nach IfSG in D:	§6 V, E, T (als VHF!), §7 (als VHF!)
Prophylaxe:	Mückenschutz, v.a. tagsüber

Cholera

Synonym:	./.
Erreger:	Vibrio cholerae, mehrere Biotypen und Serovare, bildet Choleratoxin
Infektionsweg:	GI (Trinkwasser, Nahrungsmittel), selten nosokomial
Verbreitung:	Indien, SO-Asien, tropisches Afrika, selten Südamerika, Haiti, Jemen
Inkubationszeit:	wenige Stunden bis 5 Tage
Klinik:	Oft symptomlose Keimausscheidung. Sonst akuter Beginn mit Erbrechen und wässriger Diarrhoe ("Reiswasserstuhl"), mit bis zu 20 l pro Tag. Kaliumverlust, daher Wadenkrämpfe, Azidose. Extreme Exsikkose, Schock, Anurie, Letalität unbehandelt bis 60%. Sowohl perakute als auch milde Verläufe, die klinisch von einer Nicht-Cholera-Diarrhoe nicht zu unterscheiden sind, kommen vor
Diagnostik:	Mikroskopie von nativem Stuhl oder Erbrochenem im Dunkelfeld, Stuhlkultur
Therapie:	Flüssigkeits-, Elektrolyt- und Azidoseausgleich. Antibiose nachrangig (Doxycyclin)
Meldepflicht nach IfSG in D:	§6 (V, E, T), §7
Prophylaxe:	Trinkwasser- und Lebensmittelhygiene, Impfung

Covid-19 / SARS-CoV-2

Synonym:	pandemische Coronavirusinfektion
Erreger:	SARS-CoV-2
Infektionsweg:	Tröpfchen und Aerosole von Infizierten. Weniger wichtig: kontaminierte Oberflächen.
Verbreitung:	weltweit, v.a. Europa, N- und S-Amerika
Inkubationszeit:	2 - 14 Tage, im Mittel 5,5 Tage
Klinik:	weites Spektrum von symptomloser Infektion bis hin zu schweren, tödlich verlaufenden Pneumonien. Bei Diagnosestellung: Husten 42%, Fieber 33%, Schnupfen 23%, Geruchs- und/oder Geschmacksverlust 17%, Pneumonie 2%
Diagnostik:	PCR aus tiefem Nasen- und Rachenabstrich. Antigen-Schnelltests mit einer gewissen Einbuße an Sensitivität möglich.
Therapie:	Je nach Schwere Nirmatrelvir/Ritonavir, Dexamethason und weitere. Sicherung der Sauerstoffversorgung, Abfangen überschießender Entzündungsreaktionen, Thrombose- und Embolieprophylaxe. Isolation!
Meldepflicht nach IfSG in D:	§7, Ausbrüche in Gemeinschaftsunterkünften, Heimen.
Prophylaxe:	Abstand, Hustenhygiene, Atemschutzmasken, Basisimmunisierung für alle Erwachsenen. Auffrischung mit angepaßtem Impfstoff für >60 J. und Risikogruppen gemäß STIKO.

Dengue-Fieber

Synonym:	./.
Erreger:	Dengue-Virus v.a. Typ 1 - 4
Infektionsweg:	v (Aedes-Arten)
Verbreitung:	Tropengürtel zwischen den 10°-Winter-Isothermen. V.a. SO-Asien, Süd- und Mittelamerika, seltener W- und O-Afrika. Ggw. Etablierung in NO-Spanien, S-Frankreich, N-Italien.Vgl. Verbreitungskarte!
Inkubationszeit:	3 - 14 Tage
Klinik:	plötzliches Fieber, Gelenk-, Muskel-, Kopfschmerzen, v.a. Rücken und retroorbital. Nach 1-2 fieberfreien Tagen dann 2. Phase mit Exanthem. Letalität bei adäquater Behandlung ca. 1%. Bei Folgeinfekten oder Kindern: Dengue-hämorrhagisches Fieber (DHF) oder Dengue-Schock-Syndrom (DSS) mit Hämokonzentration, evtl. DIC. Dann Letalität 6 - 30%
Diagnostik:	3. bis 7. Krankheitstag: NS1-Schnelltest oder PCR, ab 8. Krankheitstag Serologie. Cave: Im Ausland wird oft Thrombopenie und Hämatokritanstieg zusammen mit plausibler Klinik als sichere Diagnose gewertet.
Therapie:	symptomatisch, keine ASS!
Meldepflicht nach IfSG in D:	§6 V, E, T (als VHF), §7 (als VHF)
Prophylaxe:	Mückenschutz v.a. tagsüber. Impfung.

Diphyllobothriasis

Synonym:	Fischbandwurmbefall
Erreger:	Diphyllobothrium latum, D. pacificum
Infektionsweg:	GI (orale Aufnahme von Larven)
Verbreitung:	Seenreiche Gebiete subtropischer bis subarktischer Regionen
Inkubationszeit:	3 - 6 Wochen Präpatenz
Klinik:	Meist symptomlos für Jahrzehnte. Selten mechanische Beeinträchtigung (Ileus, Gallengangsverschluß) bei intensivem Befall. Selten Zeichen des Vitamin-B-12-Mangels
Diagnostik:	Nachweis mit dem Stuhl abgehender Proglottiden oder Eier
Therapie:	Praziquantel, Niclosamid
Meldepflicht nach IfSG in D:	./.
Prophylaxe:	Verzehr nur von durchgegartem Süßwasserfisch

Diphtherie

Synonym:	./.
Erreger:	Corynebacterium diphtheriae, wenn mit toxigenen Bakteriophagen infiziert
Infektionsweg:	I, Schmierinfektion
Verbreitung:	endemisch in Indien, Brasilien, Indonesien, auf den Philippinen. Niedrige, aber steigende Fallzahlen weltweit.
Inkubationszeit:	2 - 5 Tage
Klinik:	Fieber, Halsschmerzen, dann pharyngeal, laryngeal, nasal, selten bronchial, vaginal oder in Wunden: Ausbildung grauweißer Beläge, die beim Abstreifen bluten. Starke, ggf. atemwegsobstruierende Schwellneigung lokal (Cäsarenhals). Toxische Allgemeinreaktion möglich, dann Myokarditis, Nierenversagen, Neuritis mit Lähmungen. Letalität 5 - 10 (-25)%
Diagnostik:	Abstriche zur Gramfärbung. Toxinnachweis, PCR
Therapie:	heterologes Antitoxin auch schon auf klinischen Verdacht. Penicillin oder Makrolide. Bei Komplikationen intensivmedizinische Behandlung.
Meldepflicht nach IfSG in D:	§6 (V, E, T), §7
Prophylaxe:	Impfung

Ebola-Fieber

Synonym:	./.
Erreger:	Ebola-Virus
Infektionsweg:	Blutkontakt (Wild, v.a. Affen), Fledermäuse (Höhlenbesuche!), nosokomial
Verbreitung:	humane Fälle in DR Kongo, Sudan, Gabun, Elfenbeinküste, Uganda, Rep. Kongo, einzelne verschleppte Fälle. 2014/15 Epidemie in Guinea, Sierra Leone und Liberia mit rund 25.000 Todesopfern, 2018/19 Epidemie mit rund 2500 Todesopfern in der DR Kongo.
Inkubationszeit:	2 - 21 Tage, typisch: 3 - 9 Tage
Klinik:	Fieber, Konjunktivitis, Übelkeit, Pharyngitis. Dann ab 5. bis 7. Krankheitstag Blutungen (Konjunktiven, GI-Trakt), Thrombopenie. 50 - 80% Letalität
Diagnostik:	PCR, im Verlauf Serologie
Therapie:	symptomatisch unter strikter Isolation (Kompetenzzentren). Beim Ausbruch in der DR Kongo erstmals erfolgreicher Einsatz von zwei antiviralen Medikamenten und von zwei Impfstoffen.
Meldepflicht nach IfSG in D:	§6 V, E, T (als VHF), §7 (als VHF)
Prophylaxe:	Vermeidung von Kontakt zu Erkrankten v.a. in Epidemien, und zu Wildtieren (v.a. Affen, Fledermäusen) im Verbreitungsgebiet. Schutzkleidung, Impfung (nur über WHO erhältlich) bei absehbarer Kontaktmöglichkeit.

Echinokokkose

Synonym:	cystische und alveoläre Echinokokkose
Erreger:	Echinococcus granulosus, E. multilocularis und andere
Infektionsweg:	GI (orale Aufnahme von Wurmeiern)
Verbreitung:	E. granulosus: weltweit mit Häufung in Ostafrika, China, Mittelmeerraum, Balkan. E. multilocularis: nördliche Hemisphäre einschl. Japan, Kanada, Alaska
Inkubationszeit:	Monate bis Jahre
Klinik:	E. granulosus (cystische Echinokokkose): große (bis 30 cm Durchmesser), verdrängende Cysten in Leber, seltener Lunge. Bei Ruptur Schock und Aussaat z.B. im Peritoneum möglich. Echinokokkus multilocularis (alveoläre Echinokokkose): tumorähnlich infiltratives Wachstum zumeist in der Leber, Oberbauchschmerzen, Hepatomegalie, Ikterus. Unbehandelt meist letal im Laufe von 10 - 15 Jahren
Diagnostik:	Serologie, bildgebende Verfahren
Therapie:	Cystische Echinokokkose: stadienabhängige Kombination von Methoden wie Albendazol (+Praziquantel), Resektion, Punktion-Aspiration-Injektion-Reaspiration (PAIR) mit Ethanol oder hypertoner NaCl-Lösung - oder auch Abwarten unter Monitoring. Alveoläre Echinokokkose: zyklische Gabe von Albendazol oder Mebendazol. Wenn möglich, radikale Resektion
Meldepflicht nach IfSG in D:	§7, nichtnamentlich
Prophylaxe:	Praziquantelbehandlung ("Entwurmung") von Hunden und Katzen. Kein Verfüttern roher Schlachtabfälle in Enzootiegebieten. Vermeiden von Kontakt zu Tierkot. Dies bedeutet auch Verzicht auf bodennahe Waldfrüchte in betroffenen Gebieten und Vorsicht im Umgang mit Fuchskadavern

Fascioliasis

Synonym:	Leberegelbefall
Erreger:	Fasciola hepatica, F. gigantica
Infektionsweg:	GI (Verzehr von metazerkarienbefallenen Wasserpflanzen, vor allem Brunnenkresse)
Verbreitung:	F. hepatica: weltweit, vor allem bei Schafzucht. F. gigantica: Naher Osten, Afrika, Asien
Inkubationszeit:	6 Wochen und mehr, Präpatenz: 12 Wochen
Klinik:	Oberbauchbeschwerden vor allem während der initialen Larvendurchwanderung vom Darm durch das Lebergewebe in die Gallengänge. Dann meist jahrelanger symptomloser Verlauf. Sehr selten Gallengangsobstruktion oder ektope Wurmlokalisation
Diagnostik:	Einachweis in Stuhl, Gallen- oder Duodenalsekret. Serologie unzuverlässig. Eosinophilie nur initial
Therapie:	Praziquantel, Dihydroemetin, Triclabendazol
Meldepflicht nach IfSG in D:	./.
Prophylaxe:	Rohkost (v.a. Kresse) in betroffenen Gebieten meiden

Fleckfieber

Synonym:	Epidemisches Fleckfieber, Typhus exanthematicus, epidemischer Läusetyphus
Erreger:	Rickettsia prowazekii
Infektionsweg:	v (Kleiderläuse, deren Kot inokuliert wird), I
Verbreitung:	höhere Lagen tropischer Gebiete in Zentral- und Südafrika, Asien, Mittel- und Südamerika. Früher auch in (Ost-) Europa
Inkubationszeit:	1 - 2 Wochen
Klinik:	Plötzliches hohes Fieber, schwerkranker Pat., Kopf- und Gliederschmerzen. Meist ab 4. bis 6. Krankheitstag axillar beginnendes, generalisiertes (außer Gesicht, Handflächen, Fußsohlen) Exanthem, erst pink, dann dunkelrot. Petechien. Komplikationen: Myokarditis und Enzephalomyelitis. Langsame Rekonvaleszenz. Letalität unbehandelt 10 - 40%. Nach Jahrzehnten Spätrezidiv möglich: M. Brill-Zinsser
Diagnostik:	epidemiologischer Verdacht, PCR, IF-Mikroskopie, Serologie
Therapie:	Doxycyclin, Rifampicin, Chinolone, Chloramphenicol. Ggf. intensivmedizinische Behandlung
Meldepflicht nach IfSG in D:	§7
Prophylaxe:	Bekämpfung von Kleiderlausbefall, Verbesserung der hygienischen Bedingungen, Doxycyclin für enge Kontaktpersonen. Impfstoff existiert

FSME

Synonym:	Frühsommermeningoenzephalitis, TBE, tick-borne encephalitis
Erreger:	FSME-Virus
Infektionsweg:	v (Ixodes-Arten, Zecken), GI (Rohmilch)
Verbreitung:	Süddeutschland, Polen, Baltikum, Russland, Finnland, Schweden, S-Norwegen, Ukraine, Österreich, Ungarn, Balkan
Inkubationszeit:	7 -14 (- 28) Tage
Klinik:	oft asymptomatisch! Sonst: grippeähnlich. Nach 1 - 3 fieberfreien Wochen dann bei ca. 10% der Infizierten Meningoencephalitis, Myelitis. Schwerere Verläufe bei Älteren. Bleibende Paresen, Krampfleiden, Kopfschmerzen möglich. Letalität: 1 - 2% der Pat. mit ZNS-Beteiligung
Diagnostik:	PCR, dann Serologie
Therapie:	symptomatisch
Meldepflicht nach IfSG in D:	§7
Prophylaxe:	Zeckenschutz durch Kleidung, Repellentien. Kontrolle auf Zecken nach Exposition. Impfung bei absehbarer Gefährdung

Gasbrand

Synonym:	GI-Variante: Darmbrand, pigbel
Erreger:	Clostridium perfringens und andere
Infektionsweg:	Wundinfekt bei anaeroben Bedingungen. GI
Verbreitung:	weltweit
Inkubationszeit:	wenige Stunden bis 5 Tage
Klinik:	Wundinfekt: heftige Wundschmerzen, blutig-trübes Sekret aus der Wunde, Anschwellen des benachbarten Gewebes mit knisterndem Gefühl bei Palpation (wie das Luftemphysem beim Beatmungspatienten). Hypotonie, Hämolyse. Letalität unbehandelt fast 100%. GI-Infekt, Darmbrand: haemorrhagische, dann nekrotisierende Enteritis durch clostridienbelastete Nahrungsmittel, etwa nicht durchgegartes, in Gruben gekochtes Schwein in Ozeanien
Diagnostik:	klinisch, Gramfärbung von Wundsekret, möglichst Erregeranzucht
Therapie:	Wundrevision, -excision, Penicillin, hyperbarer Sauerstoff
Meldepflicht nach IfSG in D:	./.
Prophylaxe:	Verbesserung der Qualität chirurgischer Versorgung einschl. Desinfektion von Instrumenten. Durchgaren von Fleisch

Gelbfieber

Synonym:	./.
Erreger:	Gelbfieber-Virus
Infektionsweg:	v (Aedes-, Haemagogus-Arten)
Verbreitung:	tropisches Afrika und Südamerika
Inkubationszeit:	3 - 6 Tage
Klinik:	oft milde oder sogar inapparente Verläufe. Sonst plötzliches, hohes Fieber, Kopfschmerzen, Übelkeit, rel. Bradykardie. In 15% der Erkrankten dann 2. Krankheitsphase mit schweren Blutungen, schwerste Hepatitis, ZNS-Symptomen. Letalität dieser Gruppe 50%, Gesamtletalität 10 - 20%
Diagnostik:	RT-PCR, ab 5. bis 10. Krankheitstag Serologie
Therapie:	symptomatisch, ggf. intensivmedizinisch. In Aedes-Gebieten Pflege unter Mosquitonetz zur Verhinderung der Weiterverbreitung. Isolation nur wegen der dd zu berücksichtigenden anderen Erreger eines VHF
Meldepflicht nach IfSG in D:	§6 V, E, T (als VHF), §7 (als VHF)
Prophylaxe:	Impfung bei Exposition. Repellentien

Hepatitis E

Synonym:	./.
Erreger:	Hepatitis-E-Virus
Infektionsweg:	GI
Verbreitung:	weltweit, v.a. Tropen, Mittelmeerraum
Inkubationszeit:	15 - 64 Tage
Klinik:	Fieber, Abgeschlagenheit, Gliederschmerzen, dann Ikterus. Selbstlimitierend, Dauer etwa 6 Wochen. Bei Schwangeren fulminanter Verlauf mit bis zu 20% Letalität. Keine chronischen Verläufe
Diagnostik:	Serologie, ggf. PCR
Therapie:	symptomatisch
Meldepflicht nach IfSG in D:	§6 V, E, T (als Virushepatitis), §7
Prophylaxe:	Lebensmittelhygiene

Giardiasis

Synonym:	Lambliasis
Erreger:	Giardia lamblia, Giardien, Lamblien
Infektionsweg:	GI
Verbreitung:	weltweit
Inkubationszeit:	3 - 25 Tage und länger
Klinik:	schaumig-wäßrige Diarrhoen, Oberbauchsymptome. Bei längerem Verlauf Gewichtsverlust, Malabsorption, Laktoseintoleranz, Steatorrhoe. Selten Cholangitis, Gallenblasenbefall
Diagnostik:	Nachweis von Zysten oder Trophozoiten in Stuhl oder Duodenalsekret, ggf. auch mit Koproantigen-Tests
Therapie:	Metronidazol, Tinidazol
Meldepflicht nach IfSG in D:	§7
Prophylaxe:	Lebensmittel-, Trinkwasser- und persönliche Hygiene

Hantavirus-Infektion

Synonym:	./.
Erreger:	Hantavirus (verschiedene Subtypen)
Infektionsweg:	I von virushaltigem Staub, Bisse von infizierten Nagern
Verbreitung:	weltweit, je nach Kontinent dominieren verschiedene Subtypen
Inkubationszeit:	5 - 60 Tage, typisch 14 - 28 Tage
Klinik:	Europa, Asien: Hämorrhagisches Fieber mit renalem Syndrom (HFRS): Fieber, Kopf- und Muskelschmerzen, Nierenfunktionseinschränkung bis hin zur Dialysepflicht. Letalität 1 - 15% je nach Subtyp. S-, N-Amerika: Hämorrhagisches Fieber mit pulmonalem Syndrom (HFPS): Fieber, Übelkeit, Dyspnoe, Husten, Schock, Lungenödem, Blutbildveränderungen. Seltener auch Hämorrhagien. Letalität 40%
Diagnostik:	PCR (aus Blut, Urin), Serologie (kann in der akuten Phase neg. bleiben)
Therapie:	symptomatisch, Volumen, ggf. Dialyse, ggf. Beatmung
Meldepflicht nach IfSG in D:	§6 V, E, T (als VHF), §7 (als VHF)
Prophylaxe:	Vermeidung von Kontakt zu Nagern und Inhalation von (evtl. virushaltigem) Staub. Lebensmittel vor Mäusen und Ratten sichern

Histoplasmose

Synonym:	./.
Erreger:	Histoplasma capsulatum, H. c. var. Duboisii
Infektionsweg:	I (Konidien der Myzelform, vor allem in alten Ställen, Fledermaushöhlen)
Verbreitung:	Mittlerer Westen der USA, Mittel- und S-Amerika, Afrika, Indonesien, Australien
Inkubationszeit:	1 - 3 Wochen
Klinik:	Je nach Immunstatus. Zumeist "tb-ähnlich" mit Fieber, Husten, Thoraxschmerzen, evtl. Erythema nodosum. Verlauf über viele Jahre möglich. Bei Immunsupprimierten disseminierte Infektion mit Fieber, Hepatitis, Hautmanifestationen, Schleimhautulcera im Colon, Trizytopenie. Bei H. duboisii-Infektion oft Periost- und Knochenbeteiligung, teils ulcerierende s.c. Knoten
Diagnostik:	Mikroskopischer und kultureller Nachweis aus Sputum, Bronchiallavage, Blut. Histologie aus Haut- und Schleimhaut-Biopsaten. Serologie
Therapie:	wenn erforderlich, Itraconazol, Amphotericin B
Meldepflicht nach IfSG in D:	./.
Prophylaxe:	Mundschutz bei Erregerexposition, Meiden von Höhlen

Influenza, aviäre

Synonym:	Vogelgrippe
Erreger:	Influenzavirus A Subtypen, v.a. hochpathogene H5- und H7-Typen
Infektionsweg:	I, (GI)
Verbreitung:	weltweit
Inkubationszeit:	wenige Tage
Klinik:	Influenza-Trias: Fieber, respiratorisches Symptom (Atemnot, Husten) und plötzlicher Krankheitsbeginn nach Exposition ggü. Geflügel (-produkten). Dann Pneumonie, gel. ARDS. Letalität weltweit etwa 1/3.
Diagnostik:	Virusnachweis (PCR, IFT)
Therapie:	Isolation, Neuraminidasehemmer, symptomatisch
Meldepflicht nach IfSG in D:	§7
Prophylaxe:	Vermeidung von Geflügelkontakt, Händewaschen, Essen nur von Durchgegartem

Japanische Enzephalitis

Synonym:	Japan-B-Enzephalitis
Erreger:	Japanische-Enzephalitis-Virus (JEV)
Infektionsweg:	v (Culex-Arten, die in Reisfeldern brüten)
Verbreitung:	S- und SO-Asien, N-Australien, v.a. Reisanbaugebiete, ländlicher Raum
Inkubationszeit:	5 - 15 Tage
Klinik:	Oft inapparenter Verlauf. Fieber, Kopfschmerzen, Bewußtseinstrübung. Ab 10. Tag in ca. 1 aus 300 Fällen, bei Kindern und älteren Leuten in ca. 1:50, Progression zu schwerer Meningoenzephalitis. Davon je 1/3 Tod, 1/3 bleibende neurologische Schäden variabler Art, 1/3 Heilung. Gesamtletalität altersabhängig, ca. 10%.
Diagnostik:	PCR (aus Blut, Liquor), ab 8. bis 10. Krankheitstag Serologie
Therapie:	symptomatisch
Meldepflicht nach IfSG in D:	§7
Prophylaxe:	Mückenschutz nachts. Impfung bei absehbarer Exposition

Krim-Kongo Hämorrhagisches Fieber

Synonym:	Crimean Congo Haemorrhagic Fever, CCHF
Erreger:	CCHF-Virus
Infektionsweg:	v (Hyalomma-Arten), Blutkontakt, nosokomial
Verbreitung:	Afrika, Naher Osten, SO-Europa, Asien
Inkubationszeit:	1 - 13 Tage
Klinik:	Plötzliches Fieber, Augen-, Kopf-, Muskelschmerzen, rel. Bradykardie, Verwirrtheit. Dann Petechien am Stamm, ab 3. bis 5. Krankheitstag Hämorrhagien variabler Ausprägung. Tod im Multiorganversagen oder langdauernde Rekonvaleszenz. Letalität 2 - 50%
Diagnostik:	PCR, ab 10. Krankheitstag Serologie
Therapie:	symptomatisch unter strikter Isolation. Evtl. Ribavirin
Meldepflicht nach IfSG in D:	§6 V, E, T (als VHF), §7 (als VHF)
Prophylaxe:	Zeckenschutz, Vermeiden von (Nutz-)Tierkontakt, engem Kontakt zu Erkrankten

Larva migrans cutanea

Synonym:	Wanderlarve
Erreger:	Ankylostoma brasiliense, Toxocara cati, T. canis
Infektionsweg:	Hautkontakt zu mit Tierkot kontaminiertem Erdreich
Verbreitung:	Tropen
Inkubationszeit:	Stunden
Klinik:	sich langsam verlagernde juckende und gerötete Streifen entlang der Wanderroute der Larven, die sich nach dem Eindringen in die Haut des Menschen nicht weiter entwickeln können. Spontanes Absterben der Larven nach ca. 3 Wochen
Diagnostik:	typische Klinik
Therapie:	Ivermectin, Thiabendazol-Salbe
Meldepflicht nach IfSG in D:	./.
Prophylaxe:	Vermeiden von Hautkontakt zu mit Tierkot kontaminiertem Erdreich

Lassa-Fieber

Synonym:	./.
Erreger:	Lassa-Virus
Infektionsweg:	GI, I, Nahrungsmittel bzw. Staub, die durch Nagerurin infiziert wurden
Verbreitung:	Westafrika
Inkubationszeit:	6 - 21 Tage
Klinik:	oft asymptomatisch! Sonst hohes Fieber, Muskelschmerzen, Pharyngitis, Schwellung der Lider. Dann Hämorrhagien möglich. Letalität 10 - 20%, bei Schwangeren höher.
Diagnostik:	PCR, ab 10. Krankheitstag Serologie
Therapie:	symptomatisch, Ribavirin, strikte Isolation (Kompetenzzentren)
Meldepflicht nach IfSG in D:	§6 V, E, T (als VHF), §7 (als VHF)
Prophylaxe:	Vermeidung von Kontakt zu Ratten, rattensichere Lebensmittellagerung, Schutzkleidung bei Kontakt zu Erkrankten

Leishmaniose

Synonym:	Leishmaniasis
Erreger:	Alte Welt: Leishmania tropica, L. major, L. aethiopica, L. infantum. Neue Welt: Leishmania-mexicana-Komplex (kutane Form), L. brasiliensis-Komplex (mukokutane Form), Viszerale Leishmaniose: Leishmania donovani
Infektionsweg:	v (Phlebotomen)
Verbreitung:	Orientbeule: N- und O-Afrika, Arabien, Zentralasien, vor allem in warmen, trockenen Gebieten. Leishmaniose der Neuen Welt: Mittel- und Südamerika, vor allem in ländlichen Gebieten. Viszerale Leishmaniose: Mittelmeerraum, Naher Osten, China, Indien, O-Afrika, Zentral- und Südamerika
Inkubationszeit:	Tage bis Jahre
Klinik:	Kutane Leishmaniose der Alten Welt (Aleppobeule, Orientbeule): meist einzelnes, flaches, schuppiges oder ulcerierendes, schmerzloses Hautareal an der Stichstelle, Randwall. Langsame Vergrößerung, dann Abheilung nach Monaten. Behandlungsindikation bei funktioneller oder kosmetischer Störung. Kutane Leishmaniose der Neuen Welt (u.a.: Chiclero-Ulcus): w.o., jedoch multiple und große Ulcera. Nach Abheilung Mukokutane Leishmaniose (Espundia) möglich, die sich mit malignomähnlichen Destruktionen an der Haut-/Schleimhautgrenze von Mund oder Nase zeigt. Viszerale Leishmaniose: meist schleichender Beginn mit Krankheitsgefühl, Appetitlosigkeit, dann unregelmäßiges Fieber, nach Wochen Lymphknotenvergrößerung und Hepatosplenomegalie, schließlich Trizytopenie. Immunkomplexnephritis, Hypergammaglobulinämie mit Infektanfälligkeit, Blutungen, oft letale Verläufe. Abweichende Verläufe und verminderte Therapieeffekte bei Immunsupprimierten
Diagnostik:	Kutane und mukokutane Formen: Mikroskopie oder PCR aus Ulcusrandwall-Biopsaten. Viszerale Form: Serologie, Erregernachweis in Milz-, Leber- oder Knochenmarksbiopsaten
Therapie:	Kutane Form: wenn indiziert, dann 5-wertige Antimonpräparate lokal Miltefosin. Mukokutane und viszerale Form: 5-wertige Antimonpräparate, Amphotericin B, Miltefosin und andere
Meldepflicht nach IfSG in D:	./.
Prophylaxe:	Vermeiden von Phlebotomenstichen etwa so, wie man die ebenfalls nachts stechenden Anophelesweibchen vermeidet (Netz, Kleidung, Repellents). Vektor- und Reservoirbekämpfung

Lepra

Synonym:	Aussatz, Morbus Hansen
Erreger:	Mycobacterium leprae, M. lepromatosis
Infektionsweg:	I?, Wundinfekt?, nosokomial
Verbreitung:	Indien, Pakistan, Bangla Desh, Südamerika (v.a. Brasilien), SO-Asien, tropisches Afrika
Inkubationszeit:	9 Monate bis 20 Jahre
Klinik:	Nach Infektion meist keine Erkrankung. Sonst je nach zellulärer Immunantwort Spektrum von Krankheitsformen zwischen tuberkuloider (beste, aber nicht kurative Immunantwort, Erreger mikroskopisch nicht nachweisbar) und lepromatöser (praktisch fehlende Immunantwort, Erreger massenhaft nachweisbar, hohe Infektiosität) Form. Tuberkuloide Form: asymmetrische, hypopigmentierte, anästhetische, nicht schwitzende Hautareale und periphere Neuritiden mit palpabler Verdickung. Langfristig Hautulcera durch ignorierte Wunden, traumatische Amputation von Fingergliedern und Zehen, Augenschäden durch insuffizienten Lidschluß u.a. Lepromatöse Form: massiver Bakterienbefall in großflächigen, konfluierenden Hautarealen, Destruktion von Nasenseptum und Vomer, Immunkomplexnephritis, Amyloidose u.a.
Diagnostik:	Klinik, epidemiologische Situation, Bakteriennachweis in Lymphflüssigkeit, PCR
Therapie:	Rifampicin, Dapsone, Clofazimin und andere antimykobakterielle Substanzen. Chirurgische Versorgung von Ulcera, rekonstruktive Chirurgie zur Verringerung der bleibenden Schäden. Rehabilitation. Teils: Umschulung
Meldepflicht nach IfSG in D:	§7
Prophylaxe:	frühzeitige Behandlung aller, v.a. der infektiösen Fälle

Leptospirose

Synonym:	Morbus Weil
Erreger:	Leptospira interrogans und andere
Infektionsweg:	Hautkontakt zu Gewässern, feuchten Böden, Tieren, insbes. Nagern
Verbreitung:	weltweite Zoonose (Nager), Keime im Boden, in den Tropen Ausbrüche nach heftigen Niederschlägen
Inkubationszeit:	4 - 19 Tage
Klinik:	verschiedene Verlaufsformen: 1. grippeähnlich. 2. klassischer M. Weil: Hepatitis, Nephritis, Myokarditis, mit Ikterus, Nierenversagen, Arrhythmien. 3. Meningoenzephalitis. 4. Lungenblutungen, respiratorisches Versagen
Diagnostik:	PCR, Serologie, v.a. ELISA
Therapie:	Penicillin, Tetracyclin, symptomatische, ggf. intensivmedizinische Behandlung
Meldepflicht nach IfSG in D:	§7
Prophylaxe:	Bekämpfung von Ratten und Mäusen. Impfstoff in Frankreich und Benelux zugelassen

Listeriose

Synonym:	Granulomatosis infantiseptica
Erreger:	Listeria monocytogenes
Infektionsweg:	GI (Rohmilch, -produkte, rohes Fleisch), Erdboden
Verbreitung:	weltweit
Inkubationszeit:	3 - 70 Tage
Klinik:	Bei Immunkompetenz meist asymptomatisch. Bei immunkompromittierten Pat. Meningoenzephalitis mit Fieber, Kopfschmerzen, Übelkeit, Erbrechen. Möglich: Delir, Koma, septischer Verlauf, granulomatöse Hepatitis, Endokarditis, im ersten Trimenon der Schwangerschaft Amnioninfektionssyndrom, Abszesse. Letalität 30%, bei diaplazentar infizierten Neugeborenen bis 50%.
Diagnostik:	Kultur, PCR oder Mikroskopie aus Blut, Stuhl, Lochien, Gewebe
Therapie:	Amoxicillin plus Aminoglykosid, Cotrimoxazol, Rifampicin. Symptomatische, ggf. intensivmedizinische Behandlung
Meldepflicht nach IfSG in D:	§7
Prophylaxe:	Lebensmittel- und persönliche Hygiene, Durchgaren von Fisch und Fleisch, insbesondere für Schwangere

Lymphatische Filariose

Synonym:	Elefantiasis
Erreger:	Wuchereria bancrofti, Brugia malayi, B. timori
Infektionsweg:	v (Culex, auch Anopheles, Aedes-Arten)
Verbreitung:	W. bancrofti: tropische Gebiete Mittel- und Südamerikas, Afrikas, SO-Asiens. B. malayi: SO-Asien, China. B. timori: SO-Indonesien
Inkubationszeit:	Lymphangitis: Monate. Präpatenz: 2 - 3 Monate
Klinik:	Fieberhafte Lymphangitis bei Etablierung der adulten Filarien. Im Verlauf narbige Einengung der Lymphbahnen, Lymphstau, manchmal mit Anschwellen von Extremitäten, Mammae, Skrotum. Oft bakterielle oder mykotische Superinfektionen z.B. in Hautfalten. Gelegentlich Sonderform Tropische Pulmonale Eosinophilie mit Asthmaanfällen, Infiltraten.
Diagnostik:	Nachweis der nächtlich periodischen Mikrofilarien im Blut. Serologie, Sonographie
Therapie:	Ivermectin + Albendazol oder Diethylcarbamazin (DEC) und Albendazol. Evtl. Doxycyclin
Meldepflicht nach IfSG in D:	./.
Prophylaxe:	Mosquitoschutz, Vektorbekämpfung, Massenbehandlung

Malaria

Synonym:	Wechselfieber, Sumpffieber
Erreger:	Plasmodium falciparum, Pl. vivax, Pl. ovale, Pl. malariae, Pl. knowlesi
Infektionsweg:	v (Anopheles-Arten). Auch: Bluttransfusionen, needle sharing, diaplazentar
Verbreitung:	Tropen, vor allem tropisches Afrika. Einzelfälle auch in Nicht-Malariagebieten, etwa durch Verschleppung von Vektoren
Inkubationszeit:	Pl. falciparum: 7 - 15 Tage, Pl. vivax, Pl. ovale: 12 - 18 Tage, Pl. malariae: 18 - 40 Tage, Pl. knowlesi: ? Deutlich längere, auch jahrelange Inkubationszeiten kommen bei allen Parasitenarten vor.
Klinik:	Fieberschübe, die sich mit der Zeit rhythmisieren können (Pl. vivax, ovale: Malaria tertiana. Pl. malariae: Malaria quartana, vermutlich auch bei Pl. knowlesi: Malaria quotidiana) und nur kurz dauern. Kopf- und Gliederschmerzen. Komplikationen (Pl. falciparum, Malaria tropica): ARDS, Nierenversagen, disseminierte intravasale Gerinnung, cerebrale Malaria mit Krämpfen, Koma, oft letal. Tertianaformen: Spätrezidive aus Leberpersistenzformen nach Jahren möglich. Quartana: Rekrudeszenz nach bis zu 40 Jahren möglich
Diagnostik:	Mikroskopie von Dickem Tropfen, Ausstrich mit Nachweis der intraerythrozytären Parasiten. Schnelltests auf parasitäre Antigene, die entweder eine Malaria oder eine Malaria tropica anzeigen oder beide Testfelder kombinieren. Serologie für die Akutdiagnostik bedeutungslos
Therapie:	Je nach Parasit und Allgemeinzustand Atovaquone + Proguanil, Artemether + Lumefantrin, Dihydroartemisinin + Piperaquin (siehe Malaria im Teil C). Die Substanzen Choroquin und Mefloquin werden nicht mehr zur Therapie eingesetzt, Chinin ist nicht mehr erste Wahl.
Meldepflicht nach IfSG in D:	§7, nichtnamentlich
Prophylaxe:	Mosquitoschutz durch (evtl. insektizidimprägnierte) Mosquitonetze, Air condition, Repellentien, bei hoher Gefährdung Chemoprophylaxe (Atovaquone/Proguanil, Doxycyclin, in Ausnahmefällen Mefloquin). Vektorbekämpfung

Marburg-Fieber

Synonym:	./.
Erreger:	Marburg-Virus
Infektionsweg:	Blutkontakt (Wild, v.a. Affen), Fledermäuse nosokomial
Verbreitung:	humane Fälle in Uganda, DR Kongo, Angola, Zambia, von dort einzelne verschleppte Fälle
Inkubationszeit:	2 - 21 Tage, typisch: 3 - 9 Tage
Klinik: tis.	Fieber, Konjunktivitis, Übelkeit, Pharyngi- Dann ab 5. bis 7. Krankheitstag Blutungen (Konjunktiven, GI-Trakt), Thrombopenie. 80 - 90% Letalität
Diagnostik:	PCR, im Verlauf Serologie
Therapie:	symptomatisch unter strikter Isolation (Kompetenzzentren). Impfung und antivirale Mittel in Entwicklung
Meldepflicht nach IfSG in D:	§6 V, E, T (als VHF), §7 (als VHF)
Prophylaxe:	Vermeidung von Kontakt zu Erkrankten, v.a. in Epidemien, und zu Wildtieren (v.a. Affen, Fledermäusen) im Verbreitungsgebiet. Schutzkleidung

Melioidose

Synonym:	Pseudomalleus, Pseudorotz
Erreger:	Burkholderia pseudomallei
Infektionsweg:	Hautkontakt zu Gewässern, feuchten Böden, I (Staub), GI (Staub)
Verbreitung:	Südostasien, Australien, sporadische Meldungen auch aus anderen Ländern
Inkubationszeit:	2 Tage bis zu mehreren Jahren (aktivierte latente Infektion?)
Klinik:	Oft symptomlos (Seroprävalenz im Verbreitungsgebiet 6 - 20%). Nach Infektion über Hautläsion Papel und Lymphknotenvergrößerung, nach Inhalation Kavernenbildung in der Lunge. Chronischer oder septikämischer Verlauf, hier mit Abszessen, Pneumonien. Hohe Letalität auch trotz Behandlung
Diagnostik:	Erregernachweis (Grampräparat oder Kultur) aus Blut, Sputum oder Wunden. Serologie (in 60 - 70% pos.)
Therapie:	Ceftazidim, Carbapenem
Meldepflicht nach IfSG in D:	./.
Prophylaxe:	Im Verbreitungsgebiet Wunddesinfektion besonders wichtig

Mediterranes Fleckfieber

Synonym:	Altweltliches Zeckenstichfieber, Boutonneuse-Fieber, Afrikanisches Fleckfieber, Old World Tick Bite Fever
Erreger:	Rickettsia conori, R. africae und andere
Infektionsweg:	v (Zecken)
Verbreitung:	weitverbreitet in Afrika, Indien, den Mittelmeerländern, um Schwarzes und Kaspisches Meer, Nordasien, Australien
Inkubationszeit:	1 - 15 Tage
Klinik:	Lokalreaktion an der Bißstelle mit deutlicher Rötung und schwarzem Deckel (Eschar, Tâche noire), Lymphknotenschwellung, Fieber, Übelkeit, ab 4. bis 5. Krankheitstag Exanthem, auch an Handflächen, Fußsohlen, Gesicht. Letalität ohne Behandlung bis 3%
Diagnostik:	Klinik (Eschar!), ab 2. Krankheitswoche Serologie
Therapie:	Tetracycline, Ciprofloxacin
Meldepflicht nach IfSG in D:	./.
Prophylaxe:	Zeckenschutz durch Kleidung, Repellentien. Kontrolle auf Zecken nach Exposition

Milzbrand

Synonym:	Anthrax
Erreger:	Bacillus anthracis
Infektionsweg:	Hautkontakt zu Blut, Sekreten, Fellen, Knochen erkrankter Tiere (Pflanzenfresser), GI, I
Verbreitung:	weltweit in stark unterschiedlicher Häufigkeit
Inkubationszeit:	1 - 7 Tage, gelegentlich bis 60 Tage
Klinik:	Hautmilzbrand: Papel, dann schmerzloses Ulcus mit schwarzem Deckel und heftiger Umgebungsreaktion, schmerzhafte Lymphangitis, Sepsis. Letalität unbehandelt 5 - 20%. Lungenmilzbrand: anfangs wie Erkältungsinfekt, dann hohes Fieber, Dyspnoe, blutiger Auswurf, respiratorisches Versagen. Letalität hoch. Darmmilzbrand: heftige Bauchschmerzen, blutige Durchfälle, Peritonitis, Kreislaufversagen. Letalität hoch
Diagnostik:	Erregernachweis (Kultur, PCR) aus Blut, Sputum, Wundabstrich, Stuhl etc., Antigennachweis
Therapie:	Ciprofloxacin, ggf. Penicillin, Doxycyclin. Symptomatische, ggf. intensivmedizinische Behandlung
Meldepflicht nach IfSG in D:	./.
Prophylaxe:	Vermeiden von Kontakten zu erkrankten Tieren, ihren Ausscheidungen oder Produkten aus ihnen, ggf. Handschuhe, Atemschutzmasken. Infektionssichere Beseitigung von Tierkörpern

Mpox

Erreger:	Affenpockenvirus, monkeypox virus, MPXV
Infektionsweg:	enger Haut- insbes. Sexualkontakt, v.a. zu Läsionen. Auch über Gegenstände, Textilien, abgefallene Krusten, Tröpfchen, Pflegekontakte übertragbar
Verbreitung:	ursprünglich unter Nagern in West- und Zentralafrika mit gel. Übergang auf Jäger, Konsumenten von bush meat, seit 2022 Ausbreitung des Virusstammes IIb unter MSM v.a. in Westeuropa und Nord-/Südamerika . Seit 2024 Ausbreitung des Stammes Ib in Ostafrika.
Inkubationszeit:	klassisch 4-21 Tage, im 2022er Ausbruch jedoch oft nur 1-5 Tage
Klinik:	Auftreten von Makulae - Papeln - Vesikeln - Pusteln - Krusten genital, perianal, jedoch alle Hautpartien einschl. Handflächen und Fußsohlen, im Mund möglich. LK-Schwellung, Fieber, Kopf-, Muskel-, Rückenschmerzen häufig, aber nicht obligat.
Diagnostik:	Abstrich von Läsionen, Vesikelflüssigkeit, Kruste, Rachenabstrich, ggf. Serum auf Mpox.
Therapie:	Tecovirimat, symptomatisch, Isolation, ggf. zu Hause
Meldepflicht nach IfSG in D:	§6 und §7
Prophylaxe:	Kontaktvermeidung, Barrierepflege, Isolation, prä- und postexpositionelle (bis 4 Tage) Impfung mit MVA-Impfstoff

O'nyong-nyong-Fieber

Synonym:	breakbone fever
Erreger:	O'nyong-nyong-Virus
Infektionsweg:	v (Anopheles-Arten)
Verbreitung:	(v.a. O-) Afrika
Inkubationszeit:	3 - 11 Tage
Klinik:	Fieber, Gelenk- und Muskelschmerzen, cervikale Lymphknotenschwellungen, evtl. Exanthem, gelegentlich anhaltende Gelenkschmerzen
Diagnostik:	PCR, dann Serologie
Therapie:	symptomatisch
Meldepflicht nach IfSG in D:	§7
Prophylaxe:	Mückenschutz v.a. nachts

Onchozerkose

Synonym:	Flußblindheit
Erreger:	Onchocerca volvulus
Infektionsweg:	v (Simulien)
Verbreitung:	tropisches Afrika, nördliches Südamerika, Saudiarabien, Jemen
Inkubationszeit:	Jahre. Präpatenz: 1 Jahr
Klinik:	Ausbildung von oft subcutanen Knoten (Onchozerkomen), in denen die adulten Weibchen Mikrofilarien ins Gewebe entlassen. Diese führen beim Absterben in der Haut zu entzündlichen Reaktionen, von quälendem Juckreiz über Elastizitätsverlust, Pigmentstörungen, Hautverdickung zu Lymphknotenvergrößerungen. Im Auge lösen Mikrofilarien eine Keratitis, gel. auch Chorioretinitis und Optikusneuritis aus, die nach Jahren zur Erblindung führen können. In betroffenen Gebieten steigt der Anteil Erblindeter mit dem Alter deutlich an
Diagnostik:	Mikrofilariennachweis in Hautbiopsaten, entnommenen Onchozerkomen oder per Spaltlampe in der Vorderkammer des Auges. Serologie (unspezifisch)
Therapie:	jährliche Gabe des Mikrofilarizids Ivermectin, (Diethylcarbamazin, (DEC)), chirurgische Entfernung von Onchocerkomen am Kopf wegen der Nähe zum Auge
Meldepflicht nach IfSG in D:	./.
Prophylaxe:	Schutz vor Stichen der tagaktiven Kriebelmücken durch Kleidung, Repellentien. Vektorbekämpfung in schnell fließenden Gewässern

Opisthorchiasis

Synonym:	Clonorchiasis, chinesischer Leberegelbefall, Katzenleberegelbefall
Erreger:	Opisthorchis viverrini, O. felineus und andere Arten
Infektionsweg:	GI (Verzehr infizierter, nicht durchgegarter Süßwasserfische)
Verbreitung:	China, Japan, Indochina
Inkubationszeit:	4 Wochen, teils länger
Klinik:	Einwandern in die Gallengänge und langdauernde (bis 30 J) Eiausscheidung über Galle und Stuhl. Oft symptomlos, sonst Induktion einer Eosinophilie und einer chronischen Cholangitis mit Appetitlosigkeit, Gewichtsverlust, Gallengangsobstruktion bis hin zu Ikterus, Hepatomegalie. Bei lange bestehender Parasitose steigt das Risiko für ein Gallengangskarzinom deutlich an.
Diagnostik:	Einachweis in Duodenalsekret oder Stuhl
Therapie:	Praziquantel
Meldepflicht nach IfSG in D:	./.
Prophylaxe:	Durchgaren von Fischen. Vermeiden der Einleitung von Fäkalien in Flüsse und Seen

Oropouche

Synonym:	-
Erreger:	Oropouche-Virus, ein Parabunyavirus
Infektionsweg:	v (Gnitzen, v.a. Culicoides paraensis, Mosquitos, v.a. Culex quinquefasciatus. Vertikal (Mutter auf Ungeborenes)
Verbreitung:	tropisches Südamerika östlich der Anden, Kuba. Oft größere Epidemien nach Jahren der Ruhe.
Inkubationszeit:	5 - 7 Tage
Klinik:	Fieber, Kopf- und Muskelschmerzen, Meningitis, Encephalitis, Diarrhoe, Erbrechen, Petechien. Breite DD. Geringe Letalität.
Diagnostik:	PCR aus Blut, Liquor. Nach 5 Tagen Serologie
Therapie:	symptomatisch
Meldepflicht nach IfSG in D:	§7
Prävention:	Vektorschutz, v.a. Repellentien. Netze schwierig, da die Gnitzen sehr viel kleiner als Mosquitos sind.

Paragonimiasis

Synonym:	Lungenegelbefall
Erreger:	Paragonimus westermanni und andere Arten
Infektionsweg:	GI (Verzehr infizierter, nicht durchgegarter Süßwasserkrustentiere)
Verbreitung:	weltweit, vor allem SO-Asien, Afrika, N- und S-Amerika
Inkubationszeit:	2 - 3 Wochen, teils länger
Klinik:	Einwandern in die Lunge und Abkapselung der adulten Würmer dort führt zu Eosinophilie, Husten mit bräunlichem Auswurf, Pleuritis, schließlich Bronchiektasen, fleckige Infiltrate, Pleuraexsudate. Entzündliche Reaktionen und Funktionsstörungen auch durch ektope Würmer in ZNS und anderen Organen. Eiabgang über Bronchien kann bis zu 20 J. andauern.
Diagnostik:	Einachweis in Sputum, nach Anreicherung im Stuhl. Serologie
Therapie:	Praziquantel, Triclabendazol
Meldepflicht nach IfSG in D:	./.
Prophylaxe:	Durchgaren von Krustentieren

Pest

Synonym:	./.
Erreger:	Yersinia pestis
Infektionsweg:	v (Flöhe, bes. Xenopsylla cheopis), I
Verbreitung:	USA (Rocky Mountains), Mittel- und Südamerika, Kongo, Madagaskar, Tansania, Zentralasien, Indien, Vietnam, China
Inkubationszeit:	1 - 7 Tage
Klinik:	Beulenpest: Infektion der Bißstelle (evtl. Eschar), dann heftige Lymphknotenschwellung (Bubo), evtl. mit Einschmelzung und Durchbruch nach außen. Betroffen oft Leisten-, dann axilläre und cervikale Lymphknoten. Letalität rund 50%. Generalisierung mit sekundärer Lungenpest möglich. Schweres Krankheitsgefühl, Fieber, Gliederschmerzen. Letalität dann fast 100%. Übergang in Pestsepsis mit Fieber, Verwirrtheit, Hepatosplenomegalie, evtl. Meningitis und Multiorganversagen möglich. Bei inhalativer Infektion primäre Lungenpest: hohes Fieber, ab 2. Krankheitstag Husten, blutiger Auswurf, Atemnot, Tachypnoe, evtl. Gastroenteritis. Weitere seltene Manifestationsform: Pestpharyngitis.
Diagnostik:	Kultur oder PCR aus Blut, Sputum, Lymphknotenaspirat
Therapie:	Streptomycin, Tetracyclin oder Doxycyclin, Gentamycin, bei ZNS-Befall Chloramphenicol
Meldepflicht nach IfSG in D:	§6 (V, E, T), §7
Prophylaxe:	Bekämpfung von Nagern, bes. Ratten, von Flohbefall, Fallsuche, präventive Antibiose (Ciprofloxacin, Doxycyclin), Postexpositionsprophylaxe (PEP) für 7 Tage mit Gyrasehemmern, Doxycyclin, TMP/SMZ

Poliomyelitis

Synonym:	Kinderlähmung
Erreger:	Poliomyelitis-Virus, 3 Typen. Es zirkulieren nur noch der Wildvirus-Typ 1 und verwilderte Schluckimpf-Viren (cVDPV) vom Typ 1, 2 und 3.
Infektionsweg:	GI
Verbreitung:	Wildvirus: Pakistan, Afghanistan cVDPV: Afrika, einzelne asiatische Länder
Inkubationszeit:	3 - 35 Tage
Klinik:	In über 95% inapparent. Sonst unspezifischer fieberhafter Infekt, ggf. nach 1 - 7 Tagen gefolgt von den Zeichen der aseptischen Meningitis. Nur eine Untergruppe von diesen Pat. (insgesamt etwa 1 von 250 Infizierten) bildet 1 - 3 Tage später akute, schlaffe Paralysen (acute flaccid paralysis, AFP) aus. Diese treten asymmetrisch, vor allem an Beinen, seltener Armen oder dem Rumpf (Ateminsuffizienz möglich) auf. Die Paralysen sind meist permanent. Jahre oder Jahrzehnte später können im Rahmen eines Postpoliosyndroms Muskelschwäche und vermehrte Ermüdbarkeit auftreten.
Diagnostik:	Je nach Situation PCR aus Stuhl, Blut, Rachenspülwasser, Liquor. Serologie ab 10. Krankheitstag
Therapie:	symptomatisch, Physiotherapie, Orthopädie
Meldepflicht nach IfSG in D:	§6 (V, E, T), §7
Prophylaxe:	Impfung

Rift-Valley-Fieber

Synonym:	Rifttalfieber, RVF
Erreger:	Rift-Valley-Fieber-Virus
Infektionsweg:	v (Culex-, Aedes-Arten), I (im Kontakt mit Paarhufern)
Verbreitung:	Afrika (Rift Valley, aber auch Mauretanien, Mali)
Inkubationszeit:	2 - 6 Tage
Klinik:	Meist unspezifischer fieberhafter Infekt. In 1% fulminanter haemorrhagischer Verlauf, meist letal. Ca. 1 - 2 Wochen nach dem Infekt Enzephalitis mit Erblindung möglich, auch hier oft letaler Verlauf. Erblindungen im Umfeld von Tierseuchen gelten als typisch für RVF-Ausbrüche
Diagnostik:	PCR aus Blut, Gewebe. Serologie
Therapie:	symptomatisch, evtl. Ribavirin
Meldepflicht nach IfSG in D:	§6 (V, E, T, als VHF!), §7
Prophylaxe:	Mückenschutz tagsüber und nachts, v.a. im Umfeld von Herden, bei Tierseuchen. Impfung von Nutztieren

Rocky Mountain Spotted Fever

Synonym:	RMSF, Felsengebirgsfleckfieber, Zeckentyphus
Erreger:	Rickettsia rickettsii
Infektionsweg:	v (Zecken), evtl. Hautkontakt zu Zeckenkot
Verbreitung:	USA (SO, seltener Rocky Mountains), selten Kanada und Mittelamerika
Inkubationszeit:	3 - 7 Tage
Klinik:	plötzliches Fieber, Kopf- und Gliederschmerzen, evtl. neurologische Ausfälle, oft Übelkeit, Erbrechen, Durchfall, Ikterus. Am 3. - 5. Krankheitstag kleinfleckiges, teils petechiales Exanthem, erst an Handflächen und Fußsohlen, dann am Stamm. Letalität durch Schock, Nierenversagen 13 - 25%, bei früher Antibiose. Neurologische Spätschäden möglich
Diagnostik:	Klinik, PCR, ab 2. Krankheitswoche Serologie
Therapie:	Doxycyclin, Tetracyclin, Chloramphenicol
Meldepflicht nach IfSG in D:	§7
Prophylaxe:	Vermeidung von Zeckenbissen, Zeckenbekämpfung

Ross-River-Fieber

Synonym:	./.
Erreger:	Ross-River-Virus
Infektionsweg:	v (Aedes- und Culex-Arten)
Verbreitung:	N-Australien, Papua-Neuguinea, pazifische Inseln wie Fiji, Neukaledonien
Inkubationszeit:	3 - 21 Tage
Klinik:	Fieber, Muskel- und Gelenkschmerzen. Bei ca. 50% großflächiges Exanthem. Lethargie. Anschließend oft Rezidive der Polyarthritis über Monate
Diagnostik:	
Therapie:	symptomatisch
Meldepflicht nach IfSG in D:	§7
Prophylaxe:	Mückenschutz, tagsüber und nachts

Sandfliegen-Fieber

Synonym:	Pappataci-Fieber
Erreger:	Sandfliegen-Fieber-Virus (SF) in 3 Varianten: sizilianischer (SFS), neapolitanischer (SFN) und toskanischer (TOS)
Infektionsweg:	v (Phlebotomen)
Verbreitung:	Mittelmeerraum, Naher Osten, bis Pakistan
Inkubationszeit:	3 - 6 Tage
Klinik:	Plötzliches Fieber, Lichtscheu, Myalgien, Arthralgien, Übelkeit. Dauer bis 4 Tage. Bei TOS oft 2 Wochen nach der ersten Phase aseptische Meningitis mit Kopfschmerzen, Bewußtseinstrübungen. Oft verzögerte Rekonvaleszenz.
Diagnostik:	PCR aus Blut, Liquor. Serologie ab 5. bis 8. Krankheitstag
Therapie:	symptomatisch
Meldepflicht nach IfSG in D:	§7
Prophylaxe:	Schutz vor nachtaktiven Sandfliegen (Repellentien, dichte Mosquitonetze, Schlafen in oberen Etagen)

Rückfallfieber

Synonym:	./.
Erreger:	Borrelien, v.a. B. recurrentis, B. duttoni
Infektionsweg:	v (Kleiderläuse, Zecken), Hautkontakt (zerquetschte Kleiderläuse)
Verbreitung:	Läuserückfallfieber: Herde in Nord-, Zentral-, Ostafrika, Asien, Südamerika. Ausbrüche unter Flüchtlingen, bei Kriegen, in Slums. Zecken- oder endemisches Rückfallfieber: weit verbreitet, v.a. Afrika, Naher Osten, Süd- und Zentralasien
Inkubationszeit:	5 - 15 Tage
Klinik:	Hohes Fieber, schweres Krankheitsgefühl, oft Hepatosplenomegalie, Ikterus, neurologische Ausfälle. Nach 3 - 6 Tagen fieberfreies Intervall von ca. 1 Woche, dann erneute Fieberphase von wenigen Tagen Dauer. Weitere Fieberphasen, Tendenz zur Abkürzung. Letalität bis 10%
Diagnostik:	Anamnese, Dunkelfeldmikroskopie, Ausstrich und Dicker Tropfen. Kultur schwierig, Serologie unsicher.
Therapie:	Tetracycline, Makrolide
Meldepflicht nach IfSG in D:	§7
Prophylaxe:	Hygiene, Bekämpfung von Kleiderläusen, Vermeidung von Zeckenbissen

Schistosomiasis

Synonym:	Bilharziose
Erreger:	Blasenbilharziose: Schistosoma haematobium. Darmbilharziose: S. mansoni, intercalatum, japonicum, mekongi
Infektionsweg:	Hautkontakt zu cerkarienhaltigem Süßwasser
Verbreitung:	S. haematobium: Afrika, Naher Osten. S mansoni: Afrika, Naher Osten, Südamerika, vereinzelt Karibik. S. intercalatum: W-Afrika. S. japonicum: China, Philippinen, Indonesien, vereinzelt Japan. S. mekongi: Laos, Kambodscha, Thailand
Inkubationszeit:	Zerkariendermatitis: 6 - 48 h. Katayama-Fieber: 2 - 8 Wochen. Präpatenz: 12 Wochen
Klinik:	Die Zerkarienpenetration durch die Haut kann eine Dermatitis auslösen. Larven wandern in die Leber, dann als adulte Wurmpaare durch die Pfortader in die Wand von Blase (S. haematobium), Rektum (S. intercalatum) oder Darm (andere) ein, was zu Eosinophilie und hohem Fieber (Katayama-Fieber) mit Immunkomplexnephritis führen kann. Eiablage und -ausscheidung induzieren lokale Entzündung, Eigranulome, Fibrosierung und (anfangs Mikro-) Hämaturie. Durchfallneigung, Bauchschmerzen, polypenartige Schleimhautveränderungen bei Darmbilharziose. Mitbefall der Genitalien mit Cervicitis und Infertilität möglich. Langfristig Leberfibrose durch Eigranulome, Hydronephrose und Blasenkarzinom möglich. Ektope Wurmpaare können zu Entzündungen und Funktionsstörungen anderer Organe, v.a. Lunge und ZNS, führen
Diagnostik:	Einachweis in Stuhl, Urin, Schleimhautbiopsaten. Serologie, PCR
Therapie:	Praziquantel (Resistenzen sind beschrieben)
Meldepflicht nach IfSG in D:	./.
Prophylaxe:	Vermeiden des Hautkontaktes zu (stehendem) Süßwasser im Endemiegebiet. Vermeiden der Einleitung von Fäkalien in Flüsse und Seen

Shigellose

Synonym:	Bakterielle Ruhr, Shigellenruhr
Erreger:	Shigella dysenteriae, flexneri, boydii, sonnei
Infektionsweg:	GI (Schmierinfektion, Lebensmittel, Trinkwasser, Fliegen)
Verbreitung:	weltweit
Inkubationszeit:	12 - 96 Stunden
Klinik:	Bauchschmerzen, Durchfall, schließlich blutig oder schleimig-eitrig, Erbrechen. Selten hämolytisch-urämisches Syndrom, Arthritiden. Selten letale Verlaufe.
Diagnostik:	Kultur aus Stuhl oder Rektalabstrichen
Therapie:	Sofern nicht leichter Verlauf: gemäß Resistenztestung Doxycyclin, Ampicillin, TMP/SMZ, Gyrasehemmer
Meldepflicht nach IfSG in D:	§7
Prophylaxe:	persönliche und Lebensmittelhygiene

St.-Louis-Enzephalitis

Synonym:	./.
Erreger:	St.-Louis-Enzephalitis-Virus, SLE
Infektionsweg:	v (Stechmücken)
Verbreitung:	N-, Mittel- und S-Amerika, Karibik
Inkubationszeit:	4 - 21 Tage
Klinik:	Meist asymptomatisch. Sonst Fieber Verwirrtheit, Meningismus, neurologische Ausfälle. Aseptische Meningitis. Letalität bis 7%, vor allem bei Älteren, auch durch Komplikationen wie Bronchopneumonie und GI-Blutungen.
Diagnostik:	PCR aus Blut, Liquor. Serologie
Therapie:	symptomatisch
Meldepflicht nach IfSG in D:	§7
Prophylaxe:	Mückenschutz, tagsüber und nachts

Strongyloidiasis

Synonym:	Zwergfadenwurmbefall
Erreger:	Strongyloides stercoralis, (S. füllebornii)
Infektionsweg:	Hautkontakt zu stuhlkontaminierten Böden
Verbreitung:	weltweit, vor allem feuchtwarme Gebiete
Inkubationszeit:	1 Woche (pulmonale Symptomatik), 3 - 4 Wochen (intestinale Symptomatik)
Klinik:	Bei Lungendurchwanderung Husten, asthmaähnliche Symptomatik, Eosinophilie. Darmbefall kann uncharakteristische Reizsymptome hervorrufen. Hyperinfektionssyndrom durch perianale Autoreinfektion, vor allem bei Immunschwäche. Hypereosinophilie
Diagnostik:	Nachweis der beweglichen Larven (und der Eier) in Stuhl, Duodenalsekret. Serologie
Therapie:	Albendazol, Thiabendazol, Ivermectin
Meldepflicht nach IfSG in D:	./.
Prophylaxe:	Vermeiden des Hautkontaktes zu fäkal kontaminierten Böden (Schuhe!)

Tetanus

Synonym:	Wundstarrkrampf
Erreger:	Clostridium tetani
Infektionsweg:	Infektion von Wunden, Nabelstumpf mit Erdreich, Tierkot, -speichel
Verbreitung:	weltweit
Inkubationszeit:	2 - 3 Wochen, gel. auch Monate, bei Neugeborenen 1 - 2 Wochen
Klinik:	Erkrankung durch Neurotoxin, das unter anaeroben Bedingungen gebildet wird. Oft ohne Fieber Auftreten von stammbetonten, selten auf einzelne Muskelgruppen begrenzten Spasmen der quergestreiften Muskulatur. Bei Einbezug der Gesichtsmuskulatur charakteristisch grinsende Mimik (Risus sardonicus), Kieferklemme (Trismus). Auslösung von Spasmen durch Lärm, Schreck etc., oft Frakturen (Wirbel, Rippen) durch Muskelzug. Bei Neugeborenen steht Schluckstörung, Opisthotonus, Fäusteln im Vordergrund. Letalität 10 - 20%, oft durch respiratorische Insuffizienz, Aspiration, Pneumonien
Diagnostik:	Verletzung in der Anamnese, typische Klinik, fehlender Impfschutz. Serologie ohne Bedeutung
Therapie:	Tetanus-Immunglobulin, Wundrevision, Antibiose (Metronidazol), ggf. Relaxation und Beatmung, ggf. hyperbare Sauerstofftherapie (nicht bei Neugeborenen)
Meldepflicht nach IfSG in D:	./.
Prophylaxe:	aktueller Impfschutz, kunstgerechte Wundversorgung, insbes. bei chronischen Wunden in schlecht durchbluteten Arealen (pAVK, venöse und Dekubitalulcera)

Tollwut

Synonym:	Rabies, Lyssa
Erreger:	Tollwutvirus, Lyssavirus, verschiedene Typen
Infektionsweg:	Biß durch tollwütiges Tier, durch Tollwut-Patienten. Selten durch Kratzwunden oder durch die intakte Schleimhaut
Verbreitung:	weltweit außer in Neuseeland und Japan. Enzootisch in Südasien (Indien!), Afrika (vgl. Karte im Anhang C).
Inkubationszeit:	wenige Tage bis zu mehreren Jahren, typisch 3 - 8 Wochen
Klinik:	unspezifisches Prodromalstadium mit Parästhesien an der Bißstelle. Dann Enzephalitis mit Krämpfen, Wasserscheu, Windscheu, Schlundkrämpfen beim Schlucken, daher Speichellaufen. Dann Koma, Hirnnerven- und Atemlähmung. Krankheitsdauer um 7 Tage, Letalität 100%.
Diagnostik:	Virusnachweis (Isolation, PCR, IFT) aus Corneaabklatschpräparat, Hautbiopsie, Speichel. Postmortal: Negri-Körperchen im ZNS
Therapie:	Nach Biß: Postexpositionsprophylaxe mit Desinfektion, Aktiv- und Passivimpfung. Nach Krankheitsbeginn: symptomatisch, palliativ. Eine Maximalbehandlung nach Krankheitsausbruch hat in Einzelfällen Patienten gerettet, der Erfolg ist aber extrem selten und nicht planbar.
Meldepflicht nach IfSG in D:	§6 (V, E, T), §7, auch: Biß durch tollwutverdächtiges Tier
Prophylaxe:	Impfung bei absehbarer Exposition. Distanz zu Tieren halten! Impfung von Haustieren

Toxocara

Synonym:	Larva migrans visceralis
Erreger:	Toxocara spp.
Infektionsweg:	Hautkontakt zu fäkal kontaminierten Böden, Tieren
Verbreitung:	weltweit
Inkubationszeit:	Wochen bis Monate
Klinik:	Oft symptomlos. Sonst Urticaria, asthmaähnliche Symptome, Hepatomegalie, Bauchschmerzen. Selten neurologische Symptomatik, Endophthalmitis. Eosinophilie
Diagnostik:	Serologie, Eosinophilie
Therapie:	Thiabendazol, Diethylcarbamazin (DEC), Cave Herxheimer-Reaktion
Meldepflicht nach IfSG in D:	./.
Prophylaxe:	Vermeiden des Kontaktes zu fäkal kontaminierten Böden und Hunden oder Katzen. Entwurmung von Haustieren

Toxoplasmose

Synonym:	./.
Erreger:	Toxoplasma gondii
Infektionsweg:	Ingestion von Oocysten aus Katzenkot bei Kontamination von Lebensmitteln, Ingestion von ungarem Fleisch infizierter Tiere, diaplazentar bei Erstinfektion der Schwangeren, Bluttransfusionen vom akut infizierten oder Organtransplantation vom chronisch infizierten Spender
Verbreitung:	weltweit, v.a. warme Länder
Inkubationszeit:	wenige Tage bis Wochen, je nach Infektionsweg und -dosis
Klinik:	beim Immunkompetenten meist asymptomatische Infektion, allenfalls LK-Schwellung. Beim Immuninkompetenten und beim Ungeborenen Encephalitis, Chorioretinitis, Hepatitis, interstitiolle Pneumonie möglich. Serologie einschl. Aviditätsbeurteilung. PCR (v.a. bei Immundefizienz).
Therapie:	Pyrimethamin, Sulfadiazin, Folinsäure (PSF) oder Spiramycin, Clindamycin, Atovaquone
Meldepflicht nach IfSG in D:	./.
Prophylaxe:	Hygiene rund um Katzenhaltung, Durchgaren von Fleisch, Kenntnis der Serologie bei Schwangerschaft, Testung von Blut- und Organspendern

Trypanosomiasis, afrikanische

Synonym:	Schlafkrankheit
Erreger:	Trypanosoma brucei rhodesiense, T. b. gambiense
Infektionsweg:	v (Tse tse-Fliege, Glossine)
Verbreitung:	tropisches Afrika
Inkubationszeit:	Tage (Schanker), 3 - 21 Tage (Allgemeininfekt, T. b. rhodesiense), Monate (Allgemeininfekt, T. b. gambiense)
Klinik:	Schanker an der Eintrittsstelle mit hochroter, infiltrierter, gel. ulcerierender Hautreaktion. Hämolymphatisches Stadium mit hohem Fieber, Lymphknotenschwellung (vor allem westafrikanische Gambiense-Variante), Exanthem, Gesichtsschwellung, Myokarditis, Hepatosplenomegalie, exzessiver IgM-Bildung, Anfälligkeit für interkurrente Infekte. Hier bereits beträchtliche Letalität bei ostafrikanischer Rhodesiense-Form. Meningoencephalitisches Stadium: Persönlichkeitsveränderung, Kopfschmerzen, Gewichtsverlust, Schlafstörungen, extrapyramidale Symptome
Diagnostik:	Mikroskopie von Dickem Tropfen, Lymphknotenpunktat, Liquor. Anreicherungsverfahren, PCR
Therapie:	je nach Erregerspezies und Stadium Pentamidin, Suramin, Melarsoprol, Eflornithin
Meldepflicht nach IfSG in D:	./.
Prophylaxe:	Vermeiden der Bisse der tagaktiven Tse tse-Fliege (Vorsicht, Repellentien, Kleidung). Vektorbekämpfung. Aktive Fallsuche

Trypanosomiasis, südamerikanische

Synonym:	Chagas-Krankheit
Erreger:	Trypanosoma cruzi
Infektionsweg:	v (Raubwanzen, Einkratzen von deren Kot in kleine Hautwunden). Auch: perinatal, Bluttransfusionen, Transplantationen, GI (Obstsäfte mit „mitgepreßten" Raubwanzen)
Verbreitung:	Mittel- und Südamerika, von den Südstaaten der USA bis N-Argentinien
Inkubationszeit:	5 - 14 Tage
Klinik:	entzündliche Reaktion an der Stelle des Eindringens als Chagom (Haut) oder Romana-Zeichen (Konjunktiven). Anschließend oft symptomlos, in 30 - 40% akute Krankheitsphase mit Fieber, Übelkeit, Durchfällen, Hepatosplenomegalie, Hautsymptomen. 5 - 10% Letalität durch ZNS-Beteiligung, Myokarditis (Kleinkinder). Bei 10 - 20% der Infizierten später Chronisches Stadium mit Organaussackungen und cardialen Störungen, Herzinsuffizienz, Überleitungsstörungen, plötzlichem Herztod. Megacolon, Megaureteren, Perforationsgefahr
Diagnostik:	PCR, Xenodiagnostik oder Erregernachweis im Dicken Tropfen. Serologie
Therapie:	Nifurtimox, Benznidazol. Symptomatisch Medikationsentscheidung schwierig.
Meldepflicht nach IfSG in D:	./.
Prophylaxe:	Schutz vor Raubwanzenbissen (Mosquitonetz), Vektorbekämpfung, Blutspenderscreening

Tsutsugamushi-Fieber

Synonym:	Japanisches Fleckfieber, Milbenfleckfieber, scrub typhus
Erreger:	Orientia tsutsugamushi (früher: Rickettsia orientalis)
Infektionsweg:	v (Milben, -larven)
Verbreitung:	herdförmige Verbreitung in S- und SO-Asien, den pazifischen Inseln bis N-Australien
Inkubationszeit:	7 - 30 Tage
Klinik:	An der Bißstelle oft Papel mit schwarzem Deckel (Eschar), dann schmerzhafte regionale Lymphknotenschwellung, dann Fieber, Kopf- und Gliederschmerzen, Splenomegalie und ca. 5 Tage nach Fieberbeginn dunkelrotes, makulopapulöses Exanthem. Komplikationen: Meningoencephalitis, Myokarditis, Schock. Letalität unbehandelt 1 - 60%
Diagnostik:	Anamnese (Eschar!), Klinik, Serologie
Therapie:	Doxycyclin, bei V.a. Resistenz (N-Thailand) Rifampicin, Chinolone
Meldepflicht nach IfSG in D:	./.
Prophylaxe: :	Milbenschutz (Kleidung, Repellentien, s. Zeckenschutz), ggf. auch Doxycyclin-Prophylaxe

Tularämie

Synonym:	Hasenpest
Erreger:	Francisella tularensis
Infektionsweg:	GI (Verzehr von nicht durchgegartem Hasenfleisch, kontaminiertes Wasser), Hautkontakt zu Material von infizierten Tieren, I (infektiöser Staub), Stiche von Blutsaugern
Verbreitung:	nördliche Hemisphäre
Inkubationszeit:	1 - 21 Tage, meist 3 - 5 Tage
Klinik:	Ulceroglanduläre Form: Ulcus an der Eintrittsstelle, schmerzhafte regionale Lymphknotenschwellung, hier auch Einschmelzen (Bubo) möglich. Bei inhalativem bzw. gastrointestinalem Infektionsweg Atemnot bzw. Bauchschmerzen, Erbrechen, Durchfälle, Pharyngitis möglich
Diagnostik:	Kultur aus Blut, Biopsien, Abstrichen (schwierig), Serologie ab 2. Krankheitswoche
Therapie:	Streptomycin, Gentamicin, Doxycyclin, Ciprofloxacin
Meldepflicht nach IfSG in D:	§7
Prophylaxe:	Schutz vor Zecken, Handschuhe beim Umgang mit krankem Wild, Durchgaren von Fleisch. Lebendimpfstoff in USA, Russland, jedoch nicht frei verfügbar

Typhus abdominalis

Synonym:	Bauchtyphus
Erreger:	Salmonella enterica, Serovar Typhi, auch als Salmonella Typhi bezeichnet
Infektionsweg:	GI (Wasser, Lebensmittel)
Verbreitung:	weltweit, vor allem Afrika, S- und SO-Asien
Inkubationszeit:	3 - 60 Tage
Klinik:	Fieberanstieg bis 41°C, Somnolenz, relative Bradykardie, Verstopfung(!). Neurologische Ausfälle, Husten etc. möglich. Ab 2. Krankheitswoche erbsbreiartiger Durchfall, Roseolen vor allem am Bauch. Darmblutungen und -perforation durch Nekrose der Peyerschen Plaques möglich. Cholecystitis, Osteomyelitis, Meningitis, Endokarditis möglich. In 1 - 4% Entwicklung eines Dauerausscheidertums
Diagnostik:	Kultur aus Blut, Knochenmark, nach einer Krankheitswoche auch aus Stuhl, Urin
Therapie:	Ciprofloxacin, Cephalosporin. Dauerausscheider: Ciprofloxacin für 4 Wochen oder Ceftriaxon für 2 Wochen, ggf. Cholecystektomie bei -lithiasis
Meldepflicht nach IfSG in D:	§6 (V, E, T), §7
Prophylaxe:	Lebensmittelhygiene, Stuhlkontrollen, Impfung

Ulcus molle

Synonym:	Weicher Schanker
Erreger:	Haemophilus ducreyi
Infektionsweg:	sexuell
Verbreitung:	tropisches Afrika, Asien, Lateinamerika, selten Europa
Inkubationszeit:	3 - 14 Tage
Klinik:	mehrere, schmerzhafte Ulcera mit weichem Randwall
Diagnostik:	Abstrich und Kultur aus dem Randwall
Therapie:	Ceftriaxon, Azithromycin, Ciprofloxacin
Meldepflicht nach IfSG in D:	./.
Prophylaxe:	Kondomgebrauch, rasche Therapie

Westliche Pferdeenzephalitis

Synonym:	Western Equine Encephalitis, WEE
Erreger:	Western Equine Encephalitis-Virus, WEE
Infektionsweg:	v (Culex-Arten, auch Aedes)
Verbreitung:	Westliche Anteile von Kanada und USA, Mittelamerika, Südamerika
Inkubationszeit:	5 - 15 Tage
Klinik:	Fieber, Kopfschmerzen, Übelkeit, Lichtscheu. Bei 2% der Kinder und 0,1% der Erwachsenen Enzephalitis. Dann Muskelschwäche, Meningismus, Reflexanomalien, Paresen. Monate- oder jahrelange Rekonvalsezenz und Dauerschäden möglich. Letalität bei Enzephalitis: 3 - 7%
Diagnostik:	PCR aus Blut, Gewebe, Liquor. Serologie
Therapie:	symptomatisch
Meldepflicht nach IfSG in D:	§7
Prophylaxe:	Mückenschutz, vor allem nachts

West-Nil-Fieber

Synonym:	WNF
Erreger:	West-Nil-Virus, WNV, ein Flavivirus
Infektionsweg:	v (Aedes-Arten, auch Culex und Mansonia). Transfusion und Transplantation
Verbreitung:	enzootisch in (v.a. O-) Afrika, dem Nahen Osten, Indien, SO-Asien, N- und Mittelamerika, der Karibik, in letzter Zeit Südeuropa
Inkubationszeit:	3 - 12 Tage
Klinik:	Meist asymptomatisch. Sonst Fieber, grippeähnliche Erkrankung bei ca. 20%. Exanthem bei 50%. Nur in 1 von 150 Erkrankten schwerer Verlauf, Verwirrtheit, Meningismus, neurologische Ausfälle, Krämpfe. Selten auch Myokarditis, Hepatitis, Hämorrhagien. Bei Enzephalitis in 50% bleibende Schäden, altersabhängige Letalität von 15 - 40%
Diagnostik:	Serologie, ggf. PCR
Therapie:	symptomatisch
Meldepflicht nach IfSG in D:	§7
Prophylaxe:	Mückenschutz, tagsüber und nachts. Blutspenderausschluß nach Aufenthalt in N-Amerika in den Sommermonaten

Zika-Virus-Infektion

Erreger:	Zika-Virus, ein Flavivirus
Infektionsweg:	v (Aedes-Arten), auch perinatal, sexuell oder per Transfusion
Verbreitung:	Mittel- und Südamerika, Westafrika, Südost-Asien
Inkubationszeit:	wenige Tage
Klinik:	in 80% asymptomatisch. Sonst makulopapulöser Hautausschlag, Arthralgien, Konjunktivitis. Oft retrobulbärer Kopf- oder Muskelschmerz, Erbrechen. Meist milde Verläufe, keine Hämorrhagien. In Zika-Ausbrüchen steigt die Gullain-Barré-Syndrom-Inzidenz. Kopfdeformitäten beim Kind, wenn die Infektion in die Schwangerschaft fällt.
Diagnostik:	PCR aus Blut (bis 8 Tage nach Symptombeginn), Urin (bis 3 Wochen) oder Sperma (bis 6 Monate), danach Serologie. Kreuzreaktion mit anderen Flaviviren beachten.
Therapie:	symptomatisch. ASS und Ibuprofen vermeiden, bis ein Dengue-Fieber ausgeschlossen ist.
Meldepflicht in D	§7
Prophylaxe:	Schutz vor tagaktiven Aedes-Mücken. Kondomgebrauch für 3 Monate (frühere Empfehlung der WHO: 6 Monate) nach Aufenthalt des Mannes im Zika-Verbreitungsgebiet. Brutstättenvermeidung (Ansammlungen sauberen Wassers rund um menschliche Behausungen)

Quelle: Die Angaben in diesem Abschnitt sind vielfach entnommen aus den jeweiligen Erregersteckbriefen des RKI unter www.rki.de in ihrer aktuellen Form, den Seiten des ECDC, der CDC und der WHO.

Nationale Referenzzentren in Deutschland

Nationales Referenzzentrum für Borrelien
NRZ für Borrelien am Bayerischen Landesamt für Gesundheit und Lebensmittelsicherheit (LGL)
Veterinärstr. 2, 85764 Oberschleißheim
Ansprechpartner: Dr. Volker Fingerle, Prof. Dr. Dr. Andreas Sing
Telefon: 09131-68 08-58 70 oder -58 14
Telefax: 09131-68 08-58 65
E-Mail: volker.fingerle@lgl.bayern.de, andreas.sing@lgl.bayern.de
Homepage: http://www.lgl.bayern.de/gesundheit/infektionsschutz/infektionskrankheiten_a_z/borreliose/nrz_borrelien.htm

Nationales Referenzzentrum für Clostridium difficile
NRZ für Clostridium difficile am Hygiene Institut des Universitätsklinikum des Saarlandes
Kirrbergerstraße, Gebäude 43, 66421 Homburg/Saar
Leitung: Prof. Dr. Barbara Gärtner
außerdem:
Universitätsklinikum Münster (Prof. Dr. Alexander Mellmann)
Christophorus-Kliniken Cosfeld (Prof. Dr. Lutz von Müller)
Ansprechpartner: Dr. Fabian Berger, Prof. Dr. Barbara Gärtner
Telefon: 06841-16-13915 (Leitung), -23912 (Labor), -23900 (Sekretariat), Telefax: 06841-16-23985
E-Mail: clostridium.difficile@uks.eu
Homepage: http://www.uniklinikum-saarland.de/einrichtungen/kliniken_institute/infektionsmedizin/medizinische_mikrobi ologie_und_hygiene/krankenhaushygiene/nationales_referenzzentrum_fuer_clostridi um_difficile

Nationales Referenzzentrum für Coronaviren
Erreger: Coronaviren
Institut für Virologie
Charité – Universitätsmedizin Berlin Campus Charité Mitte
Charitéplatz 1, 10117 Berlin
Ansprechperson: Prof. Dr. Christian Drosten (Leiter)
Dr. Victor M. Corman (Stellv. Leiter)
Telefon: 030 450 525 095
Telefax: 030 450 75 25 907
E-Mail: christian.drosten@charite.de victor.corman@charite.de
Homepage: https://virologie-ccm.charite.de/diagnostik/konsiliarlaboratorium_fuer_coronaviren/

Nationales Referenzzentrum für gramnegative Krankenhauserreger
Erreger: Gramnegative Krankenhauserreger:
u.a. Enterobacteriaceae, P. aeruginosa und A. baumannii
NRZ für gramnegative Krankenhauserreger
in der Abteilung für Medizinische Mikrobiologie
Ruhr-Universität Bochum
Universitätsstr. 150, 44801 Bochum
Leitung: Herr Prof. Dr. Sören Gatermann
Telefon: 0234 32-27467 (Prof. Gatermann)
0234 32-26938 (Dr. rer. nat. Niels Pfennigwerth)
0234 32-27888 (Dr. Anders)
0234 32-26938 (Dr. Korte-Berwanger)
Telefax: 0234 32-14197
E-Mail: nrz@rub.de
Homepage: http://www.memiserf.medmikro.ruhr-uni-bochum.de/nrz/

Nationales Referenzzentrum für Helicobacter pylori
NRZ für Helicobacter pylori am Max von Pettenkofer-Institut.
Lehrstuhl für Medizinische Mikrobiologie u. Krankenhaushygiene
Medizinische Fakultät der Ludwig-Maximilians-Universität München.
Pettenkoferstr. 9a, 80336 München
Für Materialeinsendungen: Max von Pettenkofer-Institut, Standort Großhadern, Marchioninistr. 17, 81377 München
Ansprechpartner: Prof. Dr. med. Sebastian Suerbaum
Telefon: 089 - 2180-72801
Telefax: 089 - 2180-72802
E-Mail: nrzhpylori@mvp.uni-muenchen.de
Homepage: http://www.mvp.uni-muenchen.de/nationales-referenzzentrum-fuer-helicobacter-pylori/

Nationales Referenzzentrum für Hepatitis-B- und -D-Viren
NRZ für Hepatitis-B und Hepatitis-D-Viren am Institut für Medizinische Virologie Justus-Liebig-Universität Gießen
Schubert Str. 81, 35392 Gießen
Wissenschaftliche Leitung: Herr Prof. Dr. rer. nat. D. Glebe
E-Mail: dieter.glebe@viro.med.uni-giessen.de
Ärztliche Leitung: Herr Dr. med. C. G. Schüttler
E-Mail: christian.schuettler@viro.med.uni-giessen.de
Prof. i.R. Dr. Wolfram Gerlich (Beratung)
E-Mail: wolfram.h.gerlich@viro.med.uni-giessen.de
Telefon: 0641-994-12 01 (Sekretariat) 0641-994-12 46 (Dr. Glebe) 0641-99 -41230 (Dr. Schüttler)
Telefax: 0641-994-12 09
Homepage: http://www.uni-giessen.de/cms/fbz/fb11/institute/klinik/virologie/nrz/index_html

Nationales Referenzzentrum für Hepatitis-C-Viren
NRZ für Hepatitis-C-Viren
an der Heinrich-Heine-Universität, Universitätsklinikum Düsseldorf
Universitätsstr. 1, 40225 Düsseldorf
Leiter: Prof. Dr. med. Jörg Timm,
Stellvertreter: Dr. rer. nat. Andreas Walker
Telefon: 0211-81 12225
Telefax: 0211-81 12227
E-Mail: NRZ-HCV@med.uni-duesseldorf.de
Homepage: http://www.uniklinik-duesseldorf.de/virologie

Nationales Referenzzentrum für Influenzaviren
NRZ Influenza am Robert Koch-Institut
FG 17 – Influenzaviren und weitere Viren des Respirationstraktes
Seestraße 10, 13353 Berlin
Leitung: Dr. Ralf Dürrwald
Telefon: 030-18 754-24 56
Telefax: 030-18 754-26 99
E-Mail: DuerrwaldR@rki.de und NRZ-Influenza@rki.de
Homepage: http://www.rki.de/nrz-influenza

Nationales Referenzzentrum für Invasive Pilzinfektionen
Leibniz-Institut für Naturstoff-Forschung und Infektionsbiologie
Besucheradresse: Beutenbergstr. 11a, 07745 Jena
Postadresse: Adolf-Reichwein-Strasse 23, 07745 Jena
Leitung: Herr Prof. Dr. O. Kurzai
Frau Prof. Dr. M. von Lilienfeld-Toal (stellv. Leitung Klinik)
Frau PD Dr. K. Voigt (stellv. Leitung Labor)
Telefon: 03641-532-13 47/-1380
Telefax: 03641-939-65 02
E-Mail: nrzmyk@hki-jena.de
oliver.kurzai@hki-jena.de
Homepage: http://www.nrz-myk.de/

Nationales Referenzzentrum für Masern, Mumps, Röteln
NRZ für Masernviren, Mumpsviren, Rötelnviren
am Robert Koch-Institut
Fachgebiet 12 – Masern, Mumps, Röteln und Viren bei Abwehrschwäche
Seestraße 10, 13353 Berlin
Leitung: Frau PD Dr. Annette Mankertz
Telefon: 030-18 754-25 16 oder -23 08
Telefax: 030-18 754-25 98
E-Mail: mankertza@rki.de
Homepage: www.rki.de/nrz-mmr

Nationales Referenzzentrum für Meningokokken und Haemophilus influenzae
NRZ für Meningokokken und Haemophilus influenzae
am Institut für Hygiene und Mikrobiologie der Universität Würzburg
Josef-Schneider-Straße 2, Gebäude E1, 97080 Würzburg
Ansprechperson: PD Dr. rer. nat. Heike Claus
E-Mail: hclaus@hygiene.uni-wuerzburg.de
nrzm@hygiene.uni-wuerzburg.de
Homepage: http://www.meningococcus.de und http://www.nrzmhi.de

Nationales Referenzzentrum für Mykobakterien
NRZ für Mykobakterien
Forschungszentrum Borstel, Leibniz Lungenzentrum
Parkallee 18, 23845 Borstel
Leitung: Prof. Dr. Stefan Niemann
Dr. Inna Friesen und Dr. Martin Kuhns (stellvertretende Leitung)
Telefon: 04537-188-21 10
Telefax: 04537-188-31 10
E-Mail: nrz@fz-borstel.de
Homepage: http://www.fz-borstel.de

Nationales Referenzzentrum für Papillom- und Polyomaviren

NRZ für Humane Papillomviren (HPV) und humane Polyomaviren (HPyV)
am Institut für Virologie
Uniklinik Köln
Fürst-Pückler-Str. 56, 50935 Köln
Sekretariat: 0221-478-858-01
Ansprechpartner: Prof. Dr. Ulrike Wieland (0221-478-858-10),
Dr. Steffi Silling (0221-478-858-11)
Telefax: 0221-478-858-04
E-Mail: virologie-papillomapolyoma@uk-koeln.de
http://virologie.uk-koeln.de/nationales-referenzzentrum

Nationales Referenzzentrum für Poliomyelitis und Enteroviren
NRZ für Poliomyelitis und Enteroviren am Robert Koch-Institut
Fachgebiet 15 – Virale Gastroenteritis- und Hepatitiserreger
und Enteroviren
Seestraße 10, 13353 Berlin
Leitung: Frau Dr. Sabine Diedrich
Telefon: 030-18 754-23 78
Telefax: 030-18 754-26 17
E-Mail: diedrichs@rki.de
Homepage: http://www.rki.de/nrz-polio

Nationales Referenzzentrum für Retroviren
NRZ für Retroviren am Max von Pettenkofer-Institut, Virologie
Ludwig-Maximilians-Universität München
Pettenkoferstraße 9a, 80336 München
Ansprechpartner: Prof. Dr. med. Oliver T. Keppler
Telefon: 089-2180-72901 (Sekretariat Prof. Keppler)
089-2180-72835 (Dienstarzt)
Telefax: 089-2180-72902
E-Mail: nrzretroviren@mvp.uni-muenchen.de,
keppler@mvp.uni-muenchen.de
Homepage: http://www.mvp.uni-muenchen.de/nationales-referenzzentrum-fuer-retroviren

Nationales Referenzzentrum für Salmonellen und andere bakterielle Enteritiserreger
NRZ für Salmonellen u. a. bakterielle Enteritiserreger
am Robert Koch-Institut (Bereich Wernigerode)
FG 11 – Bakterielle darmpathogene Erreger und Legionellen
Burgstraße 37, 38855 Wernigerode
Ansprechpartner: Frau Prof. Dr. Antje Flieger, Dr. Angelika Fruth
Telefon: 030 18754 - 4206 (Prof. Dr. Flieger),
030 18754 - 4241 (Dr. Fruth)
Telefax: 030-18754-4207
E-Mail: fliegera@rki.de, FruthA@rki.de, NRZ-Salm-FG11@rki.de
Homepage: www.rki.de/nrz-salmonellen

Nationales Referenzzentrum für Staphylokokken und Enterokokken
NRZ für Staphylokokken und Enterokokken am Robert Koch-Institut
(Bereich Wernigerode) FG 13 - Nosokomiale Infektionserreger und
Antibiotikaresistenzen
Burgstraße 37, 38855 Wernigerode
Leitung: Prof. Dr. Guido Werner
Telefon: 030-18754-4210 (Dr. Werner)
Telefax: 030-18754-4317
Ansprechpartner
Staphylokokken: Frau Dr. Layer (Telefon: -42 49)
Enterokokken: Herr Dr. Klare (Telefon: -42 47)
E-Mail: wernerg@rki.de
Homepage: www.rki.de/nrz-staph

Nationales Referenzzentrum für Streptokokken
Im Berufungsverfahren

Nationales Referenzzentrum für Surveillance von nosokomialen Infektionen
NRZ für Surveillance von nosokomialen Infektionen
Institut für Hygiene und Umweltmedizin
Charité-Universitätsmedizin Berlin
Hindenburgdamm 27 ,12203 Berlin
Leitung: Prof. Dr. Petra Gastmeier
stellv. Leiterin: Prof. Dr. med. Christine Geffers
Telefon: 030-450-577-612
Telefax: 030-450-577-920
E-Mail: nrz@charite.de, petra.gastmeier@charite.de,
christine.geffers@charite.de
Homepage: http://www.nrz-hygiene.de

Nationales Referenzzentrum für die Surveillance Transmissibler Spongiformer Enzephalopathien
NRZ für die Transmissibler Spongiformer
Enzephalopathien an der Neurologischen Klinik
des Universitätsklinikums Göttingen
Robert-Koch-Str. 40, 37075 Göttingen
Leitung: Frau Prof. Dr. Inga Zerr
Telefon: 0551-39-666 36, oder -84 54, oder -84 01
Telefax: 0551-39-70 20
E-Mail: epicjd@med.uni-goettingen.de
Homepage: http://www.cjd-goettingen.de

Nationales Referenzzentrum für tropische Infektionserreger
NRZ für tropische Infektionserreger am Bernhard-Nocht-Institut für Tropenmedizin
Bernhard-Nocht-Straße 74, 20359 Hamburg
Ansprechpartner: Prof. Dr. Dennis Tappe
Telefon: 040 285380-499
Telefax: 040 285380-252
E-Mail: labordiagnostik@bnitm.de
Homepage: https://www.bnitm.de/labordiagnostik/service/nationa-les-referenzzentrum

Quelle: Robert Koch-Institut (RKI), Deutschland

Nationale Referenzzentren in Österreich

Referenzzentrale/ -labor für	Name und Adresse des Institutes	Institutsleiter	Ansprechpartner	E-Mail-Adresse des Ansprechpartners
AIDS/HIV	Zentrum für Virologie an der Med. Univ. Wien Kinderspitalgasse 15 1095 Wien	Univ.-Prof. Dr. Elisabeth Puchhammer	Prof. Priv.-Doz. Dr. Judith Aberle Tel: ++43(1)40160-65575 Fax: ++43(1)40160-965599	judith.aberle@meduniwien.ac.at
Antimikrobielle Resistenzen	Institut für Hygiene, Mikrobiologie und Tropenmedizin Ordensklinikum Linz Elisabethinen Fadingerstr. 1 4010 Linz	Prim. Univ. Prof. Dr. Petra Apfalter	Prim. Univ. Prof. Dr. Petra Apfalter Tel: ++43(1)732-7676-3693 Institutsmanagement: Maria Stadler, Bakk.rer.nat Tel: ++43(1)732-7676-3680 Sekretariat: Bettina Höfer Tel: ++43(1)732-7676-3681	izim@ordensklinikum.at oder petra.apfalter@analyse.eu maria.stadler2@ordensklinikum.at bettina.hoefer@ordensklinikum.at
Arboviren	Zentrum für Virologie an der Med. Univ. Wien Kinderspitalgasse 15 1095 Wien	Univ.-Prof. Dr. Elisabeth Puchhammer	Prof. Priv.-Doz. Dr. Judith Aberle Tel: +43 (1)40160-65575 Fax: +43 (1)40160-965599	judith.aberle@meduniwien.ac.at
			Univ.-Prof. Dr. Karin Stiasny Tel: ++43(1)40160-65505	karin.stiasny@meduniwien.ac.at
			Univ.-Prof. Dr. Stephan Aberle Tel: ++43(1)40160-65555	stephan.aberle@meduniwien.ac.at
			Fax: ++43(1)40160-965599	
Aspergillus und Aspergillusinfektionen	Institut für Hygiene und Medizinische Mikrobiologie Schöpfstraße 41 6020 Innsbruck	Univ.-Prof. Dr. Cornelia Lass-Flörl	Univ.-Prof. Dr. Cornelia Lass-Flörl Tel: ++43(0)5129003-70700	cornelia.lass-floerl@i-med.ac.at
			Mag. Dr. Stefan Fuchs Tel: ++43(0)5129003-70709	s.fuchs@i-med.ac.at
Borreliose und andere durch Zecken vermittelte bakterielle Infektionskrankheiten	Zentrum für Pathophysiologie, Infektiologie und Immunologie, Medizinische Universität Wien Kinderspitalgasse 15 1090 Wien	Univ.-Prof. Dr. Ursula Wiedermann-Schmidt Abteilungsleitung: Priv.-Doz. Dr. Daniela Schmid	Dr. Ute Scheikl Tel.: +43 (1)40160-33026 Fax: ++43(0)40160-933010 Priv. Doz. Dr. Daniela Schmid Tel.: +43 (1) 40160 – 33013 Fax.:+43 (1) 40160 – 93310	ute.scheikl@meduniwien.ac.at daniela.schmid@meduniwien.ac.at
Botulismus	Österreichische Agentur für Gesundheit und Ernährungssicherheit Institut für med. Mikrobiologie und Hygiene Graz Beethovenstraße 6 8010 Graz	Priv.-Doz. Dr. Burkhard Springer	Dr. Christian Kornschober Tel: ++43(0)50555-61201	christian.kornschober@ages.at
			Dr. Shiva Pekard-Amenitsch Tel: ++43(0)50555-61210	shiva.pekard-amenitsch@ages.at
			Fax: ++43(0)50555-61208	
Campylobacter	Österreichische Agentur für Gesundheit und Ernährungssicherheit Institut für med. Mikrobiologie und Hygiene Graz Beethovenstraße 6 8010 Graz	Priv.-Doz. Dr. Burkhard Springer	Dr. Sandra Köberl-Jelovcan Tel: ++43(0)50555-61262	sandra-birgitta.koeberl-jelovcan@ages.at
			Dr. Ingeborg Lederer Tel: ++43(0)50555-61276	ingeborg.lederer@ages.at
			Fax: ++43(0)50555-61208	
Chlamydien-Infektionen	Institut für Hygiene und Angewandte Immunologie, Zentrum für Pathophysiologie, Infektiologie und Immunologie, Medizinische Universität Wien Kinderspitalgasse 15 1090 Wien	Univ.-Prof. Dr. Ursula Wiedermann-Schmidt (Zentrumsleitung) Abteilungsleitung: Priv.-Doz. Dr. Daniela Schmid	Dr. Ute Scheikl Tel.: ++43(1)40160-33026	ute.scheikl@meduniwien.ac.at
			Priv.-Doz. Dr. Daniela Schmid	daniela.schmid@meduniwien.ac.at
			Fax:++43(1)40160-933010	
Creutzfeldt-Jakob Disease	Österr. Referenzzentrum zur Erfassung u. Dokumentation menschlicher Prionen-Erkrankungen Wien Abteilung für Neuropathologie und Neurochemie, Universitätsklinik für Neurologie, Medizinischer Universitätscampus Wien, AKH 4J Währinger Gürtel 18-20 1097 Wien	Abteilungsleiterin: Univ.-Prof. Dr. Romana Höftberger Organisationseinheitsleiter: Univ.Prof. Dr. Thomas Berger	PD Dr. Ellen Gelpi Tel.: ++43(1)40400-63330	ellen.gelpi@meduniwien.ac.at
			Unviv. Prof. Dr. Romana Höftberger Tel.: ++43(1)40400-55000/55010 Fax: ++43(1)40400-55110	romana.hoeftberger@meduniwien.ac.at
			Dr. Sigrid Klotz Tel.: +43(1)40400-55070	sigrid.klotz@meduniwien.ac.at
Clostridium difficile	Österreichische Agentur für Gesundheit und Ernährungssicherheit Institut für med. Mikrobiologie und Hygiene Wien Währinger Straße 25a 1096 Wien	Priv.-Doz. Dr. Alexander Indra	Priv.-Doz. Dr. Alexander Indra Tel: ++43(0)50555-37111 Fax: ++43(0)50555-37109	alexander.indra@ages.at humanmed.wien@ages.at
Diphtherie Serodiagnostik	Institut für Spezifische Prophylaxe und Tropenmedizin, Med. Univ. Wien Kinderspitalgasse 15 1090 Wien	Univ.-Prof. Dr. Ursula Wiedermann-Schmidt	Univ.-Prof. Dr. Ursula Wiedermann-Schmidt Tel: ++43(1)40160-38290 Mag. Lena Ederer Tel: ++43(1)40160-38295 Fax: ++43(1)40160-938280	ursula.wiedermann@meduniwien.ac.at lena.ederer@meduniwien.ac.at

Referenzzentrale/ -labor für	Name und Adresse des Institutes	Institutsleiter	Ansprechpartner	E-Mail-Adresse des Ansprechpartners
Diphtherie Labor	Österreichische Agentur für Gesundheit und Ernährungssicherheit Institut für med. Mikrobiologie und Hygiene Wien Währinger Straße 25a 1096 Wien	Priv.-Doz. Dr. Alexander Indra	Dr. Stefanie Schindler Dr. Astrid Füszl Tel.: +43 (0)50555-37101 Fax: ++43(0)50555-37111	referenzzentralen.wien@ages.at
EHEC	Österreichische Agentur für Gesundheit und Ernährungssicherheit Institut für med. Mikrobiologie und Hygiene Graz Beethovenstraße 6 8010 Graz	Priv.-Doz. Dr. Burkhard Springer	Dr. med. Ulrike Orendi Tel: ++43(0)50555-61261 Dr. Christian Kornschober Tel: ++43(0)50555-61201 Fax: ++43(0)50555-61208	ulrike.orendi@ages.at christian.kornschober@ages.at
Gesundheitssystem-assoziierte Infektionen (HAI) und Krankenhaushygiene	Universitätsklinik für Krankenhaushygiene und Infektionskontrolle Währinger Gürtel 18-20 1090 Wien	Univ.-Prof. Dr. Elisabeth Presterl MBA	Prim. Univ.-Prof. Dr. Elisabeth Presterl MBA Tel: ++43(1)40400-19040 Sekretariat: Doris Dunst Fax: ++43(1)40400-19070 Prim. Univ.-Prof. Dr. Michael Hiesmayr Tel :++43(1)40400-19040	elisabeth.presterl@meduniwien.ac.at doris.dunst@meduniwien.ac.at michael.hiesmayr@meduniwien.ac.at
Gonokokken Labor	Österreichische Agentur für Gesundheit und Ernährungssicherheit Institut für med. Mikrobiologie und Hygiene Wien Währinger Straße 25a 1096 Wien in Kooperation mit MB-LAB Mikrobiologisches Labor- Franz-Fischer-Straße 7b 6020 Innsbruck	Priv.-Doz. Dr. Alexander Indra	Dr. Stefanie Schindler Dr. Sonja Pleininger Tel: ++43(0)50555-37111 Fax: ++43(0)50555-37109	referenzzentralen.wien@ages.at
Haemophilus influenzae	Österreichische Agentur für Gesundheit und Ernährungssicherheit Institut für med. Mikrobiologie und Hygiene Graz Beethovenstraße 6 8010 Graz	Priv.-Doz. Dr. Burkhard Springer	Mag. Claudia Mikula-Pratschke Tel: ++43(0)50555-61263 Priv.-Doz. Dr. Burkhard Springer Tel.: ++43(0)50555-61200 Fax: ++43(0)50555-61208	claudia.mikula-patschke@ages.at burkhard.springer@ages.at
Haemorrhagisches Fieber NUR Epidemiologie	Zentrum für Virologie an der Med. Univ. Wien Kinderspitalgasse 15, 1090 Wien	Univ.-Prof. Dr. Elisabeth Puchhammer	Univ.-Prof. Dr. Stephan Aberle Tel: ++43(1)40160-65555 Fax: ++43(1)40160-965599	stephan.aberle@meduniwien.ac.at
Hantavirus	Zentrum für Virologie an der Med. Univ. Wien Kinderspitalgasse 15 1095 Wien	Univ.-Prof. Dr. Elisabeth Puchhammer	Univ.-Prof. Dr. Stephan Aberle Tel: ++43(1)40160-65555 Fax: ++43(1)40160-965599	stephan.aberle@meduniwien.ac.at
Hefe- und Schimmelpilz-infektionen	Klinisches Institut für Labormedizin Klinische Abteilung für Klinische Mikrobiologie Medizinische Universität Wien AKH, Leitst. 5P Währinger Gürtel 18–20 1090 Wien	o.Univ.-Prof. Dr. Oswald Wagner Abteilungsleitung: a.o. Univ.-Prof. Dr. Birgit Willinger	a.o. Univ.-Prof. Dr. Birgit Willinger Tel: ++43(1)40400-51510 Fax: ++43(1)40400-52280	birgit.willinger@meduniwien.ac.at
Helicobacter pylori	Klinisches Institut für Labormedizin Klinische Abteilung für Klinische Mikrobiologie Medizinische Universität Wien AKH, Leitst. 5P Währinger Gürtel 18–20 1090 Wien	o. Univ.-Prof. Dr. Oswald Wagner Abteilungsleitung: a.o. Univ.-Prof. Dr. Birgit Willinger	Univ.-Prof. Dr. Athanasios Makristathis Tel.: ++43 (1) 40400-51570 Fax: ++43(1)40400-51620	athanasios.makristathis@meduniwien.ac.at
Hepatitis	Zentrum für Virologie an der Med. Univ. Wien Kinderspitalgasse 15 1090 Wien	Univ.-Prof. Dr. Elisabeth Puchhammer	Prof. Priv.-Doz. Dr. Lukas Weseslindtner Tel.: +43(1)40160-65509 Fax: +43(1)40160-965599 Prof. Priv. Doz. Dr. Judith Aberle Tel: +43(1)40160-65575 Fax: +43(1)40160-965599	lukas.weseslindtner@meduniwien.ac.at judith.aberle@meduniwien.ac.at
Hochansteckende Infektions- und Tropenkrankheiten (Referenzklinik)	4. Medizinische Abteilung mit Infektions- und Tropenmedizin Klinik Favoriten Kundratstraße 3 1100 Wien	Prim. Univ.-Doz. Dr. Christoph Wenisch	Sekretariat: +43(1)60191-72408 Infektionshauptdienst: +43(1)60191-72444	kfn.4me.sekr@gesundheitsverbund.at
Hochpathogene bakterielle Erreger: Bacillus anthracis, Brucella species, Burkholderia pseudomallei/ mallei, Coxiella burnetii, Francisella tularensis, Vibrio cholerae, Yersinia pestis	Institut für medizinische Mikrobiologie und Hygiene Wien, Österreichische Agentur für Gesundheit und Ernährungssicherheit Währinger Straße 25a 1090 Wien	Priv.-Doz. Dr. Alexander Indra	Dr. Florian Heger Dr. Peter Hufnagl Julia Reichl, MSc Tel.: +43 (0)50555-37111 Fax: +43 (0)50555-37109	referenzzentralen.wien@ages.at

Referenzzentrale/ -labor für	Name und Adresse des Institutes	Institutsleiter	Ansprechpartner	E-Mail-Adresse des Ansprechpartners
Impfungen, Reise- und Tropenmedizin	Institut für Spezifische Prophylaxe und Tropenmedizin Med. Univ. Wien Kinderspitalgasse 15 1090 Wien	Univ.-Prof. Dr. Ursula Wiedermann-Schmidt	Univ.-Prof. Dr. Ursula Wiedermann-Schmidt Tel: ++43(1)40160-38290 Fax: ++43(1)40160-938280	ursula.wiedermann@meduniwien.ac.at
Influenza Surveillance	Institut für Infektionsepidemiologie, Österreichische Agentur für Gesundheit und Ernährungssicherheit Währinger Straße 25a 1090 Wien	Dr. Dirk Werber, MSc	Dr. Fiona Költringer-Lindenthaler Tel: +43 (0)50555-37111 Fax: +43 (0)50555-37109	fiona.koeltringer-lindenthaler@ages.at
Influenza Surveillance Labor	Zentrum für Virologie an der Med. Univ. Wien Kinderspitalgasse 15 1090 Wien	Univ.-Prof. Dr. Elisabeth Puchhammer	Priv.-Doz. Dr. Monika Redlberger-Fritz Tel: ++43(1)40160-65515 Fax: ++43(1)40160-65500	monika.redlberger@meduniwien.ac.at
Legionellose	Österreichische Agentur für Gesundheit und Ernährungssicherheit Institut für med. Mikrobiologie und Hygiene Wien Währinger Straße 25a 1090 Wien	Priv.-Doz. Dr. Alexander Indra	Dr. Florian Heger, MSc Tel.: +43 (0)50555-37111 Fax: +43 (0)50555-37109	florian.heger@ages.at humanmed.wien@ages.at
			Priv.-Doz. Dr. Alexander Indra Fax: ++43(0)50555-37109	alexander.indra@ages.at
Listeriose	Österreichische Agentur für Gesundheit und Ernährungssicherheit Institut für med. Mikrobiologie und Hygiene Wien Währinger Straße 25a 1090 Wien	Priv.-Doz. Dr. Alexander Indra	Dr. Astrid Füszl Tel.: +43 (0)50555-37111 Fax: +43 (0)50555-37109	referenzzentralen.wien@ages.at
Labor	Institut für medizinische Mikrobiologie und Hygiene Graz Beethovenstraße 6 8010 Graz	Priv.-Doz. Dr. Burkhard Springer	Dr. Ariane Pietzka Tel: ++43(0)50555-61269	ariane.pietzka@ages.at
			Dr. Christian Kornschober Tel.: ++43(0)50555-61201 Fax: ++43(0)50555-61208	christian.kornschober@ages.at
Malaria	Institut für Spezifische Prophylaxe und Tropenmedizin, Med. Univ. Wien Kinderspitalgasse 15 1090 Wien	Univ.-Prof. Dr. Ursula Wiedermann-Schmidt	Prof. Dr. Julia Walochnik Tel.: ++43(1)40160-38240	julia.walochnik@meduniwien.ac.at
			Univ.-Prof. Dr. Ursula Wiedermann-Schmidt Tel: ++43(1)40160-38290	ursula.wiedermann@meduniwien.ac.at
			Dr. Birgit Wagner Tel.: ++43(1)40160-38298	birgit.wagner@meduniwien.ac.at
			Fax: ++43(1) 40160-938280	
Masern - Mumps - Röteln	Zentrum für Virologie an der Med. Univ. Wien Kinderspitalgasse 15 1090 Wien	Univ.-Prof. Dr. Elisabeth Puchhammer	Prof. Priv.-Doz. Dr. Lukas Weseslindtner Tel.: +43 (1)40160-65509 Fax: +43 (1)40160-965599 Priv. Doz. Dr. Monika Redlberger-Fritz Tel: +43 (1)40160-65515 Fax: +43 (1)40160-65500	lukas.weseslindtner@meduniwien.ac.at monika.redlberger@meduniwien.ac.at
Meningokokken	Österreichische Agentur für Gesundheit und Ernährungssicherheit Institut für med. Mikrobiologie und Hygiene Graz Beethovenstraße 6 8010 Graz	Priv.-Doz. Dr. Burkhard Springer	Mag. Claudia Mikula-Pratschke Tel: ++43(0)50555-61263	claudia.mikula-pratschke@ages.at
			Priv.-Doz. Dr. Burkhard Springer Tel.: ++43(0)50555-61200	burkhard.springer@ages.at
			Fax: ++43(0)50555-61208	
Noroviren	Österreichische Agentur für Gesundheit und Ernährungssicherheit Institut für med. Mikrobiologie und Hygiene Graz Beethovenstraße 6 8010 Graz	Priv.-Doz. Dr. Burkhard Springer	Dr. Ingeborg Lederer Tel: ++43(0)50555-61276	ingeborg.lederer@ages.at
			Dr. Sandra Köberl-Jelovcan Tel: ++43(0)50555-61262	sandra.koeberl-jelovcan@ages.at
			Fax: ++43(0)50555-61208	
Pertussis Serodiagnostik	Institut für Spezifische Prophylaxe und Tropenmedizin, Med. Univ. Wien Kinderspitalgasse 15 1090 Wien	Univ.-Prof. Dr. Ursula Wiedermann-Schmidt	Univ.-Prof. Dr. Ursula Wiedermann-Schmidt Tel: ++43(1)40160-38290	ursula.wiedermann@meduniwien.ac.at
			Mag. Lena Ederer Tel: ++43(1)40160-38295	lena.ederer@meduniwien.ac.at
			Fax: ++43(1)40160-938280	

Referenzzentrale/ -labor für	Name und Adresse des Institutes	Institutsleiter	Ansprechpartner	E-Mail-Adresse des Ansprechpartners
Pertussis Surveillance und Labor	Österreichische Agentur für Gesundheit und Ernährungssicherheit, Institut für med. Mikrobiologie und Hygiene Wien Währinger Straße 25a	Priv.-Doz. Dr. Alexander Indra	Dr. Stefanie Schindler Dr. Astrid Füszl Surveillance: Dr. Andreas Reich Tel.: ++43(0)50555-37111 Fax: ++43(0)50555-37109	referenzzentrale.wien@ages.at Surveillance: andreas-sebastian.reich@ages.at
Pneumokokken	Österreichische Agentur für Gesundheit und Ernährungssicherheit Institut für med. Mikrobiologie und Hygiene Graz Beethovenstraße 6 8010 Graz	Priv.-Doz. Dr. Burkhard Springer	Mag. Claudia Mikula-Pratschke Tel: ++43(0)50555-61263 Tel: ++43(0)50555-37109 Priv.-Doz. Dr. Burkhard Springer Tel.: ++43(0)50555-61200 Fax: ++43(0)50555-61208	claudia.mikula-pratschke@ages.at burkhard.springer@ages.at
Polio	Österreichische Agentur für Gesundheit und Ernährungssicherheit Institut für med. Mikrobiologie und Hygiene Wien Währinger Straße 25a 1090 Wien	Priv.-Doz. Dr. Alexander Indra	Priv.-Doz. Dr. Alexander Indra Tel: ++43(0)50555-37111 Mag. Birgit Prochazka Tel: ++43(0)50555-37242 Fax: ++43(0)50555-37109	alexander.indra@ages.at birgit.prochazka@ages.at referenzzentralen.wien@ages.at
Respiratorische Synzytial-Viren und andere respiratorische Viren	Zentrum für Virologie an der Med. Univ. Wien Kinderspitalgasse 15 1090 Wien	Univ.-Prof. Dr. Elisabeth Puchhammer	Prof. Priv.-Doz. Dr. Judith Aberle Tel: ++43(1)40160-65575 Fax: ++43(1)40160-965599 Dr. Monika Redlberger-Fritz Tel: ++43(1)40160-65515 Fax: ++43(1) 40160-65500	judith.aberle@meduniwien.ac.at monika.redlberger@ meduniwien.ac.at
Salmonellose	Österreichische Agentur für Gesundheit und Ernährungssicherheit Institut für med. Mikrobiologie und Hygiene Graz Beethovenstraße 6 8010 Graz	Priv.-Doz. Dr. Burkhard Springer	Dr. Christian Kornschober Tel: ++43(0)50555-61201 Dr. Shiva Pekard-Amenitsch Tel: ++43(0)50555-61210 Fax: ++43(0)50555-61208	christian.kornschober@ages.at shiva.pekard-amenitsch@ages.at
SARS-CoV-2 im Abwasser	Institut für Gerichtliche Medizin der Medizinischen Universität Innsbruck Müllerstraße 44 6020 Innsbruck	Univ.-Prof. Dr. Elke Doberentz	Univ.-Prof. Dr. Herbert Oberacher Tel.: +43 (0) 512900370639	herbert.oberacher@i-med.ac.at
Shigellose	Österreichische Agentur für Gesundheit und Ernährungssicherheit Institut für med. Mikrobiologie und Hygiene Graz Beethovenstraße 6 8010 Graz	Priv.-Doz. Dr. Burkhard Springer	Dr. Ingeborg Lederer Tel: ++43(0)50555-61276 Dr. Sandra Köberl-Jelovcan Tel: ++43(0)50555-61262 Fax: ++43(0)50555-61208	herbert.oberacher@i-med.ac.at sandra.koeberl-jelovcan@ages.at
Toxoplasmose*), Echinokokkosen, Toxokarose u.a. Parasitosen	Institut für Spezifische Prophylaxe und Tropenmedizin Med. Univ. Wien Kinderspitalgasse 15 1090 Wien	Univ-Prof. Dr. Ursula Wiedermann-Schmidt	Dr. Birgit Wagner Tel.: ++43(1)40160-38298 Fax: ++43(1) 40160-938280 Mag. Wilhelm Ludwig PD. Dr. Daniela Schmid Prof. Julia Walochnik Univ.-Prof. Dr. Ursula Wiedermann-Schmidt Tel: ++43(1)40160-38290 *) zusätzlich für Toxoplasmose und Nachbetreuung bei Schwangeren und Neugeborenen auch unser Kooperationspartner an der Universitätsklinik f. Kinder- und Jugendheilkunde (Toxoplasmoselabor), MedUniWien: Univ.-Prof. Dr. Angelika Berger	birgit.wagner@meduniwien.ac.at wilhelm.ludwig@meduniwien.ac.at daniela.schmid@meduniwien.ac.at julia.walochnik@meduniwien.ac.at ursula.wiedermann@ meduniwien.ac.at angelika.berger@meduniwien.ac.at
Tuberkulose	Österreichische Agentur für Gesundheit und Ernährungssicherheit Institut für med. Mikrobiologie und Hygiene Wien Währinger Straße 25a 1090 Wien	Priv.-Doz. Dr. Alexander Indra	Priv.-Doz. Dr. Alexander Indra Tel: ++43(0)50555-37111 Fax: ++43(0)50555-37109	referenzzentralen.wien@ages.at humanmed.wien@ages.at
Yersiniose	Österreichische Agentur für Gesundheit und Ernährungssicherheit Institut für med. Mikrobiologie und Hygiene Graz Beethovenstraße 6 8010 Graz	Priv.-Doz. Dr. Burkhard Springer	Dr. Shiva Pekard-Amenitsch Tel: ++43(0)50555-61210 Dr. Christian Kornschober Tel.: ++43(0)50555-61201 Fax: ++43(0)50555-61208	shiva.pekard-amenitsch@ages.at christian.kornschober@ages.at

Quelle: Bundesministerium für Gesundheit, Österreich

Nationale Referenzzentren in der Schweiz für meldepflichtiger übertragbarer Krankheiten

Name	Referenzdiagnostik für	Institution	Kontaktperson
Nationales Zentrum für enteropathogene Bakterien und Listerien (NENT)	Salmonellen, Shigellen, Campylobacter, enterovirulente Escherichia coli (STEC/ EHEC, EPEC, ETEC, EIEC, EAEC), Yersinia spp., Vibrio cholerae, Listerien	Universität Zürich Institut für Lebensmittelsicherheit und -hygiene Winterthurstrasse 272 8057 Zürich	Fachliche Leitung: PD Dr. Guido Bloemberg guidovincent.bloemberg@uzh.ch Organisatorische Leitung: Dr. Andrea Diethelm +41 44 635 86 71 andrea.diethelm@uzh.ch Fax: +41 44 635 89 08 www.ils.uzh.ch/Diagnostik/NENT.html
Nationales Referenzzentrum für hochpathogene Bakterien (NABA, ehemals NANT)	Bacillus anthracis, Francisella tularensis, Yersinia pestis, Brucella melitensis, Brucella abortus, Brucella suis	Labor Spiez Austrasse CH-3700 Spiez	Dr. Kristina Schmidt Tel: +41 58 485 51 23 Dr. Isabel Hunger-Glaser Tel: +41 58 485 51 51 Fax: +41 58 468 14 02 **Ausserhalb Bürozeiten:** Loge Labor Spiez Tel: +41 58 468 14 01 https://www.spiezlab.admin.ch/de/leistungen/biologie/nant.html
Nationales Referenzlabor zur Früherkennung neuer Antibiotikaresistenzen und Resistenzmechanismen (NARA)	Molekulare und genetische Analysen resistenter Bakterienstämme (vor allem Bestätigungsdiagnostik)	Université de Fribourg Microbiologie Médicale et Moléculaire Chaire de Microbiologie, Département de Médecine Faculté de Science, Rue Albert-Gockel 3, 1700 Fribourg	Herr Patrice Nordmann, MD PHD Tel +41 26 300 9581, Fax +41 26 300 9740 patrice.nordmann@unifr.ch https://www.nara-antibiotic-resistance.ch
Nationales Zentrum für Retroviren (NRZ)	HIV	Universität Zürich Institut für Medizinische Virologie Nationales Zentrum für Retroviren Winterthurerstr. 190, 8057 Zürich	PD Dr. Michael Huber Tel: +41 44 634 26 39 (direkt) Fax: +41 44 634 49 67 Email: huber.michael@virology.uzh.ch http://www.virology.uzh.ch/de/NZR2.html
Nationales Zentrum für Influenza (NZI)	Saisonale Influenza, neuer Subtyp Influenza A(HxNy)	Hôpitaux Universitaires de Genève (HUG) Laboratoire de Virologie Rue Gabrielle-Perret Gentil 4, CH-1211 Genève 14	Dr. Ana Rita Gonçalves Cabecinhas, PhD Tel: +41 22 372 40 81, Fax: +41 22 372 40 88 Email: Anaita.GoncalvesCabecinhas@hcuge.ch http://www.influenza.ch
Nationales Refrenzzentrum für Masern und Röteln (NRMR)	Masern, Röteln / Rougeole, Rubéole	Hôpitaux Universitaires de Genève (HUG) Laboratoire de Virologie Rue Gabrielle-Perret-Gentil 4 CH-1211 Genève 14	Bürozeiten: Tel: +41 22 372 49 80, Tel(direct): +41 22 372 40 89 Wochenenden und Feiertage: Tel: +41 79 553 09 22, Fax: +41 22 372 18 35 Email: francisco.perezrodriguez@hug.ch https://www.hug.ch/laboratoire-virologie/centre-national-reference-pour-rougeole-rubeole-0
Nationales Zentrum für Mykobakterien (NZM)	Mycobacterium tuberculosis Komplex	Universität Zürich Institut für Medizinische Mikrobiologie Gloriastr. 30/32 CH-8006 Zürich	Leiter : Prof. Dr. Peter Sander Tel. : +41 44 634 26 84, Fax: +41 44 634 4906 Email : psander@imm.uzh.ch Frau Dr. Bettina Schulthess Tel. : +41 44 634 05 18, Email : schulthe@imm.uzh.ch
Nationales Zentrum für Meningokokken (CNRM)	Neisseria meningitidis	Hôpitaux Universitaires de Genève (HUG) Laboratoire de Bactériologie Rue Gabrielle-Perret-Gentil 4 CH-1211 Genève 14	Prof. Jacques Schrenzel (Verantwortlicher des Referenzzentrums) Tel: +41 22 372 73 08 Email: jacques.schrenzel@hcuge.ch Dr. Abdessalam Cherkaoui (Verantwortlicher Biologe) Tel: +41 22 372 73 21 (Bip : +41 79 553 29 18) Email: abdessalam.cherkaoui@hcuge.ch M. Gesuele Renzi (Verantwortlicher Techniker) Tel: +41 22 372 73 23 (Bip: +41 79 553 29 25) Labor CNRM Tel: +41 22 372 73 03, Fax: +41 22 372 73 12 http://www.meningo.ch/
Nationales Referenzzentrum für Legionellen (NRZL)	Legionella	Centro Nazionale di Referenza per Legionella c/o Ente Ospedaliero Cantonale Dipartimento di Medicina di Laboratorio EOLAB Servizio di Microbiologia Via Mirasole 22A, 6501 Bellinzona	Dr. Valeria Gaia Tel +41 91 811 17 18 Fax +41 91 811 17 19 Email: valeria.gaia@eoc.ch
Nationales Zentrum für menschliche Prion-Erkrankungen (NRPE/NHUP)	Prionen	Universitätsspital Zürich Institut für Neuropathologie Schmelzbergstrasse 12, CH-8091 Zürich	Leitung: Prof. Adriano Aguzzi Tel: +41 44 255 21 07 (Sekretariat) Email: office_aguzzi@usz.ch Leitung des diagnostischen Prionenlabors: Dr. med. Regina Reimann Tel: +41 44 255 46 92 Email: regina.reimann@usz.ch
Nationales Referenzlabor für Poliomyelitis (NZPo)	Poliomyelitis	Klinische Virologie Labormedizin Nationales Referenzlabor für Poliomyelitis Universitätsspital Basel Petersgraben 4 CH-4031 Basel	PD Dr. Rainer Gosert Tel. +41 61 265 36 03 Fax. +41 61 265 36 19 Email: rainer.gosert@unibas.ch Prof. Hans H. Hirsch Tel. +41 61 265 36 01, Fax : +41 265 36 19 Email: hans.hirsch@unibas.ch
Nationales Zentrum für importierte Parasitosen (NZIP)	Malaria	Schweizerisches Tropen- und Public Health Institut Kreuzstrasse 2 CH-4123 Allschwil	Dr. Beatrice Nickel, FAMH Mikrobiologie Tel: +41 61 284 82 44 Fax: +41 61 284 81 18 Email: beatrice.nickel@swisstph.ch https://www.swisstph.ch/activities/diag-nostic-centre/
Nationales Zentrum für invasive Pneumokokken (NZPn)	Pneumokokken	Universität Bern Institut für Infektionskrankheiten (ifik) Friedbühlstrasse 25 CH-3010 Bern	Dr. Carlo Casanova (Diagnostik, Administration) Tel: +41 31 632 87 78 , Fax: +41 31 632 87 66 Email: carlo.casanova@ifik.unibe.ch PD. Dr. Markus Hilty (Forschung) Tel: +41 31 632 49 83, Email: markus.hilty@ifik.unibe.ch http://www.ifik.unibe.ch/dienstleistungen/pneumokokken_zentrum/index_ger.html
Nationales Zentrum für neuauftretende Viruserkrankungen (NAVI)	Ebola, Krim-Kongo, Lassa, Marburg, Pocken/Variola, Chikungunya, Dengue, Gelbfieber, Hanta, MERS-CoV, Rift Valley, SARS, West Nile, Zika	Hôpitaux Universitaires de Genève (HUG) Laboratoire de Virologie Rue Gabrielle-Perret-Gentil 4 CH-1211 Genève 14	Bürozeiten: Tel: +41 22 372 49 81 Wochenenden und Feiertage: Tel: +41 79 553 09 22 Email: francisco.perezrodriguez@hug.ch http://virologie.hug-ge.ch/centres_reference/crive.html
Schweizerische Tollwutzentrale (Nationales Referenz- und Untersuchungslaboratorium für Tollwut)	Tollwut/Rabies	Institut für Virologie und Immunologie Länggassstrasse122 CH-3001 Bern	Tel: +41 31 684 23 78 Email: tollwutzentrale.vetsuisse@unibe.ch
Nationales Referenzzentrum für Zecken und zeckenübertragene Krankheiten (NRZK)	Lyme Borreliose, Q-Fieber	Centre hospitalier universitaire vaudois (CHUV) Institut de Microbiologie Rue du Bugnon 48 1011 Lausanne	Prof. Gilbert Greub Tel : 021 314 49 79 Email gilbert.greub@chuv.ch

Quelle: Bundesamt für Gesundheit Abteilung Übertragbare Krankheiten, Schweiz

Verbreitungskarten Krankheiten

Cholera-Verbreitung 2022

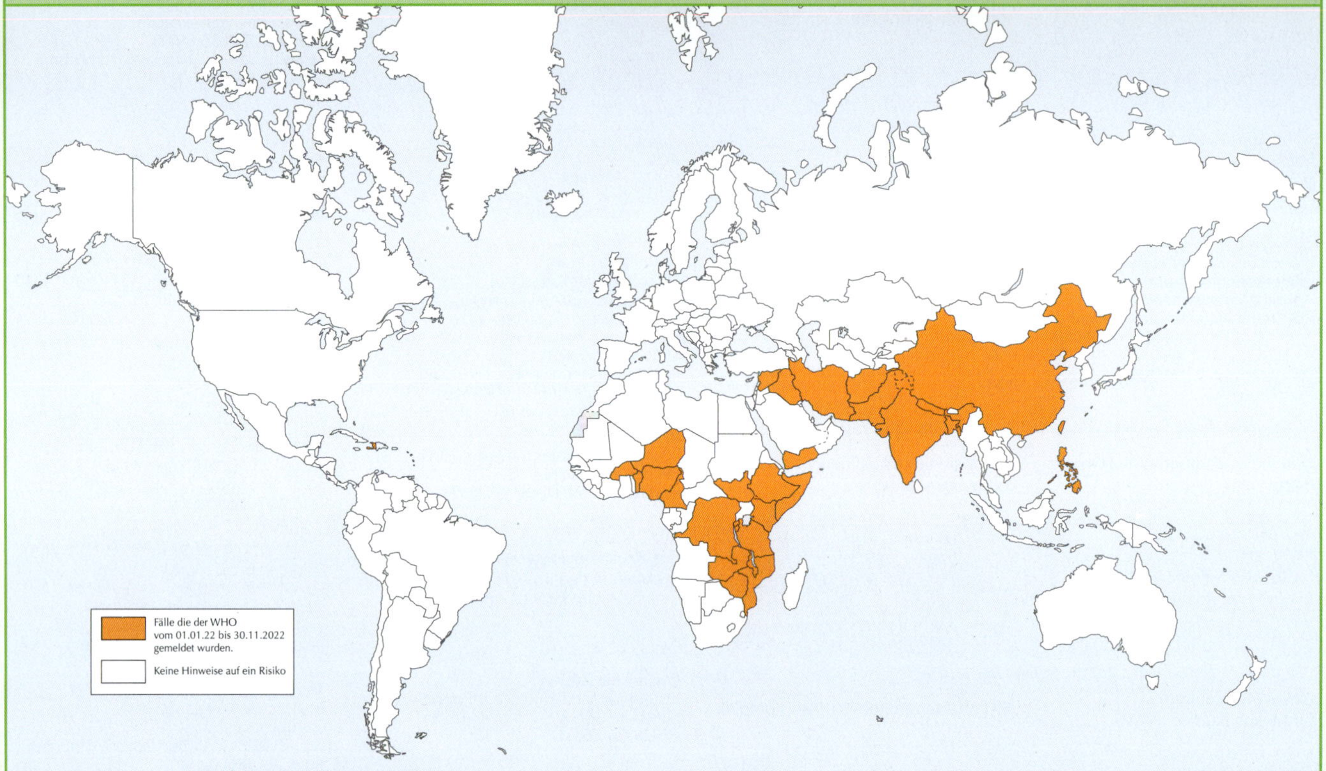

Quelle: Adaptiert nach WHO: International Travel and Health

Weltweite Verbreitung des Chikungunya-Virus 2022

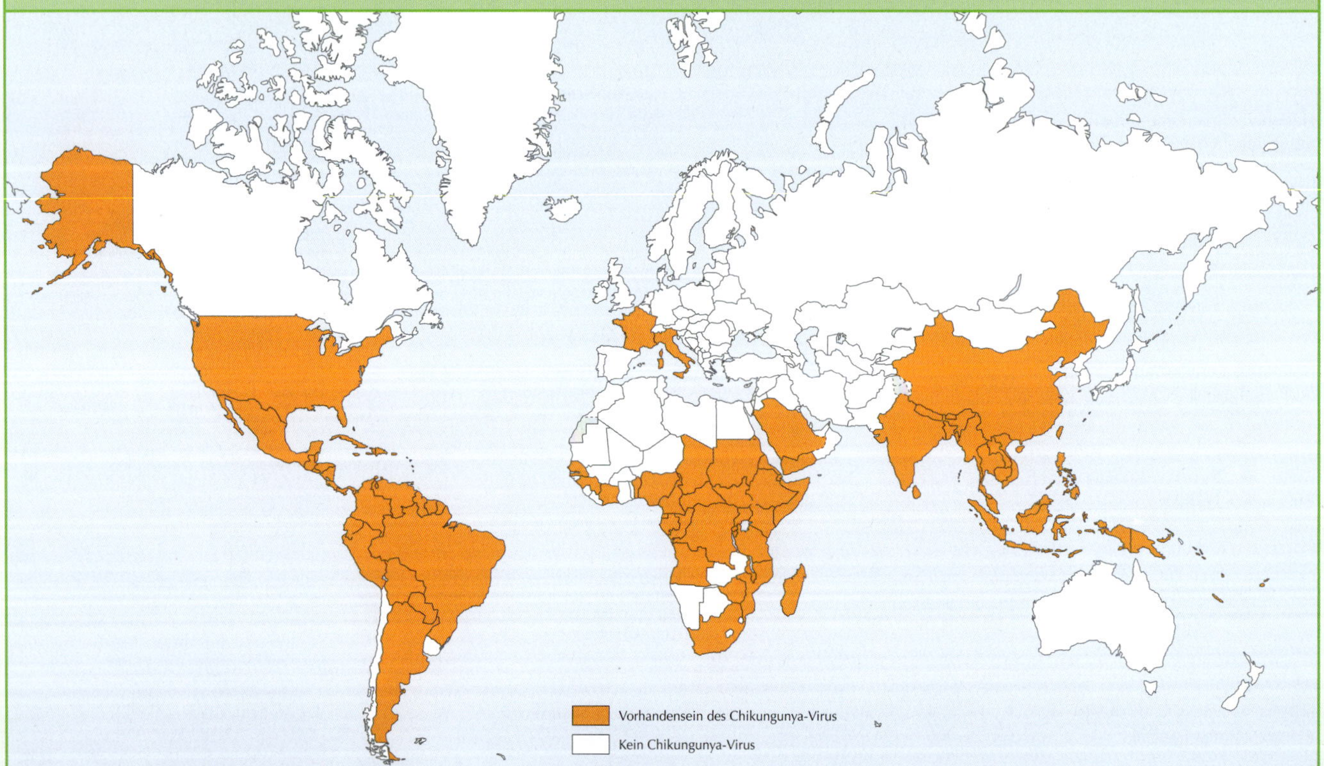

Quelle: Adaptiert nach WHO: International Travel and Health

Dengue – Risikogebiete 2024

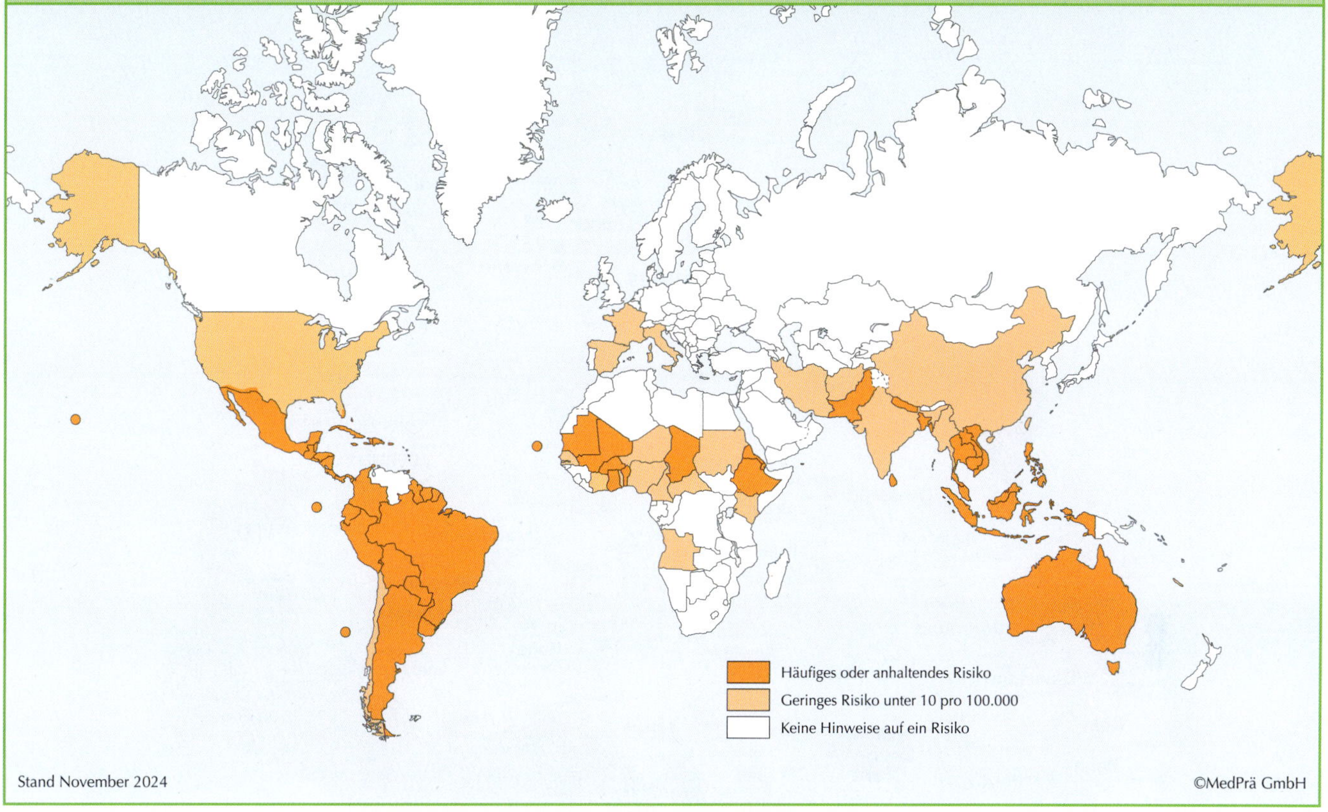

FSME-Risikogebiete Deutschland

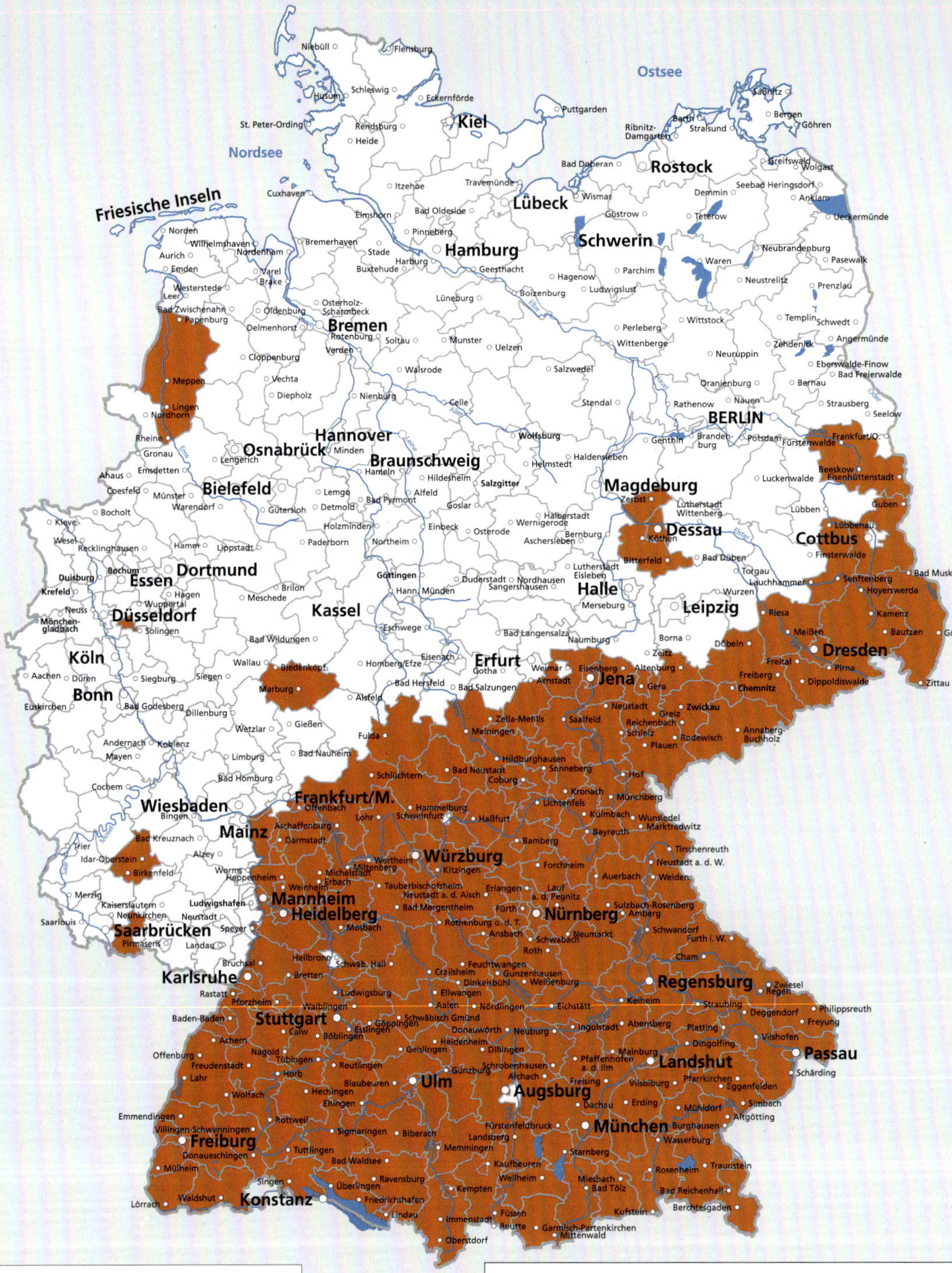

FSME-Risikogebiete in Deutschland nach Robert Koch-Institut

Quelle: RKI Epidem. Bulletin, Nr. 9, 2024 **Stand:** Februar 2024

Definition FSME-Risikogebiet nach Robert Koch-Institut
Ein Kreis wird als FSME-Risikogebiet definiert, wenn die Anzahl der übermittelten FSME-Erkrankungen in mindestens einem der 18 Fünfjähreszeitäume im Zeitraum 2002 – 2023 im Kreis ODER in der Kreisregion (bestehend aus dem betreffenden Kreis plus allen angrenzenden Kreisen) signifikant ($p < 0,05$) höher liegt als die bei einer Inzidenz von 1 Erkrankung pro 100.000 Einwohner erwartete Fallzahl.

Quelle: Adaptiert nach RKI

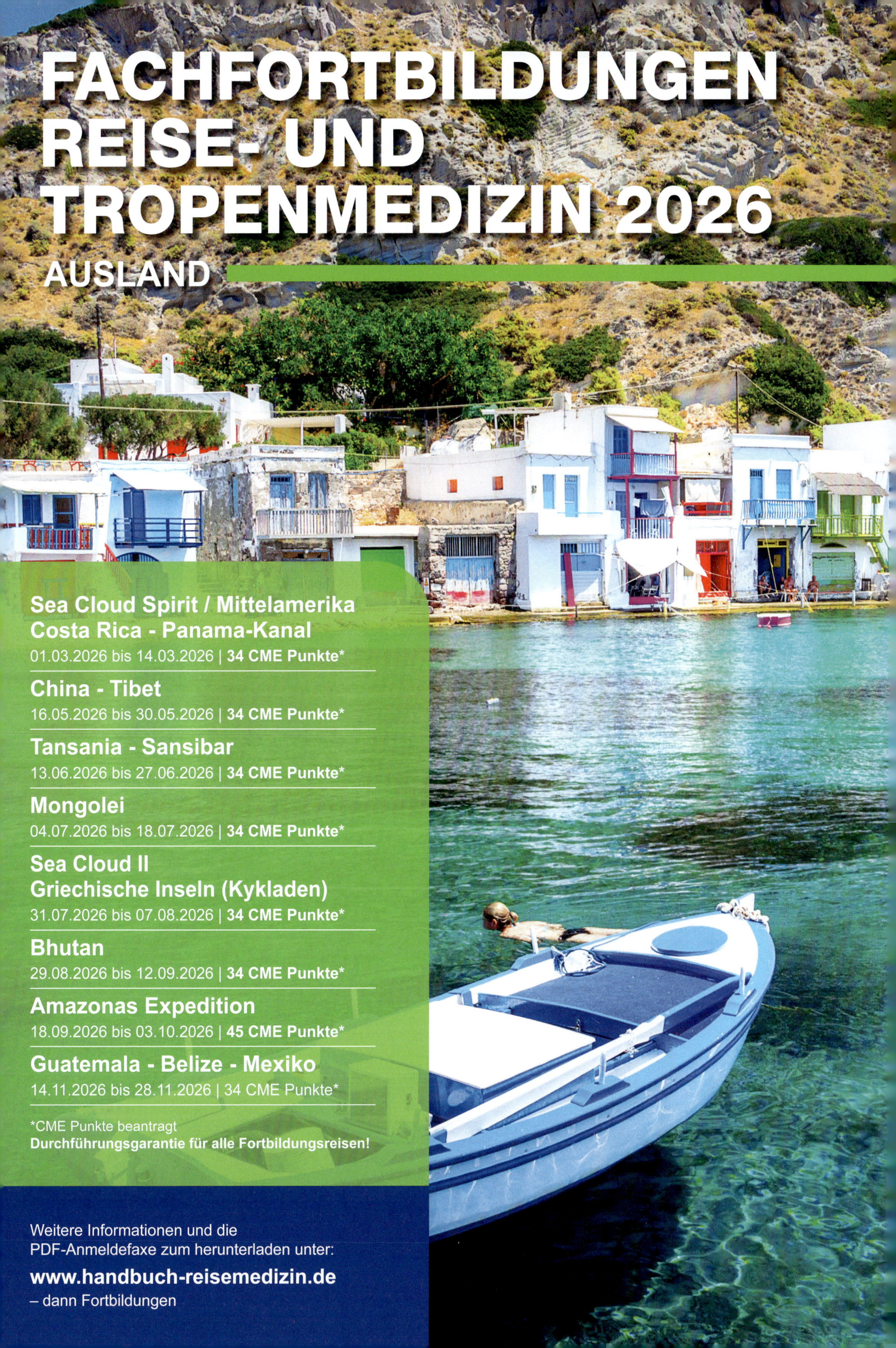
FACHFORTBILDUNGEN
REISE- UND
TROPENMEDIZIN 2026
AUSLAND
Sea Cloud Spirit / Mittelamerika
Costa Rica - Panama-Kanal
01.03.2026 bis 14.03.2026 | 34 CME Punkte*
China - Tibet
16.05.2026 bis 30.05.2026 | 34 CME Punkte*
Tansania - Sansibar
13.06.2026 bis 27.06.2026 | 34 CME Punkte*
Mongolei
04.07.2026 bis 18.07.2026 | 34 CME Punkte*
Sea Cloud II
Griechische Inseln (Kykladen)
31.07.2026 bis 07.08.2026 | 34 CME Punkte*
Bhutan
29.08.2026 bis 12.09.2026 | 34 CME Punkte*
Amazonas Expedition
18.09.2026 bis 03.10.2026 | 45 CME Punkte*
Guatemala - Belize - Mexiko
14.11.2026 bis 28.11.2026 | 34 CME Punkte*
*CME Punkte beantragt
Durchführungsgarantie für alle Fortbildungsreisen!
Weitere Informationen und die
PDF-Anmeldefaxe zum herunterladen unter:
www.handbuch-reisemedizin.de
– dann Fortbildungen

Gelbfieber – Impfempfehlung der WHO für Afrika

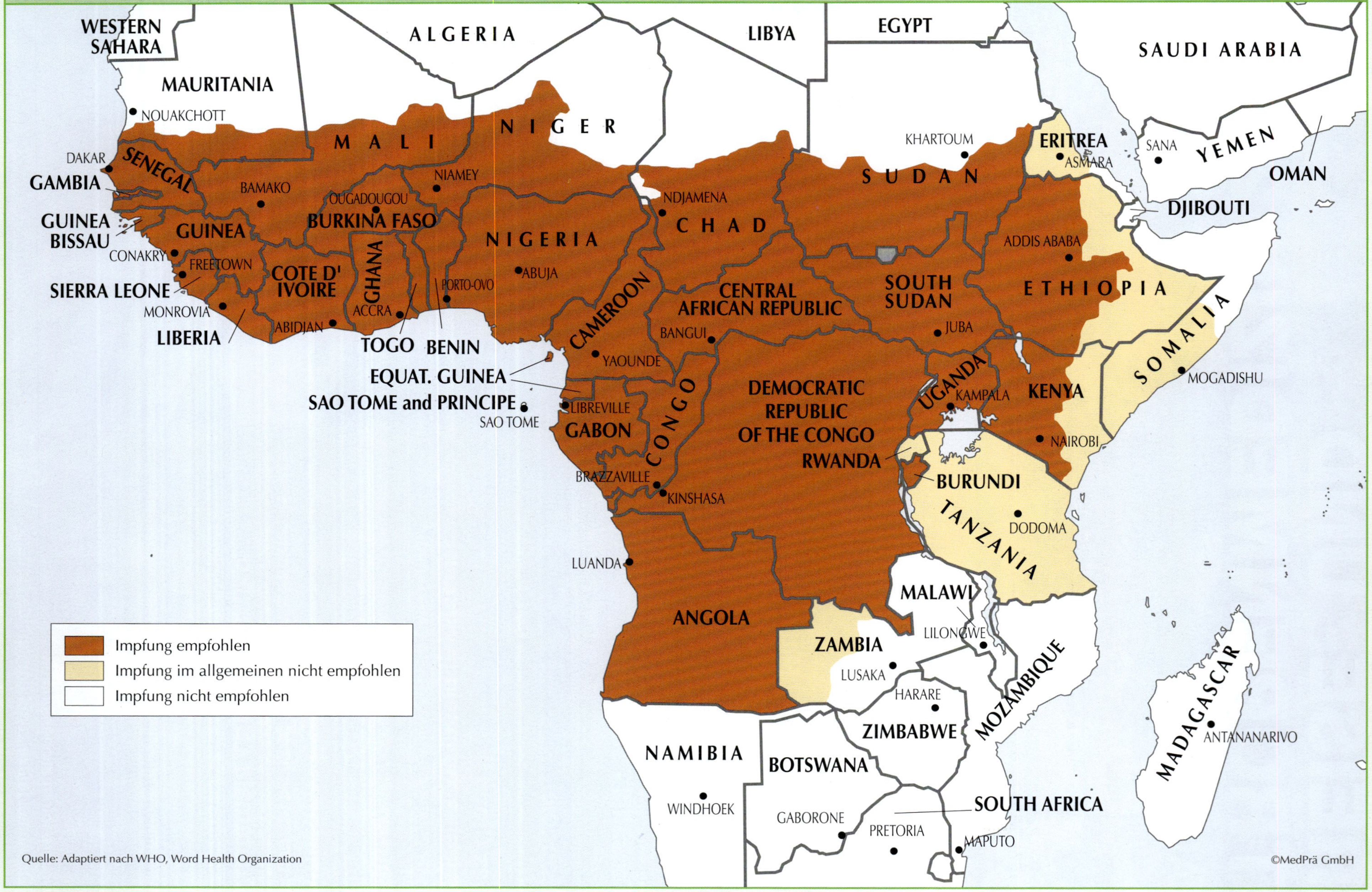

Gelbfieber – Impfempfehlung der WHO für Mittel- und Südamerika

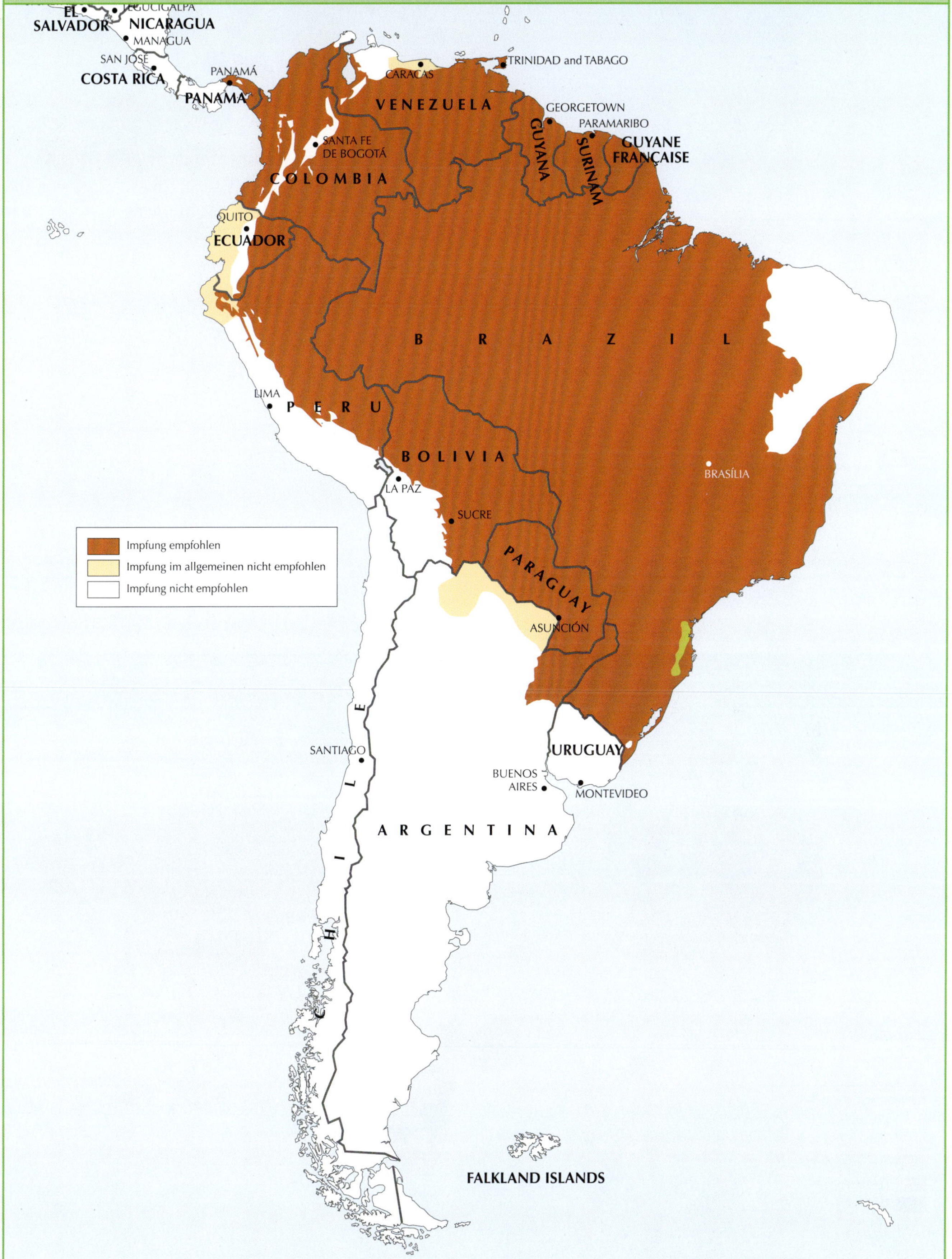

Quelle: Adaptiert nach WHO: International Travel and Health

Hepatitis A – Risikogebiete

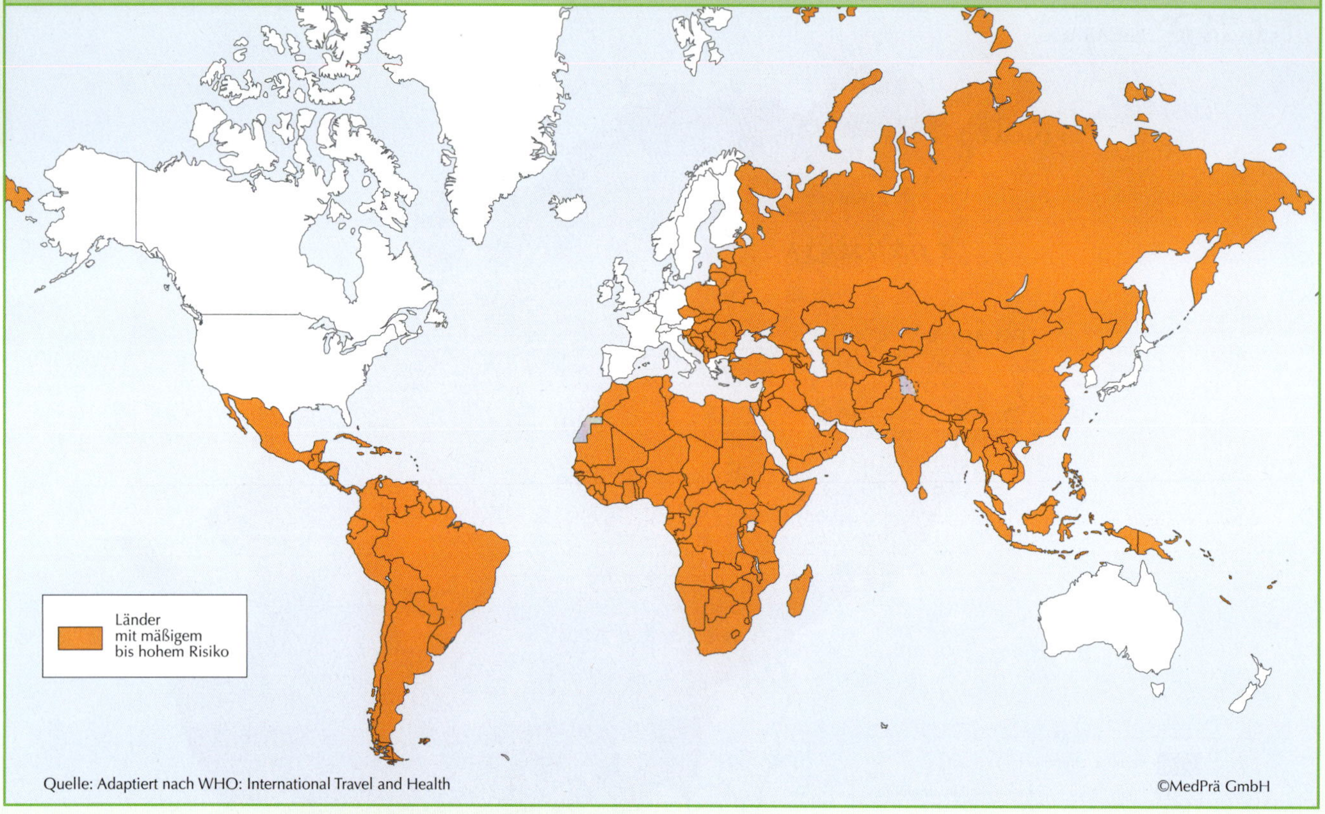

Hepatitis B – Risikogebiete

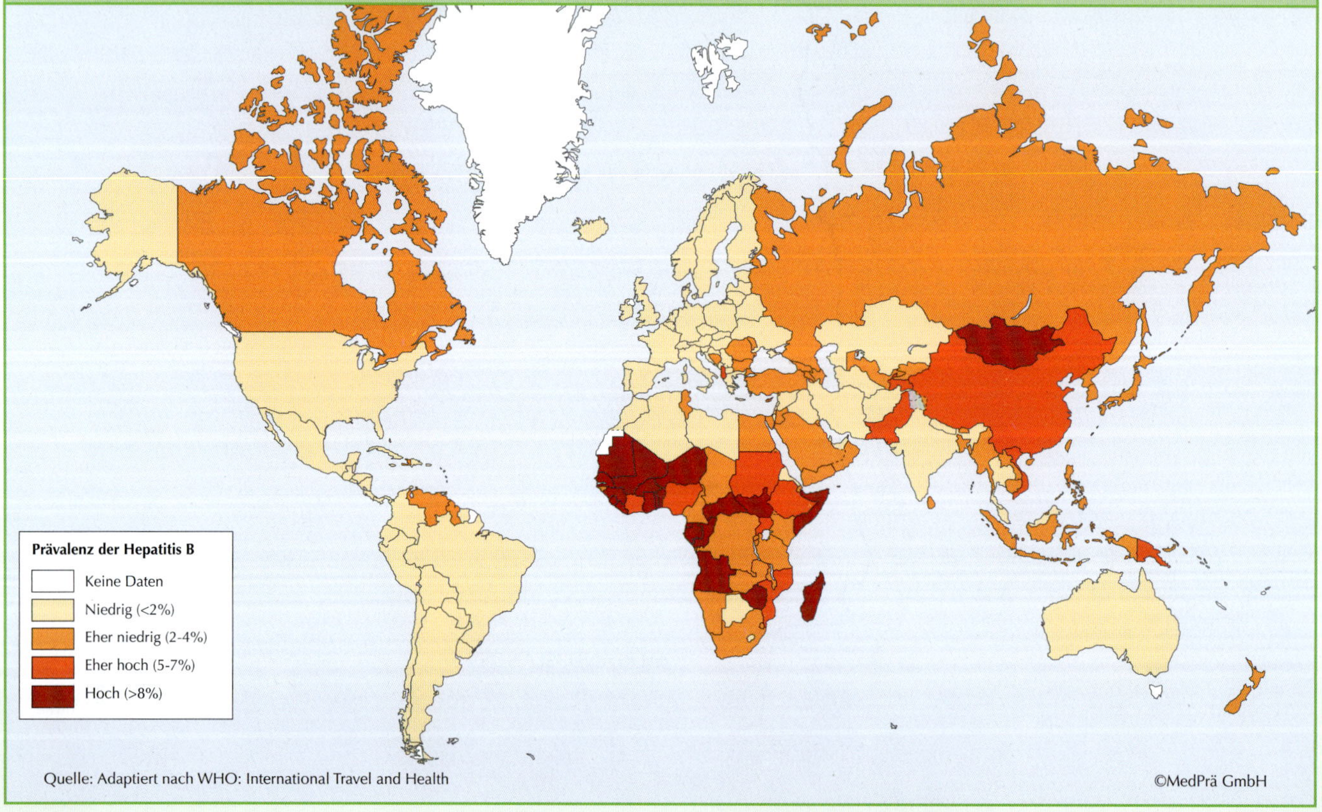

HIV – geschätzte Prävalenz 2015 in der Altersgruppe von 15-49 Jahren

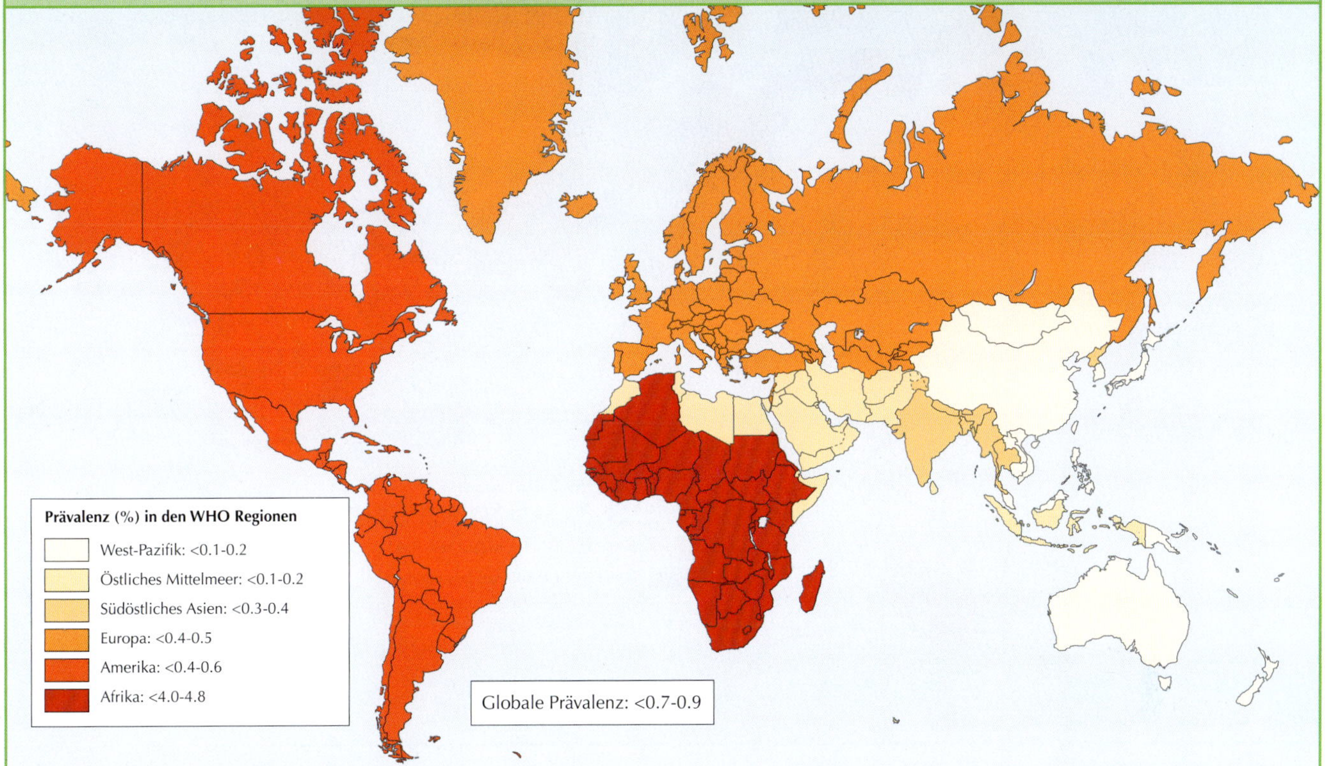

Quelle: Adaptiert nach WHO: International Travel and Health

Japanische Enzephalitis – Risikogebiete

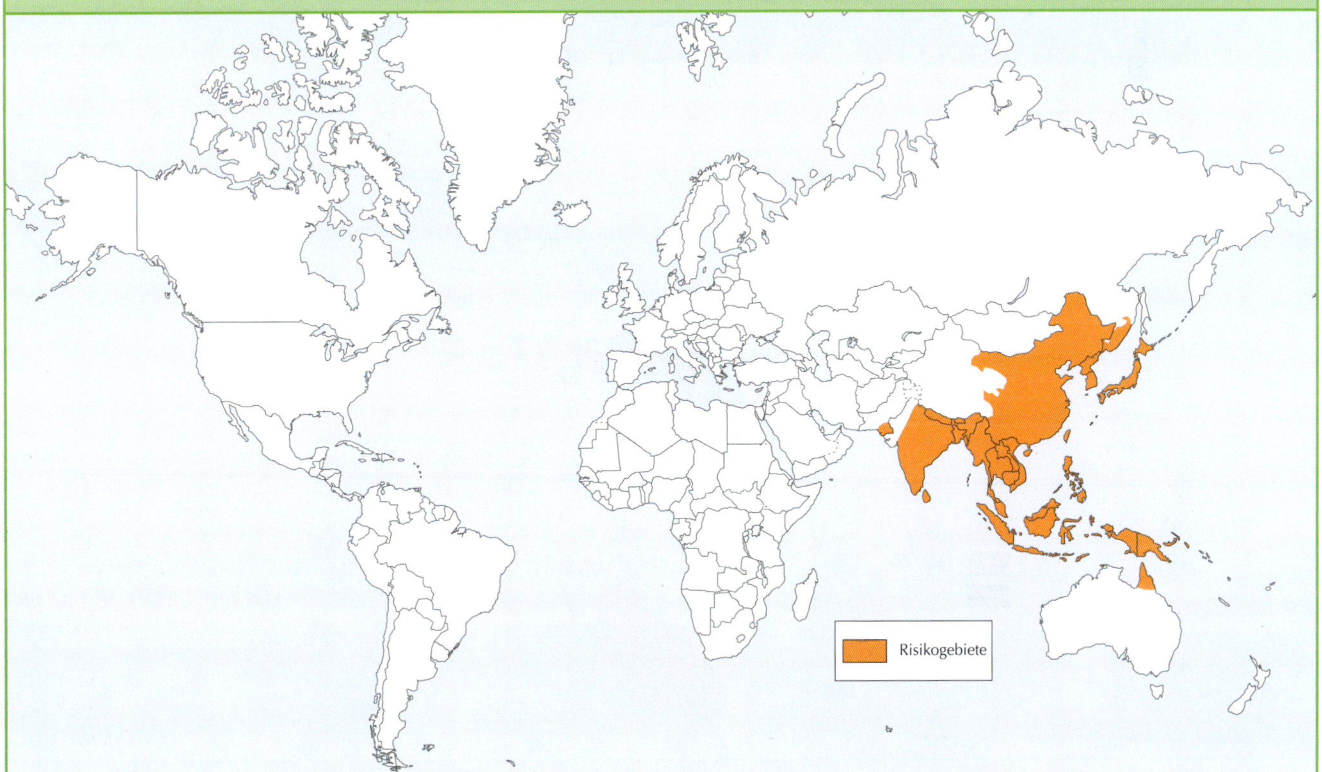

Quelle: Adaptiert nach WHO, Word Health Organization

Krim-Kongo Hämorrhagisches Fieber – Risikogebiete

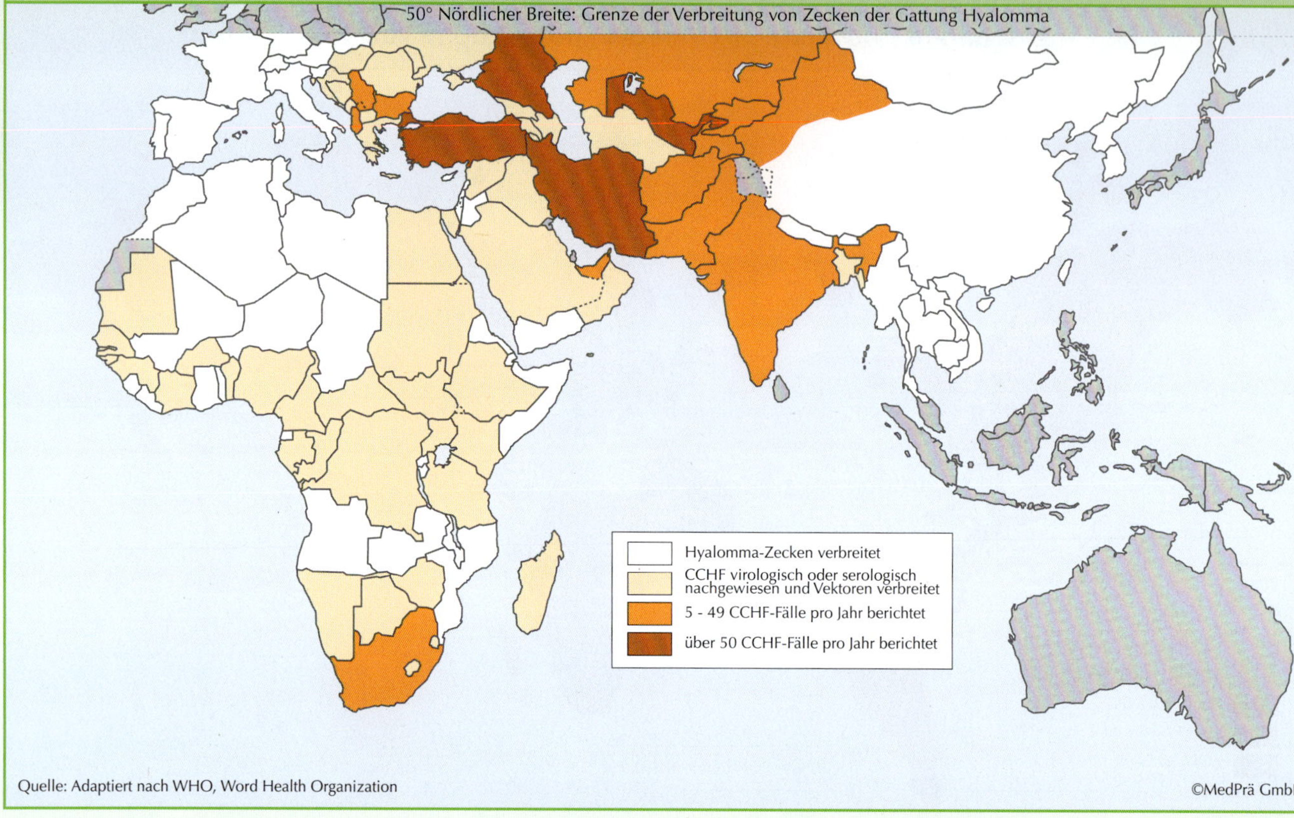

Mpox 2024 (November)

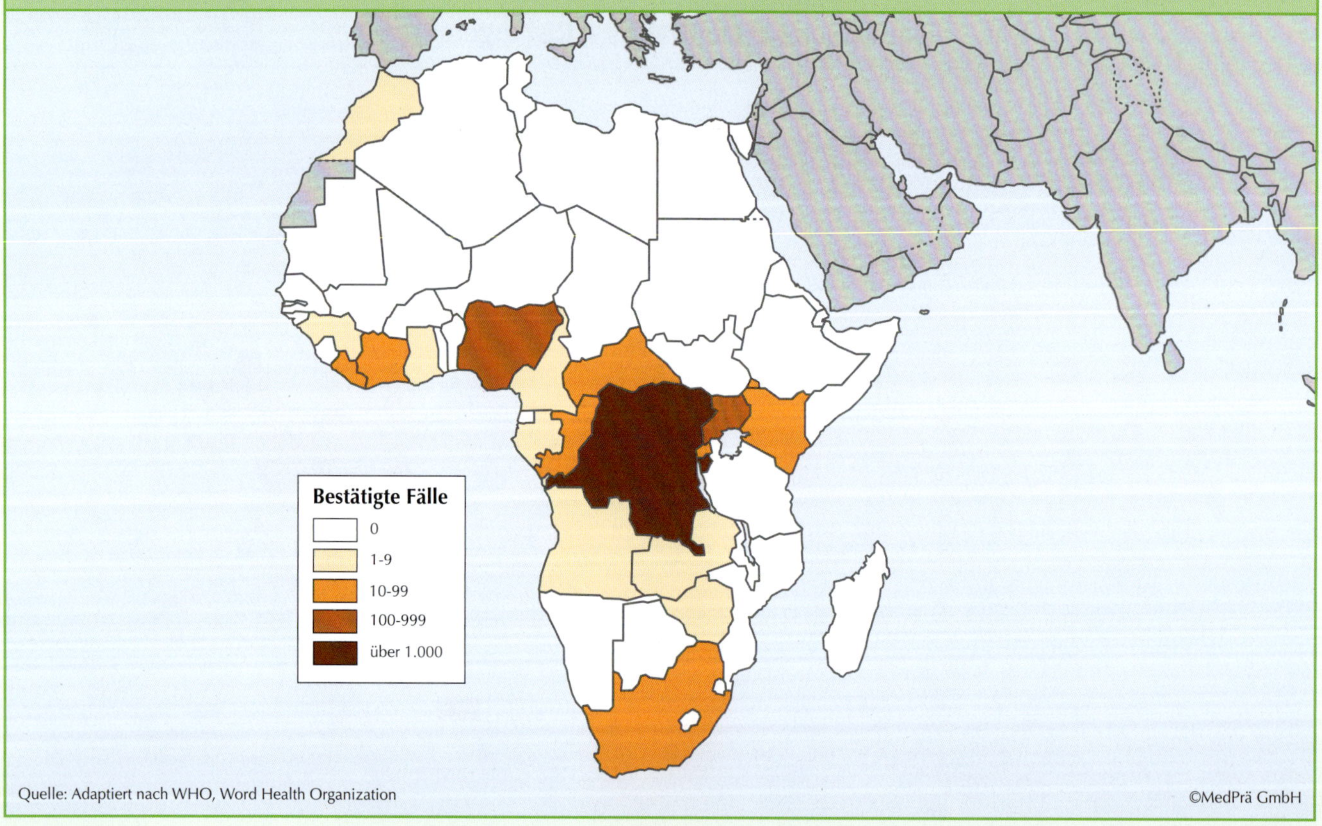

Weltkarte des Malariarisikos 2025

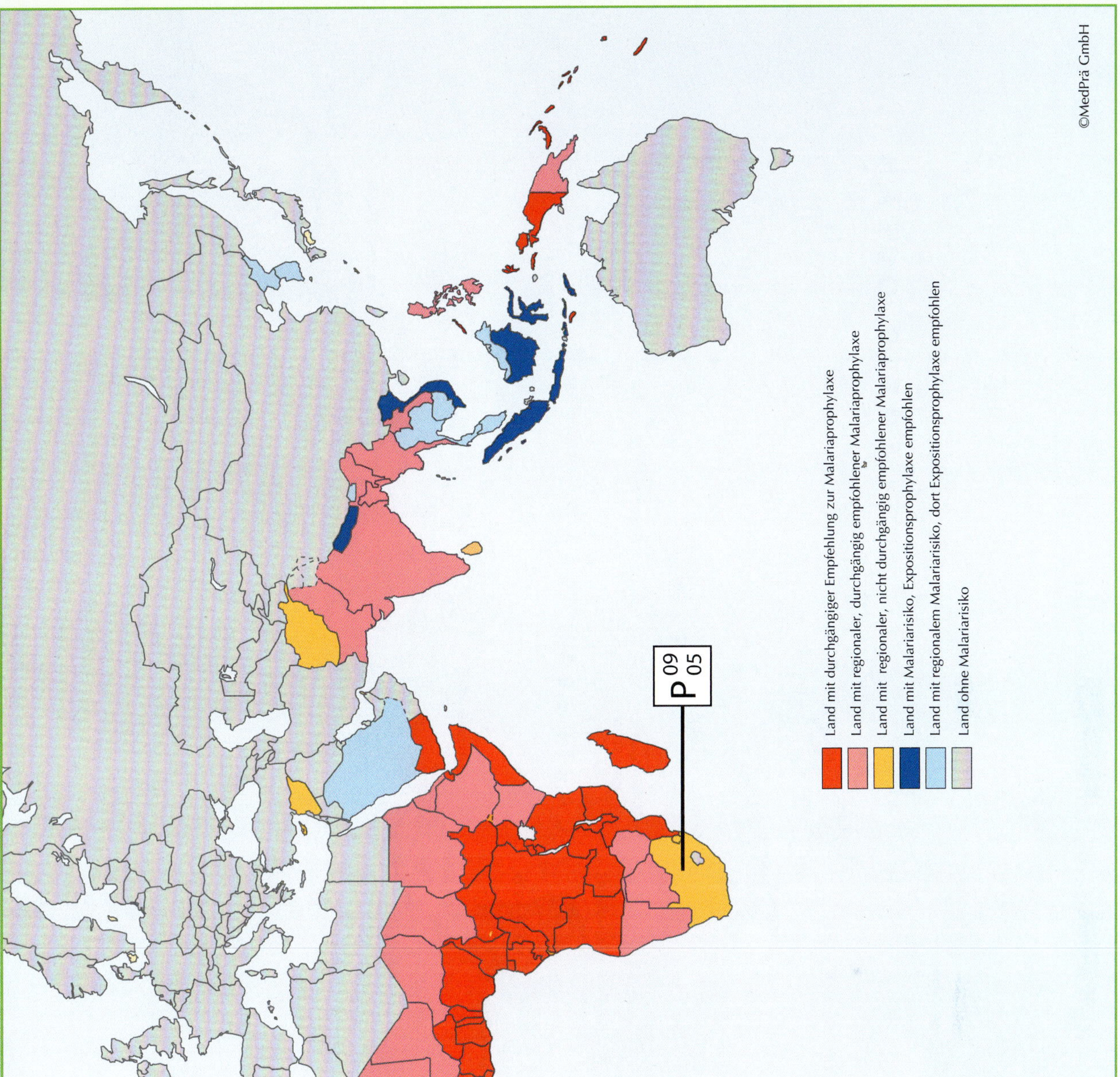

Quelle: Auswertung der WHO Malaria Daten, Malaria Atlas Project

Malaria – Risikogebiete Mittel- und Südamerika

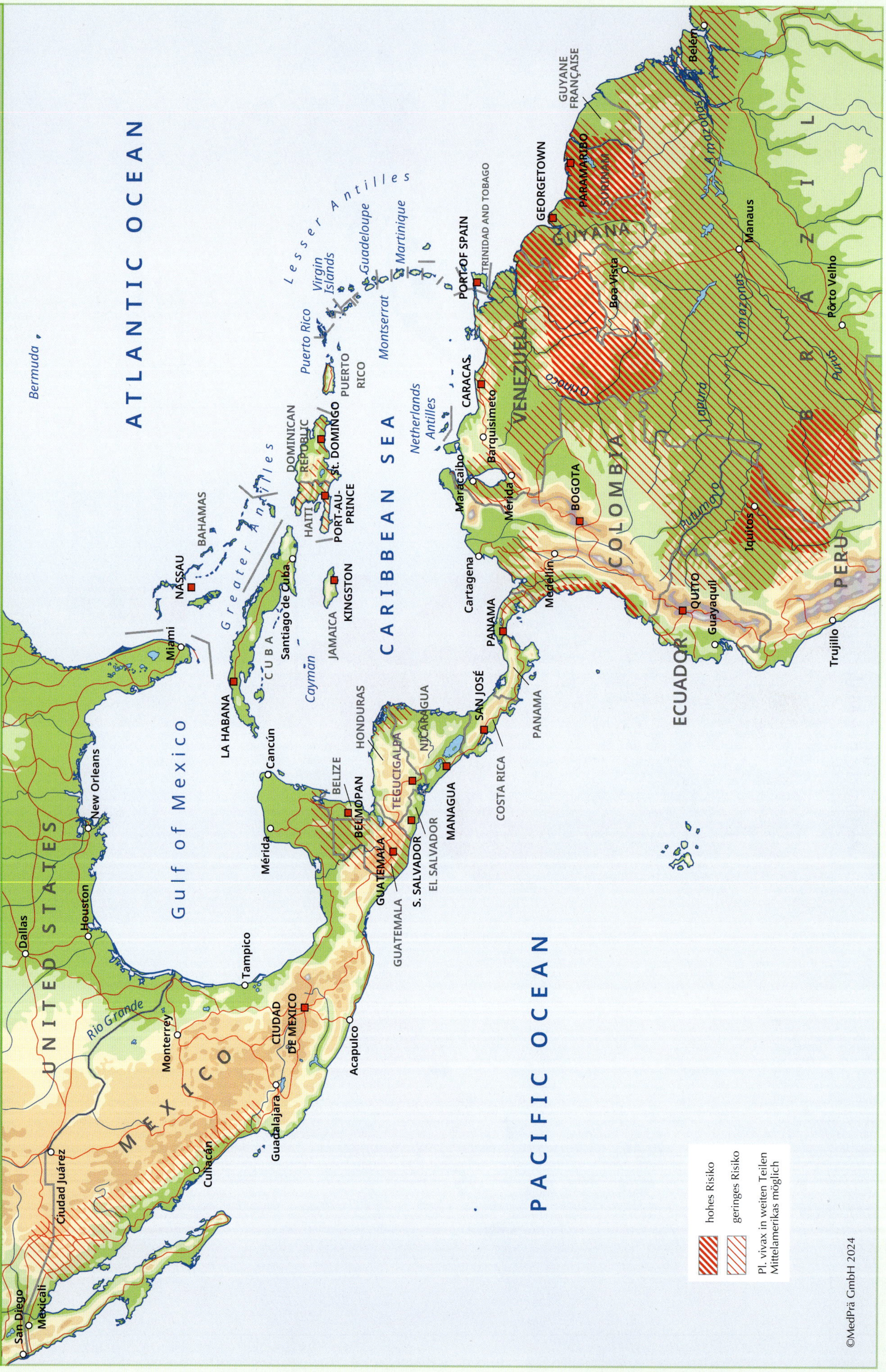

Malaria – Risikogebiete Südafrika

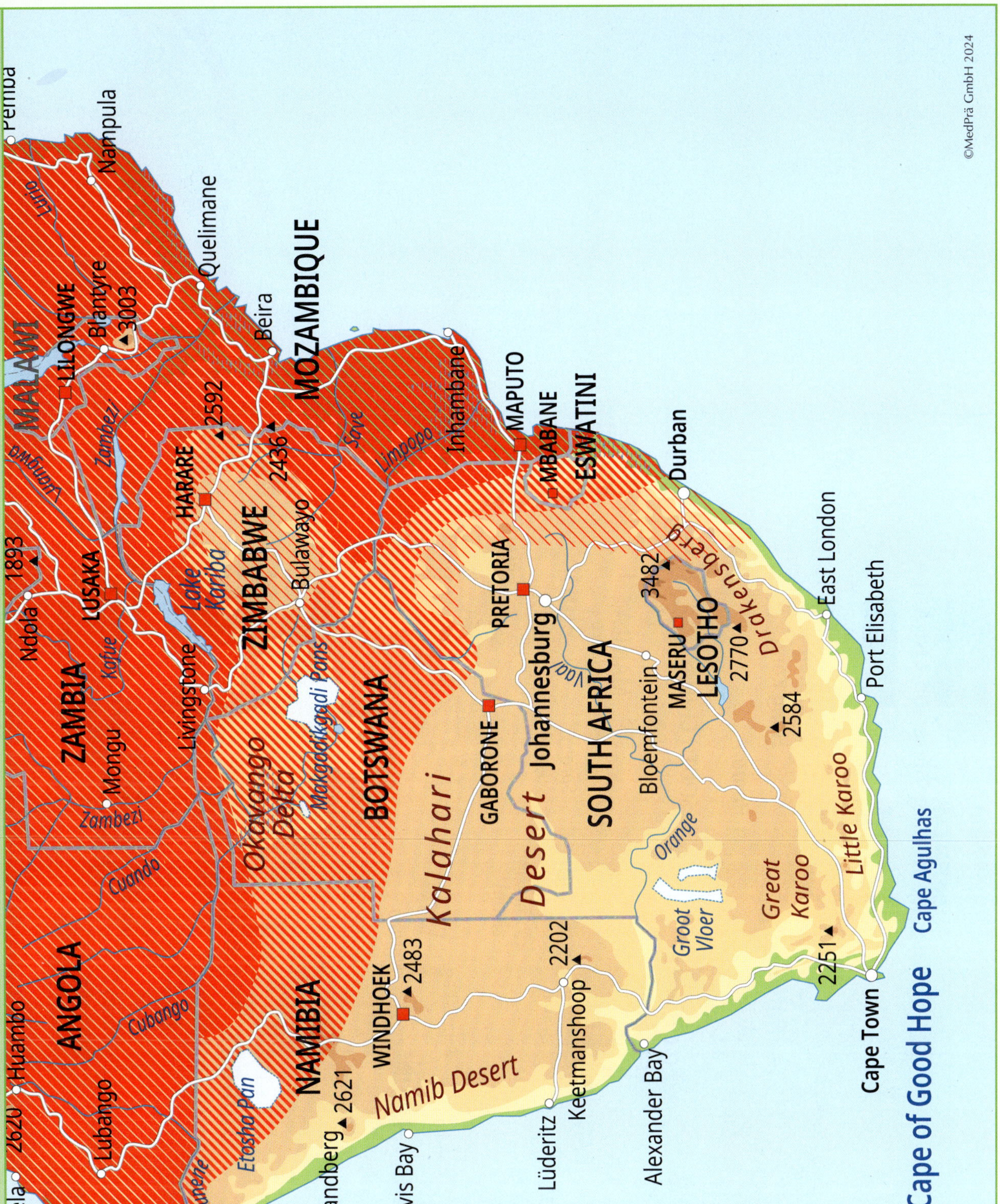

Malaria – Risikogebiete Süd-Ost-Asien

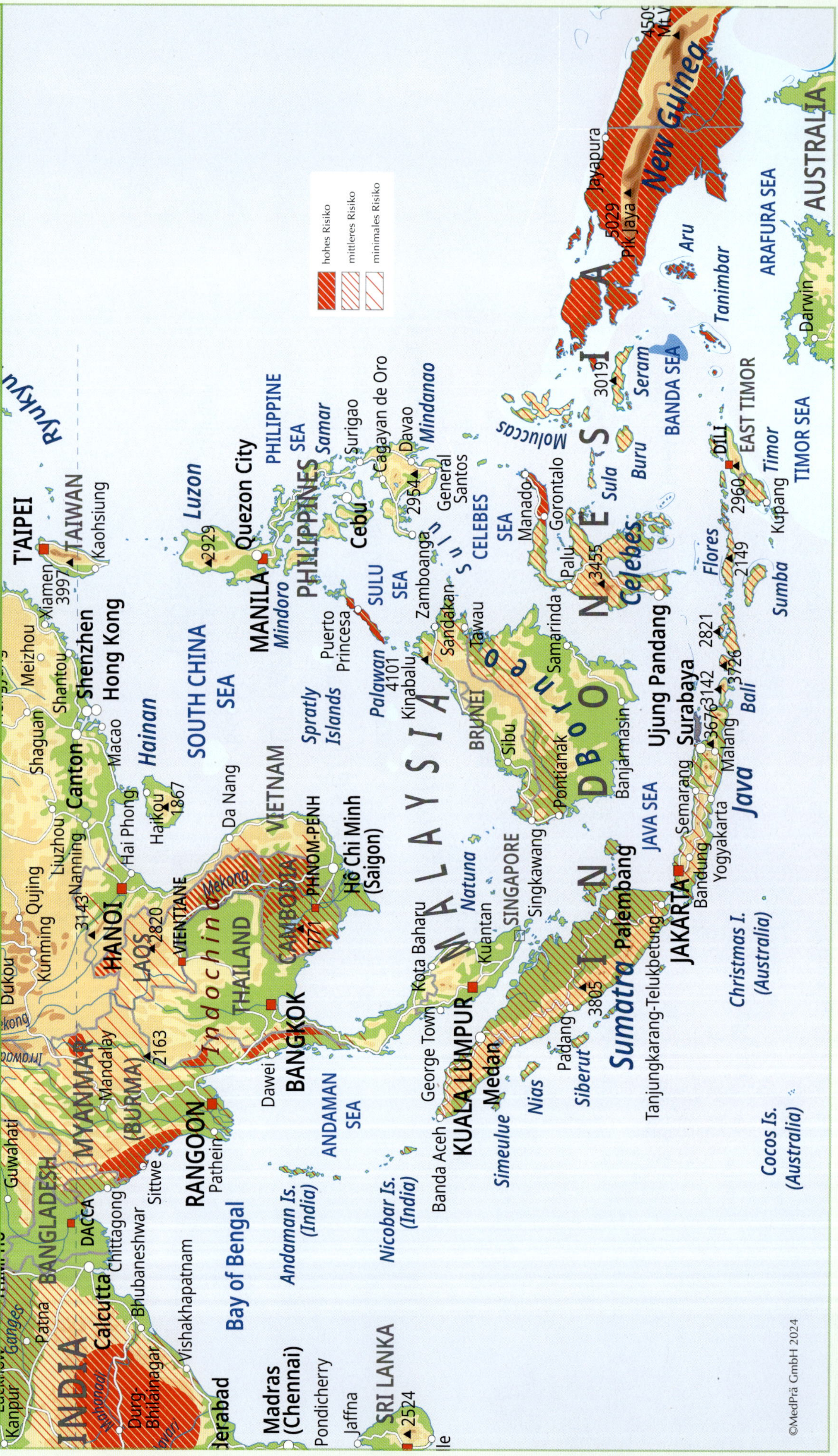

Meningokokken-Meningitis

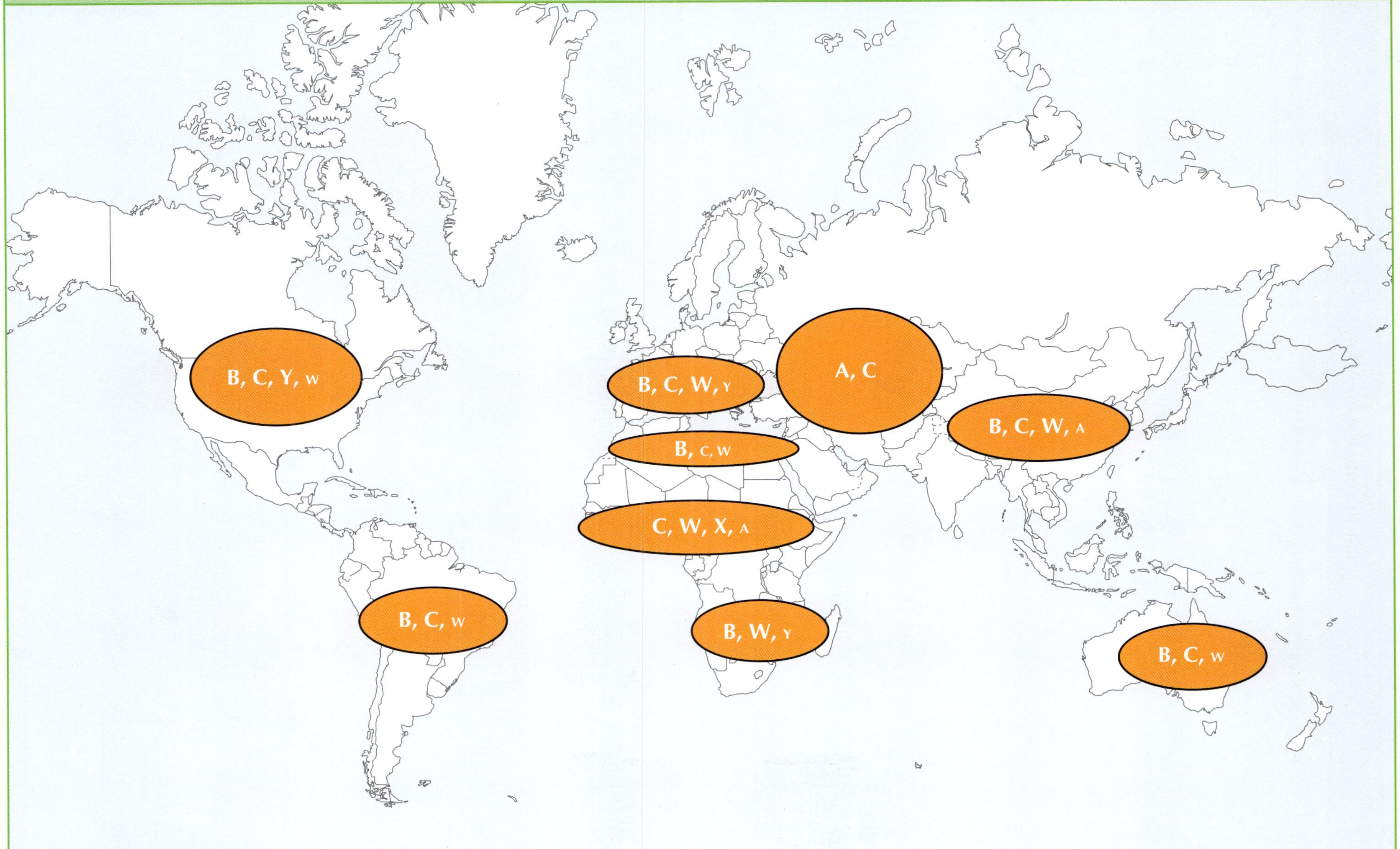

Quelle: Adaptiert nach WHO: International Travel and Health

Schistosomiasis – Risikogebiete

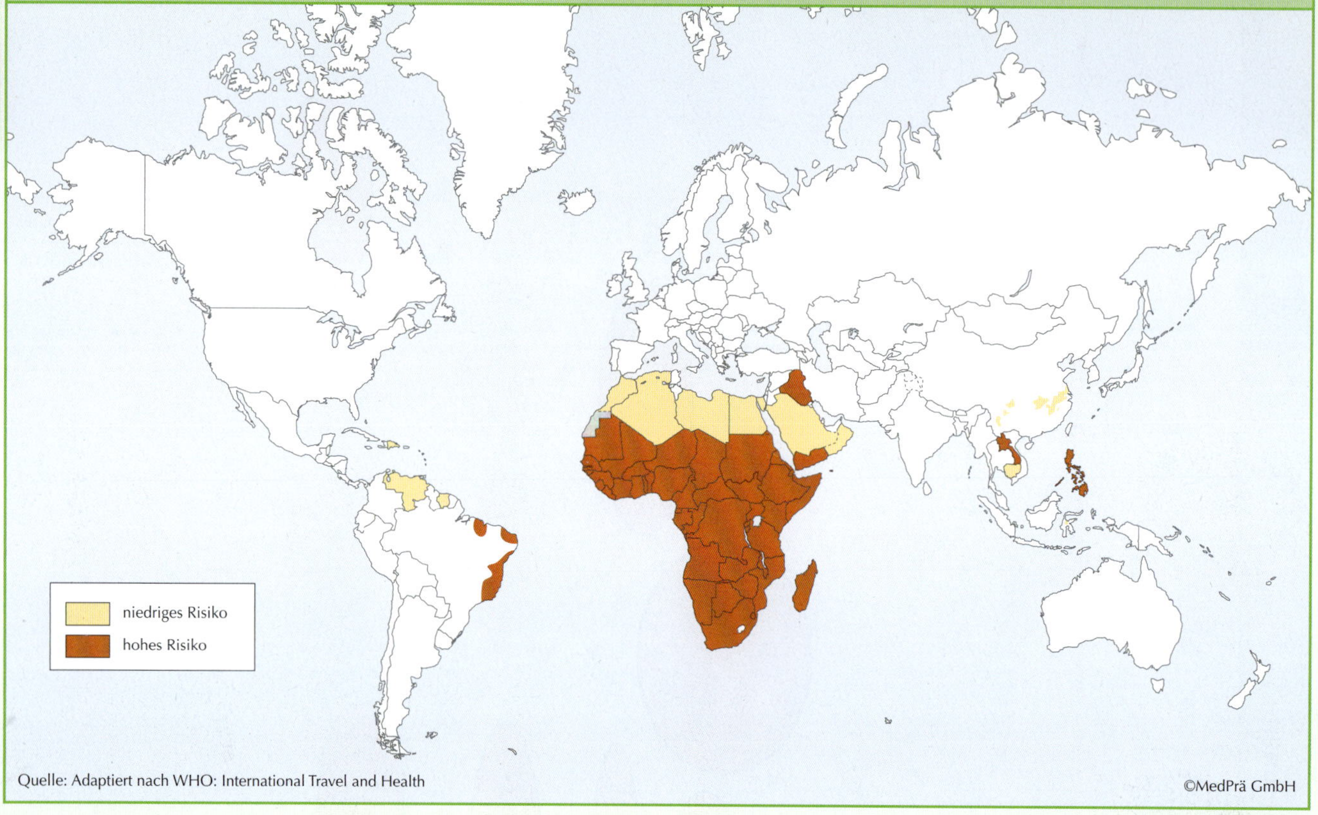

Tollwut – Risikogebiete

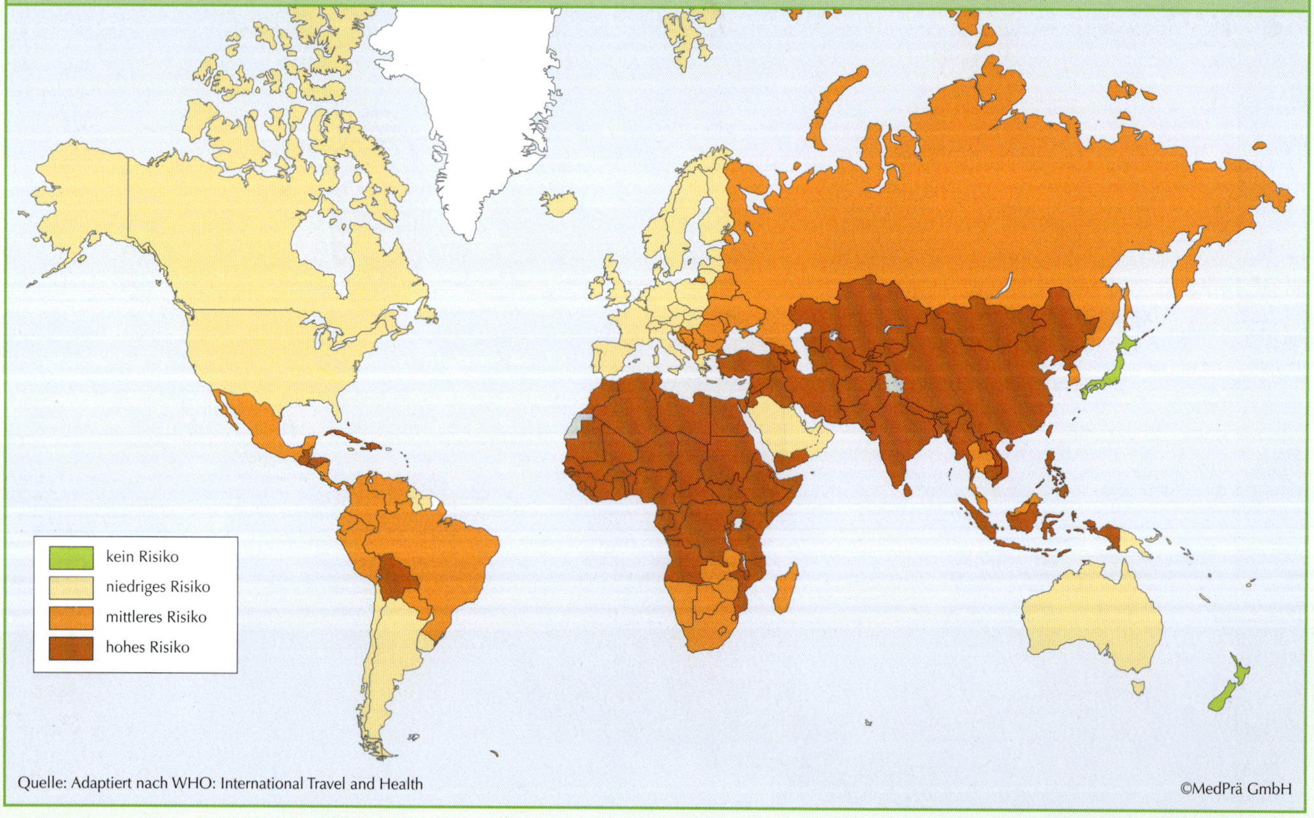

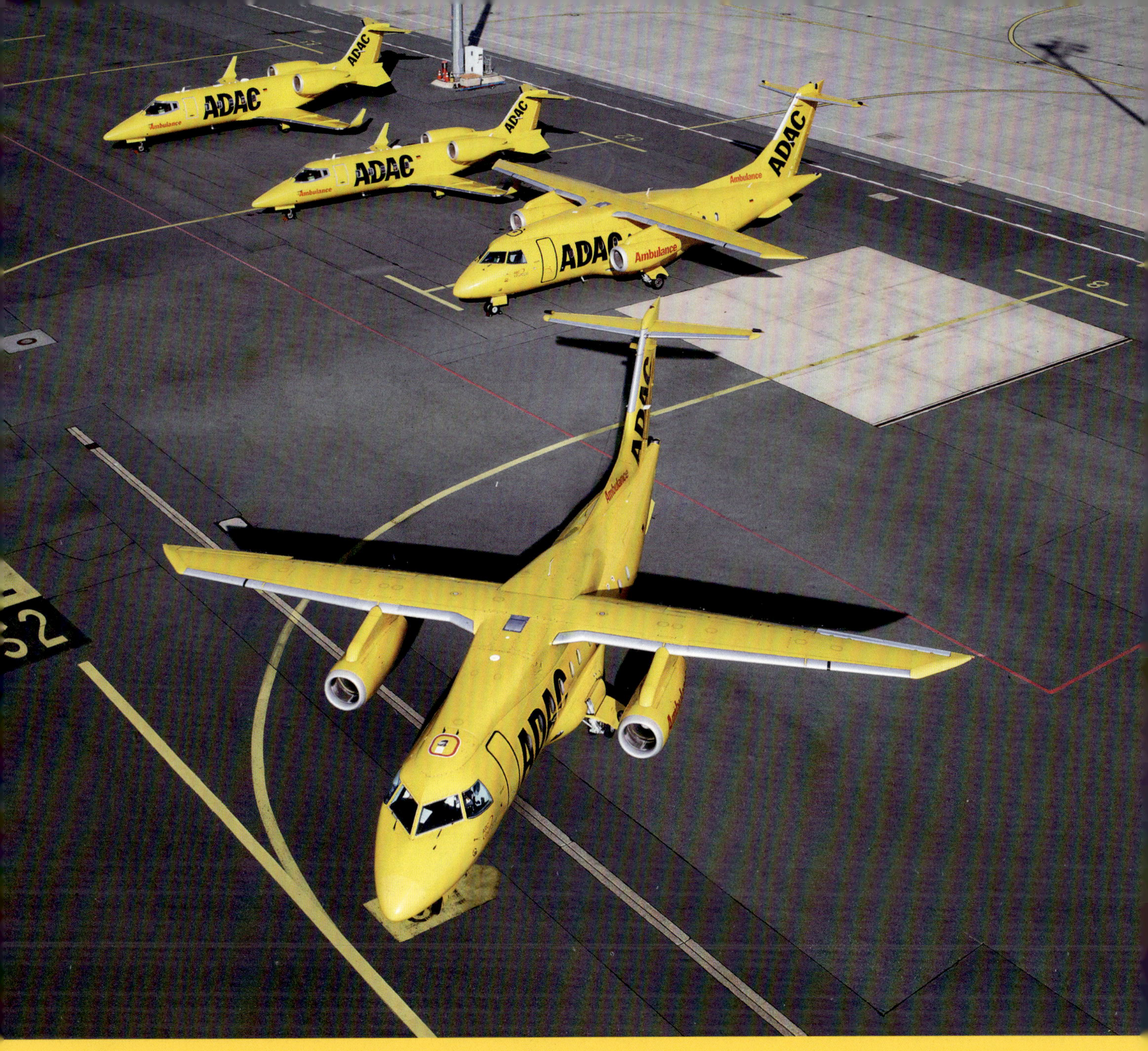
ADAC
Ambulance

Tuberkulose – geschätzte Neuerkrankungszahlen pro 100.000 Einwohner

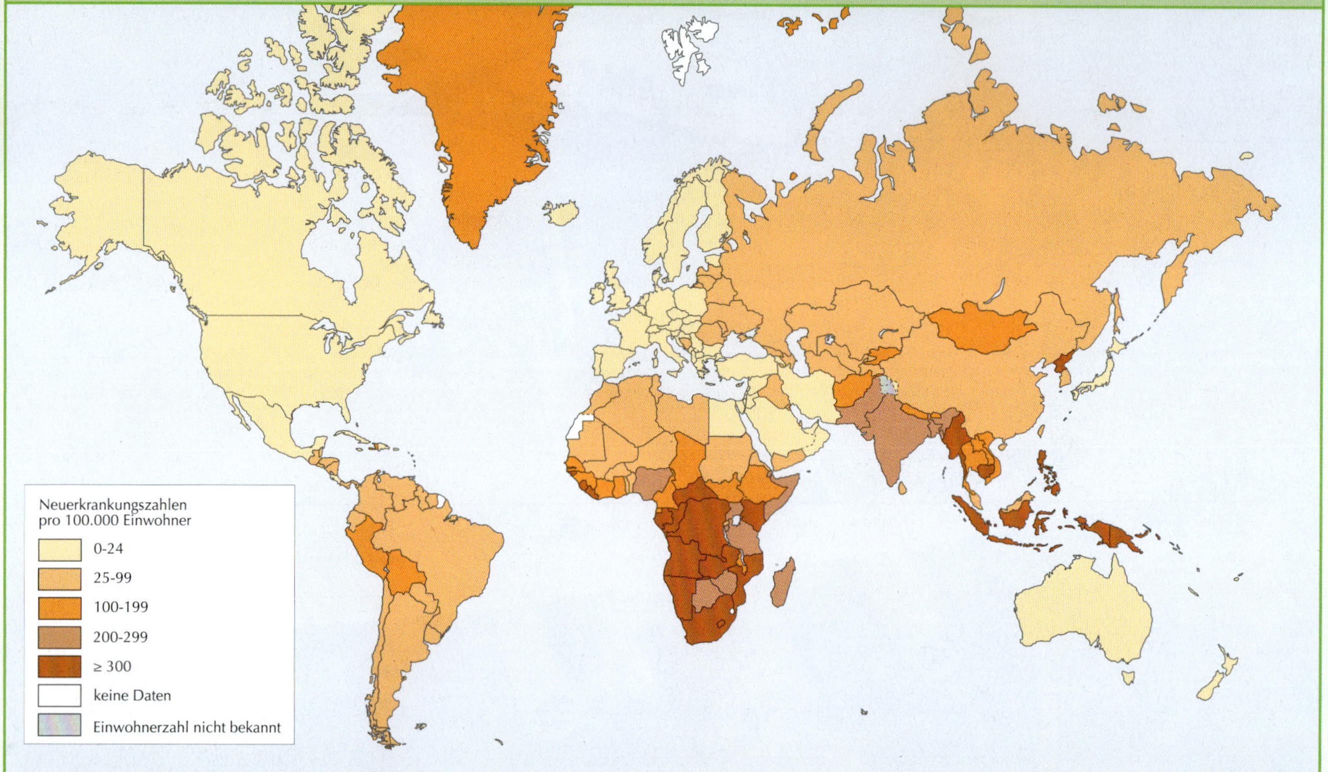

Quelle: Adaptiert nach WHO: International Travel and Health

Zika-Virus

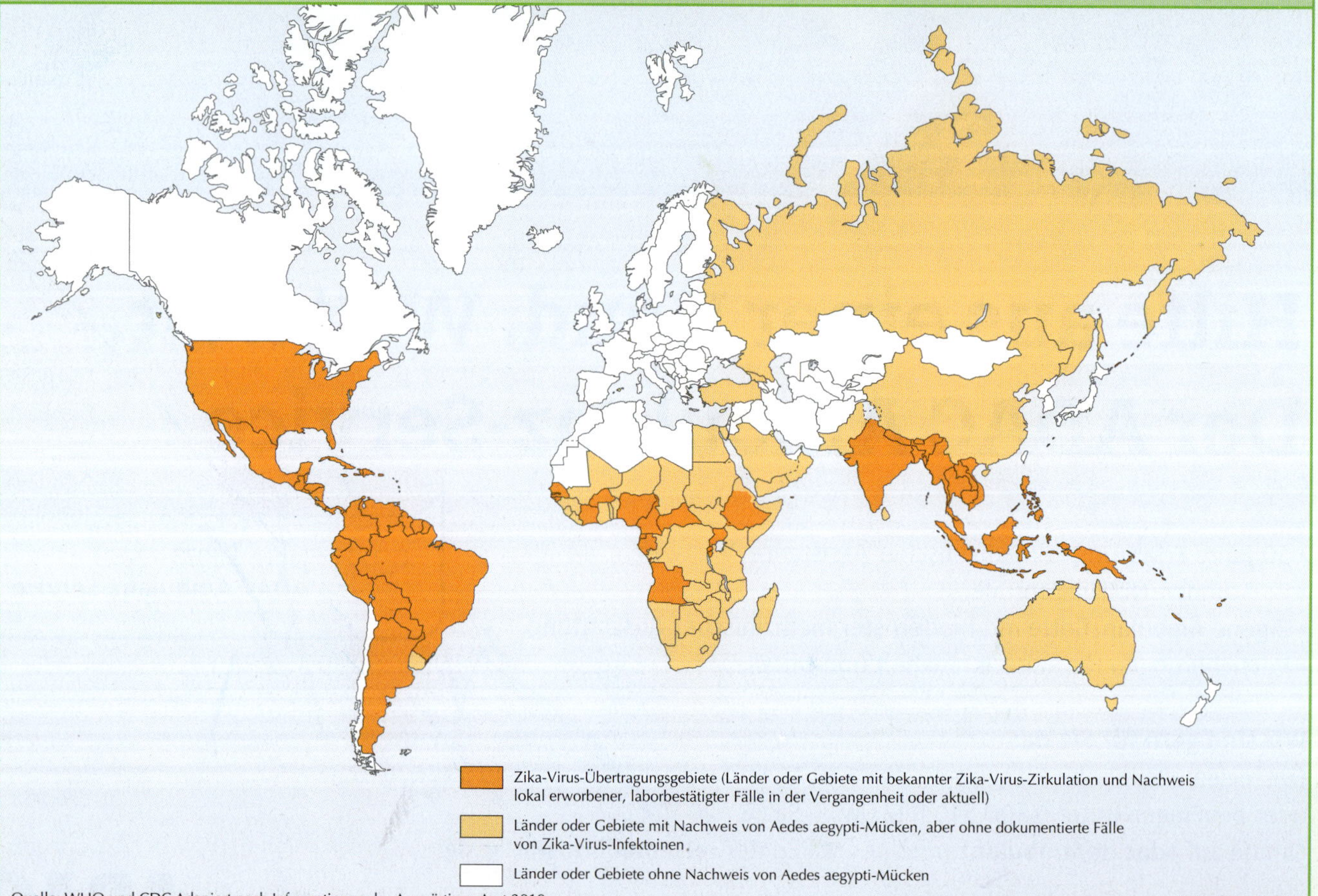

Quelle: WHO und CDC Adapiert nach Informationen des Auswärtigen Amt 2019

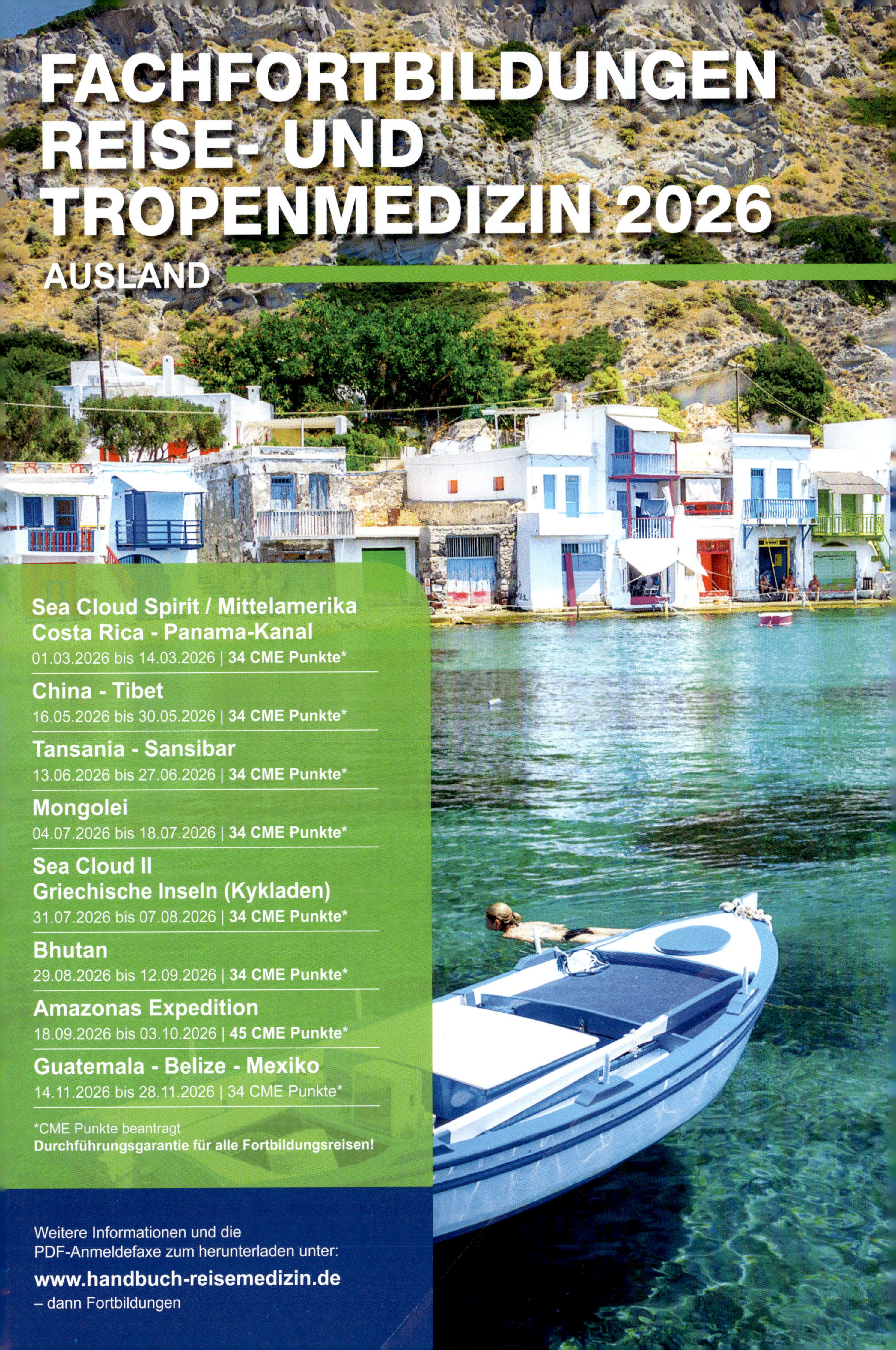
FACHFORTBILDUNGEN REISE- UND TROPENMEDIZIN 2026
AUSLAND
Sea Cloud Spirit / Mittelamerika
Costa Rica - Panama-Kanal
01.03.2026 bis 14.03.2026 | 34 CME Punkte*
China - Tibet
16.05.2026 bis 30.05.2026 | 34 CME Punkte*
Tansania - Sansibar
13.06.2026 bis 27.06.2026 | 34 CME Punkte*
Mongolei
04.07.2026 bis 18.07.2026 | 34 CME Punkte*
Sea Cloud II
Griechische Inseln (Kykladen)
31.07.2026 bis 07.08.2026 | 34 CME Punkte*
Bhutan
29.08.2026 bis 12.09.2026 | 34 CME Punkte*
Amazonas Expedition
18.09.2026 bis 03.10.2026 | 45 CME Punkte*
Guatemala - Belize - Mexiko
14.11.2026 bis 28.11.2026 | 34 CME Punkte*
*CME Punkte beantragt
Durchführungsgarantie für alle Fortbildungsreisen!
Weitere Informationen und die
PDF-Anmeldefaxe zum herunterladen unter:
www.handbuch-reisemedizin.de
– dann Fortbildungen